OPERATIVE STRATEGY AND ATLAS OF GASTROINTESTINAL SURGERY

胃肠手术策略与操作图解

名誉主编 李兆亭
主　　编 王天宝
主　　审 汪建平

SPM 南方出版传媒
广东科技出版社 | 全国优秀出版社
·广州·

图书在版编目（CIP）数据

胃肠手术策略与操作图解 / 王天宝主编. —广州：广东科技出版社，2015.2

ISBN 978-7-5359-6039-9

Ⅰ. ①胃… Ⅱ. ①王… Ⅲ. ①胃肠病—外科手术—图解 Ⅳ. ①R656-64

中国版本图书馆CIP数据核字（2015）第003498号

责任编辑：丁嘉凌　曾　冲
封面设计：林少娟
责任校对：蒋鸣亚　梁小帆　盘婉薇　冯思婧
责任印制：任建强
出版发行：广东科技出版社
　　　　　（广州市环市东路水荫路11号　邮政编码：510075）
　　　　　http://www.gdstp.com.cn
　　　　　E-mail: gdkjyxb@gdstp.com.cn（营销中心）
　　　　　E-mail: gdkjzbb@gdstp.com.cn（总编办）
经　　销：广东新华发行集团股份有限公司
排　　版：广州市友间文化传播有限公司
印　　刷：广州市岭美彩印有限公司
　　　　　（广州市荔湾区花地大道南海南工商贸易区A幢　邮政编码：510385）
规　　格：889mm×1 194mm　1/16　印张37.25　字数890千
版　　次：2015年2月第1版
　　　　　2015年2月第1次印刷
定　　价：368.00元

如发现因印装质量问题影响阅读，请与承印厂联系调换。

主 编 简 介

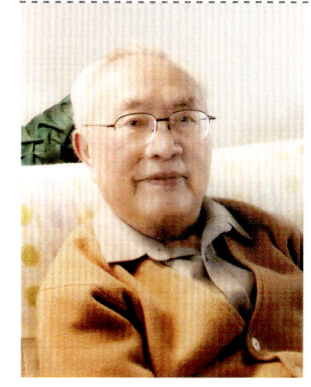

李兆亭 名誉主编,1923年1月生于上海,外科学教授,博士生导师,山东省普通外科奠基人之一。1945年毕业于上海医学院医疗系,后于上海中山医院任外科住院医师及总住院医师。1951年调至山东省立医院,任外科主治医师、副主任医师、副主任;兼山东医学院外科教研组副主任、讲师、副教授。1976年调任山东省千佛山医院外科主任、副院长;同时为山东医学院教授。1986年调至山东医科大学附属医院。中华医学会山东分会普外科学组顾问,中国抗癌协会山东分会普外科肿瘤学术组顾问,《中国现代普通外科进展》杂志名誉主编,《腹部外科杂志》及《中国普外基础与临床杂志》编委。主要研究胃肠道恶性肿瘤的诊治,1960年完成胰十二指肠切除术。多次参加大面积烧伤抢救,挽救了大量患者的生命。曾先后发表《胃窦部癌肿的淋巴结转移的规律》《直肠癌侧方淋巴结转移的处理》等论文,荣获省科委和厅级科技奖。在诊治疑难、少见乃至罕见病症中独辟蹊径,有真知灼见,临床效果良好。培养博士及硕士研究生30余名,主编《常用腹部手术学》及《实用普通外科》,参编《黄家驷外科学》《外科学》《沈克非外科学》《医学大百科全书》及《胃肠外科学》等专著。

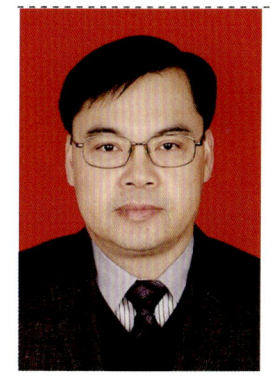

王天宝 主编,山东省人,中山大学附属第一医院外科主任医师,外科学医学博士,博士后研究员,硕士研究生导师。1994年7月获医学学士学位;1999年7月获外科学硕士学位,师从青岛大学陈咸增教授;2002年7月获山东大学医学博士学位,得到山东大学李兆亭教授悉心指导;2002年9月至2004年10月,于中山大学附属第一医院胃肠外科从事博士后研究工作,师从于中山大学汪建平教授。现为中华医学会肠内与肠外营养专业委员会青年委员,中国抗癌协会肿瘤营养与支持治疗专业委员会委员,广东省抗癌协会肿瘤营养专业委员会委员,广东省康复医学会性功能障碍康复专业委员会常务委员,广东省科技厅科技咨询专家,《中华胃肠外科杂志》《中华肿瘤防治杂志》《中华临床营养杂志》及《中华结直肠疾病电子杂志》编委或通讯编委。主要研究胃肠及腹膜后恶性肿瘤的诊治,擅长胃癌、结直肠癌及腹膜后肿瘤根治性切除术。现主持教育部、卫生部及省级课题8项;以第一作者发表SCI论文9篇,《中华医学杂志》等杂志论著60余篇;主编《实用胃肠恶性肿瘤诊疗学》《实用盆腔外科手术与图谱》《普通外科图像解剖与诊断丛书》及《实用代谢疾病诊断与治疗》,参编《中华结直肠肛门外科学》《胃癌外科学》《直肠癌保肛手术》《普通外科营养学》《胃肠外科手术并发症》及《围手术期病理生理与临床》。

《胃肠手术策略与操作图解》编委会

名誉主编　李兆亭
主　　编　王天宝
主　　审　汪建平
编　　委　（以姓氏笔画排序）

王　磊	中山大学附属第六医院
王　美	青岛大学医学院附属医院
王天宝	中山大学附属第一医院
王连唐	中山大学附属第一医院
王锡山	哈尔滨医科大学附属第二医院
牛兆健	青岛大学医学院附属医院
兰　平	中山大学附属第六医院
石汉平	中山大学附属第一医院
叶新梅	中山大学附属第六医院
任东林	中山大学附属第六医院
刘大伟	中山大学附属第一医院
朱明炜	北京大学第五临床医学院（卫生部北京医院）
许瑞云	中山大学附属第三医院
吴　涛	南方医科大学
何庆泗	山东大学齐鲁医院
李宝金	广州医科大学附属市八医院
杨明智	福建医科大学附属第一医院
陈咸增	青岛大学医学院第二附属医院
陈瑛罡	哈尔滨医科大学附属第二医院
欧阳钧	南方医科大学
周岩冰	青岛大学医学院附属医院
房洁渝	中山大学附属第一医院
胡宝光	香港中文大学威尔斯亲王医院
殷晓煜	中山大学附属第一医院
康　亮	中山大学附属第六医院
崔　毅	中山大学附属第一医院
寇秋野	中山大学附属第六医院
曹景玉	青岛大学医学院附属医院
董文广	中山大学附属第一医院
韩方海	中山大学附属第一医院
傅传刚	第二军医大学长海医院
智绪亭	山东大学齐鲁医院
蓝文通	中山大学附属第一医院
廖洪映	中山大学附属第三医院
谭荣韶	暨南大学医学院附属第四医院
魏　波	中山大学附属第三医院

绘　　图　林汉忠　徐　鑫　罗武宏　刘向光　陈钰锋

序　言

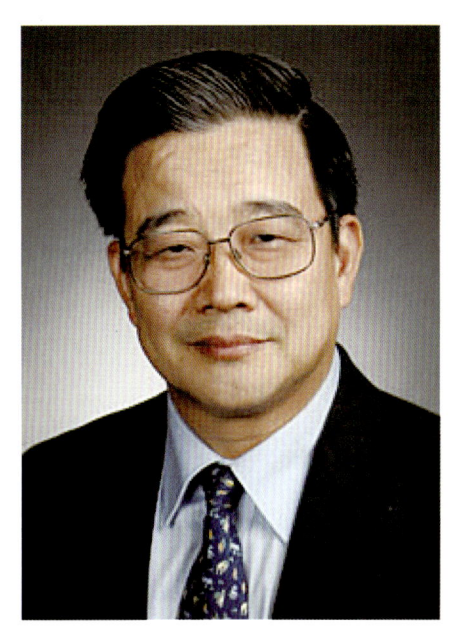

如何才能成长为一名优秀的外科医生，这是一个难以回答的问题，特别是在目前的医疗环境之下，更是如此。从医者务必"守真"，对患者真心实意，切勿蒙骗；待人接物真诚谦和，不可虚狂；指导学生严肃认真，不能敷衍；科学研究真实严谨，不容抄袭臆造。一般而言，医学知识半衰期为5~10年，因此，医生是一个需要终生学习的职业，新知识、新技术及新器械层出不穷。先前对恶性肿瘤曾推崇扩大根治切除术，主观臆断认为手术范围越大，切除肿瘤越彻底，患者获益越大。然而，随机对照实验证实单纯依靠扩大手术范围难以使患者受益，基于此，胃癌等恶性肿瘤的手术日趋回归至合理范围。目前，推荐采用多学科综合手段治疗恶性肿瘤，可明显提高患者生活质量，改善预后。因此，外科医生切不可仅仅埋头做手术，而要不断学习，接受新知识，更新旧理念，做一个与时俱进的学术型外科医生。目前医疗氛围欠佳，但救死扶伤依然是医生的天职，切不可为一己之私而不愿承担任何风险，一定要问心无愧，方可称得上一名真正的好医生。另一方面，不顾患者生命安全，无原则地实施扩大手术更是不应该的。在临床实践过程中，要善于思考和总结，出现并发症并不可怕，最可怕的是推卸责任，完全归咎于患者的自身状况，这不是一个合格的外科医生所为，也不可能进步，好在现实中此类医生为数极少。作为一个医生，如果有机会接受邀请撰写或翻译书稿，应该尽力做好，切勿马虎从事，一则影响自己的声誉，二则对读者无法交代，三是对不起患者。需知编写书稿，最受益的是作者自己，许多似是而非的问题在编写过程中得以解决，应珍惜这个难得的机会。总而言之，优秀的外科医生应该做到以下几点：勤于实践、敢于担当、勇于探索、严谨治学、缜密思考、及时总结。

外科医生临床工作的重中之重即为千方百计追求手术彻底与安全，虽不能保障绝对成功，但应作为医生努力的目标。这涉及很多方面，是一个系统工程。患者术前各器官功能应该予以评估、改善和再次评估。普通外科术后出现令人沮丧的结局往往与心、肺等器官功能不全有关，医生固然可请求相关科室予以协助，但作为主管医生应该掌握常见内科疾病基本的处理原则和方法，特别是老年患者越来越多的情况下，更是如此。任何一个手术均由切开、缝合、结扎、止血等基本操作组成，每一项均需要长期艰苦磨练。在腹腔镜和机器人手术日益推广的情况下，外科医生面临新的挑战和机遇。对手术适应证的把握似乎不成问题，但亦非易事，部分术后并发症与适应证的选择不当颇有关系。患者术前准备应该充分，手术组成员务必反复核查手术有关事宜，充分讨论手术过程中可能出现的问题以及处理方法，探讨术后并发症的预防措施，此即为手术策略问题。术前考虑越充分，则手术越从容，成功率越高。目前有一种错误倾向，重视病灶切除，低估消化道重建，应该予以纠正，重建失误或不当，会给患者带来终生痛苦。术中应急处理能力最能体现外科医生的水平，如果术后静心思考，依然诚心认为术中决策正确，则是一个合格的外科医生。手术操作步骤清晰，不急不躁，减少不必要的操作，手术进程必然更快。术后处理合理与否直接影响并发症的发生和患者的康复，在快速康复外科日益推广的前提下，术后处理面临许多新的课题。考量外科医生水平的另一个试金石即为并发症的防治，这是一个令医生头痛但又必须面对的问题。优秀的外科医生手术并发症少并能及时发现和正确处理，但当需要剖腹探查时，务必毫不犹豫，切不可因自己慕虚名而让患者处实祸。

《胃肠手术策略与操作图解》由王天宝博士等中青年专家历时2年编著而成，约120万字，插图1401张，主要内容包括：术前各脏器功能的评估等相关临床问题、胃肠吻合的基本方法、常见80余种胃肠胰手术的适应证、手术策略、术前处理、麻醉与体位、手术步骤、术中应急处理、术后处理及术后并发症的防治。王天宝博士逐字核对全稿共计6遍，充分体现了严谨实干的工作作风。新一代的外科医生如想进步，诚需如此！

值《胃肠手术策略与操作图解》即将付梓之际，向付出辛勤汗水的编者们表示祝贺，同时也向广大的中青年普通外科医生推荐此书，相信开卷必有益！

是为序！

中山大学附属胃肠肛门医院外科教授 博士生导师
中华医学会外科学分会结直肠肛门外科学组组长
《外科学》（第八版）主编
《中华胃肠外科杂志》主编
《Gastroenterology Report》主编

2014年9月17日

前　　言

《管子·七法》曰："不明于计数而欲举大事，犹无舟楫而欲经于水险也""举事必成，不知计数不可"。"计数"即为"策略"之意，"策略"可简单解释为计谋与战术。"手术策略"就是为了成功完成某个手术，预测术中可能出现的问题，并制订相应处理方案；在手术过程中，根据具体情况，特别是意外发生时，采取适宜的应急处理措施；术后根据病情变化，予以个体化治疗方案，有效防治并发症，帮助患者尽早康复。其实每一个外科医生均在不自觉地执行着手术策略，深知每一台手术均如一场战役，需"天时、地利、人和"的协调统一，方可获得成功。"天时"是指患者有明确的手术适应证，各器官功能可耐受相应手术；"地利"则为术者技术水平及医院硬件设备能够胜任此手术；"人和"不但指术者和各相关科室人员团结合作，而且还包括患者和家属的理解与配合。外科医生手术操作务必轻柔精准，不能满足一己之私而盲目扩大手术，杜绝追求手术速度的不良作风，手术结局不良时应有自责感而不能过度强调各种外部因素，具备承受各种失败和误解的良好心态，唯如此，才能成为一名优秀的医务工作者。

笔者曾编写《实用胃肠恶性肿瘤诊疗学》和《实用盆腔外科手术与图谱》，已经讨论部分胃肠手术，但尚有很多术式未能囊括其中，而且均未能很好地讨论手术策略问题，随着时间推移，某些观点和论述也需要调整或纠正，基于此，在前两本专著基础之上，编撰此书。本书编撰目的在于帮助青年医生更好地理解和实施手术，因此，涉及很多外科相关基础问题。主要内容包括：围手术期营养支持、重要器官功能维护、术前评估、外科手术基本操作与吻合技术、手术策略、手术步骤、术中应急处理和术后并发症的防治等。全书共计约120万字，插图1 401幅，彩图254张，表格35张，较为详细地讨论了常见的80余种胃肠外科手术，希望对读者有些许帮助。

医生是一个需终生学习的职业，恩师李兆亭教授曾谆谆教导："要多看书，遇到不清楚的问题，赶快记下来，查资料弄明白，日积月累，能学到很多东西；外科医生要不断刻苦学习，从书本杂志上学，从实践中学，从成功中学，从失败中学，从总结中学；要做一个学术型的外科医生，而不是一个开刀匠。"希望我们年轻的外科医生挤出时间，多看点书，不断地丰富充实自己。然而"尽信书不如无书"，希望各位同道本着"不唯书、只唯实"的精神使用此书，依据病情变化，及时调整治疗方案，确保患者顺利康复。

本书得到了广东科技出版社各位编辑的大力支持，正是由于他们的忘我工作，才使本书得以顺利出版，在此深表感谢！本书引用欧阳钧与温广明教授主编《人体解剖学标本彩色图谱》（第二版）图片共计27幅，同样致以由衷的谢意！笔者抱着学习的态度，参考大量资料，唯恐不当，但学识有限，挂一漏万，书中不足或错误在所难免，敬请广大同道朋友不吝赐教！

于羊城

2013年11月14日

寄语中青年外科医生：做一个合格的医务工作者

距今1500多年前，我国古代著名医学家孙思邈写有一篇有名的论著《大医精诚论》。所谓大医就是合格的医生，从篇名就知道为医者要"术精""心诚"。"术精""心诚"的内容主要是为医者要从患者出发，胆大心细，从实际着手，不贪名利。文中说："胆欲大而心欲小，智欲圆而行欲方"。"胆大"是在下决心时不畏缩不前，不优柔寡断，但不是乱干蛮干。"心小"是在进行治疗中细心谨慎，如履薄冰，切不可粗心大意，手术用什么号的针，哪类线，针距多少，边距多少，打结的紧张度如何等均需一丝不苟。"智圆"是在遇到具体情况时要根据患者的体质、经济条件、家属的认知等情况来决定，不要拘泥于书本和医生的经验。"行方"则是行为要端正，不贪名，不夺利，品行端正有方。医者的职责是治病救人，无关患者的地位、贫富，这是原则，也就是古代所说医道的"道"。患者以生命相托，"医乃仁术"，医生应尽一切可能，全心全意为其医治，解除其病痛，这就是"大医精诚"的核心。

为医之道乃医德、医风与医术三者，医生要德高、风正、术精。医德为基础，医术、医风为具体内容。医德不好，医术难精，医风也不会好；医术还可以，医德不高，患者必受其苦，医风也不会好；医德虽高，而医术不精，也无法为患者服务，医风好也无用。目前之偏在于重术，认为医术高，什么都不怕，而问题往往就出在这点上。因为自认为医术高而易出的问题：① 依仗自己尚未完全成熟的技术，进行难度较高的手术，以致出现严重并发症，轻者患者长期受害，重者使患者丧失生命，这类情况并不少见；② 认为手术有把握，忽视患者条件，一旦发现问题，难以挽回，这也不少见；③ 但求手术完成，不考虑患者术后的后果，常常是患者必须进行多次手术的原因。但求术高，不求德高、风正，危害不少。为医者一定要记住，医生出问题，受害的是患者和他们家属，影响广泛。

中青年外科医生要在不断地学习和实践中提高自己的医德、医风和医术。提高是没有止境的，说很容易，做起来难。学习提高有五个途径：① 从书本上学。从当医生开始，就要读医学杂志、参考书，现在更有网上搜索，这样才能切合实际，跟上新的形势；② 从实践中学。医学是需要实践的科学，要接触患者，要参加治疗。有一点必须记住，即使同一种病，每个患者也都不一样，一定要在实践中学，要记住强中有强，要从高手中学；③ 从成功中学。自己和别人的成功经验都要总结学习，这点最容易疏忽，因为治疗成功，沾沾自喜，以为这是必然的，其实其中有很多需要不断提高的地方；④ 从失败中学。这最不容易，因为多数人不愿提及失败之事，其实从失败中吸取教训，有时是一个人的重要转机；⑤从总结中学。临床医学就是从不断总结中提高，自己的总结、别人的总结都值得学习，因此，中青年外科医生一定要学会写总结。

在60余年的工作中逐渐感悟到：① 对患者一定要细心耐心，不厌其烦，要考虑医生在患者心中的分量，医生是救命的。虽然目前情况有点特殊，这是暂时的，以后还是会恢复医生在患者心中至高无上的地位。自己负责的患者要负责到底，不能还没有说上两句话就开处方，做处理，即使忙也要细致询问、检查、解说清楚。住院的患者要天天查看，即使站一分钟，对患者来说也是很大的安慰。出院后要随访，有出院后治疗的要常去关心，不同的情况，不同对待。② 不要计较工作时间，需要时随叫随到，要常常因工作而放弃一些个人的休息。自己负责的患者情况突变，因为自己不在，万一出事，内心的自责是难以去掉的。③ 不能懒、不能散、不能贪、不计较名利、不贪享乐。因为既然已经为医，就命定吃苦。治好病后，见到患者愉快出院才是乐，这种乐是其他人无法享受的。④ 千万不要忘记教学生要真心实意，只要有机会就要教年轻人，任何成功的事业都要有接班人，不然事业就会败落；⑤ 不要忘记写论文和著书立说，"学知不足，教知困"，在学和教的时候知不足，在写的时候更会知道不足和求进步。培养好年轻人是为国家培养人才，写好论文、著书立说是为世界医学添砖添瓦，都是做一个合格医生一定要做的工作。

学赵朴初居士，作《宽心谣》一首，与中青年朋友们共勉：

> 整天忙碌为患者，
> 累也高兴，
> 苦也高兴；
> 勤奋学习争提高，
> 名也不计，
> 利也不计。

李兆亭 于泉城

2013年12月1日

目　　录

第一章　胃肠外科相关临床问题 ······················· 1
第一节　肠内与肠外营养 ··························· 1
一、概述 ······································· 1
二、营养风险筛查的临床应用 ······················· 1
三、临床营养工作流程 ··························· 2
四、肠外与肠内营养的选择 ························· 3
五、肠外营养 ··································· 3
六、肠内营养 ··································· 6
七、临床营养评估及支持举例 ······················· 10
第二节　术后心功能不全的处理 ······················· 11
第三节　围手术期肺部疾病的处理 ····················· 14
一、术后肺部感染的防治 ························· 14
二、术后胸腔积液 ······························· 17
三、COPD围手术期处理 ··························· 19
四、急性呼吸窘迫综合征 ························· 21
五、呼吸功能不全 ······························· 24
第四节　术后急性肾功能衰竭的处理 ····················· 27
第五节　围手术期肝功能不全的处理 ····················· 28
一、术前准备 ··································· 28
二、术中注意事项 ······························· 30
三、术后处理 ··································· 30
第六节　围手术期糖尿病的处理 ······················· 31
一、糖尿病与手术应激反应 ······················· 31
二、糖尿病与外科手术感染 ······················· 32
三、糖尿病与切口愈合 ··························· 32
四、糖尿病择期手术的围手术期血糖控制 ············· 32
五、糖尿病急症手术的围手术期血糖控制 ············· 33
六、糖尿病患者麻醉与手术 ······················· 33
第七节　术前评估 ································· 34
第八节　术后镇痛 ································· 39
第九节　腹腔外科引流 ····························· 41

第二章　胃肠手术吻合基本方法 ······················· 43
第一节　手术缝线与缝针 ··························· 43
第二节　常用缝合方法 ····························· 43
第三节　常用手工吻合方式 ··························· 45
第四节　胃肠手术吻合器械基本操作方法 ················· 51
一、常用管状吻合器 ······························· 51
二、直线型闭合器 ································· 54
三、切割吻合器 ··································· 55
四、胃肠吻合器在胃肠手术中的应用 ················· 57

五、胃肠器械吻合术中意外的处理 ……………………………………………………………… 63
　　六、胃肠器械吻合常见并发症防治 ……………………………………………………………… 64

第三章　疝修补术 …………………………………………………………………………………… 68
第一节　Shouldice法修补术 ……………………………………………………………………… 68
　　一、适应证 ………………………………………………………………………………………… 68
　　二、手术策略 ……………………………………………………………………………………… 68
　　三、术前处理 ……………………………………………………………………………………… 69
　　四、麻醉与体位 …………………………………………………………………………………… 69
　　五、手术步骤 ……………………………………………………………………………………… 69
　　六、术中应急处理 ………………………………………………………………………………… 73
　　七、术后处理 ……………………………………………………………………………………… 73
　　八、术后并发症的防治 …………………………………………………………………………… 73
第二节　Bassini法修补术 ………………………………………………………………………… 75
　　一、适应证 ………………………………………………………………………………………… 75
　　二、手术策略 ……………………………………………………………………………………… 75
　　三、术前处理 ……………………………………………………………………………………… 75
　　四、麻醉与体位 …………………………………………………………………………………… 76
　　五、手术步骤 ……………………………………………………………………………………… 76
　　六、术中应急处理 ………………………………………………………………………………… 77
　　七、术后处理 ……………………………………………………………………………………… 77
　　八、术后并发症的防治 …………………………………………………………………………… 77
第三节　McVay法修补术 ………………………………………………………………………… 77
　　一、适应证 ………………………………………………………………………………………… 77
　　二、手术策略 ……………………………………………………………………………………… 77
　　三、术前处理 ……………………………………………………………………………………… 77
　　四、麻醉与体位 …………………………………………………………………………………… 77
　　五、手术步骤 ……………………………………………………………………………………… 78
　　六、术中应急处理 ………………………………………………………………………………… 79
　　七、术后处理 ……………………………………………………………………………………… 79
　　八、术后并发症的防治 …………………………………………………………………………… 79
第四节　平片无张力疝修补术（Lichtenstein法） ……………………………………………… 79
　　一、适应证 ………………………………………………………………………………………… 79
　　二、手术策略 ……………………………………………………………………………………… 79
　　三、术前处理 ……………………………………………………………………………………… 80
　　四、麻醉与体位 …………………………………………………………………………………… 80
　　五、手术步骤 ……………………………………………………………………………………… 80
　　六、术中应急处理 ………………………………………………………………………………… 80
　　七、术后处理 ……………………………………………………………………………………… 80
　　八、术后并发症的防治 …………………………………………………………………………… 80
第五节　疝环充填式无张力疝修补术（Rutkow手术） ………………………………………… 81
　　一、适应证 ………………………………………………………………………………………… 81
　　二、手术策略 ……………………………………………………………………………………… 81
　　三、术前处理 ……………………………………………………………………………………… 81
　　四、麻醉与体位 …………………………………………………………………………………… 81
　　五、手术步骤 ……………………………………………………………………………………… 81
　　六、术中应急处理 ………………………………………………………………………………… 82
　　七、术后处理 ……………………………………………………………………………………… 82

八、术后并发症的防治 ………………………………………………………………………… 83
第六节　滑疝修补术 ……………………………………………………………………………… 83
　　一、适应证 ………………………………………………………………………………… 83
　　二、手术策略 ……………………………………………………………………………… 83
　　三、术前处理 ……………………………………………………………………………… 83
　　四、麻醉与体位 …………………………………………………………………………… 83
　　五、手术步骤 ……………………………………………………………………………… 83
　　六、术中应急处理 ………………………………………………………………………… 85
　　七、术后处理 ……………………………………………………………………………… 85
　　八、术后并发症的防治 …………………………………………………………………… 85
第七节　股疝无张力修补术 ……………………………………………………………………… 85
　　一、适应证 ………………………………………………………………………………… 85
　　二、手术策略 ……………………………………………………………………………… 85
　　三、术前处理 ……………………………………………………………………………… 86
　　四、麻醉与体位 …………………………………………………………………………… 86
　　五、手术步骤 ……………………………………………………………………………… 86
　　六、术中应急处理 ………………………………………………………………………… 87
　　七、术后处理 ……………………………………………………………………………… 87
　　八、术后并发症的防治 …………………………………………………………………… 87
第八节　脐疝修补术 ……………………………………………………………………………… 88
　　一、适应证 ………………………………………………………………………………… 88
　　二、手术策略 ……………………………………………………………………………… 88
　　三、术前处理 ……………………………………………………………………………… 88
　　四、麻醉与体位 …………………………………………………………………………… 88
　　五、手术步骤 ……………………………………………………………………………… 88
　　六、术中应急处理 ………………………………………………………………………… 90
　　七、术后处理 ……………………………………………………………………………… 90
　　八、术后并发症的防治 …………………………………………………………………… 90
第九节　闭孔疝修补术 …………………………………………………………………………… 91
　　一、适应证 ………………………………………………………………………………… 91
　　二、手术策略 ……………………………………………………………………………… 91
　　三、术前处理 ……………………………………………………………………………… 92
　　四、麻醉与体位 …………………………………………………………………………… 92
　　五、手术步骤 ……………………………………………………………………………… 92
　　六、术中应急处理 ………………………………………………………………………… 93
　　七、术后处理 ……………………………………………………………………………… 93
　　八、术后并发症的防治 …………………………………………………………………… 93
第十节　切口疝修补术 …………………………………………………………………………… 93
　　一、适应证 ………………………………………………………………………………… 93
　　二、手术策略 ……………………………………………………………………………… 93
　　三、术前处理 ……………………………………………………………………………… 94
　　四、麻醉与体位 …………………………………………………………………………… 94
　　五、手术步骤 ……………………………………………………………………………… 94
　　六、术中应急处理 ………………………………………………………………………… 99
　　七、术后处理 ……………………………………………………………………………… 99
　　八、术后并发症的防治 …………………………………………………………………… 99
第十一节　造口旁疝修补术 ……………………………………………………………………… 101
　　一、适应证 ………………………………………………………………………………… 102

二、手术策略 ………………………………………………………………………… 102
　　三、术前处理 ………………………………………………………………………… 102
　　四、麻醉与体位 ……………………………………………………………………… 102
　　五、手术步骤 ………………………………………………………………………… 102
　　六、术中应急处理 …………………………………………………………………… 104
　　七、术后处理 ………………………………………………………………………… 104
　　八、术后并发症的防治 ……………………………………………………………… 104

第四章　胃十二指肠穿孔修补术 …………………………………………………… 105
　　一、适应证 …………………………………………………………………………… 105
　　二、手术策略 ………………………………………………………………………… 105
　　三、术前处理 ………………………………………………………………………… 105
　　四、麻醉与体位 ……………………………………………………………………… 105
　　五、手术步骤 ………………………………………………………………………… 106
　　六、术中应急处理 …………………………………………………………………… 107
　　七、术后处理 ………………………………………………………………………… 107
　　八、术后并发症的防治 ……………………………………………………………… 107

第五章　胃迷走神经切除术 ………………………………………………………… 109
　　一、适应证 …………………………………………………………………………… 109
　　二、手术策略 ………………………………………………………………………… 109
　　三、术前处理 ………………………………………………………………………… 110
　　四、麻醉与体位 ……………………………………………………………………… 110
　　五、手术步骤 ………………………………………………………………………… 111
　　六、术中应急处理 …………………………………………………………………… 115
　　七、术后处理 ………………………………………………………………………… 115
　　八、术后并发症的防治 ……………………………………………………………… 115

第六章　胃大部切除术 ……………………………………………………………… 117
　　一、适应证 …………………………………………………………………………… 117
　　二、手术策略 ………………………………………………………………………… 117
　　三、术前处理 ………………………………………………………………………… 120
　　四、麻醉与体位 ……………………………………………………………………… 121
　　五、手术步骤 ………………………………………………………………………… 121
　　六、术中应急处理 …………………………………………………………………… 133
　　七、术后处理 ………………………………………………………………………… 133
　　八、术后并发症的防治 ……………………………………………………………… 134

第七章　Nissen胃底折叠术 ………………………………………………………… 136
　　一、适应证 …………………………………………………………………………… 136
　　二、手术策略 ………………………………………………………………………… 136
　　三、术前处理 ………………………………………………………………………… 136
　　四、麻醉与体位 ……………………………………………………………………… 137
　　五、手术步骤 ………………………………………………………………………… 137
　　六、术中应急处理 …………………………………………………………………… 139
　　七、术后处理 ………………………………………………………………………… 139
　　八、术后并发症的防治 ……………………………………………………………… 139

第八章　胃造瘘术 ... 141
一、适应证 ... 141
二、手术策略 ... 141
三、麻醉与体位 ... 141
四、术前处理 ... 141
五、手术步骤 ... 141
六、术中应急处理 ... 146
七、术后处理 ... 146
八、术后并发症的防治 ... 147

第九章　幽门成形术 ... 148
一、适应证 ... 148
二、手术策略 ... 148
三、麻醉与体位 ... 148
四、术前处理 ... 148
五、手术步骤 ... 148
六、术中应急处理 ... 150
七、术后处理 ... 150
八、术后并发症的防治 ... 151

第十章　胃癌根治术 ... 152
第一节　胃癌根治术相关问题 ... 152
第二节　胃癌手术前准备与处理 ... 158
第三节　早期胃癌内镜切除 ... 163
一、适应证 ... 163
二、手术策略 ... 163
三、ESD手术步骤 ... 163
四、术后处理 ... 164
五、术后并发症的防治 ... 164
第四节　胃癌胃次全切除术（D2淋巴结清扫术） ... 165
一、适应证 ... 165
二、手术策略 ... 165
三、麻醉与体位 ... 171
四、手术步骤 ... 171
第五节　胃癌近端胃切除术（D2淋巴结清扫术） ... 180
一、适应证 ... 180
二、手术策略 ... 181
三、麻醉与体位 ... 183
四、手术步骤 ... 183
第六节　胃癌全胃切除术（D2淋巴结清扫术） ... 190
一、适应证 ... 190
二、手术策略 ... 190
三、麻醉与体位 ... 190
四、手术步骤 ... 190
第七节　全胃切除术消化道重建 ... 196
一、全胃切除术消化道重建的手术方式概述 ... 196
二、食管空肠Roux-en-Y吻合术 ... 198
第八节　腹主动脉周围淋巴结清扫术 ... 205
一、适应证 ... 205

二、手术策略 ··· 206
　　三、麻醉与体位 ··· 206
　　四、手术步骤 ··· 206
第九节　胃癌联合横结肠部分切除术 ··· 207
　　一、适应证 ·· 207
　　二、手术策略 ··· 208
　　三、麻醉与体位 ··· 208
　　四、手术步骤 ··· 208
第十节　胃癌联合胰体尾、脾脏切除术 ·· 210
　　一、适应证 ·· 210
　　二、手术策略 ··· 210
　　三、麻醉与体位 ··· 210
　　四、手术步骤 ··· 210
第十一节　胃癌联合脾脏切除术 ·· 212
　　一、适应证 ·· 212
　　二、手术策略 ··· 212
　　三、麻醉与体位 ··· 212
　　四、手术步骤 ··· 213
第十二节　胃癌联合胰十二指肠切除术 ·· 214
　　一、适应证 ·· 214
　　二、手术策略 ··· 214
　　三、麻醉与体位 ··· 214
　　四、手术步骤 ··· 214
第十三节　胃癌联合肝部分切除术 ··· 215
第十四节　胃癌联合左上腹内脏全切除术 ··· 216
　　一、适应证 ·· 216
　　二、手术策略 ··· 216
　　三、麻醉与体位 ··· 216
　　四、手术步骤 ··· 216
第十五节　胃癌Appleby手术 ··· 219
　　一、适应证 ·· 219
　　二、手术策略 ··· 219
　　三、麻醉与体位 ··· 219
　　四、手术步骤 ··· 220
第十六节　胃保功能手术 ·· 220
　　一、适应证 ·· 221
　　二、手术策略 ··· 221
　　三、麻醉与体位 ··· 221
　　四、手术步骤 ··· 221
第十七节　姑息性远端胃部分切除术 ··· 223
　　一、适应证 ·· 223
　　二、手术策略 ··· 223
　　三、麻醉与体位 ··· 223
　　四、手术步骤 ··· 223
第十八节　姑息性全胃切除术 ··· 224
　　一、适应证 ·· 224
　　二、手术策略 ··· 224
　　三、麻醉与体位 ··· 224
　　四、手术步骤 ··· 224

第十九节 姑息性胃肠吻合术 224
一、适应证 224
二、手术策略 224
三、麻醉与体位 225
四、手术步骤 225

第二十节 胃癌并发穿孔的处理 226

第二十一节 胃癌并发大出血的处理 227

第二十二节 胃癌并发幽门梗阻的处理 228

第二十三节 胃癌并发腹水的处理 228

第二十四节 残胃癌切除术 229
一、残胃癌定义 229
二、残胃癌发生机制 229
三、适应证 230
四、手术策略 230
五、麻醉与体位 232
六、手术步骤 232

第二十五节 胃癌术中应急处理 233
一、门静脉损伤及其处理 233
二、脾静脉损伤及其处理 233
三、肠系膜上静脉损伤及其处理 234
四、其他门静脉属支损伤及其处理 234
五、肝左静脉损伤及其处理 234
六、胆总管损伤及其处理 234
七、脾脏损伤及其处理 235
八、膈肌损伤及其处理 235
九、肝总动脉损伤及其处理 235
十、肝固有动脉、胃右动脉及胃十二指肠动脉损伤及其处理 236
十一、脾动脉损伤及其处理 236
十二、胃左动脉损伤及其处理 236
十三、肝脏损伤及其处理 237
十四、胰腺损伤及其处理 237
十五、横结肠及其系膜损伤及处理 237
十六、腹膜后乳糜池和淋巴管的损伤及其处理 237

第二十六节 胃癌术后处理 238

第二十七节 胃癌术后并发症的防治 242
一、术后腹腔内出血 242
二、术后胃出血 243
三、十二指肠残端破裂 244
四、胃肠吻合口漏 245
五、胃食管或食管空肠吻合口漏 247
六、术后胆漏和胰漏 247
七、乳糜漏 247
八、术后重症急性胰腺炎 248
九、术后输入襻、吻合口及输出襻梗阻 249
十、脾切除术后门静脉血栓形成 250
十一、脾切除术后发热 250
十二、胃排空障碍 250
十三、胃回肠错误吻合 252
十四、倾倒综合征 252

十五、碱性反流性胃炎 ... 254
十六、胃食管或食管空肠吻合口狭窄 ... 255
十七、近端胃切除术后幽门梗阻 ... 256
十八、近端胃切除术后反流性食管炎 ... 256
十九、近端胃切除术后吞咽困难 ... 257
二十、胃肠Roux-en-Y吻合术后Roux肠襻综合征 ... 257
二十一、术后急性胆囊炎、胆囊坏疽及胆石症 ... 257
二十二、营养不良 ... 258
二十三、贫血 ... 258
二十四、术后代谢性骨病 ... 259
二十五、残胃复发癌 ... 259
二十六、胃癌术后腹泻 ... 260
二十七、与吻合器相关的并发症 ... 260
二十八、腹腔脓肿 ... 260
二十九、粘连性肠梗阻、肠瘘、盲襻综合征、短肠综合征及术后早期炎性肠梗阻 ... 260
三十、腹腔筋膜室综合征 ... 260

第十一章 糖尿病手术治疗 — 261
第一节 糖尿病手术治疗机制 — 261
第二节 糖尿病外科治疗手术方式 — 263
第三节 胃旁路术 — 264
一、适应证 ... 264
二、手术策略 ... 264
三、术前处理 ... 265
四、麻醉与体位 ... 265
五、手术步骤 ... 265
六、术中应急处理 ... 270
七、术后处理 ... 271
八、术后并发症的防治 ... 271

第十二章 十二指肠癌手术 — 275
一、适应证 ... 275
二、手术策略 ... 275
三、术前处理 ... 276
四、麻醉与体位 ... 277
五、手术步骤 ... 277
六、术中应急处理 ... 278
七、术后处理 ... 279
八、术后并发症的防治 ... 279

第十三章 急性胰腺炎手术 — 280
一、适应证 ... 281
二、手术策略 ... 281
三、术前处理 ... 282
四、麻醉与体位 ... 283
五、手术步骤 ... 283
六、术中应急处理 ... 284
七、术后处理 ... 284
八、术后并发症的防治 ... 284

第十四章 慢性胰腺炎手术 ········· 286
  一、适应证 ········· 286
  二、手术策略 ········· 287
  三、术前处理 ········· 287
  四、麻醉与体位 ········· 287
  五、手术步骤 ········· 287
  六、术中应急处理 ········· 290
  七、术后处理 ········· 290
  八、术后并发症的防治 ········· 290

第十五章 胰腺假性囊肿手术 ········· 291
  一、适应证 ········· 291
  二、手术策略 ········· 291
  三、术前处理 ········· 292
  四、麻醉与体位 ········· 292
  五、手术步骤 ········· 292
  六、术中应急处理 ········· 296
  七、术后处理 ········· 296
  八、术后并发症的防治 ········· 296

第十六章 胰十二指肠切除术 ········· 297
  一、适应证 ········· 297
  二、手术策略 ········· 298
  三、术前处理 ········· 306
  四、麻醉与体位 ········· 307
  五、手术步骤 ········· 307
  六、术中应急处理 ········· 321
  七、术后处理 ········· 323
  八、术后并发症的防治 ········· 324

第十七章 胰体尾切除术 ········· 329
  一、适应证 ········· 329
  二、手术策略 ········· 329
  三、术前处理 ········· 329
  四、麻醉与体位 ········· 329
  五、手术步骤 ········· 329
  六、术中应急处理 ········· 330
  七、术后处理 ········· 330
  八、术后并发症的防治 ········· 330

第十八章 全胰切除术 ········· 331
  一、适应证 ········· 331
  二、手术策略 ········· 331
  三、术前处理 ········· 331
  四、麻醉与体位 ········· 331
  五、手术步骤 ········· 331
  六、术中应急处理 ········· 334
  七、术后处理 ········· 334
  八、术后并发症的防治 ········· 334

第十九章　胃肠胰神经内分泌肿瘤的外科处理 ··· 335
第一节　胃肠胰神经内分泌肿瘤概述 ··· 335
一、GEP-NETs 病理诊断 ··· 335
二、GEP-NETs AJCC 分期 ··· 340
三、GEP-NETs 外科处理原则 ··· 343
第二节　胰岛素瘤切除术 ··· 344
一、适应证 ··· 345
二、手术策略 ··· 345
三、术前处理 ··· 345
四、麻醉与体位 ··· 345
五、手术步骤 ··· 345
六、术中应急处理 ··· 347
七、术后处理 ··· 347
八、术后并发症的防治 ··· 347

第二十章　小肠部分切除术 ··· 348
一、适应证 ··· 348
二、手术策略 ··· 348
三、术前处理 ··· 349
四、麻醉与体位 ··· 349
五、手术步骤 ··· 349
六、术中应急处理 ··· 351
七、术后处理 ··· 351
八、术后并发症的防治 ··· 352

第二十一章　粘连性肠梗阻手术 ··· 353
一、适应证 ··· 353
二、手术策略 ··· 353
三、术前处理 ··· 354
四、麻醉与体位 ··· 354
五、手术步骤 ··· 354
六、术中应急处理 ··· 355
七、术后处理 ··· 355
八、术后并发症的防治 ··· 355

第二十二章　阑尾切除术 ··· 360
一、适应证 ··· 360
二、手术策略 ··· 360
三、术前处理 ··· 363
四、麻醉与体位 ··· 363
五、手术步骤 ··· 363
六、术中应急处理 ··· 365
七、术后处理 ··· 365
八、术后并发症的防治 ··· 365

第二十三章　结肠手术 ··· 371
第一节　结肠手术策略 ··· 371
第二节　结肠手术前处理 ··· 379
第三节　右半结肠切除术 ··· 380

一、适应证 ··· 380
　　　二、麻醉与体位 ··· 380
　　　三、手术步骤 ··· 380
　第四节　横结肠切除术 ·· 383
　　　一、适应证 ··· 383
　　　二、麻醉与体位 ··· 383
　　　三、手术步骤 ··· 383
　第五节　左半结肠切除术 ·· 384
　　　一、适应证 ··· 384
　　　二、麻醉与体位 ··· 384
　　　三、手术步骤 ··· 384
　第六节　乙状结肠癌根治切除术 ·· 386
　　　一、适应证 ··· 386
　　　二、麻醉与体位 ··· 386
　　　三、手术步骤 ··· 386
　第七节　结直肠切除回肠贮袋肛管吻合术 ·· 388
　　　一、适应证 ··· 388
　　　二、麻醉与体位 ··· 388
　　　三、手术步骤 ··· 388
　第八节　结肠术中应急处理 ·· 393
　　　一、输尿管损伤 ··· 393
　　　二、十二指肠损伤 ··· 394
　　　三、脾脏损伤 ··· 394
　第九节　结肠术后处理 ·· 394
　第十节　结肠术后并发症的防治 ·· 395

第二十四章　肠造口及关闭术 ·· 398
　第一节　术前处理 ·· 398
　第二节　回肠造口术 ·· 399
　　　一、适应证 ··· 399
　　　二、手术策略 ··· 399
　　　三、麻醉与体位 ··· 399
　　　四、手术步骤 ··· 399
　第三节　盲肠造口术 ·· 402
　　　一、适应证 ··· 402
　　　二、手术策略 ··· 402
　　　三、麻醉与体位 ··· 402
　　　四、手术步骤 ··· 402
　第四节　横结肠造口术 ·· 403
　　　一、适应证 ··· 403
　　　二、手术策略 ··· 403
　　　三、麻醉与体位 ··· 403
　　　四、手术步骤 ··· 403
　第五节　乙状结肠造口术 ·· 404
　　　一、适应证 ··· 404
　　　二、手术策略 ··· 404
　　　三、麻醉与体位 ··· 404
　　　四、手术步骤 ··· 405

第六节　临时造口关闭术 ·· 407
　　一、适应证 ··· 407
　　二、手术策略 ·· 407
　　三、麻醉与体位 ··· 408
　　四、手术步骤 ·· 408
第七节　术中应急处理 ·· 409
第八节　术后处理 ··· 409
第九节　术后并发症的防治 ··· 410

第二十五章　直肠癌手术相关问题概述 ·· 415
第一节　直肠周围的间隙、筋膜与韧带 ··· 415
第二节　直肠癌大体类型、组织病理及TNM分期 ··· 418
第三节　直肠癌淋巴引流及侧方淋巴结清扫 ··· 421
第四节　全直肠系膜切除术 ··· 422
第五节　低位保肛手术的依据、选择及其方法 ·· 424
　　一、低位保肛手术的临床与理论依据 ·· 424
　　二、低位保肛手术的适应证 ·· 428
　　三、低位保肛手术中质量控制 ··· 428
　　四、低位保肛手术的基本术式 ··· 428
　　五、低位保肛手术后肛门功能的评价及改善方法 ···································· 428

第二十六章　早期直肠癌切除术 ··· 429
第一节　息肉样癌内镜切除术 ·· 429
　　一、适应证 ··· 429
　　二、手术策略 ·· 429
　　三、术前处理 ·· 429
　　四、麻醉与体位 ··· 429
　　五、手术步骤 ·· 429
　　六、术中应急处理 ··· 430
　　七、术后处理 ·· 430
　　八、术后并发症的防治 ··· 430
第二节　早期直肠癌经肛门局部切除术 ··· 430
　　一、适应证 ··· 431
　　二、手术策略 ·· 431
　　三、术前处理 ·· 431
　　四、麻醉与体位 ··· 431
　　五、手术步骤 ·· 431
　　六、术中应急处理 ··· 432
　　七、术后处理 ·· 432
　　八、术后并发症的防治 ··· 433
第三节　早期直肠癌经骶骨后路局部切除术 ··· 433
　　一、适应证 ··· 433
　　二、手术策略 ·· 433
　　三、术前处理 ·· 433
　　四、麻醉与体位 ··· 434
　　五、手术步骤 ·· 434
　　六、术中应急处理 ··· 435
　　七、术后处理 ·· 435
　　八、术后并发症的防治 ··· 435

第二十七章 直肠癌低位前切除术 ... 436
　　一、适应证 ... 436
　　二、手术策略 ... 436
　　三、术前处理 ... 439
　　四、麻醉与体位 ... 440
　　五、手术步骤 ... 440
　　六、术中应急处理 ... 447
　　七、术后处理 ... 450
　　八、术后并发症的防治 ... 451

第二十八章 直肠癌经腹切除结肠造口术（Hartmann手术） ... 456
　　一、适应证 ... 456
　　二、手术策略 ... 456
　　三、术前处理 ... 456
　　四、麻醉与体位 ... 456
　　五、手术步骤 ... 456
　　六、术中应急处理 ... 457
　　七、术后处理 ... 457
　　八、术后并发症的防治 ... 458

第二十九章 保留自主神经的直肠癌经腹会阴切除术加双侧闭孔淋巴结清扫术 ... 459
　　一、适应证 ... 459
　　二、手术策略 ... 459
　　三、术前处理 ... 461
　　四、麻醉与体位 ... 461
　　五、手术步骤 ... 461
　　六、术中应急处理 ... 465
　　七、术后处理 ... 466
　　八、术后并发症的防治 ... 466

第三十章 超低位直肠癌Parks手术 ... 468
　　一、适应证 ... 468
　　二、手术策略 ... 468
　　三、术前处理 ... 468
　　四、麻醉与体位 ... 468
　　五、手术步骤 ... 469
　　六、术中应急处理 ... 471
　　七、术后处理 ... 471
　　八、术后并发症的防治 ... 472

第三十一章 超低位直肠癌改良Bacon手术 ... 473
　　一、适应证 ... 473
　　二、手术策略 ... 473
　　三、术前处理 ... 473
　　四、麻醉与体位 ... 473
　　五、手术步骤 ... 473
　　六、术中应急处理 ... 475
　　七、术后处理 ... 475
　　八、术后并发症的防治 ... 475

第三十二章 经肛门括约肌间径路低位直肠癌切除术 ········· 476
一、适应证 ········· 476
二、手术策略 ········· 476
三、术前处理 ········· 477
四、麻醉与体位 ········· 477
五、手术步骤 ········· 477
六、术中应急处理 ········· 478
七、术后处理 ········· 478
八、术后并发症的防治 ········· 478

第三十三章 后盆腔脏器切除术 ········· 479
一、适应证 ········· 479
二、手术策略 ········· 479
三、术前处理 ········· 479
四、麻醉与体位 ········· 480
五、手术步骤 ········· 480
六、术中应急处理 ········· 483
七、术后处理 ········· 483
八、术后并发症的防治 ········· 483

第三十四章 全盆腔脏器切除术 ········· 484
一、适应证 ········· 484
二、手术策略 ········· 484
三、术前处理 ········· 484
四、麻醉与体位 ········· 484
五、手术步骤 ········· 484
六、术中应急处理 ········· 487
七、术后处理 ········· 487
八、术后并发症的防治 ········· 487

第三十五章 结肠贮袋成形术 ········· 488
一、适应证 ········· 488
二、手术策略 ········· 488
三、术前处理 ········· 488
四、麻醉与体位 ········· 488
五、手术步骤 ········· 488
六、术中应急处理 ········· 490
七、术后处理 ········· 490
八、术后并发症的防治 ········· 490

第三十六章 腹股沟淋巴结清扫术 ········· 491
一、适应证 ········· 491
二、手术策略 ········· 491
三、术前处理 ········· 492
四、麻醉与体位 ········· 492
五、手术步骤 ········· 492
六、术中应急处理 ········· 493
七、术后处理 ········· 494
八、术后并发症的防治 ········· 494

第三十七章　胃肠道肿瘤肝转移手术 ··· 495
  一、适应证 ·· 496
  二、手术策略 ·· 496
  三、术前处理 ·· 497
  四、麻醉与体位 ··· 498
  五、手术步骤 ·· 498
  六、术中应急处理 ·· 502
  七、术后处理 ·· 502
  八、术后并发症的防治 ··· 502

第三十八章　直肠阴道瘘手术 ··· 504
  一、适应证 ·· 504
  二、手术策略 ·· 504
  三、术前处理 ·· 504
  四、麻醉与体位 ··· 505
  五、手术步骤 ·· 505
  六、术中应急处理 ·· 506
  七、术后处理 ·· 506
  八、术后并发症的防治 ··· 507

第三十九章　直肠膀胱瘘手术 ··· 508
  一、适应证 ·· 508
  二、手术策略 ·· 508
  三、术前处理 ·· 508
  四、麻醉与体位 ··· 509
  五、手术步骤 ·· 509
  六、术中应急处理 ·· 511
  七、术后处理 ·· 511
  八、术后并发症的防治 ··· 511

第四十章　直肠吻合口狭窄手术 ·· 512
  一、适应证 ·· 512
  二、手术策略 ·· 512
  三、术前处理 ·· 512
  四、麻醉与体位 ··· 512
  五、手术步骤 ·· 512
  六、术中应急处理 ·· 513
  七、术后处理 ·· 513
  八、术后并发症的防治 ··· 513

第四十一章　肛管狭窄手术（Y-V皮瓣肛管成形术） ·· 514
  一、适应证 ·· 514
  二、手术策略 ·· 514
  三、术前处理 ·· 514
  四、麻醉与体位 ··· 514
  五、手术步骤 ·· 514
  六、术中应急处理 ·· 515
  七、术后处理 ·· 515
  八、术后并发症的防治 ··· 515

第四十二章　直肠悬吊固定术（Ripstein术） ······ 516
一、适应证 ······ 516
二、手术策略 ······ 516
三、术前处理 ······ 516
四、麻醉与体位 ······ 516
五、手术步骤 ······ 516
六、术中应急处理 ······ 518
七、术后处理 ······ 518
八、术后并发症的防治 ······ 518

第四十三章　直肠前突修补术 ······ 519
一、适应证 ······ 519
二、手术策略 ······ 519
三、术前处理 ······ 519
四、麻醉与体位 ······ 519
五、手术步骤 ······ 519
六、术中应急处理 ······ 521
七、术后处理 ······ 522
八、术后并发症的防治 ······ 522

第四十四章　耻骨直肠肌综合征手术 ······ 523
一、适应证 ······ 523
二、手术策略 ······ 523
三、术前处理 ······ 524
四、麻醉与体位 ······ 524
五、手术步骤 ······ 524
六、术中应急处理 ······ 525
七、术后处理 ······ 525
八、术后并发症的防治 ······ 525

第四十五章　直肠肛管损伤手术 ······ 526
一、适应证 ······ 526
二、手术策略 ······ 527
三、术前处理 ······ 527
四、麻醉与体位 ······ 527
五、手术步骤 ······ 527
六、术中应急处理 ······ 528
七、术后处理 ······ 528
八、术后并发症的防治 ······ 528

第四十六章　经肛门后盆底修补术 ······ 529
一、适应证 ······ 529
二、手术策略 ······ 529
三、术前处理 ······ 531
四、麻醉与体位 ······ 531
五、手术步骤 ······ 531
六、术中应急处理 ······ 533
七、术后处理 ······ 533

八、术后并发症的防治 ·· 533

第四十七章　肛提肌成形术 ·· 534
一、适应证 ·· 534
二、手术策略 ·· 534
三、术前处理 ·· 534
四、麻醉与体位 ··· 534
五、手术步骤 ·· 534
六、术中应急处理 ·· 535
七、术后处理 ·· 535
八、术后并发症的防治 ·· 535

第四十八章　复杂性肛瘘切除术 ··· 536
一、适应证 ·· 536
二、手术策略 ·· 536
三、术前处理 ·· 537
四、麻醉与体位 ··· 537
五、手术步骤 ·· 537
六、术中应急处理 ·· 539
七、术后处理 ·· 539
八、术后并发症的防治 ·· 539

第四十九章　藏毛窦切除术 ·· 541
一、适应证 ·· 541
二、手术策略 ·· 541
三、术前准备 ·· 541
四、麻醉与体位 ··· 541
五、手术步骤 ·· 541
六、术中应急处理 ·· 543
七、术后处理 ·· 543
八、术后并发症的防治 ·· 543

第五十章　吻合器痔上黏膜环切术 ·· 544
一、适应证 ·· 544
二、手术策略 ·· 544
三、术前处理 ·· 545
四、麻醉与体位 ··· 545
五、手术步骤 ·· 545
六、术中应急处理 ·· 547
七、术后处理 ·· 547
八、术后并发症的防治 ·· 547

第五十一章　原发性腹膜后肿瘤切除术 ·· 549
一、适应证 ·· 550
二、术前准备 ·· 550
三、麻醉与体位 ··· 551
四、手术策略 ·· 551
五、术后并发症的防治 ·· 553

第五十二章　经腹骶直肠后畸胎瘤切除术 ····· 554
  一、适应证 ····· 556
  二、手术策略 ····· 556
  三、术前处理 ····· 557
  四、麻醉与体位 ····· 557
  五、手术步骤 ····· 557
  六、术中应急处理 ····· 559
  七、术后处理 ····· 560
  八、术后并发症的防治 ····· 560

参考文献 ····· 561

第一章 胃肠外科相关临床问题

第一节 肠内与肠外营养

一、概述

国内外调查研究结果表明，住院患者营养不良的发生率为20%~60%，普通外科患者的营养风险发生率为33.9%，其中胃肠肿瘤患者的营养风险发病率更是高达43.6%。为及时发现和处理营养不良问题，学者们开发了多达40种以上的评估工具，本节仅介绍中华医学会肠外肠内营养学分会推荐使用的营养风险筛查2002（nutritional risk screening 2002，NRS2002），同时介绍美国肠外肠内营养学分会（American society of paraenteral and enteral nutrition，ASPEN）推荐的临床营养支持治疗简要流程。

二、营养风险筛查的临床应用

营养风险筛查是营养评估的组成部分，其目的是及时发现存在的营养风险问题，以便及时处理，改善临床结局。营养风险是指实际或潜在的营养和代谢状态下，疾病或手术的结局好转或恶化的概率，因此，对胃肠外科手术患者进行营养风险筛查非常必要，应成为临床工作常规之一。根据欧洲肠外肠内营养学会（European society of paraenteral and enteral nutrition，ESPEN）的一个多中心随机临床实验研究显示基于NRS2002工具进行营养风险筛查的结果，予以营养治疗可明显改善临床结局，因此，中华医学会肠外肠内营养学分会推荐使用NRS2002对急诊或住院患者入院24h以内以及长期住院患者在住院期间每周进行一次筛查。NRS2002分为两步，第一步初筛，初筛有问题进入第二步最终筛查，如果评分结果≥3分，需要进行营养治疗；如果评分<3分，则1周后再重新筛查（表1-1）。

表1-1 营养风险筛查评分（nutrition risk screening score）

第一步 首次营养检测

指标	是	否
1. BMI*<20.5*		
2. 患者在过去3个月有体重下降吗？		
3. 患者在过去1周内有摄食减少吗？		
4. 患者有严重疾病吗？（如ICU治疗？）		

*我国学者改为BMI<18.5，BMI（Body Mass Index）：体重指数=体重（kg）÷[身高（m）]²。如果以上任一问题回答"是"，则直接进入第二步营养检测。如果所有的问题回答"否"，应每周重复调查1次。

第二步 营养风险筛查最终评分

A. 营养状况			B. 疾病严重度（=需要量的增加）		
无	0分	正常营养状态	无	0分	正常营养状态
轻度	1分	3个月内体重丢失>5%，或前1周食物摄入低于正常食物需求的50%~75%	轻度	1分	髋关节骨折，慢性疾病有急性并发症者，肝硬化，慢性阻塞性肺疾病，血液透析，糖尿病，恶性肿瘤
中度	2分	2个月内体重丢失>5%，或体重指数在18.5~20.5之间+一般状况受损，或前1周食物摄入为正常食物需求的25%~50%	中度	2分	腹部大手术，卒中，重度肺炎，血液恶性肿瘤

续表

A. 营养状况		B. 疾病严重度（=需要量的增加）	
严重 3分	1月内体重丢失>5%（或3个月内体重下降15%）；BMI<18.5+一般状况受损，或者前1周食物摄入为正常食物需求的0~25%	严重 3分	颅脑损伤，骨髓移植，APACHE*>10分的重症监护患者
评分A：		评分B：	
C. 年龄	如果年龄≥70岁，在总分基础上加上1分=年龄调整分	最后总得分=A+B+C	

注：总分≥3，说明患者存在营养风险，需要营养支持；分数<3分，需要每周重测，如果患者需要安排手术，需要考虑预防性的营养支持以避免相关风险状况。*APACHE（acute physiology and chronic health evaluation）：急性生理与慢性健康评分。

三、临床营养工作流程

营养治疗作为医学治疗的基础工作之一，和其他临床工作一样，需要有一个规范的工作流程，为此各国制定了许多有关这方面的工作流程以规范治疗。本节参考美国ASPEN推荐流程，制定流程图（图1-1）。该流程可简称为SADIM，即首先要对患者进行筛查（sreening，S），初步发现问题后进行深入的营养评估（assessment，A），确定（诊断）存在的营养问题（diagnosis，D），然后制定营养治疗（干预）方案（intervention，I），在治疗过程中，要严密监测（monitor，M）营养治疗的反应，及时调整方案。

从SADIM流程可以看出，进行营养风险筛查仅仅是营养工作的第一个环节，具体到每一患者的治疗还需经过营养评估、诊断、治疗和监测等环节，因此，在工作当中，不能单纯依赖筛查结果进行营养治疗，筛查仅是告诉我们患者存在营养风险，需要进行营养支持治疗，下一步需要营养师去进行营养评估，患者需要采取哪些措施来处理，同时应关注这些措施处理后的效果并及时调整。

营养评估一般是由营养师来实施，也可以是接受过临床营养培训的临床医师和护士。大致内容包括膳食调查（膳食摄入情况）、人体测量（身高、体重、皮褶厚度及上臂肌围等）、实验室检查（白蛋白、前白蛋白、氮平衡及淋巴细胞计数等）、临床检查等内容，通过这4个方面进行综合评定，对营养问题及其严重程度作出

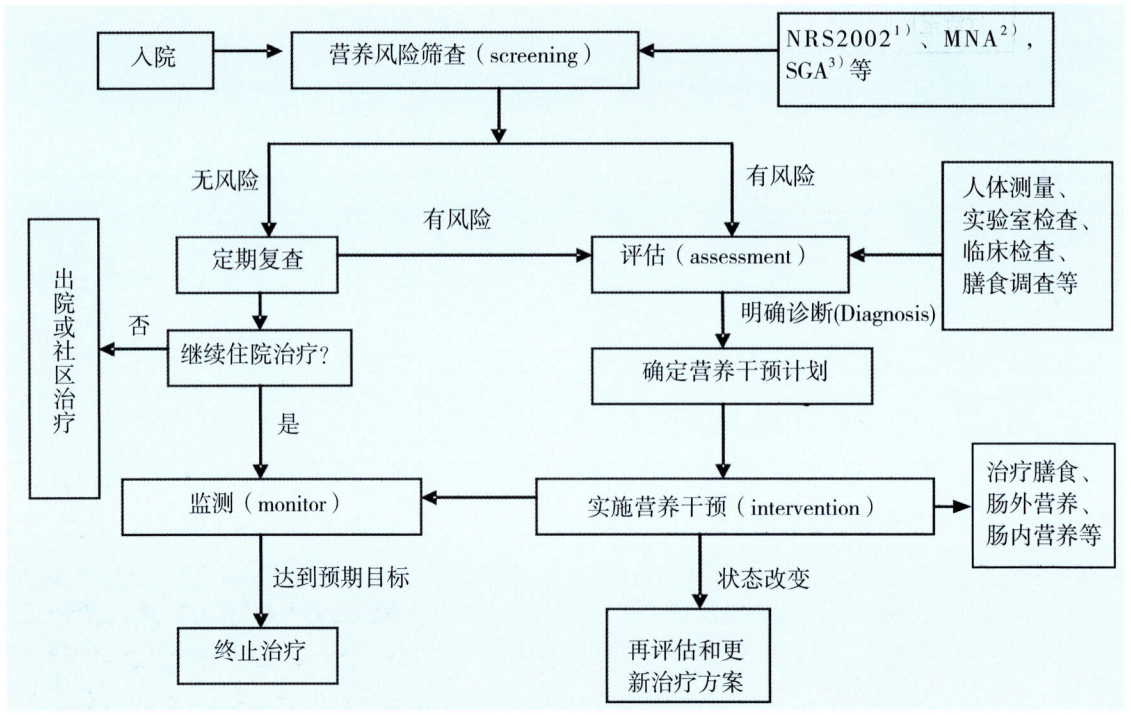

图1-1 临床营养工作SADIM流程图

1）NRS2002，nutrition risk screening 2002，营养风险筛查2002。2）MNA，mini nutritional assessment，微型营养评定。3）SGA，subjective global assessmen，主观全面评定。

诊断。至于营养治疗的手段，主要包括治疗膳食、肠外及肠内营养。

四、肠外与肠内营养的选择

前文提到，一旦发现患者有营养问题，在经过病情评估后，就需要实施营养干预，除膳食营养外，主要干预措施即为肠内、外营养，其选择的原则主要是根据胃肠道的功能，只要肠道有功能，首选肠道营养。有关胃肠道功能的评估，是一项非常复杂的技术，需要评估消化道消化、吸收、利用的能力，但一般来说，临床上在排除肠道功能受损的情况后，即认为肠道是有功能的，可使用肠内营养。这些肠道功能受损的情况包括如弥漫性腹膜炎、肠梗阻、消化道出血、严重腹泻、难治性呕吐、严重吸收功能障碍等。当然一旦出现以上肠道功能受损的情况，则需要选择肠外营养。另外，当肠内营养不足以满足患者的营养需要时，可同时联合肠外营养进行补充，具体选择流程如图1-2所示。

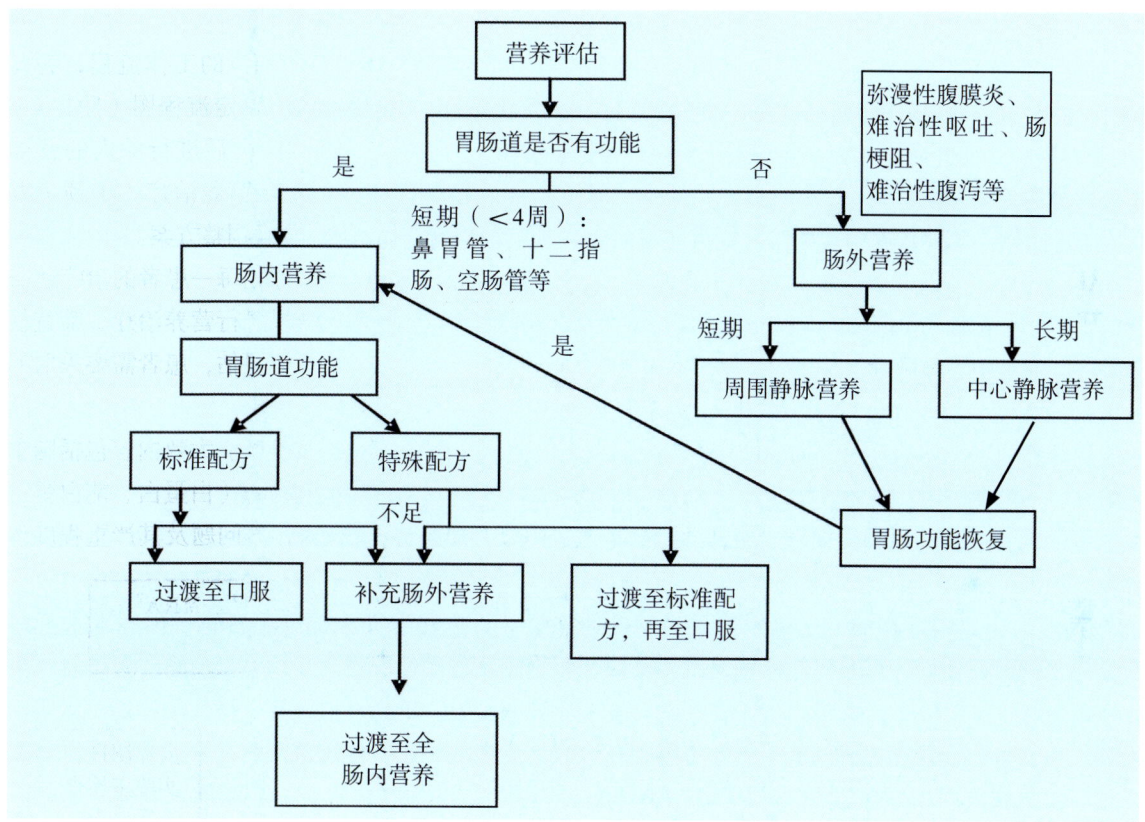

图1-2 肠内、外营养选择流程图

五、肠外营养

人类开展肠内、外营养治疗的历史非常悠久，但真正开始成功实施并得以发展的年代是20世纪，因此，有人提出临床营养是20世纪医学进展的重大里程碑之一。肠外营养曾被称为静脉营养，按照其供给途径主要分为中心和周围静脉营养。本文将针对肠外营养的适应证、禁忌证、并发症、标准流程、处方设计、监测等予以介绍。

1.肠外营养的适应证　理论上讲，只要胃肠功能出现障碍，或通过肠内途径不能提供足够的营养时均是肠外营养的适应证。目前国内、外大致将肠外营养的适应证分为强适应证、中适应证和弱适应证。

（1）强适应证（疗效显著）包括：①胃肠道梗阻；②胃肠道吸收功能障碍，如短肠综合征、放射性肠炎、难治性腹泻、难治性呕吐、某些导致吸收障碍的小肠疾病；③重症胰腺炎；④严重营养不良导致胃肠道功能障碍等；⑤大剂量放疗、化疗或接受骨髓移植者；⑥严重的分解代谢状态伴营养不良，或由于严重分解代谢导致5～7d内胃肠道不能利用者。

（2）中适应证（有效）包括：①大手术及复合性创伤；②中度应激；③炎症性肠病；④神经性厌食或妊娠剧吐；⑤肠漏（瘘）；⑥需接受大手术或强烈化疗的中度营养不良者；⑦入院后7～10d单纯肠内营养不能提供充足营养者。

（3）弱适应证（无肯定疗效）包括：①患者营养良好，但处于轻度应激和创伤状态下，消化道功能可于10d内恢复；②肝脏、小肠移植后功能尚未恢复期间。这两种情况虽不能明确其疗效，但需根据具体临床情况来决定是否需要使用。

2. 肠外营养的禁忌证　胃肠道功能正常；原发病需要立即手术者；心血管功能紊乱或代谢紊乱期间，需首先控制或纠正相关紊乱状态者；无明确治疗目的，或已确定为不可治愈、无复活希望而继续盲目延长治疗者；无严重营养不良，预期治疗不超过5d者；不能获得静脉途径者；肠外营养带来的风险超过受益者。

3. 肠外营养的并发症

（1）中心静脉置管、输液等技术问题导致的并发症包括：出血、气胸、静脉炎、胸腔积液、栓塞等。

（2）感染并发症。

（3）代谢并发症，如糖代谢紊乱、高甘油三酯血症、二氧化碳过多、酸碱失衡、电解质紊乱。

（4）脏器损害，如肝功能损害、胆管系统疾病、代谢性骨病。

4. 肠外营养的主要基质

（1）能量底物：肠外营养中主要用来提供能量的底物为葡萄糖和脂肪乳剂，部分为甘油。国内葡萄糖注射液的浓度5%～50%，在计算其能量时需注意其说明书标注的含量是无水葡萄糖（能量系数为4 kcal[*]/g），还是一水葡萄糖（能量系数为3.4 kcal/g）的重量。在输注葡萄糖的时候注意速度为2～5 mg/min，浓度超过10%的葡萄糖注射液应经过中心静脉输注。

脂肪乳剂的浓度一般为10%、20%和30%，由于脂肪乳剂中加入了甘油调整渗透压，因此，不同浓度的脂肪乳剂的能量计算分别为10%为1.1 kcal/mL、20%为2 kcal/mL、30%为3 kcal/mL。30%的脂肪乳剂一般仅用于全肠外营养配方，不单独应用。脂肪乳的推荐量为0.5～1.5 g/(kg·d)，不应超过2 g/(kg·d)。

提供能量的两种主要物质葡萄糖和脂肪乳的比例是多少呢？一般来说，葡萄糖占总能量的50%～65%，脂肪占总能量的20%～30%。但对于危重患者来说，葡萄糖和脂肪乳的比例为非蛋白热卡的3∶2或1∶1。

目前在我国临床比较常用的方法是以体重为基础的能量计算方法，即大部分患者总供能标准选择每天20～35 kcal/kg，同时在初始计算时多选择每天25 kcal/kg，根据临床应用情况再逐步调整。值得注意的是在危重患者的急性期为防止过度喂养，采用"允许性低热卡"，可按每天20～25 kcal/kg计算，待代谢稳定后则逐渐提高至每天25～30 kcal/kg，烧伤患者的能量需要更高。在患者处于消瘦和正常体重范围时，一般采用实际体重计算。如果患者超重或肥胖按理想体重计算；对于体重超过理想体重的130%以上者，则采取调整体重来计算，即理想体重+（实际体重−理想体重）×0.25。水肿患者则按除水后的干体重来计算。

（2）蛋白质：目前肠外营养中蛋白质的来源主要为平衡性氨基酸溶液，包括必需氨基酸和非必需氨基酸，其浓度5%～11%。当然还有某些特殊疾病配方如肾衰型氨基酸（含必需氨基酸比例较多）、肝衰型氨基酸（含较多支链氨基酸，不含芳香型氨基酸）等。除此之外，还有一些营养药理作用的氨基酸如精氨酸、谷氨酰胺等。氨基酸的含量即作为蛋白质的含量来计算，1 g蛋白质产生的能量为4 kcal，其含氮量为16%（按1g氮换算6.25 g蛋白质）。蛋白质的需要量一般为每天0.8～1.2 g/kg，其占总能量的比例为15%～20%，在某些情况下，如严重分解代谢、重度营养不良、蛋白质明显丢失，其需求量达到每天1.5～2.0 g/kg。但要注意一定要保证在能量充足的情况下，补充的蛋白质才能被有效利用为机体合成代谢所需原料，一般情况下非蛋白热卡与氮之比为（100～200）kcal∶1g，在危重症患者此比例为（100～150）kcal∶1g。

（3）液体量：具体肠外营养的液体量需根据患者的情况如每天出入量来判断，即生理需要量、累积丢失量、继续丢失量等。一般情况下，成人起始量为每天30～40 mL/kg，每天生理需要量为2 000～2 500 mL，在扣除其他静脉输液量和肠道补液量后，余下部分为肠外营养输液量。成人主要营养基质的推荐量见表1-2。

---

[*] 1 kcal=4185.85J。

表1-2 成人肠外营养的营养基质的推荐量

	危重患者	普通患者
蛋白质	每天1.2～1.5 g/kg	每天0.8～1.0 g/kg
碳水化合物	≤每分钟4 mg/kg	≤每分钟7 mg/kg
脂肪	≤每天1 g/kg	每天1 g/kg
总热能	每天25～30 kcal/kg	每天30～35 kcal/kg
液体量	满足供应宏量营养素所需的最少液体量	每天30～40 mL/kg

（4）电解质：一般加入的电解质为钠、钾、钙和镁等，要注意在补充这些阳离子的同时，注意其阴离子的形式。钠、钾盐一般以氯化物、醋酸盐、磷酸盐的形式补充，而钙多以葡萄糖酸钙的形式补充，镁一般为硫酸镁或氯化镁的形式。成人主要电解质的需要量：钠100～126 mmol（氯化钠6～7 g），钾60～80 mmol（氯化钾4.5～6 g），镁7.5～12.5 mmol（硫酸镁1～1.5 g），钙5～10 mmol（葡萄糖酸钙2～4 g），磷酸盐10 mmol（甘油磷酸钠10 mg）。

（5）维生素：维生素是人体需要的一类很重要的营养素，对营养物质的代谢和某些生理功能的维持至关重要，因此，需提供9种水溶性维生素和4种脂溶性维生素。

（6）微量元素：通常肠外营养中应包括微量元素，尤其是长期肠外营养时，很容易造成微量元素的缺乏，引起很多并发症。微量元素的每天需要量如下：铜0.3 mg、碘0.12 mg、锰0.7 mg、锌2.9 mg、铬0.02 mg、铁1.0 mg、硒0.118 mg。

（7）胰岛素和药物：一般来说，并不是所有患者的肠外营养配方中都需要使用胰岛素，胰岛素仅用于伴有糖尿病的患者，或血糖升高的患者或刚进入ICU 24h内的危重患者。胰岛素使用的类型为常规胰岛素，其他类型的胰岛素均不推荐在肠外营养配方中使用。一般推荐剂量根据肠外营养液中葡萄糖的使用量来计算，5～10 g含水葡萄糖（无水葡萄糖4.5～9 g）使用胰岛素1U。同时需严格监测血糖，一般控制在7.8～11 mmol/L，同时防止出现低血糖（一般不应低于3.9 mmol/L）。

（8）个体化配方和商业标准配方：在设计使用肠外营养时，临床医师经常会应用到商业标准配方，这些产品包括双腔袋（每个袋子分别为葡萄糖和氨基酸）和三腔袋（每个袋子分别为葡萄糖、氨基酸和脂肪乳），某些产品中含有电解质。在实际工作中到底是使用个体化配方还是商业标准配方呢？目前临床证据表明，两者对患者的治疗效果没有明显的差异。个体化配方的优点是医务人员可根据患者的情况相应调整，而缺点是需要专门人员配制。商业化配方的优点是无须专人配制，稳定性好，缺点是缺乏个体化，并不适合所有的患者，在使用过程中，医务人员往往也需在此基础上进行调整。因此，具体使用哪一种配方，需根据患者情况而定。

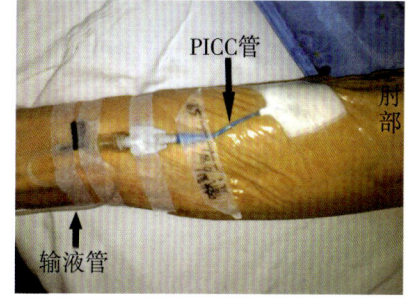

图1-3 PICC体外导管透明敷料固定

5. 肠外营养途径的选择 有关肠外营养的途径，一般来说分为两大类，分别为周围静脉途径和中心静脉途径。一般来说短期营养支持，即2周内选择周围静脉途径，而长期营养支持即2周以上采取中心静脉途径。但高渗透压液体（≥900 mOsm/L）的营养液，无论其营养治疗时间长短，均需经过中心静脉途径来供给。中心静脉途径一般经颈内静脉、颈外静脉、锁骨下静脉等途径进入上腔静脉，可维持2周以上，但应用输液港则可维持数月。经周围静脉途径中心静脉插管（peripherally inserted centhral catheter，PICC）输注，可维持数周至数月。PICC置管后，导管尖端到达第6胸椎前沿为最佳长度，过浅或过深都需要调整，以免导致患者不适，引起其他严重的并发症（图1-3、图1-4）。

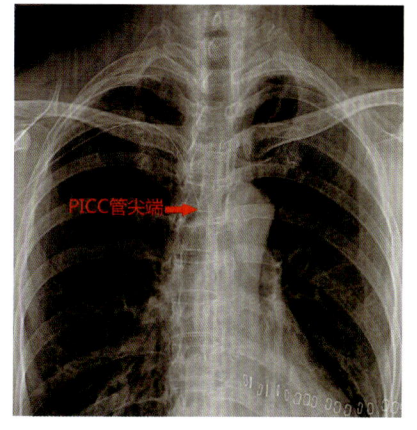

图1-4 PICC管尖端（↑）到达第6胸椎上沿

6. 肠外营养的监测　监测中心静脉插管的位置是否到位（可通过X线拍片确认），同时监测置管位置的皮肤及换药情况、管道的通畅情况。监测体温、呼吸、脉搏、血压、血氧饱和度、24h出入量、大便情况、体重、上臂肌围、皮褶厚度、液体输注速度等，常规监测氮平衡、肝功能、肾功能、血常规、血糖、血脂、血浆蛋白及电解质等项目。

7. 临床常用肠外营养制剂　临床工作中，肠外营养制剂种类繁多，部分国内常用肠外营养制剂见表1-3。

表1-3　临床部分常用肠外营养制剂一览表

商品名	能量/kcal	氨基酸/g	脂肪/g	葡萄糖/g	Na$^+$/mmol	K$^+$/mmol	Mg^{2+}/mmol	Ca^{2+}/mmol
卡文（1440 mL）	1000	34	51	97（无水葡萄糖）	32	24	4.0	2.0
卡文（1920 mL）	1400	45	68	130（无水葡萄糖）	43	32	5.3	2.7
乐凡命（8.5%）18-AA，250 mL	175	42.5						
乐凡命（11.4%）18-AA，250 mL	230	57						
复方氨基酸（5.5%）9-AA，250 mL	56	14						
复方氨基酸（8%）15-AA，250 mL	80	20						
长链脂肪（酸）（10%）500 mL	550		100					
中/长链脂肪乳（20%）250 mL	500		200					
中/长链脂肪乳（30%），250 mL	750		300					
尤文（ω-3脂肪乳）10%，100 mL	112		10					
力文（结构脂肪乳）20%，250 mL	490		50					

注：卡文（1440 mL）Na$^+$含量相当于氯化钠1.87 g，K$^+$含量相当于氯化钾1.79 g，Ca^{2+}含量相当于葡萄糖酸钙0.90 g，Mg^{2+}含量相当于硫酸镁0.48 g；卡文（1920 mL）Na$^+$含量相当于氯化钠2.51 g，K$^+$含量相当于氯化钾2.39 g，Ca^{2+}含量相当于葡萄糖酸钙1.21 g，Mg^{2+}含量相当于硫酸镁0.64 g。AA，Amino Acid，氨基酸。

六、肠内营养

广义来讲，经口进食也是肠内营养的一种方法，一般文献所指肠内营养即经胃肠道由管饲提供营养的一种方法。目前认为只要肠道有功能，就使用肠内营养，我国学者还提出，哪段肠道有功能就使用哪一段。目前研究证实给予肠内营养的意义不仅仅是在为患者提供营养物质，同时还是增强肠道屏障和免疫功能的一个重要途径，因此，正确和合理使用肠内营养具有重要意义。

1. 肠内营养的适应证

（1）经口进食禁忌，包括：中枢神经系统紊乱、知觉丧失、脑血管意外及咽反射丧失而不能吞咽者。

（2）经口进食不足，包括：营养需要量增加，而口服摄食不足者，如创伤、脓毒血症、甲状腺功能亢进、恶性肿瘤、肿瘤放疗、化疗、厌食、抑郁症、恶心、呕吐。

（3）不能经口进食，包括：口腔、咽喉炎症或食管肿瘤术后、机械通气等。

（4）可经胃肠道旁路提供肠内营养者，包括：胰腺炎、胃瘫、胃肠道漏（瘘）、结肠手术等。

（5）吸收不良需补充营养者，如短肠综合征、炎症性肠病、憩室炎、胆盐腹泻、吸收不良综合征、顽固性腹泻等。

2. 肠内营养的禁忌证　3个月龄以下的婴儿；严重应激状态、麻痹性肠梗阻、上消化道出血、顽固性呕吐、腹膜炎或腹泻急性期等；严重吸收不良综合征及衰弱者；小肠广泛切除后；空肠漏（瘘）者。

3. 肠内营养的并发症　机械并发症：误吸、鼻咽刺激/损害、管道堵塞等。胃肠道并发症：腹泻、便秘、腹胀、恶心、呕吐、胃潴留等。代谢并发症：高血糖、低血糖、脱水、高钠血症、高钾血症、低钾血症、低磷血症、高磷血症等。肠内营养常见并发症的原因和处理见表1-4。

表1-4　肠内营养常见并发症、原因及处理

并发症	原因	处理
1. 机械并发症		
误吸	胃排空延迟（胃轻瘫）	1. 喂养期间及喂养停止后1h内必须将床头抬高至少30° 2. 高能量密度肠内制剂喂养时，降低输注速率 3. 使用促胃肠动力药物
	管道移位	停止喂养、检测管道位置，必要时重插管道
	胃食管反流	1. 使用小孔径喂养管 2. 喂养期间及停止后1h内必须将床头抬高至少30° 3. 常规检测管道位置
鼻咽刺激/损害	长时间插入较大孔径喂养管	1. 使用小孔径、软质喂养管 2. 正确固定管道，防止过大压力对鼻的损伤 3. 长期肠内营养喂养考虑使用胃肠造口管、经皮内镜下胃造口术（PEG）或经皮内镜下胃造口空肠置管术（PEJ）
管道堵塞	肠内营养黏稠残留、药物颗粒、冲洗不充分	1. 每隔3～4h及输注完后使用清水冲洗管道 2. 喂养药物前后冲洗管道 3. 尽量使用液体或混悬制剂药物（液体药物可致腹泻） 4. 与药剂师联系确认药物给予的合适途径 5. 加用过滤器或使用肠内营养管道溶解剂
2. 胃肠道并发症		
腹泻	药物（山梨醇、抗生素、含镁抗酸药、泻药、乳果糖）	仔细检查药物并去除引起腹泻的药物
	艰难梭菌	艰难梭菌毒素
	细菌污染	1. 将灌装溶液配方冷藏，所有未用完溶液在24h后应丢弃 2. 在配制和输注过程中需保证清洁，在喂养袋中输注时悬挂不超过8h，每24h需更换喂养袋和管道
	输注方法不当	降低速率，改用连续输注，检查喂养管顶端位置
	乳糖不耐受	采用无乳糖配方
	脂肪吸收不良	终止喂养、加用胰酶、选择低脂配方
	缺乏膳食纤维/纤维太多	更换配方
便秘	液体不足	增加液体量
	卧床	鼓励行走
	消化道梗阻	胃肠减压和外科处理
	结肠动力不足、药物、术后或其他原因	明确原因，相应处理
腹胀	胃排空延迟	改用高能量密度配方，促胃动力药，幽门后置管
恶心/呕吐	速度太快	初始以低速输注，逐渐增加速度，幽门后置管
	胃排空延迟	1. 监测残留量，确认管道放置正确，止吐药，促胃动力药， 2. 幽门后置管
持续高胃残留量（>500 mL）	胃排空延迟	降低输注量，促胃动力药，考虑改用高能量密度配方来降低液体量，幽门后置管
3. 代谢并发症		
高血糖	糖尿病、高代谢应激/创伤、糖皮质激素、脓毒血症	监测血糖，使用口服降糖药物或胰岛素，避免过度喂养

续表

并发症	原因	处理
低血糖	对口服降糖药物或胰岛素的患者突然停止肠内喂养或肠外营养	监测血糖，如果采用肠内或肠外营养必须在胰岛素停止注射后才停止，同时给予10%葡萄糖静脉输注，静脉推注葡萄糖治疗低血糖
脱水或高钠血症	液体摄入不足、过多蛋白质的摄入、尿量过多；腹泻、瘘口、伤口或鼻胃管液体排出过多	监测体重、液体出入量、血钠、渗透压、尿素氮、肌酐，补充额外水分
低钠血症	液体过多、低渗配方、抗利尿激素分泌过多、脑耗盐综合征	限制液体量（当$Na^+ < 130$ mmol/L时），提供足够的氯化钠，给予利尿剂
高钾血症	灌注不足（慢性心力衰竭）、代谢性酸中毒、钾摄入过多、钾排出降低、肾功能不全、保钾药物	纠正低灌注情况，减少钾的摄入，监测血清钾水平，给予阳离子交换树脂、葡萄糖和或胰岛素
低钾血症	再喂养综合征、利尿、钾排出过多（如腹泻、鼻胃管排出过多）、胰岛素治疗、液体过多、代谢性碱中毒	减少能量的摄入，补充钾，监测血钾水平
高磷血症	肾功能不全	磷结合剂，降低磷摄入，监测异丙酚的输注和含磷药物
低磷血症	再喂养综合征、胰岛素治疗、磷结合剂、抗酸药、碳酸钙	监测血磷水平，补充磷

4. 肠内营养制剂的种类及选择　按照氮源分为两大类：成分型（elemental type）和非成分型（non-elemental type），其中成分型又称为要素型，再分为氨基酸型和短肽型，这种类型无须消化，可直接吸收，因不含纤维，几乎无渣；非成分型又称为整蛋白型，后者又分为平衡型和疾病适用型（肝病、肾病、肺病、肿瘤、糖尿病等）。以上两种类型又统称为全营养素，即营养搭配齐全，几乎含有全部营养物质。在临床实践中，这些全营养素并不一定适应所有患者，这时就需要根据具体情况，对营养配方予以调整，往往需要再添加某些单一营养物质，或在饮食基础上给予某些营养物质，这些单一的营养物质又称为组件制剂或模块制剂（module type），包括氨基酸/短肽/整蛋白模块、糖类制剂模块、长链/中链脂肪酸模块、维生素模块、矿物质模块等。目前国内还有一部分肠内营养制剂，是以牛奶为基础的食物混合肠内营养制剂的匀浆制剂。各种配方中还分为含纤维和不含纤维配方，高能量密度配方（1.5~2.0 kcal/mL）、常规能量密度配方（1.0 kcal/mL）和低能量密度配方（0.75 kcal/mL）。

具体肠内营养制剂的选择原则需考虑患者的年龄、疾病状态、营养状况、营养需要量、肠内营养途径以及胃肠道的功能，可参照图1-2的程序选择。胃肠道功能允许的情况下，应选用肠内营养，一般情况下，可直接选用整蛋白型肠内营养制剂，因大分子刺激肠道黏膜生长较小分子的作用更好。如果患者肠道功能低下（如胰腺炎、短肠综合征、炎症性肠病、疾病危重期等），可选用氨基酸或短肽型制剂。一般婴幼儿选择母乳喂养或接近母乳的配方制剂，同时注意选择等渗制剂（<350 mOsm/L）。如果出现脂肪吸收不良或乳糜胸，选择中链甘油三酯代替长链甘油三酯的配方；如不能耐受乳糖，则选择不含乳糖配方。根据胃肠道情况选择含或不含纤维配方，根据疾病情况选择肝病、肾病、肺病、肿瘤、糖尿病、免疫增强型等疾病配方；若需限制液体则选择高能量密度配方。

5. 肠内营养供给途径、管道的选择　肠内营养供给途径包括口服和管饲喂养，当不能通过口服给予或经口服补充不能满足患者营养需要时，必须选择管饲方式来进行肠内营养支持治疗，此时选择恰当的肠内营养管，是肠内营养成功的关键。一般肠内营养途径和管道的选择需要根据疾病状态、胃肠道解剖位置（如术后）、胃肠动力和功能及肠内营养治疗的时间等来判断。一般情况下，如果无胃排空延迟、梗阻或漏（瘘），放置胃管即可。鼻肠营养管一般在胃梗阻、胃轻瘫、胰腺炎、胃内容物反流的情况下放置（图1-5、图1-6）。如果同时需要胃肠减压，可放置胃空肠双腔管，具体程序可参照图1-7。一般肠内营养管饲喂养的供给方式可采取一次性推注、间断重力滴注、连续经泵滴注等。采取何种供给方式取决于肠内营养的性质、喂养管的类型、粗细和管端位置及营养需要量。一般情况下肠内营养采取连续滴注为主，尤其是在危重患者及十二指肠或空肠喂养者；对于需下床活动者，可采取间歇重力滴注或一次性推注投给法。

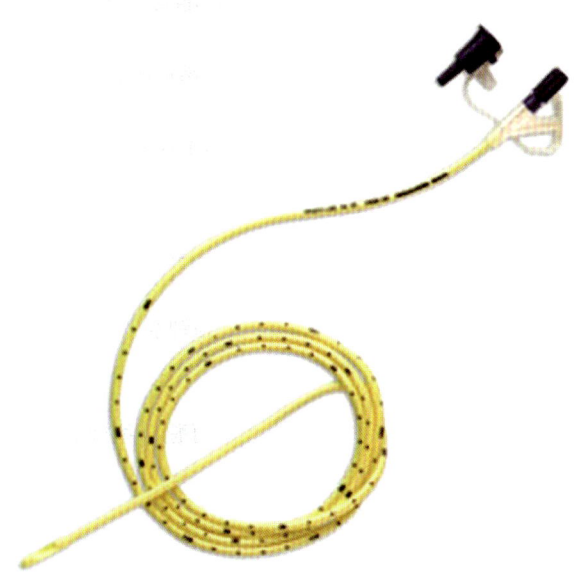

图1-5 鼻肠营养管CORPAK 10-10-10

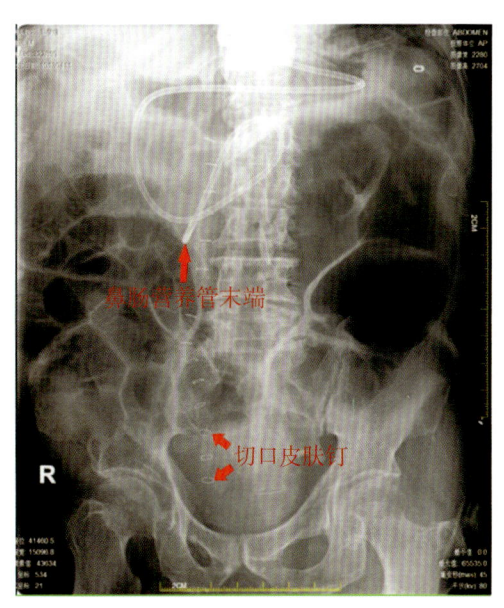

图1-6 X线片下定位于空肠

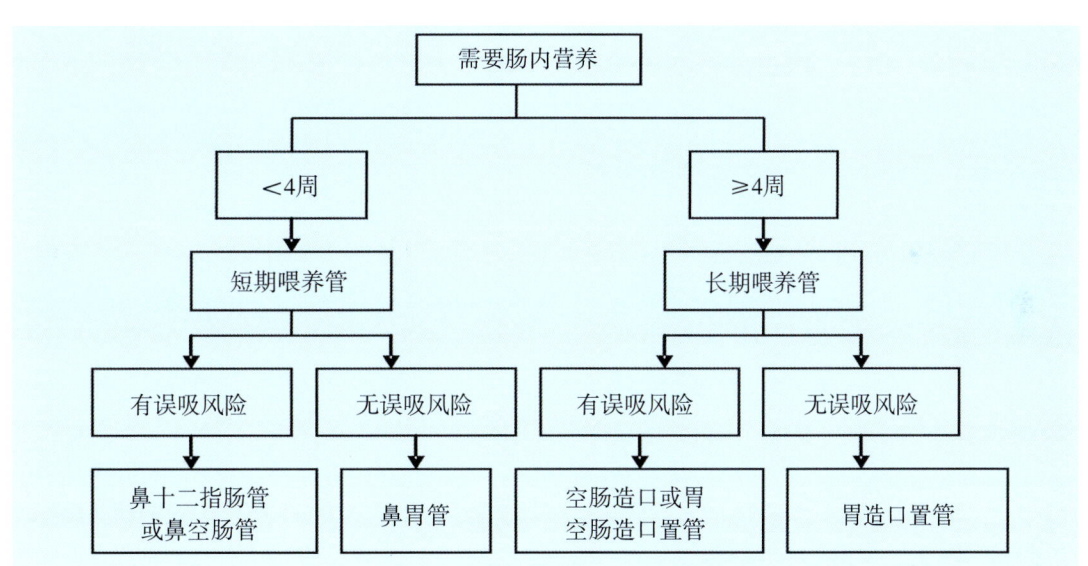

图1-7 肠内营养途径和管道选择

6. 肠内营养的设计　肠内营养设计需要考虑患者的年龄、疾病状态、营养状态、营养需要、胃肠道情况以及喂养管等综合因素。在开具营养处方时需关注以下几个要素：① 患者基本信息；② 肠内营养制剂名称和配方类型；③ 输注途径和管道类型；④ 输注方法和速度。以上信息必须在肠内营养标签上注明，并标注非静脉注射。

7. 肠内营养的监测　肠内营养在实施后必须进行严格监测，其目的一方面是为了评估治疗是否达标，其次是尽早发现和处理可能出现的并发症。其主要内容如下：体格检查，包括液体量和营养缺乏或过量的临床体征检查；生命体征；实际液体和营养素摄入量（口服、肠内、肠外）；监测液体出量（尿量、胃肠道、伤口丢失量等）；体重变化情况；实验室数据（血常规、血糖、尿素氮、肌酐、电解质、钙、磷、镁、肝功能、肾功能、血甘油三酯、胆固醇、血清蛋白、凝血时间以及尿液检查）；营养指标（白蛋白、前白蛋白、氮平衡等）；如果可能需监测药物和膳食量；观察胃肠道功能变化以评估营养治疗的耐受性（如渗透压、大便次数和性状、大便潜血、腹胀、腹围、恶心、呕吐、胃残留量等）；观察患者头部是否抬高30°~45°；观察管道位置、冲洗是否恰当；观察喂养管固定处皮肤破损情况、有无堵塞、感染、有无误吸风险等。

关于胃残余量的监测，一般肠内营养喂养开始时，每3~4 h需检查胃残留量，其量不超过前1h输入量的2倍。当肠内营养浓度、体积达到需要量及能耐受时，每天监测胃残留量1次，其量不应超过150 mL，若过多应停止输注数小时或降低速率，或加用胃肠动力药。如果出现胃排空延迟（残留量＞500 mL），不宜进行胃内喂养，应进行重新评估。

8.临床常用肠内营养制剂一览表　临床工作中，肠内营养制剂种类很多，部分国内常用肠内营养制剂见表1-5。

表1-5　临床常用肠内营养制剂一览表

品名	类型	规格	能量密度	能量/kcal	蛋白质/g	脂肪/g	碳水化合物/g	Na^+/mg	K^+/mg	Mg^{2+}/mg	Ca^{2+}/mg
维沃	氨基酸型	80.4 g/包	80.4 g+250 mL水配成300 mL，为1 kcal/mL	300	11.5	1.4	61.7	180	285	60	150
百普力	短肽型	500 mL	1 kcal/mL	500	20	5	94	400	700	75	230
安素	整蛋白型（平衡型）	400 g	55.8 g+200 mL水配成250 mL，为1 kcal/mL	1800	63.6	98.4	242.8	1440	2680	360	920
能全力	整蛋白型（平衡型）	500 mL	1 kcal/mL	500	20	19.5	61.5	400	675	100	300
达尔松	整蛋白型（糖尿病型）	500 ml	0.75 kcal/mL	375	16	16	32	375	565	85	300
瑞能	整蛋白型（肿瘤型）	200 ml	1.3 kcal/mL	260	11.7	14.4	20.8	160	344	88	104
瑞高	整蛋白型（高蛋白型）	500 mL	1.5 kcal/mL	750	37.5	29	85	600	1170	135	400
康全力	整蛋白型（脂代谢异常型）	500 mL	1.0 kcal/mL	500	25	16.7	63	500	750	113	400

七、临床营养评估及支持举例

患者，男性，71岁，因"便血伴体重下降1个月"入院，诊断为"乙状结肠癌"。起病以来，食欲可，近1个月来体重下降约5 kg，既往有高血压病史多年，服用氨氯地平5 mg，每天1次，血压控制良好。身高168 cm，体重55 kg，BMI=19.5 kg/m²，平素体重为60 kg，T：36.8℃，BP：145/90 mmHg，R：15次/分，HR：72次/分。消瘦体型，心脏不大，各瓣膜听诊区未闻及杂音，心率72次/分，律齐。双肺未闻干湿性啰音。腹平软，无压痛及反跳痛，腹部未扪及包块。双下肢未见明显水肿。血常规：WBC：$12×10^9$/L，Hb：101 g/L，RBC：$3.5×10^{12}$/L。血清白蛋白：40 g/L，血清前白蛋白：255 mg/L。CT提示乙状结肠占位伴盆腔多处淋巴结转移。

问题：1）请用NRS2002进行评分。

2）如果术后仅能使用肠外营养，请制订肠外营养配方。

3）如给予肠内营养，请制订肠内营养配方。

1.营养风险评估　该患者的NRS2002评分，疾病评分：诊断为高血压病和乙状结肠癌均为1分，需行腹部大手术为2分，取最高分为2分；营养受损评分为：BMI为2分，饮食尚可，评分为0分，1个月体重下降为：（5/60）×100%=8.3%，评分为3分，选最高分为3分；年龄评分：71岁为1分，总评分为2+3+1=6分，>3分，需进行营养支持治疗。

2. 肠外营养配方的计算　由于患者目前体重为55 kg，在正常体重范围内，按实际体重计算，其具体步骤如下：

（1）计算营养基质需要的能量：30×55=1 650 kcal/d；蛋白质：55×1.2=66 g/d；脂肪乳的范围（占总能量的20%~30%）：1 650×（0.2~0.3）=（330~495）kcal/d；液体量：（30~40）×55=（1 650~2 200）mL/d

（2）根据实际营养物质调整，若选择20%的中长链脂肪乳250 mL：250×2=500 kcal/d，因此，脂肪乳占总能量百分比为（500/1650）×100%≈30%，故剩余能量由葡萄糖和氨基酸来提供，为1650-500=1150 kcal/d，估算蛋白质所提供的能量=66×4=264 kcal/d，故尚需葡萄糖供能：1150-264=886 kcal/d，需要的葡萄糖量为886÷3.4≈261 g/d。

氨基酸的量：若选择8.5%复方氨基酸，则66÷8.5%=776 mL，考虑氨基酸实际为250 mL/瓶，故选择750 mL，提供氨基酸为750×8.5%=64 g，提供能量为64×4=256 kcal/d。

葡萄糖的量：若选择50%的葡萄糖，则261÷50%=522 mL，考虑到葡萄糖实际为250 mL/瓶，故选择500 mL，提供葡萄糖为250 g。剩余11 g葡萄糖可选择5%葡萄糖，为11÷5%=220 mL，选择250 mL/瓶，提供葡萄糖12.5 g，能量为262.5×3.4=893 kcal。

因此，实际总的配方为50%葡萄糖500 mL+5%葡萄糖250 ml+8.5%复方氨基酸750 mL+20%中长链脂肪乳250 mL，提供总热能为893+256+500=1 649 kcal/d。

（3）加入其他的营养物质（电解质、维生素、微量元素等）：一般来说包括水溶性维生素、脂溶性维生素、微量元素各加入10 mL，同时根据实际情况加入氯化钠、氯化钾、硫酸镁、葡萄糖酸钙等，其总量约在80mL。

（4）计算输注速度：总营养液量约为750+750+250+80=1 830 mL，若采取全合一配方，按24h输注，输注速度为1 830 mL/24 h=76 mL/h。

3. 肠内营养的计算　给予热量1 650 kcal/d，蛋白质66 g/d，计算如下：

（1）选择无纤维标准配方：1.0 kcal/mL。

（2）确定每天能量需要：1 650 kcal/d。

（3）确定肠内营养需要量：1 650 kcal÷1.0 kcal/mL=1650 mL/d。

（4）确定蛋白质的量（以瑞素为例）：1 650 mL/d×38 g/L=63 g/d。

（5）调整：以本病例为例，若给予瑞素1 500 mL（3瓶），提供能量约1 500 kcal（为目标值的91%，目前认为达目标的90%以上即认为方案可行），蛋白质为57 g（为目标值的86%），蛋白略显不足，因此，需在输注产品中添加蛋白质粉9g（每瓶给予蛋白粉3 g+蒸馏水50 mL），即可达标。当然，临床实践中，有时无法实现配制，直接使用该营养液3瓶，是否可行呢？并不是完全不可以，因为我们计算的均是目标量，还需进行监测，如果各种营养指标均达标，说明目前方案可行，无须调整；如果未达标，则需及时调整，具体见肠内营养监测内容。

（6）计算每天的液体需要量：患者液体需要量为1 650~2 200 mL，肠内营养配方中液体量为1 650×84%=1 386 mL，因此，还需额外从肠道或静脉中给予液体量为（1 650~2 200）-1 386=264~814 mL。

（7）确定肠内营养输注速度：如果使用输液泵来输注，则24h的输注速度为1 650÷24=69 mL/h。

（谭荣韶）

第二节　术后心功能不全的处理

心血管疾病术前风险评估分级：①高危。不稳定性心绞痛、急性心肌梗死（<7d）、新近发生心肌梗死

（7d～1个月）、失代偿性心力衰竭、严重或高危心律失常、严重心瓣膜病以及高血压病Ⅲ级（>180/110mmHg）。②中危。缺血性心脏病史、心力衰竭或心力衰竭失代偿史、脑血管病（短暂性脑缺血发作、脑卒中）、糖尿病及肾功能不全。③低危。年龄>70岁、心电图异常（左心室肥厚、完全性左束支传导阻滞、非特异性ST-T改变）、非窦性心率以及未控制的高血压。中、低危者术前应做充分的预防治疗。高危者应推迟或取消手术。多个低危因素并存，手术风险也会增加。胃肠外科围手术期发生心功能不全/心力衰竭较为常见，一般为急性心力衰竭，严重者或处理不当甚至可以引起患者死亡。

（一）急性心力衰竭病因

急性心力衰竭按部位可分为左心力衰竭及右心力衰竭。引起急性左心力衰竭的常见病因：术中或术后大量液体复苏引起心脏前负荷过重导致急性左心力衰竭、慢性心力衰竭急性加重、急性心肌缺血或心肌梗死、高血压危象等。急性右心力衰竭多见于右心室梗死、肺栓塞等。

（二）急性心力衰竭临床表现

1. 急性左心力衰竭　起病急骤，病情发展迅速，表现为急性肺淤血和（或）肺水肿。患者突发呼吸困难、端坐呼吸、喘息、烦躁不安并有恐惧感。患者紫绀，呼吸频率增快，脉搏血氧饱和度下降；典型者咯出大量粉红色泡沫样血痰；心率快，心尖部可闻及奔马律；两肺满布湿啰音和哮鸣音。心源性休克则表现为心泵功能下降引起的血流动力学障碍及组织低灌注状态。

2. 急性右心力衰竭　常见于急性肺栓塞、右室心肌梗死和各种诱因导致的慢性右心力衰竭急剧加重。感染性休克时，也存在一定程度的右心功能不全。急性右心力衰竭表现为体循环淤血、全身或周围水肿、腹水等；心脏收缩储备力或心排血量降低；房性/室性心律失常；颈静脉怒张及肝颈静脉回流征阳性；肝脏肿大和压痛、胃肠道淤血等。

3. 急性心力衰竭的实验室辅助检查　包括：①心电图。可监测心率、心律失常、心肌缺血性改变、陈旧性及新发心肌梗死等。②胸部X线检查。可显示肺淤血的程度和肺水肿，如出现肺门血管影模糊、蝶形肺门，甚至弥漫性肺内大片阴影等。③超声心动图。了解心脏的结构和功能、心瓣膜状况、左室射血分数（LVEF）、是否存在心包病变、急性心肌梗死的机械并发症、室壁运动失调。④心力衰竭标志物。诊断心力衰竭的公认的客观指标为B型利钠肽（BNP）和N末端B型利钠肽原（NT-proBNP）的浓度增高。临床过程中这一标志物持续走高，提示预后不良。⑤心肌梗死标志物。检测心肌受损的特异性和敏感性均较高的标志物是心肌肌钙蛋白T或I（cTnT或cTnI）。⑥动脉血气分析。监测动脉氧分压（PaO_2）、二氧化碳分压（$PaCO_2$）、酸碱平衡情况。⑦实验室检查。电解质、肾功能、血糖等。如存在心源性休克风险时，监测反应组织灌注的血乳酸尤为必要。

（三）急性心力衰竭的治疗

1. 治疗目标　去除引起心力衰竭的诱因，控制基础病因；缓解严重症状；应用血管活性药物及各种正性肌力药物，稳定血流动力学状态及组织灌注；纠正水、电解质及酸碱平衡紊乱；保护重要脏器功能。

2. 急性左心力衰竭处理　患者取坐位或半卧位，双腿下垂，以减少静脉回流。立即高流量鼻导管给氧，对病情特别严重者应采用面罩给氧、无创或有创呼吸机械通气。至少开放2根静脉通道，并保持通畅。必要时可采用深静脉穿刺置管。药物治疗包括：

（1）镇静剂主要应用吗啡，2.5～5.0 mg缓慢静脉注射，亦可皮下或肌内注射，应密切观察疗效，注意有无呼吸抑制等不良反应。

（2）支气管解痉剂可给予氨茶碱0.125～0.25 g静脉推注（10 min），4～6 h后可重复1次。

（3）利尿剂首选呋塞米，先静脉注射20～40 mg，继以静脉滴注5～40 mg/h。

（4）血管扩张药物可应用于急性心力衰竭早期阶段。收缩压>110 mmHg的急性心力衰竭患者可安全使用；90～110 mmHg之间者慎用；<90 mmHg者则禁用。主要有硝酸甘油[（25～50）mg+5%GS 500 mL，滴速30～100 μg/min]，硝普钠（50 mg+5%GS 500 mL，滴速5 μg/min，常用剂量25～400 μg/min），重组人脑钠肽（静脉注射2 μg/kg，之后每分钟持续静脉泵入0.01 μg/kg），乌拉地尔（亚宁定，缓慢静脉滴注10～50 mg，降压效果在5 min内即可显示，为了维持其降压效果，可持续静脉滴注250 mg+生理盐水250 mL）。所有上述降

压药物均应行心电监护，避免出现低血压。

（5）正性肌力药物用于心排血量下降，外周低灌注状态，但此类药物有心律失常、心肌缺血及能量消耗过多的风险。

1）洋地黄类：能轻度增加心输出量和降低左心室充盈压，一般应用去乙酰毛花苷 0.2~0.4 mg缓慢静脉注射，2~4 h后可再用0.2 mg，伴快速心室率的房颤患者可酌情增加剂量。

2）多巴酚丁胺：主要通过兴奋$β_1$和$β_2$受体，产生剂量依赖性的正性肌力和正性变时作用，并反射性地降低交感神经紧张而降低血管阻力。小剂量时有缓和的血管扩张及后负荷下降作用而使心输出量增加，大剂量时则导致血管收缩。用法：100~250 μg/min静脉滴注。使用时注意监测血压，常见不良反应有心律失常及心动过速。

3）多巴胺：其药理作用呈剂量依赖性，小剂量（每分钟静脉滴注<3 μg/kg）作用于外周的多巴胺受体，降低外周阻力，扩张肾、脾、冠脉和脑血流。中等剂量（每分钟静脉滴注3~5 μg/kg）刺激β受体，直接或间接增加心肌收缩力及心排血量。大剂量（每分钟静脉滴注>5 μg/kg）作用于α受体，具有收缩血管的作用，可用于低血压的心力衰竭患者，但因其增加后负荷，故有可能使心力衰竭恶化。

4）磷酸二酯酶抑制剂：其作用机制促进Ca^{2+}通道激活，钙内流增加，增加心肌收缩力，并有周围血管舒张效应。常用药物米力农，首剂25~50 μg/kg静脉注射（>10 min），继以每分钟0.25~0.5 μg/kg静脉滴注，常见不良反应有低血压和心律失常。

5）左西孟旦：是一种钙增敏剂，通过结合于心肌细胞上的肌钙蛋白C促进心肌收缩，还通过介导ATP敏感的钾通道而发挥血管舒张作用和轻度抑制磷酸二酯酶的效应。其正性肌力作用独立于对β肾上腺素能受体的刺激，可用于正接受β受体阻滞剂治疗的患者。首剂12~24 μg/kg静脉注射（>10 min），继以每分钟0.1 μg/kg静脉滴注，可酌情减半或加倍。

6）出入量管理：肺淤血、体循环淤血及水肿明显者，应严格限制入量，宁少勿多，严格控制静脉输液速度。

3. 右心力衰竭处理　主要原则为维持正常的心脏负荷，特别是前负荷；增强心肌收缩力，使心排血量增加；维持心肌供氧和耗氧的平衡。

（1）右心室梗死伴急性右心力衰竭处理包括：① 充分的扩容治疗。对于充分扩容而血压仍低者，可给予多巴酚丁胺。如在补液过程中出现左心力衰竭，应减慢甚至停止补液。若血压不低，可小心给予血管扩张药。② 禁用利尿剂、吗啡和硝酸甘油等血管扩张剂，以避免进一步降低右心室充盈压。③ 如右心室梗死同时合并广泛左心室梗死，则不宜盲目扩容，防止造成急性肺水肿。

（2）急性大块肺栓塞所致急性右心力衰竭处理包括：循环衰竭为急性肺栓塞患者的死亡原因之一。对于出现右心功能不全，心排血量下降，但血压尚正常者，可予以多巴酚丁胺；若出现血压下降，可增大剂量或使用其他血管加压药，如去甲肾上腺素或与多巴酚丁胺联用。其他处理包括：① 充分镇静镇痛；② 机械通气治疗；③ 溶栓治疗，常用尿激酶或人重组组织型纤溶酶原激活剂（rt-PA），停药后应继续肝素治疗，用药期间监测凝血酶原时间，使之延长至正常对照的1.5~2.0倍；④ 肺总动脉或其较大分支内栓塞者，可试行介入治疗。

4. 急性心力衰竭的非药物治疗　包括：① 主动脉球囊反搏（IABP）。可有效改善心肌灌注，降低心肌耗氧量和增加心输出量。② 机械通气。纠正低氧血症和组织缺氧、降低氧耗；纠正急性呼吸性酸中毒；缓解缺氧和二氧化碳潴留引起的呼吸窘迫；防止或改善肺不张；防止或改善呼吸肌疲劳；保证镇静和肌松剂使用的安全性。③ 血液净化。适用于高容量负荷，如肺水肿或严重的外周组织水肿，且对袢利尿剂、噻嗪类利尿剂抵抗；严重电解质酸碱失衡及内环境紊乱；存在需要血液净化的基础疾病。④ 急性心力衰竭经上述治疗效果不佳者，可选用体外模式人工肺氧合器（ECMO）等心室辅助装置。

（寇秋野）

第三节 围手术期肺部疾病的处理

一、术后肺部感染的防治

手术后肺部并发症（postoperative pulmonary complications，PPC）包括肺栓塞、肺不张、肺炎、胸腔积液及急性呼吸窘迫综合征、需要长期机械通气的呼吸衰竭及慢性肺部疾病的恶化等。国内较为常用的肺部并发症判断指标：① 发热（体温≥38℃，持续＞24 h）或（和）WBC≥$11×10^9$/L。② 有下列症状之一：呼吸急促（呼吸频率≥25次/min，持续＞24 h）、咳嗽多痰，痰色改变，并排除心源性因素。③ 肺部啰音、哮鸣音、呼吸音减弱或管状呼吸音，低氧血症（血氧饱和度≤92%，持续＞24 h），并排除心源性因素。④ 胸片有新出现的浸润、实变、不张或痰培养阳性。当①②③同时出现，或①②③至少1个出现且合并④即诊断为术后肺部并发症。此诊断标准包括了具有临床意义的肺不张和肺部感染。

病原体主要通过以下3种方式促使PPC发生：① 吸入含有病原体的气体。② 口咽部分泌物误吸，若气道无法及时清除含菌分泌物，就会导致PPC，这是PPC最主要的发病因素。质子泵抑制剂的应用使胃液pH升高，导致胃肠道病原体在口咽部定植，从而使肺部感染的机会增加。③ 血行播散，病原体主要为金黄色葡萄球菌、表皮葡萄球菌等。

1. 胃肠术后肺部感染　术后肺部感染诊断标准参照《医院获得性肺炎诊断和治疗指南》和美国胸科协会《医院获得性肺炎诊断指南》，患者出现新的或进展的影像学肺部渗出阴影（图1-8、图1-9）以及至少两个临床感染症状时（如超过38℃的发热或＜35.5℃体温不升、白细胞增多或减少、痰液增多或变为脓性），即可诊断为术后肺部感染。除肺部感染外，腹部术后其他并发症如迁延时日，或处理不当，最终均可诱发肺部感染。腹部手术后肺部感染是医院获得性肺炎的常见类型，其发生率可高达10.7%，由此导致的死亡率高达19%~45%。

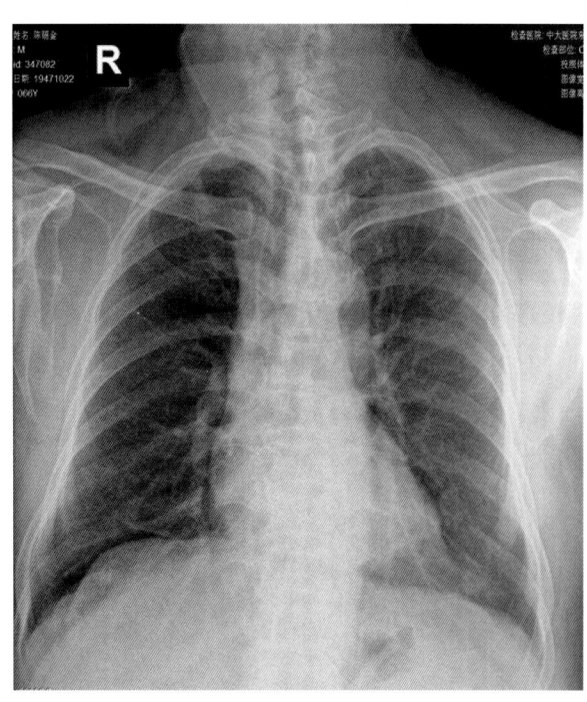

图1-8　一名68岁贲门癌患者术前胸片检查大致正常

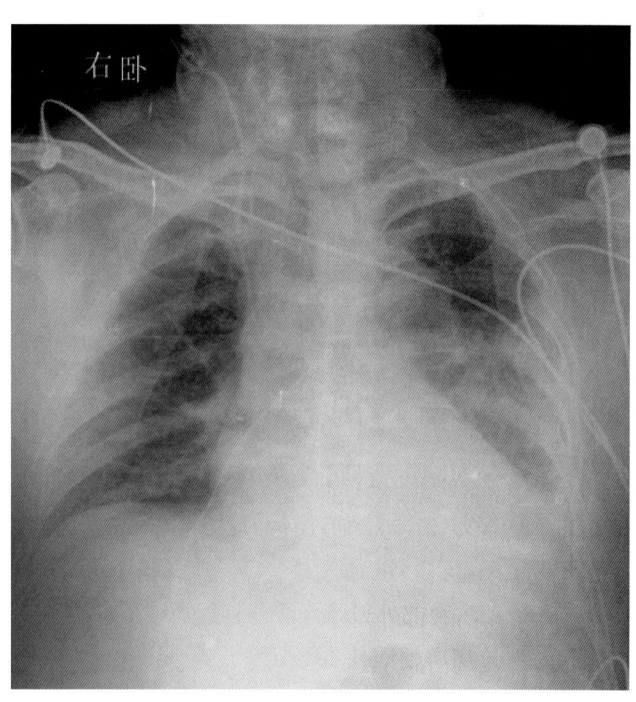

图1-9　上述患者近端胃切除术后2d双侧肺炎并左侧胸腔积液

2. 胃肠术后肺部感染的原因

（1）生理特点及基础疾病：研究认为高龄、肥胖、吸烟、伴有COPD、上腹部手术、手术时间长均是发生PPC的高危因素。高龄患者PPC以肺不张最常见，其次为下呼吸道感染、呼吸衰竭和肺栓塞。尤其男性发生PPC的概率较高，可能与男性吸烟较多、习惯于腹式呼吸、腹部手术后对呼吸运动干扰较大有关。具有心肺基础疾病的患者更易发生PPC。老年人重要器官与细胞功能发生退变，代偿能力和免疫力低下，生理系统储备能力，如氧摄入量、心搏出量和肾血流量减退，自身抵御感染能力差，成为腹部术后并发肺部感染的高危人群。老年人手术风险随着年龄的增加及并存疾病的增多而增大。

（2）侵入性操作：老年人由于基础疾病较多，病情相对严重，机体抵抗力低，在治疗时又常需行气管插管或气管切开、吸痰、深静脉插管、导尿、留置胃管鼻饲等侵入性操作，有些操作甚至反复实施，不仅破坏了皮肤及黏膜的屏障结构，同时也破坏了机体的防御机制，为病原菌入侵创造了条件；另外，部分器械设备结构复杂，消毒灭菌不易彻底，增加了感染的机会。

（3）呼吸道分泌物坠积：由于手术麻醉时呼吸中枢受到抑制，抑制了呼吸道纤毛运动，术前阿托品的应用使呼吸道分泌物排出困难，术中体液的丢失、术后补液不足造成痰液黏稠等，均增加了呼吸道分泌物排出困难；麻醉剂及镇痛剂的应用抑制了咳嗽反射，降低咳痰能力，使分泌物聚集于呼吸道内，造成呼吸道阻塞、通气困难、肺不张而致感染。患者术后早期多取平卧位，使静息通气期间的呼吸道闭塞增加，功能残气量增大，双肺下部扩张明显，造成通气不足及痰液坠积。切口疼痛又使患者长时间处于同一体位且不敢咳嗽，使分泌物在呼吸道内进一步坠积而引起感染。

（4）抗生素不合理应用：医院内获得性肺炎的发生与广谱抗生素的滥用导致机体正常菌群失调有关。目前，抗菌药物在使用上普遍存在不合理现象，如过度预防性用药或联合用药等，不仅不利于控制感染，而且可能增加发生院内感染的危险性。患者若长期使用广谱抗生素，还可使寄生在口咽部、胃内的正常菌群受到抑制，部分条件致病菌、耐药菌株大量繁殖，当该类病原菌被吸入下呼吸道时，可造成支气管或肺部感染。

（5）外源性感染：主要指医护人员的手、患者用物及医疗器械等导致的交叉感染。流行病学调查表明，医护人员手上携带的病原菌是医院感染的主要致病菌，因此，手卫生是医院感染控制中最为重要的环节之一。

3. 预防对策

（1）术前应积极完善各项检查，对患者进行全面评估，尤其是评估患者的心肺功能。

1）对于既往存在呼吸系统基础疾病的患者，尤其是慢性阻塞性肺疾病，气道高反应的患者，术前应改善肺功能，给予长期低流量吸氧，以改善组织供氧，增强手术的耐受性。请呼吸内科会诊制订最佳方案治疗原发疾病，并且监测肺功能和血气变化指标，对于已经存在肺部感染的患者，应严格控制感染，感染完全控制1~2周后方可施行手术。

2）呼吸功能训练：术前即指导患者进行胸式呼吸和咳嗽动作练习。必须制订一套呼吸功能锻炼计划，让患者掌握。指导患者术前7d练习深而慢的呼吸，深吸一口气后缓慢地呼出气体；指导有效咳嗽，使患者掌握先深吸气后关闭声门，而后快速将气流冲出呼吸道；束腹胸式呼吸的指导，可用腹带裹住患者腹部，以患者不出现喘憋为止，以制造术后生理状态，反复训练有效的胸式呼吸，以模拟术后切口疼痛引起的低效腹式呼吸。

3）戒烟：对于既往有长期吸烟史的患者，严格戒烟2周以上，其中对于吸烟史超过20年的患者，术前3d常规应用祛痰药物如盐酸氨溴索及雾化吸入支气管扩张剂，并且进行有效的呼吸训练。

4）做好相应的术前指导工作：如对患者进行术前健康教育，嘱其适量活动，适时增减衣物，防止受凉；饮食以高热量、高营养、低脂肪、富含维生素类饮食为宜，少食多餐，以改善患者全身情况，增强机体抵抗力。

5）为预防腹部外科术后肺部感染，术前将空腹血糖控制在6.6~11.1 mmol/L再进行手术。

6）保持病房整洁及空气新鲜：患者入院后要注意对患者及家属进行预防感染知识的宣教，使其主动配合医护工作，减少感染机会。定时对病房空气进行消毒，注意开窗通风，保持空气清新，医护人员加强医院感染知识培训，自觉执行消毒隔离制度，严格无菌技术操作。

7）防止外源性感染：手卫生是预防医院感染最简单最有效的环节，是控制外源性医院感染的主要措施。

医护人员为特殊传染病患者检查、治疗或护理前，接触患者血液、体液、排泄物、分泌物或皮肤黏膜有破损时，均应戴一次性手套或无菌乳胶手套。为患者做治疗护理的器械要求做到一人一用一消毒，使用过的器械物品应及时清洗、消毒或灭菌，定期更换和保养。

（2）术中严格管理和精细操作。

1）麻醉方式的选择：为老年患者行上腹部开放手术，采用硬膜外阻滞复合全麻有利于早期拔管，免疫抑制较轻，术后肺部感染率较低，有益于术后恢复。

2）根据患者气管选择直径大小合适的气管插管，插管应准确、快速，避免反复多次操作，术中定时吸痰，警惕肺不张的发生，注意麻醉深度，保证患者术后尽快清醒，尽早拔除气管插管恢复自主呼吸。

3）手术开始前30 min预防性应用抗生素，保证术中患者血清内有较高的抗生素浓度，但是抗生素并不能替代严格的无菌操作技术。

4）手术应尽量选择对呼吸影响较小的切口和较为简捷的术式，操作轻柔，熟悉手术流程，减少手术时间，改进手术技巧，减少术中出血。

（3）术后处理。

1）心肺功能监护：老年患者心肺功能差，术后应加强监护，密切观察患者自主呼吸的恢复情况，持续吸氧2~3 d，监测生命体征、血氧饱和度、血气分析、中心静脉压和尿量变化，维持水、电解质及酸碱平衡，注意有无胸闷气急、心前区不适及心律失常，适当控制输液速度，避免加重心肺负荷，对合并高血压、冠心病和慢性肺部疾病等术后心肺功能欠佳者，于SICU加强支持治疗，待病情稳定后再转回普通病房。

2）保持呼吸道通畅：术后保持呼吸道通畅是预防肺部感染的首要措施。常用方法总结为：雾、叩、翻、咳、吸。雾：目的是湿化气道，稀释痰液，常用方法为超声雾化或氧气驱动雾化吸入，可用生理盐水加盐酸氨溴索雾化吸入，每天3~4次。叩：麻醉清醒血压平稳后，患者取坐位或侧卧位，护士以手作杓状由下至上、由边沿至中央叩击患者肺部，使气管、支气管内分泌物及痰栓松动，易于咳出。叩击力量不可过大，以患者可承受为限，力量过小则达不到目的，每次叩击应反复持续数下。翻：每1~2 h协助患者翻身，利用重力作用帮助肺段引流，可根据听诊或X线片提示选择合适的体位，每次翻身时均应配合叩背及排痰。咳：咳嗽是患者主动排痰的唯一措施，以上三项措施也必须配合有效咳嗽才能取得满意效果。让患者深吸一口气后再用力咳出，同时用卫生纸轻轻捂住口，护士用双手协助从腹部两侧向切口方向稍用力按压，以减轻咳嗽时的疼痛，有效咳嗽的关键是咳前先深吸气，再用力咳。吸：对痰液黏稠、咳嗽无力而不易排痰者，应用吸引器气管内吸痰，尽量减少分泌物潴留。吸痰前应加大氧流量或吸纯氧2 min，以增加血氧浓度。吸痰时应严格无菌操作，戴无菌手套，每根吸痰管只用1次，不可反复抽吸和插入。操作时吸痰管应旋转上提，既可避免损伤气道黏膜，又易于吸净痰液，每次吸引都力求能彻底清除气道分泌物。吸痰瓶、橡皮管、接头等均应12 h更换1次。

3）有效缓解切口疼痛：患者术后由于切口疼痛，不敢深呼吸及咳嗽，无力咳痰，分泌物极易在气道沉积，肺泡通气量减少，增加了死腔通气，从而导致肺组织缺氧，肺泡表面活性物质随之减少，出现肺不张而致感染。术后切口疼痛的患者，尽量做好疏导工作，能耐受疼痛者，尽量减少使用镇痛药物，可用分散注意力的方法减轻疼痛；不能耐受者合理使用镇痛药物，避免药物成瘾。止痛泵持续低剂量给药法是一种将止痛泵在术后直接连在硬膜外导管自动缓慢恒速注药方法，以达到持续止痛的效果。术后患者的腹带松紧度应适宜，可有效减轻疼痛。

（4）加强肺部感染的监测，合理使用抗生素。目前术后肺部感染是院内获得性肺炎的重要组成部分，院内获得性肺炎的主要致病菌依然是革兰阴性菌，且细菌耐药问题日益突出。合理选用抗生素是降低相关感染的关键，术后一旦发生肺部感染，要及时采取合理的、有针对性的个性化抗感染策略。老年患者腹部手术后重症肺炎的病原菌以革兰阴性菌为主，其中不动杆菌耐药性最强，仅对亚胺培南/西司他丁和头孢他啶较敏感。针对医院内获得性重症肺炎的多重耐药性，目前多主张采用降阶梯治疗策略，即初期经验治疗选择抗菌谱广的能抑制所有可能引起感染的病原菌，可参考所在医院或当地以往所检测的病原学耐药资料进行选用，切勿将广谱的强有力抗生素留作最后治疗的一种手段。一旦获得细菌培养结果，尽可能根据临床情况和病原菌药敏试验结果修改治疗方案，改用针对性强、窄谱的抗菌药物予以降阶梯处理。耐药率较低的抗生素如哌拉西林/三唑巴坦、头孢他啶、头孢哌酮/舒巴坦、头孢吡肟及碳青霉烯类抗生素（亚胺培南、美罗培南）可作为初期经验治疗时选用。对怀疑为耐甲氧西林的金葡菌感染时，应首选万古霉素。如果考虑存在肺部感染，但未行痰培养时，应尽快留取呼吸道分泌物进行病原学检测，同时采取经验性抗感染治疗，尽早使用抗生素，4h内应用抗生素可以明显降低病死率。若存在真菌感染时，选择氟康唑、两性霉素B等有效的抗真菌药物。对于铜绿假单胞菌、耐甲氧西林金黄色葡萄球菌等多重耐药菌引起的肺部感染，抗生素选择更需谨慎，必要时联合用药，且疗程要足够长，应请呼吸内科、感染科、药学部等相关科室会诊，最大程度地保证患者安全和用药准确无误。

（5）术毕6h后保持床头抬高45°的体位，防止胃内容物反流引起误吸；协助咳嗽排痰并鼓励患者深呼吸，同时给予雾化吸入支气管扩张剂及布地奈德雾化溶液，达到缓解支气管痉挛、祛痰、防治呼吸道感染的作用。

（6）加强鼻胃管及口腔护理：每天清洗鼻腔，一旦胃肠功能恢复应尽早拔除鼻胃管及腹腔引流管，以恢复腹腔的密闭性。重视口腔护理，一般患者用生理盐水或温开水含漱，对有口腔炎的患者用1.5%过氧化氢溶液或2%~4%硼酸溶液含漱，并用棉球蘸含漱液擦拭牙齿、舌及口腔黏膜，保持口腔清洁，避免肺部感染。

（7）鼓励患者早下床活动：长期卧床患者的痰液易坠积于肺内，极易发生下呼吸道感染，术后6h行半坐卧位。协助患者活动下肢，做肢体的屈伸运动；每2h协助翻身1次，防止痰液坠积；对于生命体征稳定的患者，术后第3d可嘱其下床活动，先在床边坐起，循序渐进依次下床活动。术后早期活动可促进血液循环，防止下肢静脉血栓形成，促进肠蠕动，减轻腹胀和肠粘连，增加肺通气量，有利于肺扩张和分泌物的排出。

（8）改善机体营养状况：大多数腹部手术患者存在不同程度的营养不良及水、电解质失衡，使机体的抵抗力减弱，术后无力排痰，故围手术期应保证患者营养摄入，尽量以肠内营养为主。

（王美）

二、术后胸腔积液

有部分患者胃肠手术术后并发胸腔积液，因其临床症状与体征多被原发病所掩盖，往往未能得到及时诊治，非但加重原有病情，还会直接影响手术效果。胸腔积液的早期治疗对术后康复有重要意义。

1. 术后胸腔积液发生的原因　胃肠手术后胸腔积液，多以单侧胸水为主，部分患者累及两侧，但仍以一侧胸水为重。全身因素很难解释单侧胸水的成因，局部因素在胸腔积液的形成中起主要作用。

（1）腹内压升高：术后因膈下引流不畅，导致膈下积液、腹胀及腹水形成等均会引起膈下局部压力升高。在膈下压力升高的情况下，横膈腱索部的胶原囊分开，覆盖在膈肌表面的浆膜变薄、外翻，形成小泡。一旦小泡破裂，相对正压的腹内压就可驱动腹水进入处于负压的胸腔，形成胸腔积液。此外，胸腹存在交通性淋巴管，在腹内压增加的情况下，腹水可经淋巴管进入胸腔。

（2）膈肌损伤：手术中在游离胃膈韧带时，或肿瘤与膈肌有粘连，可引起膈肌腹腔面的腹膜破损，如未能及时发现或处理不当，由于胸腔的负压作用，而致腹腔积液通过破损的膈肌裂隙进入胸腔，造成胸腔积液。

（3）膈下感染：如果发生膈下炎性积液，引流不畅则易诱发膈下感染，进而引发膈肌渗出性胸腔积液。除引起局部压力变化外，局部炎症还可导致血管通透性增加形成反应性胸水。

（4）营养不良：肿瘤患者摄入障碍，慢性消耗，可出现低蛋白血症，也是胸腔积液发生的原因，此胸腔积液多为双侧。

（5）肿瘤转移：由于中晚期胃癌侵犯膈肌或已转移到胸腔，则术后可能出现癌性胸腔积液。

2. 术后胸腔积液的诊断

（1）临床症状：与积液量多少有关，早期可出现呼吸系统的症状，少量积液可引起胸痛、咳嗽、呼吸增快，大量胸腔积液时有气急或呼吸困难。因此，对术后早期出现呼吸系统症状应考虑存在胸腔积液。

（2）影像学检查：胸部平片是诊断胸腔积液的常用方法，小量积液显示肋膈角变钝，中至大量积液可见片状阴影（图1-10）。部分患者可因术后膈肌抬高或下肺感染影响胸部X线平片对胸腔积液的诊断，可行超声检查有助于进一步明确诊断。对于积液量不多，包裹分隔的病例，可行胸部CT检查，以便对胸腔积液及其分布有更清晰了解。因原发病的存在，术后合并胸腔积液患者多出现胸、腹部联合体征，临床医生容易忽视，手术后早期胸部平片应视为常规检查。

（3）实验室检查：积液病原学检查有助于胸腔感染的判断，癌胚抗原等检查有助于判断恶性胸腔积液。

3. 术后合并胸腔积液的处理

（1）积极处理原发病：在处理胸腔积液的同时，应仔细寻找病因，积极处理原发病。膈下积液、感染、肝功能减退、腹水等情况应及时处理。术后吻合口漏（瘘）并发膈下积液感染，起病隐匿，诊疗较为困难，如早期处理不当，容易造成胸腔积液。

（2）充分引流：胸腔积液的治疗关键在于能否早期充分引流，促进肺复张，脏、壁两层胸膜粘连达到消除胸腔积液的目的。引流方法主要有：

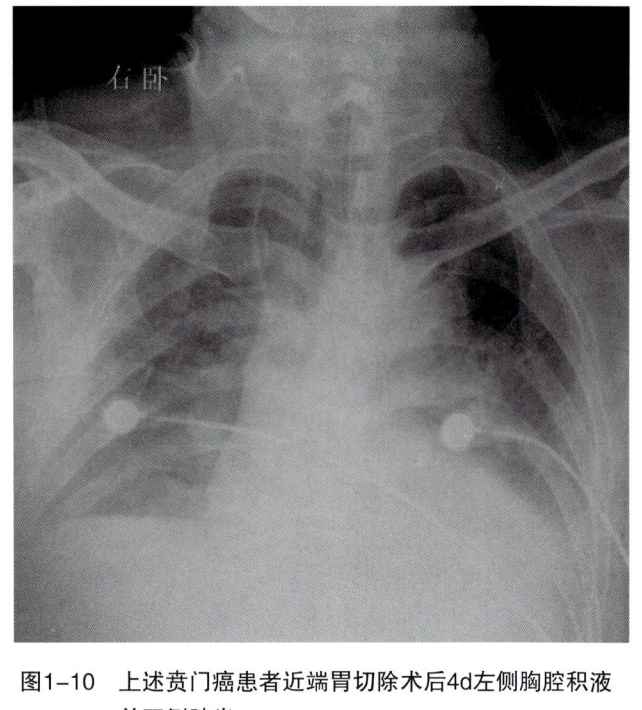

图1-10　上述贲门癌患者近端胃切除术后4d左侧胸腔积液并双侧肺炎

1）胸腔穿刺术：对于积液量较少，病情危重的患者，估计1～2次穿刺抽液可排尽，可行胸腔穿刺以缓解积液引起的症状。

2）胸腔置管引流术：术后经胸片等影像学检查提示较大量胸腔积液时，胸腔置入直径3～4 mm的引流管如中心深静脉管进行持续引流。此方法患者容易接受，疼痛轻，对于术后反应性渗出液或漏出液的患者引流效果较好，但对于感染性积液效果欠佳，管腔容易阻塞，影响引流（图1-11、图1-12）。

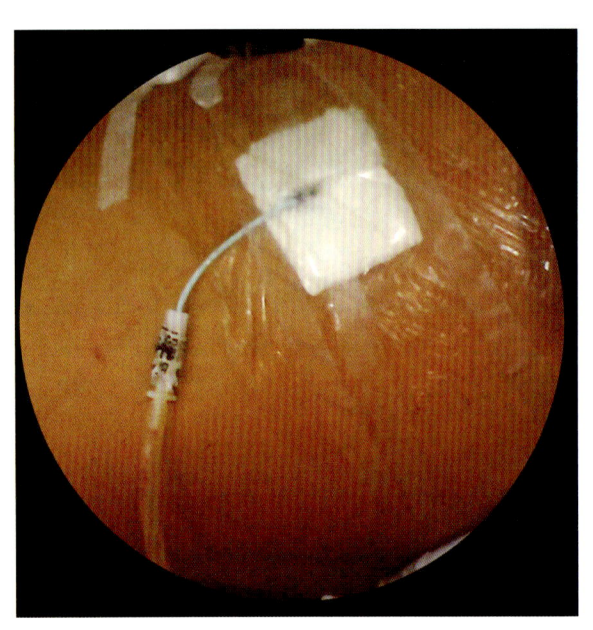

图1-11　上述贲门癌患者左侧胸腔积液穿刺置管引流

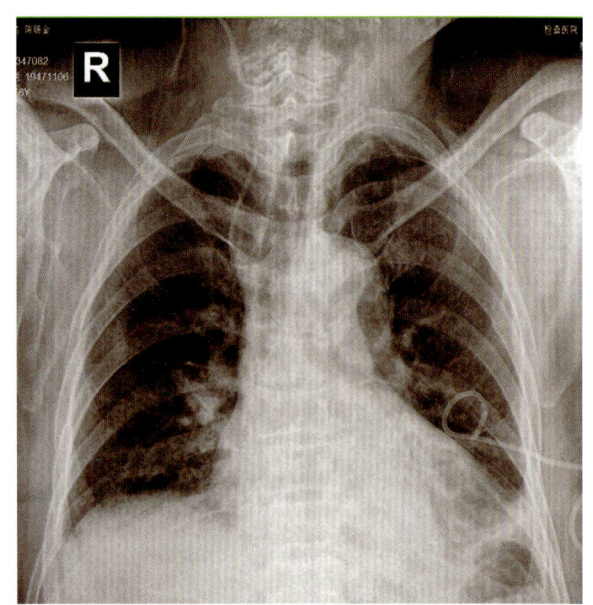

图1-12　引流术后5d胸腔积液明显减少

3）胸腔闭式引流术：患侧胸腔置入胸管，由于管腔较大，容易引流，不易阻塞，适合于感染性积液或恶性积液黏滞度较高者。但损伤较大，局部疼痛明显。

4）超声定位引流术：对于包裹、分隔较多的积液，可在超声定位引导下行穿刺或置管引流术，以提高排液效果。

(3) 局部注射药物：对于积液持续引流仍无减少趋势，或反复出现积液者，可局部注射促粘连药物。生物制剂如白介素-2、高聚金葡素、沙培林等有胸膜粘连效果，其他传统药物如四环素、滑石粉等也有较好的胸膜固定作用。对于恶性胸腔积液，可用顺铂、多柔比星、博来霉素、氮芥等化疗药物促进粘连。

(4) 手术治疗：对于病程较长的血性积液或感染性积液，容易机化，形成纤维板，穿刺或闭式引流难以奏效，可以考虑行胸腔镜下积液清除，剥除纤维板，以利于消除残腔，促进肺的早日复张。

（廖洪映）

三、COPD围手术期处理

慢性阻塞性肺疾病（chronic obstructive pulmonary disease，COPD）是一种具有气流受限特征的肺部疾病，可预防和治疗，气流受限具有不完全可逆及呈进行性发展的特点。COPD与吸烟、职业性粉尘、化学物质、空气污染、感染、自主神经功能失调、营养不良、温度及自身体质等因素有关。COPD与慢性支气管炎和肺气肿关系密切，当慢性支气管炎和肺气肿出现气流受限且不能完全可逆时，则诊断为COPD。支气管哮喘不属于COPD，但有时合并慢性支气管炎，从而使二者难以区分。COPD患者容易并发癌症及心血管疾病等，其中相当一部分人需要手术治疗。COPD患者术后并发症的发生率和死亡率均很高，心肺并发症占80%，主要包括肺不张、肺炎、肺水肿、肺栓塞、ARDS、心肌梗死、难治性心律失常及心肺功能衰竭等；死亡率达4%～19%，死亡原因除与手术直接相关外，多数患者死于术后心肺功能衰竭。40岁以上人群COPD患病率为8.2%，其患病率之高十分惊人，同时并不是所有COPD患者入院前已确诊，因此，对40岁以上的患者术前询问病史务必详细，肺功能检查应列为常规。

手术危险性除与基本病变的严重程度有关外，还与患者的年龄、营养状况、肥胖程度、手术部位、创伤大小、麻醉时间及术前肺部慢性炎症是否控制等多种因素有关。COPD患者围手术期常见并发症有支气管痉挛、低氧血症、肺部感染或肺不张、呼吸衰竭、心功能不全以及水、电解质及酸碱平衡紊乱等。因此，为尽可能减少COPD患者围手术期并发症，应当科学地评估患者的病情，做好充分的术前准备及术中、术后的呼吸道管理，以确保患者围手术期安全。

1. 术前检查与评估　术前的各项检查有助于对疾病作出正确的诊断，并为下一步诊疗提供依据。完善术前检查后应由呼吸科、手术医生和麻醉科医生共同对患者进行全面分析、评估及处理。

(1) 影像学检查：胸部X线检查是必须检查的项目之一，可表现为慢性支气管炎或肺气肿影像学表现。慢性支气管炎X线表现为双肺纹理增粗，紊乱，呈条索状或网状（图1-13）。肺气肿X线表现为两侧肺野透明度增加；肺纹理稀疏、变细、变直；胸廓呈桶状，肋间隙变宽；膈位置低；心表现为垂位心型（图1-14）。X线检查目前仍是最有效最经济的检查方法，CT是补充，对于某些隐蔽部位病灶的发现或某些病变的进一步确诊都有重要价值。

(2) 肺功能检查：肺功能检查是诊断COPD的金标准，同时肺功能也是评估COPD患者能否耐受麻醉及手术的非常重要的指标。肺功能室一般采用4个50%〔FVC（用力肺活量）、MVV（最大通气量）及FEV1/FVC（第一秒用力呼气量占用力肺活量百分比）分别＜预计值的50%，而RV/TLC（残气量/肺总量）＞50%〕作为严重的阻塞性通气功能障碍的标准，对手术后呼吸系统并发症的风险评估有一定的参考价值。一般认为最大通气量在其预计值70%以上，手术无禁忌；69%～50%可以考虑手术；49%～30%手术要非常慎

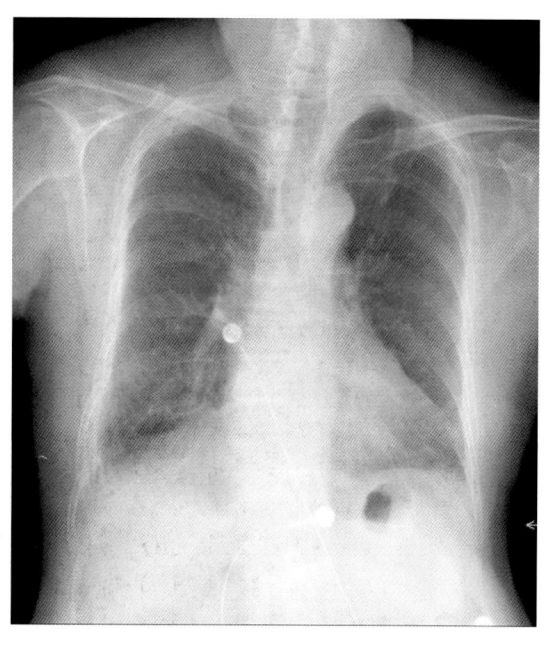

图1-13　慢性支气管炎并肺气肿

重，应该以保守治疗为主；低于30%则属手术禁忌。值得强调的是在老年患者，任何单一的肺功能测定值均不能成为能否进行手术的绝对可靠的评判指标。为此，应对病情作出综合判断，尤其应重视患者的体力活动耐受情况，必要时进行心肺联合运动试验。术前评估列为高危者，必须接受充分的术前处理。

（3）血气分析：COPD患者可能出现PaO_2降低，或伴发$PaCO_2$潴留，甚至引起呼吸性酸中毒；运动后$PaCO_2$上升，术后发生呼吸衰竭风险极大，如果COPD患者动脉血气分析结果有严重低氧血症（$PaO_2 < 60$ mmHg）、高碳酸血症（$PaCO2 > 50$ mmHg）或两者均处于高度危险范围，需要积极干预。

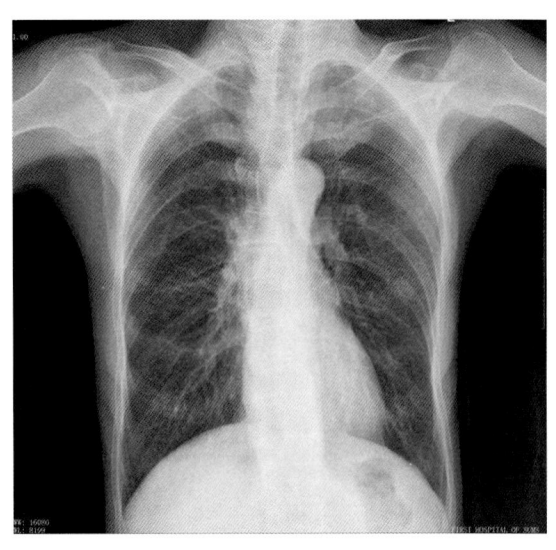

图1-14　肺气肿

（4）心电图检查：可对各种心律失常作出判断，观察某些药物在应用过程中对心脏的影响。

（5）术前1~2周采取以下措施，包括：① 预防和控制肺部感染。入院时合并肺部感染者需抗生素治疗1~2周，炎症消失后方可手术。术前30 min，静脉滴注三代头孢菌素如头孢哌酮钠；对头孢类抗生素过敏者，给予氟喹诺酮类抗生素如拜复乐；手术超过3 h或出血量＞1500 mL，追加1次抗生素；术后继续静脉滴注抗生素3~5 d。② 雾化吸入治疗。协助扩张支气管、祛痰，可根据患者情况选用盐酸氨溴索、β-受体激动剂及溴化异丙托品雾化溶液，必要时加用类固醇激素吸入。③ 呼吸功能锻炼。包括术前有效咳嗽的训练、深呼吸训练、胸式呼吸、腹式呼吸、缩唇呼吸以及用面罩连接250~300 mL的延长管做死腔通气。少数患者使用呼吸功能锻炼指导器，协助患者进行术前呼吸功能锻炼；或用无创双水平正压通气（BiPAP）呼吸机连接口鼻面罩进行无创正压通气（NPPV）适应性训练。对患者术前短时间呼吸功能锻炼，虽不能逆转病理性肺损害，但可训练患者，增强其信心，对术后的康复有较大的帮助。④ 戒烟。吸烟的COPD患者有条件时术前至少禁烟2周。吸烟可以刺激呼吸道，减弱气管内纤毛对黏液的清除能力，导致痰液淤积，术后出现肺不张及感染的概率增加。吸烟者术后发生肺部并发症的风险增加，如术前停止吸烟其风险将减少。

（6）中、重度COPD患者围手术期BiPAP治疗可以有效地改善患者气流受限的程度，纠正低氧血症，增加通气量，减少术后并发症的产生。BiPAP通气方式是压力支持通气（PSV）加上呼气末正压（PEEP），它能自由地调节吸气末正压和呼气末正压。PSV能最大限度地减少呼吸功，防止呼吸肌疲劳。同时PSV通过调节吸气流速使肺内气体分布更均匀，从而改善气体交换，而PEEP能对闭塞的小气道产生支持和扩张作用，使塌陷、闭塞的小气道开放，并阻止肺泡塌陷，增加用力肺活量（FVC），从而改善换气功能。同时BiPAP还可以增强呼吸肌（尤其是膈肌）的力量和耐力，并通过减轻吸气肌的负荷，使疲劳的肌肉（膈肌）得到休息。通气量增加后患者气体交换、咳嗽、咳痰能力均可改善，减轻由手术引起的肺膨胀不全的程度，从而减少术后并发症的发生。

（7）加强营养：COPD患者有25%~65%合并营养不良，营养支持在肺康复中非常重要。明显营养不良或进食不足者，围手术期给予肠外营养支持，按25~30 kcal/kg的标准体重提供非蛋白热量，其中糖提供热量占60%，参照1g :（100~150）kcal（氮:非蛋白能量）的比例提供氨基酸；按1:5比例添加胰岛素，血糖超过11mmol/L者，给予皮下注射胰岛素，并监测血糖。

（8）通过多元化健康教育，指导患者术前进行正确的呼吸、咳嗽及排痰训练，同时给予心理指导，消除其紧张焦虑情绪，取得配合，从而提高患者相关知识及自我管理能力，有效预防并发症。

2. 术中管理　COPD患者受麻醉和手术的影响常促使病情加重。全麻时吸入麻醉剂对呼吸道及肺的刺激可引起分泌物增多，肺活性物质减少；脊麻与硬麻平面较高时，患者的肋间神经、膈神经受到不同程度的麻痹，会使潮气量减少和死腔量增加，所以术中应由有经验的麻醉师进行管理，监测血氧饱和度、血气及心电图等；手术医生应注意血液色泽，横膈活动情况，及时提醒麻醉师，并尽可能缩短手术时间，以减少术后肺部并发症的发生。拔除气管导管前应尽量吸净呼吸道的分泌物。对严重的COPD患者，为防止术后频繁咳嗽造成切口裂开，腹部切口应进行减张缝合。

3. 术后处理　COPD患者手术后的处理原则是保持足够的肺膨胀、肺泡通气和呼吸道的清理，同时进行心电图、动脉血气、脉搏、氧饱和度及呼吸功能等监测。对于有低氧血症的患者应给予低浓度吸氧，一般吸氧浓度为28%～30%，高浓度吸氧抑制呼吸，导致CO_2潴留。鼻导管吸氧浓度=[21+4×氧流量（L/min）]%。术后应加强呼吸管理4～7 d，以策安全。有条件者可将患者安排在呼吸ICU或SICU病房，严密监测患者生命体征变化，给予相应药物治疗，预防原发呼吸系统疾病，及时邀请呼吸内科医师共同处理呼吸系统疾病。

（1）镇痛：术后切口疼痛，且COPD患者多为老年人，其肺功能、防御功能、T细胞效应均降低，术后易并发肺不张及细菌性肺炎。因此，手术后应适当少量多次给予镇痛剂，既可避免产生药物性抑制作用，又可因疼痛缓解而改善呼吸。

（2）呼吸锻炼：鼓励和帮助患者咳嗽及间歇做深呼吸、腹式呼吸、缩唇呼吸等，以保证肺扩张与呼吸道通畅。尽早改为半卧位，以利于呼吸，增加肺通气量，便于术后呼吸道分泌物排出。根据患者耐受情况尽早下床活动，情况允许的，尽量抬高上身使横膈下降，加强呼吸。早下床活动是预防肺不张、肺部感染、深静脉血栓及肺栓塞的有效方法。切口敷料不宜过多和包扎过紧，以免妨碍患者做深呼吸动作。

（3）雾化吸入及加强痰液引流：术后依然需要雾化吸入治疗。术后呼吸道分泌物增多，而切口疼痛可能会使排痰更为困难，所以应加强雾化吸入。同时建议少量多次饮水，以增加体内水分，防止气道干燥及痰液黏稠。鼓励患者勤翻身、叩背和咳痰，避免痰液堵塞细支气管引起肺不张及肺部感染。如果术后不能很好地排痰会增加并发症的发生率，影响术后康复。有支气管哮喘的患者应用支气管扩张剂（静脉内或局部雾化吸入），必要时短时间内静脉给予糖皮质激素，如起效迅速的甲基泼尼松龙，防止支气管痉挛。

（4）肺部感染：给予足量的抗生素预防肺部感染。发生肺部感染时，根据患者病情，结合所在地区或部门的病原学特点，分析患者可能感染的病原体选用抗生素，待痰培养及药物敏感试验结果出来后再及时进行调整。术后还应加强支持治疗，增强抗病能力。

（5）留置胃肠减压：避免因腹胀而造成呼吸困难。有胸腔积液者，应当及时抽出，避免感染与保证肺膨胀。同时要注意维持患者的水、电解质及酸碱平衡，以预防肺水肿的发生。

（6）呼吸衰竭：由于患者肺功能已有减退，在手术、麻醉、输血、继发感染等诸多因素下极易诱发呼吸衰竭。对于部分患者可积极进行无创正压通气辅助呼吸，缓解呼吸肌疲劳，降低呼吸耗能。由于NPPV无创伤性，可早期使用，不必等呼吸衰竭相当严重，或已危及生命时才用，如能在早期合理应用，可使绝大多数患者避免气管插管。

（7）酸碱失衡及电解质紊乱为患者最常出现的并发症。手术创伤、失血及感染等可使酸碱失衡及电解质紊乱进一步加剧。对有严重代谢性酸中毒者，可给予少量的碱性液体；对严重的呼吸性酸中毒，则以改善肺泡通气、促进CO_2排出为主，必要时以机械通气辅助呼吸。

（8）其他，如清洁空气，加强病房管理，减少家属陪伴和探视，自然通风以减少细菌密度，保暖，病室温度保持在20～24℃，给卧床患者进行治疗时，尽量减少暴露部位，因为寒冷可使患者血管收缩，黏膜上皮抵抗力下降，细菌容易侵入呼吸道。

（王美）

四、急性呼吸窘迫综合征

急性呼吸窘迫综合征（acute respiratory distress syndrome，ARDS）是由心源性以外的各种肺内、外致病因素（如严重感染、休克、创伤及烧伤等）导致的急性、进行性呼吸衰竭。ARDS往往是多器官功能障碍综合征（multiple organ dysfunction syndrome，MODS）首发的器官衰竭，在MODS发展过程中具有至关重要的地位。病理改变为肺毛细血管内皮细胞和肺泡上皮细胞损伤造成弥漫性肺间质及肺泡水肿，以肺容积减少、肺顺应性降低、严重的通气/血流比例失调为特征，临床上表现为进行性低氧血症和呼吸窘迫，肺部影像学上表现为非均一性的渗出性病变。多种病因均可导致ARDS，直接因素包括：严重肺部感染、误吸、肺挫伤、淹溺、肺栓塞、放射性肺损伤及氧中毒等；间接因素包括：感染及感染性休克、严重非肺部创伤、重症急性胰腺炎、体外循环、大量输血、大面积烧伤、弥散性血管内凝血、神经源性损伤及阿片类、三环类和部分抗癌药等。促发ARDS因素包括人群特征、嗜好和既往疾病，另外，嗜酒、吸烟、高龄及糖尿病患者易发ARDS。

ARDS临床症状：①起病急剧、隐袭，多在原发病发作后1~3d发生，常被原发病症状掩盖，易误诊。发病早期易与肺炎及右心力衰竭相混淆。②呼吸频数＞28次/min、窘迫；年老体弱或女性患者，呼吸频率＞20次/min，即应引起重视。③咳血痰或血水样痰。④缺氧症状：随病情发展，唇、指（趾）甲发绀越来越明显，上述症状吸氧治疗无改善。⑤发热：多见于脓毒症等引起的ARDS。

1999年，中华医学会呼吸病学分会发布ARDS的诊断标准为须同时具备以下五项：①有发病的高危因素；②急发起病，呼吸频数和（或）呼吸窘迫；③低氧血症，动脉氧分压/吸入氧浓度（PaO_2/FiO_2）≤26.7 kPa（200 mmHg）则诊为ARDS；④胸部X线检查示两肺浸润阴影；⑤肺毛细血管楔压（PCWP）≤18 mmHg；临床上可除外心源性肺水肿。

一般认为，ARDS具有以下临床特征：①急性起病，在直接或间接肺损伤后12~48 h内发病。②常规吸氧后低氧血症难以纠正。③肺部体征无特异性，急性期双肺可闻及湿啰音，或呼吸音减低。④早期病变以间质性为主，胸部X线片常无明显改变；病情进展后，可出现肺内实变，表现为双肺野普遍密度增高，透亮度减低，肺纹理增多、增粗，可见散在斑片状密度增高阴影，即弥漫性肺浸润影。⑤无心功能不全证据。

ARDS临床过程多分为四期：①创伤早期，即原发病急性肺损伤期。出现于直接、间接损伤后数天内，以原发病的临床表现为主，胸部听诊可无异常。②相对稳定期。持续1~3 d，无明显缺氧表现，病情稳定或出现过度通气，以呼吸性碱中毒为主。③急性呼吸衰竭期。出现在发病1周后，主要表现为病情急骤恶化，出现胸部三凹征、烦躁、发绀、进行性呼吸窘迫、PaO_2/FiO_2≤26.7 kPa（200 mmHg），一般氧疗不能缓解，此期肺部体征可不典型，或能闻及干、湿性啰音及捻发音，胸部正位X线片有非对称性斑片状阴影。④终末期。产生呼吸窘迫和紫绀，PaO_2明显下降，$PaCO_2$明显上升，X线片显示较多的斑片状阴影，常伴其他脏器的功能损害。以上分期便于早期诊断和治疗，有利于密切监测存在ARDS危险患者的病情发展。

需与ARDS鉴别的疾病主要为弥漫性肺部感染及心源性肺水肿。肺部感染时，某些病原微生物可伴有特征性改变，如寄生虫感染可伴有嗜酸性粒细胞升高，单纯弥漫性肺部感染胸片大多不是双肺对称的浸润性阴影，很少伴肺水肿。肺部感染引起的低氧血症通常较轻，病程进展较ARDS缓慢，提高吸氧浓度和常规机械通气即可改善，对抗菌药物治疗的反应和预后均较好。ARDS与心源性肺水肿鉴别要点见表1-6。

表1-6　ARDS与心源性肺水肿鉴别要点

	ARDS	心源性肺水肿
基础疾病	严重创伤、感染等原发疾病	引起左心力衰竭的疾病
病理基础	渗透性肺水肿，多见透明膜	压力性肺水肿，很少形成透明膜
呼吸功能影响	很重，极度呼吸困难、窘迫	较轻
发病	可急可缓，能平卧	急剧，不能平卧
咳痰	早期可无痰，晚期可有血水样痰	粉红色泡沫样痰
体征	湿啰音少，不固定	双肺大量湿啰音、哮鸣音
胸片	发病24 h后双肺斑片状阴影，融合呈磨玻璃样、"白肺"和支气管充气相	双肺蝶翼样阴影
血气改变	进行性低氧血症，高FiO_2亦难纠正	多为轻度低氧血症，吸氧明显改善
治疗反应	反应差	强心、利尿、血管扩张剂反应好
肺毛细血管楔压	正常	升高
预后	差	较好

针对ARDS没有特异的治疗措施，治疗的重点在于：控制原发病、纠正低氧血症及器官功能支持，80%以上的ARDS患者需要机械通气治疗。

1. 积极治疗原发病　原发病（全身性感染、创伤、休克、重症急性胰腺炎等）的严重程度往往直接影响ARDS的救治效果。应积极抢救休克；尽量少用库存血；骨折及时复位、固定；静脉输液避免过多过快，晶体液与胶体液以1∶1为宜，参考中心静脉压、血压、脉压差与尿量等，随时调整输入液体量。另外，还应注意避免于原发疾病（如创伤）基础上并发感染造成的第二次打击，使炎症失控进一步加剧。主要措施有：严格执行无菌操作，撤除不必要的血管内导管和尿管，预防皮肤溃疡，寻找并处理外科感染，减少院内感染，并应结合血、尿、痰细菌培养结果和临床情况，选择强有力的抗生素等。

2. 抗感染　严重感染是ARDS的高危致病因素，也是非感染病因致ARDS后的最常见并发症和死亡原因。宜尽早开始抗感染治疗，选用广谱有效抗生素，给予足够的剂量和疗程。最常见感染部位为肺、腹部及创伤切口，常见致病菌有革兰阴性杆菌，如大肠杆菌、肺炎克雷伯杆菌、厌氧菌、铜绿假单胞菌等；有时为革兰阳性球菌，如金黄色葡萄球菌、肺炎链球菌等。晚期可继发真菌、念珠菌感染等。大多选择第三代、四代头孢菌素、碳青霉烯类、氟喹诺酮类，必要时联合用药，革兰阳性球菌感染可选苯唑西林或氯唑西林，耐甲氧西林金葡菌用万古霉素、替考拉宁、利奈唑胺等。真菌感染可口服或静脉滴注氟康唑（大扶康），严重真菌感染可用两性霉素B、伊曲康唑、伏立康唑、米卡芬净或卡泊芬净等。

3. 呼吸支持治疗

（1）氧疗：目的主要为纠正低氧血症，使PaO_2达到60~80 mmHg，提高肺泡氧分压，减少心肌做功。采用鼻导管、可调节吸氧浓度的文丘里面罩或带贮氧袋的非重吸式氧气面罩，经面罩持续气道正压（CPAP面罩）吸氧，但只适用于轻、中度ARDS和清醒患者，氧流量在5~8 L/min。

（2）无创机械通气可以避免气管插管和气管切开引起的并发症，近年来得到了广泛推广应用。迄今为止，尚无足够的资料证实无创机械通气（NIV）可作为ARDS导致的急性低氧性呼吸衰竭的常规治疗方法。在治疗全身性感染引起的ARDS时，预计患者的病情能够在48~72 h内缓解，可以考虑应用NIV。免疫功能低下的患者发生ARDS，早期可首先试用NIV。

（3）有创机械通气：主要措施包括给予合适水平的呼气末正压（PEEP）和小潮气量。目前认为呼气末正压最佳水平为8~18 cmH_2O。最佳呼气末正压可使萎陷的小气道和肺泡再开放，防止肺泡随呼吸周期反复开闭，使呼气末肺容量增加，并可减轻肺损伤和肺泡水肿，从而改善肺泡弥散功能和通气/血流比例，减少肺内分流，达到改善氧合功能和肺顺应性之目的。但呼气末正压可增加胸内正压，减少回心血量，从而降低心排血量，并有加重肺损伤的潜在危险。因此，在应用呼气末正压时需注意：对于血容量不足的患者，应补充足够的血容量以代偿回心血量的不足，但不能过量输液，以免加重肺水肿；从低水平开始，先用5 cmH_2O的PEEP，逐渐增加至合适的水平，争取维持动脉血氧分压>60 mmHg而吸入氧浓度<60%。此外，采用小潮气量，旨在将吸气平台压控制在30~50 cmH_2O以下，防止肺泡过度扩张。为保证小潮气量，可允许一定程度的二氧化碳潴留和呼吸性酸中毒（pH为7.25~7.30）。使用小潮气量、最佳呼气末正压的通气方法目前已达成共识。

4. 变换体位　体位变化在肺水肿条件下会显著影响肺内通气/血流比例。ARDS时由仰卧改为俯卧，数分钟后氧合指标即可获得改善，其机理可能与水肿液的再分布、俯卧时因胸腔内压力梯度的改变使功能残气量增加、膈肌局部运动改善、血流重新分布以及呼吸道分泌物易于引流等因素有关。具体实施时，应采用间断分次进行，不宜24 h连续采用俯卧位。

5. 加强液体管理　高通透性肺水肿是ARDS的病理生理特征，肺水肿的程度与ARDS的预后相关。因此通过积极的液体管理，改善ARDS患者的肺水肿具有重要的临床意义。在维持循环稳定，保证器官灌注的前提下，限制性的液体管理非常重要。

6. 糖皮质激素的应用　一般不主张应用糖皮质激素，但对于过敏原因导致的ARDS患者以及感染性休克并发ARDS的患者，可以考虑应用替代剂量的糖皮质激素；对那些弥漫性肺部损伤进展迅速的患者，应该在治疗原发病的基础上，考虑早期、短期、适量应用激素。建议使用低剂量（每天1 mg/kg）的甲基泼尼松龙。激素使用过程中应加用胃黏膜保护剂，预防消化道出血。晚期ARDS患者不宜常规应用糖皮质激素治疗。

7. 加强营养支持　ARDS患者处于高代谢状态，能量消耗增加，必须尽早给予强有力的营养支持。

8. 其他药物的应用　如肺泡表面活性物质、前列腺素E1、N-乙酰半胱氨酸及环氧化酶抑制剂等。

（王美）

五、呼吸功能不全

腹部手术后呼吸功能异常发生率为10%~20%。手术后呼吸功能减退，可在手术后立即发生，也可在术后1~2d内出现，严重者发展为呼吸衰竭。Ⅰ型呼衰主要血气改变：$PaO_2<60$ mmHg；$PaCO_2<35$ mmHg；早期动脉血pH>7.45；肺泡-动脉血氧分压差（$A-aDO_2$）>30 mmHg；需要机械通气治疗。Ⅱ型呼衰血气改变表现：$PaO_2<60$ mmHg；$PaCO_2>50$ mmHg；动脉血pH<7.30；$A-aDO_2<30$ mmHg；胸部X线检查一般无浸润或不张；治疗以增加通气量为主。

（一）围手术期呼吸功能减退的影响因素

1. 术前因素　术前呼吸功能减退的程度与术后是否发生呼吸衰竭密切相关。与限制性通气障碍相比，阻塞性通气障碍更易引发术后呼吸功能不全。若术前肺活量（VC）小于预计值的50%或第1秒用力呼气量/肺活量（FEV1/VC）<70%者，术后发生呼吸衰竭的可能性显著增加。术前患者相关的危险因素包括：

（1）慢性阻塞性肺病，即COPD，是围手术期呼吸系统并发症的重要危险因素。严重的COPD患者围手术期呼吸系统并发症发生率高达20%，轻、中度患者的发生率为4%~10%。另外，哮喘与围手术期呼吸系统并发症发生率密切相关，如果术前未良好控制，哮喘患者在术中、术后易于发生支气管痉挛。

（2）睡眠呼吸暂停综合征，增加手术后通气管理的难度，从而增加围手术期呼吸系统的并发症发生率。

（3）吸烟降低了呼吸道黏膜屏障的保护能力，气道分泌物增多，分泌物排出不畅，使肺泡巨噬细胞吞噬功能受损，增加支气管反应性以及动脉血一氧化碳的含量，血一氧化碳含量升高可使血液对氧的运输能力降低。吸烟者相对于非吸烟者，其术后更容易发生肺部并发症。正在吸烟的患者呼吸系统并发症发生率比不吸烟患者高4倍。

（4）高龄是外科患者围手术期呼吸系统并发症的重要因素。高龄患者肺顺应性下降及呼吸阻力增加，进而引起肺通气和换气功能减退，对缺氧和二氧化碳潴留的反射性反应减弱，术后肺功能的恢复较难较慢，使高龄患者围手术期呼吸系统并发症发生率增加。

（5）体重超重（>20%）的患者呼吸做功增加，补呼气量（平静呼气后能呼出的最大气量）减少，导致肺泡-动脉血氧分压差增大，PaO_2偏低，同时仰卧位时肺顺应性显著降低，通气/血流比例失调，膈肌抬高致胸廓及其活动度减小，因而常存在低氧血症和高碳酸血症。

（6）麻醉级别：美国麻醉师协会（ASA）根据患者体质状况和手术风险的关系予以分级，具体参见本章第七节术前评估，ASA分级为Ⅱ、Ⅲ和Ⅳ级的患者，其肺部并发症的发生率分别为10%、28%和46%，所以对存在肺疾病尤其合并呼吸功能不全的患者，进行术前呼吸状况的评估至关重要。

2. 手术相关因素

（1）麻醉方式和术后镇痛：全身麻醉会改变患者对其呼吸运动的控制，手术后切口疼痛，限制患者呼吸。肌松剂、镇痛、镇静剂和麻醉剂的残留作用，可抑制呼吸中枢和呼吸运动。

（2）手术方式和手术部位：急症手术及手术时间>3 h都会增加呼吸系统并发症发生率。腹腔镜手术虽然在减少术后疼痛和缩短住院时间上优于开放手术，但是否能降低围手术期呼吸系统并发症的发生率目前尚不明确。手术部位与呼吸系统并发症也相关，上腹部手术，特别是接近膈肌的手术操作对呼吸系统影响较大。

（3）肺不张：分泌物滞留于气道，堵塞小支气管，造成局部肺不张。腹部手术后，肠麻痹造成膈肌上移，压迫肺底部，造成肺不张。上腹部手术后，可发生原因不明的弥散性小气道闭陷，导致肺不张。

（4）肺水肿：心功能不良者引起心源性肺水肿。短时间内大量输血、输液也可促发急性肺水肿和心力衰竭。

(5) 肺部感染：术前长期吸烟、慢性阻塞性肺疾病、气管插管、气道分泌物排除不畅、机体抵抗力下降以及胃内容物误吸，都是引发术后肺部感染的因素。肺部感染发生后，势必降低患者的肺功能。

（二）围手术期并发呼吸功能不全的防治

1. 术前防治措施

(1) 对于长期吸烟、肥胖或术前已有肺部疾病的患者，特别是上腹部手术，术前应进行肺功能测定。

(2) 充分评估手术对患者呼吸功能可能带来的影响，选择对呼吸影响较小的手术方式和麻醉方法。

(3) 术前严格禁烟2周，进行咳嗽排痰锻炼。许多研究证实，术前戒烟2周以上可明显降低吸烟患者术后肺部并发症发生率、缩短住院时间及降低术后病死率。术前对患者进行反复宣教、行为约束及尼古丁替代治疗可以帮助患者提高长期戒烟率。

(4) 有原发呼吸系统疾病的患者，应进行积极治疗，改善肺功能：① 对阻塞性肺病患者，术前应用祛痰剂、支气管扩张药物行雾化吸入等治疗，以扩张支气管，增加支气管分泌物的排出，改善通气。术前COPD患者若得到合理治疗，则有可能明显降低术后肺部并发症的发生率。② 哮喘患者，术前给予地塞米松和支气管扩张药物，以减轻支气管黏膜水肿和支气管痉挛。术前糖皮质激素的短期应用，不会增加哮喘患者感染或其他术后并发症的风险。对于存在气道高反应性的患者，若术前应用糖皮质激素和气管扩张剂治疗，麻醉插管过程中很少会出现气管痉挛。研究表明在气道高反应性患者中，单纯使用β_2受体激动剂可以显著改善患者气道阻力和FEV1，但大部分患者气管插管后仍出现明显支气管收缩，而如果短期联合使用激素和β_2受体激动剂则可以明显改善肺功能并减少气管插管后支气管收缩，且不增加术后切口感染或裂开等风险。③ 对于肺部感染的患者，术前必须得到有效控制。

(5) 术前适当的体能锻炼、深呼吸及腹式呼吸锻炼，正确的咳嗽、咳痰练习等，对于减少围手术期呼吸系统并发症的风险有所裨益。术前进行适当肺功能锻炼的肺功能异常患者，其术后呼吸系统并发症发生率较未进行锻炼者明显下降。对于已经发生围手术期呼吸系统并发症的患者而言，正确的呼吸、咳嗽咳痰方式也是治疗的重要部分。

2. 术中防治措施

(1) 麻醉期间，合理控制液体输入，特别是晶体液总量的控制，避免发生肺水肿。

(2) 选择合适的肌松药物和麻醉方法。长效神经肌肉阻滞剂引起术后肌肉阻滞的发生率较高，间接增加肺部并发症的风险。硬膜外麻醉对术后呼吸肌功能的影响小，且可明显减轻因疼痛引起的换气不足。有研究比较全身麻醉和神经阻滞麻醉对各种术后患者的影响，神经阻滞麻醉可以降低病死率、肺炎及呼吸衰竭的发生率，但亦有不同观点。

(3) 选择创伤小的手术方式：腹腔镜手术有创伤小、疼痛轻、恢复快的特点，可减轻因切口疼痛引起呼吸抑制所导致的肺不张，患者可早日下床活动，避免长期卧床所致坠积性肺炎的发生，间接降低术后肺部并发症的发生率，特别适合高龄体弱的患者。但有文献报道，腹腔镜胃切除术和开腹胃切除术后肺部并发症发生率差异无统计学意义。另有研究发现开腹胆囊切除术后用力肺活量（FVC）和FEV1各降低50%，而腹腔镜胆囊切除术后FVC和FEV1只降低19%~27%，因此，尚需要大量的临床实验研究予以证实。

3. 术后防治措施

(1) 有效镇痛：术后有效镇痛对于外科手术患者十分重要，疼痛本身会增加呼吸系统并发症的风险。相比于其他镇痛方式，硬膜外麻醉的镇痛效果较好，能有效减少对膈肌的抑制和改善潮气量和肺活量，在降低围手术期呼吸系统并发症方面优势更明显。有分析显示，硬膜外镇痛比全身镇痛能有效降低术后肺炎的发生率。

(2) 胃肠减压：胃肠道手术后行胃肠减压，可加快胃肠道功能恢复。选择性胃肠减压是指对术后恶心或呕吐，不能耐受经口进食或明显腹胀等的特定患者行选择性胃肠减压。对于存在高反流、误吸风险的腹部手术后患者，应行选择性胃肠减压，从而降低呼吸系统并发症的发生率。

(3) 早期活动：术后卧床时间过长，不仅增加胰岛素抵抗，使肌肉萎缩，降低肌肉力量，降低肺功能和组织氧合作用，同时增加发生下肢深静脉血栓的风险。因此，术后应鼓励患者尽可能早期下床活动。胃肠道术后早期下床活动能有效减少深静脉血栓形成，从而降低肺动脉栓塞的可能。特别是对高龄、体弱及伴有糖尿病等基础疾病的患者。此外，早期下床活动有利于膈肌功能的恢复，能够改善肺通气，利于自主排痰，促进肺扩张。

（4）营养支持：术后早期肠内营养可减少术后胰岛素抵抗，改善氮平衡，显著降低感染发生率和缩短住院时间，并不引起血糖升高，不增加吻合口漏等其他并发症的发生率。因此，推荐围手术期尽量行肠内营养支持。对于无法接受肠内营养的患者，采用肠外营养。另有研究显示，营养不良患者给予完全肠外或肠内营养，证实肠内营养并发症发生率低，但是肺炎及呼吸衰竭发生率并无差别。

（5）合理氧疗：围手术期氧疗可有效促进切口愈合，减少术后切口感染的发生率，增加吻合口的氧供。对于已经发生呼吸系统并发症的患者而言，氧疗的作用更为重要，在肺炎、肺不张、肺动脉栓塞等情况下，或炎性因子产生增多、炎症反应程度加重、组织需氧量增加时，氧疗均能有效改善低氧血症及组织灌注，从而帮助机体尽快康复。

（6）无创正压通气（BiPAP通气模式）是一种时间切换压力控制的机械通气模式，其实质是无创压力支持通气，可提供两种不同的压力水平。吸气时有一个较高的吸气压（IPAP），帮助患者克服气道阻力，轻松吸入气体使肺膨胀，改善通气；同时又能在呼气时给患者较低的呼气压（EPAP），相当于呼气末正压，增加功能残气量防止肺萎陷，促使肺泡液向血管弥散以减少渗出，从而提高动脉氧分压，降低二氧化碳分压。无创正压通气还可减少回心血量，改善氧合，使心肌供氧增加，减轻水肿，而使心功能改善，心率减慢。多项研究证实，对于中、重度COPD患者，术前应用BiPAP治疗可以有效地改善患者气流受限的程度，纠正低氧血症；术后应用可以减轻由手术引起的肺膨胀不全的程度，增加通气量，使术后患者气体交换及咳嗽排痰能力改善，减少术后并发症的发生。

（7）手术后呼吸功能减退，严重者发展为呼吸衰竭，需要机械通气治疗，以纠正低氧血症，减少呼吸肌做功，纠正急性呼吸性酸中毒，预防或治疗肺不张及维持胸壁的稳定性。

1）机械通气的适应证：肺泡通气不足、氧合不足、气道梗死、胸壁完整性破坏以及心力衰竭；生理学指标：呼吸频率>35次/min或<5次/min、潮气量<5 mL/kg、肺活量<10~15 mL/kg、呼吸指数（f/V_T）>105、肺泡-动脉血氧分压差：$P_{(A-a)}O_2$>50 mmHg（吸空气）、$P_{(A-a)}O_2$>300 mmHg（吸纯氧）、氧合指数（PaO_2/FiO_2）<300 mmHg、PaO_2<50 mmHg（吸氧时）、$PaCO_2$>50 mmHg，伴pH<7.30、生理无效腔/潮气量>60%、静-动脉血分流量（Qs/Qt）>15%、最大吸气压<25 cmH_2O。

2）机械通气常用通气模式为同步间歇指令通气（SIMV），是呼吸机强制指令通气和患者自主呼吸相结合，间歇地提供机械通气的一种模式。呼吸机在设定触发灵敏度后由患者吸气触发，按设定的潮气量、气体流速和吸气时间送气。如果无吸气触发，则机器按预设的条件强制送气。此模式下，既能够保证指令性通气，患者也有不同程度的自主呼吸；既可以减少患者做功，也可以增加患者的呼吸功能。给予呼气末正压（PEEP）是维持肺泡开放、增加肺容积、改善气体交换的重要措施。对于胸部或上腹部手术后的患者，术后机械通气时采用3~5 cmH_2O的PEEP，有助于防止肺不张和低氧血症。

3）机械通气撤机指征：患者一般情况好转，感染控制，营养状态和肌力良好；自主呼吸增强，常与呼吸机对抗；咳嗽有力，能自主排痰；暂时撤离呼吸机时患者无明显的呼吸困难，无缺氧和CO_2蓄积表现；降低机械通气参数，患者能自主代偿；血压及心率稳定，无低血容量或心功能不全，无严重心律失常；水、电解质及酸碱失衡得到纠正，肝功能、肾功能基本恢复；患者神志清楚，能够配合。撤机的生理指标：最大吸气压力>-20 cmH_2O；肺活量>10~15 mL/kg；自主潮气量>5 mL/kg；深吸气量>10 mL/kg；第一秒用力呼出量>10 mL/kg；静息每分钟通气量>0.1 L/kg；FiO_2=1.0时，$P_{(A-a)}O_2$<300~500 mmHg、PaO_2>300 mmHg；FiO_2<0.4时，PaO_2>60 mmHg、$PaCO_2$<50 mmHg；肺内静-动脉分流率<15%；无效腔/潮气量<0.55~0.6；肺顺应性>25 mL/cmH_2O。SIMV模式下患者不脱离呼吸机可以进行自主呼吸，并可逐步减少指令通气的次数，逐步、安全地过渡至完全自主呼吸。必要时还可合并使用PEEP与压力支持，此法方便安全，适用于多数临床患者。

围手术期呼吸系统并发症的防治涉及术前评估、术中麻醉管理及术后处理等一系列问题。病史、体格检查、肺功能测定是术前评估的基础，术前戒烟、治疗基础疾病及肺功能锻炼等可有效预防和减少围手术期呼吸系统并发症。术中良好的麻醉管理和术后有效镇痛、胃肠减压、氧疗、无创正压通气及机械通气是术后防治肺功能不全的有效措施。临床医生应根据患者的实际情况充分评估并综合处理,从而降低患者围手术期肺部并发症发生率。

(廖洪映)

第四节 术后急性肾功能衰竭的处理

急性肾功能衰竭(acute renal failure, ARF)是由于肾前性、肾性或肾后性因素导致的肾功能迅速下降,几小时至几天内出现氮质代谢产物堆积,水、电解质、酸碱平衡紊乱及全身并发症,大手术后ARF死亡率可高达50%~70%,是一种严重的临床综合征。胃肠外科术后尿量应达每小时1 mL/(kg·h),少于100 mL/d为无尿,100~400 mL/d为少尿,此时尿比重可升至1.020 g/mL。需注意的是肾毒性药物等导致的无少尿型ARF,尿量可达400 mL/d以上,易于被临床医生所忽视。

1. 胃肠外科常见导致ARF的原因 多与出血或胃肠液丢失等原因导致的低血容量有关,包括失血性休克、感染性休克、脱水、肠梗阻、肠漏、重症急性胰腺炎、术后心功能不全、应用去甲肾上腺素等血管收缩药物及输血导致的溶血反应等,均可导致肾前性的ARF。氨基苷类抗生素等具有肾脏毒性,其他万古霉素、第一代头孢菌素、两性霉素B、磺胺类药物、术前化疗药物及造影剂等均可损伤肾功能。患者高龄也是原因之一,80岁时,肾血流减少47%~73%,肾小管功能仅存50%,肾小球率过滤降为65.3 mmol/min。相当多的胃肠肿瘤患者同时存在高血压和糖尿病,二者均可导致肾功能损害。部分患者合并肾结核、肾炎、前列腺增生症或泌尿系结石等疾病,术前已存在不同程度的肾功能损害。

2. ARF的临床表现

(1)少尿或无尿期表现包括:① 尿量剧减或逐渐减少。少于400 mL/d,多数持续7~14 d,可达30 d或更长时间,持续时间越长,病情愈重。② 水、电解质及酸碱平衡紊乱。水分排泄受阻,导致水中毒,诱发高血压、心力衰竭、肺及脑水肿等,此为ARF主要死因之一;血钾可升高至6.5 mmol/L,血镁及血磷升高,血钠、氯离子和血钙下降;代谢性酸中毒,导致休克难以纠正,甚至诱发心脏骤停。③ 尿毒症。蛋白质代谢产物难以排泄,必然导致氮质血症,在感染中毒等因素的共同作用下,BUN每天升高可超过7.1 mmol/L,Scr每天升高可超过176.8 μmol/L,终将出现尿毒症。④ 全身表现。ARF可出现高血压、心力衰竭、心律失常、心包炎、肺水肿、恶心、呕吐、腹胀、消化道出血、意识障碍、贫血、血小板减少及DIC等临床表现。

(2)多尿期表现包括:每天尿量达2.5 L以上即为多尿,尿量可达3~5 L/d,此时肾功能并未完全恢复,依然可出现高钾血症,多尿期持续2~3周后,可发生低钾、低钠和脱水,也易于发生感染。

(3)恢复期表现包括:尿量恢复正常,BUN和Scr逐渐下降,肾小球滤过功能恢复时间需3~6个月。

3. ARF的治疗

(1)少尿期治疗包括:① 补液原则。宁少勿多,量出为入,但不应过度限制补液量,以免加重肾功能损害。补液适宜的参考指标:血钠正常、CVP波动在6~10 cmH$_2$O、心率、血压和呼吸频率正常、X线胸片无肺充血表现及体重稳定。② 纠正高钾血症及代谢性酸中毒。5%碳酸氢钠250 mL静脉滴注,根据血气分析予以调整;10%葡萄糖酸钙10 mL缓慢静脉推注;10%葡萄糖500 mL+胰岛素10~12 U静脉滴注;能口服者可给予离子交换树脂10~20 g+山梨醇30 g口服或离子交换树脂30 g+山梨醇200 mL保留灌肠。③ 利尿。在无血容量不足的前提下,可给予呋塞米200 mg静脉滴注,1~2次/d,无效则停止继续给药。④ 防治感染。可选用对肾脏无毒性或毒性小的抗生素,如青霉素类或第三代头孢菌素类抗生素。⑤ 营养支持。胃肠外科患者出现ARF多不能进食,常需肠外营养支持。每天提供非蛋白热量20~30 kcal/kg,蛋白质为0.8~1.5 g/kg,脂肪供能不超过总能量20%,补充谷氨酰胺以防治肠道细菌移位。⑥ 血液透析。胃肠术后难以行腹膜透析,早期血液透析可减少ARF并发感染、高钾血症、酸中毒、水潴留、出血或意识障碍等的发生率。透析指征:少尿或无尿2 d以上;血钾>6.5 mmol/L或心电图已出现明显异常心率,伴QRS波增宽;BUN>17.8 mmol/L或Scr>442 μmol/L;pH<7.25,实际重碳酸氢盐<15 mmol/L或二氧化碳<13 mmol/L;急性肺水肿、充血性心力衰竭或出现呕吐、嗜睡、昏迷、抽搐等严重尿毒症症状。对非少

尿患者出现体液过多，球结膜水肿，心脏奔马律或CVP高于正常，血钾5.5 mmol/L以上，心电图疑有高钾血症图形等任何一种情况者，亦应透析治疗。

（2）多尿期治疗重点为维持水、电解质及酸碱平衡，控制氮质血症，防治感染等并发症，积极治疗原发病。血液透析患者应继续透析，直至Scr＜265μmol/L并维持稳定。

（3）恢复期一般无特殊处理，但应避免使用肾毒性药物。

（谭荣韶）

第五节　围手术期肝功能不全的处理

　　肝脏是胃肠道恶性肿瘤远处转移的最常见部位，近30多年来，已证实肝切除术是治疗胃肠道恶性肿瘤肝转移安全和有效的方法。不仅如此，临床上患各种肝脏疾病的患者数极多，除了肝脏本身疾病外，胃肠外科手术创伤及感染等均可引起肝脏的病理生理改变。因此，胃肠外科围术期可遇到程度不同的肝功能不全的情况，必须给予特殊的处理。肝功能不全是多种致伤因子损伤肝脏后引起的一种共同病理生理反应，这些致伤因子包括创伤、细菌或病毒感染、药物、炎性介质及毒性物质等。肝功能不全的病理生理表现主要为两方面：一是肝细胞功能的减退所致蛋白质、糖类、脂肪代谢、凝血和解毒功能障碍；二是肝内纤维化的影响，所致血流动力学的变化，如门静脉高压等。

一、术前准备

　　临床医生在对肝功能不全患者进行术前评估时，应详细地询问病史和查体，同时还需行必要的实验室检查。术前评估：①病史。详细了解患者既往有无输血或血制品史或接触肝毒性物品史；患者是否患有肝炎及诊治情况，这些详细资料有利于手术组成员重视手术过程中的职业暴露。②详细了解患者的症状，如瘙痒、乏力、失血、腹胀等，然后进行细致的体格检查，观察有无慢性肝胆疾病的特征，包括黄疸、痒疹、蜘蛛痣、海蛇头、肝掌、杵状指、肝脾肿大、腹水及脐周静脉曲张。其他变化包括腋毛和阴毛脱落以及指甲变白。慢性脑病严重程度从轻度精神错乱和注意力集中时间缩短到明显智力衰退不等，最终可导致昏迷。急性肝功能衰竭时会出现黄疸、谵妄、意识错乱和肾衰竭，这些特征性临床表现可以在肝硬化的基础上发生，其诱因则为创伤及感染等因素。③实验室检查。肝功能不良的患者，应该接受全面的实验室检查，尤其是肝功能检查，包括凝血功能评估。血常规判断有无贫血，血小板减低的程度。肝功能检测包括：a.直接和间接胆红素量。b.碱性磷酸酶、转氨酶、转肽酶等，肝细胞酶的升高可以鉴定急或慢性肝炎，碱性磷酸酶及转肽酶可帮助阻塞性黄疸的诊断。c.血清白蛋白及白、球蛋白比。d.凝血酶原时间及活动度。e.纤维蛋白原。f.血清学检查可鉴定甲型、乙型或丙型肝炎。酒精性肝炎转氨酶水平低，天门冬氨酸转氨酶与丙氨酸比例（AST/ALT）＞2；慢性肝炎及肝硬化患者检测其肝脏的合成功能，特别是血清蛋白、前蛋白及纤维蛋白原水平。g.影像学检查。通过钡餐或胃镜检查了解食管胃底静脉曲张情况；多普勒超声检查脾肿大情况、门脉直径和血液流速。

　　通过询问病史和全面的查体，结合肝功能检查，可以对肝功能不全患者进行仔细的术前肝功能评估，以便能够合理地指导肝功能不全患者的围手术期准备，同时减轻围手术期对肝脏的损害。各种单项肝功能指标在判断肝功能不良患者预后方面均有一定的临床价值，同时又存在一定的局限性。因此，利用多项指标进行综合判别，把能体现肝功能损害程度的一些主要指标分成不同等级，以判断肝硬化患者的预后。

　　肝功能评估的方法有许多，如终末期肝病模型（model for end-stage liver disease，MELD）评分、吲哚青绿15 min滞留试验（indocyanine green 15 retention，ICGR15）及Child-Pugh分级等。其中，MELD评分多用来评估行肝移植的肝功能不全者，ICGR15试验常用来评估行肝切除的肝功能不全者。Child-Pugh分级标准是一种临床上最常用的对肝硬化患者的肝脏储备功能进行量化评估的分级标准。该标准最早由Child于1964年提出，当时Child将患者5个指标（一般状况、腹水、血清胆红素、血清白蛋白及凝血酶原时间）依据不同状态分为三个层次并进行计分量化,然后根据分数的多少将肝脏储备功能分为A、B、C三级,分数越高,肝脏储备功能越差。但由于患者的一般状况项常常不易计分,随后Pugh提出用肝性脑病的有无及其程度代替一般状况,即如今临床常用的Child-Pugh改良分级法(表1-7)。几十年的临床实践证实,Child-Pugh分级不同,腹部手术死亡率不同:A级10%,B级31%,C级76%。应用Child-Pugh改良分级法时需注意:①如果是原发性胆汁性肝硬化或原发性硬发性胆管炎,总胆红素:17～68 μmol/L为1分,68～170 μmol/L为2分,>170 μmol/L为3分;②A级,手术危险度小,预后最好;B级,手术危险度中等;C级,手术危险度较大,预后最差。

表1-7　肝功能检查Child-Pugh改良分级法

指标	1分	2分	3分
肝性脑病	无	1～2级	3～4级
腹水	无	轻	中度及以上
血清胆红素（mmol·L^{-1}）	<34.2	34.2～51.3	>51.3
血清白蛋白（g·L^{-1}）	≥35	28～34	<28
凝血酶原时间（比正常延长）（s）	≤14/（1～3）	15～17/（4～6）	≥18/（>6）

注:A级5～6分,B级7～9分,C级10～15分。

临床上肝病患者术前准备可根据以下流程予以选择:

(1)急症情况下的外科手术,难以完成详细的肝功能评估。

(2)急性肝炎患者其择期手术应推迟至肝功能正常,此类患者急症手术会增加手术后死亡率及并发症的发生。

(3)肝功能正常的慢性肝炎患者的外科手术一般认为是安全的。

(4)伴有阻塞性黄疸的患者行手术时,其术前准备包括:

1)检查凝血功能,入院后立即肌内注射维生素K,使凝血酶原时间延长不超过6 s,否则术前术中应输新鲜血浆,以防术中渗血不止。

2)常规应用保肝药物,尤其是在SGPT>200 U/L,常用的护肝药物有降酶的苦参类,退黄利胆的丁二磺酸腺苷蛋氨酸等,抗炎的甘草类制剂等,以上药物可选2～3种联合应用。

3)全身预防性使用抗生素,乳果糖行肠道准备。

4)纠正水、电解质及酸碱失衡,防止肾功能不全。

5)改善营养,纠正贫血及低蛋白血症。

6)术前不做常规的胆管外引流。

(5)肝硬化患者的手术可以通过肝功能Child-Pugh改良分级法来评估。Child A级或B级患者若伴有轻中度腹水或(和)凝血功能障碍,其手术时机与条件是:腹水消退,血浆白蛋白及凝血功能障碍正常。患者凝血功能目标应该是血浆凝血酶原时间(PT)延长不超过2 s,可先肌注维生素K(10 mg),若无改善,应用新鲜血浆,甚至必要时应用冷沉淀,以达到上述目标,保证手术安全。腹水的术前准备:①高蛋白、高维生素、低脂、低盐饮食,限制水分的摄入。②输注人体白蛋白或少量鲜血以纠正低蛋白血症及贫血。③使用利尿剂,如氢氯噻嗪,或呋塞米,和(或)螺内酯,其中氢氯噻嗪及呋塞米均为排钾利尿剂,螺内酯通为排钠利尿剂。④腹腔穿刺术,诊断或治疗。⑤肝硬化患者普遍营养不良,肝糖原贮备减少及蛋白合成减少,肝硬化张力性腹水,腹痛,食欲减退。营养不良患者,进行恰当的肠内、外营养支持。Child C级:推迟手术直至Child分级改善。

(6)手术方式:文献报告,与开腹手术相比,肝硬化患者行腹腔镜手术可减少死亡率、出血及切口感染率。

二、术中注意事项

1. 麻醉可影响或加重患者的原有肝胆功能不全，其严重程度与术前肝胆疾病的种类、实质性损害程度、术中处理及肝脏保护措施等有重要关系。

（1）麻醉的选择：麻醉药对肝脏的影响主要是直接或间接影响肝脏的氧供与血供，例如氟烷对肝细胞的毒性可诱发中毒性肝炎，主要与其产生氧自由基及代谢产物与肝细胞内蛋白及脂质结合有关。安氟醚次之，而异氟醚较少诱发术后肝功能不全。七氟醚对肝功能的影响与其暴露在钠石灰的时间长短及温度有关。芬太尼、吗啡、哌替啶会引起Oddi括约肌痉挛使胆道内压力增加。咪唑地西泮在肝功能不全患者中，代谢减慢，会导致苏醒延长；肌松药因对肝胆系统有影响，肝功能不全患者使用应谨慎。

（2）麻醉方式与麻醉诱导：硬膜外阻滞加气管内插管全身麻醉具有如下优点：① 硬膜外麻醉可阻滞腹腔神经，产生有效镇痛，辅助全麻，减少吸入麻药用量及对肝胆功能的影响。② 保留硬膜外导管行术后镇痛。采用静脉输注异丙酚以加强镇静催眠作用，该药不经肝脏降解，对肝功能无影响，且有清除血液中自由基作用，不影响术后苏醒时间。

2. 避免低血压和低氧血症对肝造成损害　持续给氧，调整输液速度，检测CVP及每小时尿量，判断输液量是否足够，注意胶体液和晶体液比例。

3. 精细手术　肝切除量在肝功能正常者不超过70%；中度肝硬化者不超过50%，或左半肝切除；严重肝硬化者不宜行叶切除术。肝功能不全患者，尤其是门脉高压，腹腔处于高循环状态，并有大量侧支循环存在，手术操作可能会涉及这些区域，这些新生血管壁薄，易破，操作时应注意，手术操作一定要细致，精准，避免大出血，影响手术进程。

4. 术中大量输血时的注意事项　大量输血是指一次输血量超过患者自身血容量的1~1.5倍，或1 h内输血超过自身血容量的1/2，或每分钟输血速度＞1.5 mL/kg。需要进行外科手术或消化道大出血后的患者，常输入库存血，维护机体的代偿机能，但应注意避免因输入大量库存血而导致的凝血功能障碍，引起术中或术后出血，尤其是肝功能不良者。预防及处理原则：避免短时间内大量输入库存血，若需大量输血，应配有相当比例的新鲜血液，如在输入的血液中应有1/4是24 h内采集的新鲜全血，或者每输10~12 U库存血即补充浓集血小板，还可以每输4~5 U库存血后输1U新鲜血。另外，每输入1 000 mL，补充1 g葡萄糖酸钙。

5. 注意肾功能的保护　手术应激导致抗利尿激素（ADH）和肾素分泌增多，儿茶酚胺增多，肾血管收缩，常出现尿量及尿钠减少等，而低血容量则加重上述损害。手术使血红蛋白和肌红蛋白分解产物增多，肾毒性药物及有害物质增加均加重肾的负荷及损害。肝病患者常合并肝功能障碍或（和）黄疸，易发生内毒素血症或菌血症，这将进一步损害肾脏。上述因素的综合作用易导致围手术期急性肾功能衰竭或肝肾综合征，后者为由于肝功能障碍所致急性肾功能不全，早期肝功能改善则肾功能可随之恢复。为了及时防治围手术期急性肾功能衰竭，应维持血容量及水、电解质及酸碱平衡，密切观察尿量、尿常规、尿电解质、BUN、Scr和电解质变化。如有少尿，在排除血容量不足引起时，可静脉注射呋塞米40 mg，2 h后可加倍使用，如仍无尿应按急性肾功能衰竭处理。

三、术后处理

1. 重要指标的监测及处理

（1）血常规检查包括：贫血要根据具体情况予以纠正，如果患者组织灌注不足，氧合不佳，心率快，则可输注浓缩红细胞（CRBC）使Hb达80 g/L以上。

（2）血生化检查：包括GOT（AST）、GPT（ALT）在肝脏术后可升高，如果术后持续升高，首先应怀疑是否有脱水、感染等，否则应考虑是肝功能不全，予以治疗（新鲜冰冻血浆等）。一旦出现低蛋白血症时，血浆胶体渗透压低，产生腹水，影响组织的愈合，易产生吻合口漏及切口不愈。应积极给予FFP或白蛋白，避免白蛋白低于30 g/L。

(3) 肝功能不良患者术后, 尤其是术中失血过多, 或者合并严重感染时, 容易出现凝血功能的异常。要根据监测的凝血异常情况及必要的检查, 综合判断凝血功能状态和成分异常, 给予相应的替代补充, 在应用止血药物的基础上, 补充血小板和新鲜冰冻血浆。必要时, 还可补充凝血酶原复合物和纤维蛋白原。

(4) 术后每6～8 h测定血气, 评估呼吸状态和纠正酸碱失衡。由于术后肝功下降、手术创伤等, 易出现高血糖, 对血糖难以控制者, 需持续应用胰岛素。

2. 肝功能衰竭的防治 急性肝衰竭是由于各种原因引起的肝细胞大量坏死或严重的肝细胞功能损害造成的临床综合征。胃肠外科手术后出现急性肝衰竭常见类型如下: 无慢性肝病基础的急性肝衰竭; 慢性肝功能不全的急性加重; 胃肠手术方式中涉及肝胆手术 (肝脏切除等) 后的肝衰竭。其病因及发病机制涉及内毒素血症、细胞因子、创伤、缺血、低氧血症及肝毒性药物等。多数患者发病时与无并发症的急性肝炎相似, 一般有高热、频繁呕吐、明显肝臭、进展迅速的黄疸及意识改变。实验室检查: 转氨酶可增高, 血清胆红素增高, 其数值越高预后越差。早期肝功能不全的判断尚无统一的标准, 往往需要结合病情和辅助检查予以综合考虑。血清胆红素上升幅度对判断肝功能不全有一定作用, 但常受术前肝脏的储备功能、手术方式 (是否涉及肝胆)、术中出血量及感染的有无等因素影响, 所以不能作为判断肝功能障碍程度的良好指标。

出现急性肝功能衰竭时, 应尽早处理: ①避免使用损害肝功能的药物; ②选用精氨酸20 g或谷氨酸钠23 g静脉滴注, 使血氨下降; ③静脉滴注支链氨基酸; ④静脉滴注地塞米松或氢化可的松; ⑤给予高渗葡萄糖及胰岛素、多种维生素及维生素K; ⑥静脉注射护肝药物; ⑦肠道使用广谱抗生素及乳果糖灌肠, 可减少肠道氨及内毒素的吸收。

(李宝金)

第六节　围手术期糖尿病的处理

一、糖尿病与手术应激反应

文献报道糖尿病患者一生中约有50%的个体因各种原因须接受外科手术, 另一方面, 外科手术患者, 特别是老年患者, 并发糖尿病的概率高达5%～10%, 因此, 糖尿病的围手术期处理至关重要。

1. 糖尿病诊断 临床上凡具备下列三项条件之一者, 即可诊为糖尿病:

(1) 典型多尿、多饮、多食、消瘦等"三多一少"症状, 加上两次空腹血糖≥7.8 mmol/L者。

(2) 典型多尿、多饮、多食、消瘦等"三多一少"症状, 加上任何时间血糖≥11.1 mmol/L者。

(3) 口服葡萄糖耐量 (OGTT) 实验, 2h内血糖>11.1 mmol/L者。对于空腹血糖介于6.4～7.7 mmol/L, 糖化血红蛋白 (HbA1c) ≥7.0%者亦诊为糖尿病。

2. 应激反应 糖尿病患者恐惧手术、麻醉和手术创伤均能引发应激反应, 兴奋交感-肾上腺髓质系统和下丘脑-垂体-肾上腺皮质轴 (hypothalamic pituitary adrenal axis, HPA)。

交感-肾上腺髓质系统兴奋: ①对机体有利的方面包括儿茶酚胺兴奋心脏、心收缩力加强、心率加快、血压上升及血液重新分配, 重点保证心脑血供; 肺支气管扩张, 肺泡通气量增加, 利于机体摄氧; 激活胰腺组织α受体, 胰岛素分泌增加, β受体兴奋, 胰高血糖素分泌增加, 结果导致脂肪动员、糖原分解、糖异生增加及血糖升高。生长激素、促肾上腺皮质激素、肾素及促红细胞生成素分泌均增加, 兴奋机体以利于应对应激状况。②交感-肾上腺髓质系统兴奋对机体不利的影响是持续或过于强烈的应激反应导致机体过度消耗能量、组织分解及器官组织由于血管收缩而导致极度缺血状态。

下丘脑-垂体-肾上腺皮质轴在手术刺激下, 同样得以兴奋, 肾上腺糖皮质激素分泌增加。① 糖皮质激素促进糖异生、蛋白分解、脂肪动员, 导致血糖升高, 利于心、脑血糖供应, 还可以加强儿茶酚胺对心血管的兴奋作用; 减少炎性介质的生成与释放; 稳定溶酶体膜, 减少溶酶体对细胞的损伤。② 糖皮质激素的负面影响包括抑制免疫反应、减缓切口愈合、抑制甲状腺激素等应激激素分泌。

手术创伤刺激之下，糖原分解加速、合成减少、糖异生增加、无氧酵解增加、糖利用障碍，血糖升高；蛋白质大量消耗，出现负氮平衡；脂肪消化吸收及肝脏摄取障碍，而脂肪动员及肝外组织摄取增加，氧化功能增加，甚至出现酮症酸中毒。

3. 血糖升高　一般中、小手术可使血糖升高约1.11 mmol/L，大手术可使血糖升高 2.05～4.48 mmol/L，麻醉剂可使血糖升高0.55～2.75 mmol/L。

二、糖尿病与外科手术感染

糖尿病患者易于并发感染的原因在于：高血糖降低切口炎性反应，抑制新生血管生成与胶原聚集；糖尿病患者白细胞的趋化功能显著降低，对刺激的反应低下；糖尿病患者往往伴有动脉硬化，导致微循环氧供及营养障碍；患者同时存在其他免疫功能低下疾病如恶性肿瘤。陈殿远等报道糖尿病患者术后并发症中感染占2/3，主要是由于体内起防御作用的白细胞功能降低，而在血糖控制满意患者，切口愈合与非糖尿病者无区别。石瑜等报道并存糖尿病的腹部外科手术患者并存糖尿病术后发生酮症酸中毒者占6.3%，切口感染占11.9%，肺部感染占12.5%，泌尿系感染占4.2%，真菌感染占2.1%，腹部切口裂开占4.2%，多脏器功能衰竭死亡占2.1%，因此，感染是糖尿病患者术后常见并发症。

三、糖尿病与切口愈合

糖尿病患者蛋白质代谢障碍，分解增加，合成减少，出现负氮平衡，成纤维细胞减少，胶原纤维合成不足，新生的胶原纤维缺乏足够的坚韧性；同样的原因导致组织新生血管发育障碍；原有的糖尿病神经病变及微血管病变等均可导致切口的营养物质输送及氧供障碍，切口愈合较非糖尿病患者为迟。加上糖尿病抗感染能力下降，在切口积液或血肿存在下，更易于出现感染及裂开等并发症。一般要求糖尿病患者切口拆线时间比常规时限延长3～5 d。

四、糖尿病择期手术的围手术期血糖控制

目前围手术期血糖维持在何等水平对患者最为有利尚存争议，有待循证医学予以答复。美国临床内分泌医师协会和美国糖尿病协会建议重症监护病房患者空腹血糖波动于4.4～6.1 mmol/L为宜，随机血糖不超过10 mmol/L，但过于严格地控制血糖会增加低血糖的风险，易引发心血管事件，对老年糖尿病患者危害更大。Marks认为糖尿病患者围手术期血糖应稳定于6.7～10.0 mmol/L，术中血糖波动于6～10 mmol/L，血糖＞13.9 mmol/L和＜4.8 mmol/L对患者不利。Textbook of diabetes 推荐围手术期理想的血糖为6～11 mmol/L。

（1）术前1～3d，全部停用口服降糖药，改为普通胰岛素三餐前皮下注射，睡前皮下注射中效胰岛素诺和灵N，监测空腹及三餐后2h血糖，调整胰岛素用量，维持血糖波动于6～11 mmol/L。

（2）术前晚胰岛素用量减半，以免术晨禁食导致低血糖。

（3）术中将胰岛素50 U加入生理盐水500 mL中，20～40 mL/h（胰岛素2～4 U/h）速度静脉滴注；为减少脂肪分解，防治术中低血糖发作，需同时静脉滴注不含胰岛素的5%～10%葡萄糖氯化钠溶液。每1 h测微量血糖，调整胰岛素滴速，使血糖维持于6～11 mmol/L。

1）血糖在6～11 mmol/L，继续维持原滴速胰岛素输注；

2）血糖在11～14 mmol/L，增加2U/h胰岛素（滴速增加至40～60 mL/h）；

3）血糖在14～17 mmol/L，增加3U/h胰岛素（滴速增加至50～70 mL/h）；

4）血糖在17～20 mmol/L，增加4U/h胰岛素（滴速增加至60～80 mL/h）；

5）血糖在20～22 mmol/L，增加5U/h胰岛素（滴速增加至70～90 mL/h）；

6）血糖＞22 mmol/L，增加6 U/h胰岛素（滴速增加至80～100 mL/h）。

（4）术后所有含糖液体，均按（3～5）：1（糖：胰岛素）的比例添加胰岛素，测微量血糖，每4 h1次。另配500 mL生理盐水加50 U胰岛素，滴速调整同前述。

（5）患者开始进食后，改为三餐前及睡前皮下注射胰岛素。病情稳定后，过渡为术前所用的口服降糖药。

（6）并发酮症酸中毒时，可行小剂量胰岛素疗法，指按每千克体重（按标准体重计算）每小时0.1 U的剂量，经静脉、肌肉或皮下给予胰岛素治疗，成人通常用4～6 U/h，一般不超过10 U/h，使血糖以3.9～5.9 mmol/L的速度下降。治疗的主要目的是消除酮体，正常人胰岛素半数最大抗脂肪分解作用的外周血浓度为10 mU/L。小剂量胰岛素疗法即可对酮体生成产生最大抑制，而又不至于引起低血糖及低血钾。低血糖不利于酮体消除，尤其不能进食的患者，热量不足可导致饥饿性酮体参与酮症酸中毒。补充血容量是抢救酮症酸中毒重要的措施，在有效血容量恢复后，胰岛素才能发挥生物学效应。只有在重度酸中毒，pH＜7.1或HCO_3^-＜5 mmol/L时方需补碱，补碱的原则为宜少、宜慢，常用5%碳酸氢钠100～200 mL（2～4 mL/kg）缓慢输入。输入碱液时应注意避免与胰岛素使用同一条通路，以防胰岛素效价下降。

高血糖导致感染已为广大临床医生重视，然而低血糖易于导致心血管意外，对患者危害更大，因此，围手术期监测微量血糖具有重要意义。

五、糖尿病急症手术的围手术期血糖控制

在临床实践中，约30%的糖尿病患者不知自己已患有此病，因此，急症患者必须化验血糖、酮体、电解质及血气分析，以发现客观存在的糖尿病及酮症酸中毒等情况。糖尿病急症手术前，必须纠正明显的酮症酸中毒及电解质紊乱，因大出血等急症手术者，也应予以尽可能的纠正。血糖＞13.3 mmol/L时，给予胰岛素50 U加入生理盐水500 mL，以20～50 mL/h速度静脉滴注，每半小时测定血糖，调整胰岛素用量，争取在1～2 h，将血糖控制在13.3 mmol/L以下方可手术。为避免术中发生低血糖反应，要求在血糖降至13.3 mmol/L时，应给予葡萄糖盐水滴入，每0.5～1 h测定血糖，参照上述标准，调节胰岛素滴速。

六、糖尿病患者麻醉与手术

1. 麻醉选择　糖尿病患者应激能力低下，应选择保证手术安全，便于手术操作及对血糖影响小的麻醉方式。硬膜外麻醉及局部麻醉对患者血糖影响较小，术后患者恢复较快，对术后心肺功能影响亦小，因此，是糖尿病患者手术麻醉方式的首选。对于必须全麻的患者，最好选用三氯乙烯及硫喷妥钠等对血糖影响较小的全麻药物。另外，全麻患者术中应给予葡萄糖盐水，以防止不为麻醉师发觉的低血糖发作。

2. 手术方式　糖尿病患者手术应该安排在当天上午第一台，防止禁食时间过长。手术范围如恶性肿瘤手术达到根治目的即可，切忌无原则地扩大手术，缩短手术时间，争取1～3 h完成手术。术中止血彻底，切忌大块结扎，尽量不用或少用各种引流管并尽早拔除。

3. 腹壁切口的切开与缝合

（1）患者可采用腹部正中切口，手术刀切开皮肤及皮下脂肪层，电凝凝固出血点，功率切忌过高。用手术刀而不是电刀切开皮下脂肪层，可避免脂肪热变性坏死液化，锐性切开白线，纱布保护切口，适度牵拉切缘，不可用手术钳钳夹脂肪层或拉钩大力牵拉腹壁，以免导致脂肪层缺血坏死。

（2）各种引流管及造口肠管切忌经腹壁切口引出。

（3）切开缝合用1号可吸收线（Dexon或抗菌薇乔）连续缝合白线，边距1 cm，针距1 cm；间隔5 cm，加7号丝线缝合一针，并与可吸收线打结；继续缝合至距离切口末端约3cm处，在末端缝2针7号丝线，暂不打结，可吸收线继续缝合至丝线处，丝线打结，拉紧可吸收线后，与丝线打结。宽边距缝合白线，可使脂肪层紧靠在一起，减少切口张力，而且可获得部分减张缝合效果，减少切口裂开的可能性。可吸收线抗菌薇乔本身不利于细菌生长，而且一旦发生切口感染，也易于剪除缝线，利于切口快速愈合。生理盐水冲洗切口，清除

坏死液化脂肪组织，降低切口感染率。2-0可吸收线间断缝合皮下脂肪层，脂肪层过厚者，可行两层可吸收线缝合。皮肤钉钉合皮肤切口，敷料包扎。

（4）术后每天检查切口，有红、肿、热、痛等感染表现者，及时充分敞开引流，拆除皮下脂肪层缝线，生理盐水冲洗，棉球擦拭创面脓液及坏死组织，置盐水纱布条于创面，外覆厚层纱布，予以腹带适压包扎。每天更换覆料1～3次，纱布湿透者即予以更换。对创面肉芽组织清洁宜轻柔，切忌粗暴，凡见皮下脂肪层线头均予以剪除；腹白线缝线术后10～14 d亦可拆除。外科医生往往心存侥幸逃避切口感染，其实早发现，及时充分打开引流更利于患者康复。

4. 糖尿病患者围手术期营养支持　对于伴有营养不良或进食不足的患者，给以低热量、低氮的肠外营养，而且还可以提供切口愈合必需的维生素及微量元素。此类患者因已有糖尿病，术前肠外营养需加胰岛素，便于利用葡萄糖。围手术期给予肠外营养支持，按25～30 kcal/kg的标准体重提供非蛋白热量，其中糖提供热量占60%，依氮：非蛋白能量为1：（100～150）的比例提供氨基酸；按胰岛素：糖为1：（3～5）的比例添加胰岛素，血糖超过11 mmol/L者，参考前述方法追加胰岛素用量。

5. 糖尿病患者围手术期抗生素选择　由于恶性肿瘤患者免疫功能低下，糖尿病降低白细胞吞噬功能，因此，必须选择高效的抗生素，于切开皮肤前30 min给予足量首剂，超过3 h者或出血＞1500 mL，追加一次抗生素，术后也应适当延长抗生素的应用时限（3～5 d）。三代头孢菌素头孢哌酮或喹诺酮类抗生素盐酸莫西沙星对杆菌及球菌都有良好的杀灭作用，可兼顾防治腹腔、切口及肺部感染。由于糖尿病微血管病变，组织供氧不足，在局部缺血或血肿的情况下，易于出现厌氧菌感染，可加用甲硝唑。

合并糖尿病的外科手术患者，在血糖控制理想，维护心、肺、肾脏功能，适当的营养支持，积极改善肺功能，高效抗生素覆盖，合理的切开缝合技术，及时处理切口感染等情况下，可使感染等并发症大为下降，从而获得较为满意的治疗效果。

（王天宝）

第七节　术前评估

为提高手术麻醉安全性，术前应对患者全身情况和重要器官生理功能进行全面评估，其目的包括：评估患者的整体健康状况；评估患者围手术期风险；制定合理的围手术期治疗方案；改善患者健康状况，降低围手术期并发症和死亡率。

1. 病史　病史是术前评估重要的组成部分，包括既往和现在的合并疾病、用药史、手术史、家族史、烟酒史、药物滥用史和过敏史，家族成员对麻醉药有异常反应亦应引起重视。询问近期有无上呼吸道感染史。

2. 体格检查　检查中应注意发育、营养、体重等各个方面。营养不良、贫血、脱水和有急性炎症者，对手术麻醉耐受差。进行心脏、肺和气道的评估也很重要。

3. 实验室检查　血常规、国际标准比（INR）、激活的部分凝血时间（APTT）、电解质、肌酐、空腹血糖、心电图、胸部X线片。此外，术前尚需筛查有无肝炎、艾滋病及梅毒等疾病。

4. 用药史　患者的用药史必须重视，尤其老年患者，往往合并使用多种药物。一般来说，大多数治疗慢性疾病的药物应继续使用至手术当天早晨。某些药物必须在术前停用，抗抑郁药物单胺氧化酶抑制剂（苯乙肼、尼拉米及反苯环丙胺）必须在术前2～3周停药，因为它可能会在麻醉期间与其他药物产生相互作用。口服避孕药也应该在择期手术前6周停药，因为它会增加围手术期静脉血栓的风险。影响凝血的药物需要仔细评估，衡量它的风险与益处。阿司匹林术前3d停药，氯吡格雷（玻立维）停药1周，口服抗凝药如华法林在有创检查和手术前停用4d，使INR达到1.5的水平。选择性环氧化酶-2抑制剂如塞来昔布不影响出血，可以用到术前。

5. 围手术期危险因素评估　围手术期的风险受到患者术前的健康状态、外科手术创伤和麻醉的影响。美国麻醉医师协会（ASA）根据患者体质状况和手术危险的相关性予以分类，于麻醉前将患者分为5级：

Ⅰ级：正常健康，除局部病变外，无系统性疾病。

Ⅱ级：有轻度或中度系统性疾病，日常活动不受限。

Ⅲ级：有严重系统性疾病，日常活动受限，但未丧失工作能力。

Ⅳ级：有严重系统性疾病，已丧失工作能力，威胁生命安全。

Ⅴ级：病情危重，生命难以维持的濒死患者。

如系急症手术，在评定上述级别前标注"急"或"E"。Ⅰ、Ⅱ级患者，麻醉和手术耐受力良好，麻醉经过平稳。Ⅲ级患者麻醉中有一定危险，麻醉前准备要充分，对麻醉期间可能发生的并发症要采取有效措施，积极预防。Ⅳ级患者麻醉危险性极大，Ⅴ级患者病情极危重，麻醉耐受力极差，随时有死亡的威胁，麻醉和手术异常危险，麻醉前准备更为重要，要做到充分、细致和周到。急症患者的麻醉危险性比择期手术的同级患者显著增高。

6.评估心血管风险 对于心脏功能，一般采用美国纽约心脏病学会（NYHA）心功能分级。NYHA分级是按诱发心力衰竭症状的活动程度将心功能的受损状况分为4级，其缺点在于仅凭患者主观陈述（表1-8）。1994年予以修订，在其临床表现中增加了心绞痛和客观评价分级。A级：无心血管病的客观证据；B级：有轻度心血管病的客观证据；C级：有中度心血管病的客观证据；D级：有重度心血管病的客观证据。

表1-8 美国纽约心脏病学会（NYHA）心功能分级

Ⅰ级：患者活动量不受限制，活动后无心悸、气短等不适
Ⅱ级：体力活动受到轻度的限制，休息时无自觉症状，但一般活动下可出现疲乏、心悸、呼吸困难或心绞痛
Ⅲ级：体力活动明显限制，轻度或一般体力活动后有明显不适，心悸、气促或心绞痛
Ⅳ级：心脏病患者不能从事任何体力活动。休息状态下也出现心力衰竭的症状，体力活动后加重

美国心脏病学会（the American college of cardiology，ACC）和美国心脏协会（the American heart association，AHA）制定了非心脏手术的心血管评估指南。患者的风险分为三类：风险明显增高、风险中度增高和风险轻度增高（表1-9）。

表1-9 非心脏手术的心血管评估

风险明显增高
心肌梗死<6周
不稳定或严重心绞痛[加拿大心血管学会（CCA）心绞痛分级Ⅲ或Ⅳ级]
失代偿充血性心力衰竭
严重心律失常（血流动力学不稳定者）
严重瓣膜性疾病（主动脉瓣或二尖瓣狭窄并瓣口面积<1.0 cm²）
CABG或PTCA*<6周
风险中度增高
心肌梗死6~12周
轻度心绞痛
隐匿心肌缺血(Holter监测)
代偿期充血性心力衰竭，射血分数（ejection fraction）<0.35
CABG或PTCA后6~12周，或抗心绞痛治疗
糖尿病
肾功能不全
风险轻度增高
冠心病家族史
年龄>70岁
ECG异常(心律失常、左心室肥厚、左束枝传导阻滞)
运动耐量降低
吸烟史
未控制的高血压
高胆固醇血症
吸烟
心肌梗死>12周，无症状不需治疗
CABG或PTCA后>12周，无症状，不需抗心绞痛治疗

＊CABG：冠状动脉搭桥术；PTCA：经皮腔内冠状动脉成形术。

风险中度增高者应推迟择期手术,药物治疗改善后再行手术。发生心肌梗死的患者,心肌需要6周时间修复,心肌梗死后6周内手术风险明显增高。CABG和PTCA后6周内手术风险也明显增高。术中、术后的交感神经刺激和高凝状态使患者发生心脏事件的风险增高5倍。因此,所有择期手术应推迟到高危期之后。风险中度增高者可考虑做运动耐量的检查,这些患者包括控制良好的冠心病患者,糖尿病患者常有无症状的心肌缺血也归类于风险中度增高者中。风险轻度增高者是有冠心病风险的患者,但不增加围术期死亡率。

心脏功能和屏气试验常用来评估患者麻醉耐受程度:患者安静5~10 min后,嘱深吸气后屏气,计算其最长的屏气时间。超过30 s者表示心脏功能正常;20 s以下者表示心脏代偿功能低下,对麻醉耐受力差(表1-10)。

表1-10 心脏功能和屏气试验与麻醉耐受性的关系

心脏功能	屏气试验	临床表现	临床意义	麻醉耐受力
Ⅰ级	>30 s	普通体力劳动、负重、快速步行上下坡,不感到心慌气短	心功能良好	麻醉耐受力好
Ⅱ级	20~30 s	能胜任正常活动,但不能跑步或做较用力的工作,否则心慌气短	心功能较差	麻醉处理正确恰当,耐受力仍好
Ⅲ级	10~20 s	必须静坐或卧床休息,轻度体力活动后即出现心慌气短	心功能不全	麻醉前充分准备,麻醉中避免心脏负担
Ⅳ级	<10 s	不能平卧,端坐呼吸,肺底啰音,轻微活动即出现心慌气短	心功能衰竭	麻醉耐受力极差

(1)心力衰竭可增加围手术期不良事件。心脏并发症的发生风险在代偿性心力衰竭患者中为5%~7%,在失代偿性心力衰竭患者中为20%~30%。心力衰竭可由收缩功能障碍、舒张功能障碍或二者共同引起。高血压可以引起舒张功能障碍,心电图示左心室肥厚。缺血性心脏病为引起收缩功能障碍的常见原因(50%~75%)。体重增加、气短、乏力、端坐呼吸、夜间阵发性呼吸困难、夜间咳嗽、外周性水肿、住院治疗和近期治疗好转均为具有临床意义的表现。对于失代偿性心力衰竭患者,其择期手术最好延期。计算心脏射血分数(EF)和超声心动图检查有助于评价舒张功能。心功能Ⅳ级患者在全身麻醉前需要接受心内科专家的评估。若病情稳定,可在镇静下行小型手术。

(2)心肌梗死后的手术风险主要与心肌梗死的范围和心绞痛有关。心肌梗死后6周内禁忌择期手术;6周至3个月手术风险中度增高,这期间要注意心律失常、左室功能障碍。因此,择期手术应推迟到心肌梗死、CABG和PTCA 3个月以后。但是,对于一些紧急的手术,例如快速侵袭的恶性肿瘤、需要引流的感染性疾病及骨折等,不允许等待3个月。这种情况下,可在择期手术前数天或数周应用β受体阻滞剂,将心律控制在50~60次/min。

(3)起搏器和置入式心脏复律除颤器(ICD)可受电磁干扰影响,可能需要向制造商或心脏科专家进行咨询。患者通常保留一张记录有重要名称和电话号码的卡片。置入ICD的患者常常伴有心力衰竭、缺血性或瓣膜性疾病、心肌病、潜在的致死性心律失常等疾病。

(4)高血压的严重程度和持续时间与终末器官损害、发病率和病死率相关。高血压患者常伴有缺血性心脏病、心力衰竭、肾功能不全和脑血管疾病。如果患者有严重高血压(收缩压>200 mmHg,舒张压>115 mmHg),择期手术应推迟,直至BP<180/110 mmHg。如果患者存在严重终末器官损害,术前应使血压尽量接近正常。口服降压药应继续服用至手术当天早晨。有效地降低手术风险需要逆转血管的改变,这需要进行数周的治疗。过快或过多降低血压可能加重脑和冠状动脉的缺血。研究表明,术中低血压比高血压更危险。

7. 呼吸系统风险的评估 肺部疾病不但可增加术后肺部并发症(postoperative pulmonary complications,PPC)发生率,而且增加非肺部并发症和死亡率,延长住院时间。手术前应检查患者是否有急性或慢性呼吸系统感染、慢性阻塞性肺病(COPD)以及哮喘。术后肺部并发症包括肺炎、肺不张、支气管痉挛、低氧血症、呼吸衰竭长期机械通气或慢性肺疾病恶化。术后肺部并发症的预测因子有老年、心力衰竭、COPD、吸烟、一般健康状态(包括感觉系统受损和功能不全)、阻塞性睡眠呼吸暂停。哮喘控制良好不会增加PPC,哮喘控制不佳的患者则具有高的PPC风险。COPD可增加PPC，COPD越严重，则PPC发生风险越高，但COPD不是手术禁忌证。

手术部位对呼吸并发症的影响最大。上腹部和胸部手术的术后肺部并发症发生率是10%~40%。手术部位越接近膈肌，发生肺部并发症的风险越高。吸烟是最容易改变的危险因素。吸烟者术后肺部并发症的发生率是非吸烟者的1.4~4.3倍。戒烟8周以上才能降低并发症的风险，这是因为黏膜纤毛的转运功能恢复、黏液分泌下降、血液中一氧化碳水平下降需要一定的时间。

部分患者合并慢性阻塞性肺疾病或限制性通气障碍，需要做肺功能试验、组胺释放试验、动脉血气分析判断有无二氧化碳蓄积。在肺功能检查中，最重要的是一些最基本的指标，如肺活量低于预计值的60%，通气储量百分比＜70%，FEV1.0/FVC%＜60%，术后有发生呼吸功能不全的可能。

有哮喘病史的患者应控制好哮喘，双肺没有哮鸣音，FEV1.0＞预测值80%。必要时，可手术前给予患者短期的类固醇激素（泼尼松，60 mg，每天1次）。如果患者已经规律服药，不应停止目前控制哮喘的药物。如果患者近期有严重哮喘发作的，应仔细评估，因为气道高反应性会持续数周。

腹腔镜手术后，患者的恢复时间较短、疼痛和肺容量降低均较少，但其能否降低PPC的发生率尚未明确。常规肺功能检查、胸部X线片或动脉血气分析不能预测PPC风险，而且对临床评估的帮助较小。改善阻塞性疾病的通气情况，治疗感染和心力衰竭，包括咳嗽、深呼吸、刺激性肺活量测定法、PEEP和持续气道正压通气（CPAP）在内的肺扩张策略均可降低PPC发生率。术后肺部并发症的危险因素见表1-11。

表1-11 术后肺部并发症的危险因素

术后肺部并发症的危险因素：手术部位与膈肌的距离（例如：上腹部手术和胸部手术最易发生术后肺部并发症）； 手术时间（＞3 h）、全身麻醉（相对于硬膜外麻醉或椎管内麻醉）； 急症手术； 有肺部慢性疾病史； 呼吸道感染症状； 吸烟； 年龄＞60岁； 肥胖； 睡眠呼吸暂停综合征； 活动耐量差或全身状况差。

8. 糖尿病　糖尿病患者的围手术期并发症发生率和死亡率都高于非糖尿病的患者。大多数长期糖尿病的患者出现一个或多个器官的功能障碍。因此，糖尿病患者在手术前必须仔细评估外周血管、脑血管和冠状动脉疾病的症状和体征，围手术期要仔细处理并存疾病。

在临床上，糖尿病患者发生心肌缺血和心肌梗死往往是隐匿性的，这是由于他们有自主神经末梢的病变。因此，当患者在围手术期有难以解释的低血压、心律失常、低氧血症或心电图改变时，应高度怀疑心肌梗死。据报道，在运动试验中，有8%~31%的2型糖尿病患者发现有无症状的冠状动脉疾病。有冠心病的糖尿病患者在围手术期可应用β受体阻滞剂，减少心肌缺血。

术前必须很好地控制血糖浓度（＜11 mmol/L）。对于仅需饮食控制的糖尿病患者和仅用口服降糖药的患者做小手术，不需要用胰岛素。口服降糖药在手术当天停药。一般在禁食和手术应激的情况下，葡萄糖联合胰岛素是最好的选择。

围手术期高血糖的并发症包括脱水、切口愈合延迟、抑制白细胞趋化和功能及感染增加，低血压、缺氧和高渗会导致血液黏滞度增高和血栓形成。血糖浓度＞10 mmol/L（180 mg/dL）会导致渗透性利尿。尿糖高可增加泌尿道感染的风险。

低血糖是指成人血糖浓度＜2.8 mmol/L，儿童＜2.2 mmol/L。低血糖多发生于手术后，是由于长效的口服降糖药的残余作用。围手术期必须严密监测血糖，防止高血糖和低血糖发生。

9. 抗凝患者的围手术期处理　对于术前长期口服抗凝药（华法林）的患者，主要考虑手术前何时停药，既不增加术中出血的风险，又不增加血栓栓塞的风险。对围手术期的抗凝问题尚未达成共识，以下是临床常用的方法，但对具体患者应该结合临床状况个体化用药。

（1）大多数做小手术和检查的患者不需改变抗凝药方案。如拔牙、关节穿刺术、活检、眼科手术、诊断性内镜检查。

（2）对于其他有创检查和手术，需要暂停口服抗凝药并根据个体情况改用静脉或皮下应用低分子肝素（LMWH）。术前有房颤、人工机械性心脏瓣膜、人工生物瓣置换术或3个月内曾行二尖瓣成形术或具有静脉血栓病史的高危患者，在停药期间推荐给予治疗剂量的皮下注射低分子肝素（速避凝，0.4 mL，腹部皮下注射，12h一次）或静脉注射普通肝素作为过渡性治疗。首选低分子肝素皮下注射，具有较强的抗因子Ⅹa活性，抗血栓作用与出血作用分离，保持了普通肝素的抗血栓作用而降低了出血的危险。

（3）国际化标准比值INR<1.5时，一般来说手术是安全的，不会出现严重的出血并发症。

（4）停止口服抗凝药后需要4 d，使INR下降到1.5。

（5）重新开始口服抗凝药后需要3 d，使INR上升到2.0。

（6）如果口服抗凝药在术前4d停药，术后马上开始用药，平均这个患者实际没有抗凝作用的时间是2 d，即术前24 h和术后24 h。

（7）推荐处理方法：如果术前INR值是2~3，在术前4 d停止口服抗凝药；手术前1 d测INR值，如果INR>1.7，皮下注射维生素K 1 mg；如果手术当天INR1.3~1.7，输入1 U的新鲜冰冻血浆；如果手术当天INR1.7~2.0，输入2U的新鲜冰冻血浆。

（8）对服用抗血小板药物的患者，建议：①阿司匹林在术前停用3 d。如果采取一级预防（未置入支架、无卒中、无心肌梗死病史），可停用阿司匹林。如果采取二级预防（置入支架、有血管疾病史）时，除外进行有出血风险的封闭空间（如颅内）手术，推荐持续应用阿司匹林。②盐酸噻氯匹定（抵克立得，Ticlid）术前停用14 d。③硫酸氢氯吡格雷（玻立维，Plavix）术前停用7 d。

（9）经皮冠状动脉介入治疗（PCI）的患者，尤其是置入药物洗脱支架（DES）者，需要在PCI术后服用数月的抗血小板药物以预防再狭窄或血栓形成，不应停用抗血小板药物。在高危期[DES 12个月，裸金属支架（BMS）4~6周]，应推迟需要停用双重抗血小板治疗的择期手术。在围手术期，应继续应用阿司匹林，被停用的氯吡格雷应尽快开始重新应用。有证据表明，在大多数手术中，因持续应用阿司匹林引起出血并发症的风险很低。过早停用双重抗血小板治疗可以引起灾难性的支架血栓形成、心肌梗死或者死亡。

10. 贫血　贫血为胃肠道恶性肿瘤围手术期常见的并发症，是围手术期死亡率增加的因素之一，也是预测一般人群短期和长期预后的预测因子。术前贫血可增加术后并发症发生率和死亡率。根据卫生部2000年输血指南，Hb>100 g/L，不需要输血；Hb<70 g/L，可输入CRBC；介于70~100 g/L者，视手术情况而定，如预计术中出血多，则术前应使Hb>100 g/L，并准备适量的CRBC。

11. 肝功能　患者手术前应进行肝功能检查和凝血机制检查。重度肝功能不全者手术危险性极高，不宜行任何择期手术。凡有肝实质病变、黄疸的病例，术中、术后都有可能出现凝血机制障碍。肝功能不全时对药物的降解减慢。血浆白蛋白水平低下时，药物的活性部分增多。

12. 肾功能　应重视尿量、尿常规及肾功能检查，了解有无严重肾疾患，治疗情况，目前体液、水、电解质、酸碱平衡及血浆蛋白情况。胃肠外科患者肾功能一般正常，但应避免肾毒性药物，围手术期保证肾脏的足够灌流，避免肾前性因素导致的肾脏损害。对于正在透析的肾功能不全者，应在术前12~24 h内进行透析1次；合并严重出血倾向者，应用无肝素透析液或透析后用鱼精蛋白中和肝素；术后24 h恢复血液透析。术前腹膜透析的患者应于术前改为血透，以防术后腹腔感染。有肾上腺或肾脏转移需切除肾脏者，应检测对侧肾功能。

13. 胃肠道　患者的胃肠道评估首先了解禁食时间是否足够。禁食时间不足会增加围手术期呕吐、胃内容物反流及误吸的风险。择期手术的成人禁食时间12 h，禁饮4 h。对于急症禁食时间不足的患者，术前给予抑制胃酸的药物，并在麻醉时采取相应措施。

（房洁渝）

第八节 术后镇痛

1. 术后镇痛的作用及临床意义　术后疼痛是机体受到手术等伤害性刺激后产生的一种生理、心理和行为上的系列反应。术后疼痛及其应激反应使循环、呼吸、消化、内分泌、免疫、凝血等系统发生改变。剧烈的疼痛会造成精神创伤，产生焦虑、恐惧及失眠。腹部手术切口累及的神经较多，切口愈长，伤害性刺激也愈多。经腹直肌切口对肌肉损伤大，神经的拉伤也严重。正中线或旁正中切口虽然影响到两侧脊神经，但已近末梢，加上对肌肉破坏少，所以术后疼痛程度轻于经腹直肌切口。腹部术后疼痛，一方面由于躯体性感觉神经的传递引起疼痛反应，例如腹部切口产生的疼痛；另一方面来自内脏性的迷走神经和内脏神经丛引起的疼痛，例如肠管膨胀、压迫或血管性的舒缩缺血等引起的疼痛。因此，术后疼痛的来源，包括体神经和内脏神经的双重激动，将术后疼痛仅理解为切口痛是不全面的。术后镇痛是设法减轻或者消除因手术创伤引起的患者急性疼痛，降低术后并发症的发生率和死亡率。自七十年代患者自控镇痛（patient controlled analgesia，PCA）开展以来，其技术渐趋成熟和完善，临床应用日益广泛。术后镇痛的临床意义：①消除或减轻患者痛苦和不适，使医疗技术更为人道。②减轻由疼痛带来的焦虑、恐惧及失眠。③减少肺部并发症。有效镇痛可改善患者呼吸幅度，保持肺泡膨胀，促使患者咳嗽、排痰，从而减少肺不张、肺部感染。④减少心血管并发症。有效镇痛可减轻疼痛引发的强烈心血管应激反应，减少术后高血压及心动过速的发生，减少心肌耗氧，也促使患者早期下床活动，促进静脉血回流，减少深静脉栓塞的发生。⑤可能减少慢性疼痛的发生。

2. 疼痛评估　疼痛评估应包括疼痛的部位、特点、加重及减轻因素及其强度，最可靠有效的评估指标是患者的自我描述。常用评分方法有：

（1）语言评分法（verbal rating scale，VRS）为从疼痛最轻到最重的顺序以0分（不痛）至10分（疼痛难忍）的分值来代表不同的疼痛程度，患者选择不同分值来量化疼痛程度。

（2）视觉模拟法（visual analogue scale，VAS）为用一条10cm的水平直线，两端分别定为不痛到最痛。由被测试者在最接近自己疼痛程度的地方画垂线标记，以此量化其疼痛强度，是一种评价急、慢性疼痛的可靠方法（图1-15）。

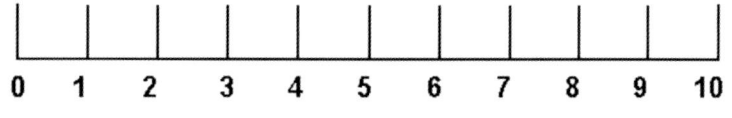

图1-15　疼痛视觉模拟法评估图

（3）Wong-Baker面部表情量表（Wong-Baker faces pain rating scale）为由六种面部表情及0～10分（或0～5分）构成，程度从不痛到疼痛难忍。由患者选择图像或数字来反映最接近其疼痛的程度（图1-16）。

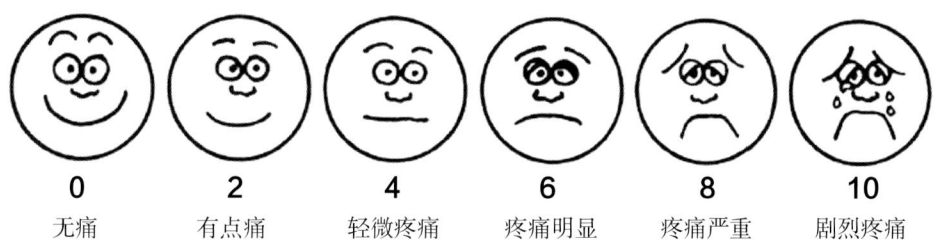

图1-16　Wong-Baker面部表情量表

（4）术后疼痛评分法（Prince-Henry评分法）主要用于胸腹部手术后疼痛的测量。从0～4分共分为5级，评分方法如下：0分，咳嗽时无疼痛；1分，咳嗽时有疼痛；2分，安静时无疼痛，深呼吸时有疼痛；

3分,安静状态下有较轻疼痛,可以忍受;4分,安静状态下有剧烈疼痛,难以忍受。

3. 术后镇痛的方法

(1) 肌肉或静脉单次注射镇痛药物通常是需要时给药,对于小手术效果好。应用的药物有阿片类药物和非甾体抗炎药。非甾体抗炎药不仅可加强前者镇痛效果,减少阿片类药用量,而且可以抑制前者中枢和外周的痛觉敏化作用。但是对于重度疼痛的患者,单次注射药物不能使药物血药浓度稳定于镇痛浓度,难以保证长时间的镇痛效果。

(2) 硬膜外患者自控镇痛(PCEA)是通过硬膜外麻醉导管,镇痛泵自动输注一定量的低浓度局麻药和麻醉性镇痛药。同时,患者也可以在感到疼痛时按压泵的开关,即可增加药物剂量。镇痛泵内的长效局麻药包括布比卡因、左旋布比卡因及罗哌卡因。麻醉性镇痛药主要有吗啡、芬太尼及舒芬太尼。

(3) 静脉患者自控镇痛(PCIA)是通过静脉途径,镇痛泵自动输注麻醉性镇痛药。患者也可以在疼痛时按压泵的开关,增加药物剂量。静脉患者自控镇痛要注意患者的药物个体差异,需根据镇痛效果调整用药剂量,以达到满意的镇痛目的。

(4) 局部神经阻滞和切口浸润是用局部麻醉药(如布比卡因)在手术结束前行切口浸润或手术部位的支配神经浸润,能够加强术后镇痛效果,减少全身麻醉镇痛药物的应用。

目前,提倡多模式的术后镇痛,即上述多种镇痛方法结合应用,以取得更好的镇痛效果。

4. 镇痛药物

(1) 阿片类镇痛药:临床中应用的多为相对选择μ受体激动药。所有阿片受体激动药的镇痛作用机制相同,但某些作用,如组织胺释放、用药后峰值效应时间及作用持续时间等存在较大的差异,所以在临床工作中,应根据患者特点、药理学特性及副作用考虑选择药物。阿片类药物的副作用主要是引起呼吸抑制、血压下降和胃肠蠕动减弱。芬太尼具有强效镇痛效应,其镇痛效价是吗啡的100~180倍,静脉注射后起效快,作用时间短,对循环的抑制较吗啡轻。舒芬太尼的镇痛作用为芬太尼的5~10倍,作用持续时间为芬太尼的2倍。哌替啶(杜冷丁)镇痛效价约为吗啡的1/10,大剂量使用时,可导致神经兴奋症状(如欣快、瞻妄、震颤、抽搐),肾功能障碍者发生率较高,可能与其代谢产物去甲哌替啶大量蓄积有关。

(2) 镇痛药:曲马多属于非阿片类中枢性镇痛药。曲马多可与阿片受体结合,但亲和力很弱,对μ受体的亲和力相当于吗啡的1/6 000,对κ和δ受体的亲和力则仅为对μ受体的1/25。曲马多镇痛强度约为吗啡的1/10,对呼吸抑制轻,主要用于术后轻度和中度的急性疼痛治疗。

(3) 非甾体类抗炎镇痛药(NSAIDs)的作用机制是通过非选择性、竞争性抑制前列腺素合成过程中的环氧化酶达到镇痛效果。代表药物如对乙酰氨基酚、帕瑞昔布等。NSAIDs可用于治疗轻度至中度疼痛,它和阿片类联合使用时有协同作用,可减少后者用量。NSAIDs主要不良反应包括胃肠道出血、血小板抑制后继发出血和肾功能不全。

(4) 局麻药物主要用于术后硬膜外镇痛,其优点是镇痛时间长,效果好。目前常用药物为布比卡因和罗哌卡因,后者心脏和神经系统的安全性比前者高。

5. 术后镇痛的并发症 术后镇痛常见的并发症主要包括镇静过度、呼吸抑制、恶心、呕吐、皮肤瘙痒、腹胀便秘及尿潴留等,主要由阿片类药物产生。局麻药硬膜外镇痛可能会导致低血压、心动过缓、运动受限和感觉障碍及与硬膜外穿刺置管有关的并发症。合理的平衡镇痛,联合用药有助于提高镇痛效果,减少各自的剂量,降低并发症发生的风险。

(1) 镇静过度与呼吸抑制:阿片类药物在产生镇痛的同时还作用于边缘系统,影响情绪的区域受体,产生镇静作用。轻度镇静对患者休息有益,但一定要防止中度以上镇静,此时患者持续嗜睡,可唤醒或不易唤醒,这反映患者体内镇痛药血药浓度已超过疼痛治疗需要,需即刻减少泵注药量。阿片类药物能降低正常人的呼吸频率和幅度,导致中枢性的呼吸抑制,表现为潮气量和频率的减低甚至呼吸暂停,这是最令人担忧的副作用。统计显示,呼吸抑制发生率在持续输注吗啡镇痛时为0~1.7%,患者自控镇痛(PCA)时为0.1%~2.2%,椎管内输注局麻药联合阿片类药时为0.1%~1.0%。呼吸抑制可能还与老年人、个体对阿片类药物耐受降低或联合应用了其他中枢神经抑制药、术前存在的呼吸功能不全等因素有关。术后应行镇静程度、脉搏血氧饱和度和呼吸频率监测。定时唤醒患者、吸氧、保持呼吸道的通畅。当患者嗜睡，呼吸频率减慢至8次/min以下，$SpO_2<90\%$，应立即停止镇痛药物、吸氧、静脉滴注纳洛酮拮抗等对症处理，多可在短时间内恢复正常。

（2）恶心呕吐：阿片类药物可兴奋延髓催吐化学感受区，故无论以哪一种方式给药都可能引起术后恶心呕吐，发生率可高达20%。但术后引起恶心呕吐的因素还包括患者性别、年龄、麻醉方法、手术部位以及空腹与否等。对于轻度的恶心和呕吐（1~2次/24 h），可暂不予处理；而中度以上的恶心和呕吐（>3次/24h）则应药物治疗。给予恩丹西酮或托烷司琼等药物。胃复安具有促进食管胃蠕动的作用，不能用于胃肠术后早期呕吐，以免导致吻合口破裂。

（3）皮肤瘙痒：吗啡引起皮肤瘙痒的确切机制尚不清楚。吗啡具有对血管平滑肌直接作用和释放组胺的间接作用，引起皮肤瘙痒。也有研究提示5-羟色胺3（5-HT3）受体与椎管内吗啡引起的瘙痒有关。程度较轻者可减慢阿片类药物的输注速度，给予激素或抗组织胺药。恩丹西酮为高选择5-HT3受体阻滞剂，故也可用来对抗吗啡引起的瘙痒。经上述处理未见效者，静脉给予小剂量的纳洛酮（1 mg，静脉滴注）即可缓解。

（4）尿潴留：尿潴留是术后镇痛的一个副作用。尿潴留的主要原因可能为阿片类药物减弱膀胱平滑肌和括约肌的张力，使患者对膀胱充盈度的敏感性降低，造成排尿不畅和残余尿量增多。患者停用PCA后再拔除尿管，可避免尿潴留。

（5）腹胀与便秘：阿片类药能减弱内脏运动，引起胃潴留、腹胀与便秘。这可能与阿片类药物减弱肠道推进型节律性蠕动有关。另外，患者镇痛后疼痛减轻，静卧睡眠时间延长，也不利于胃肠功能的恢复。可鼓励患者早期下床活动，有利于减轻腹胀，促进胃肠功能恢复。

（6）低血压：术后镇痛过程中患者常发生低血压，主要原因为血容量不足，包括失血造成的绝对血容量不足和血管扩张引起的相对血容量不足。术后镇痛过程中应密切监测生命体征，每4~6 h测血压1次。血压降低超过基础值20%或收缩压低于80 mmHg时，可给予扩容及麻黄素升压。

（7）下肢麻木与乏力：下肢运动障碍一般是硬膜外镇痛时麻醉药积聚所致。应停止药物，拔除硬膜外导管。严重的运动感觉障碍，应及时做脊髓CT或MRI检查。

术后镇痛因能有效缓解患者术后疼痛，降低应激反应和减少并发症，促进切口愈合及机体恢复，已成为术后重要的辅助治疗手段。只有合理选择镇痛方式和药物，加强监测和护理，才能减少并发症，从而达到术后真正无痛的治疗目标。

（房洁渝）

第九节　腹腔外科引流

普通外科手术往往需放置引流管以引流渗液、血液、脓液及防治术后吻合口漏等并发症，有效术后引流可减轻患者痛苦，加快康复过程，节约医疗资源。患者术后坏死组织液化和创面渗出，致使腹腔液体积聚，如引流不充分则极易继发感染与脓肿等并发症，这既增加手术的风险，又加重患者的经济负担。临床实践中，一些消化道手术未放置引流管的患者，术后出现腹痛、腹胀，医护人员有时无法判断其原因，只能做一些相关检查来进一步诊断；若放置引流管，则可根据引流液的性质来分析判断，对临床诊治和护理都有一定的指导意义。

（1）按引流方式分为：①被动引流。如烟卷、乳胶条、纱布条、凡士林油纱及单腔引流管等，由于吸引力小，仅适用于创面小，渗出少的手术。②主动引流。利用有抽吸功能的装置将游离于腹腔内的渗液、脓液、漏出液等有效引出体外，适用于渗出多、消化道漏等情况，如腹腔感染、胆、肠、胰漏、肝胆、胃肠、盆腔、腹膜后肿瘤等手术。主动引流按不同情况选用封闭式、开放式或灌洗式引流。灌洗式引流有利于防止引流管阻塞、减轻引流物对周围组织的刺激，但管理较烦琐。

（2）按引流目的分为：治疗性和预防性引流。治疗性引流用于各种原因引起的腹腔积液、积血、积脓、组织坏死或消化道漏，例如腹腔脓肿利用冲洗引流，可以减少身体对毒素的吸收，减轻中毒症状，避免脓肿向周围蔓延，造成感染扩散，减少对组织继续破坏，改善器官功能，促进组织再生和恢复。预防性引流是以临床监测为目的，用来术后观察腹腔内有无活动性出血及炎性渗出或胃、肠、胆及胰漏，可早期监测外科并发症的发生，特别在肾移植和肝移植的患者，应用效果尤其显著。原则上讲开腹手术都应进行引流，但考虑引流本身可带来并发症，对清洁、轻度污染或术后创面渗血少的患者可不放置引流。

（3）引流管材料目前多为硅胶管或橡胶管两种。硅胶引流管质地柔软，多用于主动引流，吸引效果好，对周围组织刺激小，对肠管腐蚀性小，但不易形成窦道。橡胶管为被动引流，引流效果不及硅胶管，存在邻近肠管因压迫侵蚀等导致肠漏的风险，对周围组织刺激较大，约需2周方可形成完整窦道。

（4）放置引流管应根据疾病的种类、手术方式及腹腔内具体情况而定。腹腔内深部引流习惯上选择单腔被动引流方式，虽然操作、护理简单，但术后3 d左右，引流管常被压迫或堵塞而失去观察与治疗的目的，而此时正是发生吻合口漏和腹腔感染的关键时刻，所以应采用主动引流。

（5）双腔引流管引流是一种主动引流，其外套管直径大小以保证内、外套管间隙畅通，空气进入顺利为原则；材料选用PVC或硬度合适的硅胶；外套管侧孔直径以3~4 mm为宜，如考虑引流量大可多剪几个侧孔；起吸引作用的内套管只可有1~2个侧孔，否则，将分散吸引力，影响引流效果。应强调的是，对置管7 d以上，特别是对于肠漏、腹腔感染的早期引流应采用灌洗式吸引，大流量的持续冲洗更有利于脓液、消化液、坏死物质的清除。早期冲洗量可达5~10 L/d，随着引流液转清，窦道形成，经造影证实脓腔缩小后，可减少冲洗量，逐渐停止冲洗，换用被动吸引方式，观察数日无异常即可拔管。负压吸引宜采用持续低噪音并有报警的设备。在-10~-5 kPa条件下进行封闭式吸引时，引流管不会因吸附周围组织而影响其引流效果。开放式吸引可在-20~-10 kPa条件下使用，由于空气不断进入引流管，其周围腔隙内不致产生过大的负压，仅形成一个-3~-1 kPa的负压区，促使液体进入该间隙，进而引流出体外，同时避免吸附周围脏器导致缺血坏死，甚至穿孔。

目前双腔引流管仍存在以下不足：①负压难以控制，导致管壁侧孔易吸入大网膜及肠壁等脏器，而引起管腔阻塞，致引流不畅；②长时间负压抽吸时，可导致被吸附的肠管等脏器缺血、出血坏死、甚至穿孔；③拔除引流管时偶有困难，甚至会撕裂大网膜而致出血。

现笔者放弃持续负压吸引的方式，将双腔引流管连接一负压瓶，每2 h给予1次负压吸引并打开进气孔，即达到负压主动吸引的目的，又避免上述持续负压吸引的不足。如果发生吻合口漏，则应改为持续负压吸引，经进气孔滴入生理盐水冲洗。

（6）引流管拔除一般在术后3~5 d。引流液为浆液性，<50 mL，无发热，无腹痛，无腹膜炎体征，无吻合口漏的情况下，即可拔除引流管。如引流管持续每小时引流鲜血量>100 mL，经迅速补充新鲜同型浓缩红细胞，血压持续下降或稳定后再次下降甚至休克的患者，应毫不犹豫二次开腹止血，避免发生灾难性的结果。

（王天宝）

第二章　胃肠手术吻合基本方法

吻合技术是胃肠外科医生应该熟练掌握的基本技能，熟悉缝合线与缝针选择，熟练应用各种缝合方法及吻合器械对减少手术并发症具有重要意义。

第一节　手术缝线与缝针

理想的缝线应具备以下特征：无致敏性，无致癌性，张力足够，易于成结，且表面不利于细菌附着，在体内吸收时仅仅引起轻微的组织反应。根据缝合线理化性质的不同，手术缝合线主要分为四类：可吸收与不可吸收线，单股与多股线。

（1）可吸收合成纤维缝线以Dexon（聚羟基乙酸）及Vicryl（薇乔，聚乳酸羟基乙酸）为代表，具有组织反应轻、吸收时间长、抗菌、柔软、针线无缝连接、穿透组织顺畅及打结方便牢固等优点。胃肠缝合多用3-0线，关闭腹壁白线切口多用1号线。可吸收合成纤维缝线15 d后，张力仍能保持20%，完全吸收需60～90 d。

（2）天然不可吸收线包括丝线和棉线，以丝线应用最多，经济和方便，但3-0以上缝线可导致慢性窦道和缝线肉芽肿形成，因此，缝合腹直肌前鞘以上组织时最好选择可吸收线。丝线和棉线在人体内经一段时间后仍可被组织分解。

（3）人工合成的不可吸收线则不会被分解，常用的有编织缝合线如Dacron（涤纶）、Ethibond（爱惜康，丁炔涂布Dacron）和Tevdek（特氟纶，聚四氟乙烯涂布Dacron），需打4～5个结。合成的单股不可吸收线以Prolene（聚丙烯）线应用最多，质地光滑、组织反应轻微、针线一体、使用方便，需打6～7个结。0～2-0号Prolene线可用于腹部切口关闭，4-0线可用于肠道浆肌层缝合，5-0线用于血管吻合或修补。

（4）手术缝针按针身弯曲度分为弯形、半弯形及直形针；按针尖形状分三角针及圆针。三角针锋利，可致组织撕裂，多用于坚韧的结缔组织和皮肤缝合。圆针组织损伤小，主要用于腹膜及胃肠道等组织缝合。在使用弯针缝合时，进、出针应顺从弯针弧度，否则易断。常用缝针型号：5×12、6×14、7×17、8×20、9×24、9×34及10×28等。

第二节　常用缝合方法

胃肠道最常用的缝合方法包括单层吻合法和双层吻合法。单层吻合法需缝合浆肌层、黏膜下层和少许黏膜，因其所用缝线减少，缝线反应轻微，吻合口边缘血运良好，其安全性已经得到认可。双层吻合即内层为黏膜层缝合，外层为浆肌层和黏膜下层的内翻缝合，黏膜下层是吻合口抗张力的主要组织。双层吻合可减轻吻合张力，减少吻合口漏等并发症，但有导致吻合口狭窄的风险。常用的缝合法如下：

1. Lembert缝合法　即间断垂直褥式内翻缝合法，适用于缝合浆肌层的一种方法，缝针缝合宽约5 mm的浆肌层及黏膜下层组织，该法多用于吻合口的包埋，对减少吻合口漏颇有裨益，临床应用颇多（图2-1）。

2. Cushing缝合法　即连续水平褥式浆肌层内翻缝合法，距离内层缝合线2～4 mm处水平进针，宽度约5 mm，包括黏膜下层组织，本方法主要适用于吻合口包埋，连续缝合节省打结时间，临床应用较少（图2-2）。

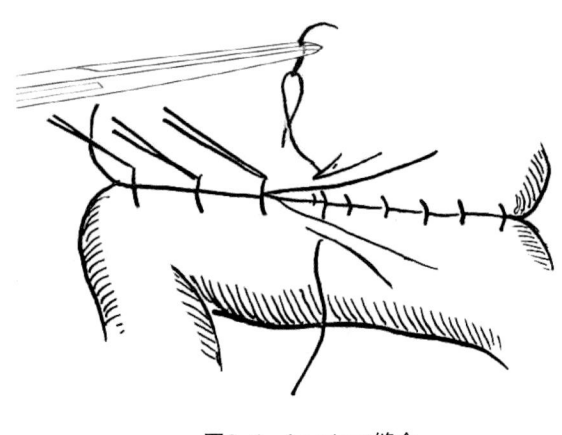

图2-1 Lembert缝合

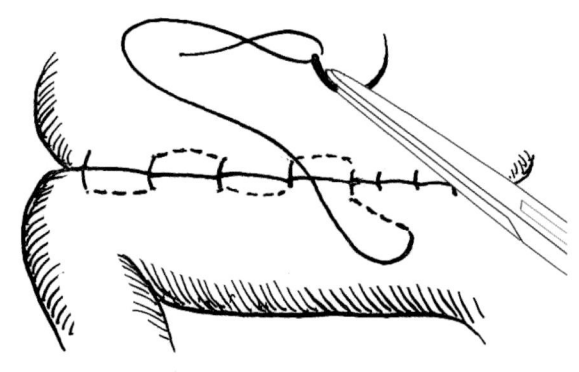

图2-2 Cushing缝合

3. Connell 缝合法　即连续全层水平褥式内翻缝合，缝针自浆膜层穿透肠壁至肠腔，再从同侧黏膜水平进针，由浆膜穿出，同法再行对侧肠壁缝合，多用于胃肠吻合的前壁缝合，节省时间，应用较多（图2-3）。

4. Halsted缝合法　即间断水平褥式内翻缝合法，水平缝合吻合口两侧胃肠壁浆肌层，宽度3~5 mm，然后打结，用于吻合口包埋（图2-4）。

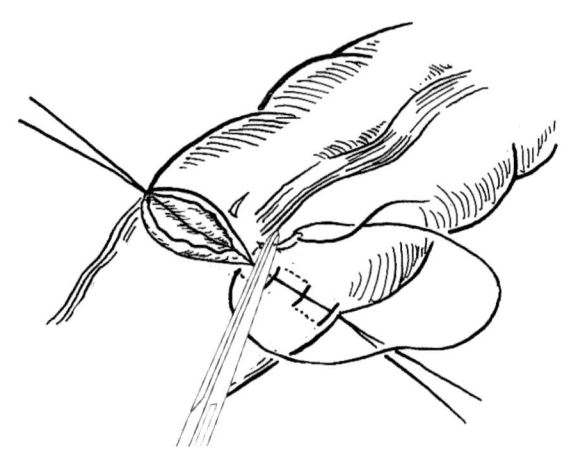

图2-3 Connell缝合

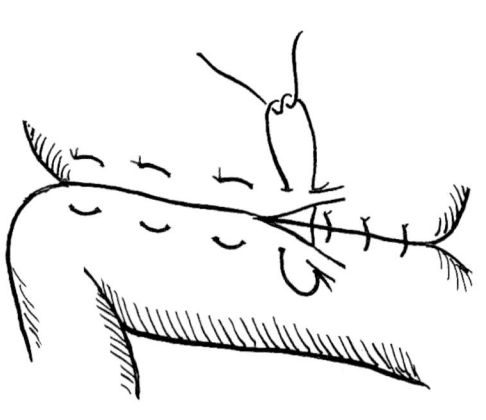

图2-4 Halsted缝合

5. 连续锁边缝合法　该方法如同衣服锁边一样，在将吻合口后方黏膜层拉拢的同时起到止血的作用。在血供丰富组织，需要压迫止血时（如胃肠吻合）可以采用该方法，应将锁边线置于胃黏膜一侧。皮肤切口也可用此法缝合（图2-5、图2-6）。

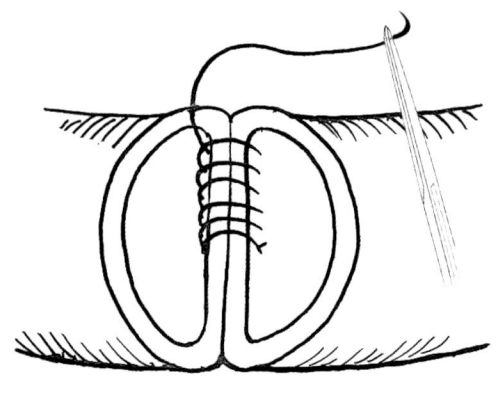

图2-5 肠道连续锁边缝合

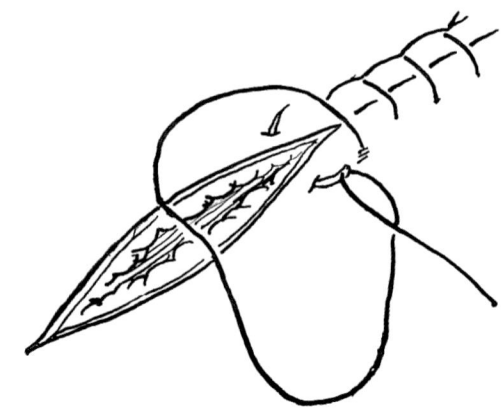

图2-6 皮肤连续锁边缝合

6. 逐次等分缝合法　该方法适用于吻合口两侧胃肠切口长度不等的情况。首先在吻合口两角各缝合1针牵引线，第3针则在两侧胃肠吻合口的中点，第4针位于第1针与第3针中点，依次类推。为减少吻合口漏，一般需要再行浆肌层包埋。

7. 荷包与半荷包缝合　荷包缝合即用丝线做一环形水平褥式浆肌层缝合，恰似荷包线，收紧打结可将阑尾残端等妥善包埋。半荷包缝合法同荷包缝合，但仅用3/4周径，主要用于肠管两侧角和胃肠吻合危险三角的包埋处理（图2-7、图2-8）。

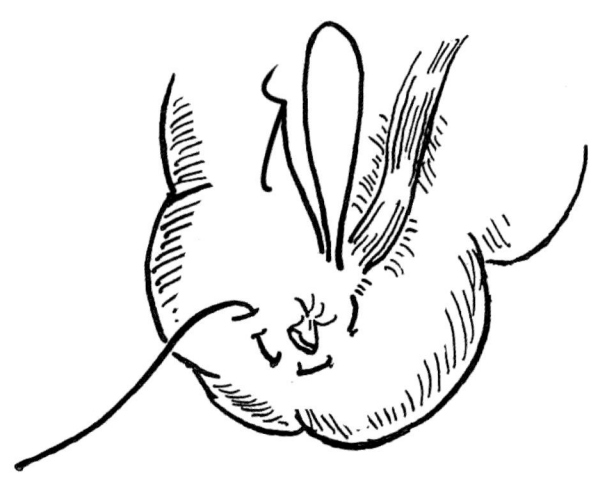

图2-7　荷包缝合

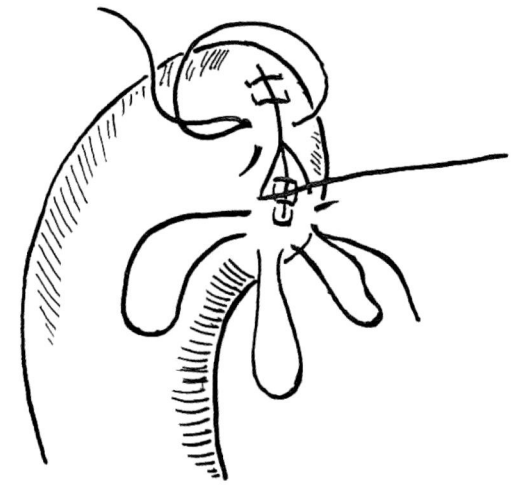

图2-8　半荷包缝合

第三节　常用手工吻合方式

胃肠手工吻合常用三种方法：端端吻合、端侧吻合及侧侧吻合。

1. 端端吻合　该方法最符合生理状况，常用于小肠吻合。距两断端约4 cm用肠钳钳夹关闭小肠并靠拢，使肠钳远端位于系膜侧，系膜缘位于同侧，1号丝线间断全层内翻缝合前壁，边距3~5 mm，针距3~4 mm（图2-9）。然后翻转肠钳，同法缝合后壁（图2-10）。1号丝线Lembert缝前、后壁浆肌层，针距3~4 mm，边距2~3 mm，内翻切勿太多，以防吻合口狭窄，最后应将系膜裂孔间断缝合（图2-11、图2-12）。

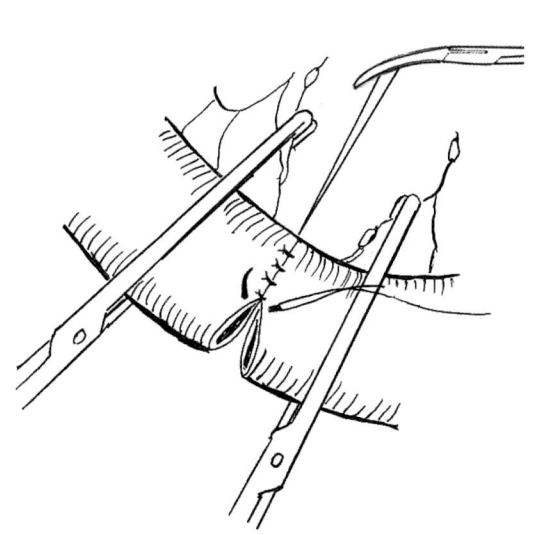

图2-9　前壁间断全层内翻缝合

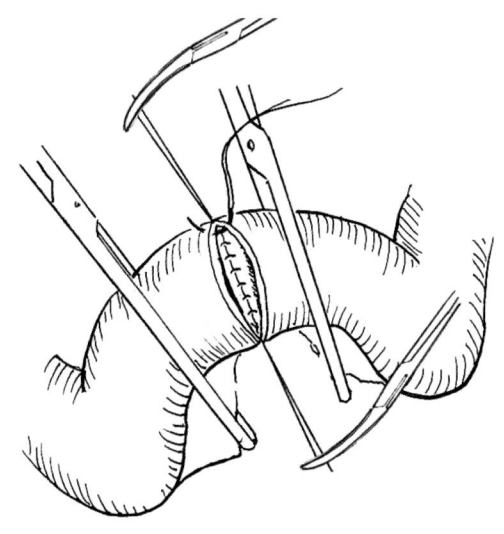

图2-10　后壁间断全层内翻缝合

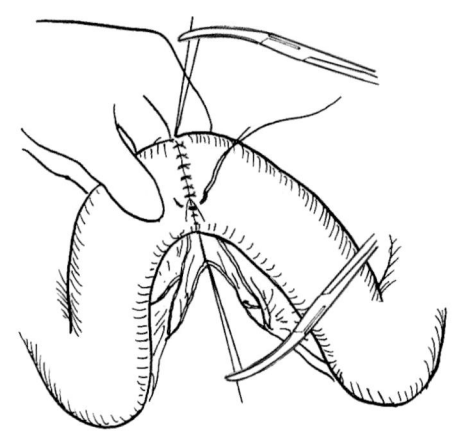

图2-11 Lembert缝合后壁浆肌层

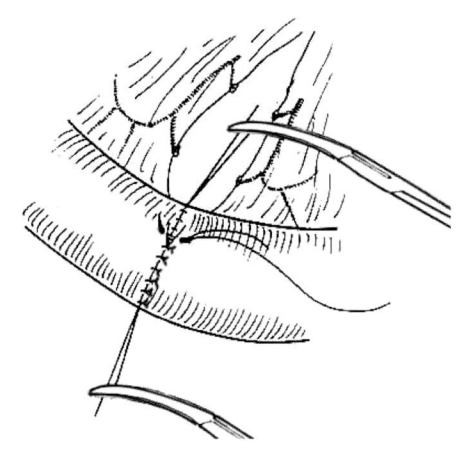

图2-12 Lembert缝合前壁浆肌层

2. 端侧吻合 适用于两端肠管直径相差较多，或者为了防止肠内容物的逆流而进行的Y形吻合。临床常用于全胃切除食管空肠Roux-en-Y输入与输出襻间的吻合。于侧面吻合的空肠系膜缘和对系膜缘缝一针1号丝线，打结后牵起肠管，距缝线2~3 cm处上持肠钳。将近侧空肠断端用库克钳钳夹关闭，与远侧空肠靠拢，系膜缘对系膜缘，距离吻合口3~5 mm，1号丝线间断缝合浆肌层（图2-13、图2-14）。切开待吻合的空肠后壁，1号丝线间断内翻缝合后壁，边距3~4 mm，针距3~4 mm。切除胆汁胰液输入襻空肠断端库克钳压榨的前壁，同法完成前壁缝合（图2-15至图2-17）。1号丝线间断缝合前壁浆肌层，再间断缝合关闭系膜裂孔。为减少肠内容物反流，在吻合口头侧将两段肠管并拢5~8 cm并将其浆肌层间断缝合（图2-18、图2-19）。

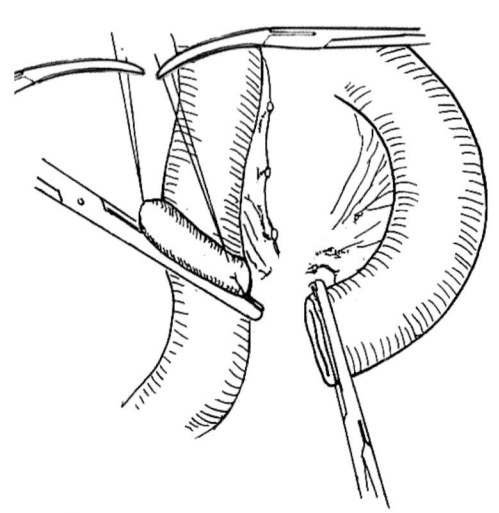

图2-13 缝合牵引线

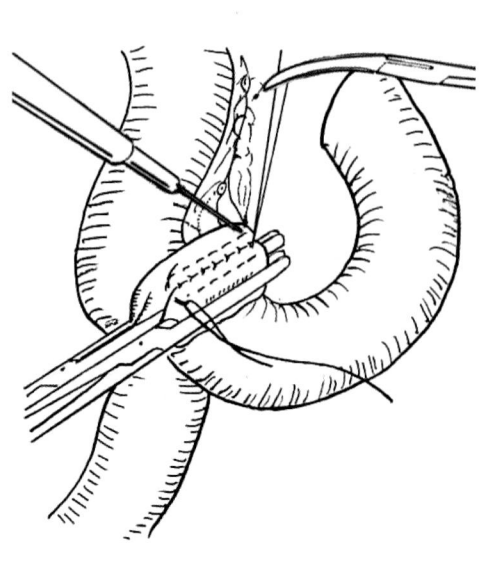

图2-14 后壁浆肌层缝合

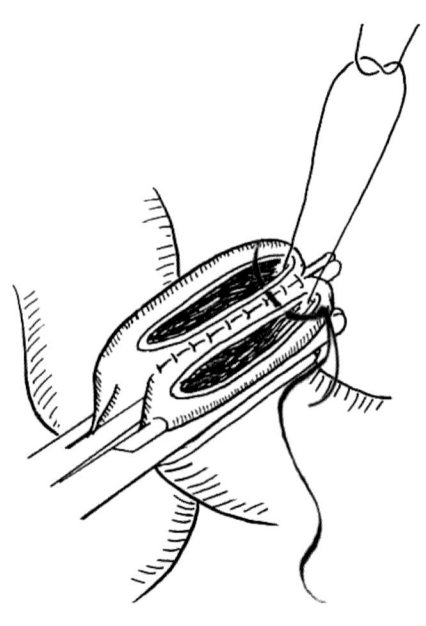

图2-15 自一侧开始缝合后壁

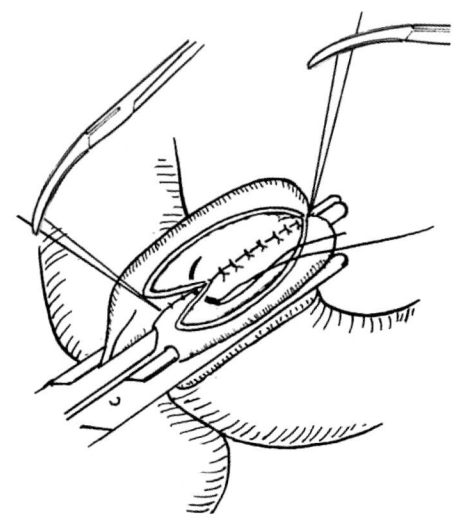

图2-16 间断全层缝合后壁

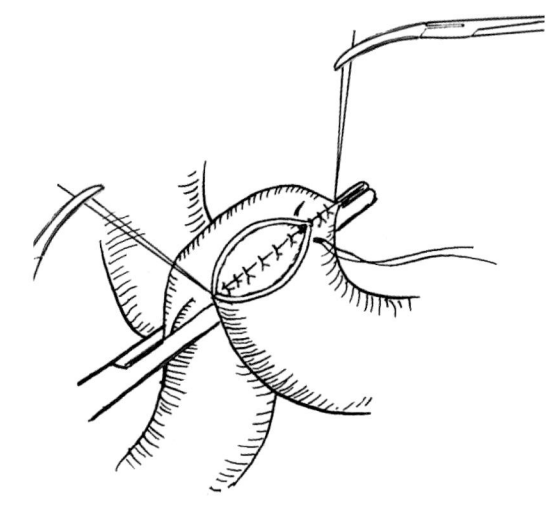

图2-17 间断全层缝合前壁

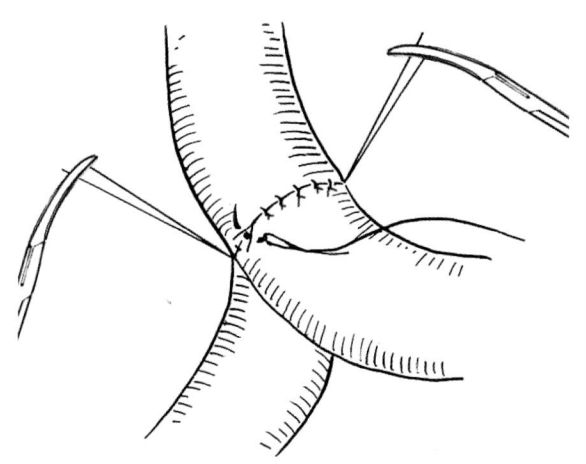

图2-18 前壁浆肌层包埋

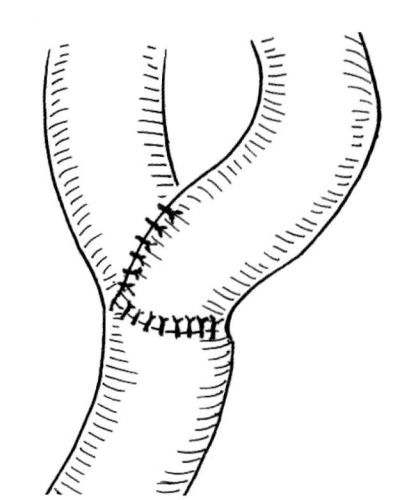

图2-19 并行肠管间断浆肌层缝合

3. 侧侧吻合　主要适用于胃肠吻合，具体方法：将预吻合胃和空肠靠拢，吻合口两侧角缝1号丝线，并向两侧牵引；后壁1号丝线浆肌层缝合，针距3~4 mm（图2-20）。距离吻合口4~5 cm，两把肠钳分别夹闭胃和空肠襻。距后壁浆肌层缝线4~5 mm切开胃壁浆肌层，长度稍短于浆肌层包埋线长度（图2-21、图2-22）。用3-0Dexon丝或1号丝线缝扎胃壁黏膜下血管，切开胃黏膜，吸净胃液并安尔碘消毒（图2-23、图2-24）。距离浆肌层缝线4~5 mm，切开空肠壁，长度略短于胃壁切口，吸净肠内容物，安尔碘消毒（图2-25）。1号丝线间断缝合后壁，针距3~4 mm，深度不超过浆肌层包埋线，进而完成前壁间断内翻缝合（图2-26、图2-27）。胃肠吻合也可采用如下方法：3-0Dexon线于后壁中点缝合并打结，向两侧角连续锁边缝合后壁，转至前壁采用Connell法缝合，至前壁中点处，两线尾打结。去除夹持胃壁及空肠襻的两把肠钳。采用1号丝线行Lembert缝合前壁浆肌层，针距3~4 mm，检查吻合口是否通畅，大小以3~5 cm为宜（图2-28）。

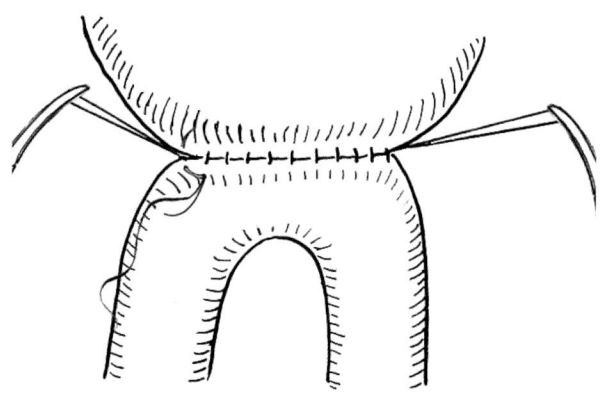

图2-20 间断缝合空肠侧壁与胃壁浆肌层

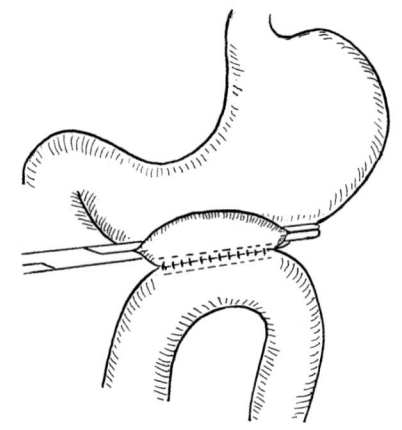

图2-21 肠钳夹持胃壁

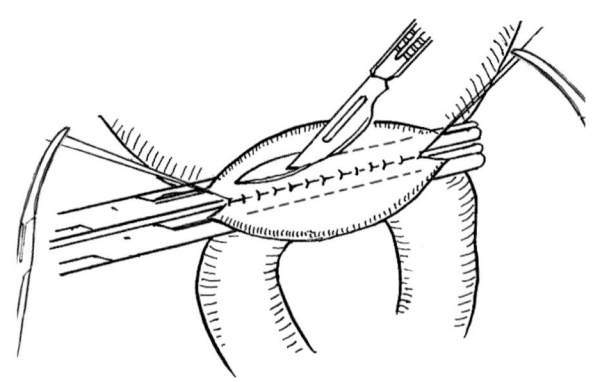

图2-22 切开胃壁浆肌层

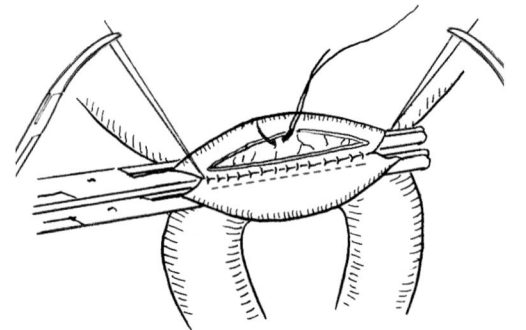

图2-23 缝扎胃壁切缘黏膜下血管

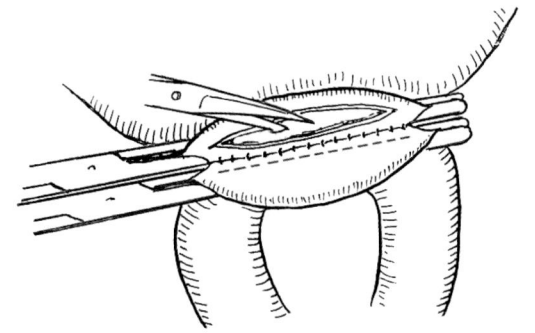

图2-24 剪开胃壁黏膜层

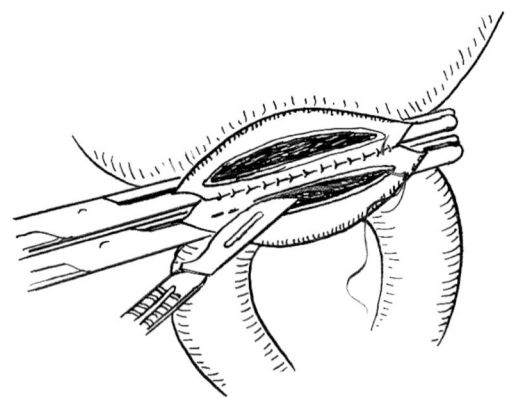

图2-25 切开肠壁全层

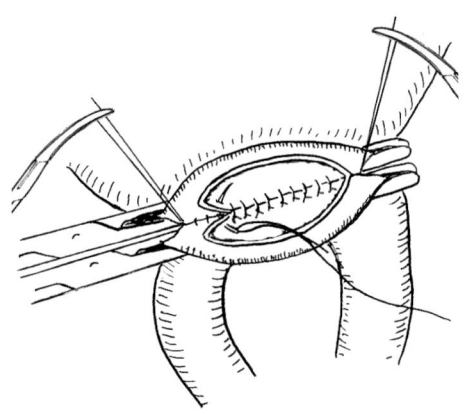

图2-26 间断全层缝合后壁

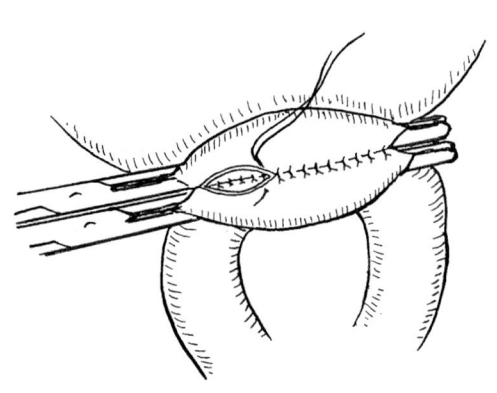

图2-27 间断全层缝合前壁

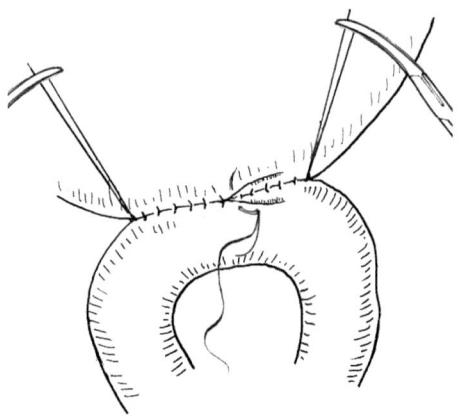

图2-28 Lembert缝合前壁浆肌层

4. 胃肠半口吻合

（1）在胃体部预定切断线的远端上置胃钳（或库克钳），紧靠胃钳端，边切断边用1号丝线做全层间断缝合，关闭胃小弯侧。胃大弯侧保留5~6cm，以备吻合，胃的拟切断线要与胃纵轴成直角或与脊柱成45°。1号丝线行半荷包缝合小弯残角，将其包埋，余部小弯侧断端再加浆肌层间断缝合，予以包埋（图2-29、图2-30）。

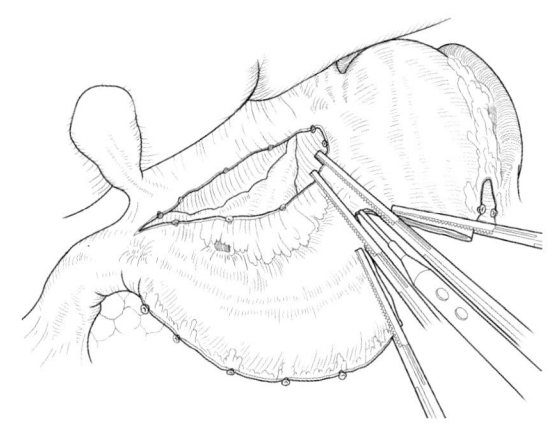

图2-29 切断胃体

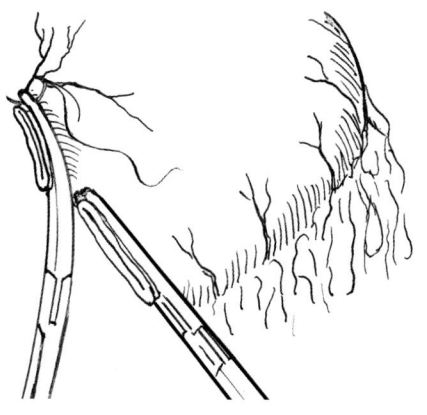

图2-30 小弯侧关闭

（2）行结肠前或后胃空肠吻合，输入襻对胃大弯，输出襻对胃小弯，用小圆针1号丝线做后壁浆肌层间断缝合。距胃钳约0.6cm切开胃前、后壁浆肌层，1号丝线黏膜下缝扎止血（图2-31）。

（3）用肠钳夹持空肠，于吻合口后方置纱布垫，以防腹腔感染。距后壁缝合线0.5cm切开空肠，紧靠胃黏膜结扎线外侧剪开胃前、后壁黏膜层，移除远端胃切缘。因空肠壁较胃壁稍松弛，故空肠切口应略短于胃吻合口，突出过多的小肠黏膜可适当修剪，用安尔碘消毒吻合口（图2-32）。

（4）以1号丝线由小弯向大弯行后壁全层间断或连续缝合。注意此缝针不应超越浆肌层包埋线（图2-33）。

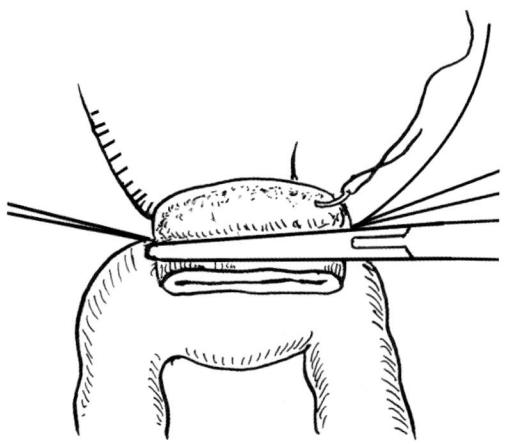

图2-31 胃前壁黏膜下止血

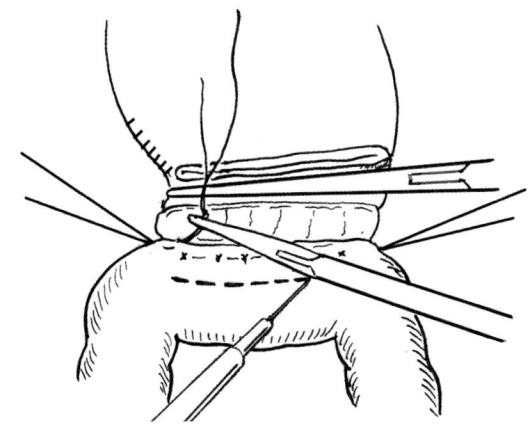

图2-32 切开空肠

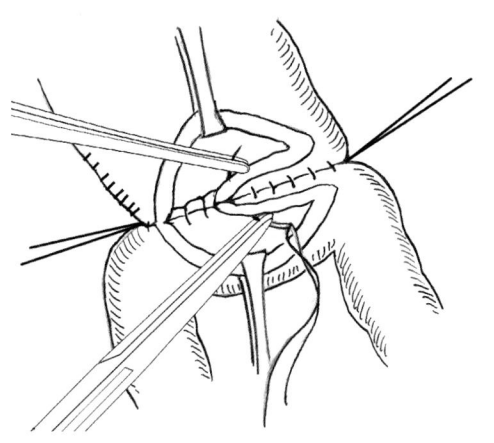

图2-33 胃肠后壁吻合

（5）将胃管由吻合口送入输入空肠襻10~15cm，再行前壁全层连续内翻缝合，至小弯侧两线尾相遇，结扎于吻合口外，除去肠钳（图2-34、图2-35）。手术人员更换手套及污染的器械，然后行前壁浆肌层间断缝合（图2-36）。吻合口右上方危险三角处补加半荷包缝合。吻合口的宽度应为2~3横指，输入及输出口通过拇指即可。

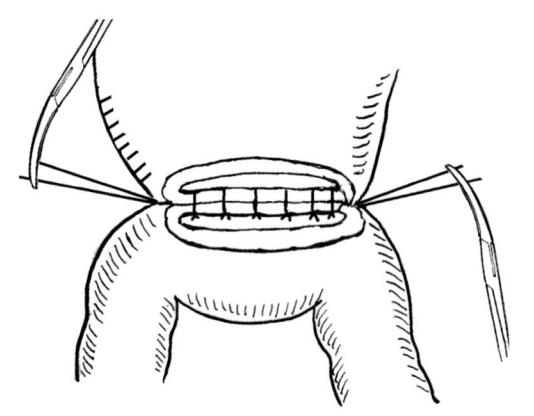

图2-34 胃肠后壁吻合完毕

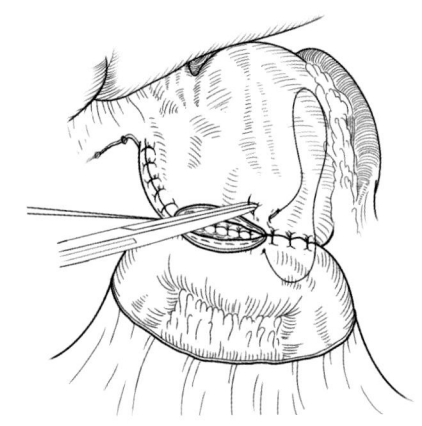

图2-35 胃肠前壁吻合

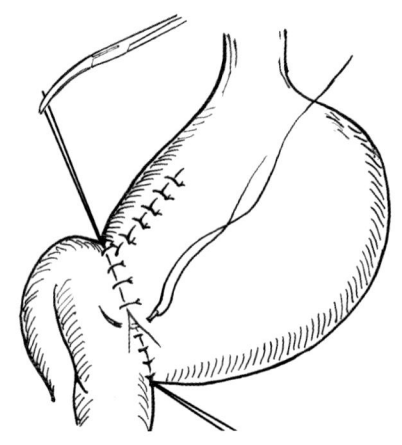

图2-36 浆肌层间断缝合

5. 胃肠全口吻合　胃肠全口缝合优点是输入、输出襻吻合口处不易于狭窄，吻合速度较快。具体方法是：一般是输入襻对胃大弯，后壁1号丝线浆肌层缝合；胃壁黏膜下止血，以减少术后吻合口出血的发病率；前、后壁吻合可采用1号丝线间断缝合的方法，亦可自后壁中点用2-0可吸收线缝合打结，然后，向两侧连续锁边缝合，务必使锁边线位于胃切缘一侧，以利于压迫胃壁止血；至胃体转角处，将可吸收线进一步拉紧，加缝一针4号丝线，丝线打结后与可吸收线打结，以确保可吸收线处于拉紧状态；前壁Connell内翻缝合至中点处打结；前壁1号丝线浆肌层包埋；胃大、小弯与空肠交界处各缝合固定一针，以减少肠襻悬吊成角的可能性（图3-37、图2-38）。

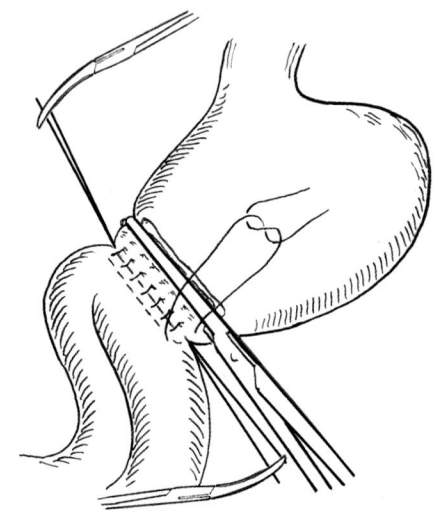

图2-37 后壁浆肌层缝合

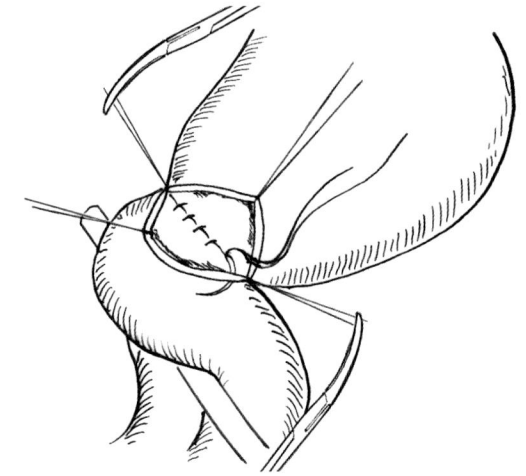

图2-38 胃肠前壁吻合

第四节 胃肠手术吻合器械基本操作方法

胃肠吻合器械的应用大约有100多年的历史，1964年，日本人发明了胃肠侧侧吻合器（gastrointestinal anastomosis，GIA）。1978年美国外科公司生产第一支管型吻合器（end to end anastomosis，EEA）。吻合与切割器械在胃肠道重建中应用极广，包括食管与胃、食管与空肠、空肠与结肠、结肠与直肠等。缝钉材质为钛或钛合金，具有以下特性：坚韧、较不锈钢更轻、良好的惰性和组织相容性、抗腐蚀、无生物毒性、应用温度范围广泛、极低密度及无磁性等。缝钉B字成型，允许微小的渗血通过B形的空间，携带营养物质到达吻合口，为切缘提供良好的营养，从而加速愈合。自动缝合器的优点：两排或三排钉合线平行交叉排列，止血可靠，不影响吻合口血供；缩短手术时间；减少组织损伤；降低污染与感染；减少失血；蠕动恢复早；使不可能的手术成为可能及缩短住院时间等。

一、常用管状吻合器

（一）强生管状吻合器

1. **结构名称** 强生管状吻合器结构名称见图2-39所示，为一次性击发器械，单个患者使用。

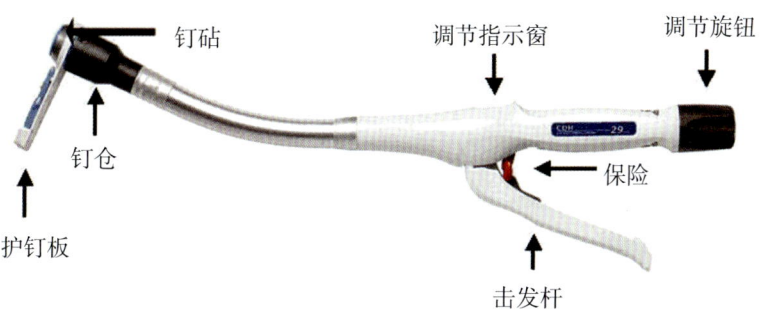

图2-39 强生管状吻合器结构

2. **型号及其参数** 强生管状吻合器型号及其参数见表2-1。

表2-1 强生管状吻合器型号及其参数

器械型号	钉砧头颜色	内腔大小/mm	闭合缝钉高度/mm
21	橙色	12.4	1.0~2.5
25	白色	16.4	1.0~2.5
29	蓝色	20.4	1.0~2.5
33	绿色	24.4	1.0~2.5

3. 强生管状吻合器特性及其优点见表2-2。

表2-2 强生管状吻合器特性及其优点

特征	优点
组织压缩可调装置，可调节成钉高度	医生控制缝钉高度，钉合组织的效果更好
最大的环形刀直径	内径是其他圆形吻合器的1.3倍
5.5 mm缝钉脚长度	可适应厚组织，最长的缝钉长度

4.强生管状吻合器使用步骤

(1)逆时针转动调节旋钮两圈,即可拆下护钉板。逆时针转动调节旋钮直到可见橙色的打结区即可打开器械。拆下可拆卸的钉砧头组件露出穿刺锥,顺时针转动调节旋钮直到穿刺锥低于钉仓平面即可。

(2)将可拆卸的钉砧头置入肠腔内并用荷包线将肠管固定在打结凹槽以上的钉砧轴上。

(3)退回穿刺锥低于钉仓平面,将器身插入闭合的另一端胃或肠腔内。逆时针转动调节旋钮全部伸出穿刺锥并穿刺组织,将组织推下至可见橙色的打结区。

(4)将钉砧套入穿刺锥并推下直到听到咔嗒声,证实钉砧头组件完全到位。在试图重新连接可拆卸的钉砧头组件时,切勿夹紧或夹住钉砧中心杆上的锁定弹簧。

(5)将待吻合组织置于正确的方向,检查确保未夹入周围组织。顺时针转动调节旋钮,关闭器械。继续关闭直到橙色指示器位于绿色的安全区域范围内。

(6)打开红色安全装置,击发前核对:橙色指示器完全在绿色范围内;钉砧组件和器身紧紧连接,完全压下击发手柄。

(7)击发后,释放击发手柄,使其返回至原位置,并将安全装置重新复位。逆时针转动调节旋钮1/2~3/4圈,向两边转动器械90°,轻轻地施加反向牵引力,同时轻轻地鱼尾形摆动即可退出打开的器械。

(8)检查"甜甜圈",拆下钉砧中的可拆卸钉砧头,即可取出"甜甜圈"。

(二)国产瑞奇管状吻合器

1.结构名称　瑞奇管状吻合器(RCS)结构名称见图2-40及图2-41。RCS系列管状吻合器提供两排相互交替、环形排列的缝钉,缝钉成型后钉合组织,同时,环形刀切除多余组织形成圆形吻合口。

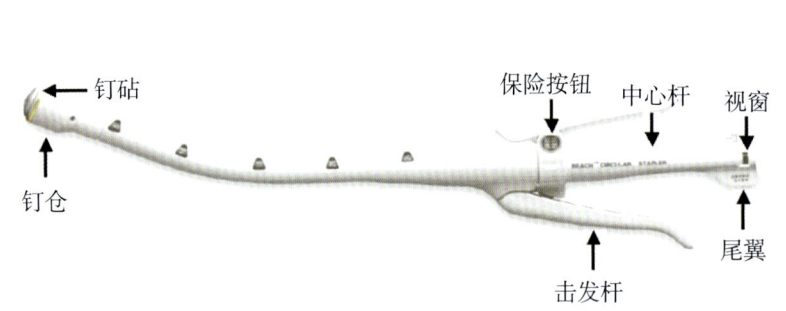

图2-40　瑞奇管状吻合器结构

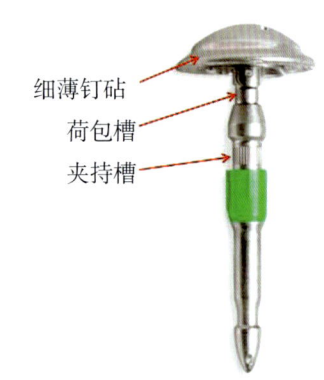

图2-41　瑞奇管状吻合器钉砧结构

2.型号及其参数　瑞奇管状吻合器型号及其参数见表2-3。

表2-3　瑞奇管状吻合器型号及其参数

产品型号	吻合器外径/mm	吻合口内径/mm	临床应用
RCS25C	25	15	食管手术、胃小肠手术
RCS28C	28	18	胃小肠手术、结肠手术
RCS31C	31	21	结直肠手术
RCS34C	34	24	直肠手术

3.瑞奇管状吻合器使用方法

(1)逆时针旋转尾翼,确认橘色标记完全露出后拔除钉砧。

(2)在欲吻合组织的一端做荷包,将钉砧置入荷包内,荷包线收紧于钉砧中心杆的荷包槽中。

(3)在欲吻合组织的另一端做荷包,将吻合器器身中心杆置入荷包内,直接在器身中心杆上收紧荷包线。

（4）另一种方法：将穿刺锥插入器身中心杆内，顺时针旋转尾翼，使穿刺锥完全没入钉匣头部；将吻合器置入欲吻合组织中，逆时针旋转尾翼，使穿刺锥尖端从缝钉线中点处穿出，直至器身中心杆末端的橘色标识完全露出；盖上辅助穿刺锥安全帽，拔除穿刺锥。

（5）将钉砧中心杆插入器身中心杆内，咔嗒声证实对合正确、完全（图2-42）。顺时针旋转尾翼，逐渐对合钉砧与器身，确保无多余的组织夹入其中（图2-43、图2-44）。

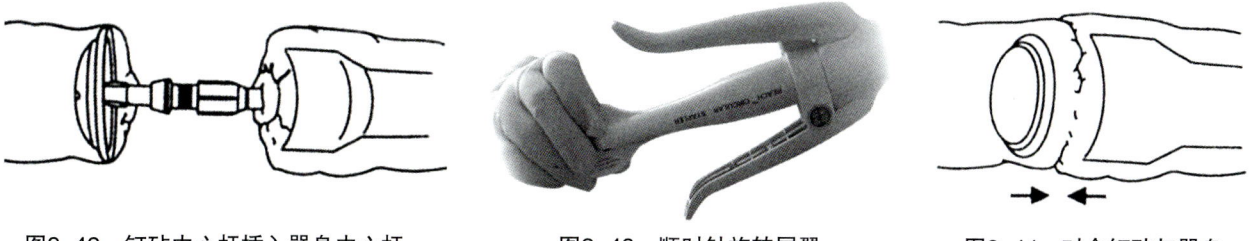

图2-42 钉砧中心杆插入器身中心杆　　　　图2-43 顺时针旋转尾翼　　　　图2-44 对合钉砧与器身

（6）当视窗内绿色标记完全露出后，打开保险，握紧击发手柄，用力击发到底（图2-45至图2-47）。

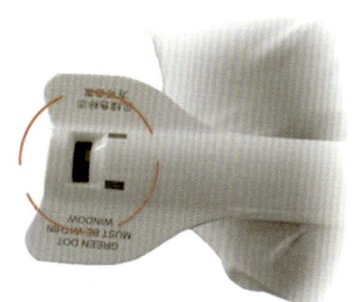 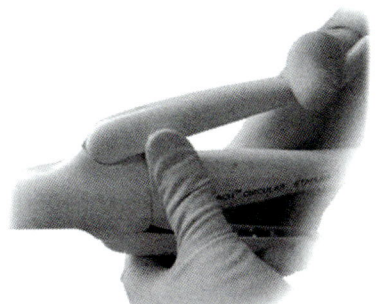 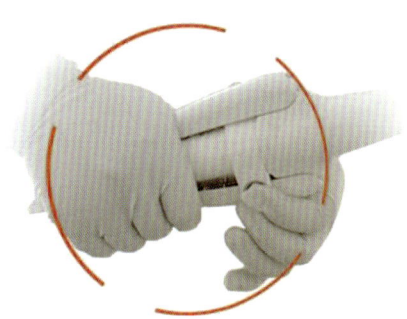

图2-45 视窗内绿色标记　　　　图2-46 打开保险　　　　图2-47 击发

（7）击发后，松开击发手柄，保险自动复位。逆时针旋转尾翼两圈，此时，弹跳帽自动翻转。将吻合器从吻合口中取出，击发后，尾翼的旋转不可超过两圈（图2-48、图2-49）。

（8）确认吻合口无活动性出血，缝钉成型良好。检查钉砧上的两个切割圈的完整性，并确认组织各层完整（图2-50）。

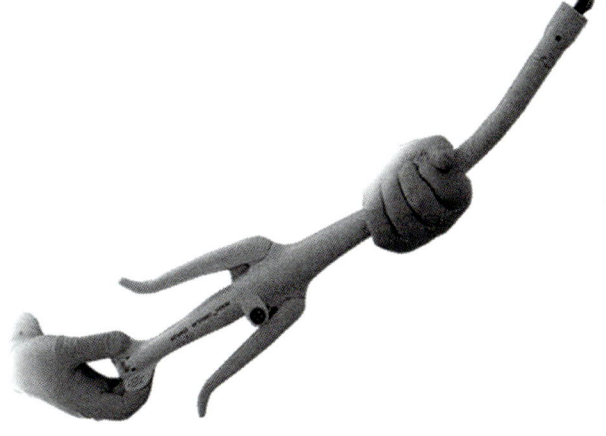

图2-48 逆时针旋转尾翼两圈

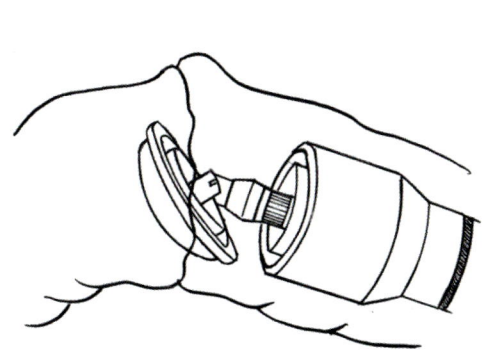 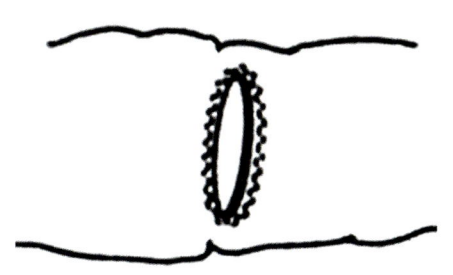

图2-49 取出吻合器　　　　图2-50 吻合口示意图

二、直线型闭合器

瑞奇直线型闭合器

1. 结构名称　瑞奇直线型闭合器结构如图2-51所示。提供两排相互间隔的缝钉，用于关闭组织，在同一个患者身上换七次钉匣，击发八次。适应于胸外科、腹部外科的手术中组织闭合和横断。

2. 种类与选择　目前瑞奇钉匣有2种规格，依据不同组织选择不同钉匣（表2-4）。

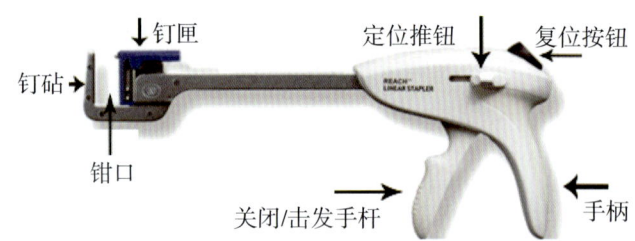

图2-51　瑞奇直线型闭合器（RLS）结构

表2-4　钉匣的区别

参数	RLS 3.5	RLS 4.8
钉腿高度	3.5 mm	4.8 mm
闭合后高度	1.5 mm	2.0 mm
缝钉线	两排	两排
缝钉线长度	30、45、60、90mm	30、45、60、90 mm
钉匣色标	蓝色	绿色

3. 瑞奇直线型闭合器使用方法

（1）将欲关闭或横断的组织纳入组织钳口，并确定纳入完全（图2-52）。

（2）前推定位针推钮，可手动使定位针入位。握紧手柄，直到组织钳口关闭，确定关闭后，完全松开手柄，手柄将自动返回原位（图2-53至图2-55）。

（3）握紧击发手柄，直至手柄锁定在握紧位，松开击发手柄，此时手柄不能自动复位，提示处于击发状态（图2-56）。

（4）如需切断组织，可沿切割导向切割（图2-57）。

（5）按压复位按钮，打开钳口，将器械从组织取下（图2-58）。

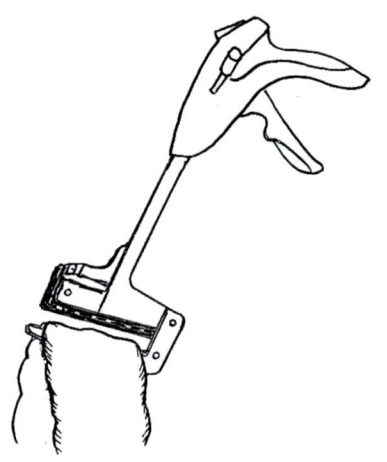

图2-52　将组织纳入钳口

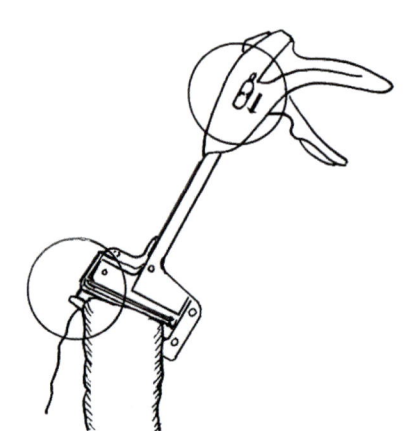

图2-53　定位针入位

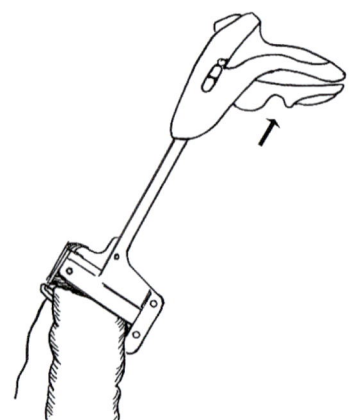

图2-54　组织钳口关闭

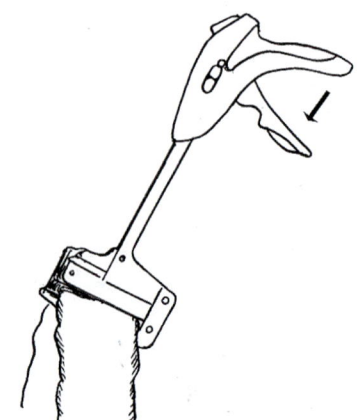

图2-55　松开关闭手柄

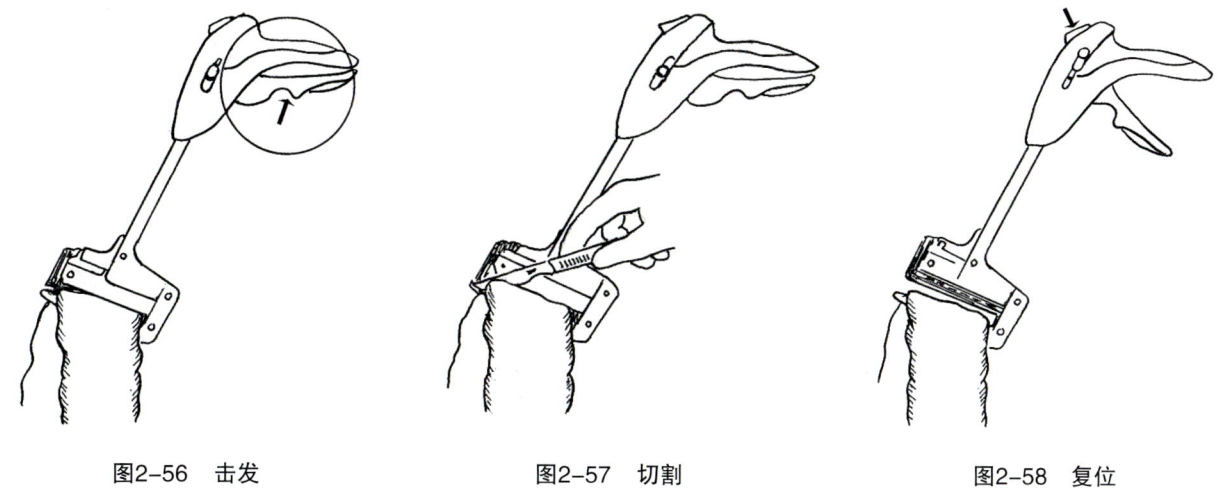

| 图2-56 击发 | 图2-57 切割 | 图2-58 复位 |

三、切割吻合器

（一）强生弧形切割吻合器

1. **结构名称** 美国强生公司研制的弧形切割吻合器凯图（CONTOUR）最适用于低位直肠癌切割与闭合，具有以下特点：30 mm的空间内有40 mm的切除线；切割缝合同时完成，省略了两个手术步骤；尸体实验表明，在骨盆中能够到达的最低位置，CONTOUR比其他闭合器低1～4 cm。CONTOUR各部件名称见图2-59。CONTOUR缝钉线如图2-60所示。

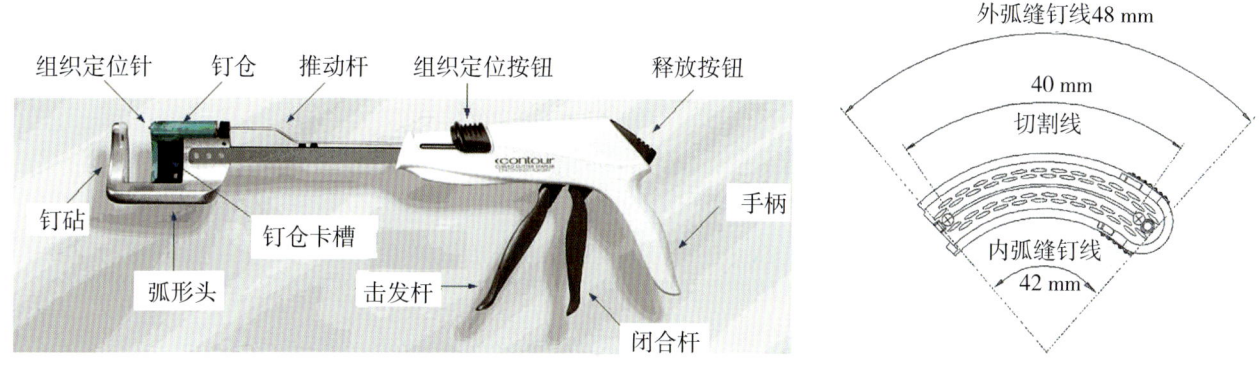

| 图2-59 CONTOUR各部件名称 | 图2-60 CONTOUR缝钉线 |

2. **特征与优点** CONTOUR独特的弧形设计，利于低位直肠癌手术操作，具有直线型闭合器无法比拟的优点（表2-5）。

表2-5 CONTOUR特征及优点

特征	优点
同步吻合与切割	提供4排弧形缝钉线，在中间进行切割组织
独特弧形头	能更深进入骨盆，手术视野更好，也可以在30 mm的空间宽度上提供40 mm的缝钉线
易于放置	遵循骨盆的自然解剖结构
视野更好	弧形设计使在骨盆中操作的视野更好
深入骨盆	对于狭窄的骨盆，CONTOUR能够比30 mm的直线形闭合器进入盆底更深的位置(1～4 cm)
杆长增加	与现有的线性吻合器比较，能够更深进入骨盆，而无手柄阻碍
手动定位	在关闭器械前将拟定切割闭合组织限制于钳口范围内
符合人体工程力学	单击击发，推下组织定位针及闭合，可空出另一只手在骨盆中操作
中间锁定位置	关闭器械前允许进一步进行组织操作及检查

3. 使用方法

（1）推动护钉板上标记有"Push to Remove"的部位，拆下护钉板。将器械手柄握在手掌中，手指置于闭合杆上（也可抓住闭合杆表面），将要切割及吻合的组织置于钉砧与钉仓之间。

（2）使用手柄顶部的手动定位针推钮推进组织定位针，将钳口开口中的组织限制于钳口之间，也可通过压下闭合杆自动推进组织定位针。

（3）向手柄方向压下闭合杆，直到器械闭合完全。

（4）将手柄及闭合杆握在手掌中，将所有手指置于击发杆周围。击发前，检查确保组织定位针落于钉砧中。

（5）压下击发杆直到其接触到闭合杆，即可击发器械，"P-to-P"表明器械已击发缝合，并且刀片已切除组织。

（6）手一旦松开，击发杆自动退回至中间位置，闭合杆仍然处于完全闭合位置。挤压闭合杆并用拇指压下释放按钮，即可打开器械钳口。

（二）强生线性切割吻合器

1. 美国强生公司研制的线性切割吻合器（TLC）优点　组织切割的同时完成吻合；在切割线的两侧纵横交错放置两排缝钉；在无剪刀差情况下，一致的缝钉效果；将组织定位在中间锁定位；防止末端组织溢出；一致的缝钉高度；预先装有钉仓，并且可更换7次钉仓，击发8次。TLC结构如图2-61所示。

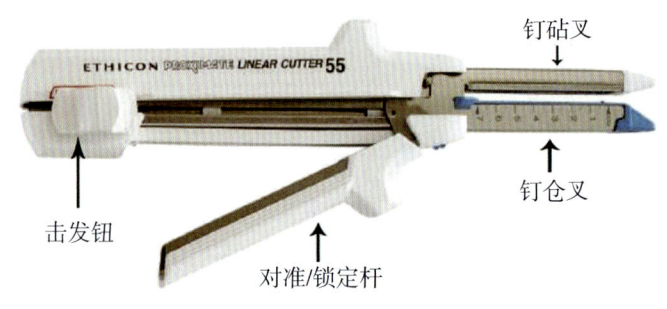

图2-61　TLC结构

2. 使用TLC的步骤

（1）将组织包纳在钉仓和钉砧之间的钳口里。

（2）完全关闭对准锁定杆，直到锁定在钉仓上，即可关闭置于组织上的器械。

（3）将非主操作手的示指和中指于器械"肩"突出部周围，即可击发器械，并使用操作手的手掌以一次性连续动作推进击发钮。

（4）一旦器械击发，将击发钮拉到其最近端位置。释放对准锁定杆并将钉仓与钉砧分开即可打开器械。

（三）瑞奇直线型切割闭合器

1. 结构名称　瑞奇直线型切割闭合器提供四排相互间隔的钛钉，同时一次性刀片从中切开，可用于消化道器官的切除、横断和吻合，其结构如图2-62所示。

2. 使用方法

（1）下压快速释放按钮打开器械。器械两个臂完全分开，将组织纳入器械。当器械完全闭合时可听到清晰的咔嗒声。

（2）双向击发钮可从任意一边进行击发，击发前停留15 s。将击发钮完全推到最前方切割终止线即为击发完毕。

（3）击发完毕后将击发钮完全回退至最初状态，按压器械后方的快速释放钮，打开器械两臂。

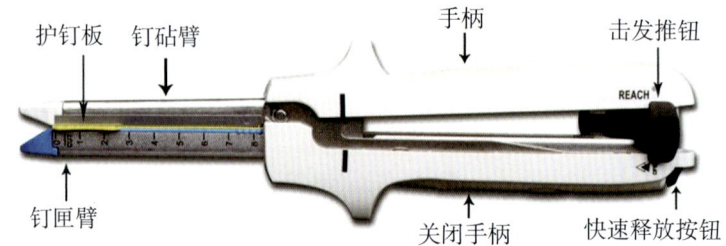

图2-62　瑞奇直线型切割闭合器结构

四、胃肠吻合器在胃肠手术中的应用

（一）胃食管吻合

（1）应用直线型切割吻合器关闭胃底（图2-63）及胃前壁造口（图2-64）。

（2）在食管欲横断部位的近端放置荷包缝合器，并做荷包（图2-65）。移开荷包缝合器，将胃管末端用缝线固定在钉砧的带线孔上，将钉砧带入食管内（图2-66）。

（3）将荷包线打结于钉砧的荷包槽内，剪除多余食管组织（图2-67）。

（4）将钉砧中心杆和器身中心杆对合，击发器械，完成吻合，取出吻合器，同时将胃管带入胃内，剪除胃管和钉砧固定线（图2-68）。

（5）直线型闭合器关闭前壁切口（图2-69）。

（6）如果可能，将近端胃组织包绕在吻合口处，以增加食管下段和吻合口的压力，防止胃内容物的反流，同时可减少吻合口漏的发生（图2-70）。

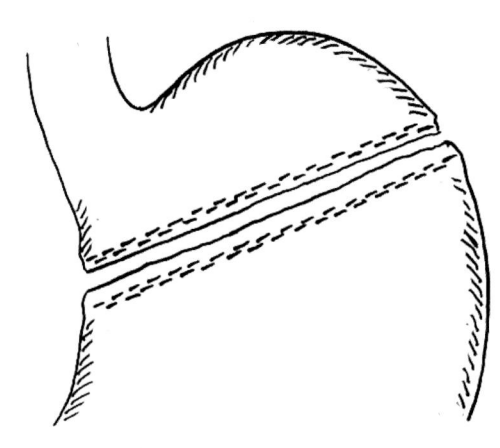

图2-63　直线型切割吻合器横断胃底

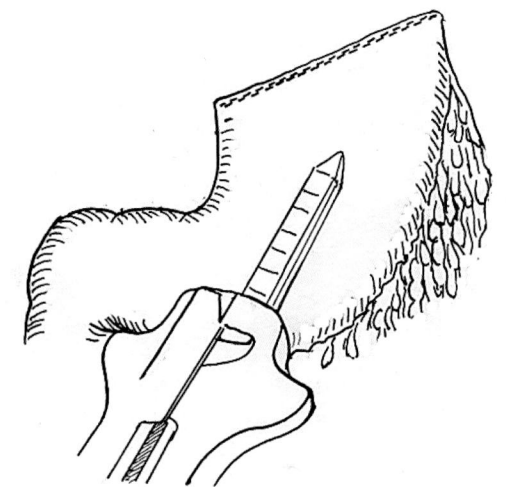

图2-64　胃前壁造口

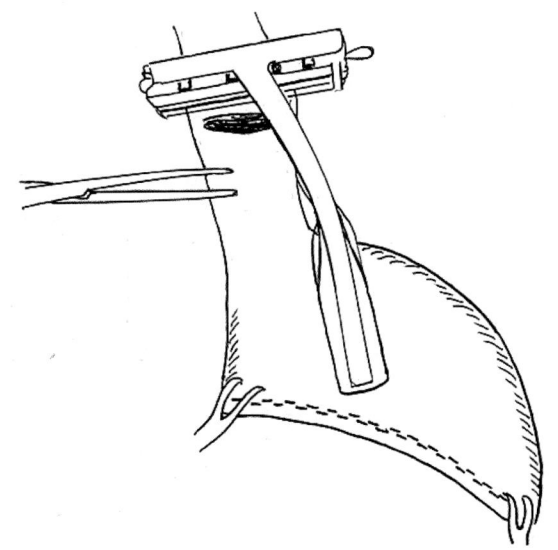

图2-65　食管荷包缝合

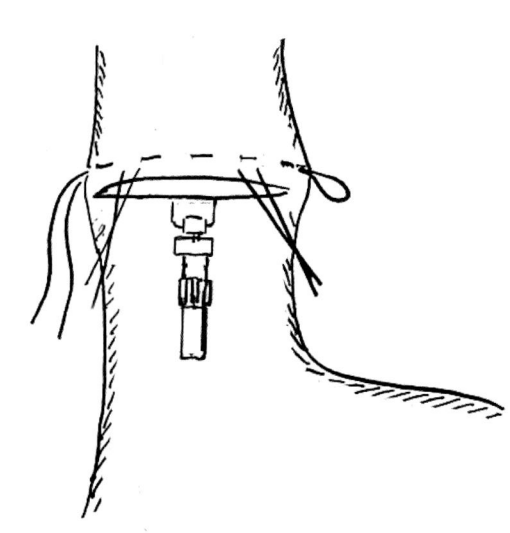

图2-66　导入钉砧

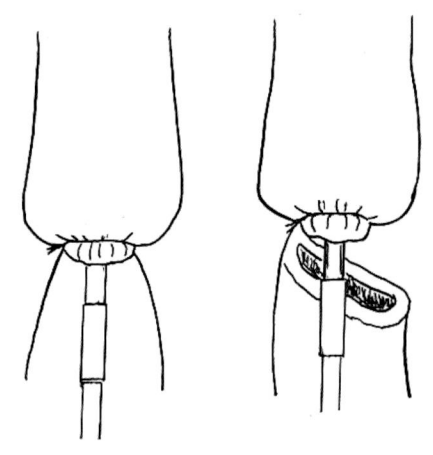

图2-67 离断食管

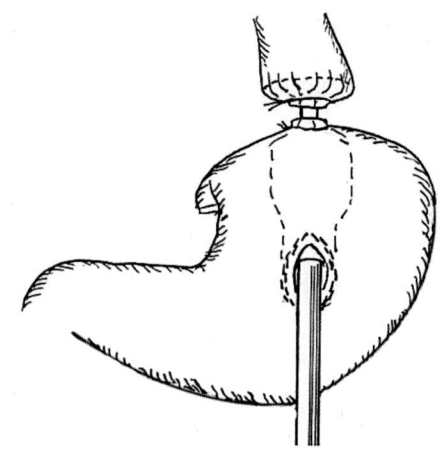

图2-68 胃食管吻合

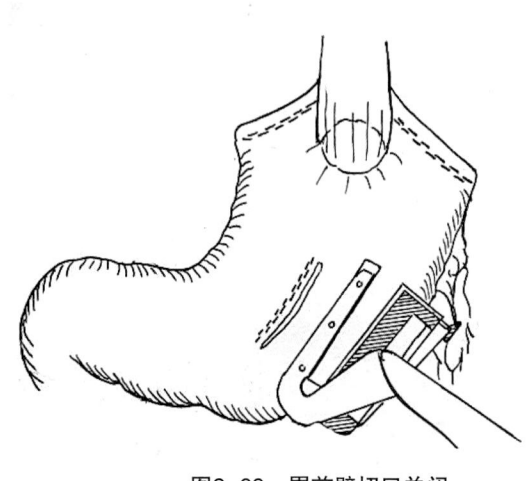

图2-69 胃前壁切口关闭

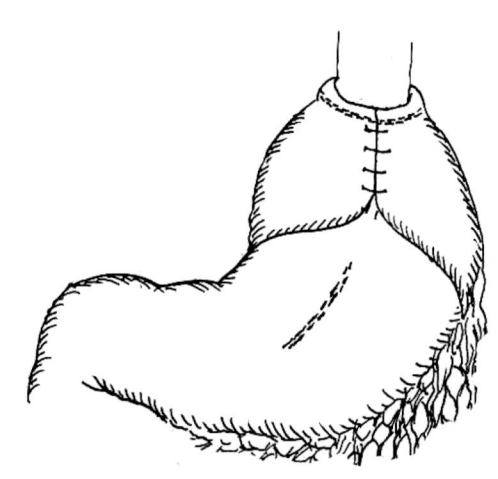

图2-70 胃底折叠

(二)胃大部切除术(Billroth Ⅱ式胃肠道重建)

(1)用直线型闭合器闭合十二指肠,将其放置于十二指肠欲横断的部位,关闭器械并击发。之后利用直线型闭合器的切割导向作为切缘横切十二指肠(图2-71、图2-72),使用直线型闭合器切割并横断胃体(图2-73、图2-74)。

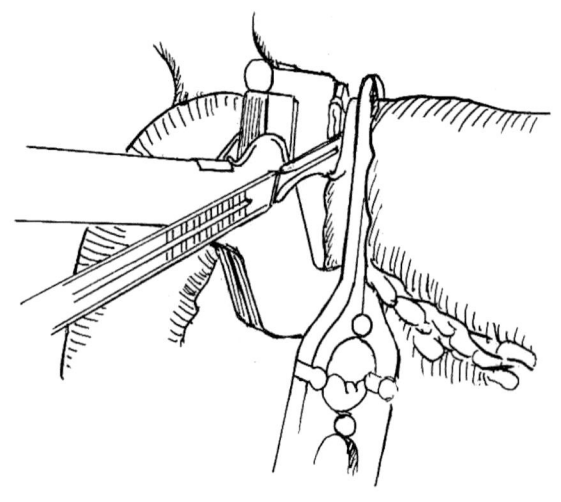

图2-71 直线型闭合器闭合十二指肠

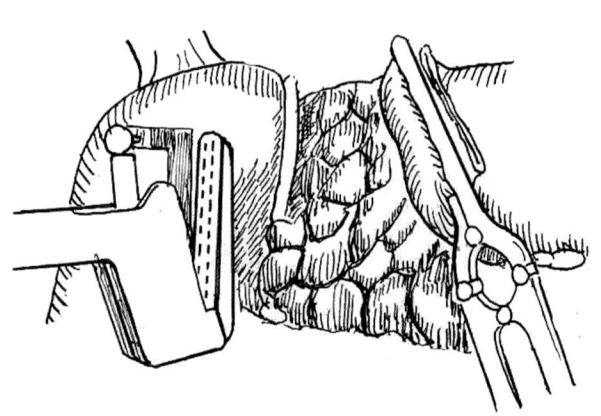

图2-72 十二指肠切断后移除直线型闭合器

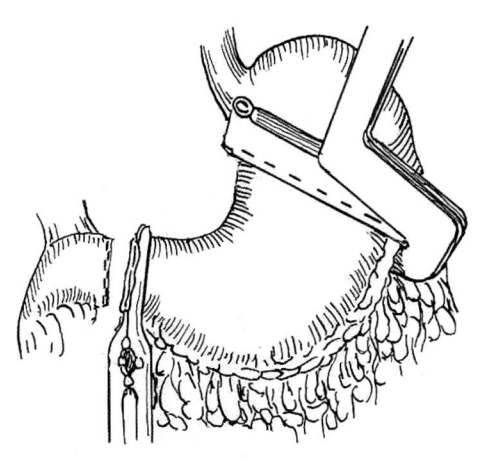

图2-73　直线型闭合器夹闭胃体

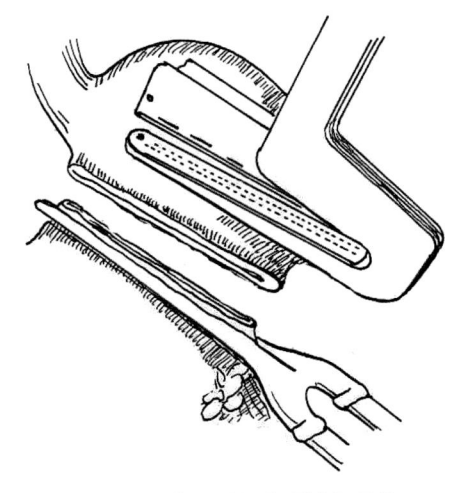

图2-74　直线型闭合器横断胃体

（2）上提空肠，输入襻对胃大弯，输出襻对胃小弯，吻合口两端缝牵引线，电刀在胃后壁及空肠壁相应位置切开约1 cm，置入直线型切割吻合器，夹持胃壁与空肠壁，距离胃闭合缘至少2 cm，关闭锁定杆，检查无其他组织嵌入，一次性连续动作推进击发钮，完成吻合，回拉击发钮，释放对准锁定杆并将钉仓与钉砧分开（图2-75、图2-76）。

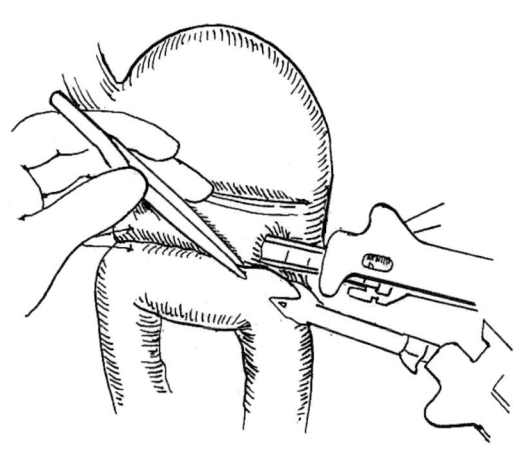

图2-75　置入直线型切割吻合器

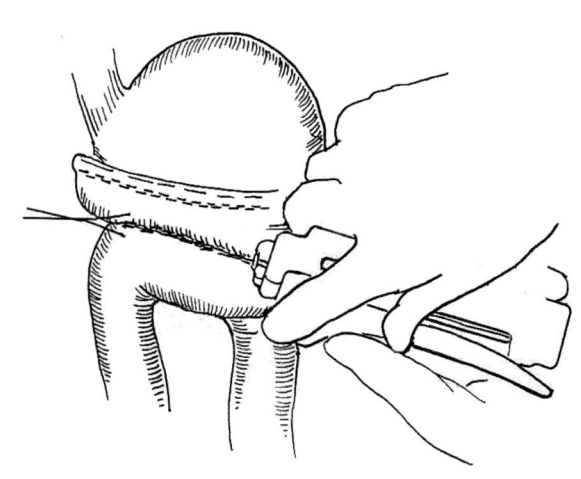

图2-76　击发吻合

（3）胃壁及肠壁尚未吻合处的两角，缝置牵引线，直线型闭合器将其缝合关闭（图2-77至图2-79）。

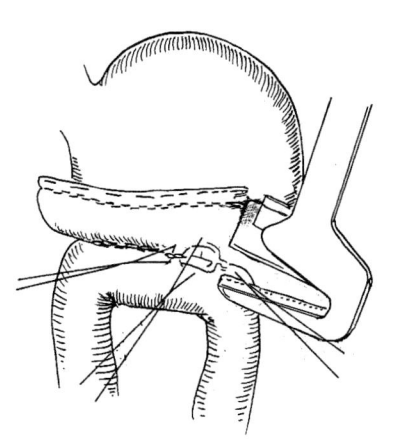

图2-77　直线型闭合器闭合胃肠切口

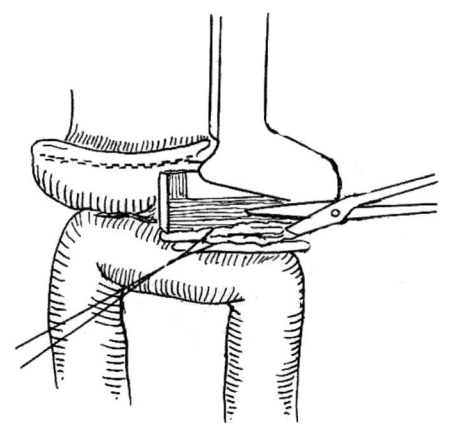

图2-78　剪除多余组织

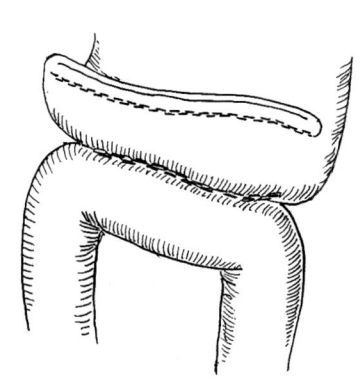

图2-79　胃肠吻合完毕

(4)管状吻合器胃肠吻合法 在胃前壁用切割吻合器做一大小约3 cm切口,置入管状吻合器,再于距离胃闭合缘3 cm处胃后壁做荷包缝合(图2-80)。亦可在胃大弯侧距离残胃关闭线约3 cm做荷包缝合(图2-81)。

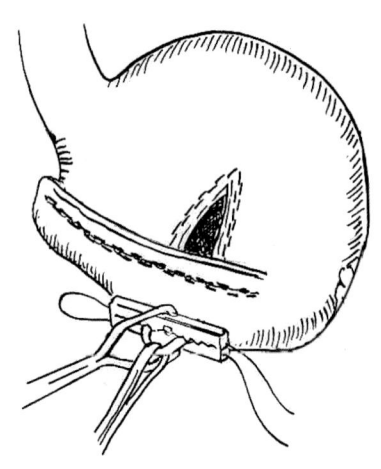

图2-80 胃前壁切开,后壁荷包缝合

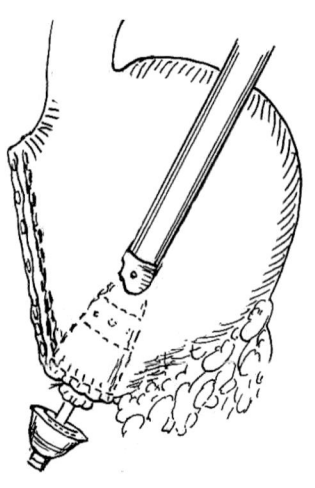

图2-81 胃大弯荷包缝合

(5)空肠侧置荷包缝线,将钉砧置入空肠,荷包线打结,收紧吻合器,检查输入、输出襻无扭转,击发,取出吻合器,完成胃肠吻合(图2-82、图2-83)。直线型闭合器关闭胃前壁切口,手术完毕(图2-84)。

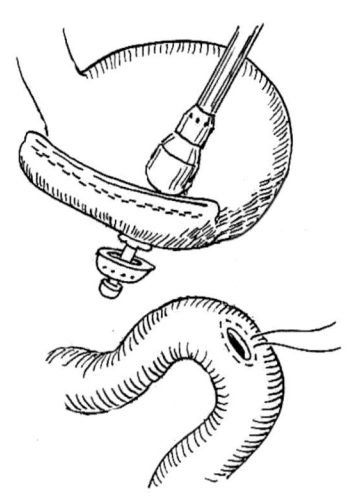

图2-82 空肠侧荷包缝线

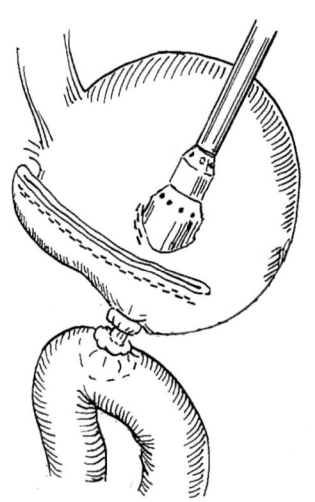

图2-83 胃肠吻合

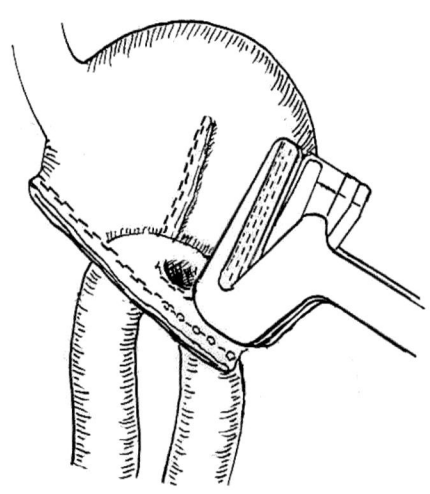

图2-84 直线型闭合器关闭胃前壁切口

(三)右半结肠切除术

在回肠末端和横结肠对系膜缘置荷包缝线,通过横结肠的断端置入端端吻合器。穿刺锥穿出结肠荷包缝线的中心,荷包线打结于中心杆上(图2-85)。将钉砧导入回肠腔内(图2-86)。空肠荷包线打结,对合吻合器中心杆和钉砧,逐步收紧端端吻合器,检查空肠方向有无扭转,击发,回旋尾翼两周,取出吻合器,完成吻合(图2-87)。直线型闭合器闭合结肠残端,切除多余组织(图2-88、图2-89)。

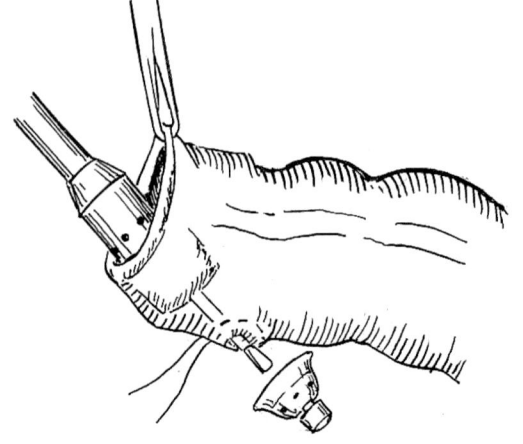

图2-85 结肠对系膜缘置荷包缝线

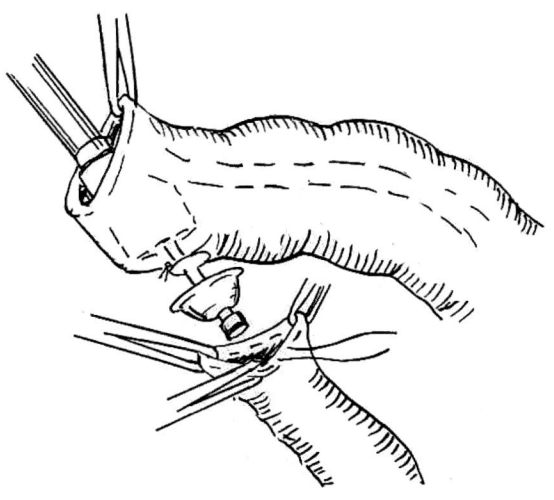

图2-86 钉砧置入空肠

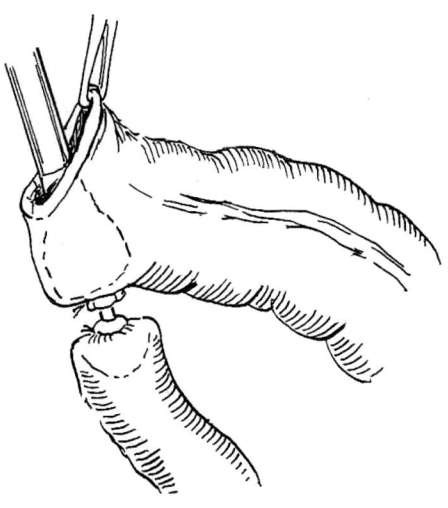

图2-87 空肠结肠端侧吻合

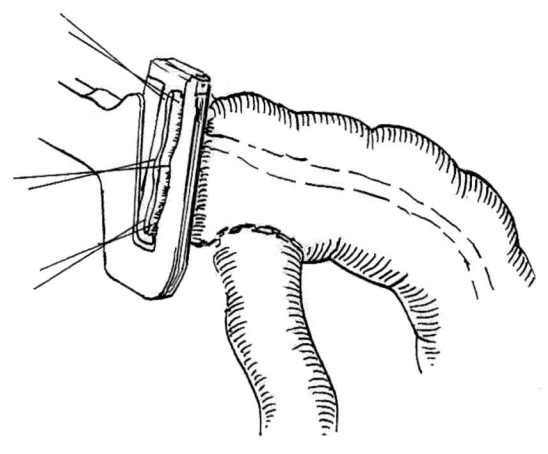

图2-88 直线型闭合器闭合结肠残端

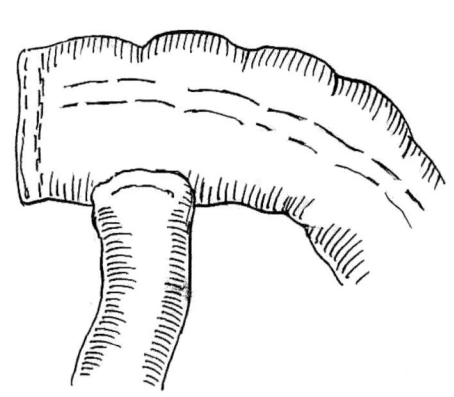

图2-89 空肠结肠端侧吻合完毕

（四）左半结肠切除术（功能性端端吻合术）

直线型切割吻合器切割关闭结肠两断端。剪去断端两侧角，置入切割吻合器两臂，击发后完成侧侧吻合。直线型闭合器闭合残端，切除多余部分（图2-90至图2-94）。

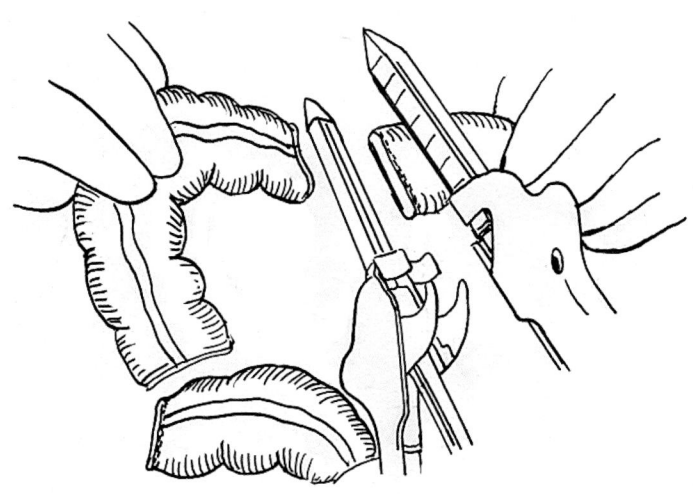

图2-90 切断两端

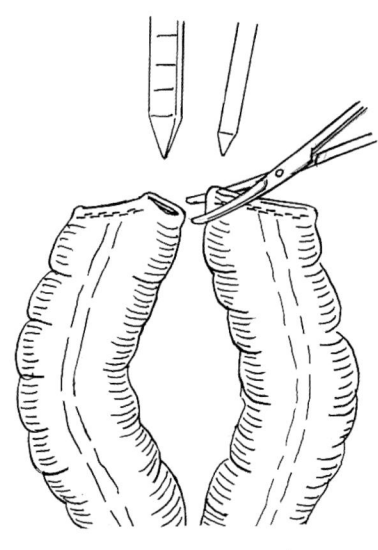

图2-91 置入侧侧吻合器

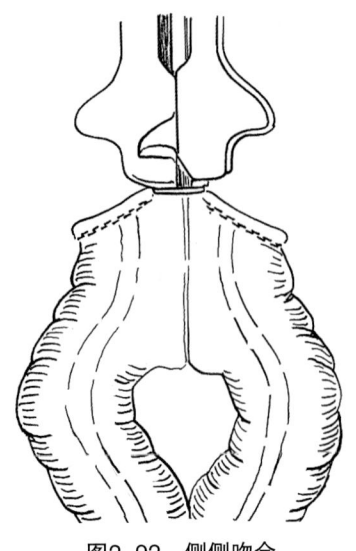
图2-92 侧侧吻合

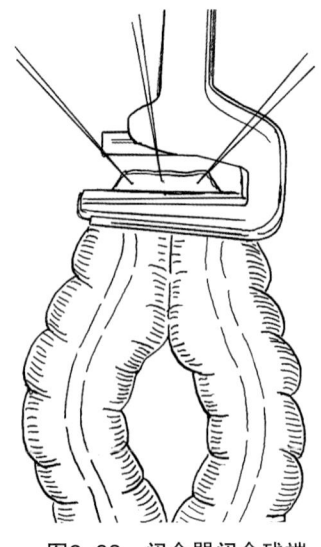
图2-93 闭合器闭合残端

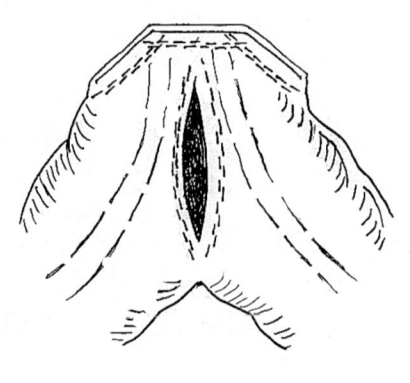
图2-94 功能性端端吻合完毕

(五) 直肠低位吻合术

(1) 使用直线闭合器关闭并利用切割导向横断肿瘤远侧端直肠 (图2-95)。使用荷包钳, 在肿瘤口侧结肠近切缘做荷包,利用荷包钳做切割导向,横断近端结肠,并将标本移除(图2-96)。

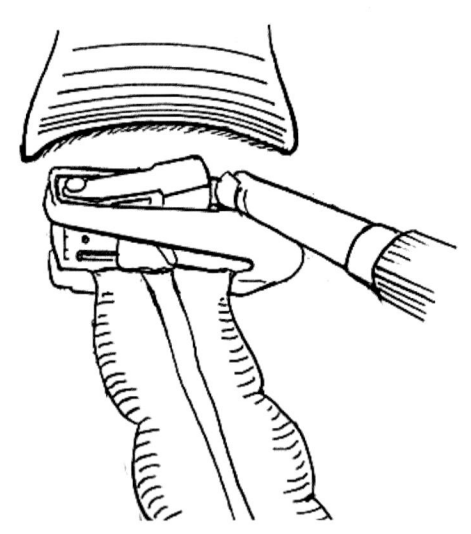
图2-95 直线型闭合器横断肿瘤远侧直肠

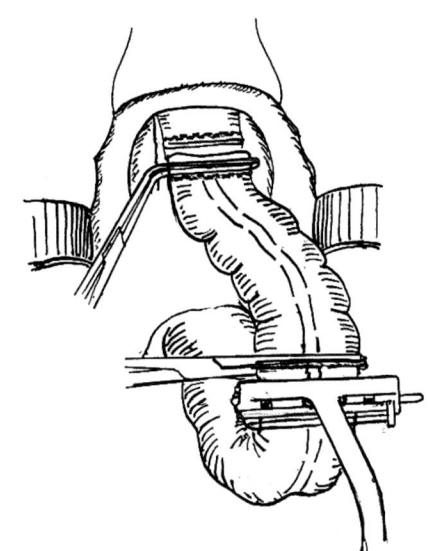
图2-96 近切缘置荷包线

(2) 将钉砧置入结肠近端的荷包内,荷包线收紧于钉砧的荷包槽内,将端端吻合器器身从肛门导入,推进至直肠缝钉线处,逆时针旋转尾翼,使穿刺锥从缝钉线的中点穿出;待器身中心杆完全露出后,盖上穿刺锥安全帽,将穿刺锥拔除(图2-97)。

(3) 对合器械中心杆和钉砧,收紧吻合器,压迫吻合口15 s,击发。轻轻打开器械,同时左右旋转并取出器械。检查吻合止血情况及"甜甜圈"的完整性(图2-98、图2-99)。

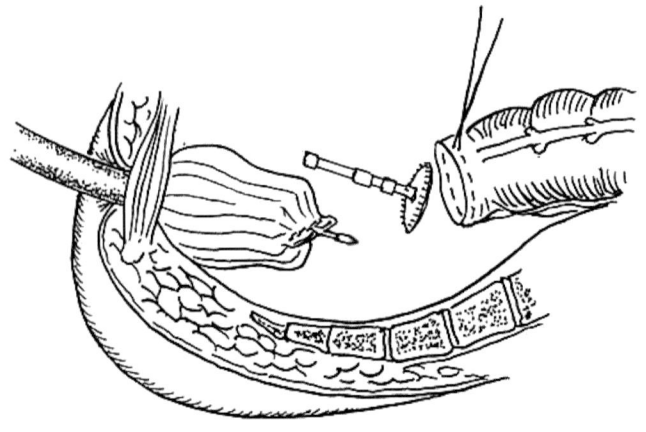
图2-97 从肛门置入端端吻合器

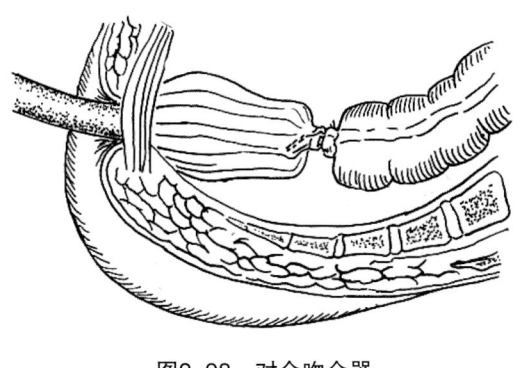

图2-98 对合吻合器

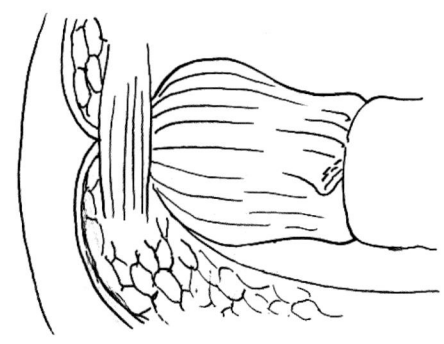

图2-99 结肠直肠吻合

（4）超低位回肠肛管吻合可行J形贮袋成形术，回肠末端缝合器关闭后，平行对折10 cm，自对折顶端切开肠壁少许，置入直线型切割闭合器，完成回肠-回肠侧侧吻合。回肠顶部切口处置荷包缝线，置入钉砧，用管型吻合器完成回肠肛管吻合（图2-100、图2-101）。

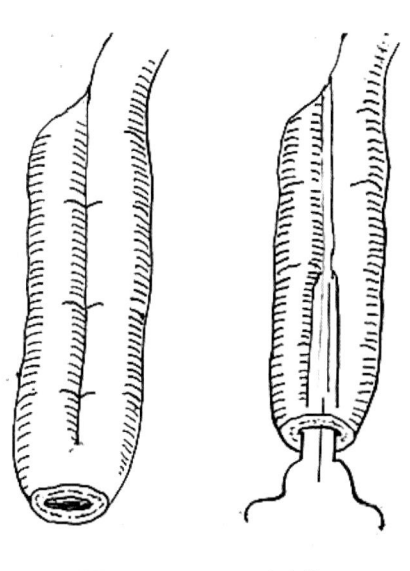

图2-100 回肠J形贮袋

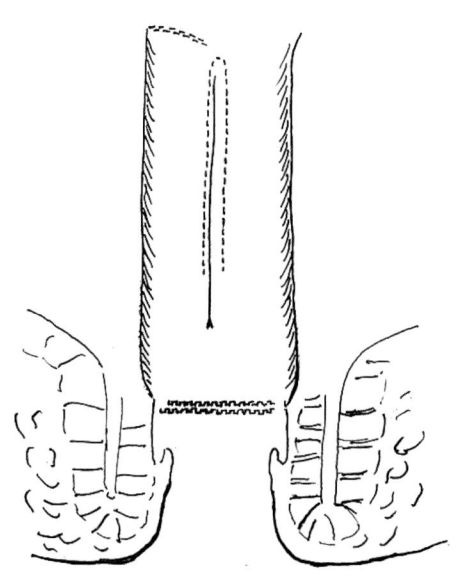

图2-101 回肠贮袋肛管吻合

五、胃肠器械吻合术中意外的处理

1. 管型吻合器退出困难　多见于吻合器过大或组织切割不全。首先在吻合口两侧行浆肌层缝合几针并打结，然后回旋尾翼，做舒缓的鱼尾样摆动，多可退出。依然难以退出者，则先将吻合器主体退出，右手示指置入吻合口，顶住钉砧边缘，中心杆向对侧牵拉，可使其一边先退出吻合口，即可将其取出。示指难以触及吻合口者，则于吻合口近侧肠管3～5 cm处肠管对系膜缘纵行切开2～3 cm，使用卵圆钳将钉砧取出，检查吻合口，双层横行缝合肠壁切口。

2. 组织切割不全　多由于器械故障或操作失误引起，吻合口较低时，则将肛门牵开，切断牵连组织，然后经肛门缝合几针。位置较高者，则于吻合口近侧肠管对系膜缘纵行切开，直视下切断未断组织，加缝几针，横行关闭近侧肠管切口。

3. 切割圈不完整　意即存在吻合口漏。荷包缝合不完全，部分断端在吻合口之外。原位检查"甜甜圈"，在缺损处加缝几针；吻合口位置极低者，可经肛门缝。如果缝合欠佳，可能发生术后吻合口漏者，行转流粪便的横结肠或回肠襻式造口术，促进吻合口愈合。

4. 吻合口出血　器械吻合都有少许渗血，以保证吻合口良好血运。如将吻合口肠壁血运完全阻断，会导致吻合口漏或狭窄等并发症。但有时会出现大出血，至于吻合器吻合口出血原因，可能为系膜夹入吻合口，系膜缘切割后血管断端出血；吻合口两侧组织过厚，导致吻合钉闭合不全，组织切缘渗血；如果组织过薄，"B"字成型的吻合钉不能形成对吻合组织应有的压迫，亦可导致出血。术中应检查吻合口是否出血，必要时予以3-0 Dexon线"8"字或连续缝扎止血；不可电凝止血，以防肠壁变性、坏死及迟发性穿孔。笔者遇到两例吻合口大出血患者，一例为胃大部切除术后，另一例为直肠癌切除+结肠直肠侧端吻合术后，非手术治疗无效后探查，均未见明显出血点，前者改行胃次全切术+残胃空肠Roux-en-Y吻合术，后者吻合口可疑点缝扎加横结肠襻式造口术，二者术后均未再出血。

5. 术中吻合口漏　吻合完毕后，盆腔置水，肛门注气实验，部分患者出现吻合口漏。多见于吻合不完全、直肠残端肌层和黏膜层损伤、切割不全强行退出吻合器致吻合口撕裂。如果肠管足够，应继续向远侧分离，再次吻合；如果为超低位吻合，则修补漏口，怀疑术后吻合口漏难以避免者，行横结肠或回肠襻式造口术。

6. 侧侧吻合　吻合口周围胃肠壁浆肌层破裂　在组织过厚或原本存在水肿的情况下，如采用吻合钉高3.5 mm的GIA，因缝合钉高度不够，可出现吻合口附近肠壁浆肌层破裂。应行浆肌层缝合包埋，减少吻合口漏的发生。对组织过厚或水肿者，应采用4.8 mm钉高的吻合器，最好予以手工缝合，反而省时。需注意的是目前提供给临床应用的GIA钉高多为3.5 mm。

7. 荷包缝合不全或撕裂　多见于低位直肠残端荷包缝合时，由于直肠无浆膜层，抗拉力有限，撕裂情况时有发生。有时荷包线会将对侧黏膜缝合，可将此处黏膜切除少许。笔者还遇到荷包线全在残端一边的情况，可能是荷包线缝针穿过同一个进针孔所致。可用丝线加固、重置荷包线或凯图闭合远切缘，行双吻合器吻合。

8. 上置荷包线困难　行直肠超低位吻合术时，男性患者骨盆过于狭小，可能发生此种情况，弧形切割吻合器凯图可解决此问题。

9. 针砧进入肠管困难　用卵圆钳扩张肠管后，将其置入或更换吻合器，另一种办法是缝合关闭肠管断端，荷包缝合肠管侧壁，改行侧端或侧侧吻合。

10. 器械故障　吻合器可能出现切割不全、不能击发或释放不能等故障。笔者曾用国产吻合器行痔上黏膜环切术，术中发现组织已经完全切割，但吻合钉均未闭合，被迫行全周3-0 Dexon线缝合。遇到器械故障的情况，应将吻合器械交回厂家检验以发现问题所在，进一步改善质量。

六、胃肠器械吻合常见并发症防治

（一）术后吻合口大出血

直肠癌术后吻合口大出血是一种少见的并发症，发生率约为2.7%，应急症剖腹探查。笔者亦曾遇到1例低位直肠癌手术患者术后24 h内发生吻合口大出血：血压下降，血红蛋白剧降，盆腔引流管无血液，腹胀明显，肛诊时大量血液自肛门喷出。经肛门显露吻合口，并未见明确出血点，可疑处予以缝扎并横结肠造口，最后痊愈。

（二）吻合口狭窄

1. 吻合口狭窄的发生率　欧美报道吻合口狭窄的发生率为6%～10%。食管胃EEA吻合后吻合口狭窄发生率为16.8%。美国结直肠外科医生协会资料证实，在3 594例使用吻合器手术的直肠癌患者，吻合口狭窄发生率9.8%。笔者综合国内报道的780例直肠癌器械吻合术，吻合口狭窄发生率为3.2%（图2-102至图2-104）。

2. 吻合口狭窄的原因　吻合口肿瘤复发；吻合口漏患者二期愈合形成局部疤痕，易于导致狭窄；吻合口处

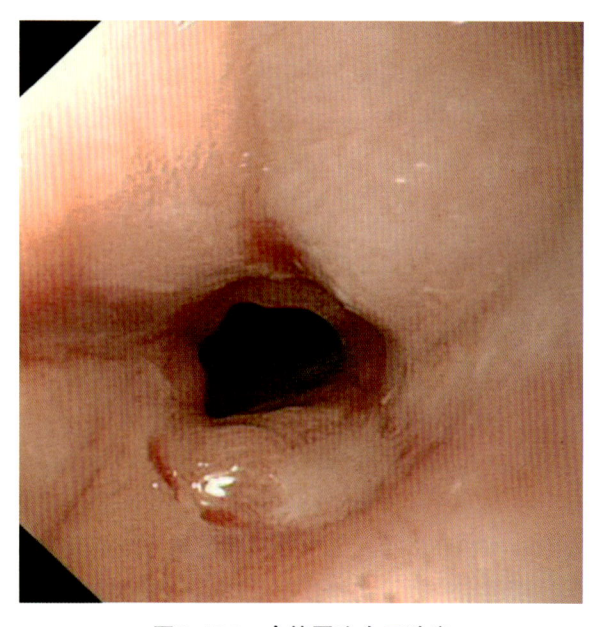

图2-102　食管胃吻合口狭窄

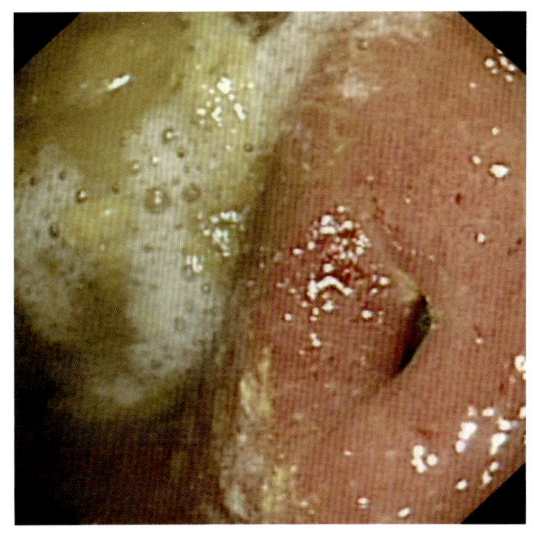

图2-103　胃空肠吻合口狭窄

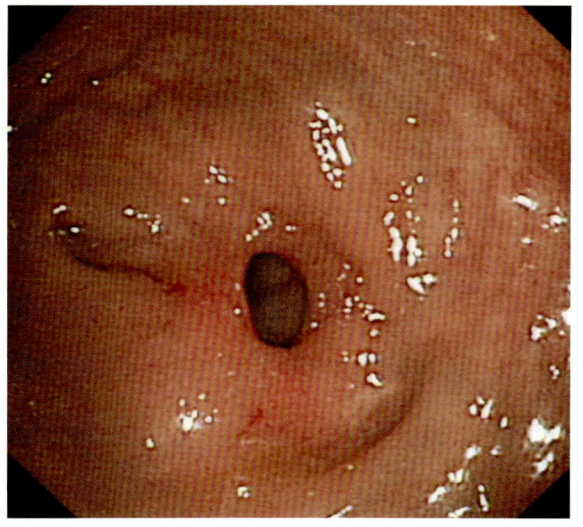

图2-104　结直肠吻合口狭窄

嵌入过多的脂肪或结缔组织，机化后形成疤痕；吻合器内径过小、吻合口血供障碍；肛门外括约肌的持续收缩导致吻合口狭窄，开始为功能性，后期则可转化为器质性；未能及时恢复普通饮食或术中作预防性结肠造口，导致吻合口缺乏成形大便的自然扩张作用，日久形成狭窄。

3. 吻合口狭窄的预防　减少吻合口漏的发生；避免吻合口张力及缺血；吻合时确保无其他组织一并夹入吻合口；应用外径33 mm或34 mm吻合器进行吻合；不过度压榨吻合口组织；尽量不用或少用预防性结肠造口；术后3~5d恢复饮食；术后2周应常规做直肠指检，如有狭窄，每天行手指扩张。

4. 吻合口狭窄的治疗　食管空肠或食管胃吻合口狭窄可行扩张器扩张或支架植入术（图2-105）。低位直肠癌术后吻合口狭窄可每天或隔天经肛门行手指扩张，一般经2~3周的扩张，多可使吻合口通畅。较高位的吻合口狭窄，可行结肠镜辅助的扩张器予以扩张。上述方法无效时，可行狭窄疤痕组织切开或狭窄肠段切除术。当狭窄为吻合口局部复发引起时，应按复发肿瘤的处理原则予以处置。

（三）吻合口漏

食管胃吻合器吻合后吻合口漏的发生率约为9%，食管空肠吻合口漏的发生率为1%~7%（图2-106）。结直肠吻合口漏的发生率在单吻合器组为2.9%，双吻合器组为6.1%；吻合口距齿状线5 cm为11.4%；大于5cm组为2%；结肠直肠侧端吻合组为4.7%；双吻合器组为22.7%。总之，吻合口漏的发生率为2%~12%，多见于低位吻合、

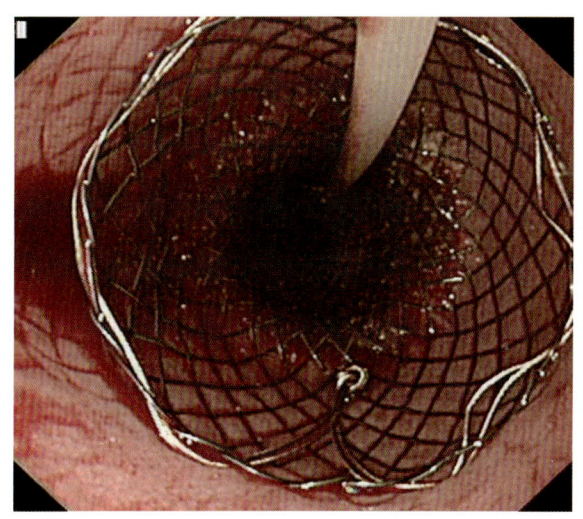

图2-105　食管空肠吻合口狭窄支架扩张术

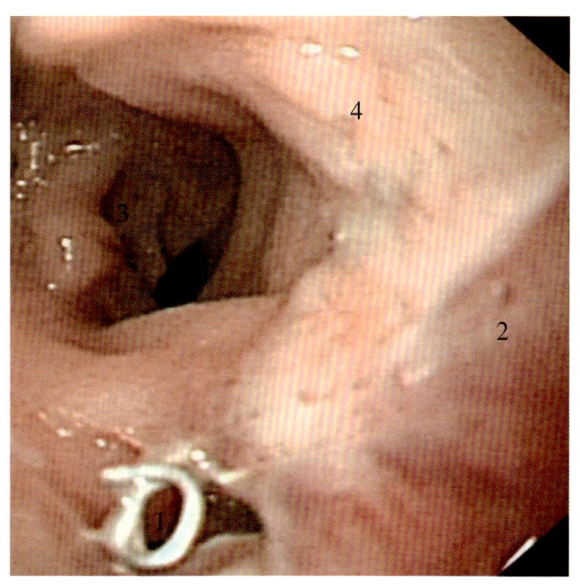

1. 漏口；2. 食管；3. 空肠；4. 吻合口

图2-106　食管空肠吻合口漏

男性、吻合失误或多次吻合的患者。迟发性结直肠吻合口瘘发生在术后1~2个月之后，可能与早期局限性吻合口漏和术后放、化疗有关。笔者所遇到3例迟发性吻合口瘘均发生于乙状结肠癌术后患者。往往表现为术后1~2个月，切口或腹腔引流管处红肿，破溃后出现少量大便，一般无明显感染症状，患者一般状况良好（图2-107）。

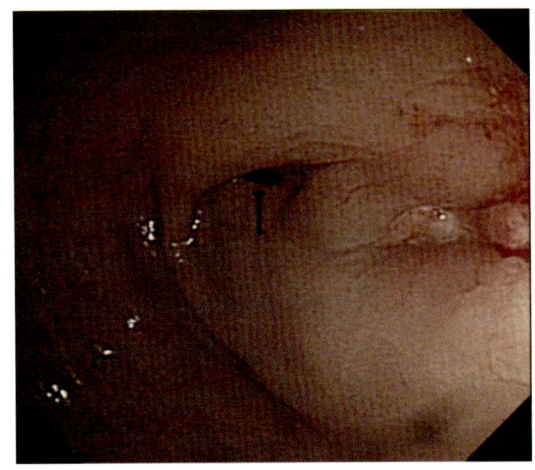　　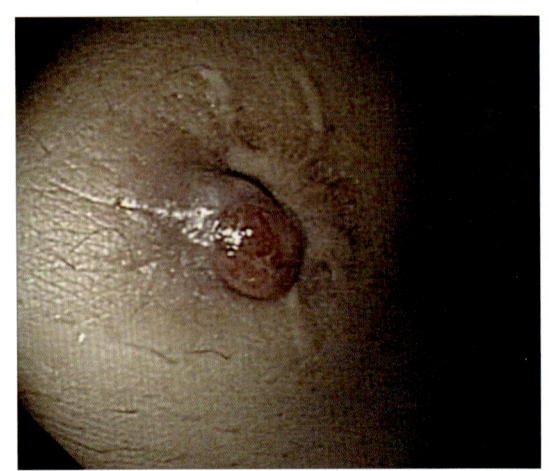

a. 内瘘口位于吻合口　　　　　　　　　　b. 原引流管处形成外瘘口

图2-107　迟发性降结肠直肠吻合口瘘

1. 吻合口漏原因

（1）吻合口张力过大多见于男性、低位直肠癌及肥胖患者，吻合后肠管呈弓弦样跨在骶前，极易导致吻合口破裂。

（2）吻合失误发生率可达2%，部分由器械本身引起，大多数由于术者操作不熟练。吻合失误包括：切割不全、吻合失败、吻合口撕裂及肠管浆肌层破裂等。术中测漏实验证实吻合口漏的发生率高达19%，应引起关注。

（3）结肠清洁不佳，肠道内大量粪便，易于造成术野污染。大量粪便积存于直肠，术中扩肛导致肛管损伤，排便时肛门疼痛，患者强行抑制排便，导致直肠内压不断上升，最终致使吻合口破裂。笔者曾遇到一名Dixon术患者，手术当天肛门排出大量粪便，同时骶前引流管亦见粪便引出，此例吻合口漏当为肠道准备欠佳，大量粪便急剧扩张吻合口所致，虽经非手术治疗痊愈，但教训惨痛。

（4）吻合后盆腔出血：吻合完毕后再发现盆腔存在出血，反复翻动肠管，寻找出血点，必然反复牵拉吻合口，对吻合口愈合极为不利。

（5）盆腔积血：如果完全缝合关闭盆底腹膜，在盆腔渗血未能及时引流的情况下，导致大量积血将吻合口浸泡其中，如再并发盆腔污染，易于导致吻合口漏。

（6）吻合口位置过低：低位吻合易发生吻合口漏，正如前述，吻合口距齿状线<5 cm者，吻合口漏的发生率为11.4%；>5 cm者仅为2%。其原因是吻合口位置越低，张力越大；盆腔易积血；残留直肠较短；直肠残端荷包缝线安置困难，甚至不完整，导致吻合不全。

（7）吻合口肠管血运障碍：全直肠系膜切除术（total mesorectal excision，TME）要求切除肿瘤以远5 cm直肠系膜，其实对于低位直肠癌，切除后基本上不存在直肠系膜残留的可能，直肠残端裸化后易于出现血供不足。吻合时，如过多夹入其他组织如脂肪，影响吻合口血运。笔者曾见一例低位直肠癌患者采用双吻合技术，穿刺锥自凯图闭合线的后壁穿出，穿出点与闭合线不足2 cm距离，吻合时导致直肠残端闭合线和吻合口之间仅有0.5 cm直肠边缘，术后因此部分肠壁缺血，发生吻合口漏。

（8）器械一次吻合成功者吻合口漏的发生率为4.6%，二次者高达21.4%。二次吻合易于出现吻合口张力过大，周围肠襻损伤增加，如有吻合口位置过低等不利因素，出现吻合口漏的可能性增加。

2. 吻合口漏的预防

（1）避免吻合口张力：吻合前充分估计吻合口有无张力，在低位吻合时，于肠系膜下动脉根部切断，以利于肠襻延伸；常规游离脾区；吻合后肠管松弛卧于骶前。

（2）熟练掌握器械操作规程：术者应熟悉不同厂家的吻合器械操作方法。腹腔组医生指导会阴组器械操作者，吻合器的运动方向均以腹腔内的钉仓为准，而不是吻合器手柄方向；双吻合时，吻合器穿刺锥必须自闭合线中点位置穿出；吻合时腹腔组医生用左手探查吻合口周围是否夹入其他组织；吻合完毕后，再次嘱器械操作医生将尾翼回旋1~2周；吻合器取出后原位检查"甜甜圈"是否完整；盆腔倒入生理盐水，夹闭降结肠，肛门注气实验，测试有无吻合口漏，如有缺损，可再行全层修补或浆肌层缝合，必要时行横结肠或回肠造口术。

（3）良好的肠道准备：在无结直肠梗阻的情况下，一般口服和爽可达到清洁肠道的目的。对于不完全性梗阻者，术前3~5 d口服流质，给予缓泻剂如麻仁软胶囊口服。伴有完全梗阻者，术前给予温生理盐水低压灌肠。术中全结肠灌洗：切除阑尾；自残端置入18 F Foley导尿管，荷包缝合残端并打结，导尿管气囊注水15 mL；自肿瘤近侧10 cm处横断结肠，远切断封闭，近断端置入直径相宜的麻醉用螺纹管，双7号丝线妥善结扎，将螺纹管另一端置入床旁3个已套叠好的容量大于10 L的优质塑料袋中并结扎紧密；自导尿管注入温生理盐水5~10 L，将结肠内粪便清除干净。

（4）吻合前彻底止血：在吻合之前，术者应仔细检查精囊腺、前列腺或阴道壁后方、直肠残端周围及骶前有无出血，出血者予以5-0 Prolene血管缝线缝扎，止血效果确切。

（5）预防盆腔感染：术中严格无菌操作，盆腔严密止血，温生理盐水冲洗，放置腹膜外双腔引流管负压引流，保持引流管通畅，避免盆腔积液，这均有利于防止盆腔感染的发生。

（6）保障吻合口肠襻血运良好：肠襻不能过度裸化，减小吻合口张力，确保闭合线中心吻合，术后予以吸氧等改善吻合口氧供。

（7）尽量避免多次吻合：确保一次吻合成功，可减少吻合口漏的发生。多次吻合者，应游离脾区，提供足够长的肠襻吻合。术中吻合不满意者，行横结肠或回肠造口术。

（8）盆底腹膜开放：直肠癌手术仅缝合关闭右侧半盆底腹膜，利于积液进入腹腔而引流至腹腔外或经腹膜吸收。

（9）利用大网膜：将大网膜置于盆腔内并包裹吻合口，可减少吻合口漏的发生，避免小肠坠入盆腔而导致粘连性肠梗阻。

3. 吻合口漏的处理　处理的措施需依据有无弥漫性腹膜炎、盆底腹膜有无关闭及骶前引流管是否通畅来决定。如出现弥漫性腹膜炎，应剖腹探查，清除盆腔内肠内容物，重置多根引流管，行横结肠或回肠襻式造口术。如果盆底腹膜关闭良好，无弥漫性腹膜炎，骶前引流管通畅，可予以非手术治疗。保持引流管通畅、必要时予以含抗生素生理盐水冲洗，禁饮食，肠外营养支持，给予抗生素，纠正水、电解质及酸碱平衡紊乱，口服缓泻剂如麻仁软胶囊等，3~4周后，患者无发热，大便通畅，B超证实盆腔无积液，可逐步拔管。笔者采用上述方法处理4例直肠癌吻合口漏的患者，经4~6周后均痊愈。亦有文献报道采用禁饮食2周后，迅速改为普通饮食，但笔者曾试用过此方法，患者大便排出困难，引流管为大便堵塞，出现寒热，被迫再予以禁饮食处理，反而延迟了患者康复时间。迟发性吻合口瘘可先予以非手术治疗，大多数可以自愈，长期不愈者行手术治疗。

（王天宝　胡宝光）

第三章 疝修补术

第一节 Shouldice法修补术

本术式由加拿大医生Shouldice于1953年提出，是目前最成功的纯组织修补法，需重叠缝合四层，技术要求较高，总体效果尚佳，复发率为0.8%~10%。

一、适应证

本术式适用于腹横筋膜缺损不严重的腹股沟斜疝、直疝、滑疝及复发疝。如采用局部麻醉，患者伴随疾病多不构成手术禁忌证。婴幼儿腹股沟疝仅行疝囊高位结扎即可，随年龄增加，腹壁肌肉逐渐增强，可有效避免术后复发。

二、手术策略

（1）术者必须熟悉腹股沟区解剖关系，腹股沟韧带（Poupat韧带）自髂前上棘连至耻骨结节，继续向后下续于陷窝韧带（Gimbernat韧带），后者与附于耻骨梳的耻骨梳韧带（Cooper韧带）相连。腹横筋膜在近腹股沟韧带附近增厚为髂耻束，是此术式的重要缝合结构。

（2）避免损伤髂腹下神经、髂腹股沟神经和生殖股神经，可用腹外斜肌腱膜将髂腹股沟神经分隔在手术野之外。如果不慎切断，一般不需重新吻合，但断端必须妥善结扎，以免形成断端瘤样结节，后者可导致患者术后切口疼痛。

（3）术中务必探查是否同时存在斜疝、直疝和股疝，以防遗漏，导致术后复发。

（4）本术式睾提肌切除与否均可，如切除，则减小精索直径，便于缩小内环口，关闭腹外斜肌腱膜时，应将提睾肌远断端缝合固定于外环口，以防睾丸在阴囊内下降过低。精索内脂肪组织尽量清除干净，部分患者术后形成脂肪瘤，易误诊为复发。

（5）斜疝疝囊位于精索前侧，直疝疝囊位于精索后侧。大部分斜疝疝囊可以完整切除，如果疝囊较大，进入阴囊，也可于其中间横断，远侧切缘妥善止血，留于原处敞开，不可缝合关闭远侧疝囊，以免形成积液囊肿。

（6）术中疝囊结扎位置在腹膜外脂肪处，内荷包或贯穿缝合均可，小心切勿缝扎肠壁。

（7）疝囊较厚时务必注意是否为滑疝，疝囊壁可能为结肠、阑尾或膀胱，应小心分离，保护脏器。

（8）为避免术后切口感染，术中仔细锐性分离；彻底止血；关闭切口前冲洗术野，清除积血和坏死液化组织；也可在冲洗液内加入第一代头孢菌素，对降低切口感染有一定的作用。

（9）缩小扩大的内环口，以精索外尚可置入血管钳尖为宜，过小则卡压精索导致阴囊肿胀或睾丸血运障碍，过松则易于导致疝复发。

（10）外环口大小和复发无关，重建时直径1~2 cm为宜。

（11）除无张力疝修补之外，其他修补术应该用不可吸收线缝合，因为可吸收线在几周内分解，此时修补组织尚未牢固愈合，从而导致疝复发。缝合韧带时，应在不同纤维层面进针，以免韧带撕裂。

（12）在疝修补术中，有几处易于损伤血管。皮下脂肪层有腹壁浅静脉和阴部外静脉，电凝多难以止血，需妥善结扎。股血管位于腹股沟韧带深面，修补时进针过深，可损伤之。在腹横筋膜浅面有发自腹壁下血管的精索外动、静脉，可分别于耻骨结节和血管根部结扎切除。

（13）嵌顿疝应仔细探查，逆行性嵌顿疝的肠襻呈W形，嵌顿肠管部分位于腹腔内，如果坏死未被发现，将导致肠破裂。切开疝环,解除压迫,判断肠管是否坏死。肠管变黑,无蠕动,失去光泽和弹性,相应系膜血管无搏动,即可认为肠坏死,应予以切除后吻合。可疑者,于其系膜根部注射0.25%普鲁卡因60~80 mL,温生理盐水纱布覆盖10~20 min,再次观察,如果肠管变为红色,恢复蠕动,系膜血管搏动良好,则证明肠管具有活力,可以回纳腹腔;仍然可疑者应予以切除吻合,切勿心存侥幸。难以耐受肠切除者,可将肠管外置,2周后,患者情况好转后再行肠切除吻合术。

(14)有肠管坏死行切除吻合的患者,一般不行修补术,因容易发生感染,导致复发,首次修补导致局部组织层次难以分辨,再次修补较为困难。

(15)双侧疝一般不主张同时一次修补,因为同时修补可损害腹横筋膜强度,股疝发病率增加;易于导致阴茎与阴囊水肿,延缓康复时间;如一侧感染可累及对侧,导致双侧修补失败。两次修补的时间间隔以3~5周为宜。

(16)女性患者应尽量保留子宫圆韧带;如果粘连严重,难以分离,可将其自内环口至外环口段切除,利于修补,近断端固定于腹股沟韧带,以支持子宫。

三、术前处理

(1)吸烟患者务必戒烟2周方可手术。慢性便秘患者需口服通便剂,保持大便通畅。前列腺增生排尿困难患者,需口服药物,通顺小便,严重排尿困难者需提前外科治疗。肝硬化腹水的患者先内科治疗,控制腹水后方可手术。

(2)所有皮肤感染均应于术前治愈,因远隔部位的皮肤感染亦可导致修补术后感染。

(3)伴发肠梗阻的患者应留置胃肠减压管,纠正水、电解质及酸碱平衡紊乱,应用抗生素,及时手术。

(4)不同筋膜间脂肪过多,影响愈合,超重患者术前应减肥。

(5)术前1~2 h用电动剃须刀备皮,阴囊毛发亦应剪除。

(6)进入手术室之前,排空膀胱,利于手术操作。

四、麻醉与体位

(1)可采用局部麻醉或硬膜外麻醉,伴发肠梗阻或疝体积巨大有肠切除可能的患者亦可采用全麻。局麻方法:将1%利多卡因30 mL和0.5%布比卡因30 mL混合;自切口外侧向耻骨结节方向皮下注射10 mL;髂前上棘内侧,腹外斜肌腱膜深层注射5 mL,以麻醉髂腹股沟神经;切开皮下脂肪后,沿腹股沟管,向头侧方向,距切口5 cm范围之内,麻醉腹部肌层,注射15 mL,提高肌松效果;内环周围注射5 mL;显露疝囊后,于疝囊周围和疝囊内注射5 mL;总麻药用量约40 mL。

(2)采用平卧位,轻度头低脚高,使肠管移向上腹部,便于手术操作。

五、手术步骤

(1)采用自髂前上棘至耻骨结节连线中点以上2cm处至耻骨结节切口,切开皮肤及皮下脂肪,下腹部皮下脂肪由Scarpa筋膜分为浅、深两层,有时将Scarpa筋膜误认为腹外斜肌腱膜。在切开皮下脂肪时,均可遇到腹壁浅静脉和阴部外静脉,应妥善结扎。

(2)用小圆刃刀切开腹外斜肌腱膜0.5 cm,弯组织剪于腹外斜肌腱膜下分离,将自内环至外环连线处腹外斜肌腱膜剪开,下叶腹外斜肌腱膜宽度以2~3 cm为宜,便于后续缝合修补(图3-1)。

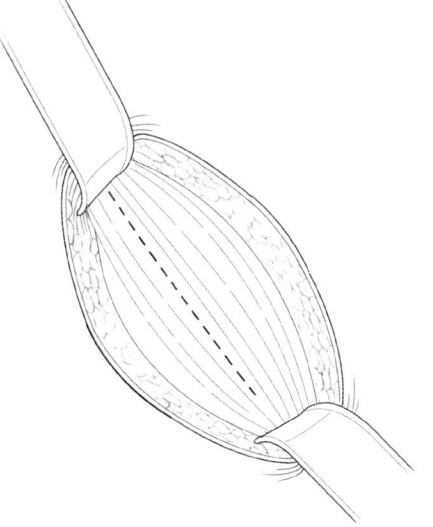

图3-1 切开腹外斜肌腱膜

(3）锐性游离髂腹下神经和腹股沟神经，可将其置于切开的腹外斜肌腱膜上、下叶之外，妥善保护（图3-2、图3-3）。

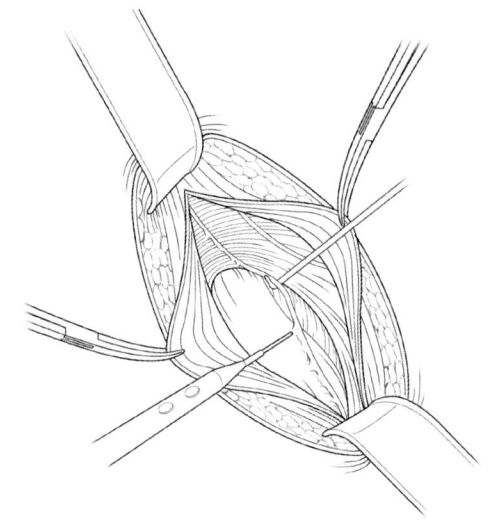

图3-2　游离髂腹股沟神经

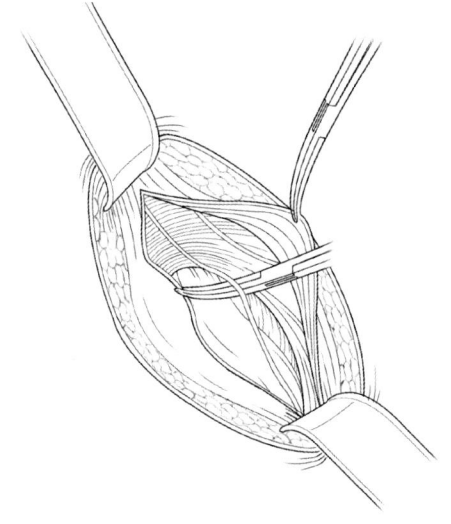

图3-3　保护髂腹股沟神经

（4）电刀锐性游离精索，用吊带保护，为更有效缩小内环，亦可将提睾肌完全切除（图3-4至图3-6）

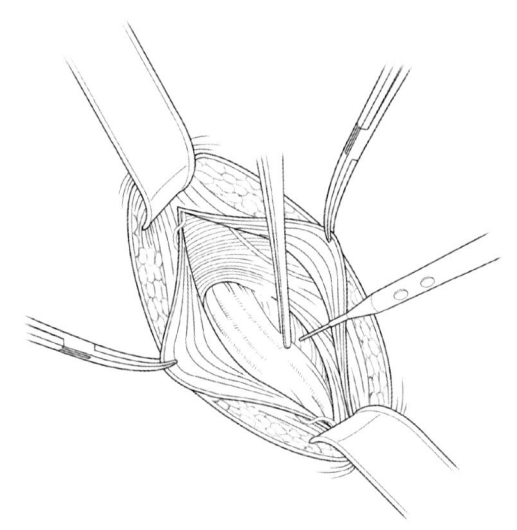

图3-4　游离精索

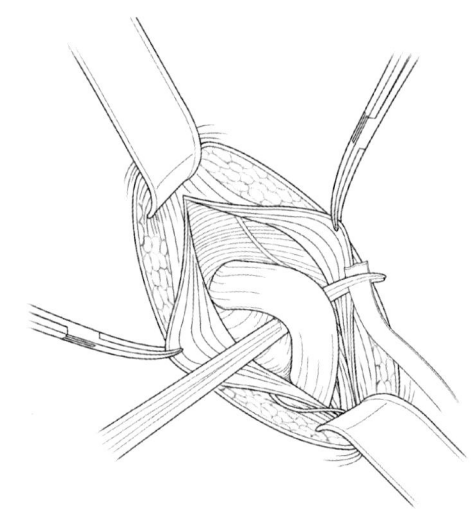

图3-5　吊带悬吊精索

（5）疝囊为腹膜样结构，将其与精索锐性分离，钝性分离可导致出血，疝囊较大者，可于其中部切断，远侧疝囊妥善止血，可留于原处，但不可缝合关闭（图3-7）。

（6）血管钳提起近侧疝囊边缘，将疝入的大、小肠或网膜还纳腹腔，粘连的大网膜可予以切除。术者左手示指伸入疝囊内，进入腹腔，判断疝囊颈与腹壁下血管的关系，如疝囊颈位于血管外侧，则为斜疝；如位于内侧，则为直疝。同时初步判断腹横筋膜强度和缺损情况。锐性分离疝囊至腹膜外脂肪处（图3-8）。

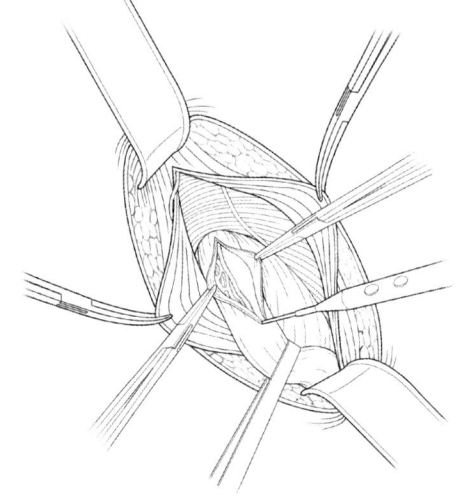

图3-6　切开提睾肌

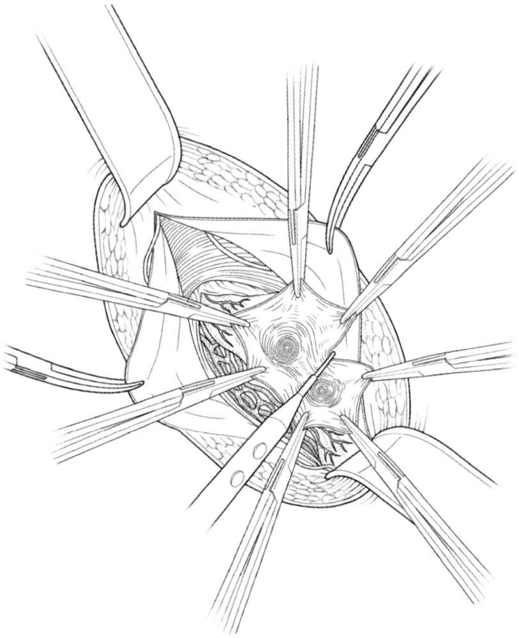

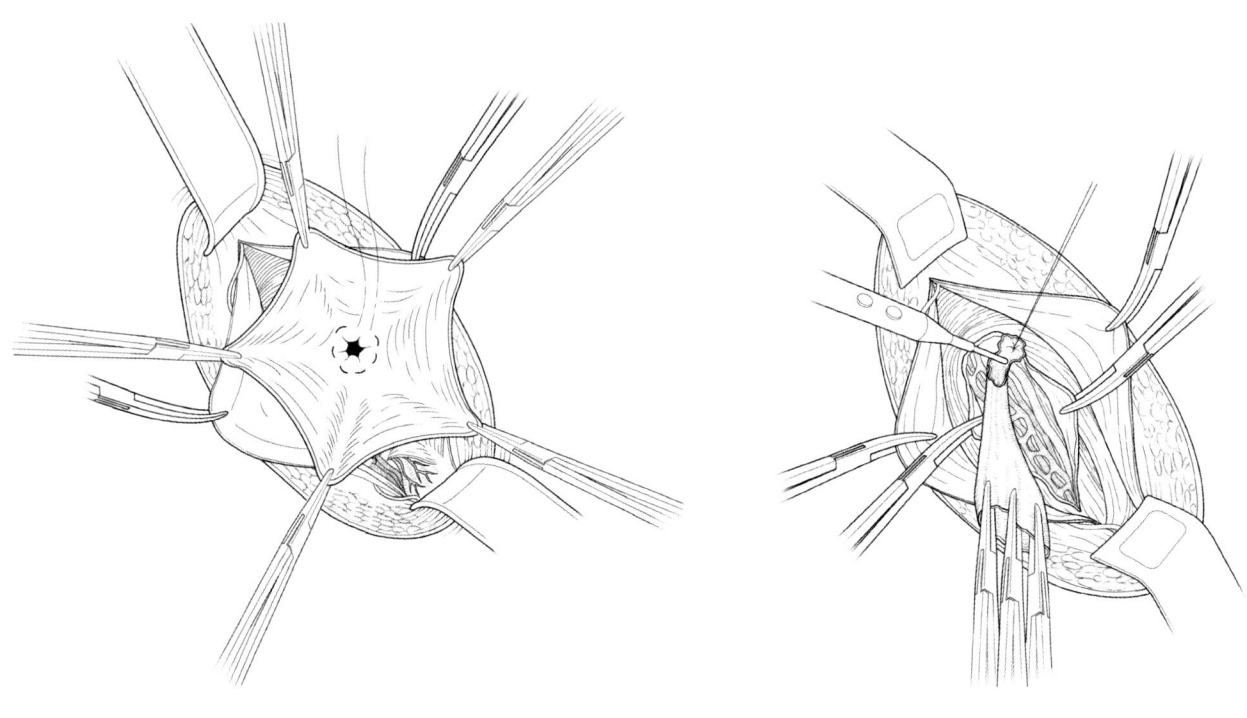

图3-7　横断疝囊 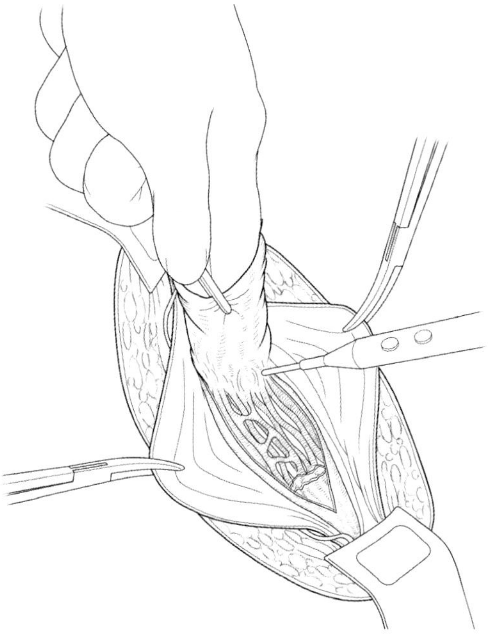　　　　　　　　　　　　图3-8　游离疝囊

（7）采用内荷包缝合关闭疝囊，切除多余部分（图3-9、图3-10）。

图3-9　荷包缝合疝囊　　　　　　　　　　图3-10　切除多余疝囊

（8）将精索拉向外下方，探查有无股疝存在。显露腹横筋膜，其浅面可见精索外血管，可将其自起始部至耻骨结节处切除并结扎。自内环口至耻骨结节切开腹横筋膜，显露腹膜外脂肪，将上叶钳起，可见腹横肌腱膜形成的"白线"结构（图3-11、图3-12）。

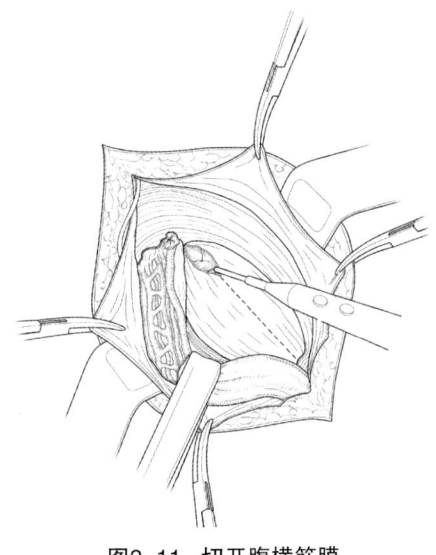

图3-11 切开腹横筋膜

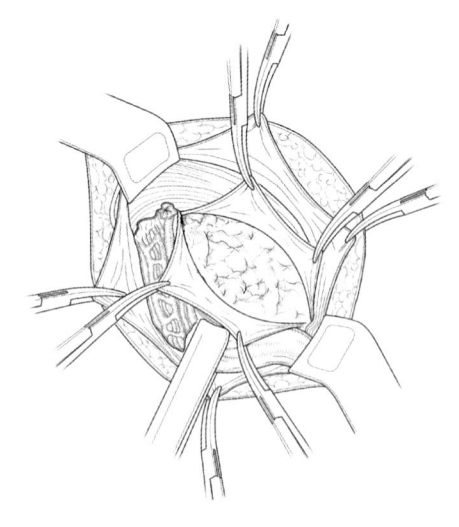

图3-12 显露"白线"

（9）各层修补均采用用人工合成不可吸收编织缝线如3-0 Tevdek（特氟纶）。第一针依次穿过腹直肌鞘、腹横筋膜内侧缘、陷窝韧带和腹股沟韧带，打结固定，然后将髂耻束和"白线"连续缝合，边距约5 mm，直至内环口，内环大小以精索外尚可置入血管钳尖为宜（图3-13）。然后用此缝线向耻骨结节方向将腹横筋膜上叶与髂耻束和少许腹股沟韧带缝合，耻骨结节处需缝合少许骨膜组织，和第一层第一针线尾打结固定（图3-14）。

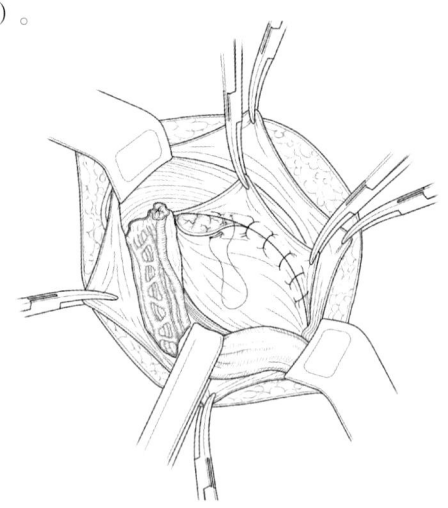

图3-13 第一层缝合

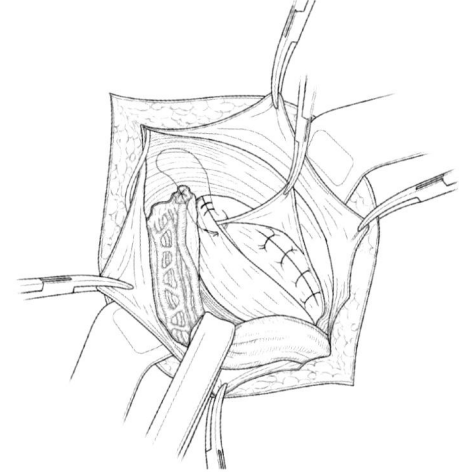

图3-14 第二层缝合

（10）连续缝合腹股沟韧带和联合腱，自内环口至耻骨结节，打结固定，完成第三层缝合（图3-15）。

（11）稍高于第三层平面，自耻骨结节至内环口，将下叶腹外斜肌腱膜近腹股沟韧带处和腹内斜肌连续缝合，缝合组织宽度不少于4 mm。有时腹外斜肌腱膜下叶宽度有限，难以完成第四层缝合（图3-16）。

（12）将精索、髂腹下神经和髂腹股沟神经复位，间断缝合腹外斜肌腱膜，重建外环口（1～2 cm），也可用3-0 Dexon可吸收缝线将其连续缝合。提睾肌切除者，将其远切缘缝合固定于外环口。冲洗切口，3-0 Dexon线连续缝合皮下脂肪层。皮肤钉钉合皮肤切口，也可采用4-0 Dexon线皮内缝合或1号丝线间断缝合（图3-17）。

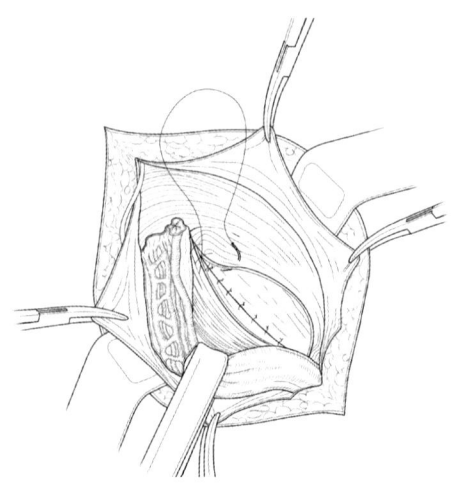

图3-15 第三层缝合

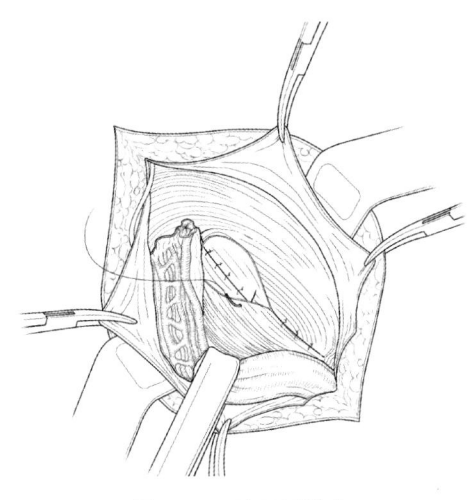

图3-16 第四层缝合

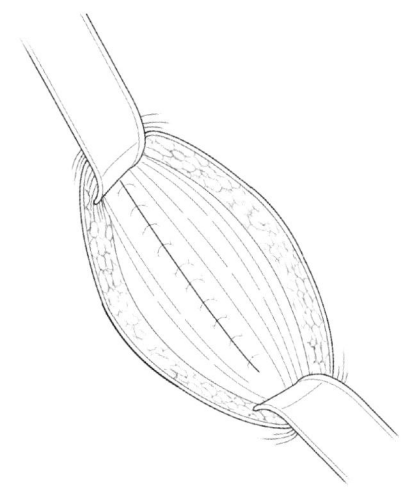

图3-17 缝合腹外斜肌腱膜

六、术中应急处理

1. 血管损伤　在缝合髂耻束和腹股沟韧带时，进针过深，可损伤股静脉，此时切勿打结，将缝线剪除，压迫10 min，多可奏效。如为股静脉撕裂伤，需迅速切开腹股沟韧带，5-0 Prolene线缝合修补，切忌反复盲目缝扎，导致灾难性后果。精索外血管应予以切除。腹壁下血管损伤可予以缝扎止血。

2. 膀胱损伤　在直疝或滑疝患者，游离疝囊时有可能将疝入的膀胱壁切开，可见尿液溢出。可用2-0 Dexon或Vicryl线连续缝合关闭裂口，然后再用2-0 Dexon或Vicryl线连续缝合膀胱壁，将裂口缝合层包埋，留置Foley导尿管10 d。

3. 输精管横断　在复发疝手术时，由于解剖层次欠清晰，易于损伤输精管。老年患者可以结扎，年轻患者应予以吻合：修剪断端，6-0 Dexon或Vicryl线间断缝合3针，管腔内留置不吸收缝线作为支撑物，穿出输精管壁后引出体外，7 d后拔除。

4. 肠管损伤　嵌顿疝或滑疝术中，可损伤结肠或小肠，应立即修补。如果术野污染，最好不再行修补术，因为易于感染，感染者疝复发率高达40%，首次修补术导致结构层次不清，再次手术较为困难，而且复发率亦较高。

七、术后处理

（1）平卧位，膝下垫枕，使患侧大腿略屈曲，减少切口张力。既往切口压沙袋的做法业已摈弃。

（2）麻醉清醒后6 h即可进食流质。如行肠切除吻合，应留置胃管，禁饮食，待肠蠕动恢复，无腹痛时，拔除胃管，进食流质饮食，3～4 d过渡为普通饮食。

（3）术后镇痛、止咳，通畅大、小便。

（4）术后早期下床行走，促进胃肠功能尽快恢复。

（5）切口7 d拆线，术后3周恢复正常工作，3个月内禁止负重，以免复发。

八、术后并发症的防治

1. 切口血肿　多由于术中止血不彻底所致，如果疝体巨大，剥离范围广，创面渗出较多，亦会导致血肿。局部表现为切口疼痛、红肿、充血。可行B超探查，如见局限性积液，可予以穿刺，清除积血；更为有效的办法是拆除1～2针缝线，敞开引流，每天更换敷料，避免切口感染的发生。

2. 切口感染　发生率小于1%，手术原因包括：切口血肿、手术粗暴、无菌术不严格、电刀应用过多、术中肠管损伤、复发疝瘢痕组织血供不佳等。另外糖尿病、肝硬化、肾病、长期应用激素等免疫功能低下的患者易于发生切口感染。表现为术后3~5 d，切口疼痛、肿胀、发红、体温升高。一旦诊为切口感染，应立即打开切口，充分引流，并给予第一代头孢菌素类抗生素。

3. 阴囊肿胀　多因为内环口过小，压迫精索，导致静脉与淋巴回流障碍所致。表现为阴囊肿胀不适、睾丸可触及。患者应继续卧床，将阴囊托起，可自行消退。

4. 阴囊血肿　主要为残留远侧疝囊切缘出血、创面渗血或精索蔓状静脉丛出血等。表现为阴囊胀痛、质韧、皮下瘀斑。如果血肿较小，不再增大，可密切观察，多可自行吸收；较大阴囊血肿应行穿刺引流，加压包扎；血肿并发感染者，可行切开引流术，给予第一代头孢菌素类抗生素。

5. 缺血性睾丸炎　本并发症少见，约占疝修补术的2%~3%。多由于精索动脉或其分支结扎所致，精索静脉回流障碍及内环口过紧压迫精索亦可能是原因之一。表现为术后早期精索及睾丸胀痛、质韧、体温升高，可持续几周或几个月。给予密切观察，预防感染，多可逐渐好转。约1/3患者出现睾丸萎缩，部分患者需将睾丸切除。

6. 术后疼痛　术后急性疼痛多为缝合耻骨结节骨膜所致，少见原因为硬膜外麻醉损伤腰丛神经。急性疼痛出现较早，持续几天，一般对症处理即可。疼痛持续3个月以上即为慢性疼痛，其发生率为5%~15%，主要原因为髂腹下神经、髂腹股沟神经和生殖股神经生殖支损伤所致，神经横断可形成瘤样结节，另外缝线、瘢痕组织或补片压迫上述神经也是原因之一。表现为手术区域持续性疼痛，与活动与否无关，神经瘤样结节可触及结节并诱发剧痛。先给予非手术治疗：理疗、针灸、B族维生素注射。持续3个月以上者，可行手术探查，松解神经，切除瘤样结节，必要时切断髂腹股沟神经和髂腹下神经，神经断端务必结扎，以免形成瘤样结节，但过多神经切断将导致提睾肌萎缩和术后疝复发等并发症。

7. 术后复发　术后疝复发常见原因包括：内环口过大、耻骨结节处未能妥善缝合关闭、修补组织薄弱、缝合组织张力过大、疝囊残留过长、可吸收线过早消失、感染、遗留骑跨疝或股疝、精索脂肪瘤形成、精索位于皮下及患者存在腹内压升高的情况。复发疝最好采用补片修补，手术要点归结如下：

（1）较小的初次复发疝，可选用局麻，多次复发疝或巨大复发疝可采用硬膜外麻醉或全麻。如果采用经腹膜前路径手术则应选择全麻。

（2）切除原手术瘢痕，将精索置于皮下的情况极为罕见，但仍应小心，复发疝修补睾丸损伤极为常见，老年患者建议切除睾丸。年轻患者，睾丸必须保留，难以分离清楚者，术中将切口延伸，在上叶皮瓣下4 cm处做一腹壁横切口，行经腹膜前路径手术修补（详见后述）。

（3）大部分第一次修补方法仍将精索置于腹外斜肌腱膜下，小心切开此筋膜，锐性分离，解剖精索，疝囊多位于直疝三角，如为斜疝，疝囊应切除。

（4）小于2 cm的缺损可选用Shouldice、McVay或疝环充填式无张力疝修补术（详见本章第五节），以后者为首先，因其简单易行、疗效可靠、术后并发症少、再次复发率低。

（5）多数复发疝缺损较大，如将组织缝合，修补张力较大，需用聚丙烯补片修补，补片大小需超出缺损4cm。切开腹横筋膜，在腹膜外予以游离，将补片置于腹膜和腹横筋膜之间，外侧留置精索通过裂孔。1号丝线间断缝合固定：内侧为全层腹直肌；上界为腹壁全层肌肉；下界为耻骨结节、Cooper韧带、股鞘、腹股沟韧带；外侧为腹壁全层肌肉。

（6）彻底止血、冲洗术野，神经与精索复位，必要时放置引流管，逐层关闭切口。

（7）经腹膜前路径手术修补适用于首次即为无张力疝修补或者再次手术难以解剖的患者，对年轻患者保护精索意义重大。手术主要步骤：

1）距缺损上缘4 cm横切口，长约10 cm。

2）切开腹壁至腹膜外脂肪层，保持腹膜完整性。

3）于腹膜前间隙游离腹膜；解剖疝囊，还纳疝内容物，疝囊颈部高位结扎。

4）继续游离腹膜，清除腹直肌鞘表面脂肪组织，游离腹膜范围：内为腹直肌鞘；下为耻骨梳韧带、髂腰筋膜；外为髂前上棘；上为腹部切口（图3-18）。

5）取一聚丙烯补片，覆盖上述区域，1号丝线间断缝合固定上述内、下、外边界，腹直肌处可行全层间断缝合，精索处预留缺口（图3-19）。

6）术野彻底止血，抗生素溶液冲洗，创面渗液较多时可放置引流管。

7）缝合切口，腹部肌层切口下切缘缝合时应包括补片上缘。

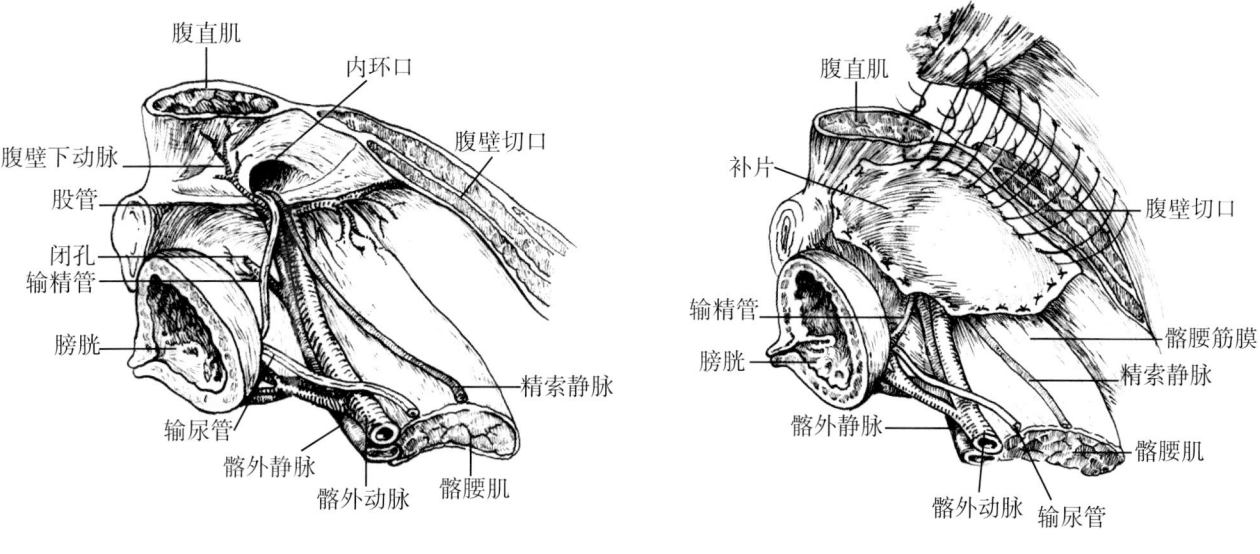

图3-18 游离范围内面观　　　　　　　　　图3-19 固定补片

第二节　Bassini法修补术

本术式是由意大利外科医生Bassini于1884年首创，曾是腹股沟疝修补的经典术式，对疝外科的发展起到重要的推动作用。由于其本质是一种张力缝合，5年复发率高达10%～15%，随着无张力补片修补术日益推广，本术式临床应用日趋减少。

一、适应证

参见本章第一节有关内容。

二、手术策略

本术式成功的关键是联合腱与腹股沟韧带缝合后张力不能太大，太大张力易于导致修补失败。可将腹直肌鞘前层切开几处长约1 cm切口，或者一长6～8 cm弧形切口，以降低吻合张力。更好的选择应是改为无张力疝修补术。其他参见本章第一节有关内容。

三、术前处理

参见本章第一节有关内容。

四、麻醉与体位

参见本章第一节有关内容。

五、手术步骤

（1）切口选择、神经保护、疝囊处理同本章第一节有关内容。牵开腹外斜肌腱膜，显露联合腱及腹横筋膜，间断缝合腹横筋膜；拉开腹内斜肌，显露精索外上方腹横筋膜，间断缝合1~2针，缩小增大的内环口，内环口不能卡压精索（图3-20）。

（2）采用4号丝线将联合腱、腹内斜肌下缘和腹股沟韧带间断缝合；第一针应缝合腹直肌外侧缘、联合腱、陷窝韧带和腹股沟韧带；在不同纤维层面进针；最后，在精索外上方将腹内斜肌和腹股沟韧带缝合1~2针，然后提起所有缝线，一并打结（图3-21）。

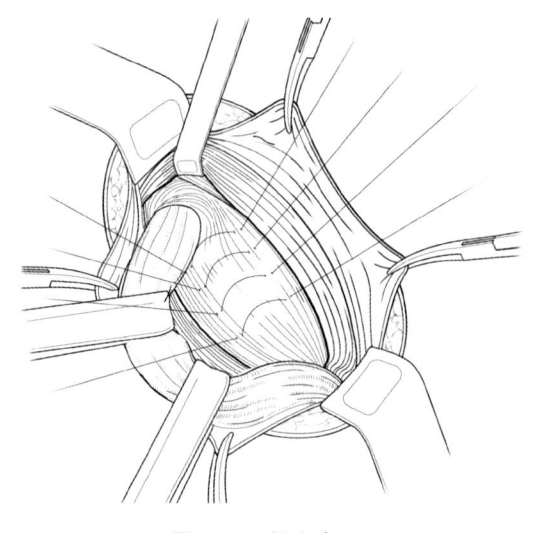

图3-20 缩小内环口

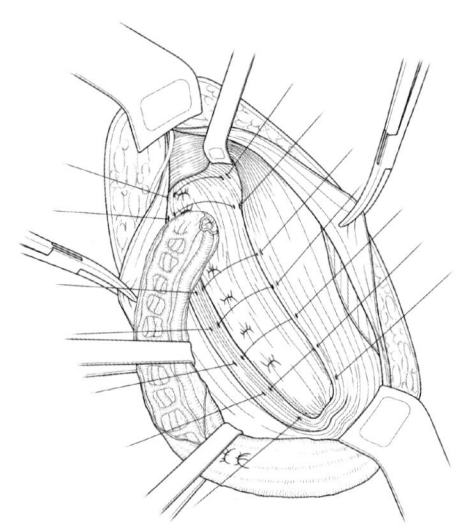

图3-21 联合腱与腹股沟韧带缝合

（3）如果缝合后张力较大，可拉开腹外斜肌腱膜，显露腹直肌鞘前层（图3-22）。做多处长约1 cm切口（图3-23），或者自耻骨结节上方斜向外侧做一长6~8 cm弧形切口，即可降低缝合张力。如果张力依然很大，应加做平片无张力疝修补，方可有效降低术后复发的风险。

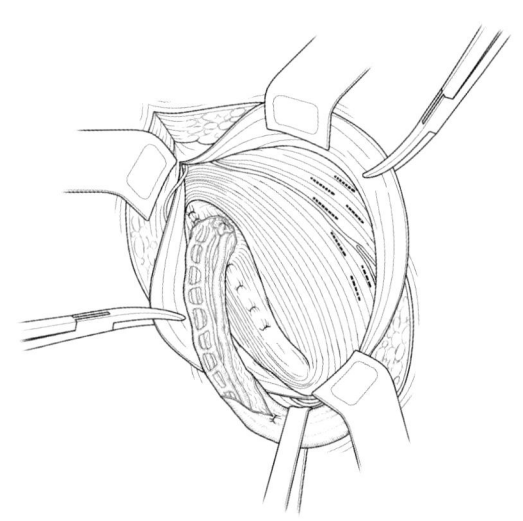

图3-22 显露腹直肌鞘

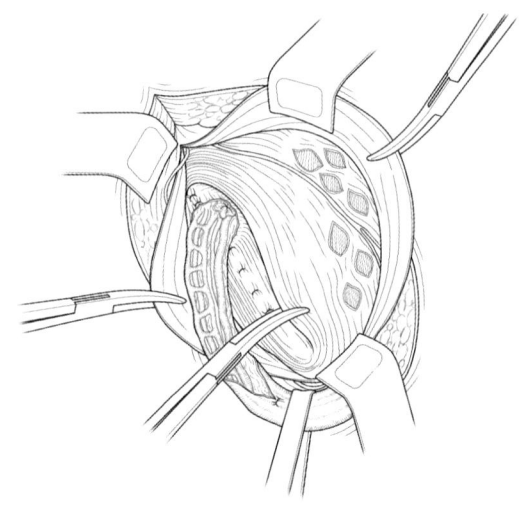

图3-23 腹直肌鞘多处切开

六、术中应急处理

参见本章第一节有关内容。

七、术后处理

参见本章第一节有关内容。

八、术后并发症的防治

参见本章第一节有关内容。

第三节　McVay法修补术

本术式由McVay于1948年提出，主要用于股疝修补术，将腹横筋膜、联合腱和耻骨梳韧带（Cooper韧带）缝合在一起，是一种张力缝合，复发率低于Bassini法，但患者往往出现手术区域疼痛，延长康复时间。

一、适应证

本术式特别适用于斜疝合并股疝的患者，其他同本章第一节有关内容。

二、手术策略

（1）本手术要求筋膜有一定强度，因此，术中应探查联合腱及腹横筋膜强度是否足够修补所需。

（2）为更好显露耻骨梳韧带，需切除髂耻束。自腹壁下血管至耻骨结节的精索外血管应予以切除，减少血管损伤。

（3）为保护股血管免受损伤和压迫，首先用手术刀柄探查股血管和股鞘，将股血管推向外侧，然后首先缝一针标志线，包括联合腱、Cooper韧带和股鞘，暂不打结，如此可减少股血管损伤概率。

（4）为降低缝合修补张力，可在耻骨结节上方2 cm处，向头侧至腹直肌鞘外缘，做一长6~8 cm切口，术毕将此切口外侧缘和腹直肌缝合固定几针。如果张力依然较大，应该加用无张力疝修补术，股管内可置入聚丙烯网塞，详见本章第七节"股疝无张力修补术"。

三、术前处理

参见本章第一节有关内容。

四、麻醉与体位

参见本章第一节有关内容。

五、手术步骤

（1）手术切口、神经保护和疝囊的处理同前述，拉开精索，游离精索外血管，将其自腹壁下血管至耻骨结节之间的部分结扎切除。切除髂耻束，利于显露Cooper韧带（图3-24）。

（2）显露股血管，用刀柄探查股鞘，将股血管向外侧推移少许，以免缝扎误伤（图3-25）。

（3）用4号丝线缝合联合腱、腹横筋膜上切缘、Cooper韧带和股鞘，作为标志线，注意切勿压迫股静脉。然后将联合腱、腹横筋膜上切缘和Cooper韧带间断缝合，针距5 mm，边距4 mm，最内侧一针还应包括少许腹直肌鞘、陷窝韧带和耻骨结节。将所有缝线一并提起，逐一打结（图3-26）。

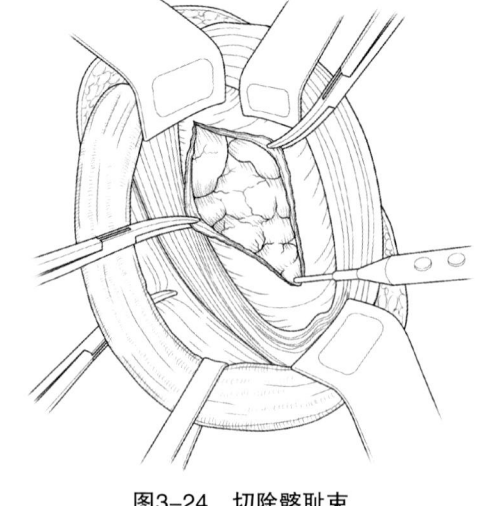

图3-24　切除髂耻束

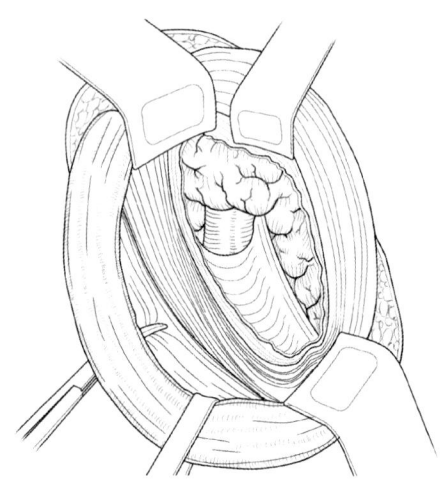

图3-25　保护股血管

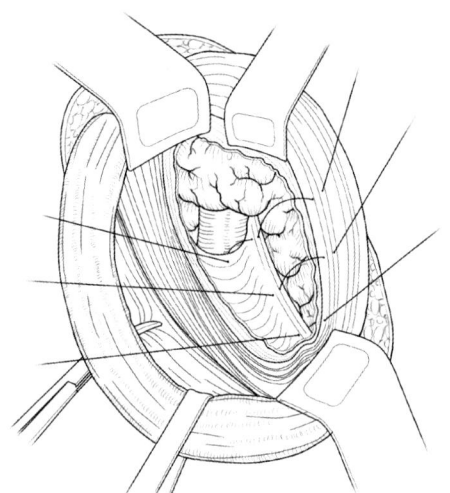

图3-26　缝合联合腱与Cooper韧带

（4）在标志线外侧，将联合腱或腹内斜肌和腹股沟韧带和髂耻束切缘缝合，重建内环口，确保除精索外，尚可置入一血管钳尖（图3-27、图3-28）。

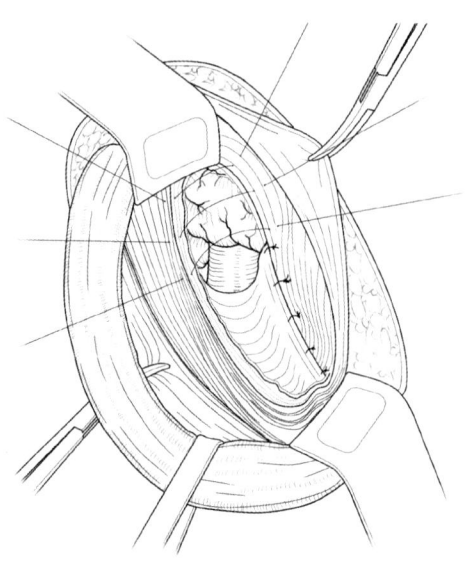

图3-27　缝合联合腱与腹股沟韧带

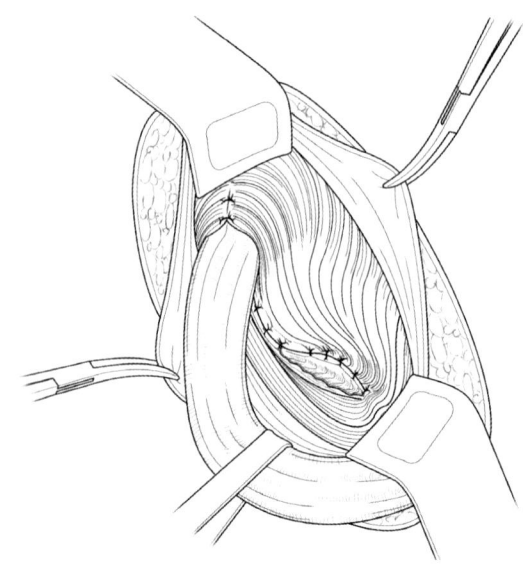

图3-28　重建内环口

（5）将精索与神经复位，3-0 Dexon线连续缝合腹外斜肌腱膜，外环口保持1~2 cm大小，缝合皮下脂肪，关闭切口。

六、术中应急处理

本术式易于损伤股静脉，要求探查股鞘，并将股静脉向外侧推移少许。一旦发现缝线穿过股静脉，应将此缝线剪除，切勿打结，压迫10~20 min，多可止血，必要时可用5-0 Prolene血管缝线修补。

七、术后处理

参见本章第一节有关内容。

八、术后并发症的防治

参见本章第一节有关内容。

第四节　平片无张力疝修补术（Lichtenstein法）

前面章节介绍的纯组织修补法有两个问题，一是疼痛，二是复发率高，其根本原因为修补区域张力过大。1986年，Lichtenstein提出应用聚丙烯网片的无张力修补术，开创疝修补的新纪元。本术式优点包括：无张力修补，复发率仅为0.5%；术后疼痛轻微；手术创伤小；术后并发症少；操作简单，易于掌握。正因为如此，无张力疝修补术是目前疝外科主要手术方式，无论是否为疝中心专科医生，均可获得满意效果。

一、适应证

除年龄不足18岁患者外，腹股沟斜疝、直疝及复发疝均可采用。

二、手术策略

（1）修补材料的选择应遵循组织相容性强、不易于感染、软硬适度、弹性好、可自我塑形的原则。聚丙烯网片具备上述特点，即使感染也无需取出，从而成为无张力疝修补的首选补片。聚四氟乙烯补片异物反应小，网孔小，组织难以长入，不能形成坚硬的瘢痕组织，一旦出现积液，易于感染，因此，不适宜于腹股沟疝修补术。可吸收网片更不适合此术式。

（2）手术切口小，无须过多分离，便于保护髂腹股沟神经及髂腹下神经。

（3）本术式不需要切除提睾肌，将疝囊高位结扎即可。网片内侧应与耻骨结节骨膜固定；外侧留置精索通过裂孔，除精索外尚可容一血管钳尖通过；网片四周均需固定，补片切勿卷曲，但亦不应有张力，以防术后疼痛和复发；切勿缝扎神经组织，以免术后疼痛。

（4）因为有异物留置，切口积血或积液可诱发感染，因此，术中止血务必彻底，较大创面，渗液较多时，可于补片浅面留置引流管，切口外另戳孔引出，术后可加压包扎。

三、术前处理

术前应向患者讲明修补的原理，告知术后区域硬度增加，无须忧虑。补片存在，切口感染增加，围手术期给予第一代头孢菌素类抗生素。其余参见本书第一节有关内容。

四、麻醉与体位

参见本章第一节有关内容。

五、手术步骤

（1）斜疝患者疝囊结扎后，将其置于腹膜外脂肪处。直疝患者，尚需修补薄弱的腹横筋膜，1号丝线连续缝合至内环口处，术野务必彻底止血，以防术后血肿形成。

（2）参照精索大小，修剪补片精索通过裂孔，补片内侧修剪为椭圆形，需覆盖耻骨结节，下达腹股沟韧带，上界覆盖联合腱，外侧距离精索约2 cm（图3-29）。

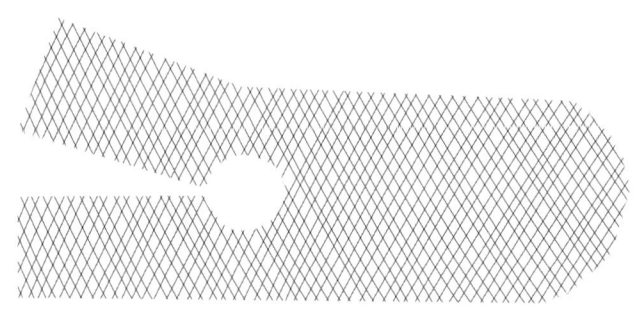

图3-29　修剪补片

（3）采用7号丝线将补片内侧固定于耻骨结节，3-0 Dexon线将补片下缘固定于腹股沟韧带，上缘固定于联合腱，缝合补片外侧两翼，确保裂孔不卡压精索和神经，然后将外侧缘固定于腹内斜肌，注意切勿缝扎神经组织，补片不能有张力（图3-30）。

（4）手术创面较大、渗液较多者应于补片浅面放置引流管。冲洗术野，逐层关闭切口。

六、术中应急处理

如发现为骑跨疝，可将直疝疝囊拉向斜疝处，然后按斜疝处理，必要时修补加强薄弱的腹横筋膜，此筋膜浅面可见精索外血管，可将其切除，减少血管损伤风险。

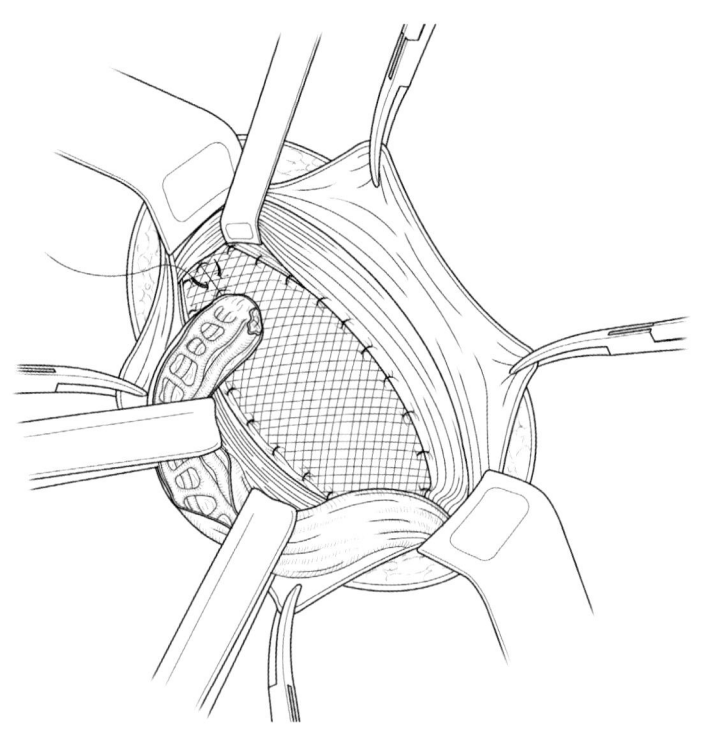

图3-30　固定补片

七、术后处理

留置切口引流管者，需加压包扎，负压吸引2～3 d。必要时给予第一代头孢菌素抗生素，以防治切开感染。

八、术后并发症的防治

在有切口积液或出血而未能引流的情况下，切口可发生感染。可打开切口，充分引流，更换敷料，由于聚丙烯补片不藏匿细菌，多不需取出，但长期感染，形成慢性窦道者，需取出补片。

第五节 疝环充填式无张力疝修补术（Rutkow手术）

本术式由Rutkow医生提出，采用网塞和补片结合的无张力修补腹股沟疝，双重加强腹股沟后壁，复发率仅为0.2%，是一种理想的疝修补方式。

一、适应证

参见Lichtenstein法疝修补术。

二、手术策略

（1）本术式不切除提睾肌，疝囊多不需切除，如果疝囊较长，可于中间离断。远断端妥善止血，不可缝合关闭，亦无需切除，留于原处即可；近断端结扎后翻入腹腔即可，结扎位置在疝囊切缘而非疝囊颈。
（2）直疝须在疝囊颈上方5 mm处，环形切开腹横筋膜，然后将疝囊内翻即可。
（3）网塞边缘位于腹膜外，与腹横筋膜1号丝线缝合固定，防止网塞移位。
（4）聚丙烯网塞如果和肠壁接触，可导致肠粘连、肠坏死或肠漏，因此，分破的疝囊务必用1号丝线妥善修补。

三、术前处理

参见本章第一节和第四节有关内容。

四、麻醉与体位

参见本章第一节有关内容。

五、手术步骤

（1）斜疝患者，还纳疝内容物，小的疝囊可直接翻入腹腔，置入聚丙烯网塞，其四周与腹横筋膜1号丝线间断固定几针，放置网状补片同Lichtenstein法疝修补术（图3-31至图3-33）。

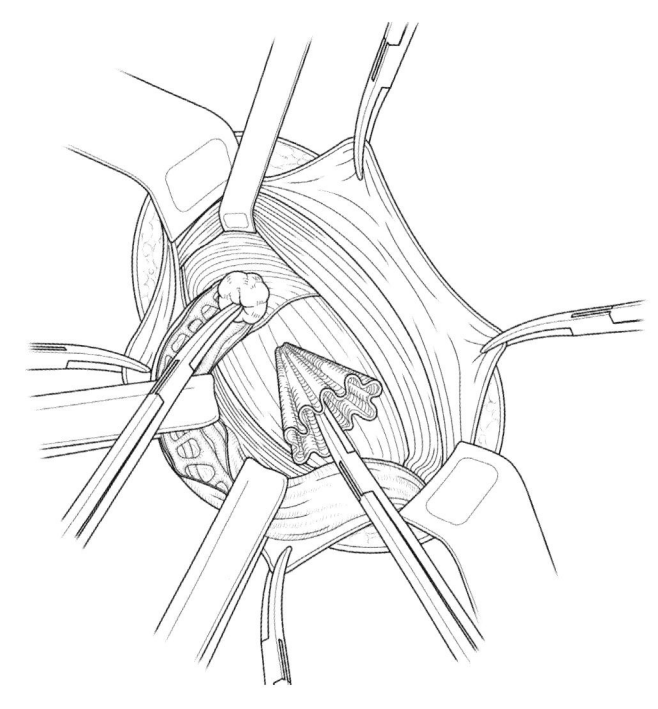

图3-31 放置网塞

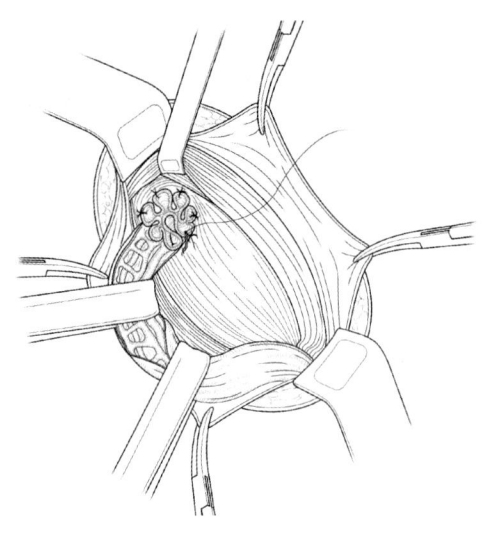

图3-32 固定网塞边缘

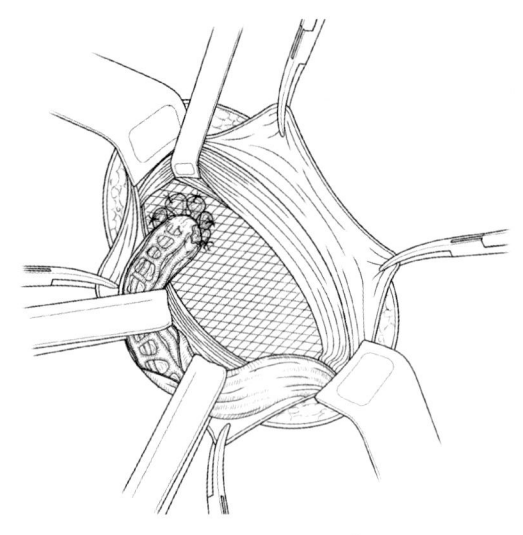

图3-33 放置补片

（2）直疝患者，可于疝囊颈以上5 mm处，环形切开腹横筋膜，将疝囊翻入腹腔，置入网塞，然后将网塞边缘与腹横筋膜切缘固定几针，避免腹膜外脂肪翻出，然后放置网状补片，方法同Lichtenstein法疝修补术（图3-34至图3-36）。

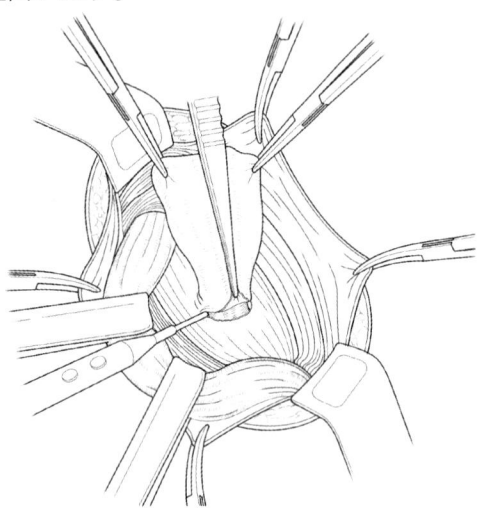

图3-34 环切疝囊颈

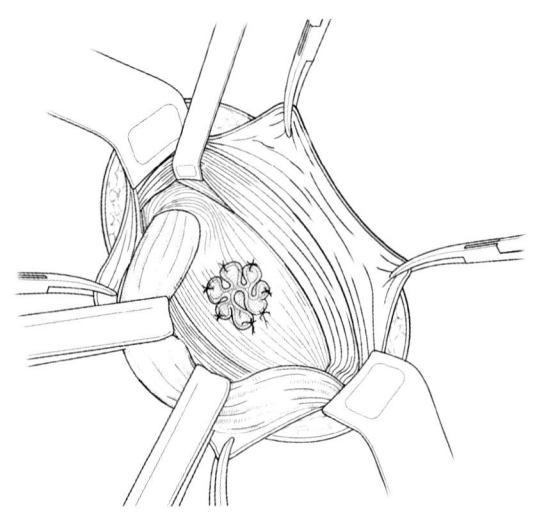

图3-35 固定网塞

（3）如果内环较大，可放置两个网塞。创面彻底止血，渗液较多者，放置引流管，将精索和神经复位，3-0 Dexon或Vicryl线连续缝合关闭腹外斜肌腱膜，内环口切勿卡压精索，缝合皮下脂肪和皮肤切口。

六、术中应急处理

参见本章第一节和第四节有关内容。

七、术后处理

参见本章第一节和第四节有关内容。

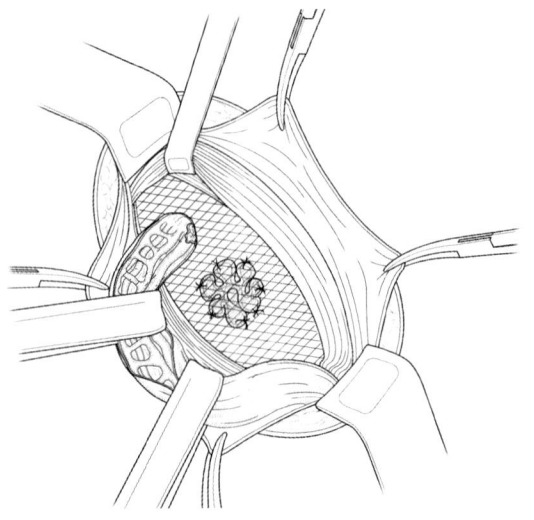

图3-36 放置网状补片

八、术后并发症的防治

参见本章第一节和第四节有关内容。

第六节 滑疝修补术

一、适应证

疝囊壁部分由腹腔内脏器组成，即为滑疝，多见盲肠、阑尾、膀胱或乙状结肠。所有滑疝均应手术治疗。

二、手术策略

（1）一般可采用自髂前上棘和耻骨结节连线中点上方2 cm处至耻骨结节斜切口；但对于巨大滑疝，可行经腹腔滑疝修补术：做内环口上方3 cm处长约10 cm的横切口，进腹后将滑疝拖入腹腔，切开疝囊，于结肠后将疝囊切缘翻转缝合，修补内环。然后参照复发疝腹膜外途径的方式行疝修补术，操作方法见本章第一节术后并发症的防治部分（图3-18、图3-19）。

（2）滑疝手术关键是及时发现疝囊壁由腹腔脏器组成，避免切开。较厚的疝囊壁提示有滑疝的可能性。

（3）如不慎切开肠管，修补后一般不行疝修补术，以免感染，导致复发；如膀胱切开，予以双层修补，一般仍可行修补术；脱出阑尾和脂肪垂均不能切除，而且后者可能与憩室相连，切除后可造成术野污染。

（4）更为简便的方法为不打开疝囊，游离疝囊至颈部，小的疝囊可直接翻入腹腔；大的疝囊，可于肠管或膀胱远侧横断并妥善缝扎关闭，然后翻入腹腔；4号丝线间断缝合缩小内环口；再行修补术即可。

（5）如腹股沟管后壁明显薄弱，可采用平片无张力疝修补术，复发率较低。

三、术前处理

有肠梗阻的患者术前留置胃管，因有肠管切开的风险，切开皮肤前30min可给予第二代头孢菌素类抗生素。

四、麻醉与体位

硬膜外麻醉，平卧位。

五、手术步骤

（1）切口选择、腹外斜肌腱膜切开、神经保护、精索游离、寻找疝囊同前述。探查疝囊，在较厚疝囊壁的对侧，纵行切开疝囊至疝囊颈附近，还纳网膜等疝内容物，显露盲肠（图3-37）。

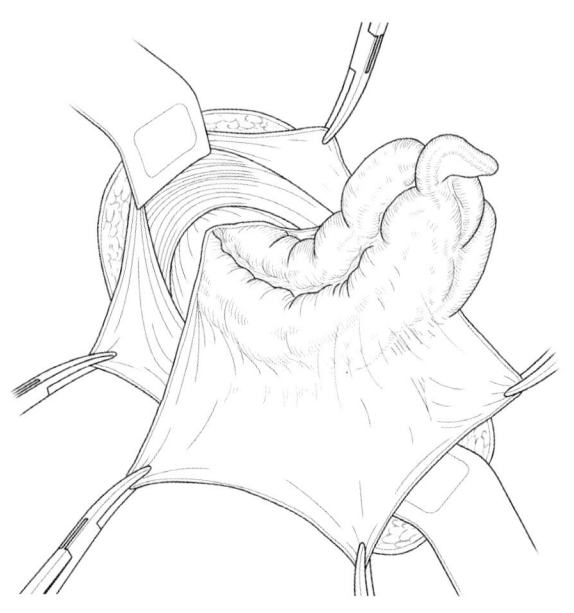

图3-37 显露盲肠

（2）距离盲肠壁约2 cm，U形切开疝囊至疝囊颈部，提起盲肠，清除其后壁脂肪组织，保护其血管（图3-38、图3-39）。

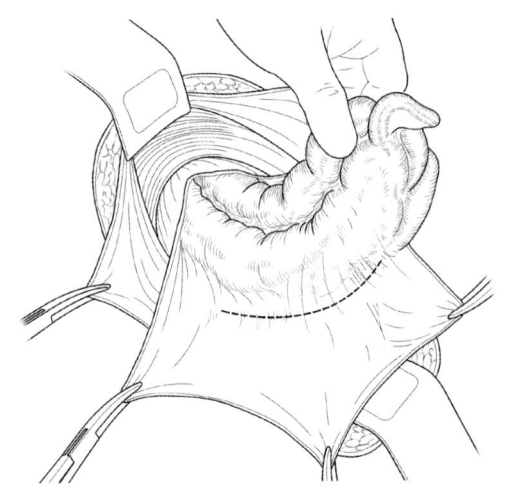

图3-38　疝囊切开线

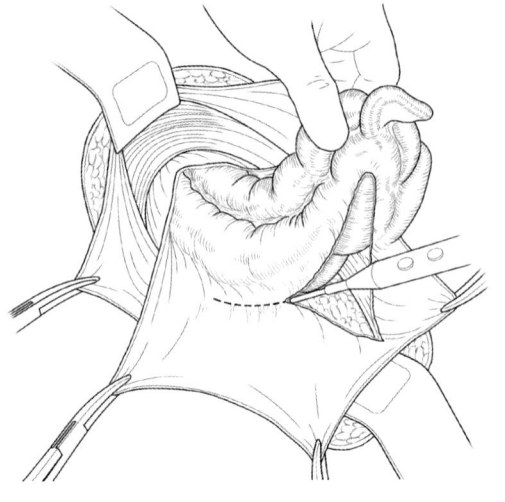

图3-39　切开疝囊

（3）提起盲肠，缝合切开的疝囊，从而将盲肠游离至内环口位置，将其回纳入腹腔（图3-40）。

（4）用4号丝线在疝囊颈做一荷包缝合，收紧打结，切除疝囊（图3-41、图3-42）。视情况行补片无张力疝修补或Shouldice法修补术，但以前者为首选。

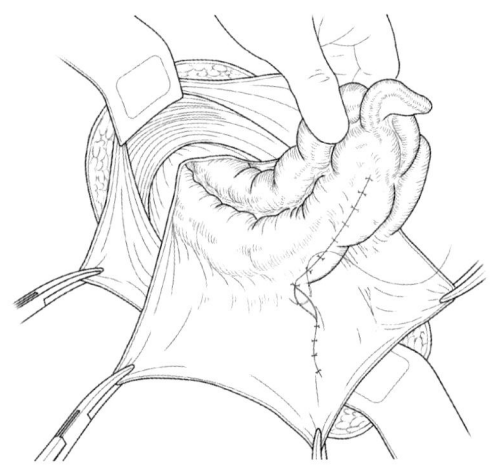

图3-40　缝合疝囊切缘

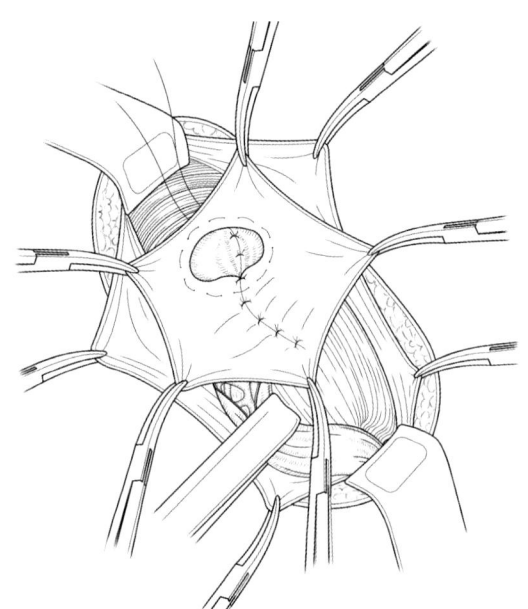

图3-41　荷包缝合疝囊颈

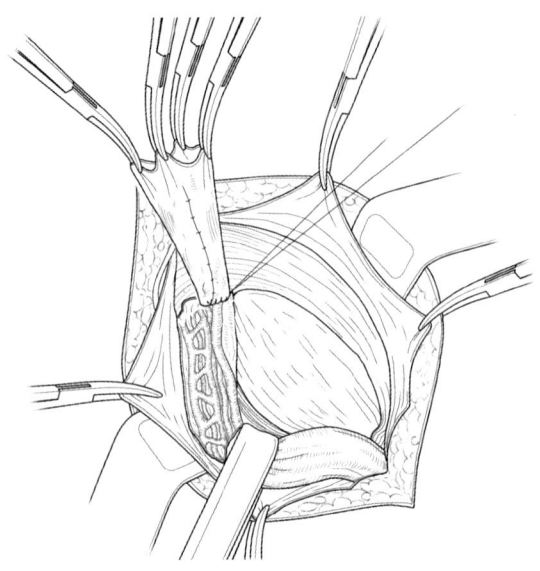

图3-42　结扎疝囊颈

六、术中应急处理

肠管损伤和膀胱损伤的处理参见本章第一节Shouldice法修补术。

七、术后处理

参见本章第一节Shouldice法修补术。

八、术后并发症的防治

参见本章第一节Shouldice法修补术。

第七节 股疝无张力修补术

股管位于股静脉、腹股沟韧带、陷窝韧带和Cooper韧带之间，经此疝出者是为股疝。前文所述McVay法是股疝修补方式之一。腹股沟低位入路不打开腹股沟管，于股部解剖疝囊，回纳疝内容物，结扎疝囊颈，清除股管脂肪与淋巴组织，然后将耻骨梳韧带和腹股沟韧带用7号丝线缝合。也可用聚丙烯补片卷成烟卷状，取合适长度置入股管，然后将耻骨梳韧带、补片和腹股沟韧带用7号丝线缝合固定，此即为无张力修补术。本节仅介绍经腹股沟途径股疝无张力修补术。

一、适应证

因股疝易于嵌顿绞窄，因此，所有患者均应行手术治疗，一般情况很差，即使局麻也不能耐受者除外。

二、手术策略

（1）股环狭小，有时难以将疝囊拉出，可于股部适度施压，仍不能拉出者，可切开股管和陷窝韧带，多可将疝囊拉出，依然困难者，可将股管前方腹股沟韧带Z形切开。

（2）股疝附近临近膀胱，分离疝囊时切勿损伤。

（3）股疝疝囊附近有股静脉、腹壁下血管、大隐静脉和变异的闭孔动脉（副闭孔动脉），股疝时解剖不清楚，易

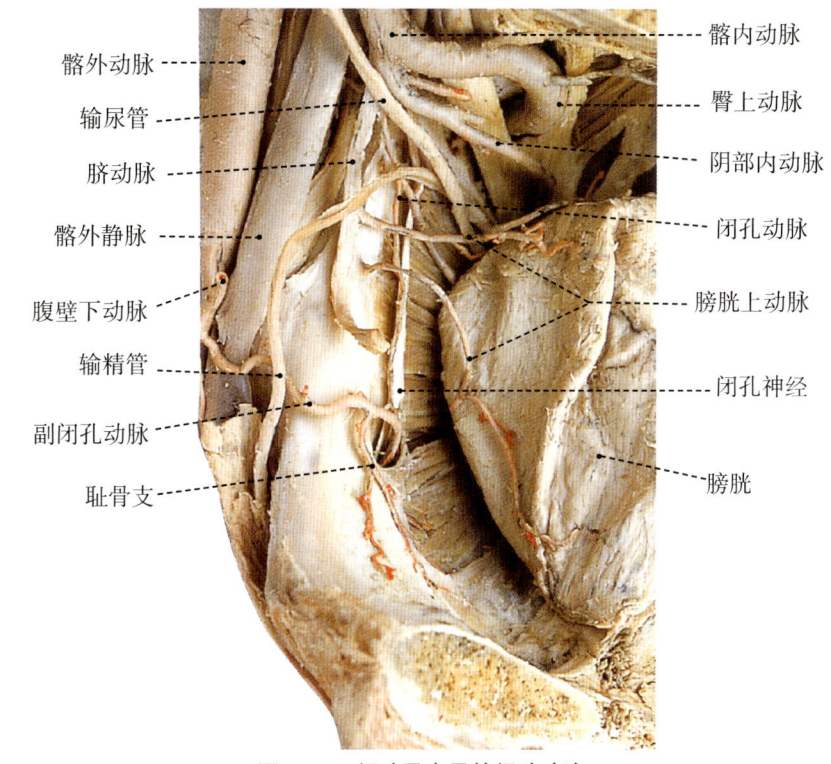

图3-43 闭孔及变异的闭孔动脉

（经授权引自：欧阳钧，温广明.人体解剖学标本彩色图谱[M]. 2版. 广州：广东科技出版社，2010：218. ）

于损伤（图3-43）。

（4）如果肠管绞窄坏死，应另开腹行肠切除吻合术。

（5）无论间断缝合修补股管或放置网塞，股静脉切勿受压，以免导致静脉回流障碍或深静脉血栓形成。

三、术前处理

（1）无嵌顿的股疝患者无须特殊处理。

（2）已发生嵌顿的股疝患者，行胃肠减压，给予抗生素，尽量纠正水、电解质及酸碱平衡紊乱，急症手术。

（3）铺巾范围应包括开腹手术切口。

四、麻醉与体位

无嵌顿的股疝可采用局麻或硬膜外麻醉，有绞窄坏死的患者应采用全麻。取平卧位，轻度头低脚高位。

五、手术步骤

（1）取自髂前上棘至耻骨结节连线中点上方2 cm处至耻骨结节斜切口，依次切开皮肤、皮下脂肪层、腹外斜肌腱膜，游离保护神经，拉开精索，显露股疝疝囊（图3-44）。

（2）将疝囊拉出，必要时切开陷窝韧带，拉出依然困难者可Z形切开腹股沟韧带（图3-45）。

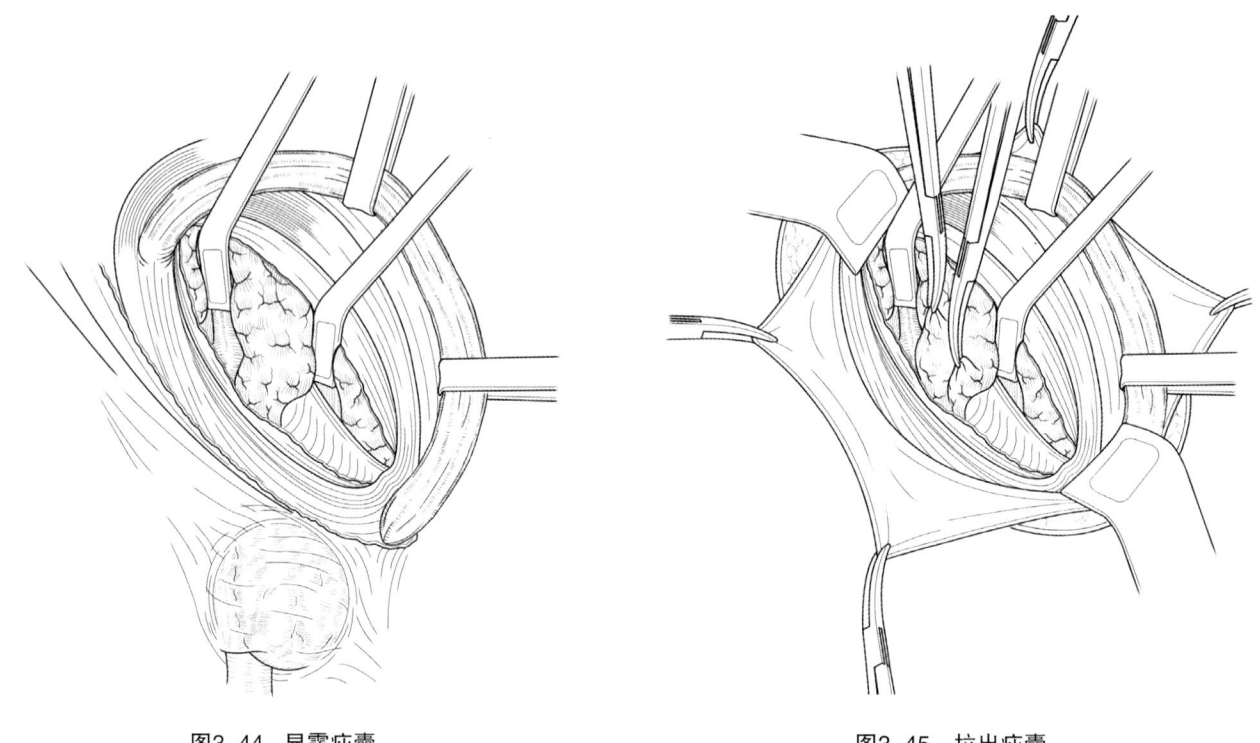

图3-44 显露疝囊　　　　　图3-45 拉出疝囊

（3）切开疝囊，将内容物还纳入腹腔，有肠坏死者，应另开腹，行肠切除吻合术（图3-46）。在腹横筋膜浅面，用4号丝线荷包缝合疝囊颈，剪除远侧多余疝囊（图3-47）。

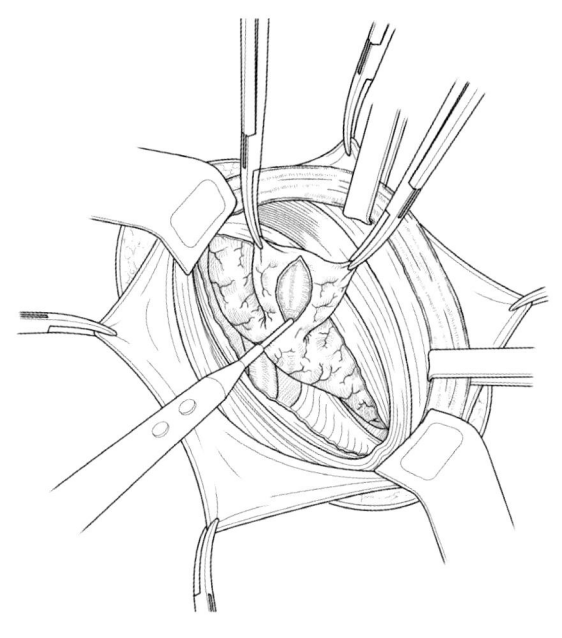

图3-46 切开疝囊

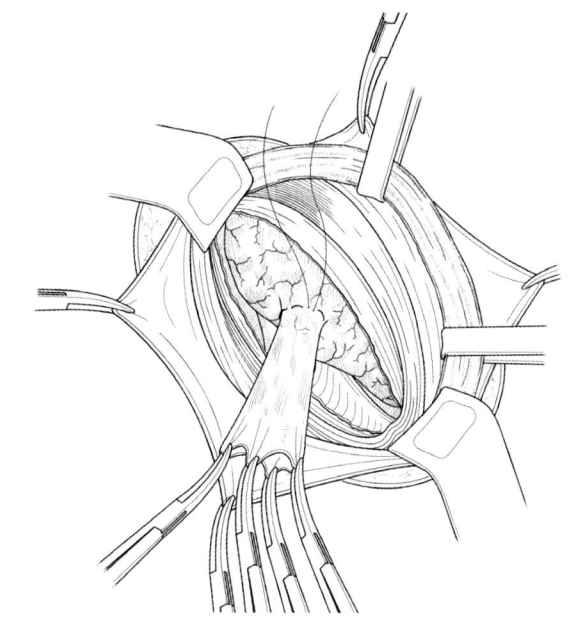

图3-47 缝合疝囊颈

（4）检查股管大小，将聚丙烯网片卷成烟卷状，选择合适长度，置入股管，上端超出股管2～3 mm，7号丝线缝合耻骨梳韧带、网塞和腹股沟韧带，内侧可与陷窝韧带缝合一针，将补片妥善固定（图3-48）。此时检查有无合并斜疝或直疝，必要时行疝环充填式无张力疝修补术。

六、术中应急处理

腹壁下动脉可发出异常闭孔动脉，绕行于耻骨支深面而走向闭孔，出现率约为16%（图3-43）。有文献报道分离股疝疝囊时，可损伤异常闭孔动脉，导致出血。可切开腹横筋膜进入腹膜前间隙，显露腹壁下动脉，循其找到异常闭孔动脉，予以结扎止血。

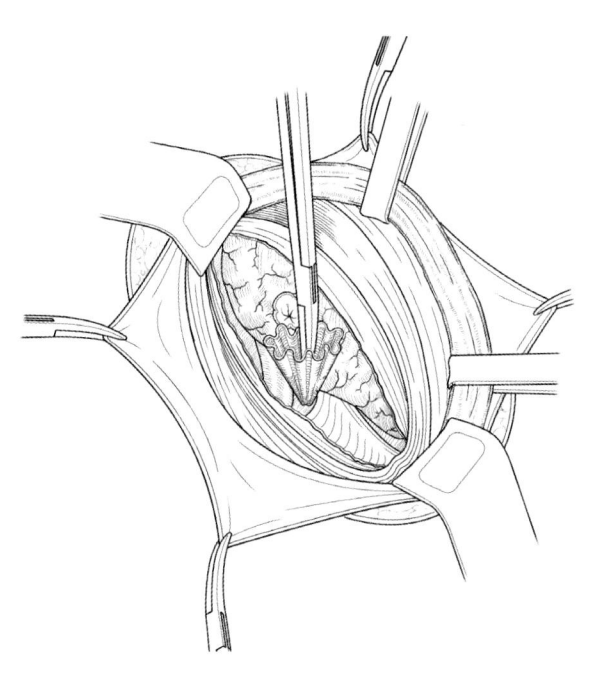

图3-48 放置网塞

七、术后处理

（1）非绞窄性股疝患者术后6 h即可进食，鼓励其早期活动。
（2）肠切除吻合的患者需胃肠减压，给予抗生素。

八、术后并发症的防治

由于股静脉损伤或压迫，可导致股静脉狭窄或血栓形成，患侧下肢水肿。可予以卧床休息、抬高患肢、适当利尿、药物解聚、抗凝、溶栓等处理，一般不需要手术治疗。

第八节　脐疝修补术

脐疝少见，可见于腹膜透析及肝硬化大量腹水的患者。为美容起见，可保留脐窝。

一、适应证

由于脐环较小，脐疝嵌顿可能性较大，因此，应尽早手术。腹膜透析患者应改为血透，而肝硬化腹水需控制腹水后方可手术修补。

二、手术策略

（1）皮肤横梭形切口上、下缘跨度切勿太大，以免缝合存在张力，切除范围宜小不宜大，多余皮肤可在修补完毕后进一步修剪。

（2）单纯将疝囊切除，对拢缝合的修补方式适合于较小缺损；采用重叠缝合修补的方式复发率低；巨大脐疝可采用补片修补，详见本章第十节切口疝修补术。

（3）渗液较多者，可放置引流管。

三、术前处理

超重患者应控制体重，巨大脐疝，有肠切除可能性者，需留置胃管。

四、麻醉与体位

小的脐疝可采用局麻或硬膜外麻醉，巨大脐疝可行全身麻醉。

五、手术步骤

（1）如不保留脐窝，可围绕脐部做一横梭形切口；保留脐窝者，做一弧形绕脐切口，位于脐上、下方均可（图3-49、图3-50）。

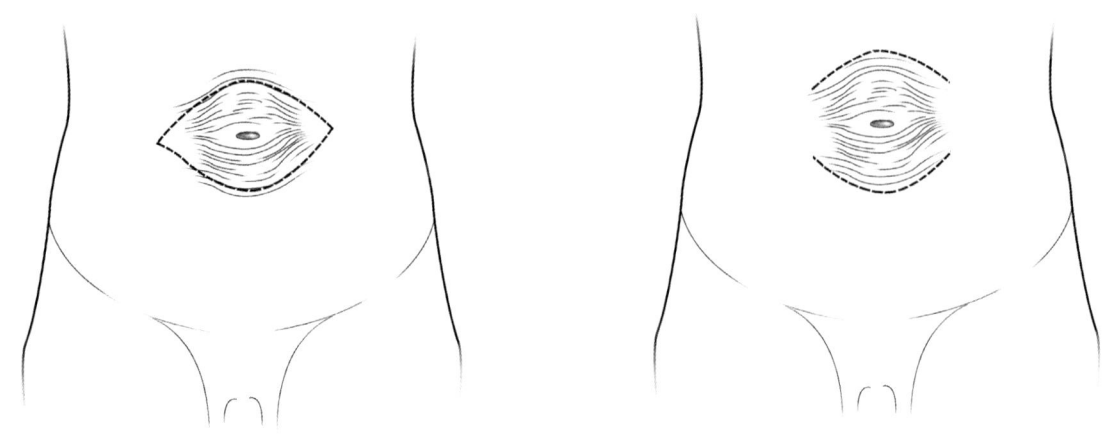

图3-49　横梭形切口　　　　　　　　图3-50　弧形切口

（2）切除脐窝或将脐窝掀向一侧，切除皮下脂肪组织，解剖疝囊至疝囊颈，两侧腹直肌鞘前层可横行切开3~4 cm，向两侧拉开腹直肌，充分显露疝囊颈部，小的疝囊可直接回纳入腹腔，大疝囊则于疝囊颈部切开，还纳疝内容物（图3-51）。4号丝线间断一层缝合腹膜和腹直肌鞘后层（图3-52）。

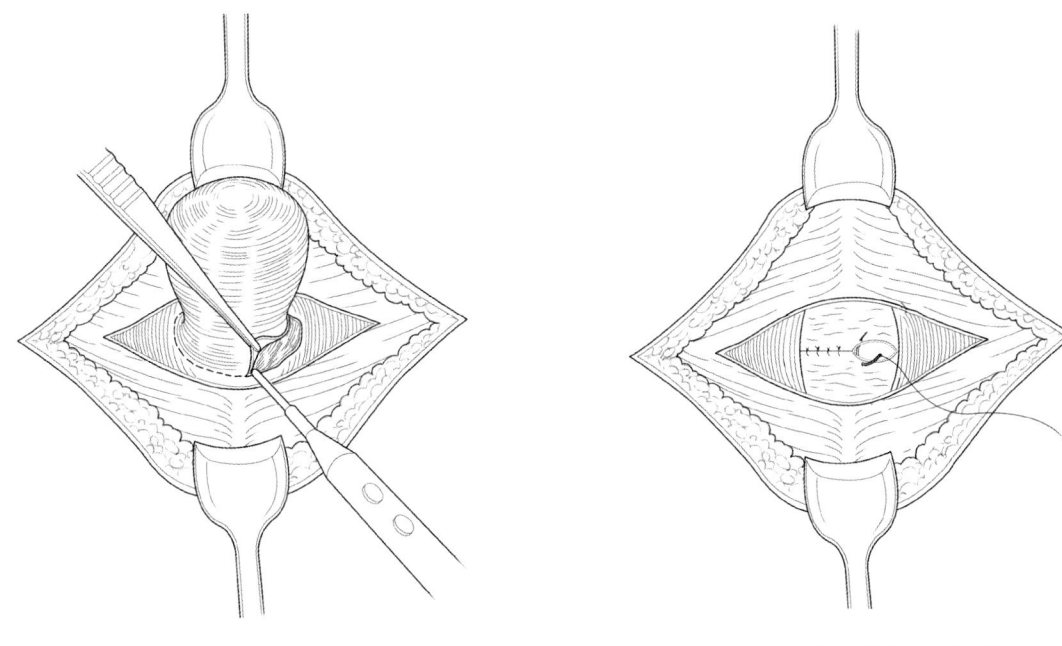

图3-51　切开疝囊颈　　　　　　　　　　　　图3-52　缝合腹膜和腹直肌鞘后层

（3）向头侧游离腹直肌鞘前层切口的上侧叶约4 cm，然后用7号丝线水平褥式重叠缝合上、下叶前鞘，上叶边距3 cm，下叶边距1 cm，缝合完毕，一起打结（图3-53）。然后将上叶边缘与下叶间断缝合固定（图3-54）。

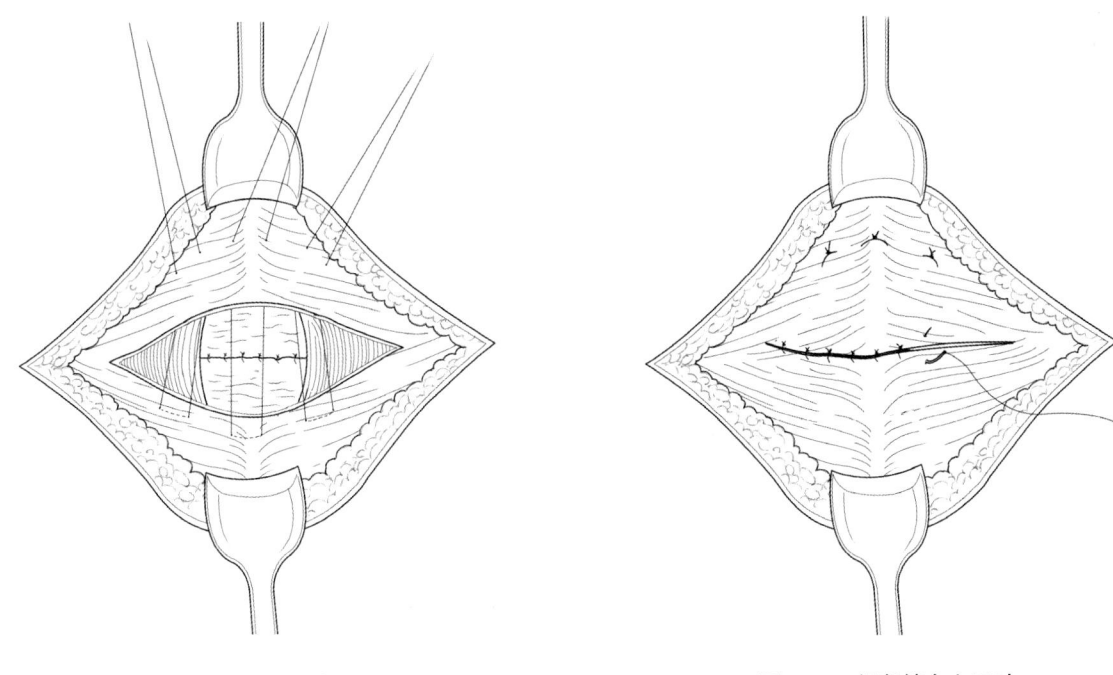

图3-53　重叠缝合　　　　　　　　　　　　　图3-54　间断缝合上下叶

（4）另一种缝合方法是疝囊切除后，行腹壁全层水平褥式重叠缝合，然后将上叶切缘与下叶间断缝合（图3-55至图3-57）。

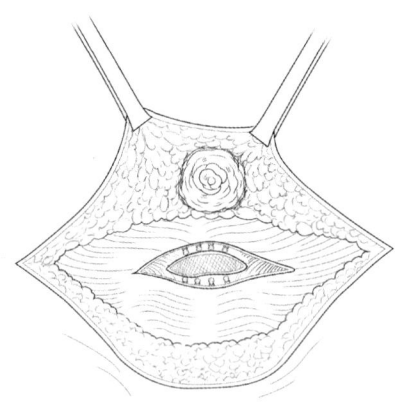
图3-55 切除疝囊

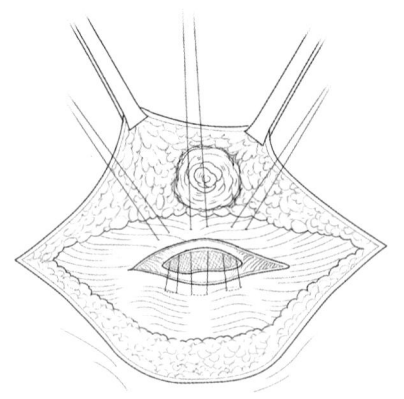
图3-56 全层重叠缝合

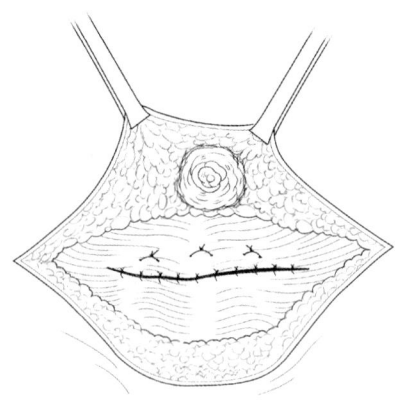
图3-57 上叶切缘与下叶间断缝合

（5）将脐窝背面用1号丝线缝合固定于白线位置，缝合皮下脂肪层，皮内缝合切口（图3-58至图3-60）。

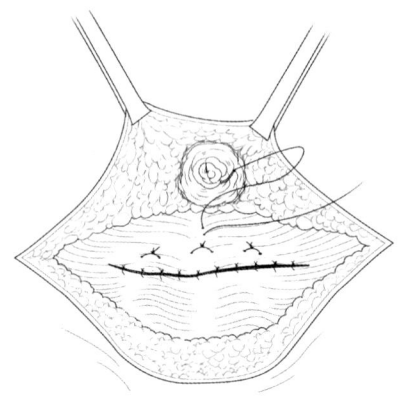
图3-58 固定脐窝

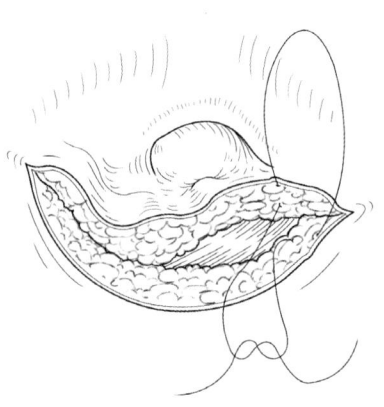
图3-59 缝合皮下脂肪

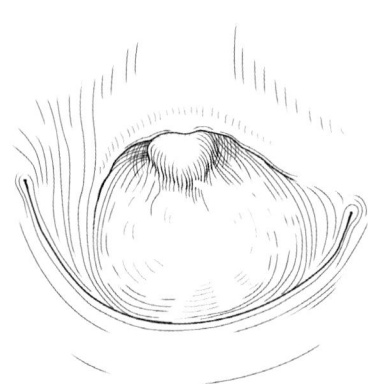
图3-60 皮内缝合切口

六、术中应急处理

如术中发现缺损较大需补片修补，应尽量保留疝囊，以便修剪后缝合，隔离腹内脏器和聚丙烯补片，以免发生肠粘连和肠坏死。皮肤对拢缝合有张力者，可于皮下脂肪层与腹外斜肌腱膜之间游离，以缓解皮瓣张力。渗液较多者，放置皮下引流管，腹部切口加压包扎。

七、术后处理

（1）保持引流管通畅，放置2~3d，无引流液时，逐步退管将其拔除。
（2）保持大、小便通畅，避免咳嗽，控制腹水。
（3）3~6个月内避免负重。

八、术后并发症的防治

脐疝修补术很少复发，一旦复发，处理可参照本章第十节"切口疝修补术"。

第九节 闭孔疝修补术

闭孔管位于耻骨上支和闭孔膜外上缘之间，内有闭孔神经和闭孔动脉（图3-43）。腹内器官经闭孔管向外突出即为闭孔疝（图3-61）。嵌顿者表现为不完全性或完全性肠梗阻。有时在股三角内可见包块（图3-62），经阴道可触及闭孔管处柔软的肠管（图3-63）。疝入脏器以小肠多见，极易嵌顿坏死，而外科医生处理闭孔疝的临床经验极为有限，值得引起重视。

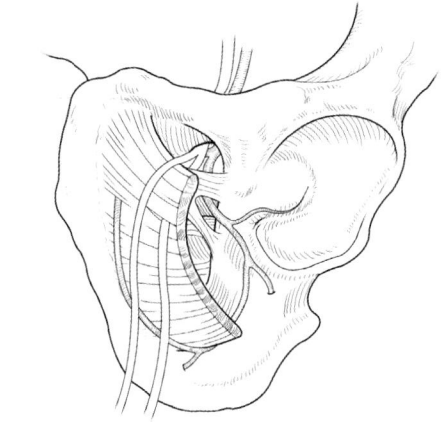

图3-61 闭孔管

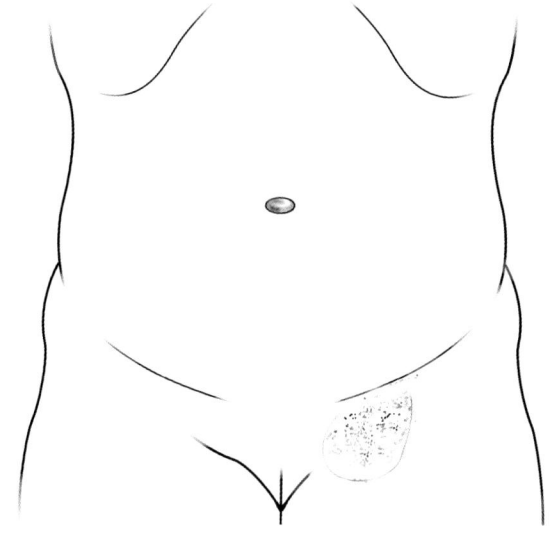

图3-62 股三角包块

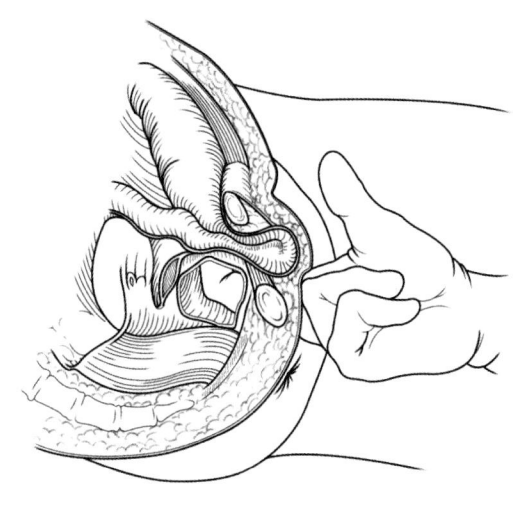

图3-63 阴道触诊

一、适应证

闭孔疝均应手术治疗，更多见的是因肠梗阻剖腹探查而于术中确诊。

二、手术策略

（1）消毒铺巾应包括患侧股三角，因术中可能需经股三角还纳疝囊。

（2）近侧肠管扩张明显，影响手术操作，可行近侧肠襻减压术：荷包缝合肠壁，置入吸引器将肠内容物吸除，但应注意保护，避免腹腔污染。

（3）如果判断嵌顿肠管已经坏死，牵拉肠管可导致肠破裂，此时可用两把肠钳于紧靠疝环处钳夹远、近侧肠襻。

（4）小肠难以拉出者，可切开闭孔管，甚至自股三角解剖，显露疝囊，缓慢施压，使疝内容物回纳腹腔。股三角解剖见本书第三十六章图36-1和图36-2所示。

(5)肠管活力判断参见本章第一节"Shouldice法修补术"。

三、术前处理

肠梗阻患者留置胃管,纠正水、电解质及酸碱平衡紊乱,给予抗生素。

四、麻醉与体位

硬膜外或全身麻醉,平卧位,轻度头低脚高,便于小肠移向上腹部,利于手术操作。

五、手术步骤

(1)消毒铺巾应包括股三角,取下腹壁经腹直肌切口(图3-64)。

(2)将小肠用纱布垫推向上腹部,嵌顿肠管近侧肠襻明显扩张者可予以术中减压,4号丝线于小肠壁做两个同心圆荷包缝合,四周纱布保护,切开肠壁,置入吸引器,收紧荷包缝合线,逐段将小肠内容物推移至吸引器处,经负压吸引排除,荷包线打结,安尔碘消毒,移除保护用纱布。如果判断嵌顿肠管已经坏死,可用两把肠钳夹闭疝环处远、近侧肠管,以免肠管破裂,污染术野(图3-65)。

(3)缓慢持续用力,将小肠回纳腹腔,难以回纳者可切开疝环。如仍然难以回纳,可于股三角股静脉内侧做一纵行切口,向外侧拉开耻骨肌,向内侧牵拉长收肌,显露疝囊底,上、下联合缓慢适度用力,即可回纳肠管(图3-66、图3-67)。肠管活力判断参见本章第一节Shouldice法修补术,难以确定者,如果切除肠管不多,可行肠切除吻合术;否则应将肠管外置,需二次手术处理。

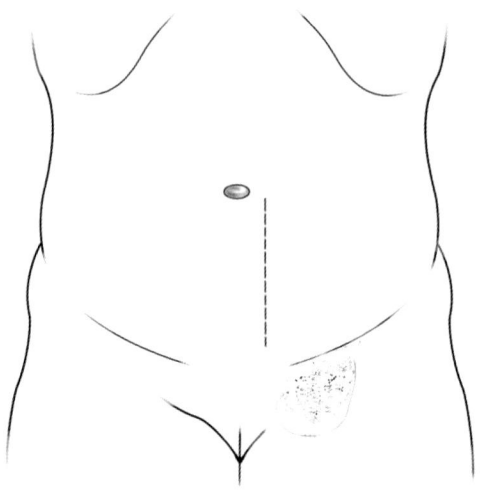

图3-64 手术切口

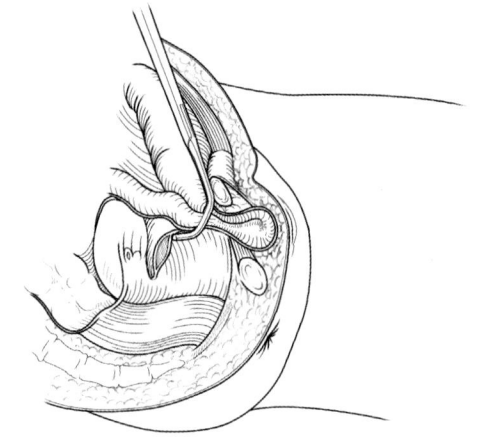

图3-65 夹闭肠管

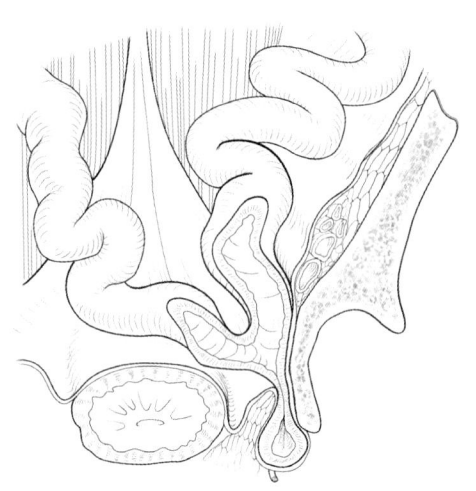

图3-66 拉出肠管

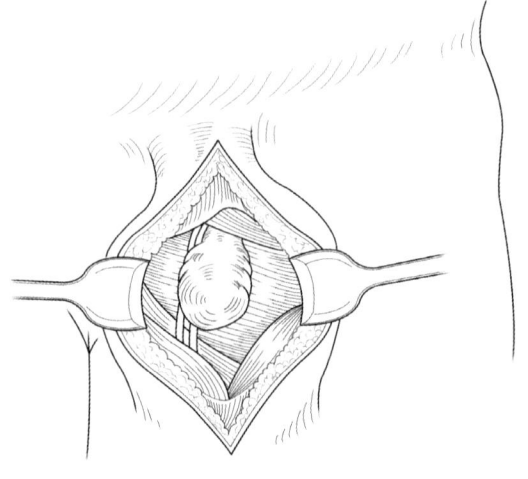

图3-67 切开股三角

（4）用血管钳将疝囊内翻入腹腔，将疝囊底与疝环缝合，使疝囊体部如塞子样留置在闭孔管（图3-68）。如疝环较大，可用附近筋膜缝合修补或腹膜外聚丙烯网片修补。

六、术中应急处理

闭孔动脉损伤少见，一旦损伤缝扎止血即可，一般不会导致严重后果。

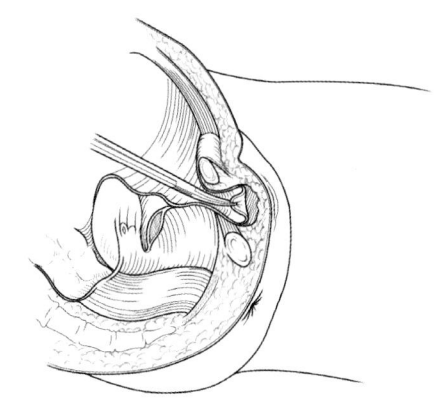

图3-68　内翻疝囊

七、术后处理

（1）鼓励患者早期下床活动，肠功能恢复即可拔除胃管。
（2）补充水分、电解质，必要时肠外营养支持。
（3）肠切除患者需给予抗生素。

八、术后并发症的防治

本术式相对简单，手术相关并发症少见。主要为因误诊导致水、电解质及酸碱平衡紊乱及多器官功能障碍综合征等，因此，早期诊治是减少并发症的关键。

第十节　切口疝修补术

开腹手术切口疝的发生率为10%~20%。切口疝发生相关因素包括：肥胖、糖尿病、肝功能不全、肾功能不全、营养不良、慢性便秘、排尿困难、COPD及长期应用激素等药物；切口液化、裂开、感染、张力缝合、缝合边距<1 cm及切口长度>10 cm；成纤维细胞胶原蛋白Ⅰ和成纤维细胞胶原蛋白Ⅲ比例下降。依据切口疝长度分为四类：小（<5 cm），中（5~10 cm），大（>10 cm）及巨大（>20 cm）。位置以中线疝居多，占75%~95%。

一、适应证

超过2 cm的切口疝均应手术治疗，因为随时间推移，缺损逐渐增大，增加手术风险和复发率。为减少肠粘连对手术影响，一般在上次手术后3~6个月行切口疝修补术。

二、手术策略

（1）研究表明肥胖是切口疝的诱发因素之一，因此，超重患者术前必须减肥。
（2）控制糖尿病，改善肝功能、肾功能和营养状态，通畅大、小便，停用激素类等影响胶原合成的药物。
（3）切口选择。可梭形切除原手术疤痕，切勿切除过多皮肤，以免皮肤张力缝合，多余皮肤可在最后予以修剪。
（4）首先游离皮下脂肪与肌筋膜，至腹壁缺损外侧至少2 cm。
（5）将肌筋膜和疝囊锐性分开，极为困难者，亦可不分离，疝囊分破者，应即时修补。

（6）打开疝囊时应小心谨慎，其下方多有粘连之肠管，如损伤，应立刻修补，以防术后遗漏，导致肠穿孔等并发症；切勿切除过多疝囊，因随后修补需缝合疝囊作为必要的修补层面，切除过多，存在张力缝合的风险；同时还应注意有无多发性切口疝。根据缺损程度，选择合适的修补方式。

（7）小于3 cm的切口疝可用直接修补法；较大切口疝采用直接缝合法的术后复发率高达30%～50%，而且易于出现呼吸窘迫和循环障碍，而补片修补术后复发率则降为10%～20%。

（8）补片材料大致分为可吸收、单股聚丙烯和可扩展的聚四氟乙烯（ePTFE）网片。可吸收网片仅适用于腹壁缺损的暂时性关闭，吸收后必然出现切口疝，因此，该补片不适合切口疝修补。单股聚丙烯网片不藏纳细菌，即使感染多亦无须取出，可促进结缔组织长入网孔，是目前应用最多的修补材料，但该网片不能与肠管接触，否则会导致肠粘连和肠坏死。因此，术中必须用腹膜或大网膜将其和肠管隔离，即使如此，聚丙烯补片依然刺激个别患者腹膜层出现炎症反应，导致肠粘连等并发症。ePTFE较为柔软、光滑，表面多微孔，对肠管刺激较轻，但疤痕形成不足，对感染的耐受力较差，因此，不适用于腹壁缺损修补，但对其改造后可用于巨大缺损患者的腹腔镜腹膜内修补术。

（9）依据补片位置不同分为置于筋膜与皮下组织之间的修补术（Onlay术）、肌后置入补片修补术（Rives-Stoppa术/Sublay术）和腹膜内修补术（intraperitoned only mesh，IPOM术）。Onlay手术血清肿和感染的发生率较高，应于补片浅面放置引流管。Rives-Stoppa手术为部分外科医生所推崇，手术步骤包括游离出足够的腹膜前间隙，放置并固定聚丙烯补片及重建腹白线，使腹直肌并拢并覆盖补片，减少术后血清肿和感染，复发率亦较低。IPOM手术用时最少，但依然有肠粘连与肠漏的风险，而且腹壁病理状态未得到矫正，因此，仅适用于腹壁缺损巨大，难以用Onlay术或Rives-Stoppa手术修补的患者。各种补片应超出缺损范围3～4 cm。

（10）切口张力缝合会导致疝复发，还应考虑到麻醉状态下，即使术中无张力，术后亦可能存在张力过大问题，因此，应在松弛的状态下缝合相应组织。

（11）术后创面渗血是感染和术后复发的原因之一，因此，必须彻底止血，创面放置引流管，切口加压包扎。

（12）术中严格无菌操作，游离腹膜前间隙后应更换手套。有肠破裂污染术野者，肠修补后，一般不主张继续行疝修补术。

三、术前处理

（1）切口疝属于可能污染手术，围手术期应给予第一代头孢菌素类抗生素。
（2）因有结肠损伤的风险，需标准的肠道准备，详见本书第二十三章结肠手术有关内容。
（3）放置胃肠减压管，准备适宜大小的聚丙烯补片。

四、麻醉与体位

硬膜外麻醉或全麻，巨大切口疝以全麻效果较好，取平卧位。

五、手术步骤

（一）切口疝缝合修补术

（1）梭形切除原手术疤痕，切勿切除过宽，以防最后缝合切口存在张力（图3-69）。切开皮下脂肪层，至疝囊表面的深筋膜，有时疝囊顶部与手术疤痕之间直接相连，注意切勿损伤其下方的肠管（图3-70），将手术疤痕及其皮下脂肪锐性切除（图3-71）。

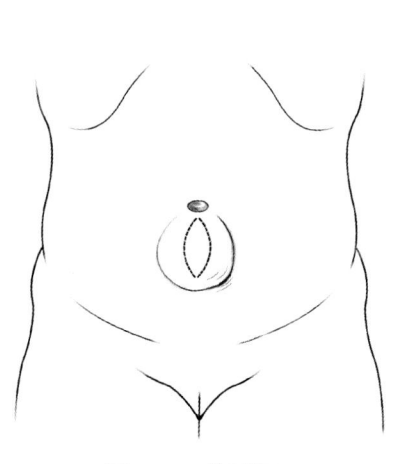

图3-69 梭形切口

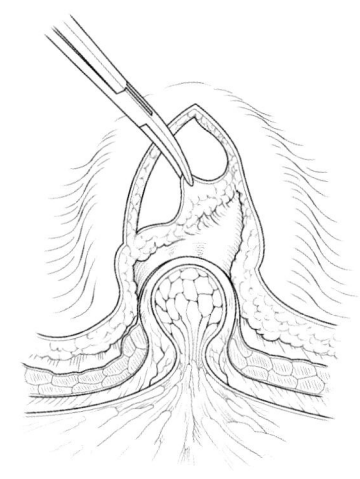

图3-70 切开皮下脂肪层

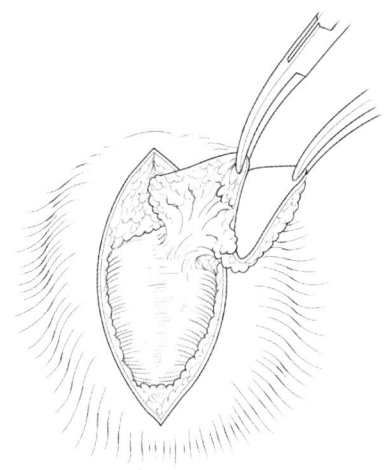

图3-71 切除疤痕组织

（2）锐性分离皮下脂肪层和肌筋膜，直达缺损以外2 cm处的腹直肌鞘前层（图3-72）。

（3）纵行切开肌筋膜，保护疝囊，游离至疝囊颈部，如疝囊破裂应立刻修补，有时肌筋膜层和疝囊粘连紧密，难以分离（图3-73）。

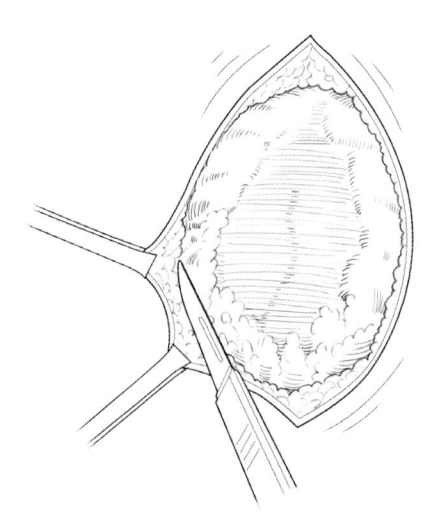

图3-72 游离皮下脂肪层

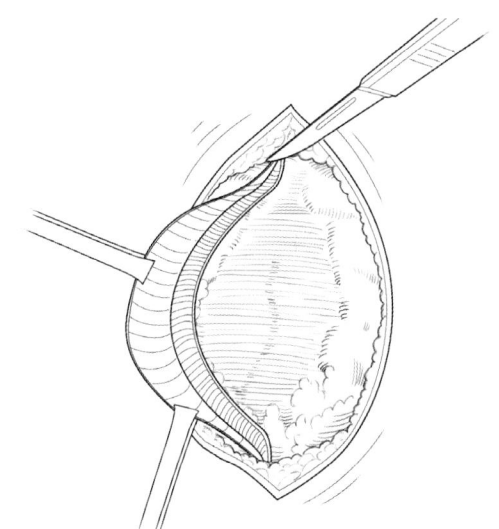

图3-73 切开肌筋膜

（4）如果疝囊大小不足3 cm，可以直接翻入腹腔，然后用7号丝线间断缝合关闭缺损。

（5）疝囊较大者需横行或纵行自疝囊颈部切开，因此处粘连少于顶部，注意保护肠管等疝内容物，往往有较多粘连，需锐性小心分离，如果疝囊和肠管紧密粘连难以分离，亦可将疝囊留在肠管之上，稀释的抗生素冲洗术野（图3-74至图3-76）。

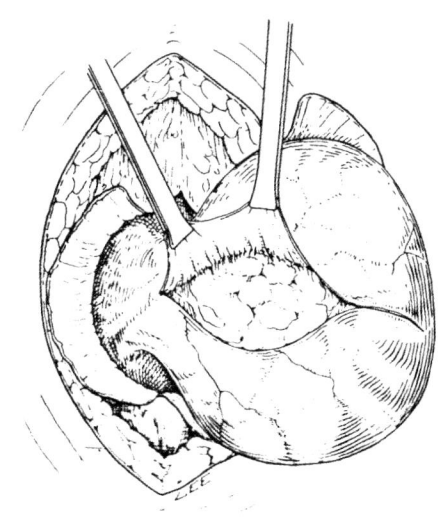

图3-74 切开疝囊

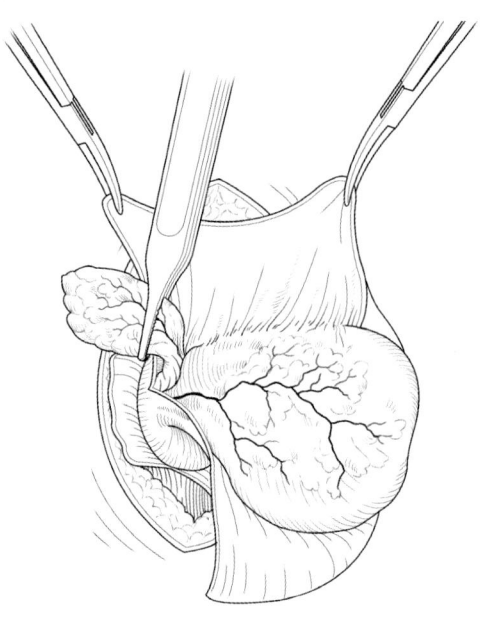

图3-75 分离粘连

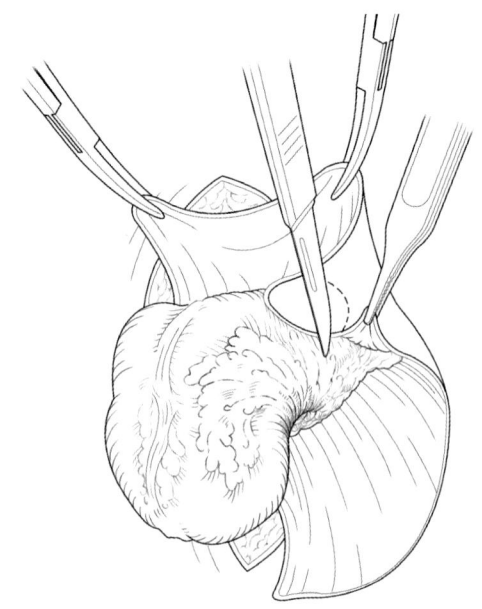

图3-76 残留少许疝囊

（6）切除多余疝囊，3-0 Dexon线连续缝合疝囊（腹膜）切口，于腹膜外留置引流管，于切口下缘另戳孔引出并固定（图3-77）。

（7）同样修剪肌筋膜层，确保缝合无张力，用3-0 Dexon或Vicryl线连续缝合之，再于其浅面放置引流管，于切口下端另一侧戳孔引出（图3-78）。有时疝囊和肌筋膜难以分开，亦可作为一层连续缝合关闭。

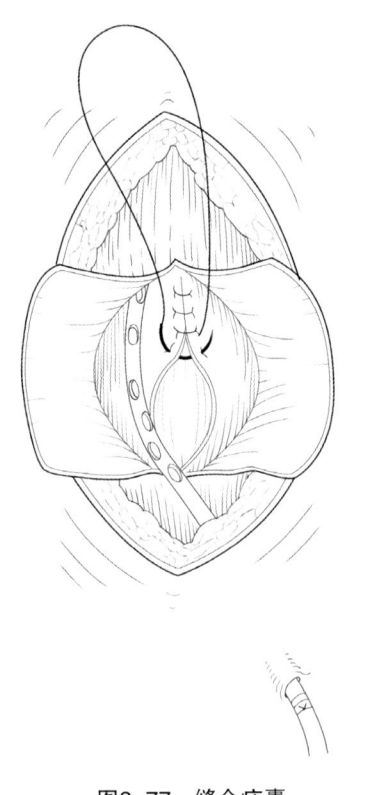

图3-77 缝合疝囊

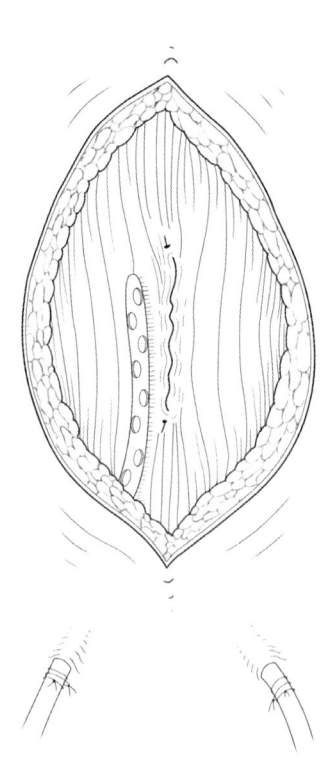

图3-78 缝合肌筋膜

（8）再用2-0聚丙烯缝线编织缝合两侧正常肌筋膜，包埋引流管，以不同宽度两次缝合，恰似一张编织的聚丙烯网片（图3-79、图3-80）。

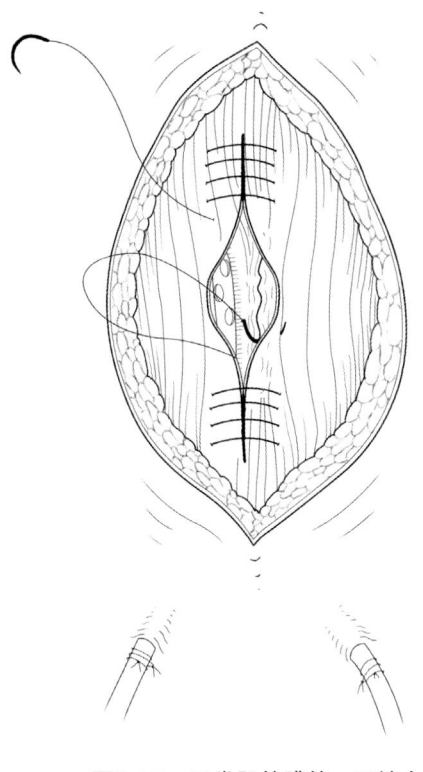
图3-79 正常肌筋膜第一层缝合

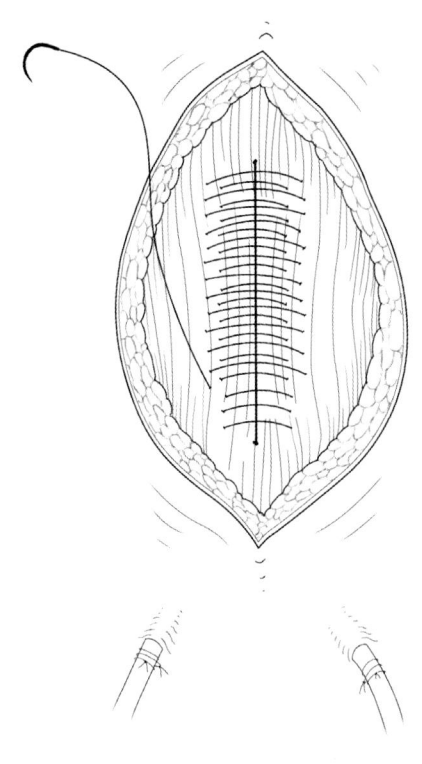
图3-80 正常肌筋膜第二层缝合

（9）术野彻底止血，修剪皮肤及皮下脂肪层，逐层关腹（图3-81、图3-82）。

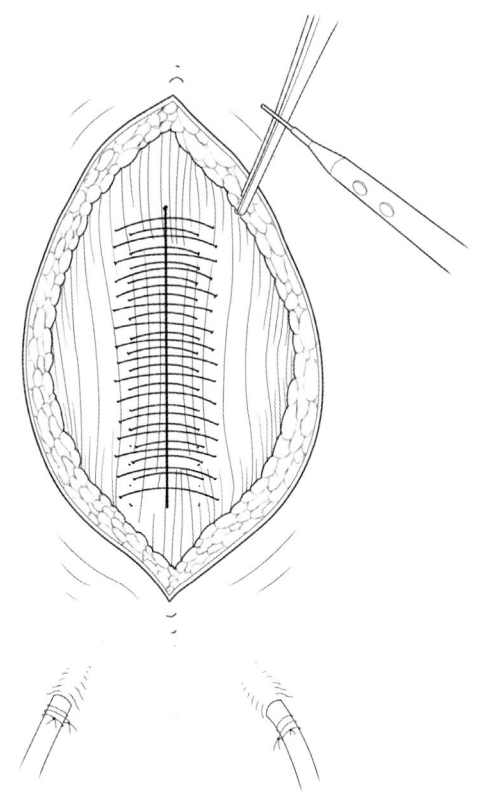
图3-81 彻底止血

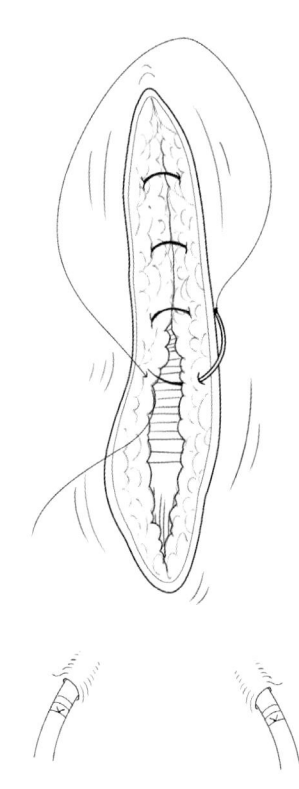
图3-82 缝合切口

（二）补片置于筋膜与皮下组织之间的修补术（Onlay术）

（1）较小的疝囊直接翻入腹腔，较大者自疝囊颈部切开肌筋膜和疝囊，二者不必分开，将疝内容物回纳腹腔，修剪疝囊和肌筋膜，无张力下3-0 Dexon线缝合关闭。游离皮下脂肪层和肌筋膜间隙，达距离缺损区外侧4~5 cm，以容纳补片。取一大小超过缺损区约4 cm聚丙烯网片，对折后剪开（图3-83）。

（2）2-0聚丙烯缝线将补片边缘和肌筋膜连续缝合固定，距缺损边缘1 cm及缺损边缘均行同样缝合（图3-84、图3-85）。

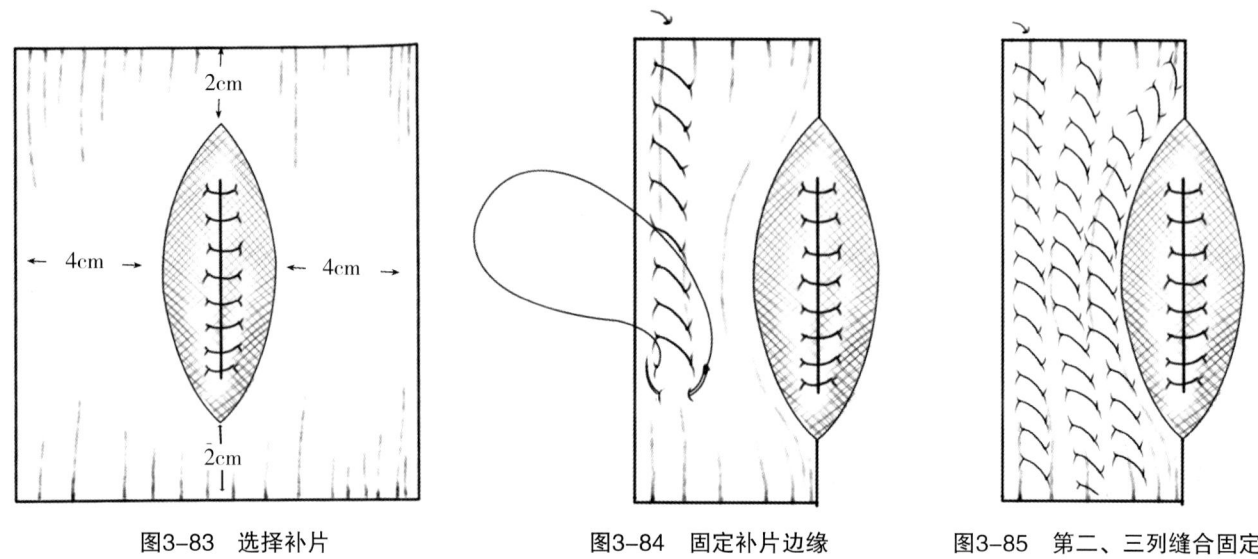

图3-83　选择补片　　　　　图3-84　固定补片边缘　　　　　图3-85　第二、三列缝合固定

（3）另外一半补片予以同样固定，补片下置引流管，于切口下端戳孔引出。聚丙烯缝线连续缝合两补片相对缘，其浅面再放置一根引流管，于切口下端另戳孔引出。修剪皮肤及皮下脂肪层，缝合关闭切口（图3-86至图3-88）。

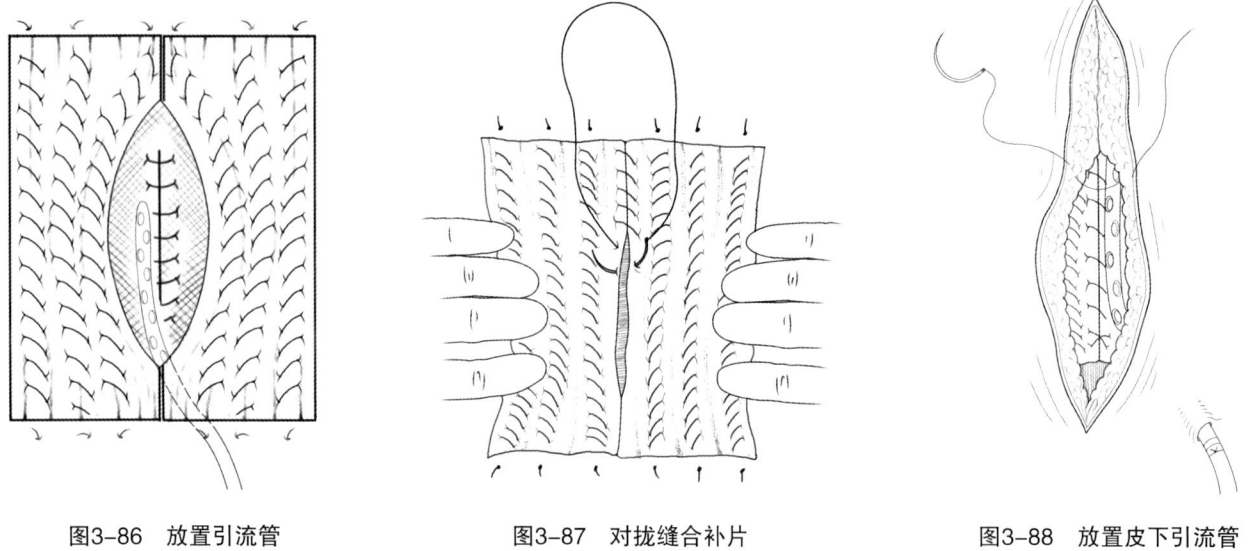

图3-86　放置引流管　　　　　图3-87　对拢缝合补片　　　　　图3-88　放置皮下引流管

（三）肌后置入补片修补术（Rives-Stoppa术/Sublay术）

（1）肌筋膜和疝囊一层打开，于腹直肌边缘切开进入腹直肌与腹直肌鞘后层之间，达腹直肌外侧缘，电凝彻底止血，更换手套。将大网膜拉下，可固定于缺损边缘。修剪肌筋膜和疝囊，两侧无张力下3-0 Dexon线连续缝合，难以对拢缝合者，可用大网膜修补之。借助大网膜、肌筋膜和疝囊将补片与腹腔分开，以减少术后

肠粘连和肠漏的危险。

（2）选择合适大小的聚丙烯补片平铺在肌筋膜、腹直肌鞘后层和腹直肌之间，超出缺损区约5cm，将补片四周全层固定在腹直肌鞘前层，共计8～12针，勿使补片存在张力。

（3）于补片浅面放置橡胶引流管。

（4）于皮下脂肪层和腹直肌鞘前层之间游离，达腹直肌外缘，如此可减轻白线缝合张力。缝合腹直肌鞘边缘，重建肌腱膜层。

（5）修剪皮肤及皮下脂肪层，于其下放置引流管，缝合关闭切口，加压包扎。

六、术中应急处理

（1）肠破裂者有切口感染的风险，特别是行补片修补者，应仅行肠修补，关闭腹腔，3～6个月后再行疝修补术。

（2）Rives-Stoppa手术修补第一层如果难以缝合关闭，可用大网膜修补残留缺损；腹白线应尽量无张力关闭之，难以缝合关闭之处，可不予缝合或尝试两侧部分腹直肌鞘前层向内翻转以缝合修补缺损。

七、术后处理

（1）保持引流管通畅，5～7 d后，无引流液时，逐步退管拔除。
（2）围手术期给予第一代头孢菌素类抗生素。
（3）可予以腹带包扎。
（4）早期下床活动。
（5）呼吸困难者，可予以吸氧，必要时呼吸机辅助通气12～24 h。

八、术后并发症的防治

1. 感染　术后早期切口感染的发生率为3%～21%，表现为局部红肿、体温升高、切口裂开、溢脓及脓毒血症。感染的原因包括：手术无菌操作不严格、术野未能彻底止血、张力缝合组织缺血坏死、术中肠管损伤、放置补片、术后血清肿、引流管不畅以及过早拔除等。处理包括：打开切口、清除脓液、充分引流、更换敷料、给予第一代头孢菌素抗生素，聚丙烯补片无须取出，而聚四氟乙烯补片在发生感染的情况下，可能需要切除。迟发感染主要和补片材料相关，可吸收聚酯补片发生率为5.9%，而聚四氟乙烯补片发生率为4.1%，其中8.2%的患者需要取出补片，导致复发率高达17.5%。处理同术后早期切口感染。

2. 血肿　术后血清肿或血肿在巨大切口疝修补术后较为常见，特别是Onlay手术，其原因包括：患者凝血功能障碍、术中止血不彻底、未放置引流管、引流不畅或过早拔除。小的血清肿可自行吸收，开腹手术血清肿自然消失率为4%～15%，而腹腔镜手术为4%～16%。巨大血清肿需穿刺或切开引流，切口予以加压包扎，并给予抗生素。

3. 术后早期炎性肠梗阻　本并发症在开腹手术发生率高达8%，与腹腔炎症、肠粘连及组织水肿等均有关系。临床表现为患者已经排气，恢复流质饮食，但在术后约7 d，出现腹胀、轻度腹痛、肛门排气减少或消失，肠鸣音减弱或消失，因此，亦有人称之为术后延迟的肠麻痹。处理包括：禁饮食，胃肠减压，纠正水、电解质及酸碱平衡紊乱，肠外营养支持，静脉给予抗生素。只要无肠坏死证据，切勿开腹探查，否则会加重患者病情，导致更为严重的后果。详见本书第二十一章"粘连性肠梗阻手术"。

4. 皮肤坏死　巨大切口疝术后由于切口存在张力、热损伤、加压包扎、血供障碍等原因，0.9%～1.2%患者出现皮肤坏死。其严重后果是因丧失皮肤屏障作用，可导致皮下及深层继发感染。处理包括：更换敷料、充分引流、应用抗生素，深层感染导致补片成为脓毒症的主要原因者，则需要取出补片。

5. 腹腔筋膜室综合征（abdominal compartment syndrome, ACS）

（1）ACS又称为腹腔间隙（隔）综合征、腹腔室隔综合征，是指一种因腹内压过度增加而导致的临床综合征，以高腹内压（intra-abdominal hypertension, IAH）和多器官功能障碍综合征（multiple organ dysfunction syndrome, MODS）为特征。正常腹内压为0~5 mmHg，开腹患者为10~15 mmHg。高腹压分级：1级，12~15 mmHg；2级，16~20 mmHg；3级，21~25 mmHg；4级，>25 mmHg。如患者IAH在6h之内两次≥25 mmHg，同时出现器官功能不全，即可诊断为ACS。

（2）ACS诱发因素包括机械性、动力性及炎性肠梗阻、腹腔出血、小肠供血或血液回流障碍、腹腔感染、腹水形成、腹膜后出血、胃肠吻合口漏、腹膜炎、巨大切口疝等。巨大切口疝修补术将"第二腹腔"疝内容物回纳腹腔，造成腹内脏器迅速增多；腹壁缺损采用张力缝合；术后发生炎性肠梗阻等均可导致腹内压急剧升高及内脏功能障碍。

（3）ACS病理生理改变包括IAH患者肺容量及残气量下降、通气不足、肺血管阻力增加、胸腔内压增加，结果导致呼吸功能不全。IAH影响门静脉和腔静脉回流，致心脏射血减少，胸腔内压升高影响心脏舒张功能，诱发中心静脉压和肺动脉楔压升高，结果导致心率加快，心脏耗能增加。IAP可导致肾血管阻力急剧上升，如15 mmHg的IAH可使阻力上升5倍于正常值，尿量减少，继续升高可导致无尿。IAP降低肠系膜血流，当IAH达到40 mmHg时，血流下降70%，肠道蠕动功能恢复障碍，易于诱发肠道细菌移位。IAH导致门静脉和肝动脉供血减少，如果再合并感染可导致肝功能障碍。IAH还可以导致颅内压升高。如果ACS持续发展，最终将导致MODS。

（4）ACS临床表现为腹部沉重感；呼吸困难、急促；心率加快；尿量减少；胸片显示膈肌升高、血气分析显示缺氧和高碳酸血症；严重患者可出现MODS。

（5）ACS诊断以IAH、腹胀、呼吸困难和少尿为特征。目前研究发现膀胱内压可很好反应腹内压，已成为诊断IAH的金标准，当然亦可直接腹腔穿刺测量腹内压。

（6）ACS处理。

1）腹腔减压：ACS的主要原因为IAH，因此，腹腔减压是其主要的治疗措施。方式包括：腹腔穿刺减压引流、打开切口等措施。对于膀胱内压大于35 mmHg者，应行剖腹减压术：打开腹腔，清除腹腔内积液，选择大小合适的聚四氟乙烯补片在无张力情况下暂时关闭腹腔；在腹内压恢复正常，再行二次关腹术，一般需要2周以上。

2）补充血流量，纠正水、电解质及酸碱平衡紊乱。注意中心静脉压升高、尿少和心率增加是ACS导致的病理生理改变，而非循环容量超负荷，因此，不能予以利尿剂。

3）改善呼吸功能，必要时机械通气辅助呼吸。

4）给予抗生素防治感染。

5）禁饮食，胃肠减压，适量肠外营养支持。肠道功能恢复者可逐渐过渡为肠内营养。

6）维护心、肝、肺、肾及大脑功能，积极防治MODS。

6. 术后误吸　全麻患者术后可因误吸发生吸入性肺炎，原因为麻醉或镇静过度，患者神志不清，在使用阿片类镇痛药等情况下，患者易于出现呕吐，此时患者喉保护反射和吞咽功能不协调，咳嗽反射减弱，胃内容物进入呼吸道，诱发吸入性肺炎，在老年患者更易于发生。胃酸刺激导致气道和肺部灼伤，引发支气管壁强烈痉挛，支气管上皮和气管周围炎性浸润，可出现肺水肿、肺出血、肺纤维化和肺部细菌性感染。通气不足可导致顽固性低氧血症和代谢性酸中毒；血管扩张和大量液体渗出可导致血容量不足和低血压。吸入性肺炎发病迅速，误吸后1~2h，突发呼吸困难，迅速出现紫绀和低血压，咳出泡沫液痰，可有血丝，两肺闻及湿啰音，可伴有哮鸣音，严重者出现ARDS。胸片显示两肺散在不规则片状边缘模糊阴影，右肺多见，也可出现肺水肿的表现。术后神志不清的患者应采取头低脚高的侧卧位以预防误吸的发生。一旦考虑吸入性肺炎，应给予高浓度吸氧、纤维支气管镜清除气管内胃内容物、呼吸末正压通气（PEEP）或持续气道正压通气（CPAP）支持治疗、补充胶体液、糖皮质激素及抗生素等处理。

7. 复发　修补方式和复发率明显相关，使用人工材料修补术可大幅度降低切口疝复发率，文献显示人工材料修补术复发率为5.5%~8.6%，直接缝合修补术的复发率为14%~24%。一旦复发，处置更加困难，需参照上次手术方式，选择合适手术。如未放置补片，此次可采用聚丙烯补片修补；已经放置补片者可采用腹腔内膨化聚四氟乙烯补片修补或Onlay修补术。

第十一节　造口旁疝修补术

造口旁疝常见原因包括：腹壁组织薄弱、持续性腹内压增加及腹壁开口扩大或裂开。结肠造口旁疝的发生率可高达50%。轻者引起肠造口基部或周围鼓起（图3-89）。严重者小肠经由肠壁疝出，引起嵌顿或阻塞。疝囊可位于皮下脂肪层（图3-90）、腹壁肌层之间（图3-91）或造口肠壁之间（图3-92），以第一种情况多见。造口脱垂不同于造口旁疝（图3-93）。

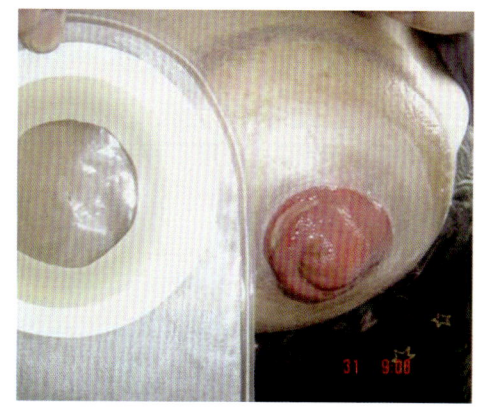

图3-89　造口旁疝

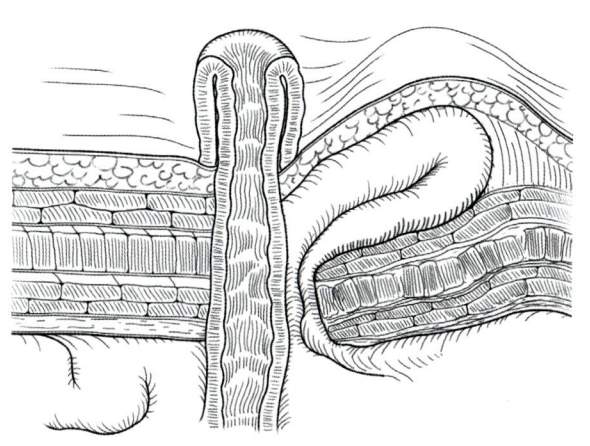

图3-90　疝囊位于皮下层

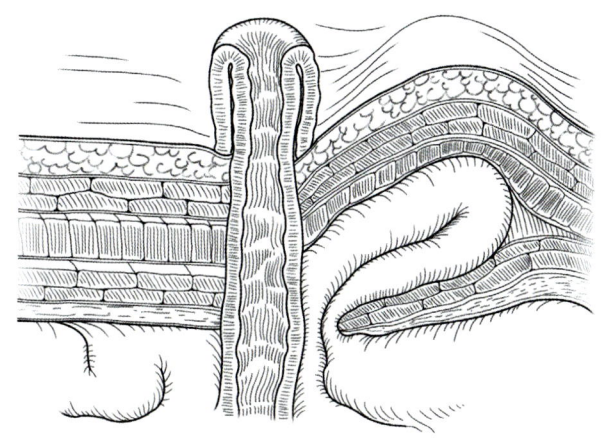

图3-91　疝囊位于腹壁肌层之间

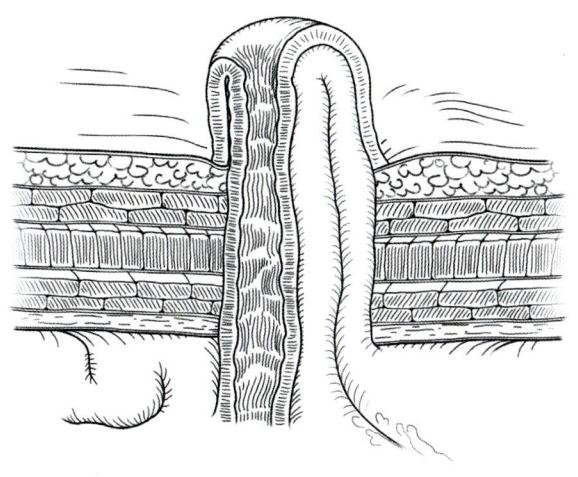

图3-92　疝囊位于造口肠壁之间

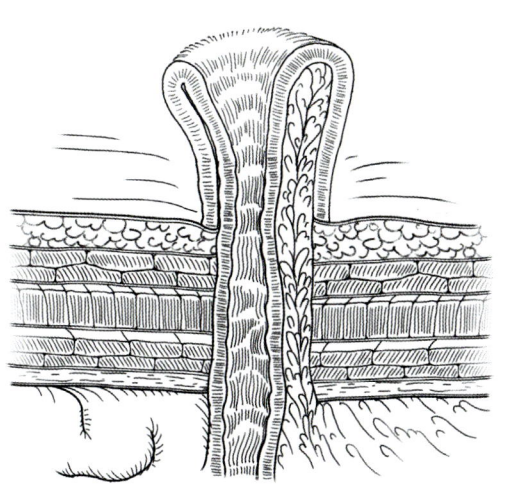

图3-93　造口脱垂

一、适应证

大约20%的造口旁疝患者需要手术修补，造口旁疝诱发肠梗阻或绞窄、灌洗困难、难以护理时均应手术治疗。

二、手术策略

（1）造口旁疝修补术后复发率高达30%，因此，必须具体分析患者出现造口旁疝的可能原因，尽量予以纠正。易于出现造口旁疝的情况包括：造口未经腹直肌，而是位于切口或侧腹壁；造口处切开筋膜长度＞3 cm；患者肥胖；便秘、腹水、咳嗽及小便困难；营养不良，腹部强度不够。应对上述问题予以相应处理，并与造口师详细讨论后方可手术。

（2）和其他切口疝一样，造口旁疝修补术要求良好的肠道准备，围手术期给予抗生素，术中严格无菌技术，彻底止血，创面置管充分引流。

（3）小的造口旁疝可在距离造口5 cm处做一面向造口的弧形切口，游离打开疝囊，还纳疝内容物，修补疝囊，然后用聚丙烯缝线修补腹壁缺损。

（4）大的造口旁疝需切除造口，另选新的造口，原造口修补同切口疝，避免张力和污染。

（5）新的造口选择参见本书第二十四章肠造口及关闭术有关内容，应术前定位并用美蓝标记。

（6）为避免造口旁疝复发，可使用聚丙烯补片行Onlay术或Sublay术，造口肠管自补片中间穿出，术后造口旁疝的复发率仅为2.7%，值得推广。

三、术前处理

（1）肥胖者减肥，通畅大、小便，控制腹水，必要的营养支持。

（2）标准的肠道准备，详见本书第二十三章结肠手术有关内容

（3）围手术期给予抗生素。

（4）术前新造口处美蓝定位。

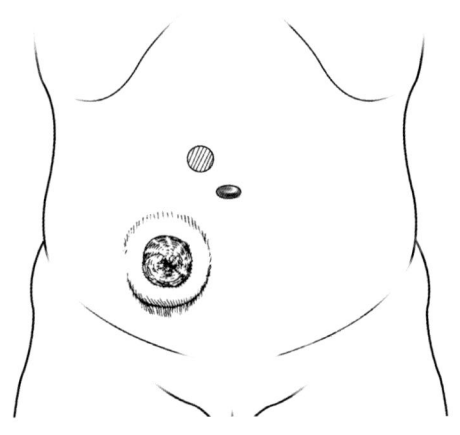

图3-94　选择造口部位

四、麻醉与体位

全身麻醉，平卧位。

五、手术步骤

（1）重新选择经腹直肌造口，尽量远离肋弓，以防人工肛袋粘贴困难（图3-94、图3-95）。

（2）距离造口肠黏膜约2 mm处，环形切开皮肤，游离皮下层结肠（图3-96、图3-97）。

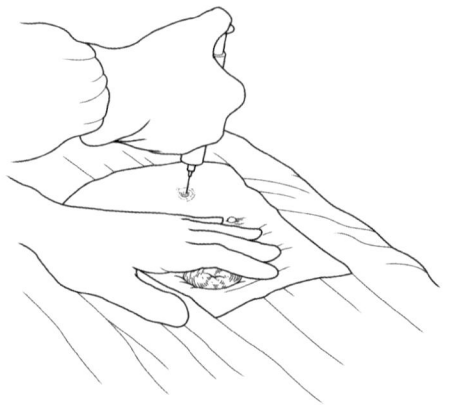

图3-95　美蓝标记造口处

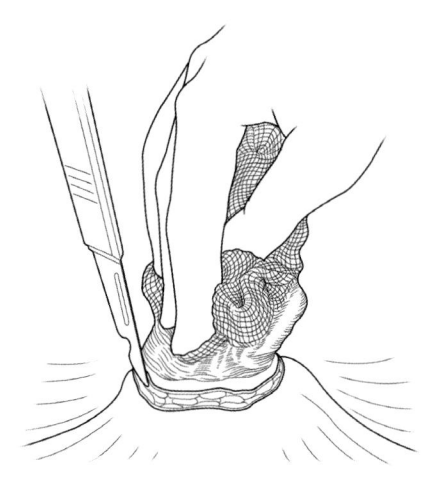

图3-96 环形切开皮肤

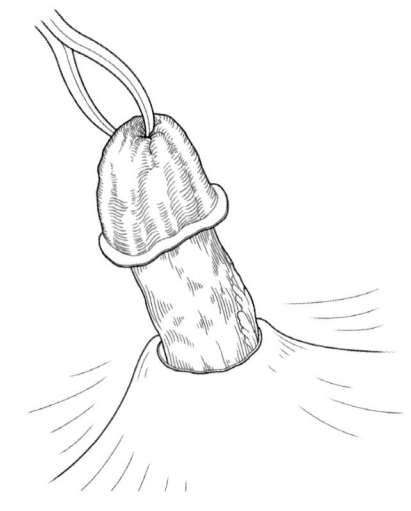

图3-97 游离皮下脂肪层

（3）将造口末端皮肤切缘荷包缝合，关闭肠腔，缝合不满意者，可再间断缝合包埋残端，以防污染术野，安尔碘擦洗造口结肠，更换手术衣、手套并重新铺单（图3-98至图3-100）。

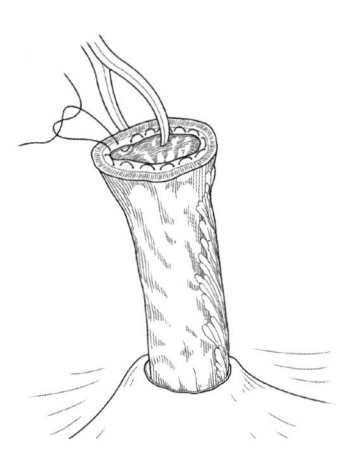

图3-98 荷包缝合残端

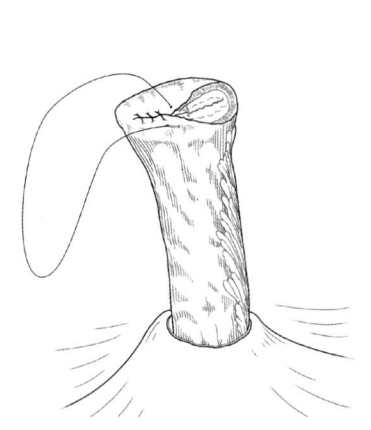

图3-99 浆肌层缝合包埋残端

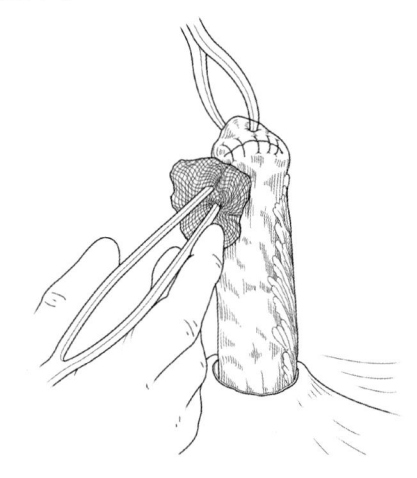

图3-100 安尔碘消毒

（4）自疝囊表面做一弧形切口，一端和造口周围切口相连，切开皮肤及皮下脂肪层，解剖疝囊，回纳疝内容物，切除多余疝囊（图3-101、图3-102）。

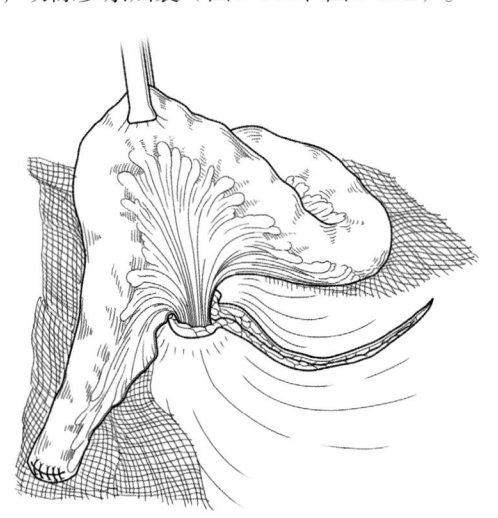

图3-101 疝囊表面切开

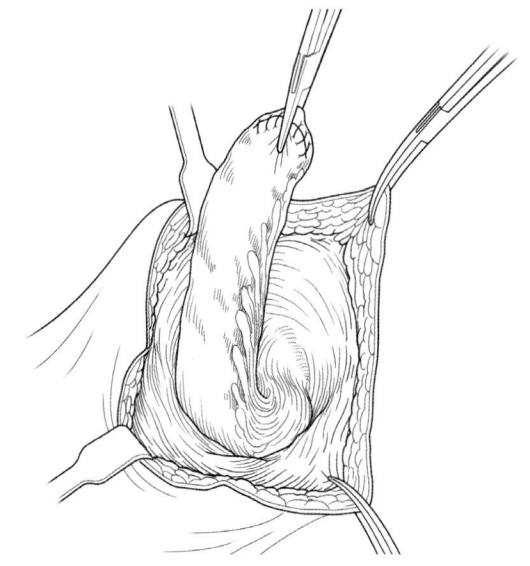

图3-102 游离造口结肠

（5）解离结肠，于新选造口部位重新造口（图3-103）。

（6）关闭原造口处腹膜，冲洗术野，依次关闭腹壁肌层、皮下脂肪层和皮肤。缺损较大者，可使用聚丙烯补片行Onlay术或Sublay术，补片浅面放置引流管，确保引流通畅（图3-104、图3-105）。

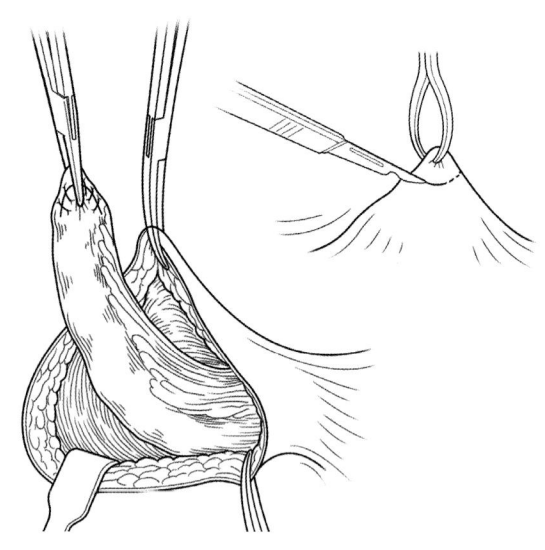

图3-103　重新造口

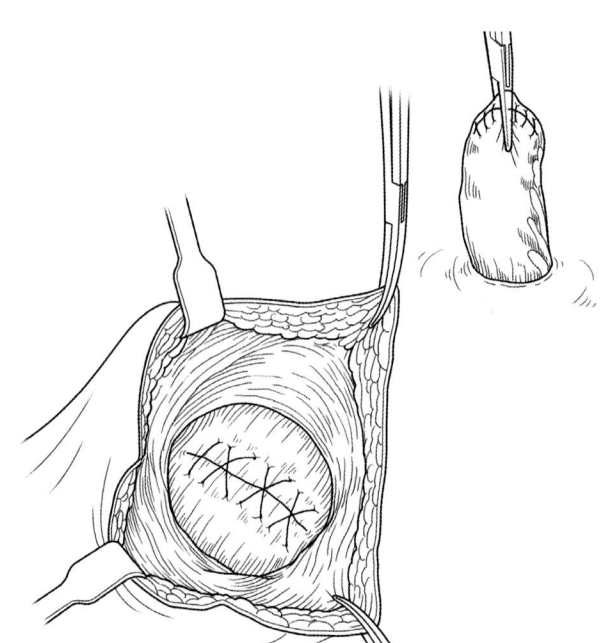

图3-104　缝合腹膜层

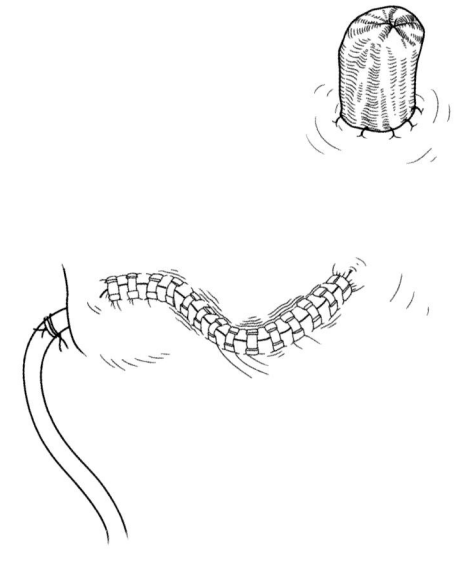

图3-105　皮下放置引流管

六、术中应急处理

术中游离造口肠管，可导致其浆膜层破裂，多可修补；如果多处破裂或游离后血运障碍，可切除此部分肠管。如肠管长度不足，可游离脾曲或横结肠。

七、术后处理

（1）观察造口黏膜血运，注意有无坏死。
（2）切口加压包扎，保持引流管通畅，5~7d后，无引流液时逐步拔除。

八、术后并发症的防治

参见本章第十节"切口疝修补术"及本书第二十四章"肠造口及关闭术"有关内容。

（王天宝）

第四章　胃十二指肠穿孔修补术

胃十二指肠溃疡穿孔、阑尾炎、胆囊炎、胰腺炎及肠梗阻被称为普外科五大急腹症。90%的十二指肠溃疡穿孔位于球部前壁；60%胃溃疡穿孔位于小弯侧，另40%位于胃窦部。溃疡穿孔时，胃十二指肠液进入游离腹腔，导致化学性腹膜炎，经6~8h，细菌繁殖，则转化为化脓性腹膜炎。

一、适应证

（1）非手术治疗6~8h，病情继续加重者。
（2）穿孔超过8h，腹腔内水肿明显，存在严重感染，出现大量脓性分泌物者。
（3）既往无溃疡病史或未经正规系统内科治疗，并且无梗阻和出血患者，特别是十二指肠溃疡穿孔。
（4）患者同时罹患其他疾病难以耐受彻底性手术者。

二、手术策略

（1）开腹后，可见气体溢出，清除腹腔内积液。寻找溃疡穿孔部位，多位于十二指肠球部、胃小弯或胃窦部，可见气体或液体溢出，或为网膜、胆囊或肝脏所覆盖。未见穿孔者，应探查食管及小网膜囊内的胃后壁，极个别情况为牙签等异物导致的小肠或结肠穿孔。
（2）穿孔周围组织可能水肿明显，质地较脆，结扎容易撕裂，此时可用大网膜覆盖穿孔部位，而不是塞入穿孔内，然后一起打结。
（3）胃溃疡有恶变可能，术中应行快速冰冻病理检查，如有恶变，则改行胃癌切除术；情况不允许者，则行穿孔修补术，一般需2周后，腹腔炎症消退，再行胃癌切除术。
（4）术毕需用温生理盐水5~10L冲洗腹腔，重点为膈下、肝下、小网膜囊、结肠旁沟、小肠间及盆腔，直至冲洗液清亮为止。
（5）最好于右膈下、穿孔附近及盆腔放置双腔引流管，以引流积液，减少术后脓肿形成，引流管应尽早拔除。

三、术前处理

（1）禁饮食，留置胃肠减压管。
（2）纠正水、电解质及酸碱平衡紊乱。
（3）给予抗生素。
（4）休克者，抗休克处理，留置导尿管。

四、麻醉与体位

硬膜外麻醉或全身麻醉，平卧位。

五、手术步骤

（1）取上腹正中切口，自剑突至脐部。打开腹腔，清除胃周围积液，寻找穿孔部位。胃溃疡患者需切取少许穿孔周边组织送快速冰冻病理检查，以确定有无恶变。沿胃或十二指肠长轴，用1号丝线或3-0 Dexon线，全层间断缝合几针，边距5 mm，一起收紧打结，然后将大网膜覆盖穿孔部位，松松打结固定网膜，切忌打结过紧，导致网膜缺血坏死（图4-1至图4-3）。

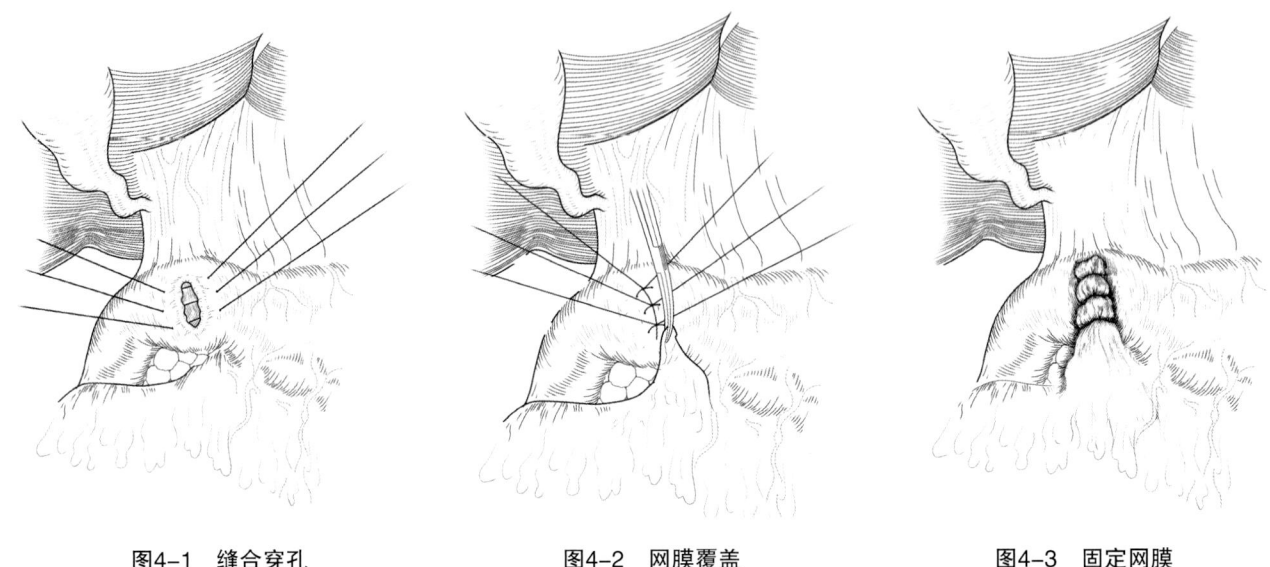

图4-1 缝合穿孔　　　　　　　图4-2 网膜覆盖　　　　　　　图4-3 固定网膜

（2）如果穿孔较大，疤痕较多，难以拉拢打结，可将大网膜片覆盖穿孔部位，然后再一起打结（图4-4、图4-5）。

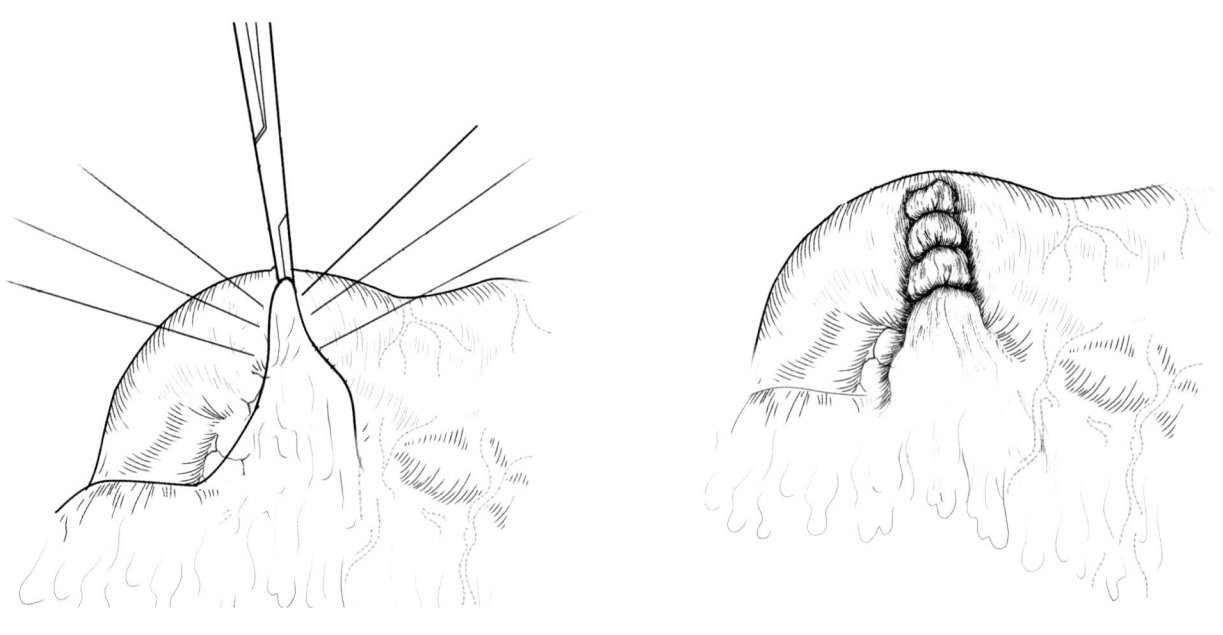

图4-4 网膜覆盖穿孔　　　　　　　　　　　图4-5 网膜固定

（3）温生理盐水5～10 L冲洗腹腔，直至冲洗液清亮为止，于膈下、穿孔附近及盆腔放置引流管，逐层关腹。

六、术中应急处理

如果胃溃疡较大，疤痕多，难以修补，患者又不能耐受彻底性手术，此时可将溃疡处疤痕楔形切除，间断全层缝合，外加浆肌层包埋，并用大网膜覆盖之。十二指肠溃疡较大，靠近幽门者，可纵行切除溃疡，切口跨过幽门，然后行幽门成形术，大网膜覆盖。术毕大量温生理盐水冲洗，放置引流管。

七、术后处理

（1）禁饮食，半坐位，尽量避免形成膈下脓肿，鼓励患者早期下床活动。
（2）胃肠减压2～3 d，胃肠功能恢复后即可拔除。
（3）注意各引流管引流液的颜色及流量，如为＜50 mL的血浆样液体，则拔除之。
（4）给予抗生素，体温、白细胞及中性粒细胞正常、无腹痛、引流液清亮时予以停用。
（5）术后就开始系统抗溃疡治疗，一般需4周。
（6）营养不良患者，需肠外营养支持。

八、术后并发症的防治

1.腹腔脓肿　约70%继发性腹膜炎患者经手术或药物治疗后可痊愈，另外30%则发展为局限性脓肿。脓液积聚于腹腔之内，周围被肠管、脏器、网膜及系膜包绕，称为腹腔脓肿。腹腔脓肿分为膈下脓肿、盆腔脓肿及肠间脓肿。脓肿多继发于消化道漏或破裂、吻合口漏、腹部手术后出血等并发症。因此，为预防腹腔脓肿，关腹前充分清除腹腔渗出液，彻底止血，应用大量温生理盐水冲洗并清除干净。腹腔内如有大的手术创面或有吻合口漏可能时，应放置多功能引流管，麻醉清醒后尽早取半卧位。

（1）膈下脓肿：由于患者平卧时膈下处于腹腔最低位，脓液易于积聚于此。十二指肠穿孔、阑尾炎穿孔、胆囊炎等导致的脓肿多位于右膈下，而胃穿孔、脾切除术后导致的脓肿多位于左膈下。

膈下脓肿位置较深，又有原发疾病或手术在前，腹部体征往往不突出。患者可感到上腹部饱胀不适，上腹部或下胸部隐痛，可牵扯肩背部或后腰部疼痛。如膈肌受刺激，可有频繁呃逆。有胸膜反应时，可有胸痛、气短、咳嗽。膈下脓肿最重要的临床表现是原有的病情好转后又逐渐出现全身感染症状。体温再度升高，开始为弛张热，逐步为稽留性高热、脉搏增快、多汗、虚弱，一般情况明显恶化。体检时，上腹部有明显压痛及腹肌紧张者不足50%，可有饱满感，有时能触及边界不清的包块。肝区可有叩击痛，侧胸部或后腰部有时出现指凹性水肿。听诊患侧呼吸音弱，或有湿性啰音。肠蠕动正常或减弱，中毒症状明显时，可出现肠麻痹。处理方法：

1）全身治疗：消耗严重者给予肠外营养，必要时胃肠减压。静脉给予有效广谱抗生素并给予抗厌氧菌药物，可根据药敏实验调整抗生素。

2）脓肿穿刺：需注意的是腹腔脓肿抗生素往往无效，应及时引流处理。如脓肿形成、脓腔较大时，可在B超引导下穿刺置管引流，将脓液尽可能吸净，可注入生理盐水冲洗，以稀释脓液，便于引流。

3）手术引流：多数患者需手术引流。手术入路包括腹前壁入路、后腰入路及胸壁入路。术前B超定位，选择合适切口，原则选择腹膜外入路。无论经何入路切开脓腔，引流必须充分，可放置双腔引流管，妥善固定于皮肤，术后负压吸引，可定时冲洗脓腔。随引流量减少，逐步拔出引流管。必要时在拔管前行泛影葡胺造影，了解残留脓腔大小。

（2）盆腔脓肿：腹部手术后多建议患者采取半坐位，炎性渗出物或脓液可积聚于盆腔，形成盆腔脓肿。由于盆腔腹膜面积小，毒素吸收少，全身反应轻微。患者体温下降后再次升高或持续不降；出现直肠刺激症状：里急后重、大便次数多而少、黏液便等；膀胱受到刺激则表现为尿频、尿急及尿痛。直肠指诊可及腔外触痛包块，有波动感。盆腔B超可以协助诊断。处理：非手术治疗同膈下脓肿，还可以给予温水坐浴或灌肠处理，部分患者可以痊愈。脓肿较大，难以吸收者，可行经直肠或阴道（已婚妇女）切开引流术，需放置引流管5~7 d。

（3）肠间脓肿：脓液被包裹在小肠、系膜和网膜之间，可单发或多发，大小不等。临床表现为体温升高、腹痛及腹部包块，部分患者出现不同程度的肠梗阻。脓肿可突破肠壁或膀胱壁而形成内瘘，则大、小便可见脓液。非手术治疗同膈下脓肿，亦可予以腹部理疗。如果脓肿与腹壁紧贴在一起，可行B超引导下置管引流术。长期不吸收，并发肠梗阻者，可行剖腹探查，脓肿置管引流术，但手术易于造成肠漏（瘘），需小心谨慎。

2. 十二指肠梗阻　多见于折叠修补的十二指肠溃疡穿孔患者。患者术后6~8 d，胃肠减压管每天引流量超过1 000 mL，不能进食，振水音阳性，泛影葡胺口服造影可明确诊断。处理包括：胃肠减压、3%盐水洗胃、抑酸、纠正低蛋白血症及足量肠外营养支持。3~5周后，如梗阻依然不能解除，可行胃大部切除术。

3. 再次穿孔　此种情况少见，患者再次出现腹膜炎症状：腹痛、腹肌紧张、压痛及反跳痛，引流管有胃肠液流出。需剖腹探查，最好行胃大部切除术。如果局部胃肠道水肿明显，难以行胃大部切除者，可再次修补，大网膜覆盖，周围放置多根双腔引流管；行营养性空肠造口置管，备术后给予肠内营养；行胃造口术，以引流胃液，减少胃肠液漏出量；术后保持引流管通畅，予以强有力第三代头孢菌素类抗生素及营养支持，维持水、电解质及酸碱平衡。

（王天宝）

第五章 胃迷走神经切除术

迷走神经切断术治疗十二指肠溃疡在欧美较为流行，分为迷走神经干切断术（truncal vagotomy，TV）、选择性迷走神经切断术（selective vagotomy，SV）及高选择性迷走神经切断术（high selective vagotomy，HSV）。TV手术在食管裂孔水平切断迷走神经前、后干，而SV术则在前、后干发出肝支和腹腔支以下水平切断迷走神经。TV及SV均存在胃窦幽门区因失去迷走神经支配而导致的胃蠕动功能下降的弊端，需附加幽门成形、胃肠吻合或胃窦部切除术等胃引流手术，因此，临床应用日趋减少。HSV又称为壁细胞迷走神经切断术（parietal cell vagotomy，PCV），切断胃底、胃近端和胃体部壁细胞迷走神经，保留胃窦部、肝、胆、胰及远端肠管的迷走神经支配（图5-1），因此，其优点为：切除壁细胞区域迷走神经，有效降低胃酸分泌；保留幽门胃窦部迷走神经，因而胃窦部张力和蠕动功能不受影响，无须附加引流术；幽门括约肌功能得以保留，减少胆汁反流；进食量未受影响；手术较胃大部切除简单。HSV术后倾倒综合征和腹泻的发生率最低，多在术后6个月逐渐恢复，溃疡复发率为5%~30%，是目前治疗十二指肠溃疡的首选术式。

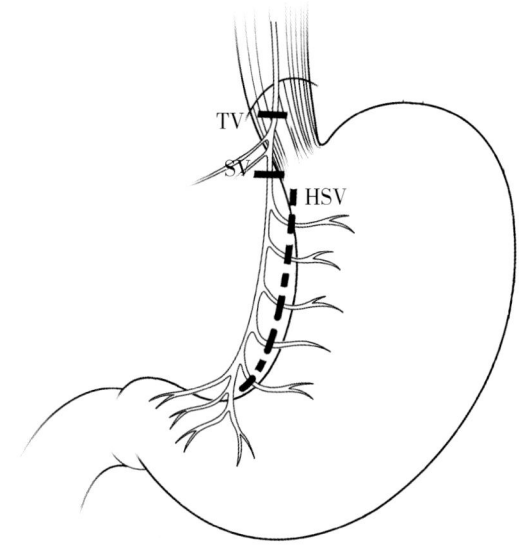

图5-1 迷走神经切断手术方式

一、适应证

（1）难治性十二指肠溃疡。
（2）十二指肠溃疡出血、穿孔或梗阻，在缝扎止血、穿孔修补和幽门成形术后，可行此手术。
（3）胃、十二指肠溃疡穿孔等并发症，患者病情不允许行胃大部切除者。
（4）十二指肠或胃窦部溃疡与胰腺等组织粘连难以切除，可行迷走神经切断加胃肠吻合术。

二、手术策略

（1）本术式需游离食管下段，易于造成食管撕裂，特别是用手指盲目暴力分离时更易发生。有时肝左外叶挡在食管前方，需切开左三角韧带，以充分显露食管和贲门。横行锐性切开食管腹段表面腹膜，结合剥离子钝性分离，在至少食管前面2/3被游离后，方可用左手示指游离整个食管。

（2）50%~66%个体迷走神经前干有2个以上分支，而后干往往为单独一支。前干多位于食管浅面，偏左侧，寻找多无困难，但需将前干至食管、贲门的所有分支全部离断。后干位于食管右后侧约2 cm处，并未附着于食管，直径2~3 mm，其腹腔支走向腹腔交感神经节，牵拉之可资鉴别（图5-2）。

（3）预防迷走神经切断不全，最易发生迷走神经残留的部位：①后干发出至近端胃后壁的Grassi神经（罪恶神经）；②前干发出的至胃底的分支；③来自前干肝支和后干腹腔支，伴随胃网膜右血管走行的迷走神经分支（Rosati神经）。行HSV手术时上述神经务必切断并结扎，如果食管下段6~8 cm及胃底与迷走神经之间完全分离，则证明迷走神经各分支均被切断。

（4）预防脾脏撕裂，过度向右侧牵拉小网膜和胃体，可致脾包膜或实质撕裂。预防方法：向足侧牵拉胃

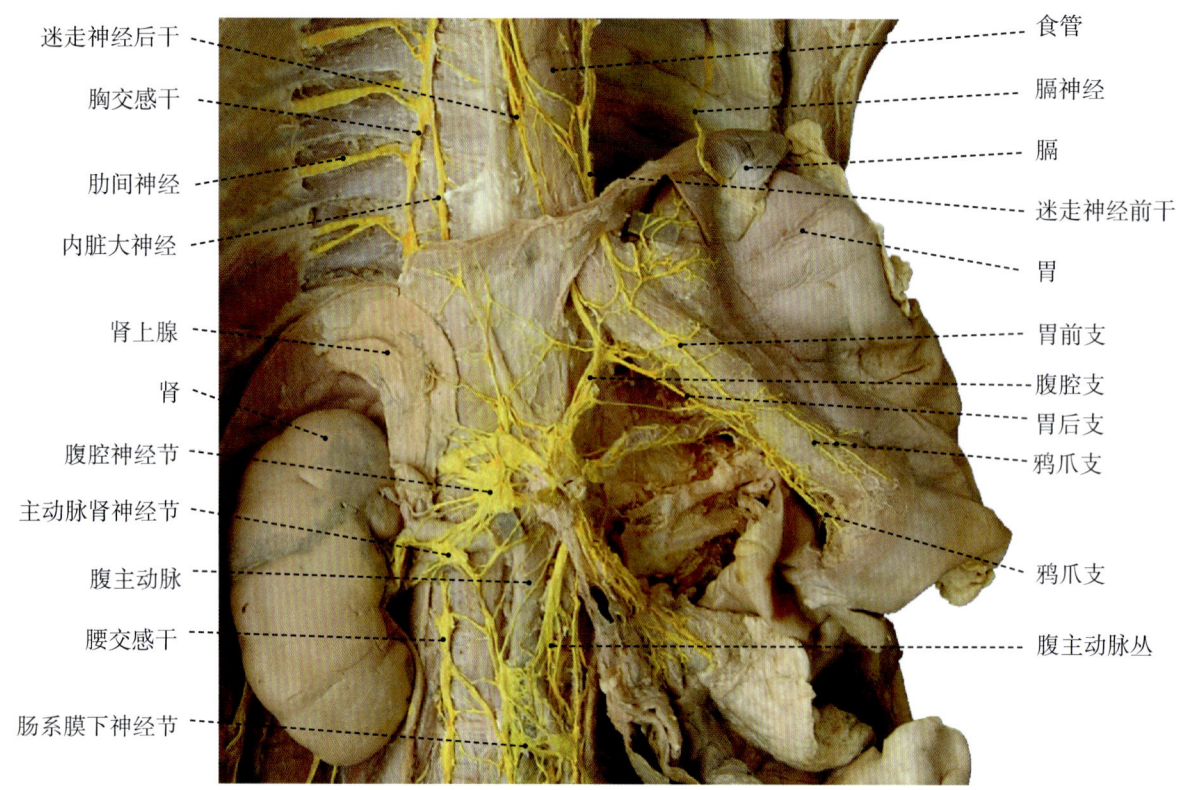

图5-2　迷走神经前、后干解剖

(经授权引自：欧阳钧，温广明.人体解剖学标本彩色图谱[M].2版.广州：广东科技出版社，2010：318.)

体显露迷走神经，可降低脾脏损伤的概率；在脾床放置大纱布垫，将脾脏垫起；超声刀离断胃短血管和与脾脏粘连的大网膜。术中处理：予以压迫或缝扎止血，必要时切除脾脏。

（5）避免小网膜血肿形成，此种情况在肥胖患者更易发生。大块分离结扎，有误伤迷走神经干的可能性，而且易于造成小网膜血肿，后者将导致解剖神经极为困难。紧靠胃壁、分段妥善结扎可有效预防此并发症的发生。

（6）HSV术后小网膜侧胃壁肌层裸露，需用不可吸收线缝合前、后缘浆肌层，可避免小弯侧坏死穿孔。

（7）迷走神经离断完毕后，应检查食管膈肌裂孔，如果可容纳2个以上手指时，应缝合膈肌脚，将其缩小至可容纳1个手指即可。

（8）由于本术式在食管胃底区操作，部分患者会出现食管反流，对术前已有食管反流者，应行抗反流手术，详见本书第七章"Nissen胃底折叠术"有关内容。

（9）各种迷走神经切断术均要求术野干净，过多出血影响神经显露，因此，切开肝左三角韧带时避免损伤肝静脉和膈肌血管，妥善保护脾脏，避免小网膜血肿形成。

三、术前处理

（1）留置胃管。
（2）幽门成形者，围手术期给予抗生素。
（3）纠正水、电解质及酸碱平衡紊乱。

四、麻醉与体位

全麻或硬膜外麻醉，平卧位，左侧胸背部垫小枕，利于显露迷走神经。

五、手术步骤

（一）迷走神经干切断术（TV术）

（1）取上腹正中切口，自剑突至脐下，必要时切除剑突（图5-3）。显露食管贲门区，有时需切开肝左三角韧带，方可很好显露食管（图5-4）。

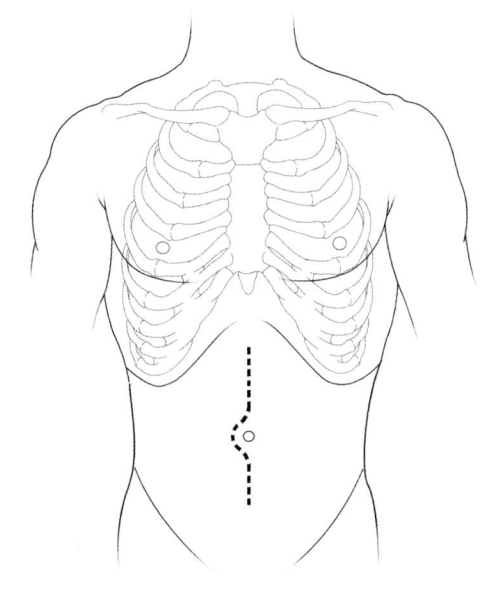

图5-3　正中切口

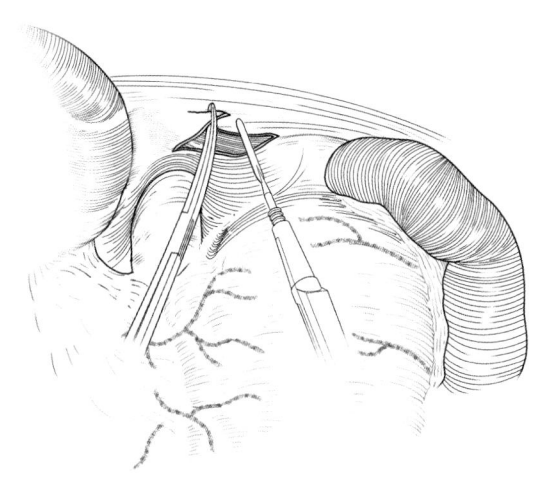

图5-4　切开肝左三角韧带

（2）锐性切开食管腹段表面腹膜，用剥离子游离食管，至少显露2/3食管，切口向右侧延伸，切开部分肝胃韧带，术者左手示指游离食管全周（图5-5、图5-6）。

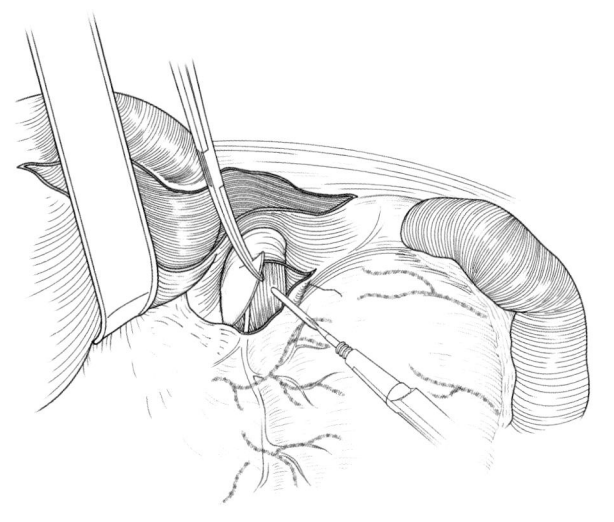

图5-5　切开食管表面腹膜

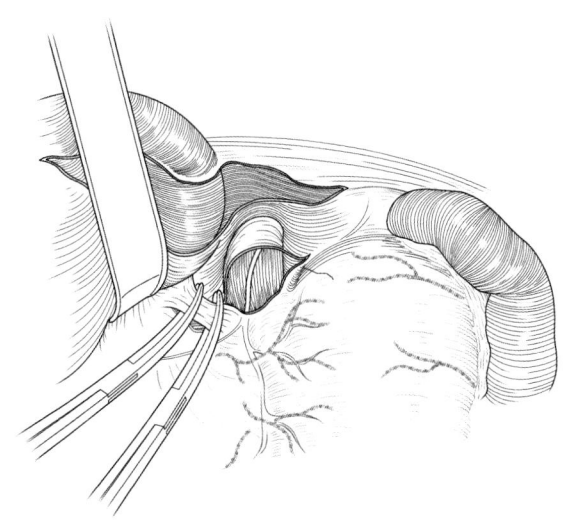

图5-6　结扎肝胃韧带

（3）于食管下段偏左侧寻找迷走神经前干，将食管向下牵拉，即可见如弓弦样的前干，切除5~6 cm，妥善结扎，注意有时前干分为几支，均应予以部分切除（图5-7、图5-8）。于食管右后侧2~3 cm处显露迷走神经后干，将其部分切除（图5-9）。

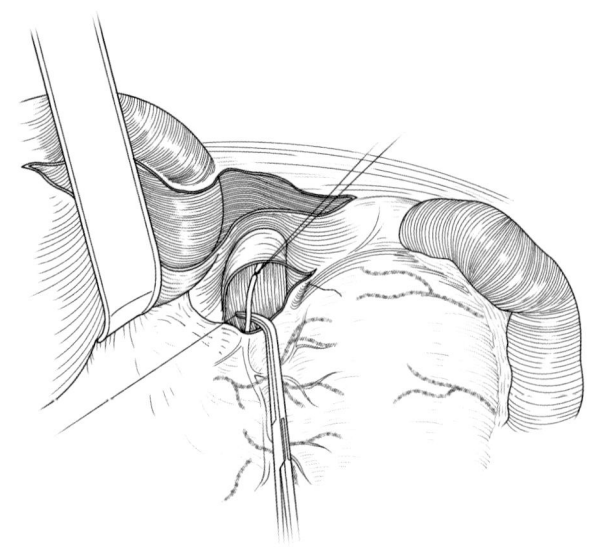

图5-7 解剖前干

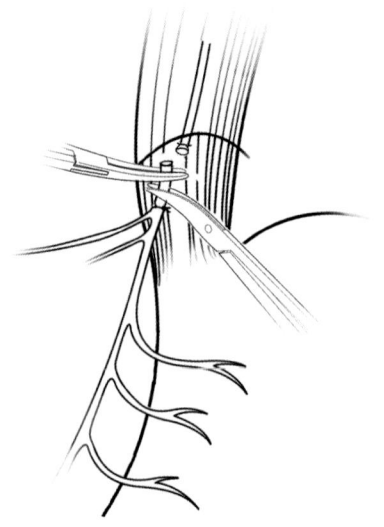

图5-8 切除部分前干

（4）行幽门成形术或胃肠吻合术等胃引流术，详见本书第九章幽门成形术和第十章第十九节姑息性胃肠吻合术。

（二）选择性迷走神经切断术（SV术）

（1）食管游离、神经显露同TV术。将前干悬吊保护，解剖出肝支、胃前支和胃底支。将胃前支和胃底支部分切除（图5-10、图5-11）。

（2）解剖后干，显露腹腔支、罪恶神经和胃后支，将后两者予以部分切除（图5-12、图5-13）。

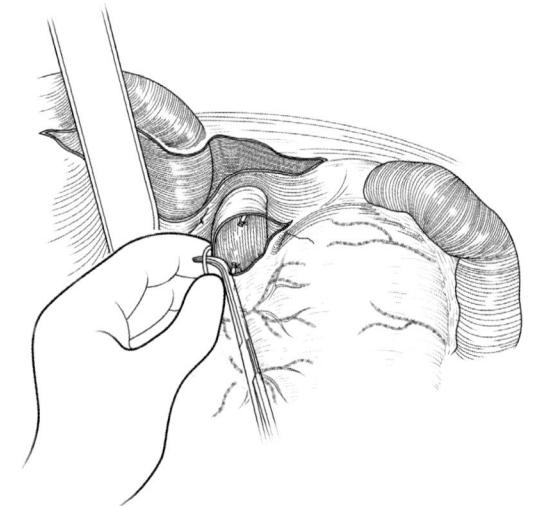

图5-9 切除部分后干

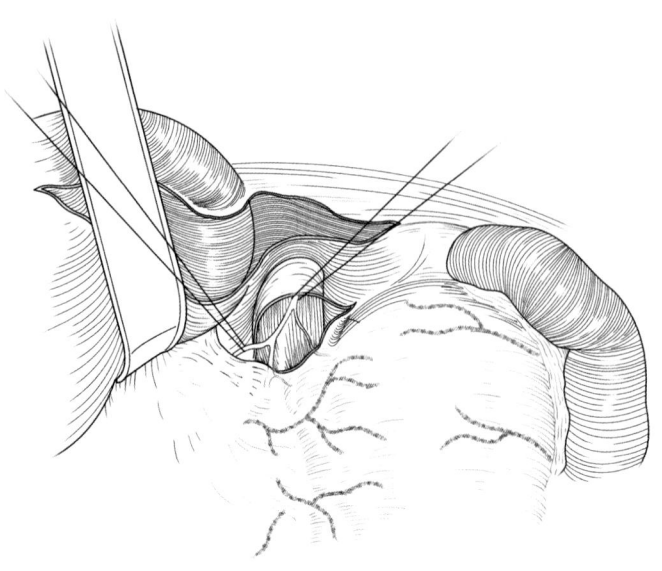

图5-10 解剖前干分支

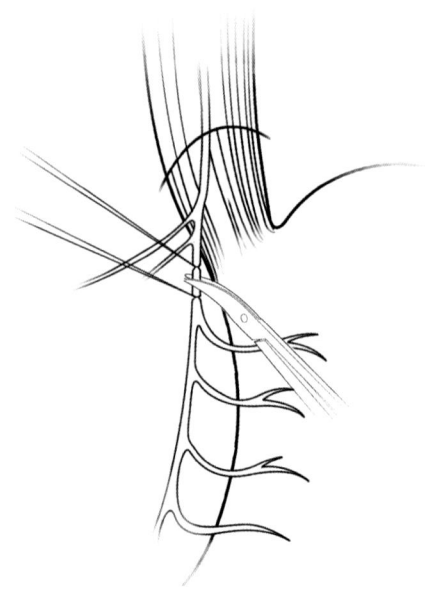

图5-11 部分切除胃前支

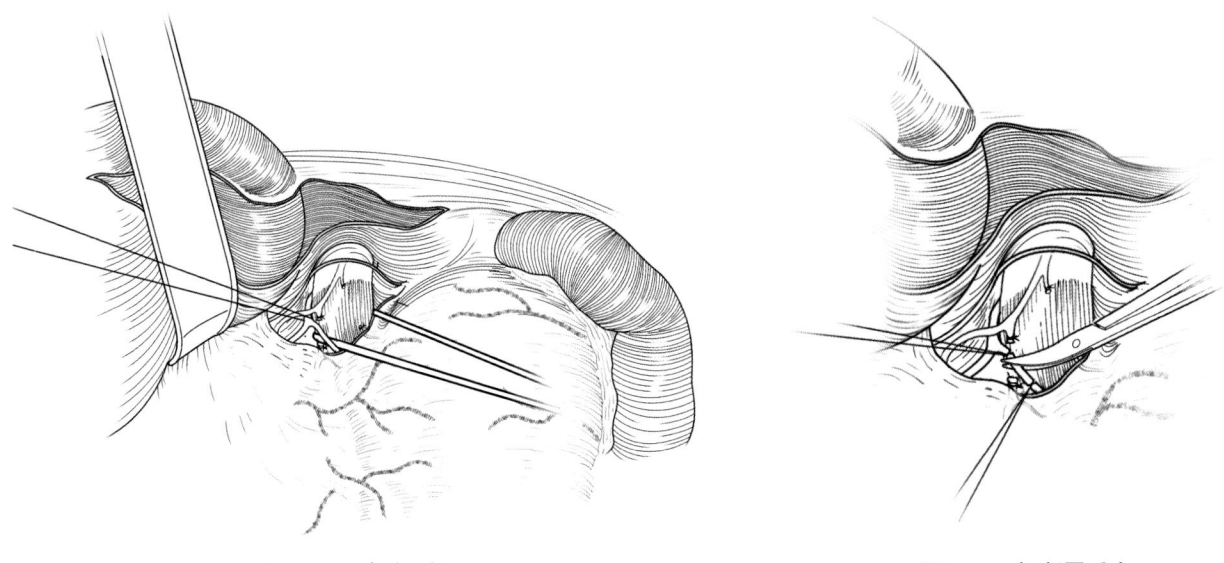

图5-12 解剖后干　　　　　　　　　　　　　图5-13 切断胃后支

（3）行幽门成形术或胃肠吻合术等胃引流术，详见本书第九章"幽门成形术"和第十章第十九节"姑息性胃肠吻合术"。

（三）高选择性迷走神经切断术（HSV术）

（1）开腹、显露食管同TV术。将胃向足侧牵引，迷走神经前干像弓弦样显露，容易辨认，其垂直进入胃壁之处即为"鸦爪"神经所在之处，用丝线缝扎标记（图5-14）。

（2）远离肝支，切开小网膜少许，以利于下一步操作。Latarjet神经切断线自距标志线头侧2 cm处向胃底方向，直至脾脏上极附近（图5-15）。

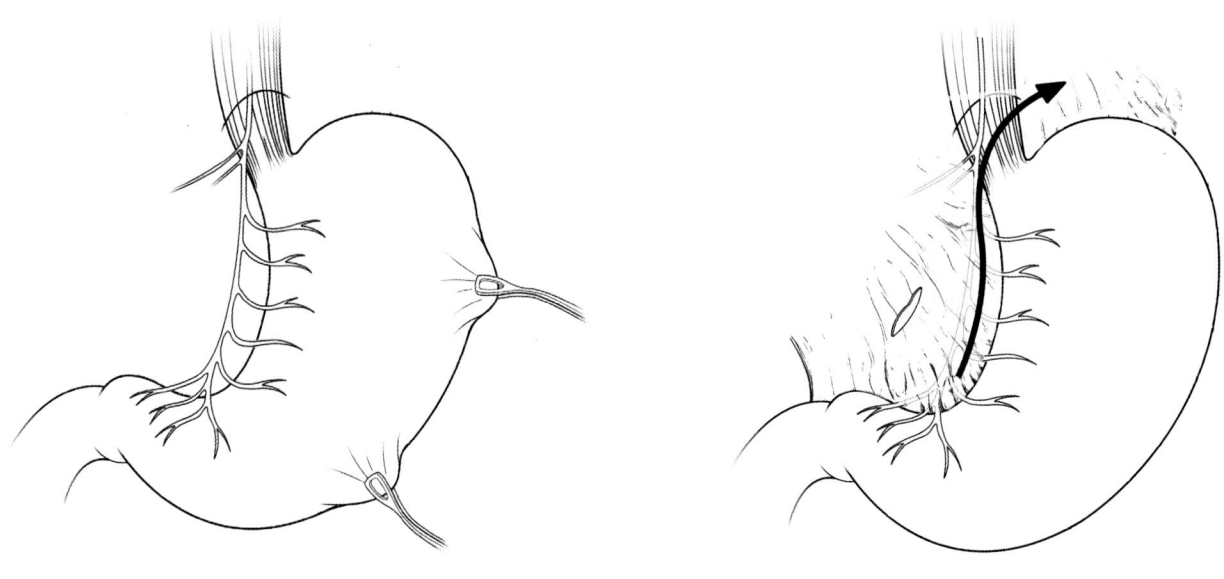

图5-14 显示"鸦爪"神经　　　　　　　　　　图5-15 切开小网膜

（3）将左手示指伸入小网膜，将小网膜胃小弯附着处托起（图5-16）。紧靠胃壁，逐段结扎进入胃壁的血管及神经组织，切勿大段结扎，先处理前叶，再处理后叶，逐步扩大小网膜和胃壁之间裂隙，伸入多个手指，以利于分离，直至贲门处，注意术中无须刻意寻找前、后干、肝支或腹腔支（图5-17）。

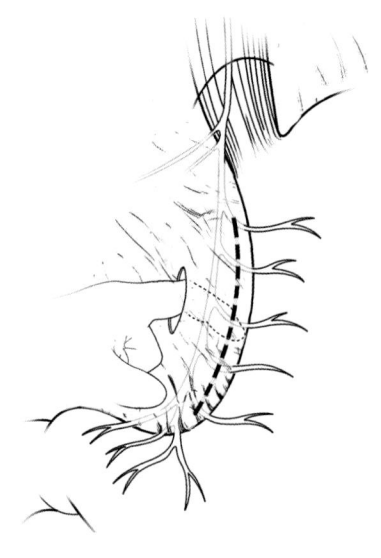

图5-16 托起小网膜附着处

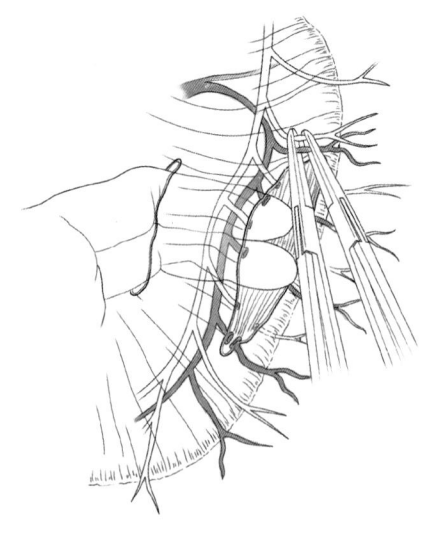

图5-17 近胃壁切断小网膜

（4）切断前干至食管和胃底的分支，注意前干可能有多个分支，需全部切断，可将食管下段游离6~8 cm（图5-18）。左手示指伸入食管、胃底后方，近胃底切断进入胃壁的神经血管组织，一并结扎切断罪恶神经，进而将食管下段6~8 cm 骨骼化（图5-19至图5-21）。至此，食管下段和胃底部与迷走神经间的神经分支全部离断。

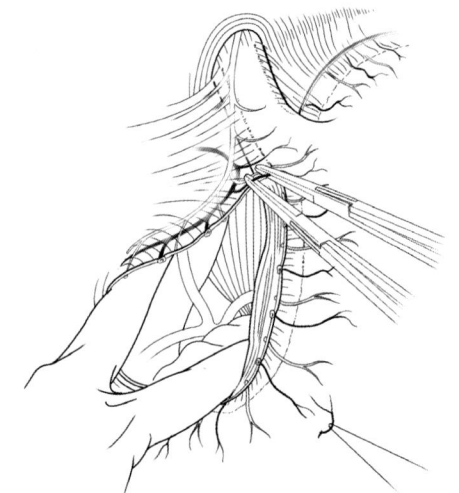

图5-18 切断前干至食管分支

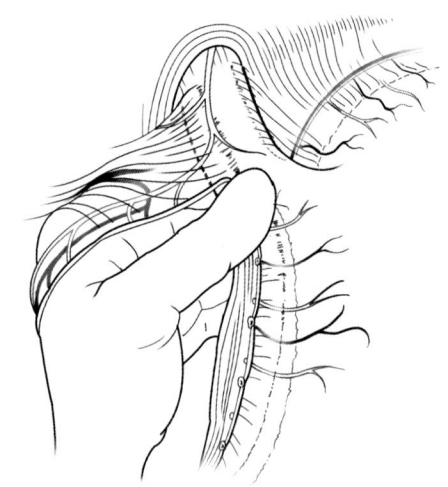

图5-19 显露胃底

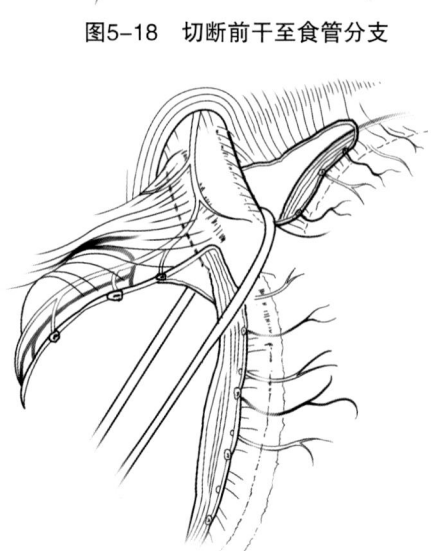

图5-20 切断进入胃底的神经

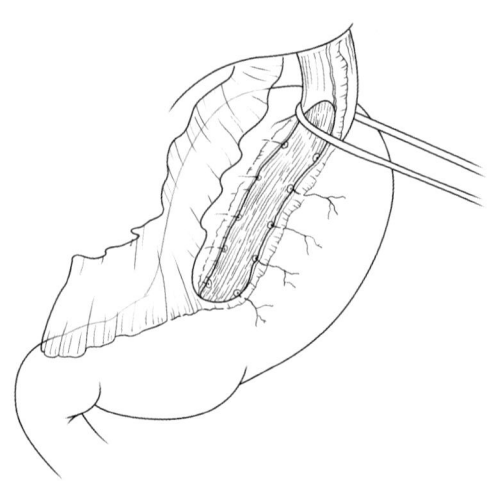

图5-21 游离食管下段

（5）进而将小网膜向幽门侧离断至标志线处（图5-22），再于胃大弯距离幽门6~8 cm处切断胃网膜右血管，以切断来自肝支和腹腔支的迷走神经分支（Rosati神经），减少术后溃疡复发的可能性（图5-23）。采用Lembert法1号丝线缝合胃小弯侧前、后壁浆肌层，减少胃小弯坏死破裂的风险（图5-24）。

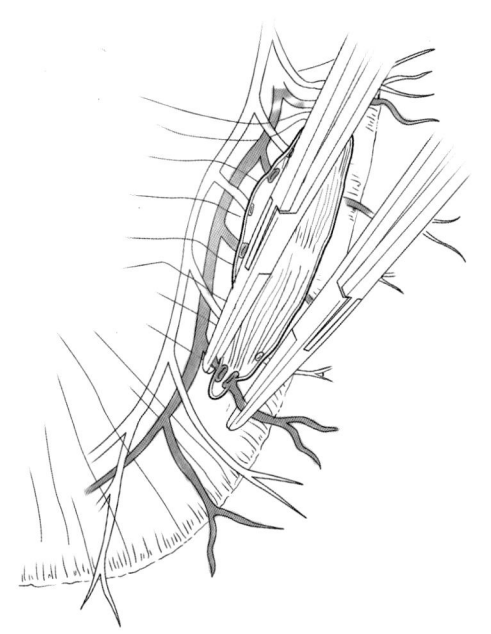

图5-22　离断小网膜至标志线

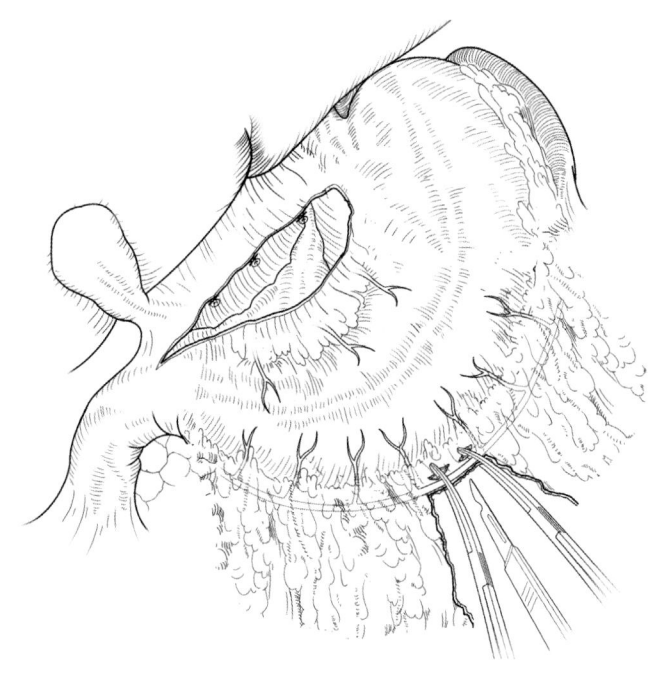

图5-23　切断Rosati神经

六、术中应急处理

术中解剖可导致食管损伤，应立刻予以双层缝合。如果显露困难，可打开膈肌或于第6肋间开胸，妥善修补食管破裂处，可用大网膜或折叠胃底覆盖破裂处，于裂孔附近放置引流管，术后胃肠减压、营养支持、抗生素预防感染，术后7d，行泛影葡胺造影，证实裂口愈合后，方可拔除胃管并逐渐恢复普通饮食。

七、术后处理

（1）胃肠减压1~2 d。
（2）静脉补液2 d，逐步自流质饮食过渡为普通饮食。
（3）行胃引流术者，给予抗生素1~2 d。

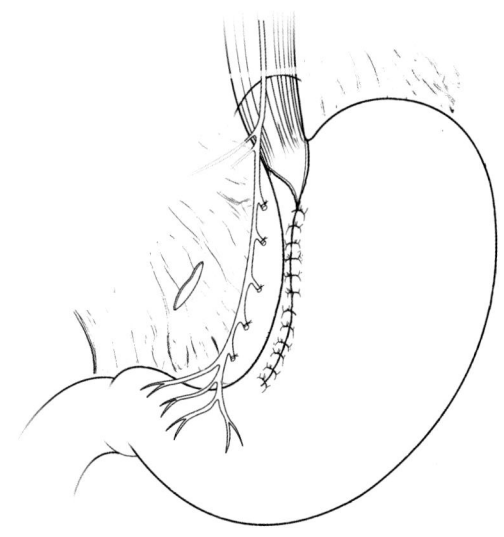

图5-24　胃小弯裸区浆膜化

八、术后并发症的防治

1. 胃小弯坏死　多见于HSV手术，发生率约为0.3%，后果严重，死亡率高达50%。原因包括：术中切断了胃左、右血管进入胃壁的分支，局部血供障碍；手术造成小弯肌层损伤；胃短血管切断过多等。术后1周左右，患者突发剧烈腹痛、腹肌紧张、压痛、反跳痛，引流管可见胃液，应急症手术，行胃坏死部分切除修补术。关键在于预防，首次术中应将小弯侧浆膜化，保护胃短血管免受损伤。

2. 胃潴留　多见于TV及SV手术患者，因胃窦部和幽门失去迷走神经支配所致，如不行引流术，发生率高达20%，因此，这两种手术需附加幽门成形或胃肠吻合术，即使如此，依然有约5%的患者出现此并发症。HSV术后胃潴留发生率亦可达2%。处理措施：胃肠减压，3%温生理盐水洗胃，营养支持，维持水、电解质及酸碱平衡，一般需1~2周多可恢复。

3. 吞咽困难　原因包括：迷走神经切断术需游离约7 cm的食管下段及胃底，导致此区域蠕动功能下降；反流性食管炎导致食管纤维化；局部区域的组织粘连等。症状多出现在术后7~14 d，进食流质尚可，普通饮食则有梗咽感。可给予多潘立酮、胃复安等胃肠动力药物，多可自行缓解。长期不愈者，可能为食管纤维化或食管周围疤痕粘连所致，可行食管扩张术或粘连松解术。

4. 腹泻　发生率为5%~40%，多见于TV及HV手术患者，而HSV手术仅有1%，原因包括：幽门成形导致胃内容物排空加速或倾倒综合征；胃潴留导致食物发酵；肝、胆、胰功能紊乱，消化功能下降；小肠功能紊乱，转运加速，非结合胆汁酸进入结肠，刺激后者导致水样泻。患者腹泻发作呈间歇性。可给予易蒙停、思密达及消胆胺等，多可有效控制。

5. 胆囊结石　TV手术切断前干的肝支，导致胆囊运动功能下降，胆汁淤积，久之可形成结石，因此，目前TV术基本已被摈弃。如果术前已经存在胆囊炎或胆囊结石，可将胆囊一并切除。有症状的胆囊结石应择期行胆囊切除术。

6. 溃疡复发　各种手术方式均有术后溃疡复发的可能性，溃疡复发率胃大部切除术为2%~5%；SV+胃窦部切除术为0~2%；TV或SV+幽门成形术为3%~30%；HSV术为3%~40%。可给予正规的内科治疗，多可有效。溃疡复发患者应排除胃泌素瘤的可能性，此症需要切除胃泌素肿瘤或全胃切除术。对于各种迷走神经切断术后顽固性溃疡，需行外科手术，首选方式为胃大部切除术，但其复发率依然有6%，迫不得已时可行全胃切除术。

（王天宝）

第六章　胃大部切除术

1881年，Billroth成功完成胃大部切除、残胃十二指肠吻合术，后世称之为Billroth Ⅰ式胃切除术；4年后，Billroth又完成胃大部切除、结肠前胃空肠吻合术，即Billroth Ⅱ式胃切除术。100多年来，胃大部切除应用日益广泛，成为胃肠外科常规手术之一。胃切除分为全胃、次全、大部及半胃切除术。全胃及次全胃切除主要用于胃癌手术治疗，胃大部切除用于十二指肠溃疡、胃溃疡合并十二指肠溃疡（Ⅱ型胃溃疡，高胃酸）、幽门管及幽门前溃疡（Ⅲ型胃溃疡，高胃酸）及高位溃疡（Ⅳ型胃溃疡，低胃酸）手术，半胃切除多用于胃小弯角切迹附近胃溃疡（Ⅰ型胃溃疡，低胃酸）手术治疗。胃大部切除术治疗溃疡的机制：切除溃疡病灶；切除易发部位；切除大部分胃，减少壁细胞和主细胞数量，降低胃酸分泌；切除胃窦，减少胃泌素刺激的胃酸分泌。胃大部切除术是目前我国胃十二指肠溃疡外科治疗主要的手术方式。

一、适应证

（1）胃溃疡恶变率为5%，手术指征应放宽，主要适应证：严格正规内科抗溃疡治疗无效者或短期复发者；溃疡出血、幽门梗阻、穿孔或穿透至胃壁外者，其中穿孔时间不超过8 h、腹腔内无明显化脓性感染及患者一般情况可耐受胃大部切除者；直径>2.5 cm的巨大溃疡；高位溃疡易于出血或穿孔，应及早手术；Ⅱ型胃溃疡；溃疡恶变或不排除恶变者。术式选择：Ⅰ型胃溃疡通常采用远端半胃切除术；Ⅱ型及Ⅲ型胃溃疡可选择远端胃大部切除术；Ⅳ型胃溃疡可行切除溃疡的远端胃大部切除术、溃疡旷置的远端胃大部切除术或近端胃大部切除术。

（2）十二指肠溃疡手术适应证：正规治疗无效的顽固性溃疡；伴有穿孔、出血及幽门梗阻者，可选择远端胃大部切除术；穿孔时间大于8 h，出现腹腔感染的患者应选择穿孔修补术或（和）高选择性迷走神经切断术。

（3）萎缩性胃炎伴重度不典型增生。

（4）胃良性肿瘤。

（5）胰十二指肠切除术需半胃切除术。

二、手术策略

（1）胃溃疡患者，术前应行胃镜检查，排除恶变。

（2）胃切除范围的估计：自胃左动脉第二分支至胃网膜左动脉最后分支连线切除，占60%~70%；平脾脏下极，约占80%。

（3）避免脾脏撕裂伤，可在开腹后，即将脾脏用大纱布垫垫起，以免脾脏撕裂。

（4）胃溃疡胃大部切除术无须切除过多的系膜，一般血管弓内结扎切断即可，尽量避免结扎过多胃周血管，以免导致残胃缺血。

（5）十二指肠和胰腺间往往有5~6支小血管，需用蚊氏钳钳夹、切断、结扎。胃左动脉保留侧应双重结扎，其尾侧的冠状静脉应妥善单独结扎，以防撕裂。胃网膜右动、静脉在十二指肠下方分开走行，需单独结扎，以防撕裂静脉。胃右动脉需要结扎，而胃十二指肠动脉多不需要处理。

（6）胃十二指肠溃疡出血最常见原因为溃疡侵蚀胃十二指肠动脉所致，应切开胃窦部前壁或十二指肠球部前壁，在出血部位上、下各缝扎一针，然后褥式缝扎血管下方的胃十二指肠动脉分支，如此方可有效止血（图6-1）。

（7）消化道重建可采用Billroth Ⅰ式、Billroth Ⅱ式或胃空肠Roux-en-Y吻合术，依据术中具体情况和术者经验。Billroth Ⅰ式优点：保留胃肠道解剖关系和功能；手术相对Billroth Ⅱ式简单；倾倒综合征少见，无输入襻或输出襻等并发症。但本术式要求吻合完全无张力，有时导致胃切除量不足；一旦吻合口漏将导致灾难性后果；为减少吻合口张力，可能需游离十二指肠、胃脾韧带和近端胃，增加手术复杂性；胃癌患者不宜行此术式。Billroth Ⅱ式胃肠道重建的优势：允许胃做大范围切除，胃肠吻合无张力；适合于十二指肠溃疡难以切除的患者；操作相对不很复杂；适用于胃癌患者；部分糖尿病和肥胖症患者术后糖尿病好转，体重下降。Billroth Ⅱ式亦有不足：手术并发症如倾倒综合征、输入襻梗阻、输出襻综合征和远期营养性并发症明显多于Billroth Ⅰ式手术。胃空肠Roux-en-Y吻合术适宜于高位胃溃疡胃切除过多者，胃肠吻合口和空肠空肠吻合口相距约40 cm，可有效防治反流性胃炎的发生。

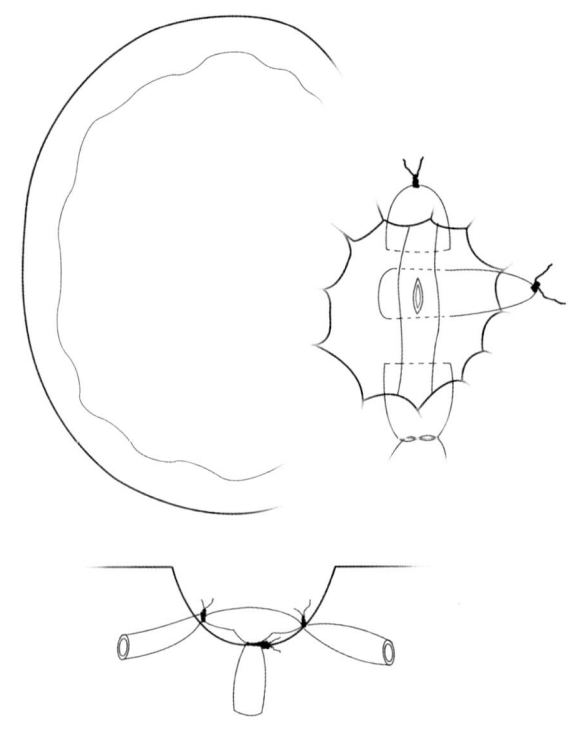

图6-1 缝扎胃十二指肠动脉

（8）十二指肠游离1.5cm即足够缝合关闭或胃十二指肠吻合之用，无须过多分离。十二指肠残端浆肌层包埋缝线应距第一层缝线2~3 mm，否则易于导致浆膜层撕裂；一旦缝针穿透十二指肠黏膜，将导致十二指肠漏的发生。如果幽门括约肌不明显，难以判断胃窦部黏膜是否切除干净，术中应行快速冰冻病理检查予以确认，避免溃疡复发。

（9）Billroth Ⅱ式吻合时必须明确空肠起始部：标志为Treitz韧带及空肠起始部外侧的肠系膜下静脉，务必杜绝胃回肠错误吻合。

（10）吻合前胃黏膜下血管务必用3-0 Dexon线缝扎止血，以减少吻合口出血的可能性。

（11）越靠近十二指肠，空肠抗酸能力越强，因此，应尽量缩短输入襻长度。结肠后吻合输入襻长度以6~8 cm为宜，需将横结肠系膜妥善固定在距吻合口约2 cm的胃前、后壁之上；结肠前吻合输入襻选择8~10 cm，吻合时可将大网膜和横结肠尽量拉向右侧。

（12）Billroth Ⅱ式吻合时，空肠切口应略短于胃大弯侧吻合口长度。吻合完毕后吻合口大小以3~4 cm为宜，不能过小，否则易于出现吻合口梗阻。笔者所在医院多采用胃肠全口吻合，倾倒综合征并不多见。输入襻位置应高于输出襻，如输入襻对胃大弯，则将输出襻置于输入襻的前方，而且输入襻不能过长，以免导致内疝发生。

（13）Billroth Ⅰ式吻合，参照十二指肠口径，关闭小弯侧切口，大弯侧吻合口与十二指肠口径大致相同。Billroth Ⅰ式吻合，内翻组织不能过多，否则易于导致吻合口梗阻。

（14）无论Billroth Ⅰ式或Billroth Ⅱ式吻合，危险三角处均应予以半荷包缝合，减少吻合口漏的发生。

（15）用GIA断胃或十二指肠，黏膜外翻闭合，一般不需要浆肌层包埋，但笔者认为予以包埋更为可靠。

（16）应用吻合器吻合后，应检查吻合口，活动性出血发生率为1%~2%，需用3-0 Dexon线予以缝扎止血，缝扎线应绕过钉合线以下平面。

（17）器械吻合时，依据缝合组织厚度可选择3.5 mm或4.8 mm钉高的GIA，钉高过小导致胃肠浆膜层撕裂，因此，过度增厚的胃肠壁不适宜器械吻合。胃肠吻合口距离胃断端闭合线距离至少2 cm，以保证二者之间胃壁组织有充分的血供。

（18）胃肠吻合时，应注意空肠方向，避免吻合肠管扭转。全胃切除时，食管空肠端侧吻合，吻合器置入Roux臂后，如于冠状面顺时针方向（吻合器头部先向右，再向头侧）运动，可使Roux臂系膜在肠襻背侧，吻合顺畅，Roux臂盲端位于食管左侧（图6-2）；如于冠状面逆时针方向（吻合器头部先向左，再向头侧）运动，亦可使Roux臂系膜在肠襻背侧，但Roux臂盲端位于食管右侧（图6-3）；如果吻合器头部先向背侧，然后向头侧运动，完成吻合，则使肠襻转至其系膜背侧，导致Roux臂受压，当然此种情况一般也不会导致Roux臂梗阻，但不符合解剖生理（图6-4）。用端端吻合器行胃肠吻合，空肠内置入钉砧后，输出肠襻在前面转至输入襻左侧，即顺时针发生180°扭转，吻合时直接将钉砧与穿过胃后壁中心杆对合，吻合后，相当于空肠顺时针旋转180°，应避免此类失误（图6-5至图6-7）。

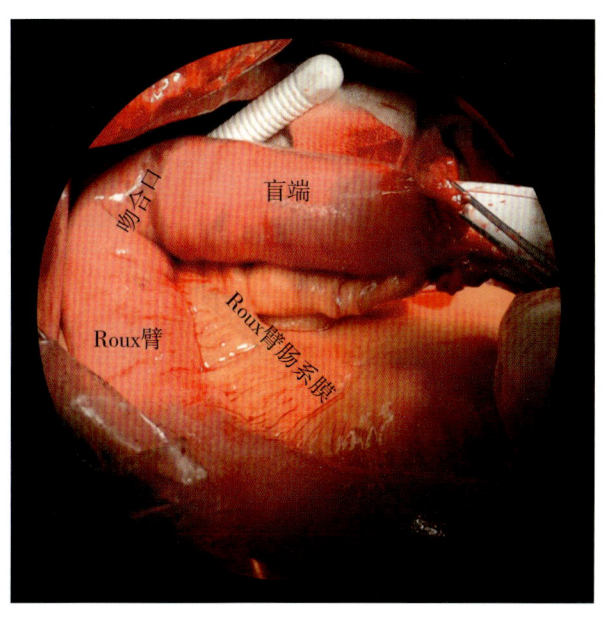

图6-2　正确方向Roux臂：吻合器头端沿冠状面顺时针旋转，盲端位于吻合口左侧

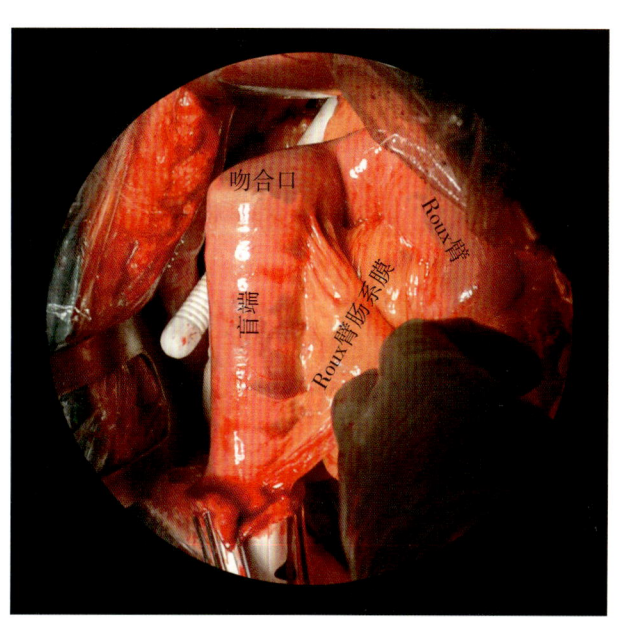

图6-3　正确方向Roux臂：吻合器头端沿冠状面逆时针旋转，盲端位于吻合口右侧

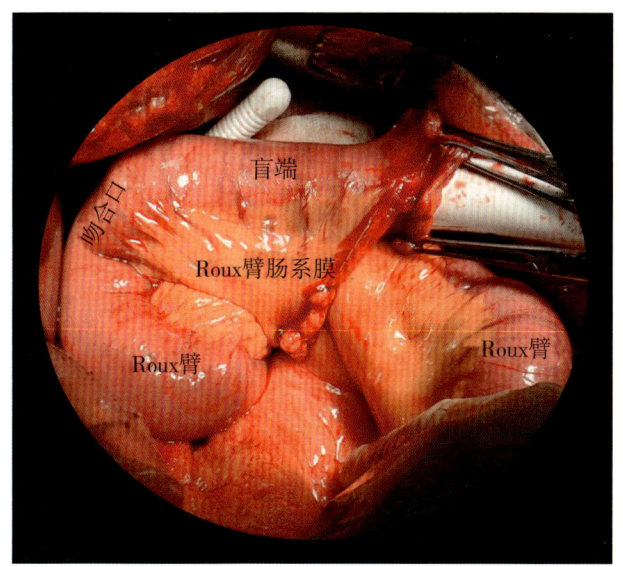

图6-4　Roux臂扭转：吻合器头端沿矢状面先向背侧再向头侧运动，肠系膜于前方压迫Roux臂

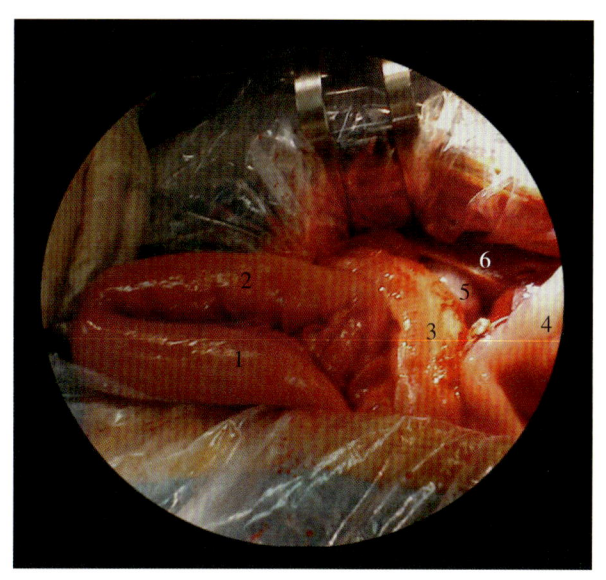

1.输入襻；2.输出襻；3.横结肠；4.胃；5.胆囊；6.肝脏
图6-5　正常输入输出襻

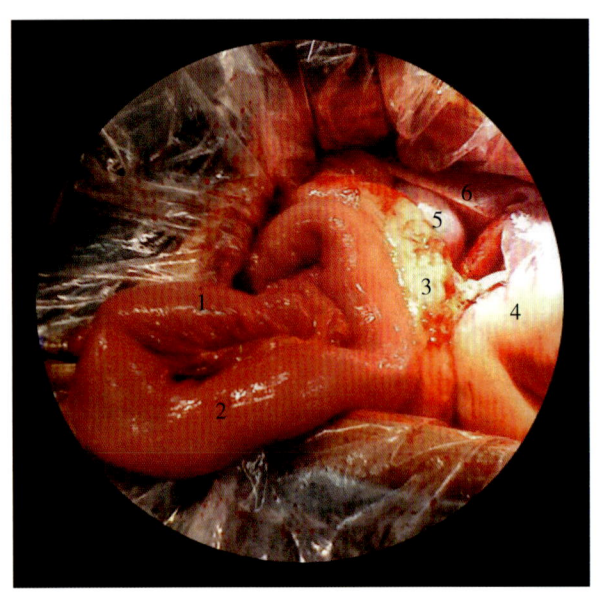

1.输入襻；2.输出襻；3.横结肠；4.胃；5.胆囊；6.肝脏

图6-6　输出襻置于输入襻前方和左侧

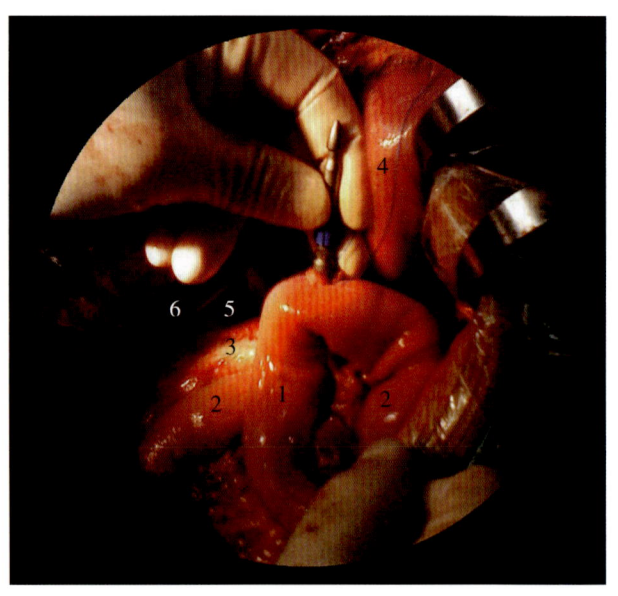

1.输入襻；2.输出襻；3.横结肠；4.胃；5.胆囊；6.肝脏

图6-7　吻合口扭转

（19）十二指肠溃疡向后方穿透，侵及胰腺或肝十二指肠韧带，强行分离可导致胰腺或胆总管损伤；另一种情况是溃疡靠近Vater壶腹，如分离可损伤后者。上述情况可采用以下处理方法：①溃疡旷置+胃窦部黏膜切除+胃大部切除术（Bancroft法）；②残端后壁覆盖溃疡法（Graham法）；③残端前壁覆盖溃疡法（Nissen法），此术式要求十二指肠残端前外侧壁柔软、结实、厚度正常。上述三种方法详见后述。术者可在溃疡近侧缘切开肠壁，并向胃窦方向延长切口，示指放入十二指肠内，以指导解剖溃疡。

（20）当十二指肠残端缝合困难或难以缝合时，可行十二指肠置管造口术，充分负压吸引，促进残端愈合。以橡胶的蕈状导尿管或T管为首选，在十二指肠侧壁戳孔引出体外优于放于十二指肠残端。橡胶管可刺激纤维组织增生，大约2周即可形成完整的窦道，拔管后可有效防止十二指肠漏。最好不用普通的橡胶引流管，因其可以向外滑出，导致侧孔进入游离腹腔，从而误认为形成十二指肠漏。因硅胶管刺激纤维组织增生作用有限，一般不适用于十二指肠造口术。

（21）高位胃溃疡可采用Pauchet术或溃疡切除+迷走神经干切除+胃引流术，均可取得较好效果；而近端胃大部+胃引流手术或溃疡切除+远端胃大部切除术或全胃切除术创伤大，并发症多，采用此三种术式务必慎重。

（22）大网膜是腹腔内极为重要的修补材料，将其覆盖在十二指肠残端及其造口管周围，可减少十二指肠残端漏的发生。

（23）标准手术时间为2 h。

三、术前处理

（1）向患者解释手术必要性，取得患者同意，消除对手术的种种顾虑，患者及其家属的信任和配合对手术成功至关重要。

（2）术前纠正水、电解质、酸碱平衡紊乱及营养不良状况。

（3）白蛋白低于25 g/L应输注白蛋白制品，最好达30 g/L以上。血红蛋白低于70 g/L，应补充浓缩红细胞，达100 g/L以上较为安全。

（4）术前1d流质，术前晚灌肠。

（5）术前手术区域电动剃须刀剃除毛发，麻醉后留置胃管及导尿管。

（6）备同型浓缩红细胞2~4 U，同型血浆200~400 mL。

（7）开腹前30 min给予第二代头孢菌素类抗生素静脉滴注。

四、麻醉与体位

采用气管内插管全身麻醉或连续硬膜外麻醉，取仰卧位。

五、手术步骤

（1）取上腹正中切口，必要时可延长至脐下（图6-8）。

（2）自胃网膜血管弓内离断大弯侧血管，左侧达胃网膜左、右动脉交界处，如切除80%胃，则应达脾脏下极附近（图6-9）。右侧达幽门下，解剖胃网膜右动脉，钳夹、切断、结扎，保留侧再缝扎一道。应单独结扎切断胃网膜右静脉，以防胃网膜右静脉撕裂（图6-10）。

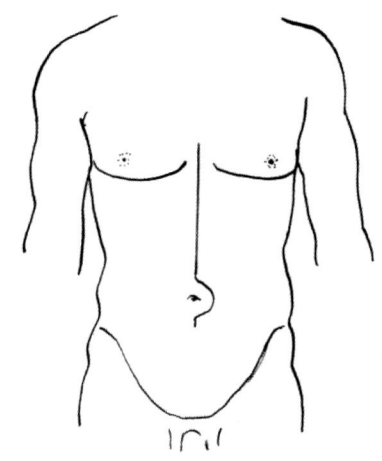

图6-8 切口

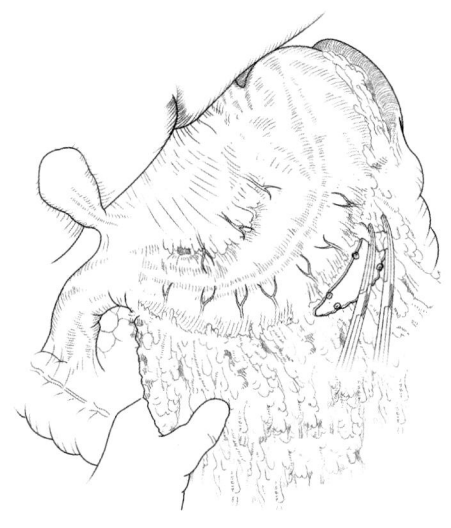

图6-9 离断大网膜

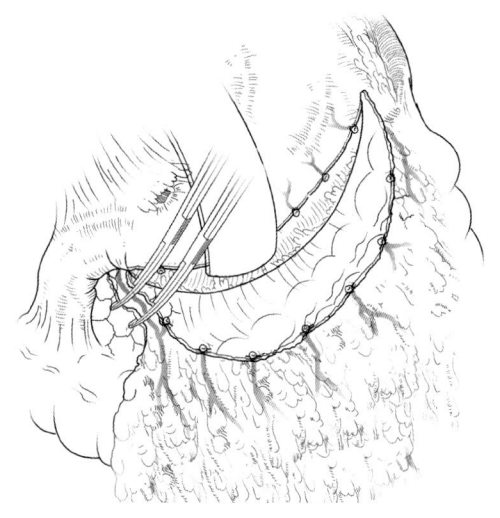

图6-10 结扎胃网膜右动脉

（3）近肝缘切开小网膜无血管区，向右游离肝胃韧带，贴近幽门上方将肝十二指肠韧带内的胃右动脉结扎、切断，紧贴十二指肠上缘游离十二指肠近端。靠近胃壁游离至胃左动脉的第2分支（图6-11至图6-13）。

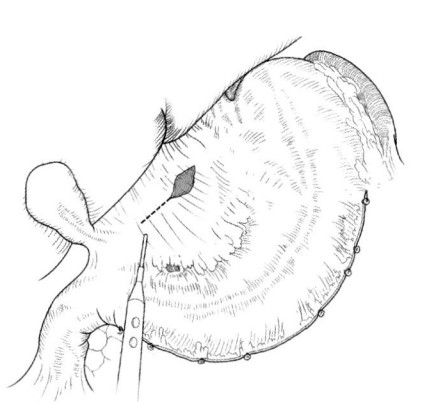

图6-11 切开小网膜

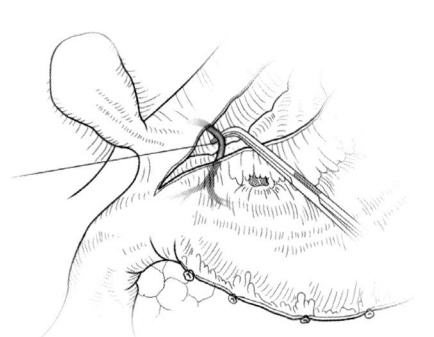

图6-12 结扎胃右动脉

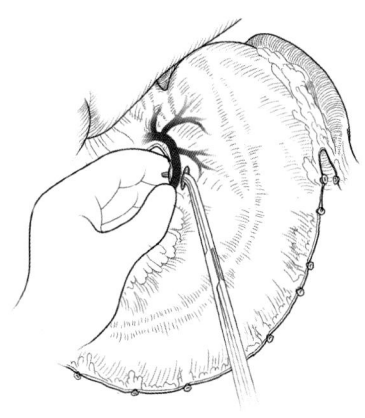

图6-13 结扎胃左动脉分支

（4）逐步分离十二指肠后壁与胰头间组织，此处有5~6支小血管，应予以蚊式钳钳夹、切断、结扎，游离十二指肠至距预定切断线1.5~2 cm处（图6-14、图6-15）。

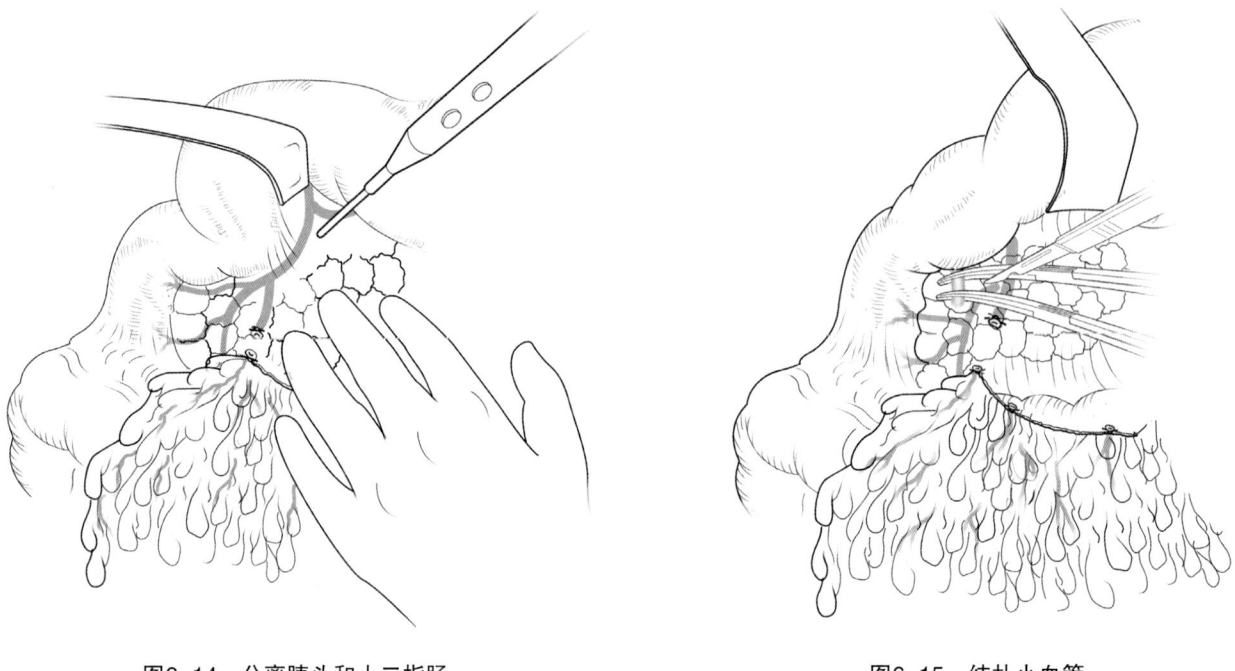

图6-14　分离胰头和十二指肠　　　　　　　　　　　　图6-15　结扎小血管

（5）于胃侧上置库克钳，十二指肠侧上置肠钳，后方铺垫纱布，离断十二指肠，安尔碘消毒（图6-16）。

（6）在胃预切断线大弯侧上置两把库克钳，此处夹持胃壁的长度，如行Billroth Ⅰ式胃肠道重建，则与十二指肠口径相当；如行Billroth Ⅱ式胃肠道重建，长度取5~6 cm为宜。胃后壁放置纱布，大弯侧离断，再向贲门侧倾斜置库克钳，离断胃体，移除标本（图6-17）。

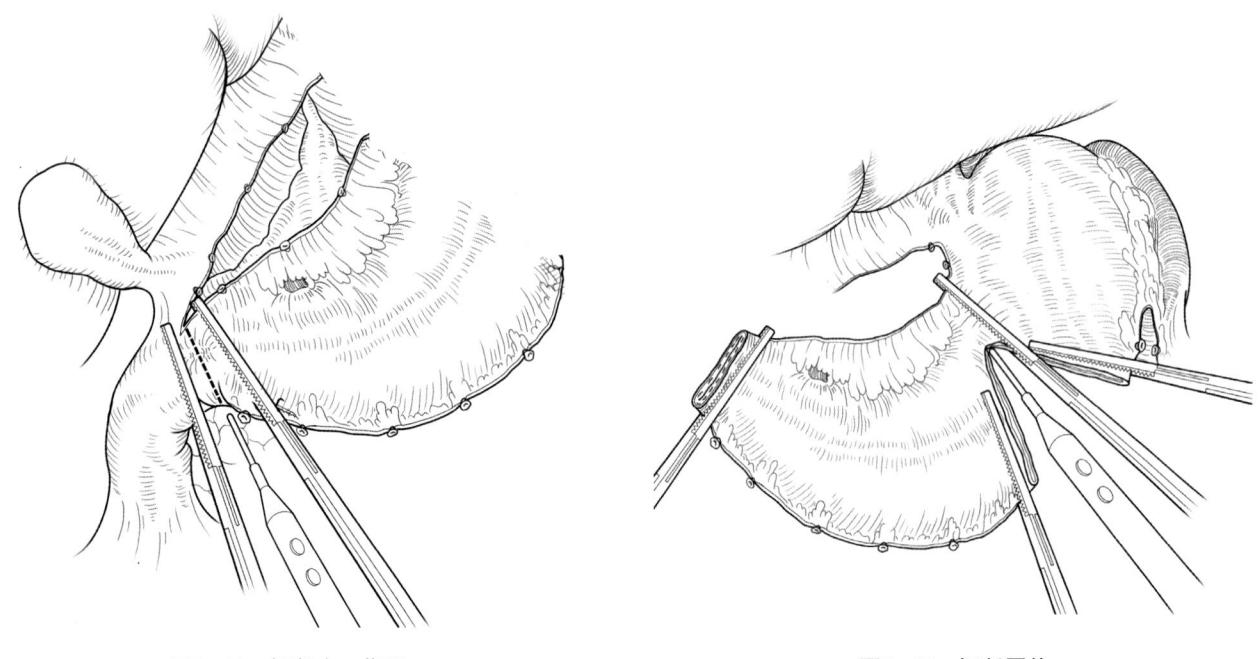

图6-16　切断十二指肠　　　　　　　　　　　　　　　图6-17　切断胃体

（7）胃肠道重建采用Billroth Ⅰ式（图6-18）或Billroth Ⅱ式均可，但以后者为多用。Billroth Ⅱ式吻合根据吻合口与横结肠关系、全口或半口吻合及输入襻与胃大弯的关系不同，分为8种重建方式，常用的方式包括：①霍氏法（Hoffmeister）。结肠后、半口吻合、输入襻对胃小弯（图6-19）。②波氏法（Polya）。结肠后、全口吻合、输入襻对胃小弯（图6-20）。③艾氏法（v.Eiselsberg）。结肠前、半口吻合、输入襻对胃小弯（图6-21）。④莫氏法（Moynihan）。结肠前、全口吻合、输入襻对胃大弯（图6-22）。笔者胃肠手工缝合重建均采用Moynihan法，倾倒综合征发生率并未增加。

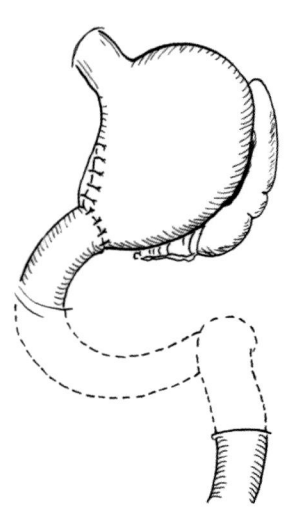

图6-18　Billroth Ⅰ式吻合

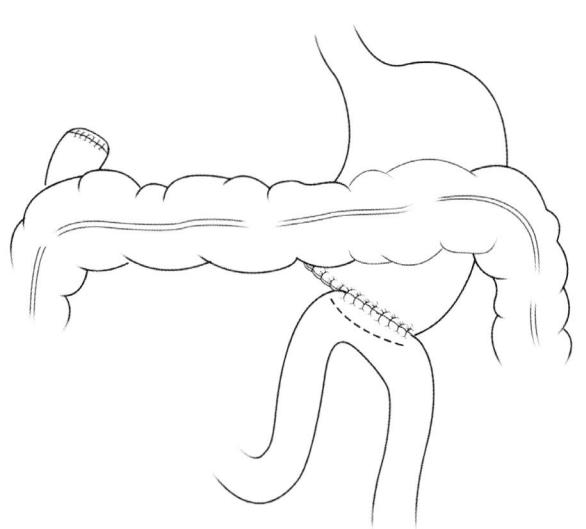

图6-19　Hoffmeister法

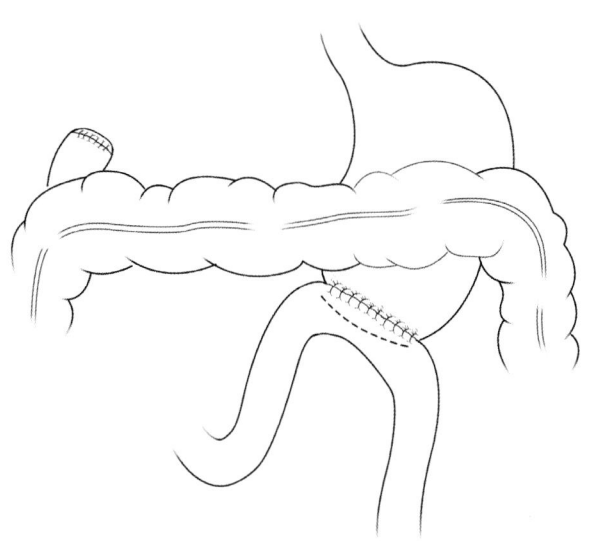

图6-20　Polya法

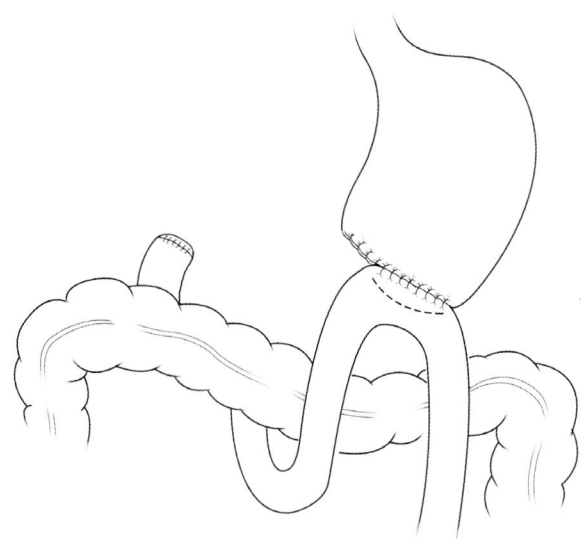

图6-21　v.Eiselsberg法

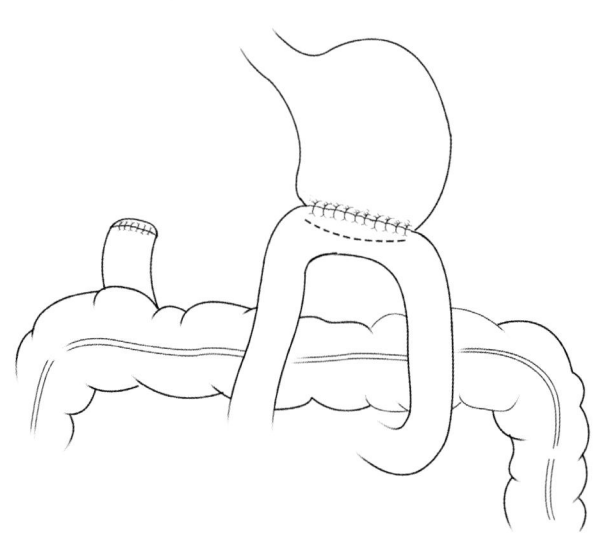

图6-22　Moynihan法

(8) Billroth I 式胃肠道重建。

1) 距小弯侧库克钳约0.5 mm, 1号丝线褥式全层缝合胃壁, 相邻两针重叠少许, 以利止血, 牵引所有缝线, 暂不打结, 切除库克钳压榨部分, 安尔碘消毒残端, 逐一打结（图6-23）, 小弯侧闭合亦可用GIA完成, 方便快捷, 再用1号丝线行垂直褥式浆肌层间断缝合, 包埋小弯侧残端缝合线（图6-24）。

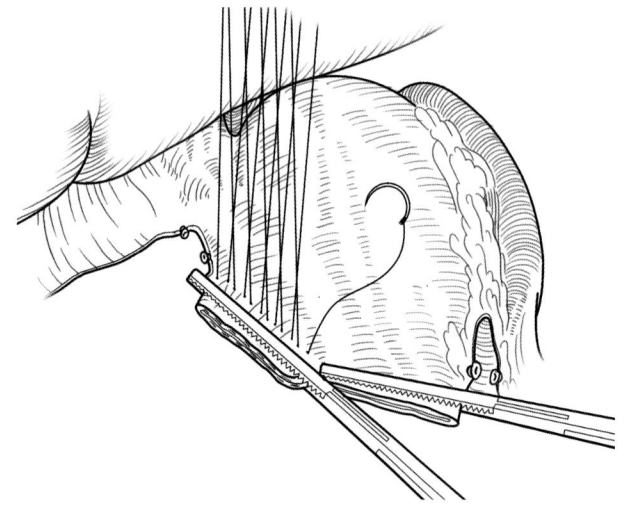

图6-23 褥式缝合胃小弯

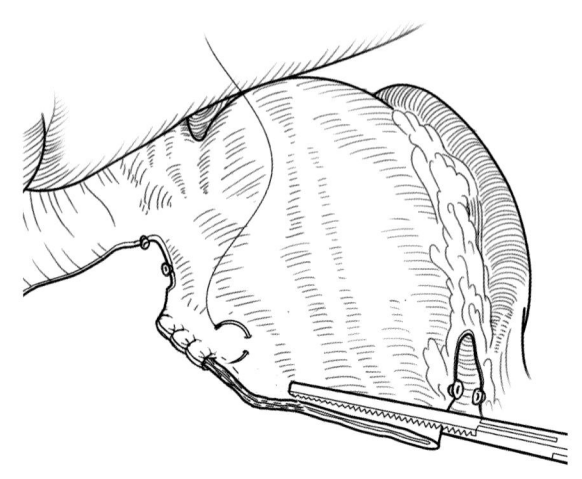

图6-24 小弯侧浆肌层包埋

2) 采用Kocher方法, 游离十二指肠外侧腹膜, 避免十二指肠与胃张力吻合。距离吻合口3～5 mm, 将十二指肠后壁和胃侧吻合口后壁用1号丝线行Lembert间断缝合, 针距约5 mm（图6-25）。用电刀切开库克钳近侧胃壁浆肌层, 3-0 Dexon线黏膜下止血, 切除钳夹组织, 出血处再用3-0 Dexon线缝扎止血（图6-26）。

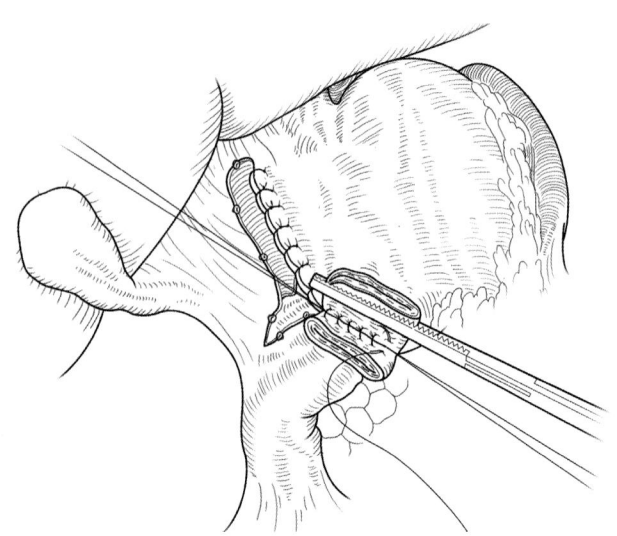

图6-25 吻合口后壁间断缝合

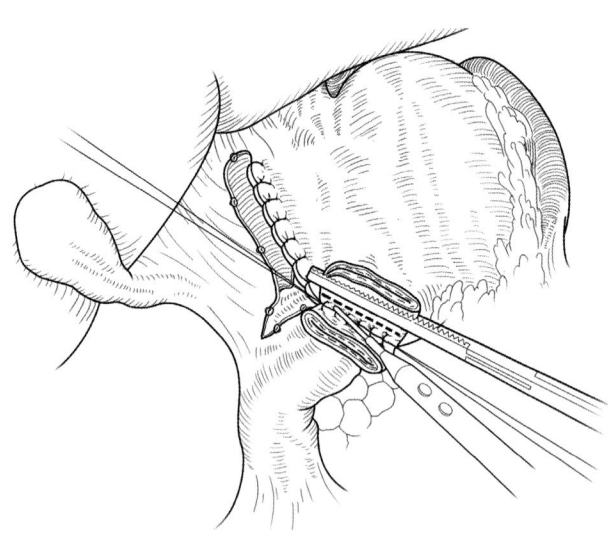

图6-26 切除压榨胃壁部分

3) 3-0 Dexon线行十二指肠和胃后壁连续锁边缝合, 锁边线应在胃侧以利于止血。第一针可从一侧开始, 打结后线尾暂不剪除, 向另一侧缝合, 前壁采用Connell法缝合, 至第一针处和线尾打结（图6-27至图6-30）。吻合口后壁缝合亦可从中间位置开始, 打结后向两侧延伸, 前壁同样采用Connell法缝合, 至前壁中点处, 两缝线打结。

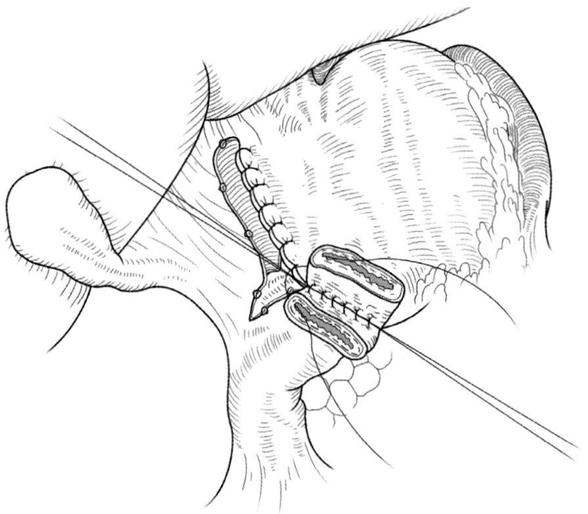

第六章 胃大部切除术

图6-27 第一针缝线

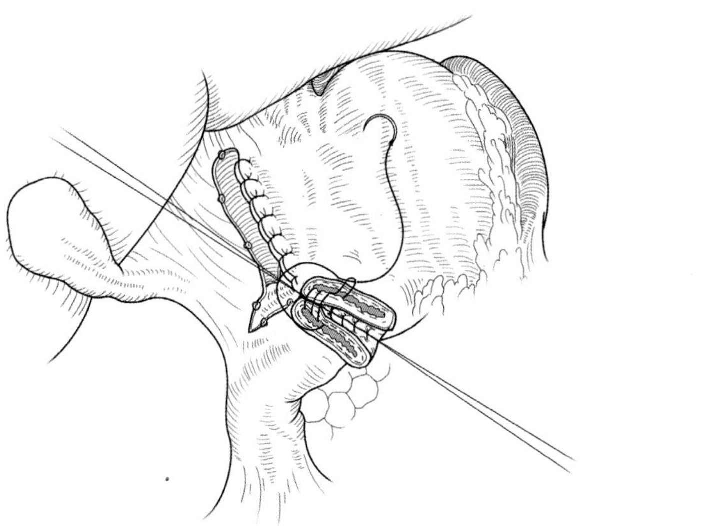

图6-28 后壁连续锁边缝合

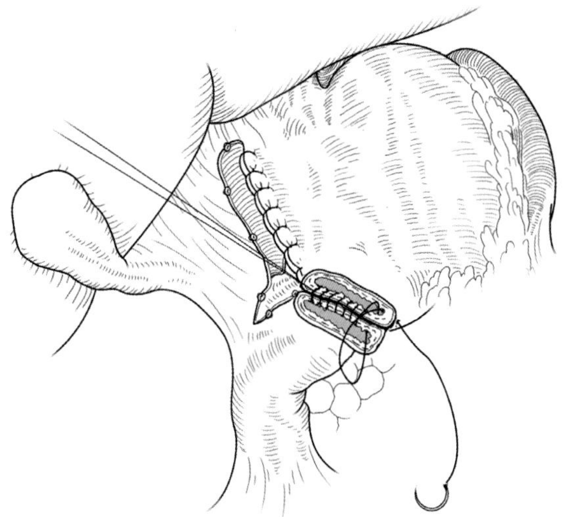

图6-29 大弯侧最后一针缝合

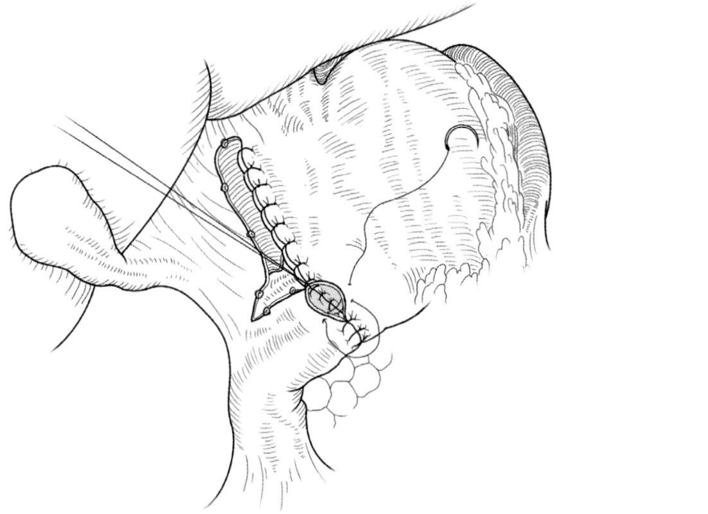

图6-30 前壁Connell缝合

4）前壁浆肌层1号丝线Lembert间断缝合包埋吻合口，注意内翻组织切勿过多，以免导致吻合口狭窄，危险三角1号丝线半荷包缝合加固，以防吻合口漏（图6-31）。

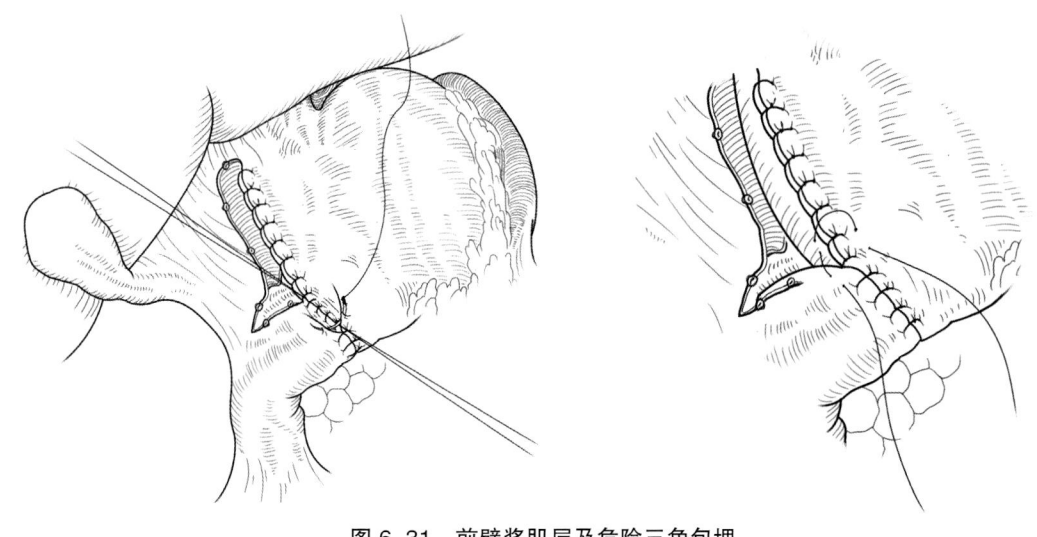

图6-31 前壁浆肌层及危险三角包埋

（9）Billroth Ⅱ式胃肠道重建（以Hoffmeister法为例）

1）3-0 Dexon线连续全层内翻缝合关闭十二指肠残端，两侧角1-0丝线半荷包缝合包埋侧角，再行1-0丝线Lembert间断缝合十二指肠浆肌层，包埋十二指肠缝合线（图6-32）。

2）提起横结肠，在无血管区切开系膜，长度以可容纳残胃为宜（图6-33）。寻找Treitz韧带和肠系膜下静脉，确定空肠起始部。将空肠经横结肠系膜裂孔上提，与残胃吻合，输入襻应无张力，一般输入襻长度6~8 cm。横结肠系膜切口后切缘与距吻合口2 cm的胃后壁行1-0丝线间断缝合（图6-34）。

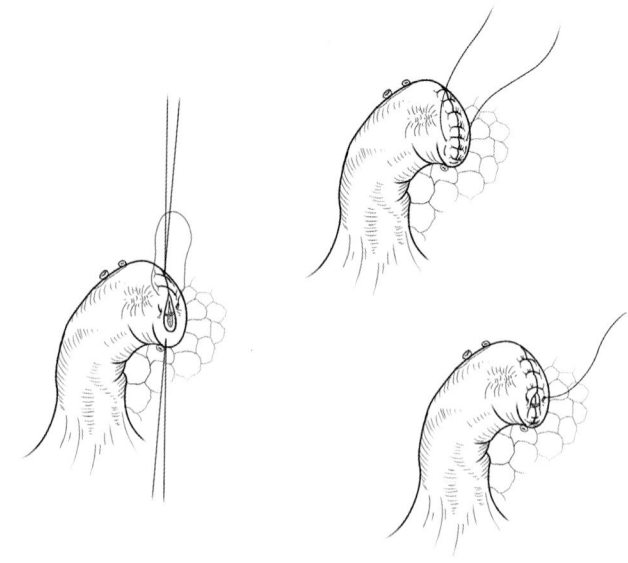

图6-32　缝合关闭十二指肠残端

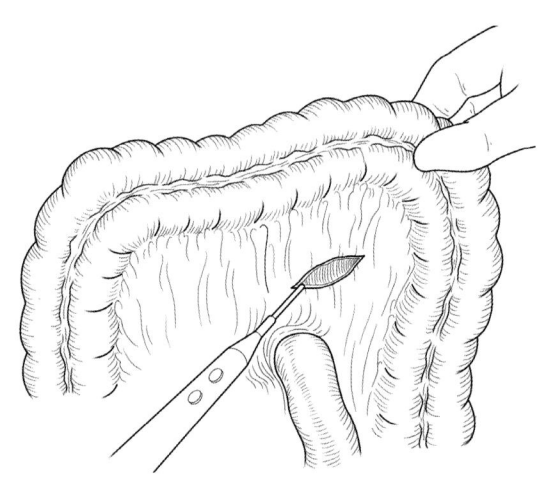

图6-33　切开横结肠系膜

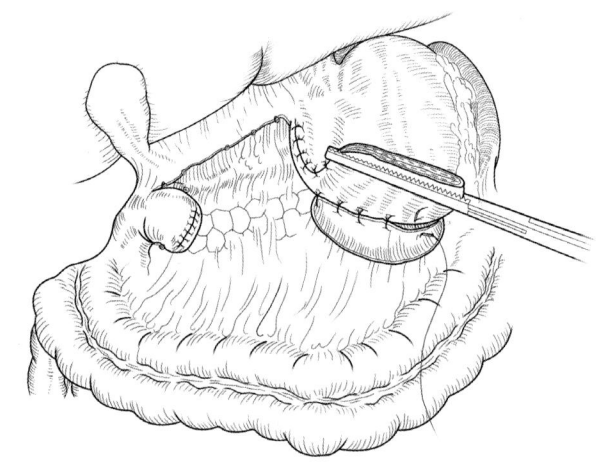

图6-34　固定横结肠系膜后切缘

3）距离胃断端库克钳约6 mm，1-0丝线Lembert缝合胃后壁和空肠浆肌层，针距约5 mm。切开库克钳近侧胃壁浆肌层，3-0 Dexon线胃壁黏膜下止血。距离浆肌层缝合线约0.5 cm，用电刀切开空肠壁对系膜缘，长度应略小于胃吻合口，切缘电凝止血（图6-35至图6-37）。

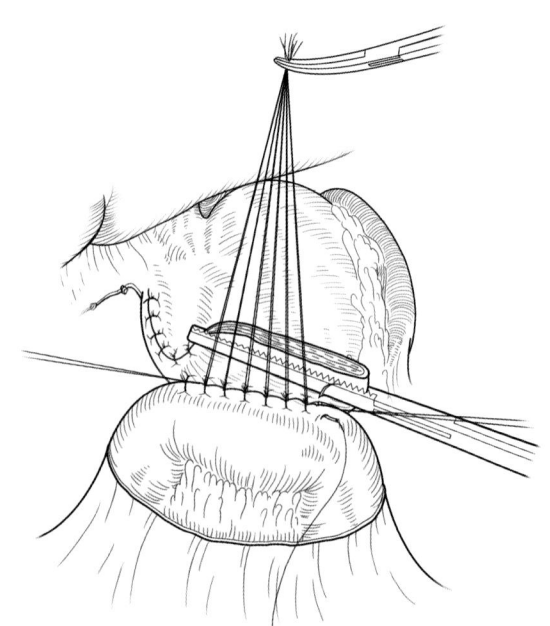

图6-35　吻合口后壁浆肌层间断缝合

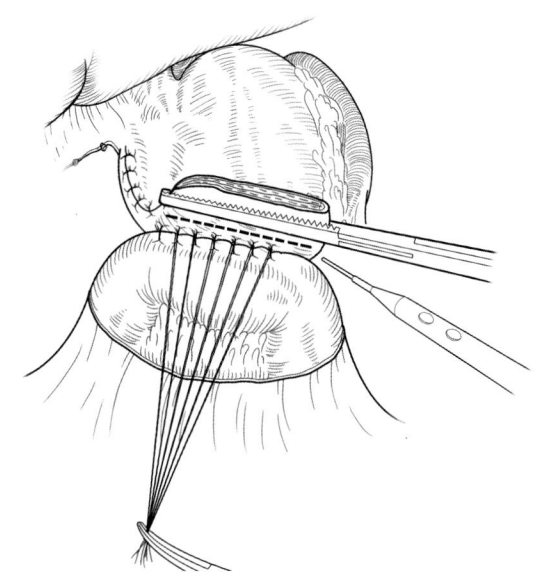

图6-36 胃黏膜下止血

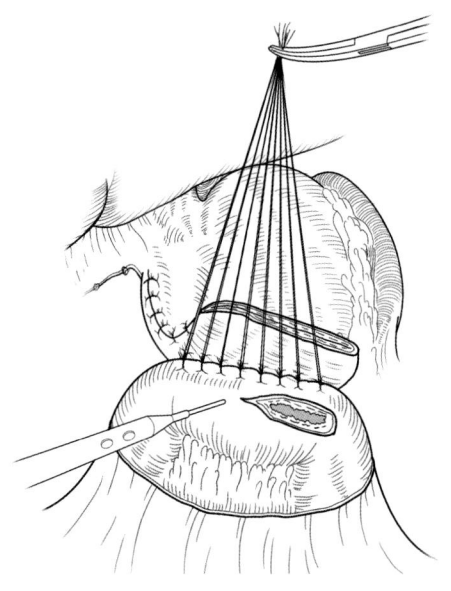

图6-37 切开空肠壁

4)3-0 Dexon线缝合胃后壁和空肠侧角,打结后向对侧连续锁边缝合,至前壁时改用Connell法缝合,至前壁缝合起始点处与线尾打结(图6-38)。

5)1-0丝线行胃壁和空肠前壁Lembert浆肌层缝合,危险三角处予以半荷包缝合(图6-39、图6-40)。

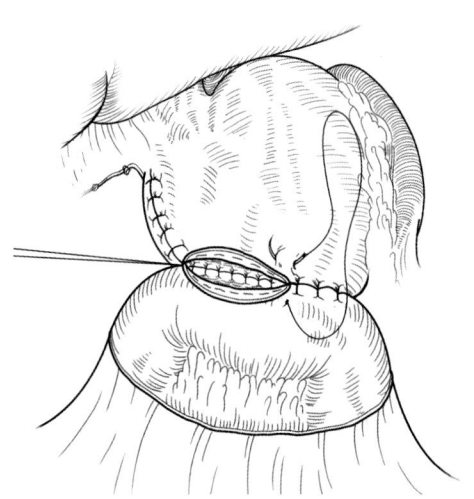

图6-38 胃肠吻合

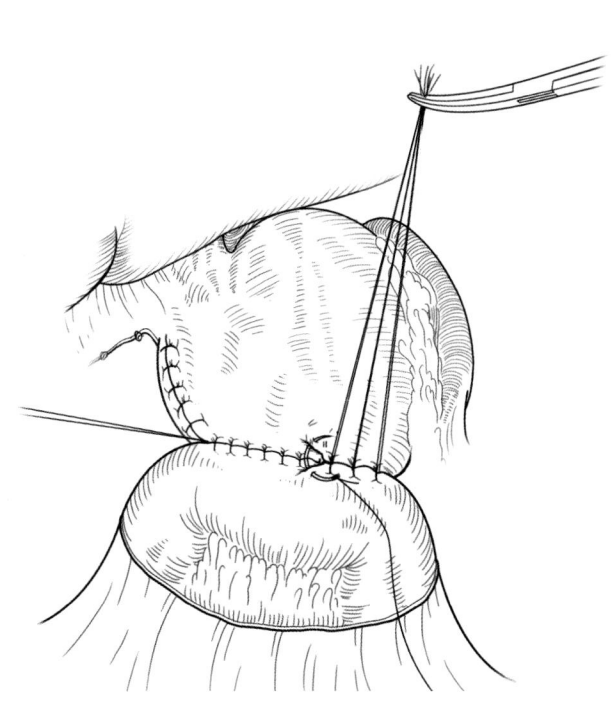

图6-39 前壁浆肌层缝合

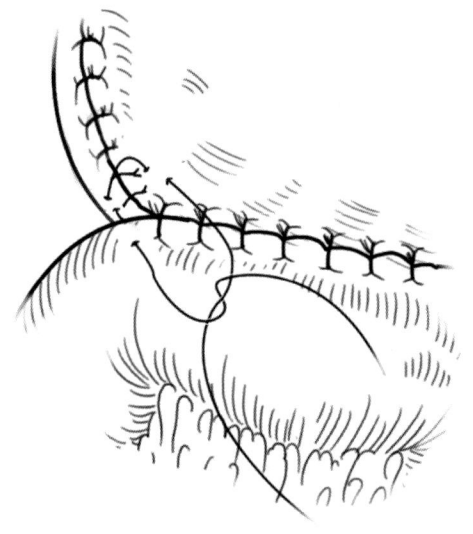

图6-40 加固危险三角

6）1-0丝线将横结肠系膜切口前切缘固定在距吻合口2 cm的胃前壁之上，消化道重建完毕（图6-41、图6-42）。

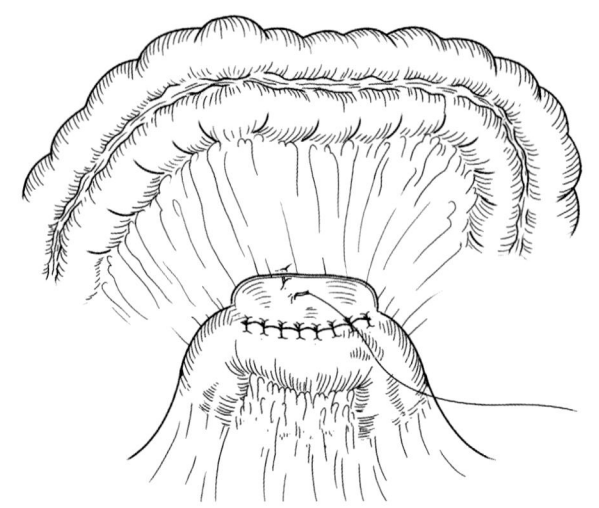

图6-41 固定横结肠系膜前切缘

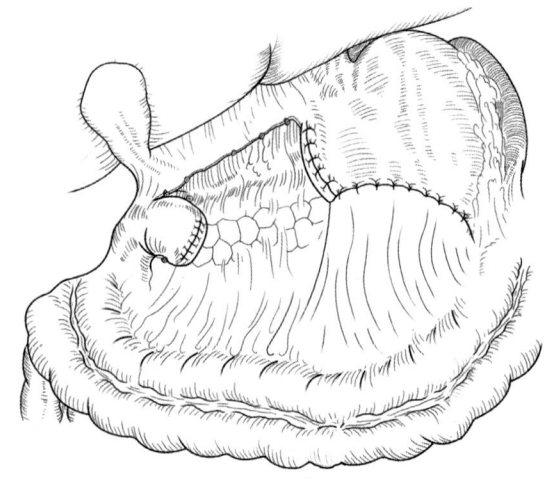

图6-42 Hoffmeister法重建完毕

（10）结肠前吻合，输入襻长度为8～10 cm（图6-43）。为减少术后碱性反流性胃炎，可行胃空肠Roux-en-Y吻合术，Roux臂长度约40 cm，详细手术操作参见本书第十章第六节"胃癌全胃切除术（D2淋巴结清扫术）"及第七节"全胃切除术消化道重建"（图6-44）。

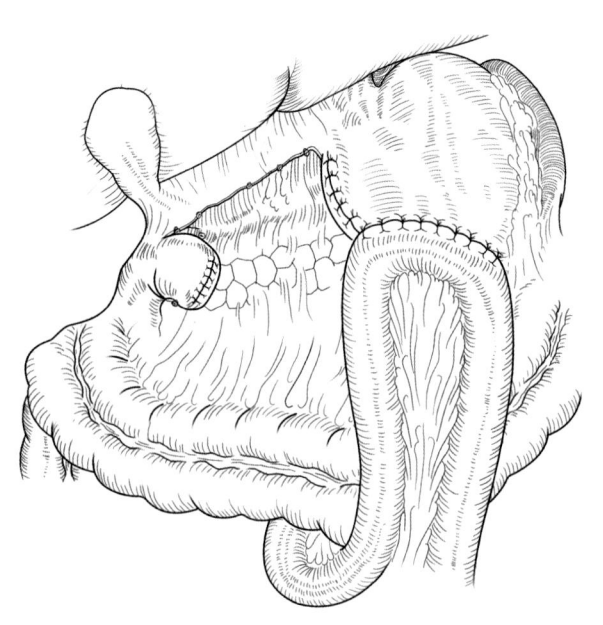

图6-43 结肠前吻合

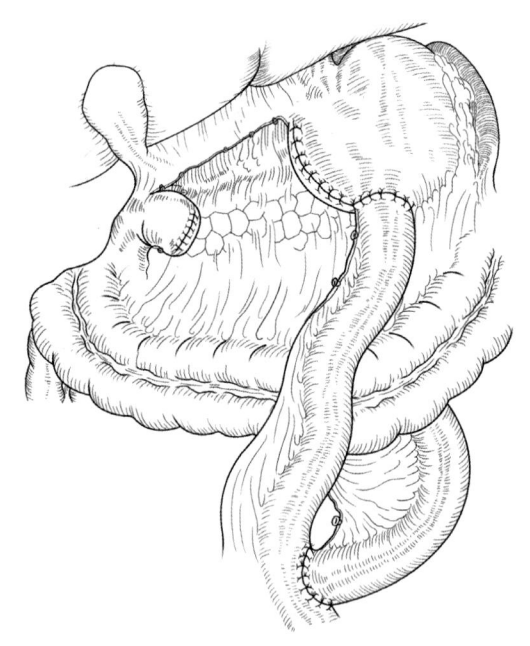

图6-44 胃空肠Roux-en-Y吻合

（11）胃空肠器械吻合法，参见本书第二章第四节"胃肠手术吻合器械基本操作方法"，操作图示见图2-71至图2-84。术中注意：胃断端予以1-0丝线Lembert浆肌层包埋；吻合口距离胃断端至少2 cm；吻合完毕检查吻合口有无出血，1%～2%患者需用3-0 Dexon线缝扎止血；危险三角同样需要1-0丝线半荷包缝合包埋；残端闭合及胃肠吻合时，切勿将胃管横断在闭合线内，导致术后胃管难以拔除，可能需二次开腹，应该杜绝。

（12）胃十二指肠溃疡切除困难的手术方法之一：Bancroft法。

1）于距幽门3～5 cm处横断胃窦部，近侧残胃再行适宜的部分切除，待后续胃肠吻合术（图6-45）。紧靠库克钳电刀环形切开胃窦浆肌层，于黏膜下层分离肌层和黏膜层，直至幽门环（图6-46）。

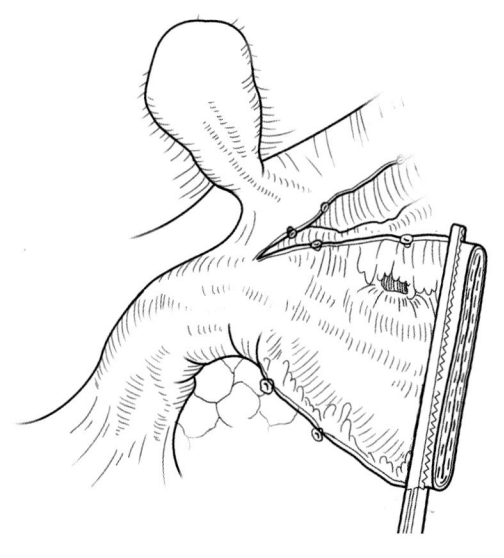

图6-45 横断胃窦部

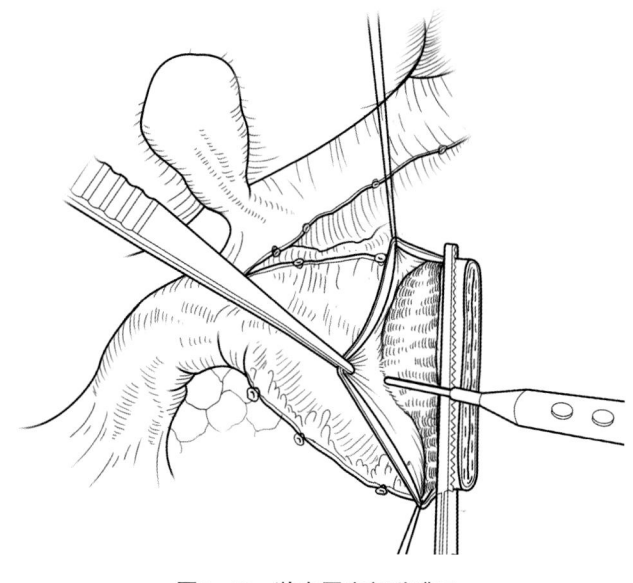

图6-46 游离胃窦部黏膜层

2）于胃窦部黏膜"套袖"基底部行荷包缝合打结，全部切除胃窦部黏膜（图6-47、图6-48）。

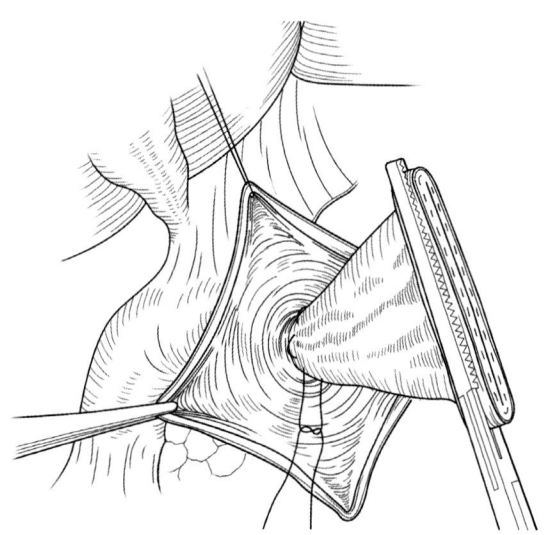

图6-47 缝扎黏膜"套袖"

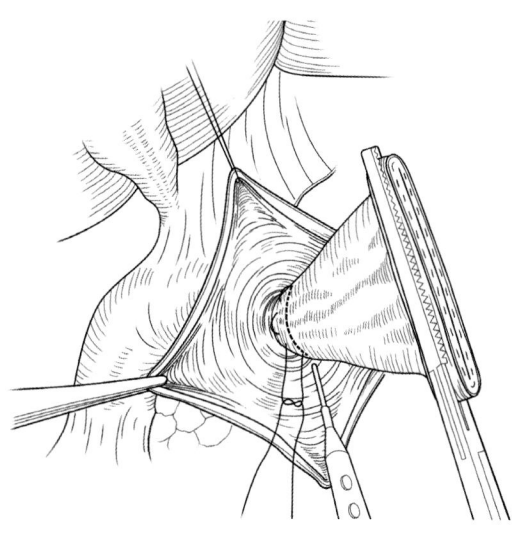

图6-48 切除胃窦部黏膜

3）再于胃窦部肌鞘内行两层肌层1-0丝线间断或连续缝合，包埋黏膜缝合残端。修剪肌鞘，1-0丝线Lembert浆肌层间断缝合，妥善关闭胃窦部残端（图6-49至图6-51）。

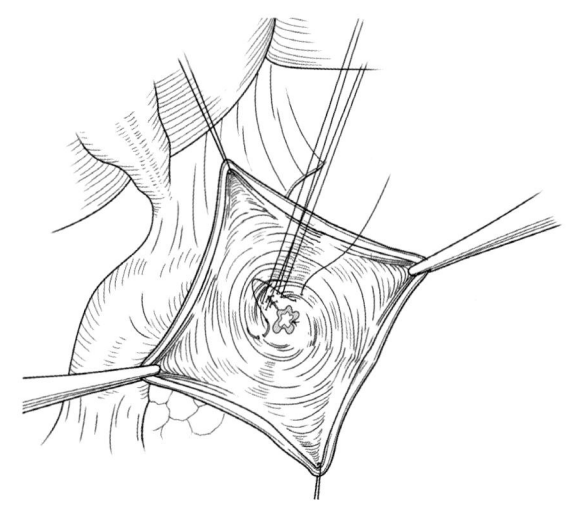

图6-49 间断缝合肌层

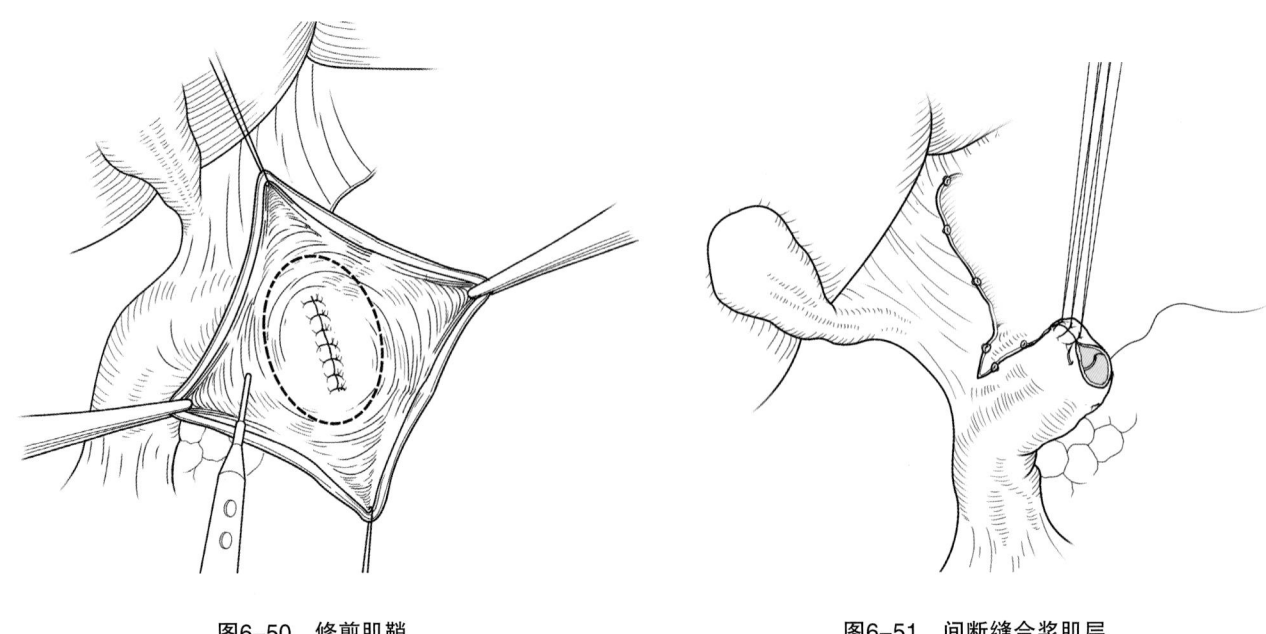

图6-50 修剪肌鞘　　　　　　　　图6-51 间断缝合浆肌层

（13）胃十二指肠溃疡切除困难的手术方法之二：十二指肠残端前壁覆盖溃疡法（Nissen法），本术式要求十二指肠残端前外侧壁正常，无明显水肿或疤痕。

1）将溃疡留置在胰腺表面，仅切开溃疡近侧缘，溃疡面彻底止血。十二指肠残端前外侧壁尽量少切，以利于缝合。行十二指肠残端前外侧壁和溃疡远侧缘1-0丝线间断缝合（图6-52、图6-53）。

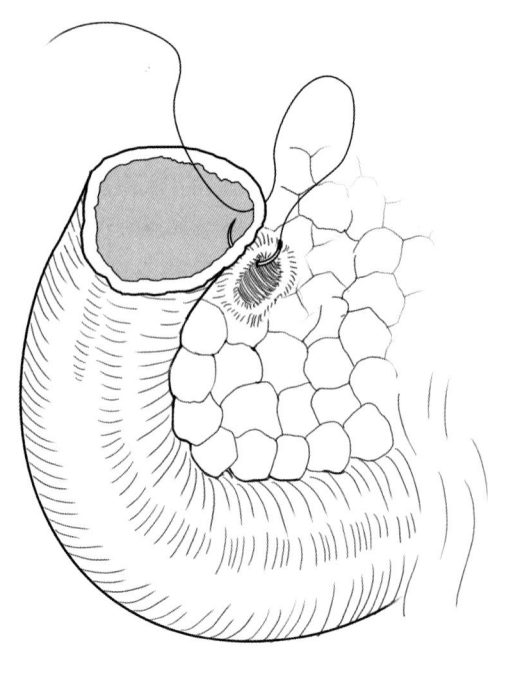 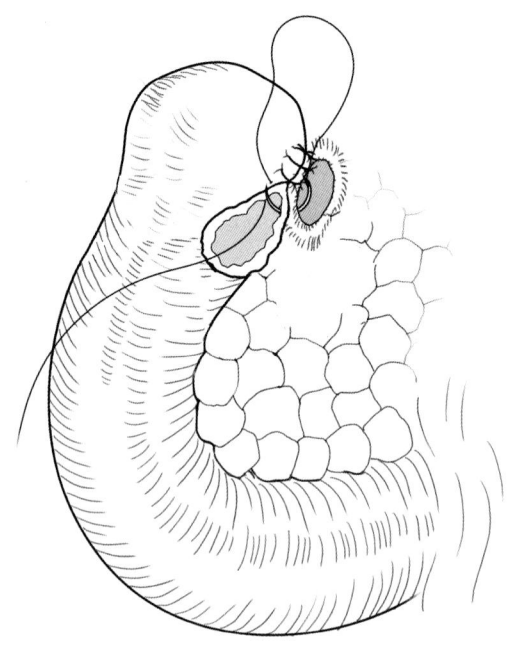

图6-52 游离溃疡　　　　　　　　图6-53 缝合十二指肠前壁和溃疡远侧缘

2）1-0丝线间断缝合十二指肠残端前壁浆肌层和溃疡近侧缘（图6-54），进而再将十二指肠残端前壁浆肌层和胰腺被膜用1-0丝线间断缝合（图6-55）。

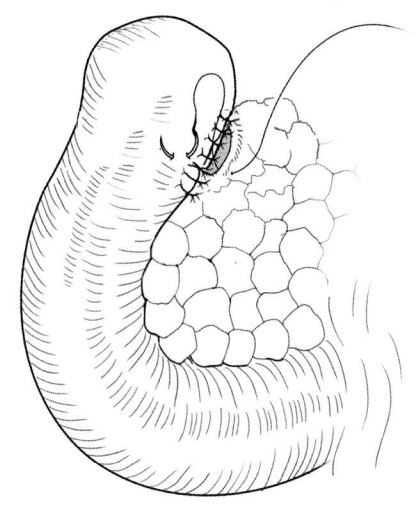

图6-54 缝合十二指肠残端前壁浆肌层和溃疡近侧缘

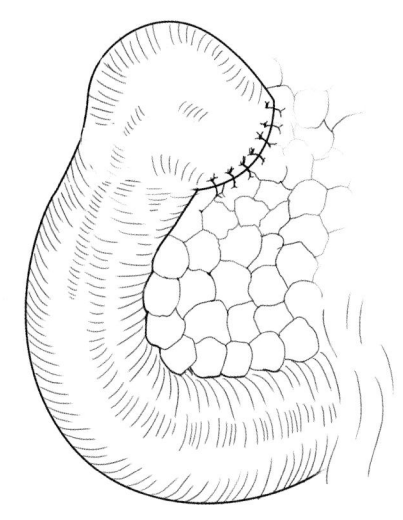

图6-55 缝合十二指肠残端前壁浆肌层和胰腺背膜

（14）胃十二指肠溃疡切除困难的手术方法之三：十二指肠残端后壁覆盖溃疡法（Graham法）。

1）将溃疡完全遗留在胰腺表面，溃疡彻底止血（图6-56），离断十二指肠（图6-57）。

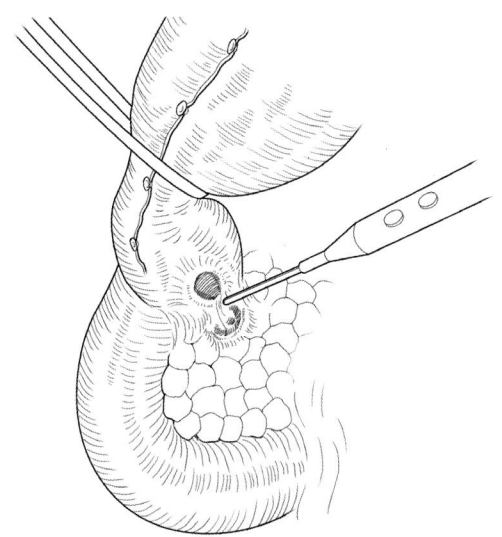

图6-56 切开溃疡边缘

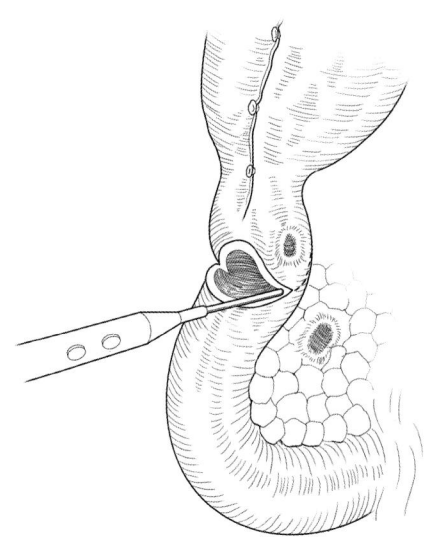

图6-57 离断十二指肠

2）1-0丝线间断内翻缝合十二指肠残端，然后将残端前壁浆肌层和溃疡近侧胰腺背膜间断缝合，从而使残端后壁覆盖溃疡面（图6-58至图6-60）。

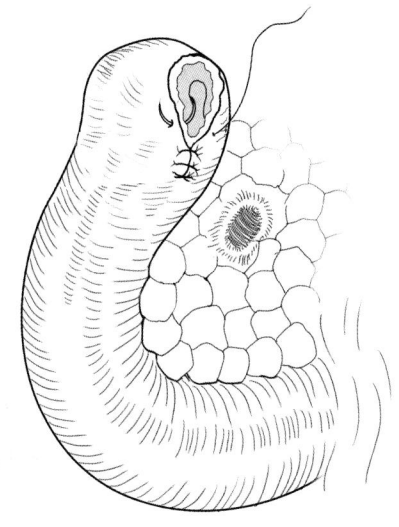

图6-58 关闭十二指肠残端

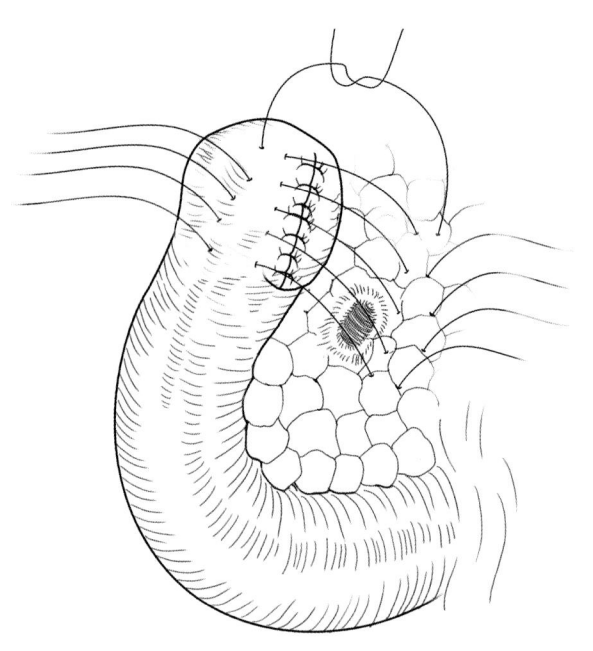

图6-59 十二指肠前壁浆肌层与胰腺背膜缝合

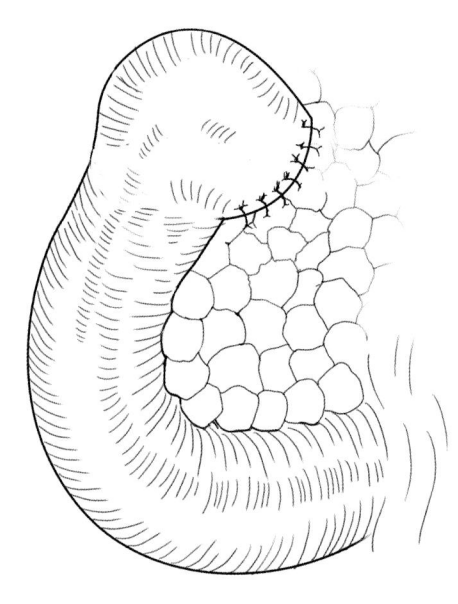

图6-60 十二指肠残端后壁覆盖溃疡

（15）十二指肠残端缝合关闭困难的手术方法之四：十二指肠置管引流术。由于水肿、疤痕等原因，当十二指肠残端缝合后，其愈合可能不良，可导致十二指肠残端漏。此时可采用十二指肠置管引流的方式以降低肠腔内压力，促进残端愈合。引流管最好采用橡胶材料的T管或蕈状头导尿管，因二者可有效刺激周围纤维组织增生，形成完整窦道，拔管后十二指肠漏可自行愈合。引流管最好自十二指肠侧壁引出，残端关闭困难者，亦可自残端直接引出。引流管在腹腔内应留置一定长度，避免腹胀时引流管脱出肠壁之外。术毕应将大网膜覆盖在残端和引流管周围，并于残端附近放置双腔引流管（图6-61、图6-62）。

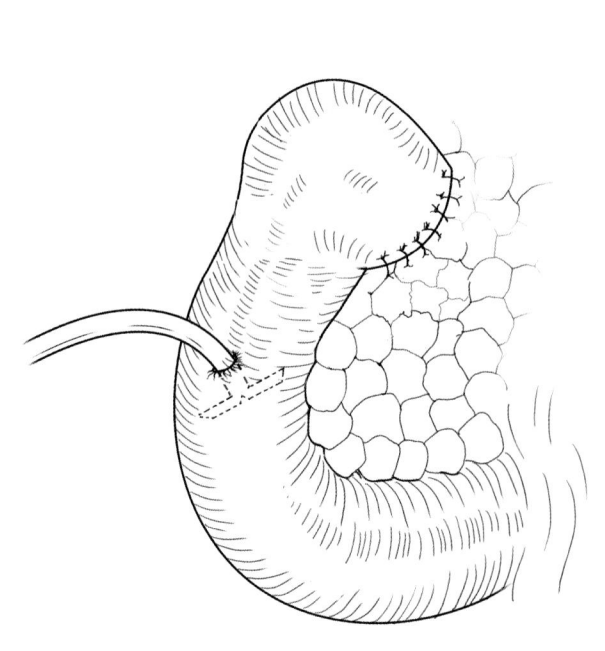

图6-61 经侧壁引流

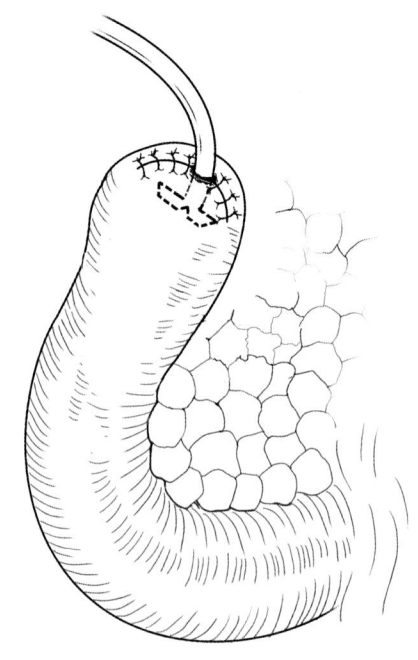

图6-62 经残端引流

（16）高位胃溃疡切除手术方法：Pauchet术。离断十二指肠后，于溃疡上缘切开胃小弯侧前、后壁，可采用边切边缝的方式，绕过溃疡转向幽门方向，至胃大弯侧切除线，移除胃远侧标本，继续行胃肠吻合术（图

6-63）。

（17）将胃管置入空肠输入襻，彻底止血后，温生理盐水冲洗腹腔，视情况放置腹腔引流管。

（18）清点器械纱布无误，逐层缝合。

六、术中应急处理

（1）脾损伤　主要原因是强力牵拉胃脾韧带或与脾脏粘连的大网膜，造成韧带附着部位的脾被膜或脾实质撕裂，特别是当胃脾韧带较短时，更易于发生。拉钩牵拉损伤亦不少见。

手术时对脾损伤始终持有高度警惕和防范意识，并把脾周围情况作为手术探查的内容。重点保护好胃脾韧带，有纤维束带粘连者先远离脾脏将其剪断；如无脾周粘连，可以在开腹后先用1～2块温盐水大纱布将脾脏垫起以减小此韧带的张力，一般不需要切断胃脾韧带。手术要有良好的麻醉，切口选择要恰当，不宜过小，拉钩操作要轻柔，避免在左上腹使用深拉钩。一旦发生脾损伤，可用无损伤针线深部缝扎，以大网膜衬垫，轻轻对拢打结，力求1～2针成功，否则有扩大裂伤的危险。如脾被膜缝合或单纯压迫止血无效，必要时可将脾脏切除。

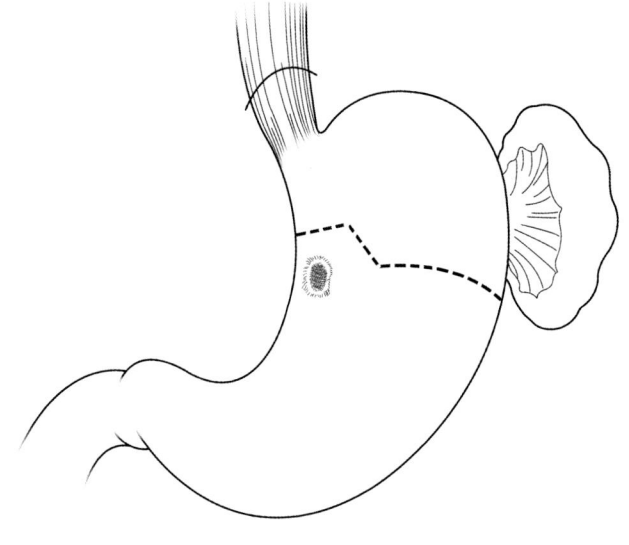

图6-63　Pauchet术

（2）其余参见本书第十章"胃癌根治术"有关内容。

七、术后处理

（1）术后24 h监护心率、血压、血氧饱和度、呼吸、体温、尿量。全麻患者清醒后，最好改为低的半卧位，以利于维持呼吸循环功能。低浓度持续吸氧对老年及贫血患者改善心、肺功能和吻合口氧供至关重要。

（2）记录胃肠减压管和腹腔引流管引流液的颜色和量，判断有无胃出血或腹腔内出血；必要时可给予盐水10～20 mL冲洗胃管，预防堵塞。待胃肠道功能恢复，肛门排气后，可以拔除胃管。由于手术创伤较大，可能有较多的淋巴液和血性液渗出，若引流不畅，会导致腹腔积液，引起感染。因此为防止引流管受压、扭曲、堵塞，要每隔2～3 h捏挤引流管，采用多功能引流管引流效果较好，血浆样引流液少于50 mL/d时即可拔除引流管。

（3）保持十二指肠内引流管通畅，开始可行负压吸引，待胃肠功能恢复后，则改为重力引流，术后2周，经引流管泛影葡胺造影证实无十二指肠漏及输入襻梗阻时，拔除引流管。腹腔引流管可再留置2～3 d，血浆性引流液少于50 mL/d时，则拔除之。

（4）根据患者体重、心肺功能情况、循环动力学指标、尿量及引流液的情况，调整补液量，维持水、电解质及酸碱平衡。一般术后1～3 d，可以适当予以肠外营养支持。

（5）术后给予雾化吸入，协助患者翻身拍背，鼓励患者咳嗽排痰，静脉给予稀释痰液药物如盐酸氨溴索等，预防肺部感染发生。

（6）预防性应用抗生素1～3 d，如第二代头孢菌素类抗生素。

（7）术后3 d给予奥美拉唑可预防应激性溃疡。

（8）术后止痛：可经硬膜外导管或静脉导管连接止痛泵，应用麻醉镇痛药持续少量注入，使患者术后3 d无疼痛，并常规留置尿管。镇痛可致部分患者血压下降或皮肤瘙痒，应及时关闭。

（9）术后3 d应每天检查腹部切口，及时更换敷料，有血肿或脂肪液化者应彻底排出。

（10）本手术创伤大，术后患者卧床时间长，下肢活动较少，应预防下肢静脉血栓形成。术后帮助患者活动下肢,同时鼓励并协助患者早期下床活动。

(11)其余参见本书第十章胃癌根治术有关内容。

八、术后并发症的防治

(一)术后溃疡复发

胃切除术后溃疡又称为吻合口空肠溃疡,或吻合口溃疡,溃疡多发生在吻合口附近的空肠,其中最多见于吻合口对侧空肠壁上,其次在吻合口边缘空肠侧,而胃壁罕见。其发病率1%~7%,十二指肠溃疡术后多于胃溃疡术后。溃疡复发的概率与胃切除范围明显相关,不足50%的切除量,溃疡复发率为36%;而切除50%~70%者,复发率约为12%。胃大部切除Billroth Ⅱ式胃肠吻合术后溃疡复发多于Billroth Ⅰ式。

1. 原因　溃疡的发生与胃酸有直接关系,因此,吻合口空肠溃疡的发生源于未能解除的高胃酸状态,其中后者与以下因素有关。

(1)胃切除范围不足。一般认为标准的胃大部切除范围为65%~75%,如少于此范围,残留壁细胞过多,则术后仍然存在高胃酸状态,容易发生吻合口溃疡。

(2)空肠吻合口的位置选择至关重要,越远离Treitz韧带,空肠壁的抗酸能力越低,因此,如输入襻过长,吻合位置过低者溃疡也易复发。

(3)胃泌素分泌过高。某些内分泌疾病(如Zollinger-Ellison综合征)或胃排空延迟胃潴留刺激均可造成高胃泌素血症,胃窦部黏膜残留也是原因之一。胃泌素可刺激胃酸过量分泌,致使溃疡复发。

(4)患者的个体素质和性情对溃疡复发也有一定影响。

(5)患者口服非甾体类消炎药如扶他林、激素类药物如可的松等亦是原因之一。

2. 临床表现　30%复发溃疡患者出现腹痛,夜间痛较重,进食或抗酸药物可缓解,但抗酸药物的疗效不及原发性溃疡;因梗阻等原因可出现恶心、呕吐等症状,反复发作;因进食减少而导致营养不良。吻合口溃疡尚常见急性或慢性出血,发生率高达50%以上,表现为上消化道大出血、黑便或大便潜血试验阳性。穿孔少见,游离穿孔可表现为急性弥漫性腹膜炎,慢性穿孔可造成局部脓肿形成或肠内瘘。胃空肠结肠瘘目前少见,主要症状为腹泻,排出未消化食物,钡灌肠检查多可发现瘘管。胃镜检查是诊断复发溃疡和胃空肠结肠瘘的主要方法(图6-64至图6-66)。

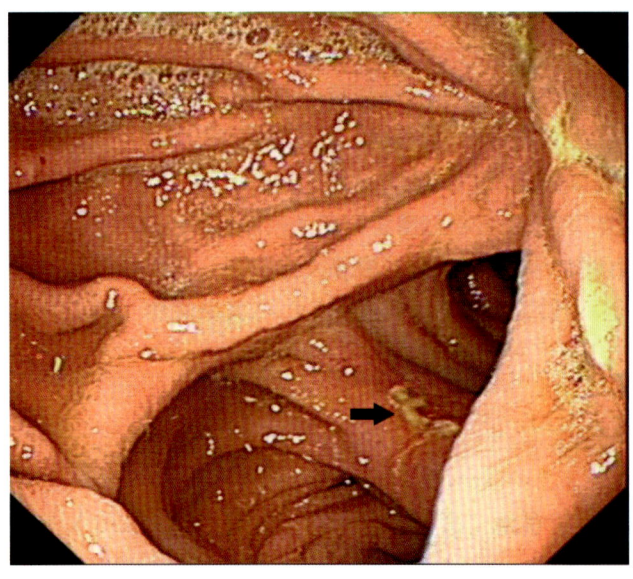

图6-64　吻合口溃疡:对侧空肠壁溃疡

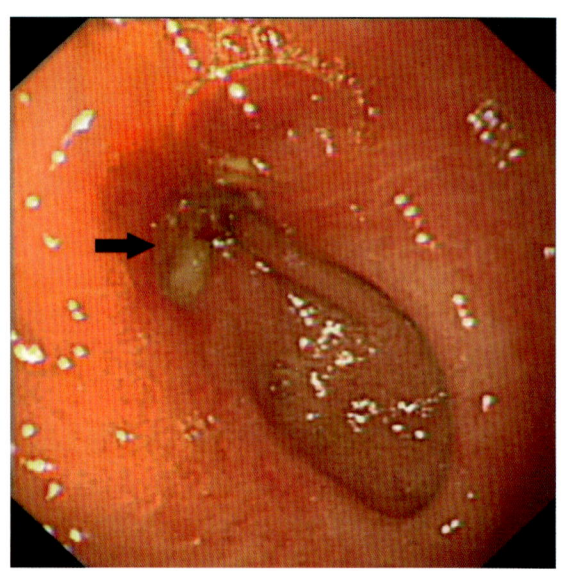

图6-65　吻合口溃疡:吻合口空肠侧

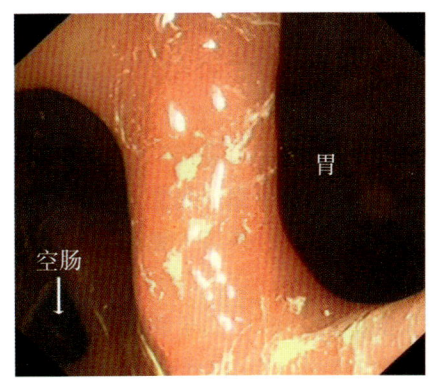
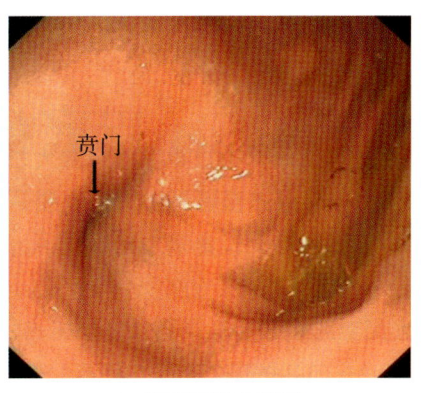
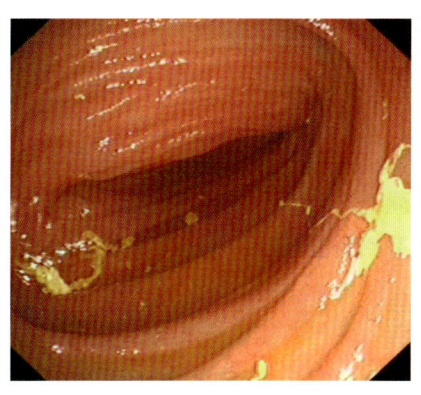

a. 内瘘口　　　　　　　　　b. 经瘘口进入残胃　　　　　　　　c. 经瘘口进入空肠

图6-66　胃结肠空肠瘘肠镜所见

3. 处理　对于胃大部切除术后,患者再次出现类似胃溃疡的症状,应行胃镜检查以明确是否为溃疡复发。

（1）非手术治疗。一经确诊,要予以正规的溃疡病内科治疗:H_2受体阻滞剂、质子泵抑制剂、保护胃黏膜及抗幽门螺旋杆菌感染等联合用药。

（2）外科治疗。手术依然是治疗复发性溃疡的有效方法,手术适应证:经积极治疗不愈者或愈后复发者;并发穿孔、出血、梗阻或胃结肠瘘者应再次手术;患者难以耐受长期服药者。术中仔细探查,判断发病原因,作相应处理。如首次胃大部切除范围足够,可行迷走神经切断术;如首次胃切除不足,应再行残胃次全切除+胃空肠Roux-en-Y吻合术;如胃窦部残留,应加行彻底手术。术后严密观察,如患者恢复后胃酸测定值仍高,除长期服用奥美拉唑等抗酸药物外,还应查找有无胃泌素瘤等特殊情况。

4. 预防

（1）首先应确定适当的胃大部切除范围,胃溃疡者胃酸水平多不高,胃切除范围在50%~60%已经足够,十二指肠溃疡需切除70%~80%。

（2）Billroth Ⅱ胃肠道重建不加做Braun吻合,或尽量采用Billroth Ⅰ胃肠道重建。

（3）术后复查胃酸,定期随访,以便指导治疗。

（二）残胃癌

胃溃疡术后残胃癌发病率为5.5%(6/110),有关残胃癌定义、处理原则以及其他并发症参见本书第十章"胃癌根治术"有关内容。

（王天宝　何庆泗）

第七章　Nissen胃底折叠术

1955年，德国Rudolph Nissen博士首创此术式，命名为gastroplication，1956年报道2例手术经验，1961年做了更为详细介绍，在20世纪70年代被正式命名为Nissen胃底折叠术（Nissen fundoplication）。其机理为胃收缩时将胃内压力传导至下段食管，阻止胃酸反流入食管。该术式主要用于治疗胃食管反流性疾病和食管裂孔疝，胃底在食管后方全周包绕食管下段。其他术式包括Belsey胃底折叠术（经胸腔食管前270°包绕食管）、Dor胃底折叠术（食管前180°~200°包绕食管）及Toupet胃底折叠术（食管后270°包绕食管）。疗效判断标准：全部症状与并发症完全解除，无复发；能够嗳气；必要时可以呕吐；食管动力学研究和24 h食管pH接近正常。

一、适应证

（1）胃食管反流性疾病出现以下情况：严格内科治疗无效；患者拒绝长期服药；经反复扩张治疗后仍反复发作的食管狭窄；确诊由反流引起的严重呼吸道疾病。

（2）食管旁食管裂孔疝。

二、手术策略

（1）手术失败与下列因素有关：折叠部位缝线松脱、食管裂孔未能妥善缝合、折叠部位未在胃食管结合部以上的下段食管及折叠部位上移至膈肌裂孔之上，形成新的裂孔疝。

（2）开腹后，探查脾脏，切断结扎大网膜与脾脏间粘连带，可用大纱布垫将脾脏垫起，减少脾脏损伤可能性。

（3）手术需显露长5~7 cm的下段食管和胃底。部分病例需切开肝左冠状韧带，将肝脏左外叶向外下方折叠牵拉，以充分显露腹段食管。胃膈韧带和部分胃短血管需要离断，以便充分游离胃底部。头侧肝胃韧带靠近肝脏予以切断结扎，副左肝动脉可切断结扎。

（4）迷走神经前干、后干、肝支和腹腔支应予以保护，避免发生迷走神经损伤导致的腹泻、胃排空障碍或胆囊结石等并发症。

（5）本术式胃底折叠包绕的是食管下段，因此折叠包围圈下缘应位于食管胃结合部，长度以2~3 cm为宜。该手术增加食管内压力的机理为胃内压，而非靠胃壁挤压食管，因此，术毕包围圈和食管之间应能通过1~2根手指。

（6）为避免折叠胃底移位，可将食管前壁和折叠胃底左、右侧壁浆肌层一起缝合，但缝合深度只可达黏膜下层，否则有导致全层撕裂风险。将折叠胃底下缘和相邻胃壁固定几针，亦可减少移位的可能性。

（7）食管裂孔应予以修补，7号丝线缝合膈肌脚后，食管和裂孔之间应能通过示指，否则将导致吞咽困难。

（8）对伴有胃排空延迟的患者，常需加行幽门括约肌切开术或幽门成形术。

三、术前处理

应行食管测压和24 h食管pH检测，其他参见本书第六章"胃大部切除术"有关内容。

四、麻醉与体位

气管插管全身麻醉,平卧位。

五、手术步骤

(1)上腹正中切口,自剑突直达脐下3 cm,探查脾脏,大网膜与脾脏间的粘连应先予以钳夹、切断、结扎。大的湿纱布垫将脾脏垫起,以免脾脏撕裂。将食管裂孔疝复位,肝左外叶有时覆盖在食管之上,影响操作,可切断左三角韧带,离断左冠状韧带,将左外叶向右下方轻轻拉开,充分显露术野(图7-1)。

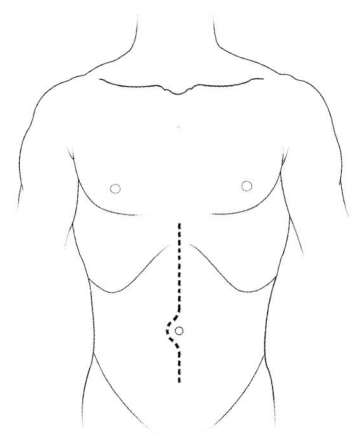

图7-1 正中切口

(2)向尾侧牵拉胃体,紧张食管腹段表面腹膜,显露食管膈肌裂孔,近裂孔处横行切开腹膜,保护迷走神经前干。向两侧扩大腹膜切口,直至大部分食管得以显露,左手示指游离食管全周,将橡皮管绕过食管,向下方牵拉。迷走神经后干有时距离食管较远,可将其置于折叠胃底之外(图7-2)。

(3)近肝缘切断肝胃韧带头侧部分,保护迷走神经肝支,有时存在副左肝动脉,可予以切断结扎。胃左血管应予以保留,可减少迷走神经损伤和折叠胃底向胃侧移位(图7-3)。

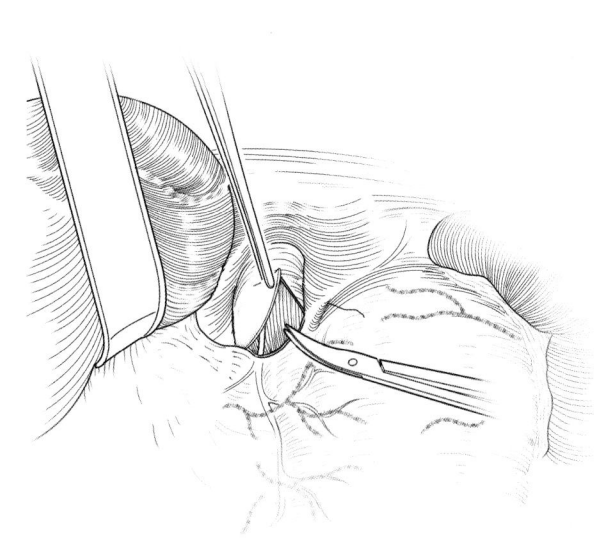

图7-2 切开食管前腹膜

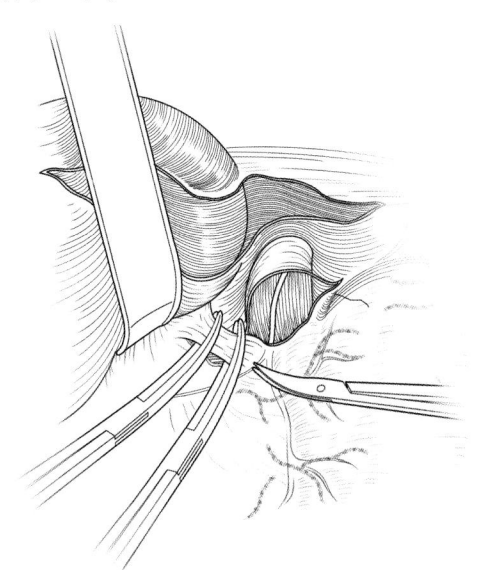

图7-3 切断部分肝胃韧带

(4)左手示指绕过食管背侧达胃膈韧带后方,电刀将其切断,沿胃底继续向胃脾韧带方向游离,切断2~3支胃短血管,以利于胃底折叠(图7-4)。

(5)将食管下段约7 cm及胃底全部游离,切除大弯侧脂肪组织(图7-5)。向左上方牵拉食管,显露双侧膈肌脚,以利于修补食管裂孔(图7-6)。

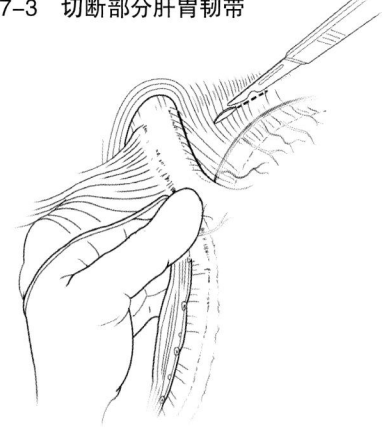

图7-4 切开胃膈韧带

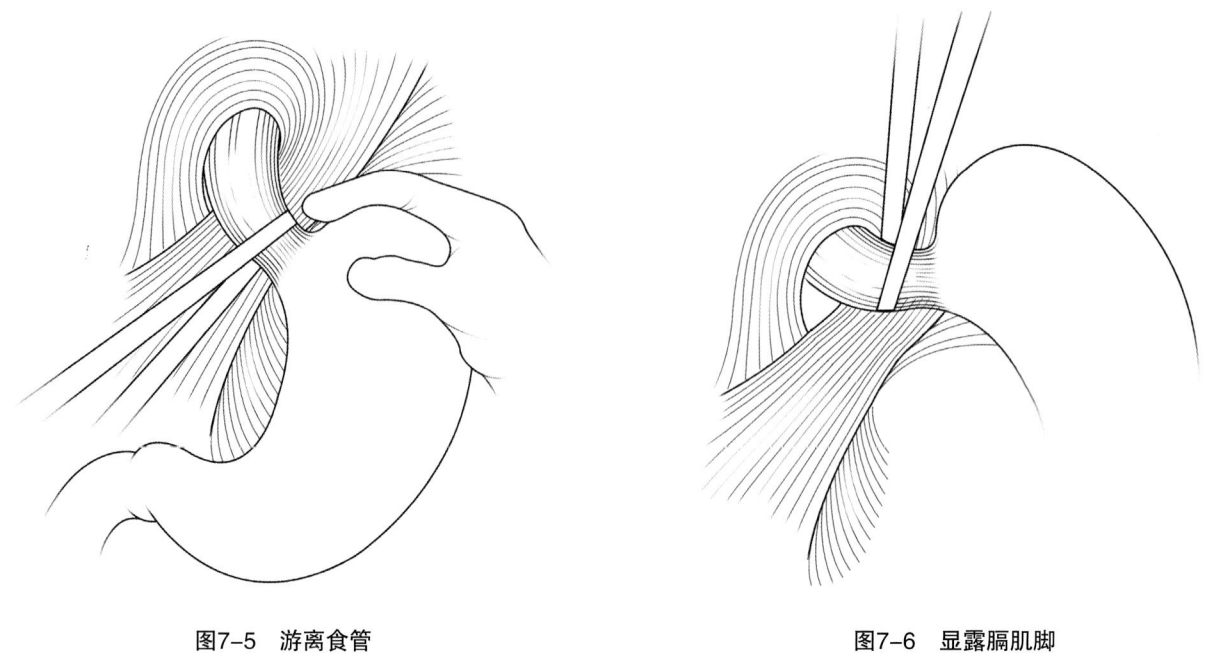

图7-5 游离食管　　　　　　　　　　　　图7-6 显露膈肌脚

（6）将食管牵向下方，用右手将胃底自食管后方推至食管右侧，初步了解折叠情况（图7-7）。

（7）再次将食管牵向左上方，显露食管膈肌裂孔，7号丝线缝合膈肌脚，边距1.5 cm，针距1 cm，保持食管和裂孔间尚可通过示指即可（图7-8）。

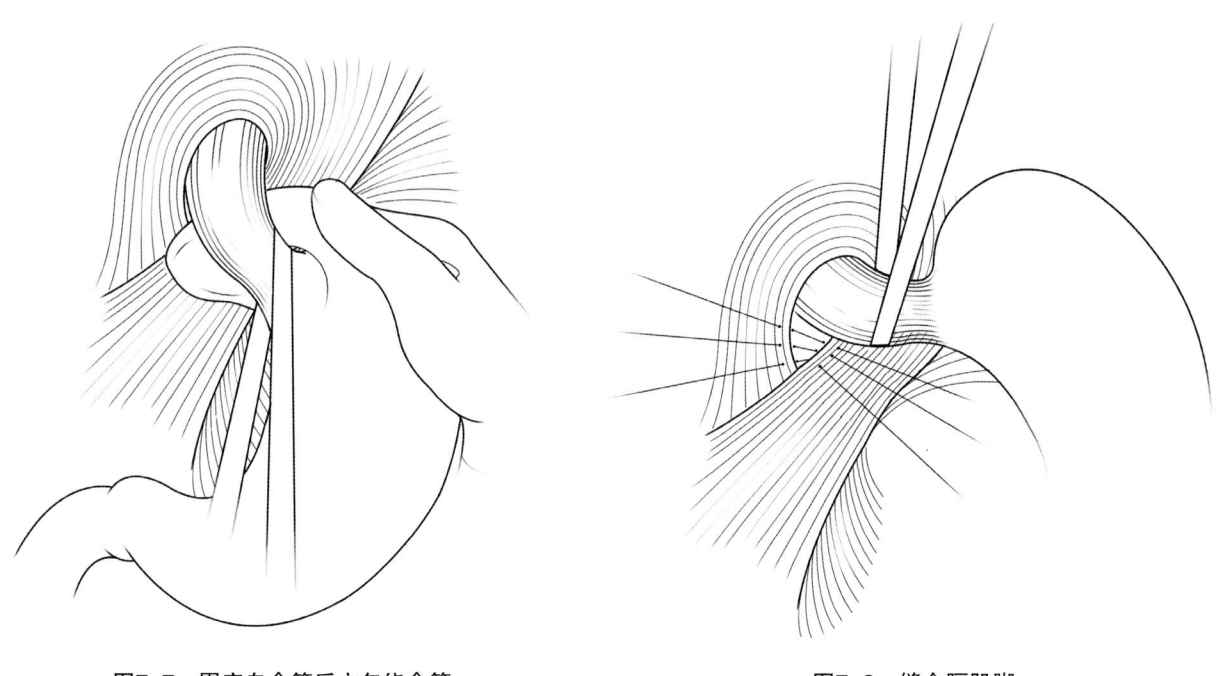

图7-7 胃底自食管后方包绕食管　　　　　　图7-8 缝合膈肌脚

（8）此时经口腔插入一根46~50 F的Maloney扩张探条，以防止缝合过紧。将胃底自食管后方推至食管左侧，2-0不可吸收缝线间断缝合胃底浆肌层，中间需穿过食管黏膜下层，胃壁及食管均不可穿透黏膜层，缝合组织宽度约5 mm，针距约1 cm，间断缝合3~4针，包绕长度2~3 cm即可（图7-9、图7-10）。

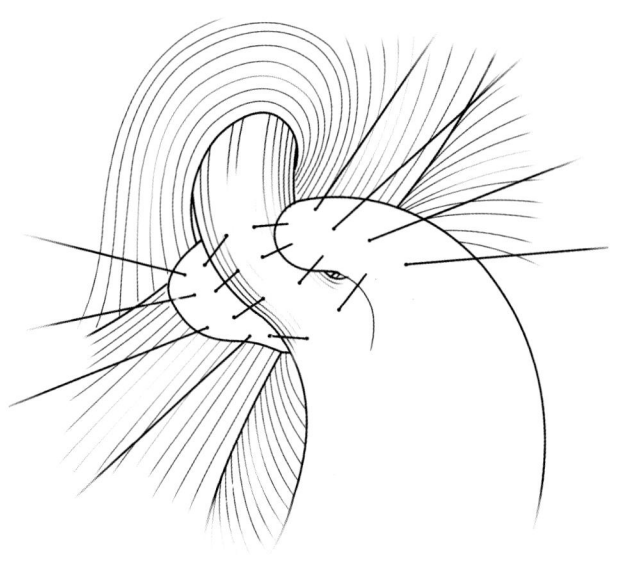

图7-9 缝合胃底与食管

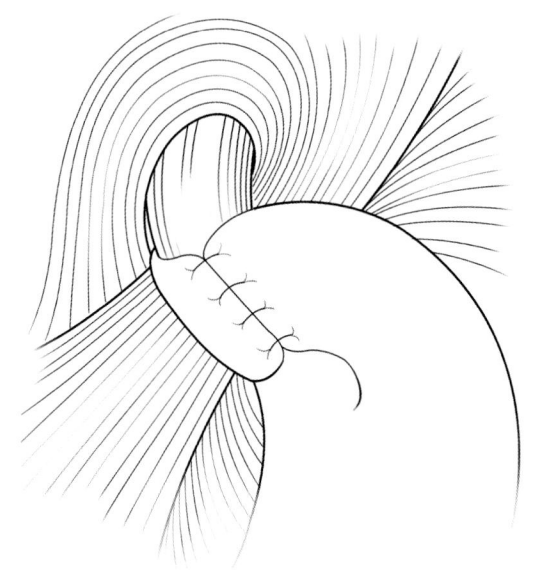

图7-10 胃底包绕食管

（9）拔除Maloney扩张探条，食管和折叠胃底间应可通过1~2根手指（图7-11）。为减少折叠胃底移位，可将胃底折叠部分下缘和胃壁间断缝合几针。置入胃管，注入300 mL生理盐水，将胃管退至食管内，中等压力挤压胃体，如无盐水自胃管引出，提示折叠胃底抗反流效果较好。

六、术中应急处理

术中应急处理主要为术中器官损伤出血，肝脏、胃短血管、脾及膈下静脉损伤均可予以缝扎止血，严重的脾蒂或脾脏撕裂，缝扎无效者，可行脾切除术。

七、术后处理

参见本书第六章"胃大部切除术"有关内容，治疗后1年或不适时复查：24 h食管pH监测、食管压力监测、胃镜及上消化道钡餐检查等。

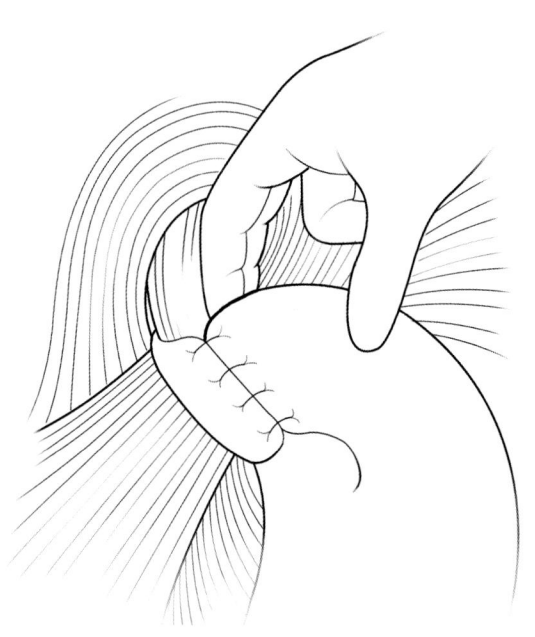

图7-11 胃底和食管之间可容纳两指

八、术后并发症的防治

Nissen胃底折叠术安全有效，死亡率不足1%，术后10年89.5%的患者没有复发症状。常见并发症如下：

1. 胀气综合征（gas bloat syndrome） 胃底折叠消除胃嗳气功能，导致胃积气或小肠积气。患者感觉胀饱，不能嗳气以缓解胃胀。气体来源于碳酸饮料等食物或不自主吞咽的气体。本并发症发生率高达41%，常于2~4周后自我缓解。部分患者将长期存在，建议其改变饮食习惯，减少吞咽气体，依然无效者可行内镜下球囊扩张术或改全周折叠术为部分折叠术。

2. 吞咽困难 组织水肿导致的轻度吞咽困难，3个月后多可缓解。如因缝合过紧或（和）过长，则会出现严重而持续的吞咽困难。膈脚缝合处撕裂，胃底部分疝入胸内也是原因之一。缝合过紧者可试行内镜下扩张术，多可缓解。无效者或内疝复发者应行手术治疗。

3. **迷走神经损伤** 将导致胃瘫和腹泻，可给予非手术治疗。

4. **胃底折叠部分分离** 可导致5%~10%的患者手术失败。症状支持再次手术者，可用人工补片加强连接折叠部分。

5. **肠易激综合征（irritable bowel syndrome，IBS）** 表现为腹痛、腹胀、排便习惯和大便性状异常，以腹痛或腹部不适为主，突出特点为排便后症状缓解。大约持续2周，无须特殊处理。

（王天宝）

第八章 胃造瘘术

胃造瘘术、幽门成形术和胃肠吻合术统称为胃引流术。1837年Egeberg首次描述胃造瘘术，1876年Verneuil完成此手术，而Stamm于1894年将该手术予以标准化。1979年，Gauderer和Ponsky首次完成经皮内镜下胃造瘘术（percutaneous endoscopic gastrostomy，PEG）。Janeway胃造瘘术亦称管式胃造瘘术，是一种永久性胃造瘘术。本章讨论Stamm胃造瘘术、隧道式胃造瘘术、Janeway胃造瘘术和PEG。

一、适应证

主要用于进食困难者，原因包括咽喉、食管、贲门肿瘤；纵隔肿瘤压迫；鼻咽、食管、贲门肿瘤放疗；食管化学物质烧伤导致狭窄及因中风等脑部病变而不能进食者。进展期L区胃癌难以切除，伴有幽门梗阻，也需要行胃造瘘术。另外腹部手术估计留置胃管时间较长，为减少肺部并发症，也可术中加行胃造瘘术。

二、手术策略

（1）所有胃造瘘术均需要胃造瘘和腹壁紧贴在一起，可以采用缝合或牵拉压迫方式，以防胃液渗漏。如患者仅需暂时性胃造瘘，可选Stamm胃造瘘、隧道式胃造瘘术或PEG，而长久胃造瘘应选Janeway胃造瘘术，后者要求造瘘胃黏膜和造瘘皮肤仔细缝合。

（2）由于PEG创伤小，而且可以同时行空肠造瘘术（percutaneous endoscopic jejunostomy，PEJ），因此，临床应用日趋增多。张口困难者，可用开口器辅助放入牙垫。手术前应先做胃镜检查，注意判断有无食管静脉曲张或幽门梗阻，明确胃前壁能否与腹壁靠近。如于左上腹可见胃镜前端的光源，则证实胃前壁能与腹壁紧贴，可行PEG。

（3）围手术期给予抗生素。

三、麻醉与体位

Stamm胃造瘘术、隧道式胃造瘘术及Janeway胃造瘘术需硬膜外麻醉或全麻，而PEG局麻即可。患者采用平卧位。

四、术前处理

参见第六章"胃大部切除术"有关内容。PEG尚需要：①手术器材。电子胃镜、PEG和PEJ系统及外科小手术包一个；②术前准备。停止鼻饲8 h，抗胆碱药654-2 10 mg肌内注射，2%利多卡因咽部麻醉，心电监护，确保操作安全。

五、手术步骤

（一）Stamm胃造瘘术（荷包式胃造瘘术）

（1）采用上腹部正中切口或左上腹经腹直肌切口，长6~8 cm。

（2）如为胃癌患者，造瘘处距离肿瘤至少5 cm。胃前壁做2~3个同心圆状荷包缝线，最内侧荷包直径约

1.5 cm，纱布保护造口周围，以防污染，切开造瘘胃壁（图8-1）。

（3）造瘘管可选用24号蘑菇头或22F Foley导尿管，后者需要先行腹壁戳孔，将其自体外引入腹腔。将造瘘管置入胃腔，荷包线打结，包埋造瘘管（图8-2）。

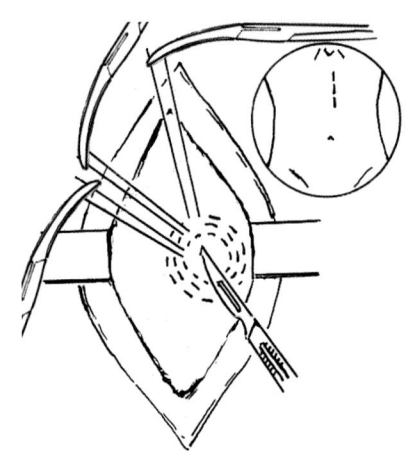

图8-1　荷包缝合

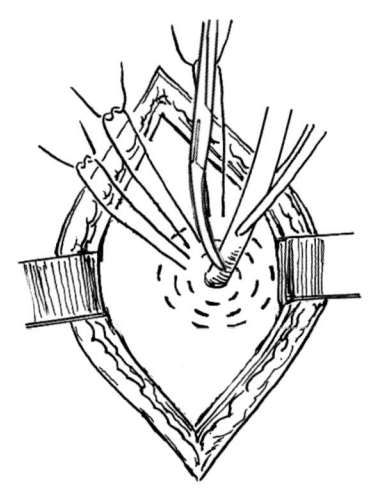

图8-2　置入蘑菇头导尿管

（4）将蘑菇头导尿管由侧腹壁戳孔引出体外，造瘘处胃壁与腹壁间断缝合固定4~6针，以防胃液渗漏，再将造口管与皮肤固定一针，逐层关腹（图8-3、图8-4）。

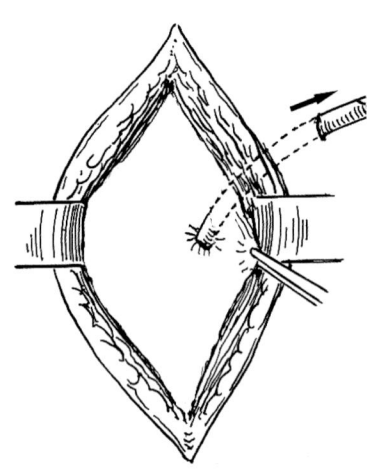

图8-3　蘑菇头导尿管引出体外

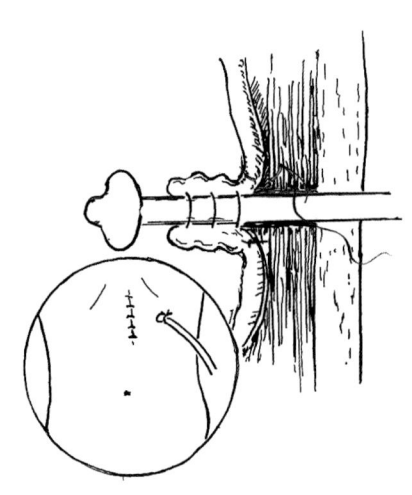

图8-4　蘑菇头导尿管与腹壁固定

（二）隧道式胃造瘘术

（1）隧道式胃造瘘术是一种暂时性胃造瘘术，切口与造瘘位置选择同Stamm胃造瘘术。

（2）于胃前壁做一直径约1.5 cm荷包缝合，纱布保护，切开造瘘处，将24号硅胶管置入胃腔约5 cm，荷包线打结（图8-5）。

（3）再行浆肌层间断缝合，包埋造瘘管约5 cm，以防止胃液渗漏（图8-6）。

（4）造瘘管引出腹壁，将造瘘管周围胃壁浆肌层与腹壁间断缝合4~6针，逐层关腹（图8-7、图8-8）。

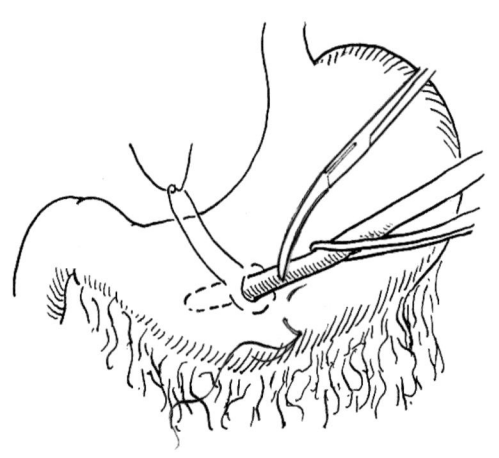

图8-5　荷包缝合

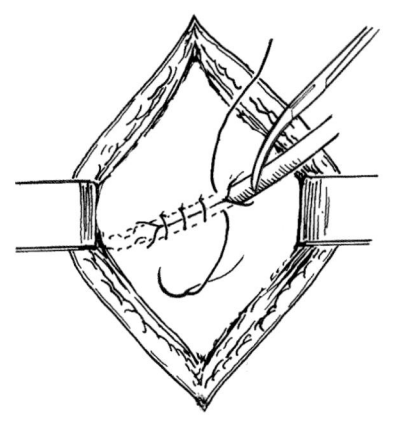 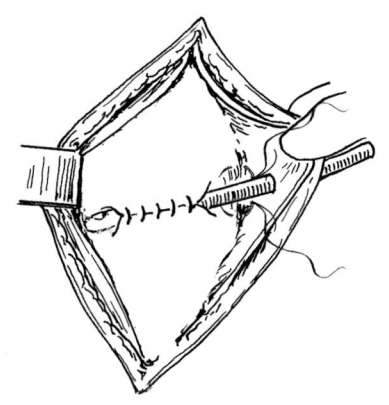 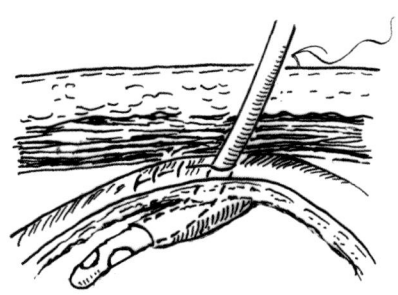

图8-6　包埋硅胶管　　　　图8-7　硅胶管引出体外　　　　图8-8　硅胶管固定

(三) Janeway胃造瘘术（管式胃造瘘术）

Janeway胃造瘘术是利用胃前壁做一管形窦道，通过腹壁隧道与皮肤吻合，从而形成一永久性的胃造瘘管道，可插入导管注入食物或引流胃液。

(1) 切口同荷包式胃造瘘术。

(2) 在胃前壁尽量远离肿瘤，将胃壁全层倒U形切开，基底部位于大弯侧，长约7 cm，宽约5 cm。为减少出血可行胃黏膜下止血，切开胃腔后将胃内容物清除（图8-9）。

(3) 拉开胃壁U形瓣，间断缝合胃壁切口至大弯切开处。将18F硅胶管置入胃腔5 cm，然后将胃壁U形瓣围绕此导管间断缝合，外加浆肌层包埋，从而形成一长约7 cm造瘘管（图8-10、图8-11）。

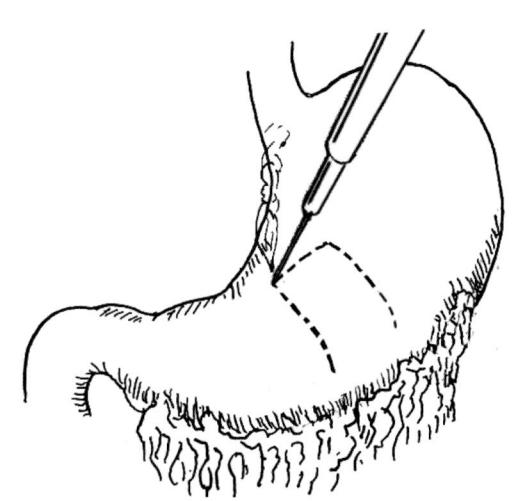

图8-9　倒U形切开

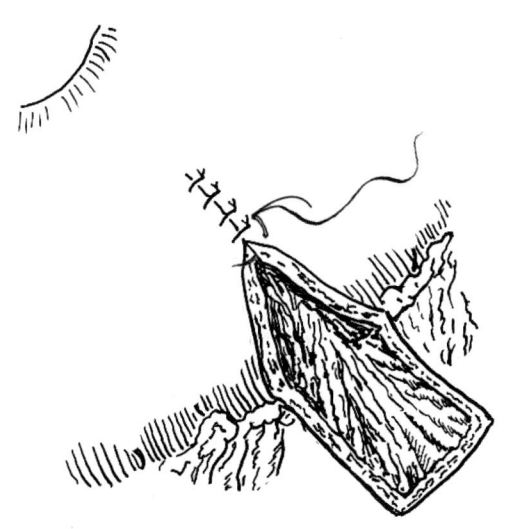 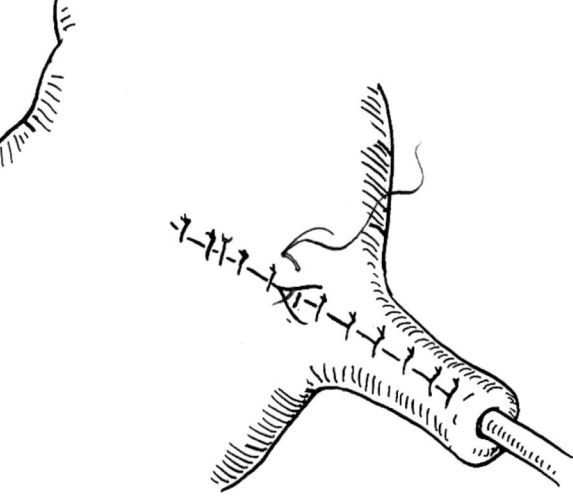

图8-10　间断缝合胃壁切口及U形瓣　　　　图8-11　制作造瘘管

（4）在腹壁相应位置戳一隧道，然后将胃造瘘管引出体外，腹膜层及腹直肌鞘前层或腹外斜肌腱膜与胃造瘘管间断缝合固定。胃造瘘管翻转，间断缝合造瘘黏膜和皮肤切口，瘘口高于腹壁约0.5 cm为宜。缝合腹壁切口（图8-12）。

（5）Janeway胃造瘘管亦可用直线型切割闭合器制作，靠近胃小弯侧用组织钳将胃前壁提起，切割闭合器制作一长4~6 cm、宽约1.5 cm的胃造瘘管，1号丝线浆肌层包埋胃壁闭合线，将胃造瘘管拉出腹壁瘘口（图8-13至图8-15）。

（6）术后第2天即可灌注流质饮食。切口愈合后可拔除支撑用的硅胶管。管饲或引流时可随时插入硅胶管。

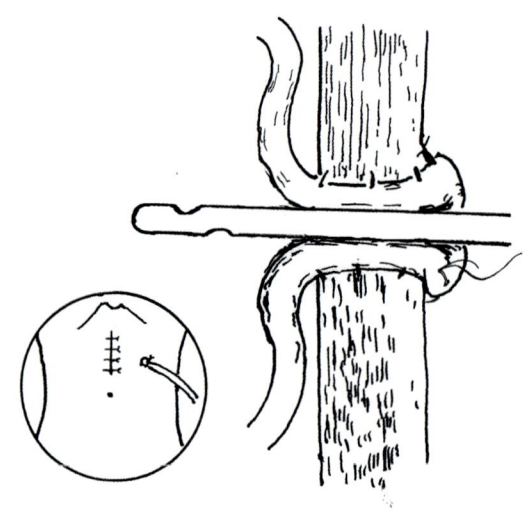

图8-12 与皮肤吻合

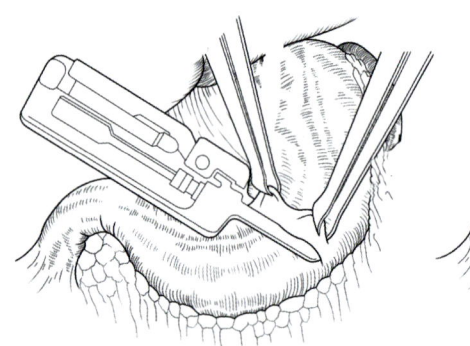

图8-13 切割闭合胃前壁

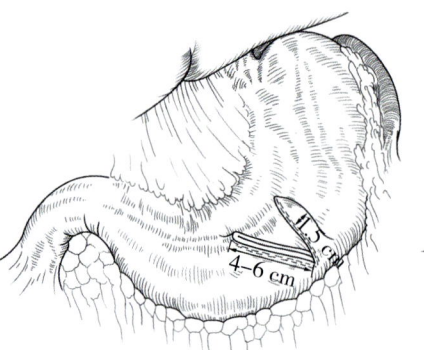

图8-14 制作胃造瘘管

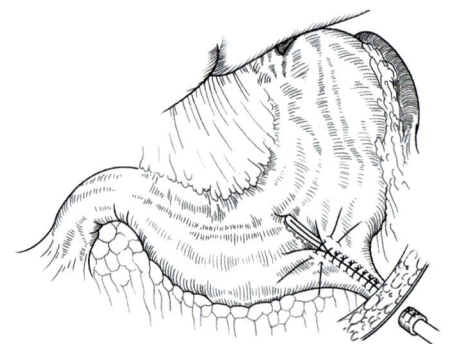

图8-15 胃造瘘管浆肌层包埋

（四）PEG

为避免上述胃造瘘术导致的手术损伤，PEG及PEJ成为一种新的胃造瘘方法：在内镜引导下，经皮穿刺放置胃造瘘管或空肠营养管，给予胃肠减压和肠内营养。PEG具有微创、减少因长期用鼻胃管导致呼吸道感染与食管反流等优势。PEG/PEJ的适应证：各种原因导致的吞咽和进食困难而消化道功能健全的患者；须长期留置胃管或给予肠内营养管者；严重的胆瘘需将胆汁转流入胃肠道者。PEG适用于胃动力无异常，肠内营养制剂可直接注入胃内者。存在胃潴留者，则需PEG与PEJ两者联合，前者进行胃肠加压，经后者给予肠内营养。完全性口咽和食管梗阻、胃前壁与腹壁难以靠近及严重门静脉高压症等为PEG和PEJ禁忌证。

（1）胃镜注气使胃膨胀，关闭室内灯光，观察胃镜光源所在（图8-16）。

（2）上腹部皮肤消毒，手指轻压胃镜光源处，明确胃壁和腹壁可以紧贴。

（3）利多卡因局部麻醉，切开皮肤0.5~1 cm；穿刺针经此处刺入胃腔，退出针芯，经外套管插入导线；活检钳抓住导线后，和内镜一同退出口腔（图8-17至图8-21）。

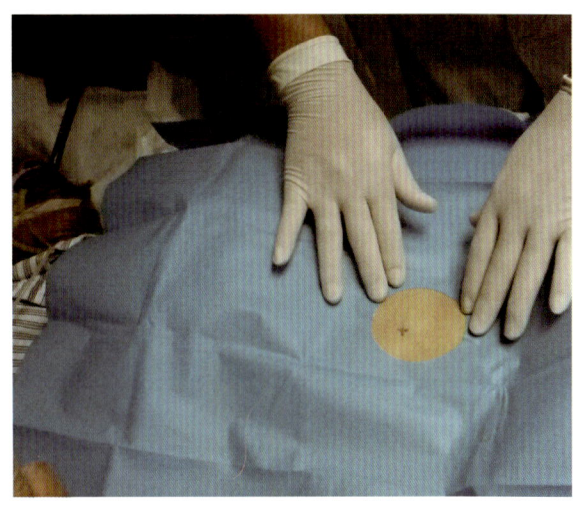

图8-16 穿刺点定位

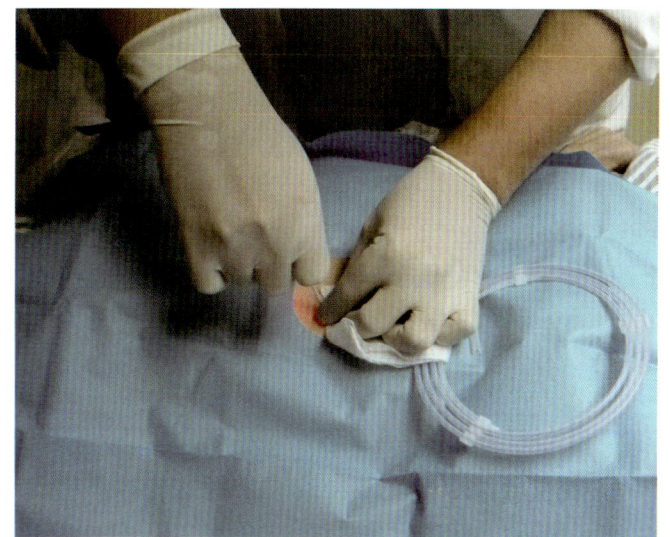
图8-17　腹壁穿刺

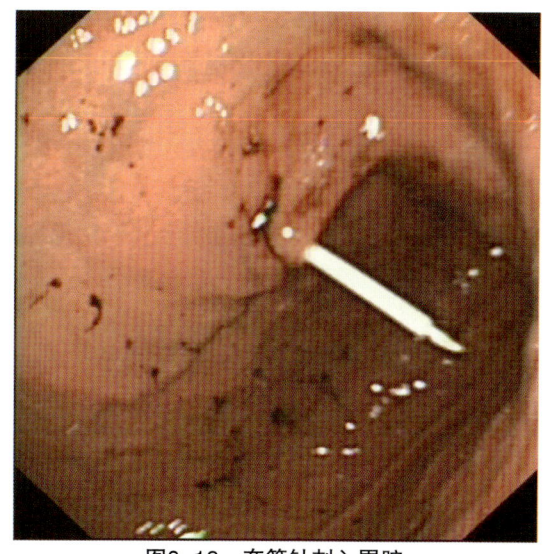
图8-18　套管针刺入胃腔

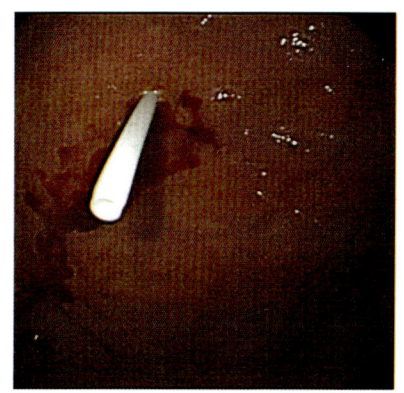
图8-19　拔除针芯

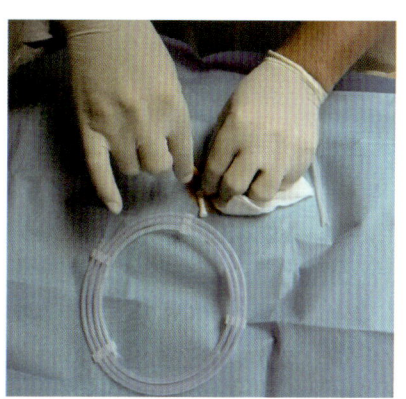
图8-20　置入导线

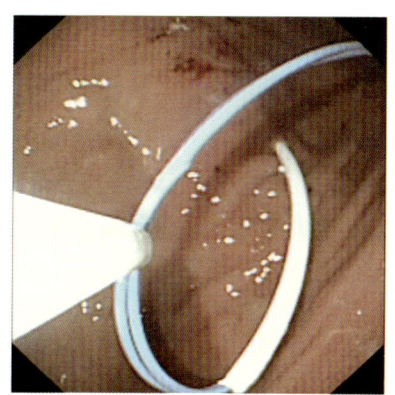
图8-21　导线随胃镜自口腔拉出

（4）导线与PEG管固定，牵拉腹部切口外导线，将PEG管经口腔拉入胃内，并从腹壁切开处拉出体外，拉紧PEG管，借助蘑菇头使胃壁与腹壁紧贴，避免出血，然后使用卡片将PEG管固定（图8-22至图8-25）。

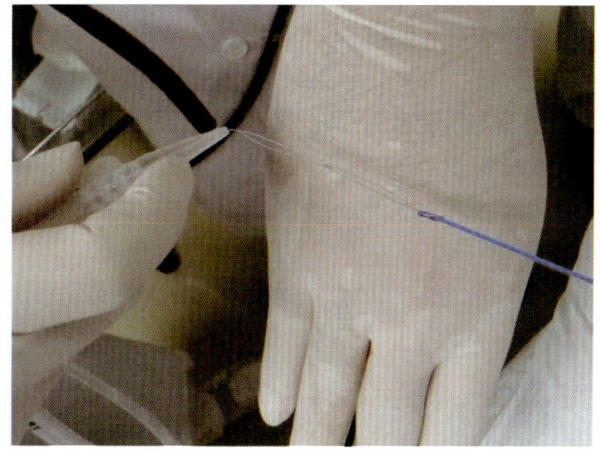
图8-22　导线与PEG管固定

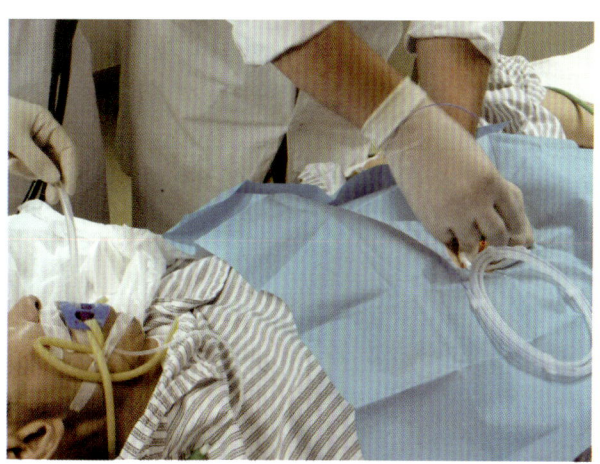
图8-23　PEG管自口腔拉入胃内

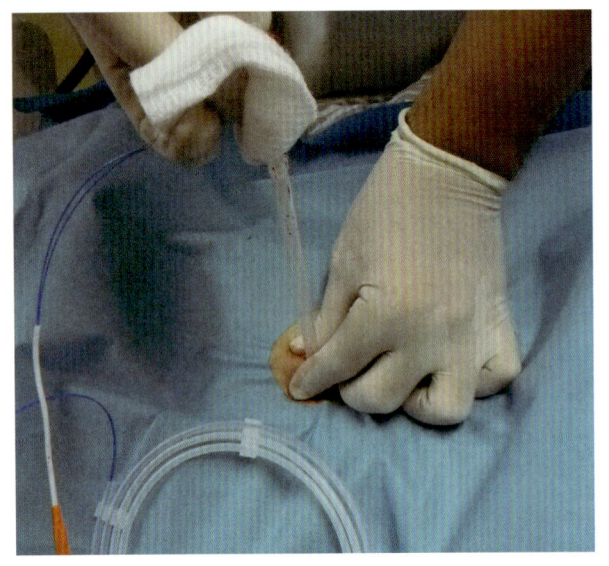

图8-24　PEG管拉出体外

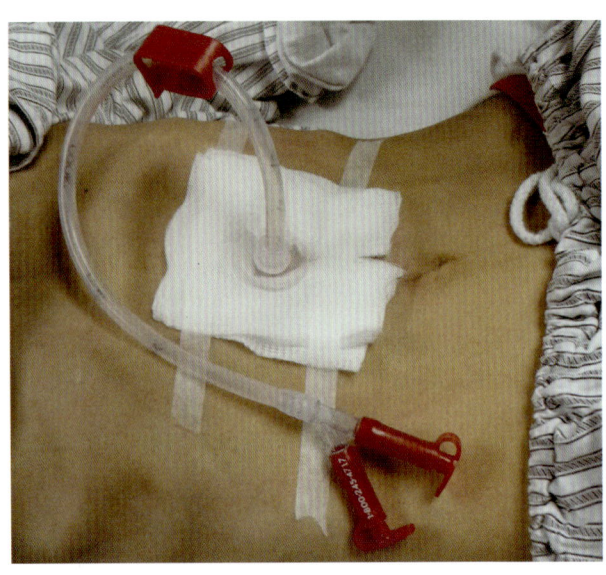

图8-25　PEG管体外固定

（5）重新置入胃镜，判断PEG管位置是否合适，有无胃壁出血（图8-26）。

（6）通过PEG管置入空肠营养管，用胃镜活检钳抓住此管，将其逐渐送入空肠上段。也可用胃镜活检钳将导丝置于空肠合适位置，再顺导丝放置空肠营养管。

六、术中应急处理

本文所述几种胃造瘘术相对较为安全，术中并发症较少见。行PEG时，如果发现胃壁较多曲张血管，应改行Stamm胃造瘘术、隧道式胃造瘘术或Janeway胃造瘘术。弥漫性胃癌伴幽门梗阻者，是胃造瘘禁忌证，可行营养性空肠造口术，留置胃肠减压管。

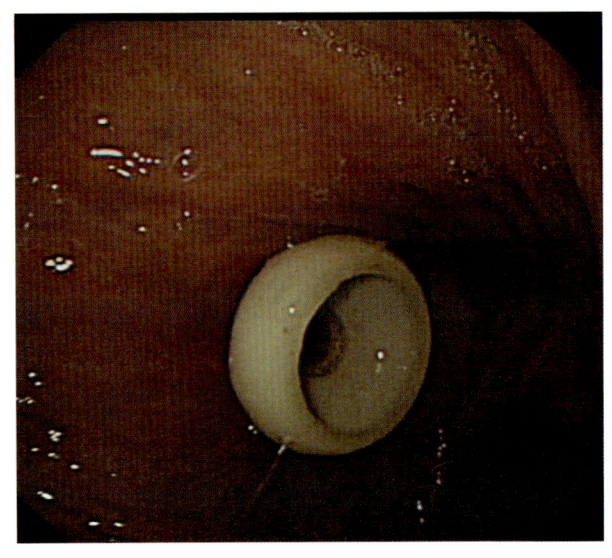

图8-26　术毕PEG胃镜所见

七、术后处理

（1）监测生命体征：意识、血压、心率、血氧及尿量等，及时发现处理出血等情况。

（2）术后应观察瘘口周围皮肤有无红肿，避免创面挤压过紧导致缺血，1周后，瘘口完全愈合，局部用肥皂水清洗，保持干燥。

（3）术后6～8 h开始注入肠内营养，应遵循先慢后快、先薄后浓及先少后多的原则。从少许温葡萄糖盐水开始，2～3 d后逐渐增加肠内营养。管饲前、后均用至少25 mL温开水冲洗管道。管饲时及管饲后应保持半卧位，以防误吸。

（4）PEG造瘘管可留置半年以上，如需拔除PEG管（术后至少2周），在腹壁皮肤处将PEG管剪断，用胃镜将胃内残留部分取出，瘘口外加敷料包扎即可，无须特殊处理。

八、术后并发症的防治

1. 瘘口周围感染或渗漏　是胃造瘘术常见的并发症，围手术期预防性使用抗生素，可使感染的发生率减少近3/4。感染或渗漏者，可予以局部换药及静脉滴注抗生素处理。

2. 造瘘管滑脱　术后1周内的滑脱，出现腹膜炎者，需开腹手术修补；1周以后者，可经造瘘管插入Foley导尿管，气囊注水，向外拉紧固定即可。

3. PEJ导管移位　是PEJ常见并发症，为PEJ导管细长，不易固定，加之患者出现恶心、呕吐等原因所致。导管移位后，需要再次经胃镜将其重新放置到合适位置。

4. PEJ导管堵塞　常为食物黏稠或未能及时冲洗所致，认真的护理可以预防，使用导丝通畅无效后需要重新更换导管。

（王天宝　崔毅　蓝文通）

第九章 幽门成形术

Heineke和von Mikulicz分别于1886年和1887年详细描述纵切横缝法治疗幽门梗阻，现被命名为Heineke-Mikulicz法幽门成形术。1892年报道Jaboulay法幽门成形术，实质为胃十二指肠吻合术。1902年Finney描述一种幽门成形和胃十二指肠吻合相结合的手术方式，现称为Finney法幽门成形术。目前临床应用较多的是Heineke-Mikulicz法和Finney法，Jaboulay法操作较胃肠吻合术复杂，并发症较多，现多为胃肠吻合术所代替。

一、适应证

本术式很少单独使用，多作为附加引流手术，主要适用于：胃十二指肠溃疡幽门梗阻行迷走神经干或选择性迷走神经切断术；近端胃癌、贲门癌或食管癌行近端胃切除术。

二、手术策略

（1）为减少成形术后吻合口张力，可行Kocher切口，游离十二指肠第二、三段及胰头后方，尽可能减少吻合口张力，减少吻合口撕裂的可能性。

（2）胃十二指肠溃疡腐蚀血管出血多来自胃十二指肠动脉，可在溃疡上、下缘用1号丝线垂直血管走行方向缝扎此血管，然后于溃疡中部采用U形缝合方法结扎此血管下方的交通支，如此才能达到止血目的（图6-1）。

（3）Heineke-Mikulicz法要求纵切口通过幽门括约肌中点，胃侧切口约2 cm，十二指肠侧切口约3 cm，横行缝合最好采用一层缝合法，避免内翻过多导致幽门再次梗阻。Finney法胃大弯和十二指肠侧切口均需5～6 cm，应行两层缝合。两种吻合方法术毕均应将大网膜覆盖在吻合口之上，可减少与周围脏器粘连和吻合口漏的发生。

三、麻醉与体位

全身麻醉或硬膜外麻醉，平卧位。

四、术前处理

参见第六章"胃大部切除术"有关内容，纠正水、电解质及酸碱平衡紊乱，幽门梗阻者术前3 d留置胃肠减压管，3%温生理盐水洗胃，以减轻胃黏膜水肿。

五、手术步骤

（一）Heineke-Mikulicz法幽门成形术

（1）取上腹正中切口，进腹探查。行Kocher切口，游离十二指肠第二、三段及胰头后方，以降低吻合口张力。初步判断能否行Heineke-Mikulicz法幽门成形术，估计张力过

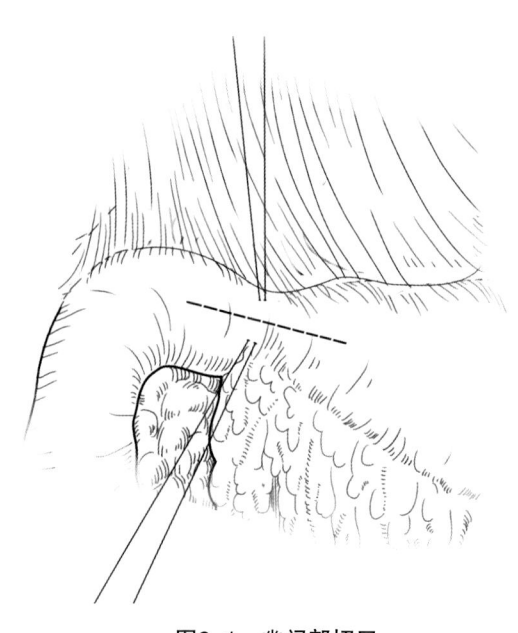

图9-1　幽门部切口

大者，可行Finney法幽门成形术或胃肠吻合术。于幽门括约肌部位上、下缘缝置牵引线，经幽门括约肌中点，行纵行切口5~6 cm，十二指肠侧切口长约3 cm（图9-1）。

（2）切开浆膜层和固有肌层，行黏膜下止血，切开黏膜层，再次妥善止血。横行牵开切口，探查狭窄部位，溃疡部位出血者可行缝扎止血（图9-2）。

（3）1号丝线间断全层内翻横行缝合切口，避免黏膜外翻，但亦应防止内翻过多，以免导致术后梗阻未能有效解除（图9-3）。

（4）缝合完毕，检查吻合口张力，张力过大者可行十二指肠蘑菇头导尿管造口术，并于十二指肠外侧放置橡胶引流管，将大网膜无张力覆盖吻合口并包绕十二指肠蘑菇头造口管，术后留置胃管时间应予以适当延长（图9-4）。

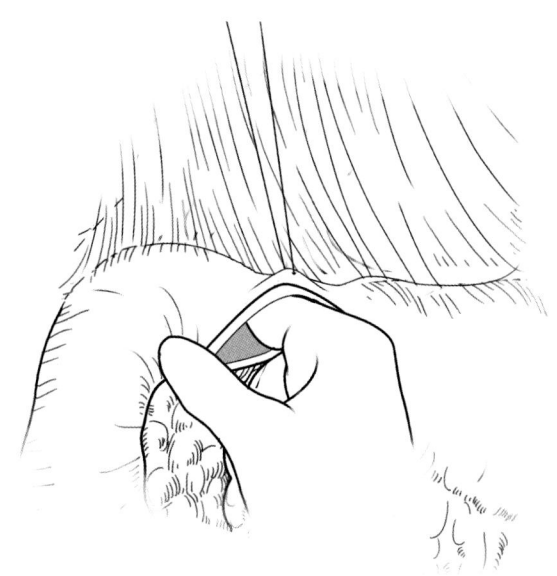

图9-2　探查幽门部

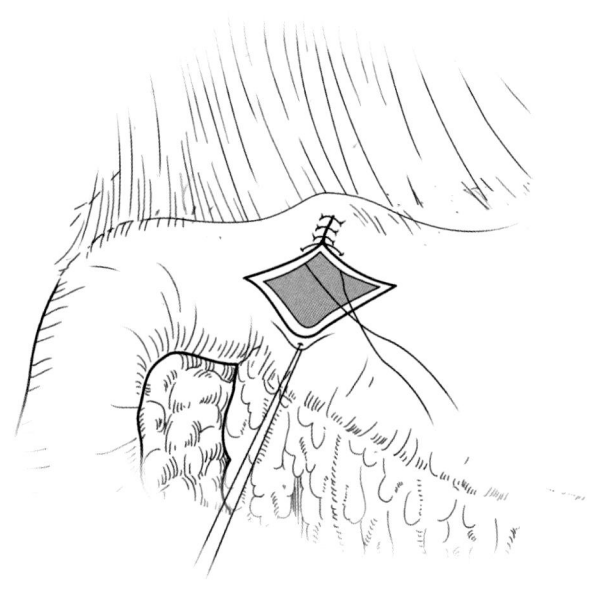

图9-3　间断内翻横行缝合切口

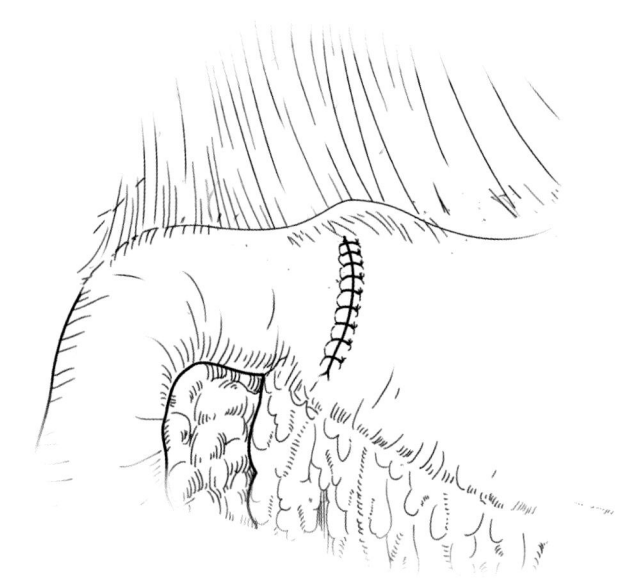

图9-4　术毕吻合口

（二）Finney法幽门成形术

十二指肠游离后，如行Heineke-Mikulicz法幽门成形术张力偏大，可行Finney法幽门成形术。清除幽门下血管脂肪组织，间断缝合十二指肠内侧壁和胃大弯侧胃壁浆肌层，长约6 cm，作为吻合口后壁两层缝合之外层缝合。然后采用倒U形切开胃壁和十二指肠内侧壁，切开线距离第一层缝线约0.5 cm，两侧支长约6 cm。自后壁上缘开始，3-0可吸收线连续全层内翻锁边缝合吻合口，至下缘采用Connell法缝合前壁，外加浆肌层缝合，并用大网膜覆盖（图9-5、图9-6）。

（三）Jaboulay法胃十二指肠吻合术

此术式较胃肠吻合术操作困难，并发症较多，不建议使用（图9-7）。

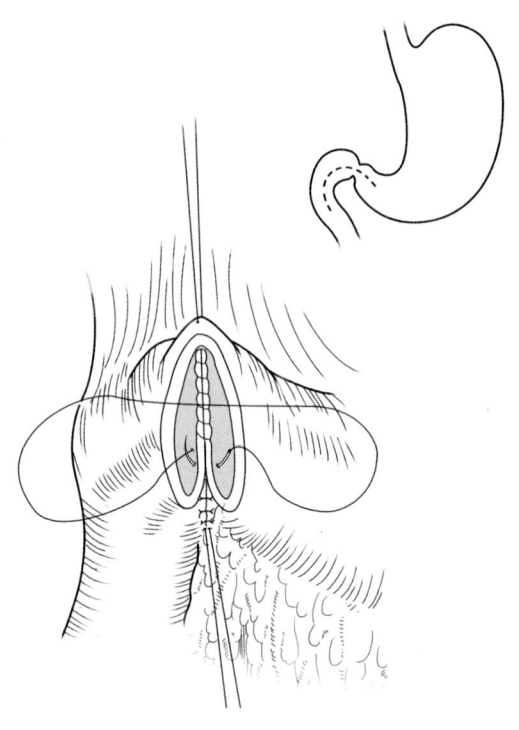

图9-5 连续缝合后壁

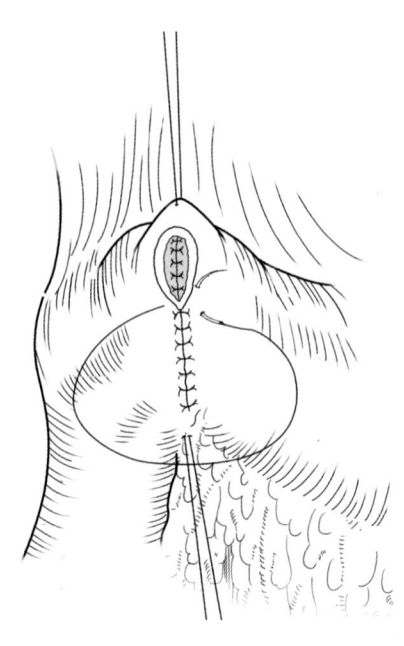

图9-6 Connell法缝合前壁

六、术中应急处理

（1）如果幽门部疤痕过多或术中虽然已经游离十二指肠，吻合口依然存在张力，可行胃肠吻合术，操作简单，并发症较少。因此，切开胃十二指肠前即应明确何种手术方式更为合适。

（2）如果已经切开胃十二指肠，Heineke-Mikulicz法和Finney法张力过大，此时可原位缝合切口，外加大网膜妥善覆盖，然后行胃空肠吻合术，胃肠减压管置入输入襻空肠以减压十二指肠，再于小网膜囊经十二指肠外侧放置橡胶引流管，必要时行十二指肠蘑菇头导尿管造口术。待术后5～7 d，肛门排气，口服亚甲蓝溶液未发现吻合口漏方可拔除胃管；然后嘱患者进食流质食物2～3 d，腹腔引流管未见胃肠内容物时，可过渡为普通饮食；术后14 d拔除蘑菇头造口管，继续观察2～3 d，无腹膜炎时方可拔除腹腔引流管。

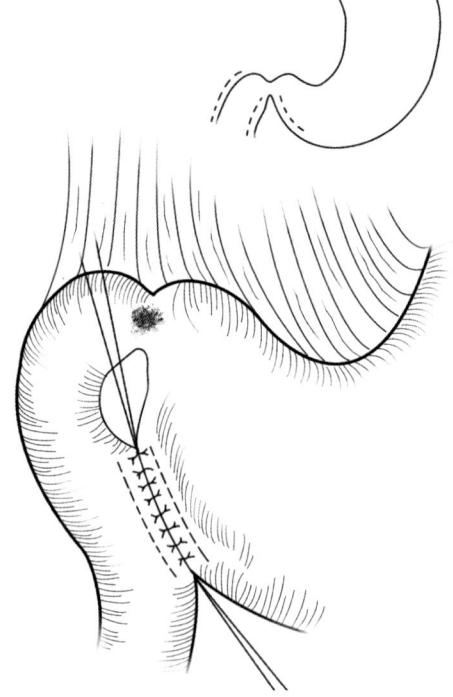

图9-7 Jaboulay法胃十二指肠吻合术

七、术后处理

（1）禁食期间可给予肠外营养支持。保持胃肠减压通畅，一般2～3 d即可拔除，吻合口可能破裂者应适当延长留置时间。

（2）围手术期给予第二代头孢菌素类抗生素。

（3）其余参见第六章"胃大部切除术"有关内容。

八、术后并发症的防治

1. 吻合口破裂　多为缝合处张力过大或局部疤痕过多所致。如出现弥漫性腹膜炎，应急症剖腹探查，清洁腹腔，放置多根腹腔引流管。如有可能行十二指肠蘑菇头导尿管造口术、胃造口及营养性空肠造口术。局限性腹膜炎者，如果腹腔引流管通畅，可予以禁饮禁食、胃肠减压、肠外营养及抗生素治疗；否则应行剖腹探查。

2. 倾倒综合征　1%~2%患者术后出现严重的倾倒综合征及胆汁反流情况，需要进行幽门重建术，取横切口，间断纵行缝合切口，外加大网膜覆盖，其有效率约为75%。

3. 幽门梗阻解除不全　多为内翻组织过多所致，亦与胃十二指肠黏膜水肿有关。可行胃肠减压，维持水、电解质及酸碱平衡，补充胶体液及肠外营养支持。长期无效者，可行胃镜下幽门狭窄扩张术或支架置入术，部分患者需行胃大部切除术。

（王天宝）

第十章 胃癌根治术

世界范围内胃癌占恶性肿瘤第四位,是日本男性最常见的恶性肿瘤。上海男性胃癌发病率为52.24/100 000,占恶性肿瘤第二位;女性发病率29.26/100 000,占第三位。胃癌发生与幽门螺旋杆菌、吸烟和高盐饮食有关。中国患者发病部位以胃窦为主,西方国家则多见于近端胃小弯,部位不同可能是东、西方胃癌处理方法分歧较大的原因之一。

第一节 胃癌根治术相关问题

1. 肿瘤位置 按三等分法,分为上(U)、中(M)及下(L)三部,记录时主要部位在前,次要在后,如UM、ML、LM等(图10-1)。食管胃结合部癌是指齿状线上、下2 cm范围内发生的癌。

2. 大体类型与组织病理诊断

(1)早期胃癌为肿瘤浸润深度限于黏膜层或黏膜下层的癌,不考虑有无淋巴结转移的情况,大体分为隆起型、浅表型(浅表隆起型、浅表平坦型、浅表凹陷型)及凹陷型。

(2)如癌组织侵及胃壁肌层,是为中期胃癌;如癌组织侵犯浆膜下层、浆膜层、邻近组织或远处转移,则为晚期胃癌。中、晚期胃癌统称为进展期胃癌。后者大体类型分为四型:Borrmann Ⅰ型(polypoid,息肉样型)、Borrmann Ⅱ型(ulcerative circumscribed,溃疡局限型)、Borrmann Ⅲ型(ulcerating infiltrative,溃疡浸润型)及Borrmann Ⅳ型(diffusely infiltrative,弥漫浸润型)(图10-2至图10-5)。如整个胃均受累,胃腔狭小,胃壁僵硬,如革囊状,称为皮革胃,多为低分化癌或印戒细胞癌,恶性程度极高,预后很差。

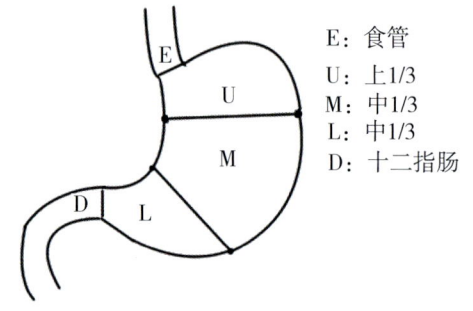

E:食管
U:上1/3
M:中1/3
L:中1/3
D:十二指肠

图10-1 胃的三等分法

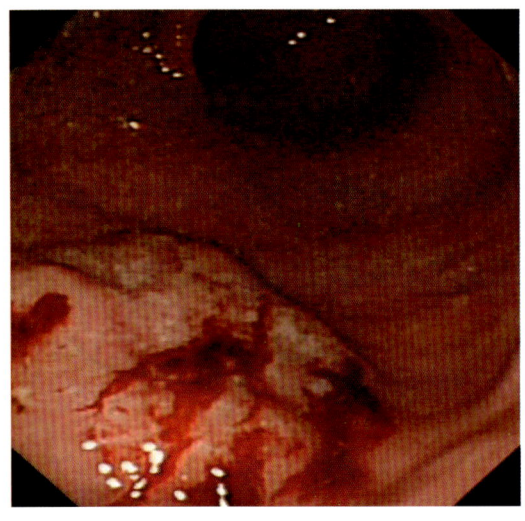

图10-2 Borrmann Ⅰ型胃癌

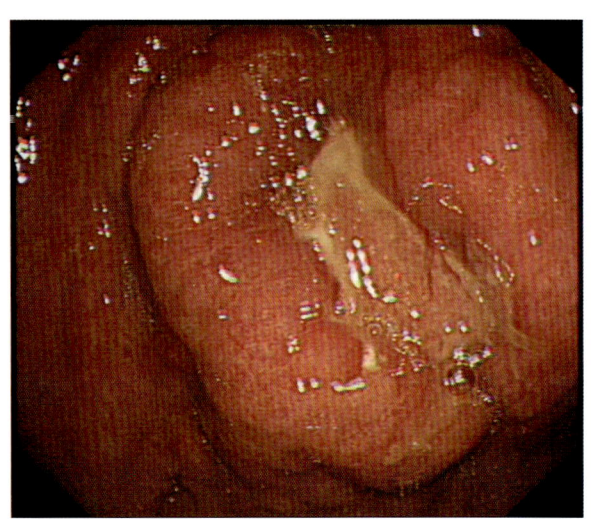

图10-3 Borrmann Ⅱ型胃癌

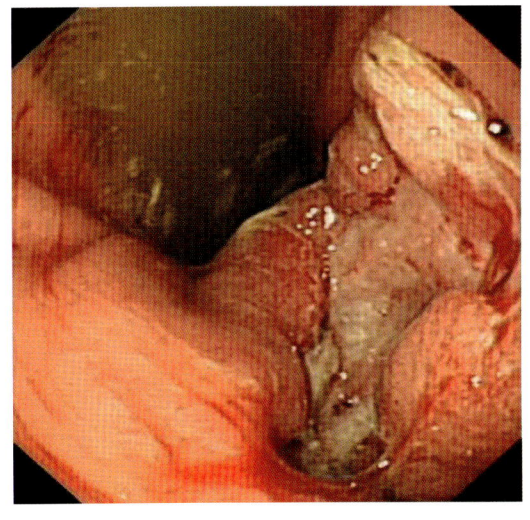

图10-4　Borrmann Ⅲ型胃癌

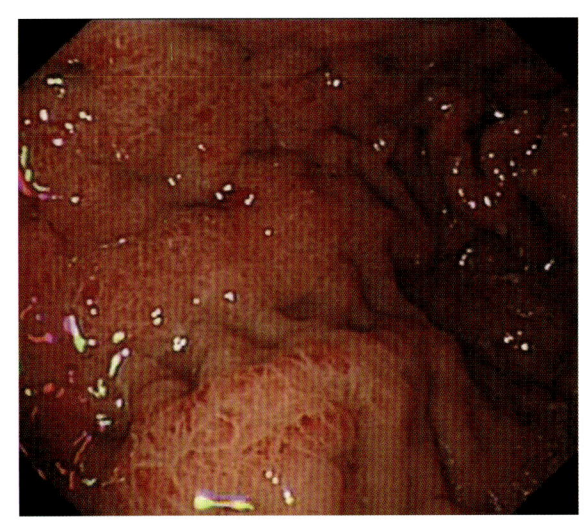

图10-5　Borrmann Ⅳ型胃癌

（3）组织病理诊断，常见的胃癌组织类型包括：管状腺癌、乳头状腺癌、黏液腺癌、印戒细胞癌；罕见亚型包括：鳞状细胞癌、腺鳞癌、胃肝样腺癌、绒癌、伴淋巴间质的胃癌、未分化癌（图10-6至图10-13）。

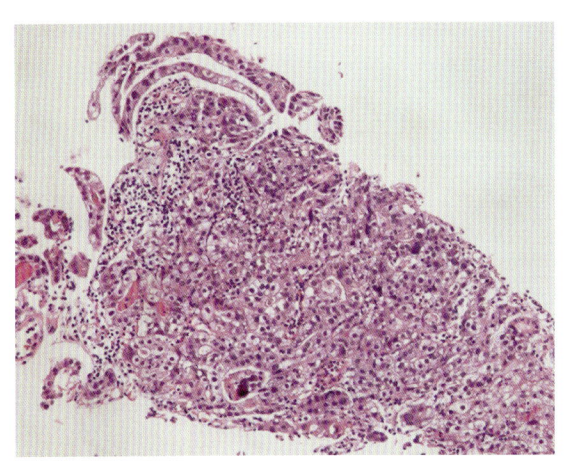

胃黏膜正常腺体消失，代之以异型的管状腺体，部分腺体背靠背或呈筛状结构

图10-6　中分化管状腺癌

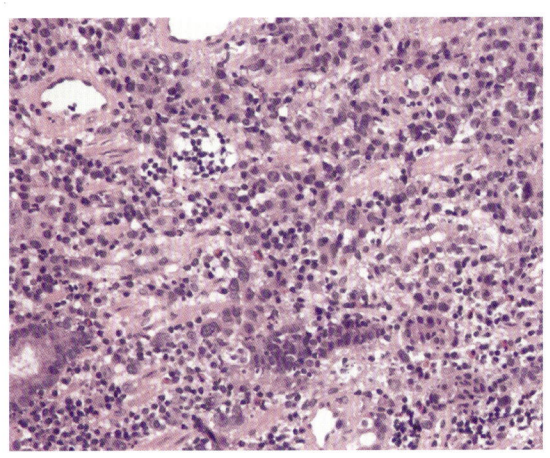

胃黏膜内见排列呈条索状或小巢状异型癌细胞浸润，未见分化的腺体结构

图10-7　低分化管状腺癌

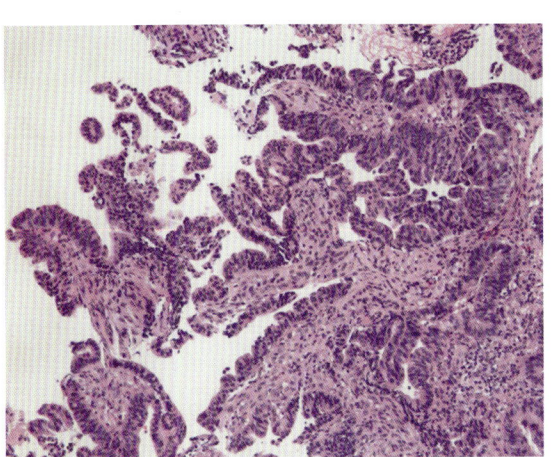

大小不等的乳头状结构代替原来的胃黏膜结构，乳头表面被附异型的癌细胞，局灶可见腺样分化

图10-8　乳头状腺癌

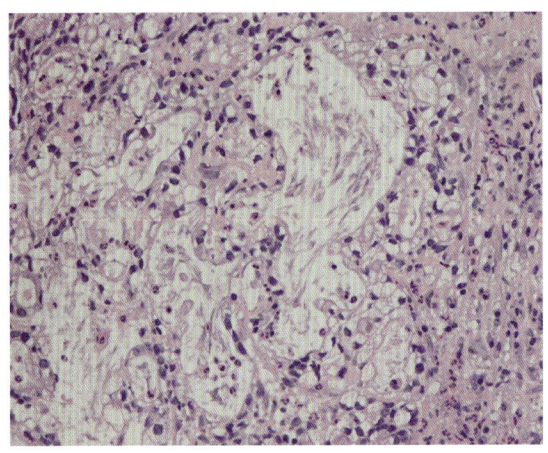

可见明显的黏液池，中央漂浮癌细胞，周围可见癌细胞排列呈腺体结构

图10-9　胃黏液腺癌

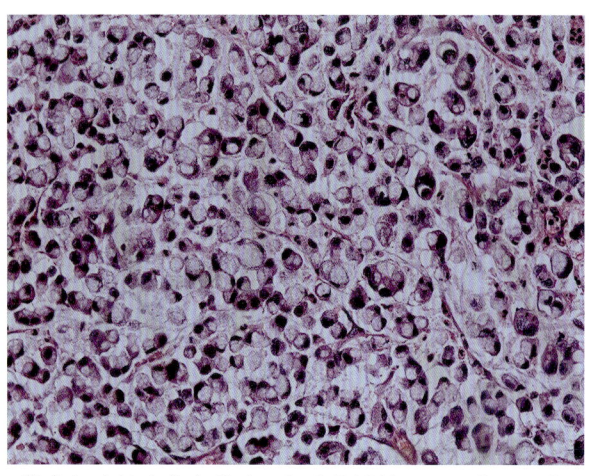

肿瘤细胞见胞浆内黏液,细胞核被挤压至一旁,呈印戒样

图10-10 印戒细胞癌

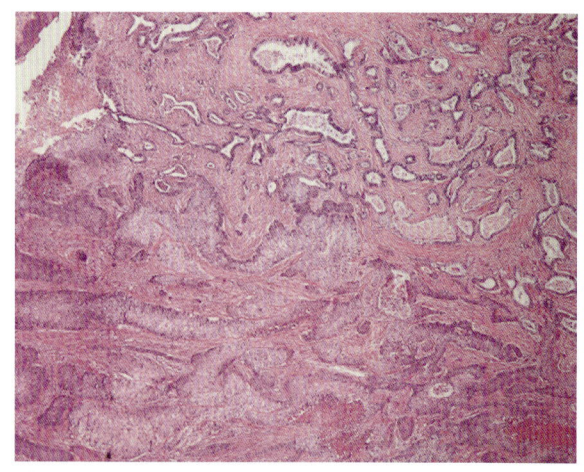

癌组织由两种结构构成,上部分为异型的腺样分化,下部分为异型的鳞状细胞巢

图10-11 腺鳞癌

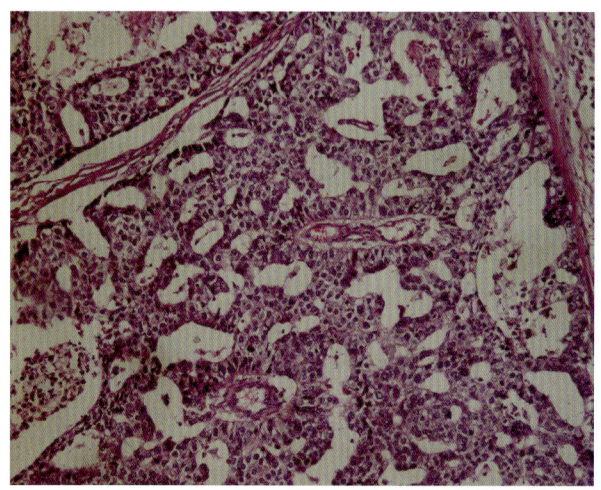

a. 癌组织由排列呈"肝板"样结构构成

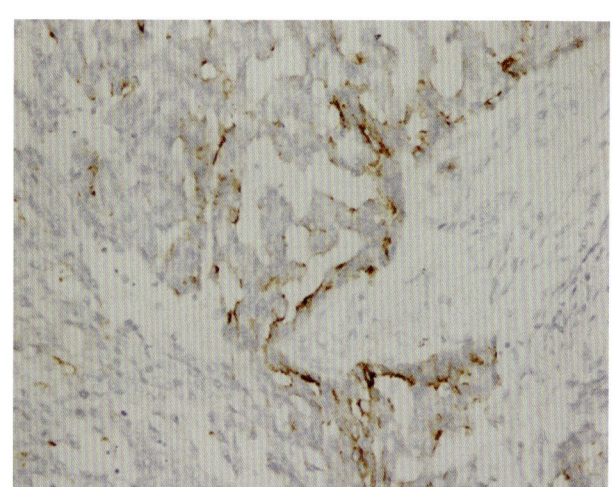

b. AFP阳性表达

图10-12 胃肝样腺癌

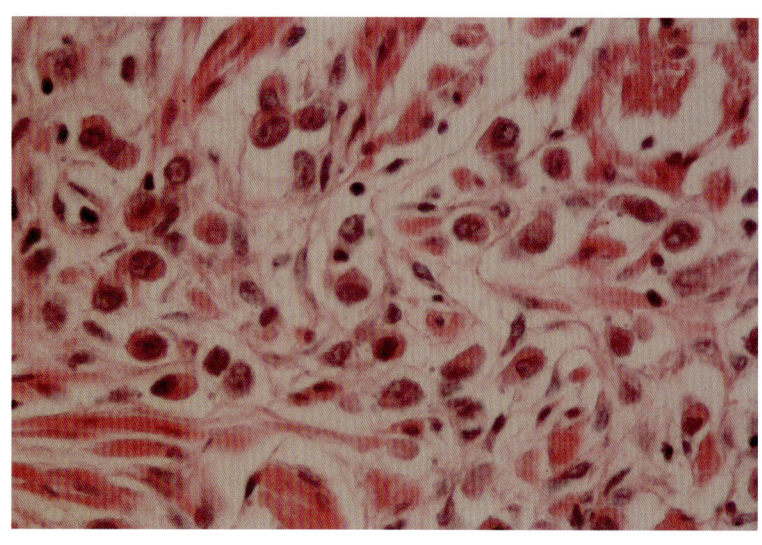

胃壁肌层见散在分布的异型细胞浸润,未见明确的腺体分化

图10-13 胃未分化癌

3. TNM分期

（1）浸润深度

TX：原发肿瘤浸润深度无法评估；

T0：无原发肿瘤证据；

T1：癌局限于黏膜（M）或黏膜下层（SM）；

T1a：癌局限于黏膜（M）；

T1b：癌局限于黏膜下层（SM，SM1：癌浸润超过黏膜肌不足0.5 mm；SM2：癌浸润超过黏膜肌大于0.5 mm）；

T2：癌浸润超过黏膜下层，但局限于固有肌层（MP）；

T3：癌浸润超过固有肌层，但局限于浆膜下组织（SS）；

T4：癌浸润达浆膜面或露出，或浸润其他脏器；

T4a：癌浸润达浆膜面或穿破露出于腹腔（SE）；

T4b：癌浸润直接累及其他脏器（SI，其他脏器包括：脾脏、横结肠、肝、膈肌、胰腺、腹壁、肾上腺、肾脏、小肠及后腹膜。侵犯食管或十二指肠时，以包括胃病灶在内最深的浸润程度作为T标准）（图10-14）。

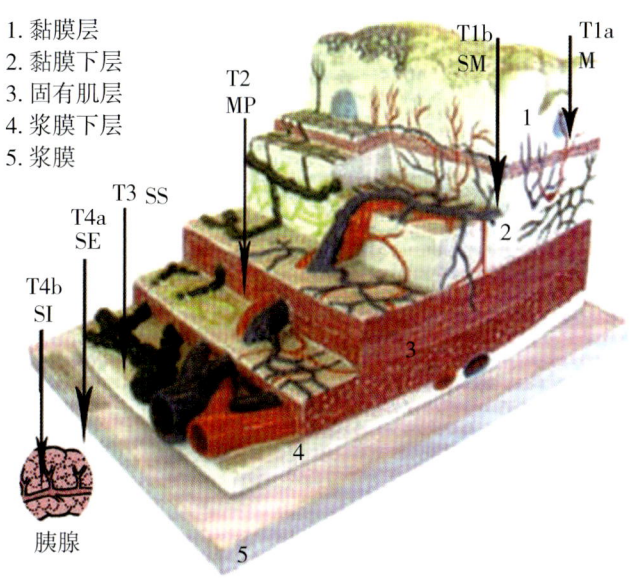

图10-14　胃癌浸润深度模式

（2）淋巴结转移（lymph node metastasis，N）

NX：有无区域淋巴结转移不明确者；

N0：区域淋巴结无转移；

N1：1~2枚区域淋巴结转移；

N2：3~6枚区域淋巴结转移；

N3：≥7枚区域淋巴结转移；

N3a：7~15枚区域淋巴结转移；

N3b：≥16枚区域淋巴结转移。

2013年NCCN指南推荐胃癌手术标本至少获得15枚淋巴结，方可确切分期。另外需注意日本胃癌研究会定义N1站为No.1~No.6组淋巴结；N2站为No.7~No.11组淋巴结；N3及N4站为No.12及其更远的淋巴结，如阳性则被视为远处转移；此处N代表意义和上述N分期不同。

（3）远处转移（metastasis，M）

M0：无远处转移；

M1：有远处转移。

（4）日本第十四版《胃癌处理规约》还包括肝转移、腹膜转移及腹腔脱落癌细胞，三者阳性则预示手术难以根治。2014年NCCN指南将H1、P1及CY1均归为远处转移（M1）。

1）肝转移（hepatic metastasis，H）

HX：不明确有无肝转移；

H0：无肝转移；

H1：有肝转移（注：直接浸润记为T4b）。

2）腹膜转移（peritoneal metastasis，P）

PX：不明确有无腹膜转移；

P0：无腹膜转移；

P1：有腹膜转移。

3）腹腔脱落癌细胞（peritoneal cytology，CY）

CYX：不明确有无腹腔脱落癌细胞；

CY0：无腹腔脱落癌细胞；

CY1：有腹腔脱落癌细胞。

（5）组织学分级包括：GX：分化难以确定；G1：高分化；G2：中分化；G3：低分化；G4：未分化。2010年第七版AJCC胃癌pTNM见表10-1。

表10-1　2010年第七版AJCC胃癌pTNM分期

分期	T	N	M
0期	Tis	N0	M0
ⅠA期	T1	N0	M0
ⅠB期	T2	N0	M0
	T1	N1	M0
ⅡA期	T3	N0	M0
	T2	N1	M0
	T1	N2	M0
ⅡB期	T4a	N0	M0
	T3	N1	M0
	T2	N2	M0
	T1	N3	M0
ⅢA期	T4a	N1	M0
	T3	N2	M0
	T2	N3	M0
ⅢB期	T4b	N0	M0
	T4b	N1	M0
	T4a	N2	M0
	T3	N3	M0
ⅢC期	T4b	N2	M0
	T4b	N3	M0
	T4a	N3	M0
Ⅳ期	任何T	任何N	M1

4. 内镜治疗　早期胃癌内镜下黏膜切除术（EMR）和内镜下黏膜剥离术（ESD）是一种有效、创伤小、恢复快的治疗方式，已成为早期胃癌的治疗选择之一。超声内镜是确定早期胃癌能否实施EMR或ESD的必要检查。EMR和ESD仅适用于：浸润深度为Tis或T1a、组织分化G1或G2、直径<3 cm且无溃疡的肿瘤。术前T分期误差较大，难以普遍推行，因此，只有在经验丰富的内镜中心，才能开展临床试验，而不能作为常规治疗手段。

5. 进展期胃癌手术方式与淋巴结清扫（lymph node dissection, LND）　胃周淋巴结分站如下：N1站包括No.1~No.6组淋巴结；N2站包括No.7~No.11组淋巴结；N3站包括No.12~No.14组淋巴结；N4站包括No.15、No.16组淋巴结；N3及N4站组淋巴结转移被视为远处转移。淋巴结转移顺序L区胃癌为No.6、No.3、No.4d、No.7、No.1、No.8、No.9、No.2及No.11组淋巴结；M区胃癌为No.3、No.7、No.4d、No.10、No.1、No.2及No.8组淋巴结；U区胃癌为No.1、No.3、No.7、No.2、No.4s及No.8组淋巴结。胃癌跳跃性淋巴结转移率为10%，常见受累淋巴结为No.8、No.7及No.10组淋巴结。

根据胃切除时LND范围，分为D0、D1和D2淋巴结清扫术，D0是指N1站淋巴结未能完全切除，D1指完全清扫N1站淋巴结，D2则为完全清扫N2站淋巴结，包括网膜囊和横结肠系膜前叶。日本Sasako M等学者随机对照临床实验（JCOG9501）结果显示D2清扫与D2+主动脉旁淋巴结清扫术后死亡率均为0.8%；5年总生存率分别为70.3%和69.2%；无复发生存率两组亦无显著性差别，腹主动脉周围淋巴结清扫的扩大根治术对长期生存的作用难以证明，因此，2010年日本第三版《胃癌治疗指南》不再推荐D3手术。欧美国家的观点亦认为胃癌腹主动脉周围淋巴结不需要清扫。我国将D2淋巴结清扫术作为胃癌根治术的标准术式，术式包括：远端胃切除、近端胃切除及全胃切除，相应的D1及D2淋巴结清扫范围见表10-2。

表10-2　胃癌不同手术方式D1与D2淋巴结清扫范围

术式	远端胃切除	近端胃切除	全胃切除	保留幽门胃切除
D1	No.1、No.3、No.4sb、No.4d、No.5、No.6、No.7	No.1、No.2、No.3、No.4sa、No.4sb、No.7	No.1~No.7	No.1、No.3、No.4sb、No.4d、No.6、No.7
D2	No.8a、No.9、No.11p、No.12a	No.8a、No.9、No.10、No.11	No.8a、No.9、No.10、No.11、No.12a	No.8a、No.9、No.11p

注：1. No.7组淋巴结虽属于N2站，但是为D1淋巴结清扫术必须切除的淋巴结；2. No.12a为N3站淋巴结，远端胃和全胃切除D2淋巴结清扫术包括此组淋巴结；3. 清扫No.13及No.14v组淋巴结并未增加手术并发症，使转移患者生存获益，可一并切除

6. 不可根治性切除的标准　2014年NCCN指南指出伴有以下情况者，即不可根治性切除：影像学检查高度怀疑或经活检证实N3站（No.12、No.13、No.14）或N4站（No.15、No.16）淋巴结转移；肿瘤侵犯或包绕大血管（除外脾脏血管）；远处转移；腹膜种植及腹水细胞学阳性。目前将同时完整切除的肝转移，甚至肺转移的手术均作根治性手术，临床观察可延长患者的5年生存率，比姑息性切除效果好。虽然如此，将并发肝、肺转移的手术仍称为根治性手术值得商榷。

7. D2淋巴结清扫脾脏保留与否　应尽量避免常规或预防性脾切除，YU等报道对肉眼脾周围淋巴结阴性的患者不应行预防性脾切除术。日本胃癌研究会认为对于近端胃癌应行脾切除。笔者手术经验为对于肉眼淋巴结阳性者可行保留脾的No.10、No.11组淋巴结清扫术或脾切除术；阴性者无须脾切除术。

8. 减瘤手术与姑息性手术　减瘤手术（reduction surgery）是指患者存在P1、CY1或M1，但无出血、狭窄、疼痛等情况所进行的胃切除术。目的是通过减少体内肿瘤负荷而延长生存期，但明确临床证据尚未发表。姑息性手术（palliative surgery）是针对不能根治性切除的胃癌患者，出现出血、狭窄等情况而行的胃部分切除或短路手术。

9. 胃癌切除的根治性程度 R0，治愈性切除，2014年NCCN指南报道仅有50%胃癌患者达到R0切除；R1，镜下残留癌细胞（包括腹腔冲洗液CY1）；R2，肉眼肿瘤残留；RX，肿瘤是否残留无法评估。

10. 随访 早期胃癌复查6个月1次，共5年，以后每年1次。进展期胃癌3个月复查1次，共2年，之后每6个月1次，共3年，以后每年1次。随访内容主要包括：病史及体格检查；视情况行全血细胞计数、生化检查；视情况行影像学检查及内镜检查；监测维生素B_{12}缺乏情况；根治术或EMR术后监测幽门螺旋杆菌，阳性者根除，全胃切除或复发转移者无须监测幽门螺旋杆菌。

11. 最佳支持治疗措施 ①伴有胃出血的患者：急性出血者行内镜止血，无效者介入栓塞及放疗；慢性出血者化疗或放疗；反复发作的呕血或黑便，需要反复输血治疗的患者，身体条件允许的情况下，可行姑息性胃癌切除术。②梗阻患者采用以下方法：内镜下球囊扩张及内支架、胆管内支架（ERCP）或经皮肝穿刺胆管引流（PTCD）、胃肠吻合或姑息性切除、经皮胃镜下胃造口（有腹水者应先置管引流腹水，以防腹腔感染）、手术置入空肠营养管、放疗及化疗。③疼痛处理：放疗、化疗、介入、三阶梯方案止痛，幽门置入支架后顽固性疼痛需取出支架。④恶性腹水：无症状者化疗；有症状者行腹水引流，予以腹腔内化疗联合全身化疗。

第二节 胃癌手术前准备与处理

1. 术前准备 患者多有恐惧、焦虑及紧张等情绪，医护人员应关怀患者，鼓励其接受手术并安全度过围手术期。就手术的必要性、可行性和安全性向患者及其家属做必要的解释。患者及其家属对术者的信任是术后顺利康复的重要保障。另外还要解释放置胃管、尿管及引流管的必要性和护理方法，讲解早期下床的必要性。患者术前1 d应理发、修剪指（趾）甲和沐浴，避免感冒。

2. 手术适应性训练 包括在床上大小便、训练胸式呼吸、正确咳痰、术后翻身及下肢肌肉活动的方法。

3. 术前病变检查

（1）胃镜检查包括肿瘤部位、Borrmann分型、大小、质地以及与贲门和幽门的距离、食管和十二指肠有无侵犯、有无多发病变、狭窄及出血等并发症，取6~8块肿瘤组织以明确病理诊断，上述资料对术前预测胃切除方式颇有裨益。

（2）超声胃镜除上述所见外，尚可评估病灶浸润深度和胃周淋巴结转移情况，利于术前分期和设计手术方式。

（3）上消化道钡餐检查容易被医生疏忽，然而胃镜不能代替钡餐检查，后者可以提供胃镜不能确切提供的信息，如肿瘤与贲门和幽门的距离，胃的蠕动功能等，另外对皮革胃的诊断更具有优势。

（4）术前腹腔镜检查可以探查肿瘤位置、大小、质地以及与贲门与幽门的距离、浆膜是否受侵；淋巴结、肝脏、腹膜、肠系膜、盆腔腹膜及卵巢有无转移；有无腹水并可获得腹腔冲洗液，以查找癌细胞。

（5）全腹及盆腔强化CT和MRI检查可评估病灶与胰腺、横结肠、肝脏、食管、十二指肠有无浸润；病变浸润深度；与周围大血管的关系；淋巴结、肝脏、脾脏、肾上腺、肠系膜、盆底等有无转移；有无胃潴留、腹水、肚脐和腹股沟转移；有无Krukenberg瘤。

（6）PET-CT可诊断脑、脊椎、肺、锁骨上淋巴结、甲状腺、生殖腺等全身器官有无转移（图10-15）。

（7）怀疑结肠侵犯者，应行肠镜检查。

（8）术前体格检查，上腹部有无肿物及其大小、形态、质地、压痛与否及活动度，锁骨上淋巴结及腹股沟淋巴结有无肿大，直肠指诊了解Douglas窝有无肿瘤种植结节。脐周转移结节（sister mary joseph nodule，SMJN）不等同于脐周淋巴结转移，所有内脏恶性肿瘤发生体表转移的概率为5%~9%，其中SMJN占1%~3%，多见于胃癌、卵巢癌、结直肠癌和胰腺癌（图10-16）。

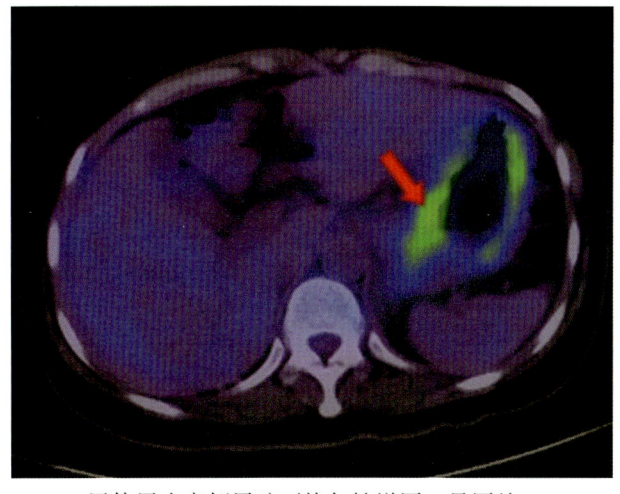

a. 胃体胃小弯侧胃壁不均匀性增厚，最厚约1.0 cm，可见异常FDG浓聚，最大SUV值约4.2

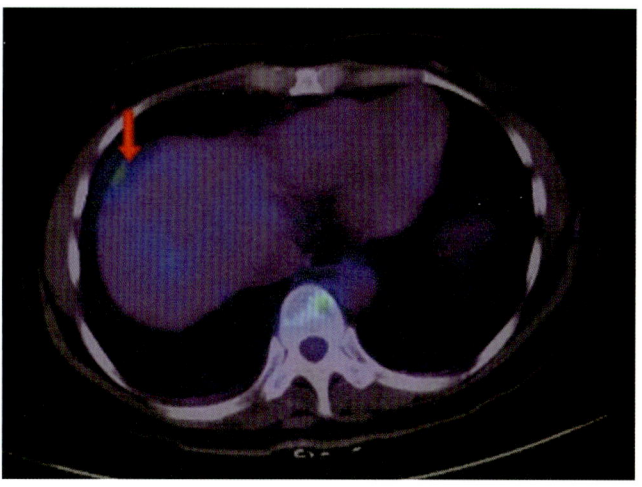

b. 肝包膜增厚，可见异常FDG浓聚，最大SUV值约2.5

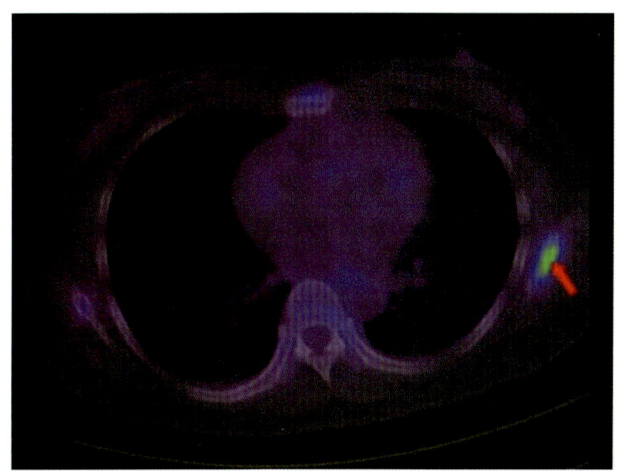

c. 肩胛骨可见异常FDG浓聚，最大SUV值约2.8

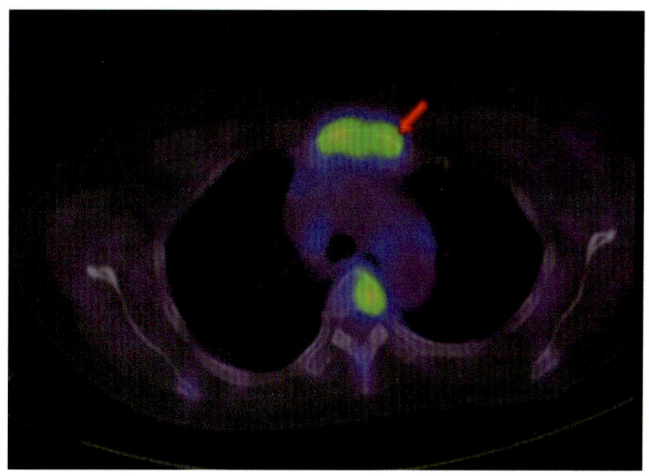

d. 椎体及胸骨可见异常FDG浓聚，最大SUV值约3.3

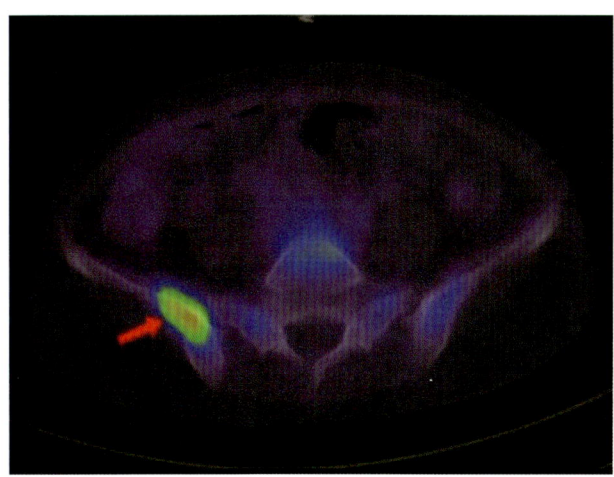

e. 髂骨可见异常FDG浓聚，最大SUV值约3.5

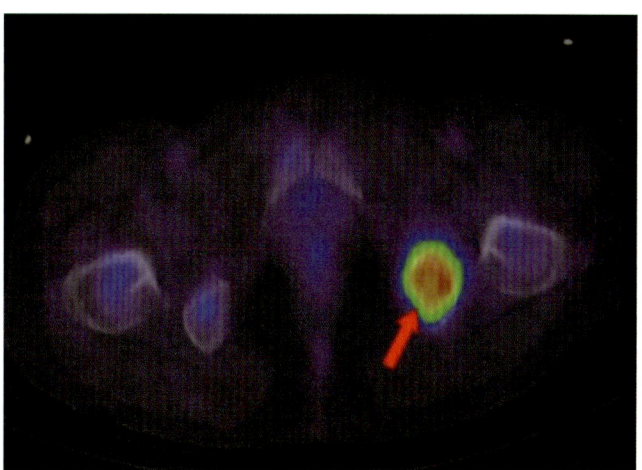

f. 坐骨可见异常FDG浓聚，最大SUV值约4.2

图10-15　胃癌PET-CT：病灶代谢活跃，肝转移并多发骨转移

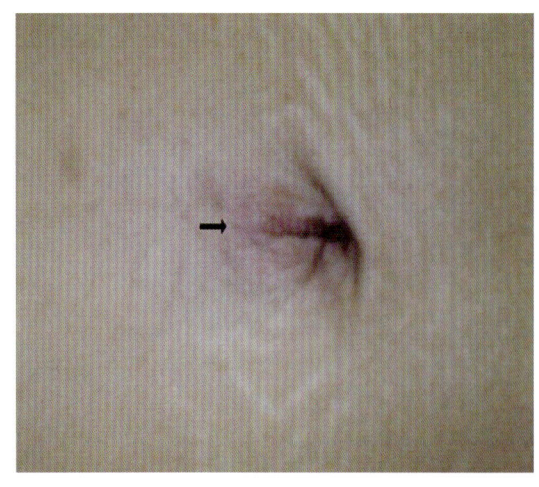

a. 肚脐上方大小2 cm×1.5 cm质硬结节（↑）

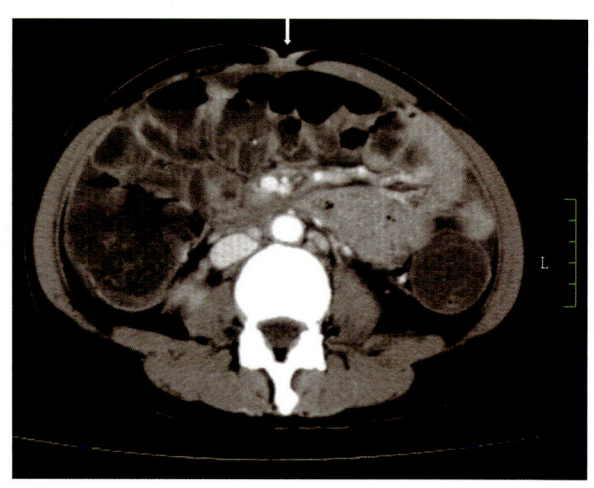

b. CT强化扫描见肚脐上方皮下大小约1.5 cm×1 cm强化结节（⇑）

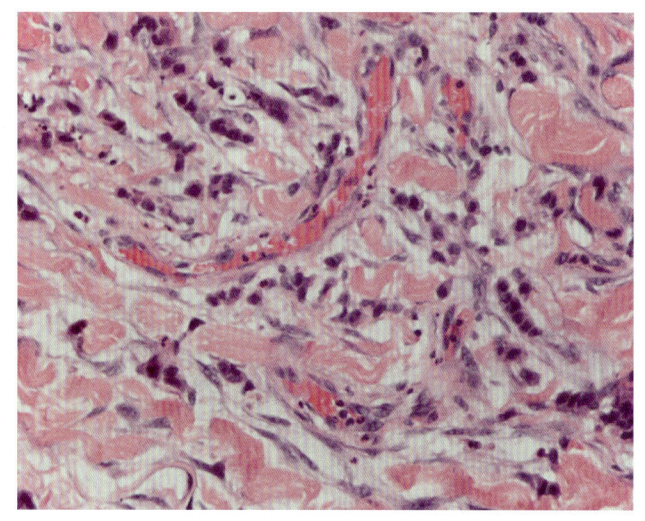

c. 结节标本HE染色见恶性肿瘤细胞

图10-16　脐上方胃癌SMJN

4. 术前实验室检查　血常规与血型、生化、肝功能、肾功能、凝血功能、甲型肝炎、乙型肝炎、丙型肝炎、艾滋病及梅毒等检查。值得注意的是凝血功能不能代表患者确切的凝血机能，还要询问患者有无皮下瘀斑、月经过多或牙龈出血等情况。CEA、AFP、CA-125及CA-199等恶性肿瘤标志物多不需要检查，除非考虑存在结直肠癌、肝癌、卵巢癌或胰腺癌情况。

5. 术前胸部正、侧位片　明确有无肺部炎症、肺结核、转移瘤、胸水等情况，可疑结节性病灶需强化胸部CT检查和结核菌素实验。

6. 术前心功能评估　常规行心电图及心脏彩超心功能评估，怀疑心肌梗死者应行心肌酶学检查。纽约心脏学会（NYHA）基于劳力与症状之间的关系，制定出纽约心脏学会心功能分类法：Ⅰ级，一般的体力活动后无疲乏、呼吸困难或心悸；Ⅱ级，休息时无任何不适，但一般活动后出现疲乏、心悸、呼吸困难或心绞痛；Ⅲ级，虽然休息时无症状，但较轻的体力活动即可诱发症状；Ⅳ级，在休息时已有心力衰竭的症状，任何活动可加重症状。

另一种简单的心功能评价方法为6 min步行试验，其绝对禁忌证：不稳定心绞痛及急性心肌梗死。相对禁忌证：静息状态心率>120次/min、高血压>180/100 mmHg及平时需要持续吸氧者。测试方法：在平坦的地面画出一段长30.5 m的直线距离，患者在其间往返尽快行走，每2 min报时1次。如患者气促、胸闷、胸痛不能坚持，可暂停试验或中止试验。6 min结束后计算其步行距离。分级如下：1级，<300 m；2级，300～374.9 m；3级，375～449.5 m；4级，>450 m；3～4级接近正常或达到正常。一般手术要求患者心功能Ⅰ级和6 min步行试验3～4级，其他分级患者应经心内科医生协助诊治。

心肌梗死稳定后6个月方可手术。每分钟1次及每小时30次的单发性期前收缩可行手术，频繁的室性早搏、非窦性心律和心房期前收缩均应专科处理。经皮冠状动脉腔内血管成形术后及冠脉搭桥术后6周方可手术。

7. **术前高血压处理** 低于160/100 mmHg的高血压无须处理，但患者应继续使用正在服用的降压药。高于180/100 mmHg的高血压需术前降压处理，一般下降原血压的20%即可，不要求达到正常血压水平。进入手术室血压再度骤然升高者，经麻醉师给予镇静及降压等处理无效者，应延期手术。

8. **术前肺功能评估** 吸烟者术前禁烟至少2周，行呼吸训练，给予稀化痰液和雾化吸入。慢性阻塞性肺疾病患者给予支气管扩张剂，哮喘发作及肺部存在炎症的患者需延期手术。血气分析检测换气功能，如$PaO_2<60$ mmHg，$PaCO_2>45$ mmHg，需呼吸内科医生协助处理并推迟手术。正常人FEV_1占用力肺活量比值>80%。如$FEV_1<2L$，可能发生呼吸困难；$FEV_1<50\%$，提示肺功能重度不全，术后可能需机械通气。

9. **术前肾功能评估** 禁用肾毒性药物，避免肾前性肾脏功能衰竭。正在透析患者，术前12～24 h内透析1次；有出血倾向者，可应用无肝素透析液或透析后用鱼精蛋白中和肝素；术后24 h恢复血液透析。为防术后腹腔感染，术前腹膜透析者术前改为血透。

10. **术前肝功能评估** 有活动性肝炎患者，要求AST与ALT降至100 IU/L以下且持续3周以上方可手术。肝硬化患者，要求Child分级为A，手术较为安全。

11. **术前凝血功能评估** 目前所用的凝血功能检查发现严重凝血功能障碍的概率仅为0.2%。重在病史采集，包括：患者及其家属有无出血或栓塞病史；有无月经增多、牙龈出血、皮肤瘀斑及鼻黏膜出血等凝血功能障碍倾向；有无肝、肾及血液系统疾病；是否服用阿司匹林等非甾体类消炎药或降血脂药（可能影响脂溶性维生素K的吸收）；是否罹患房颤、血栓性疾病或心脏瓣膜病而行抗凝治疗。查体注意有无皮肤黏膜紫癜、肝掌或脾大。术前7 d停用抗血小板药物（噻氯匹啶或氯吡格雷），术前3 d停用阿司匹林。胃癌手术要求血小板计数$>75\times10^9$/L，低于此值应输注血小板；合并门脉高压脾功能亢进的患者，术前输注血小板无效，应在术中切除脾脏后，补充血小板；冷沉淀促进血小板聚集与黏附，可适当补充。需抗凝的患者及血友病患者的术前处理较为复杂，应请血液内科和麻醉师共同商讨处理方案。

12. **术前脑血管疾病评估** 围手术期脑血管意外发生率不足1%，多见于房颤栓子脱落或低血压大脑灌流不足所致，危险因素包括高龄、吸烟、糖尿病、高血压及冠心病。近期有脑卒中患者，病情稳定后至少2周，最好6周方可行胃癌根治术。

无症状颈动脉杂音是脑血管病的一个危险指征，当与高血压共存时，脑血管病发病率更高。短暂性大脑缺血性发作（transient cerebral ischemic attacks，TCIA）是局灶性脑缺血导致突发性、短暂性、可逆性神经功能障碍。发作持续数分钟，通常在30 min内完全恢复，超过2 h常遗留轻微神经功能缺损表现。TCIA发作患者罹患完全性脑血管病的危险性较正常人高6倍以上。因此，无症状的颈动脉杂音与TCIA患者应进一步检查和治疗。

13. **术前糖尿病处理** 糖尿病患者细胞糖代谢障碍，免疫功能低下，在控制血糖2周后方可恢复。并发糖尿病患者围手术期血糖最佳水平存在争议，*Textbook of diabetes* 推荐围手术期理想的血糖为6～11 mmol/L。血糖控制方法参见本书第一章第六节"围手术期糖尿病的处理"有关内容。

14. **纠正水、电解质、酸碱平衡紊乱** 胃癌患者因进食障碍、呕吐或幽门梗阻、出血等原因，可有脱水、低钾低氯性碱中毒等，术前应予以纠正。

15. **NRS2002营养风险筛查与营养支持** 所有胃癌患者均应行NRS2002营养风险筛查，NRS2002评分≥3分者，应给予肠内或肠外营养支持。

16. **有关抗精神病药物问题** 此类药物一般需长期服药且用量较大，最好停药1周后手术。四环类抗抑郁药较为安全，无须停药。如因停药可导致精神病恶化，万不得已则继续服药，但以下药物必须停用：①酚噻嗪类（氯丙嗪、异丙嗪）和丁酰苯类（氟哌啶醇）药物，因其可阻断α受体而引起低血压；②三环类抗抑郁药（去甲替林、丙米嗪及去甲丙米嗪），因其有导致心律不齐和血压波动的风险。

17. **合并活动性肺结核的处理** 胃癌合并肺结核患者因病情限制，不可能长期抗结核治疗，应在积极抗结核治疗同时施行根治性手术切除。术前应遵循结核病治疗的早期、规律、全程、适量、联合五项原则，积极治疗，同时给予稀化痰液等雾化吸入处理。2～4周后，患者病情得到有效控制，传染性明显下降时即可安排手术。

18. **高龄患者的术前准备** 随着社会经济与医学的进步，高龄患者逐年增多，除上述评估与准备外，日常活动能力用于术前评估亦较为实用，常用Karnofsky评分法，最好＞70分，＜40分则不宜施行手术（表10-3）。

表10-3　Karnofsky功能状态评分标准

体力状况	评分
正常，无症状和体征	100
能进行正常活动，有轻微症状和体征	90
勉强可进行正常活动，有一些症状或体征	80
生活可自理，但不能维持正常生活和工作	70
生活能大部分自理，但偶尔需要别人帮助	60
常需人照料	50
生活不能自理，需要特别照顾和帮助	40
生活严重不能自理	30
病重，需要住院和积极的支持治疗	20
重危，临近死亡	10
死亡	0

19. **术前肠道准备** 术前3 d，可给予缓泻剂如麻仁软胶囊。幽门梗阻患者，应留置胃管引流胃液，每天用3%温生理盐水500～1 000 mL洗胃。肿瘤可能侵犯结肠，术前晚将复方聚乙二醇电解质散137.15 g溶于2 000 mL温水口服，并静脉输注5%GNS 2 000 mL及10%KCl 30 mL。由于胃癌坏死组织中可能存在严重的细菌感染，而且有可能联合切除横结肠，因此，应给予口服肠道抗生素如庆大霉素+甲硝唑等。

20. **术前用药** 诊断明确者，为缓解出血或疼痛，可口服质子泵抑制剂。术前晚给予镇静催眠药物以帮助患者睡眠。术前30 min肌内注射阿托品0.5 mg及苯巴比妥钠0.1 g。

21. **备皮、置入胃管、尿管** 腹部体毛不多者，无须备皮，需备皮者应在术前30 min用理发推子剪除，而不是用刀具剃除。麻醉后置入胃管与尿管，可减轻患者置管痛苦。

22. **预防性应用抗生素** 开腹前30 min，给予足剂量第二代头孢菌素，手术超过3 h或出血量＞1 500 mL者，追加一个剂量的抗生素。

23. **纠正贫血及术前备血** 血红蛋白＜70 g/L者，应输注浓缩红细胞，血红蛋白最好达100 g/L以上，输血前需签署输血知情同意书。胃癌根治术清扫范围大，渗血多，还可能损伤大血管，因此，术前备同型浓缩红细胞2～4 U，新鲜血浆400～600 mL。

24. **签署知情同意书** 临床医学是一种探索性的实践活动，术前应将手术的必要性、可行性、可能手术方式、术中应急情况及其处理措施、术后并发症防治及后续化疗等一系列问题向患者及其家属讲明，由患者及其家属理解手术方式及其风险，签署知情同意书同意手术，签名为准。术中发现需改变或增加手术方式，需术者与家属再次签署知情同意书，切勿遗漏，以防术后出现医疗纠纷时导致不必要的麻烦。

25. **手术者、麻醉师及手术室准备** 手术组、麻醉医生、器械护士及巡回护士术前应再次检查患者，核查各项检查结果，评价心、肺、肝、肾及凝血功能等是否耐受手术；商讨手术方式、术中可能出现的应急情况及其处理方案。手术组医生术前晚切勿饮酒，保证良好的睡眠，术晨务必进食早餐，保持良好的体力与心情。手术室应准备好全方位大拉钩、血管吻合器械及各种无损伤血管缝线、引流管、T管、空肠营养管、血管吊带、管状吻合器、胃肠切割闭合器及血糖监测仪等。由于胃癌根治术时间较长，最好安排当天第一台，对合并糖尿病的患者更应如此。

第三节 早期胃癌内镜切除

一、适应证

早期胃癌可行内镜下黏膜切除术（endoscopic mucosal resection, EMR）和内镜下黏膜剥离术（endoscopic submucosal dissection, ESD）。EMR是利用高频电凝切除黏膜层病灶；ESD是完整切除消化道黏膜及黏膜下病变的内镜治疗方法。2014年NCCN指南建议EMR和ESD仅适用于：浸润深度为Tis或T1a、组织分化G1或G2、直径<2 cm且无溃疡的肿瘤、无血管淋巴管浸润、周边切缘及基底膜无癌浸润，允许在治疗经验丰富的中心开展临床研究，并注意密切随访。

二、手术策略

（1）术前应行超声胃镜检查，初步判断肿瘤浸润不超过黏膜肌层。
（2）切缘距离肿瘤至少5 mm。
（3）在黏膜下注射液中加入少量靛胭脂，使黏膜下层呈现蓝色，以利于监测剥离的深度，不超过固有肌层，剥离切勿过深，以免穿孔。
（4）完整切除标本，展平后用大头针固定于平板之上，重点检查标本边缘和基底部有无肿瘤浸润。
（5）术前告知患者ESD具有出血和穿孔风险，可能需要外科手术修补。如果术后发现病灶已经侵入黏膜下层或肿瘤残留，需追加外科手术。

三、ESD手术步骤

（1）先用KD-650L型Dual knife（简称标刀）距离肿瘤边缘0.5 mm标记（图10-17、图10-18）。

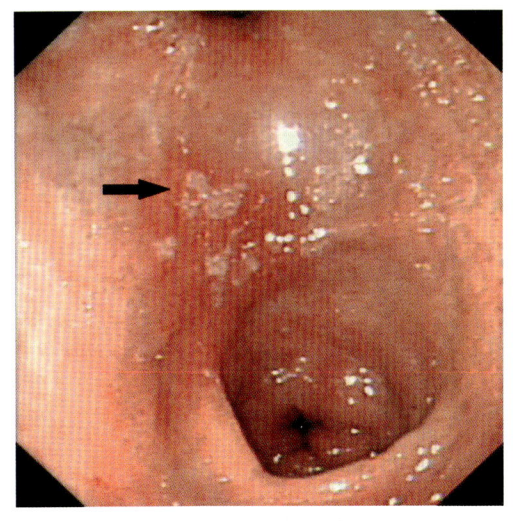

图10-17 早期胃癌

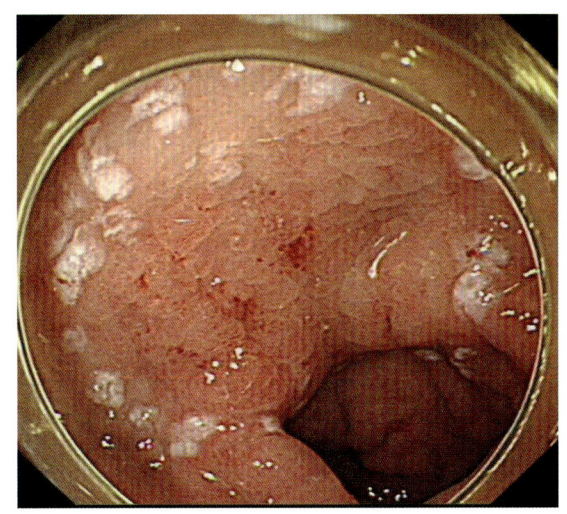

图10-18 标记肿瘤剥离边界

（2）再在标记处行黏膜下注射靛胭脂-肾上腺素混合液（0.9%生理盐水100 mL + 0.2%靛胭脂1 mL+肾上腺素5 mL），使病灶充分隆起，与黏膜下层分离（图10-19）。
（3）KD-611L型IT knife2（简称IT刀）沿标记处将黏膜环形切开，显露黏膜下层（图10-20）。

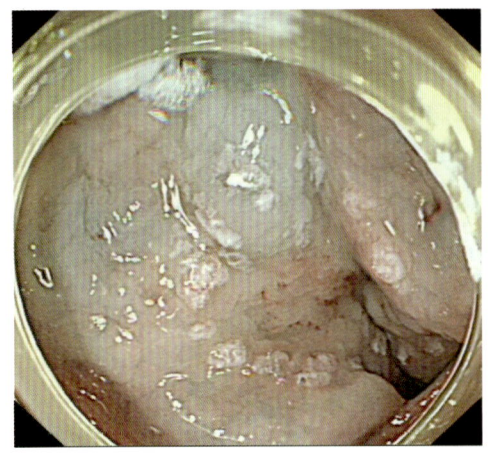 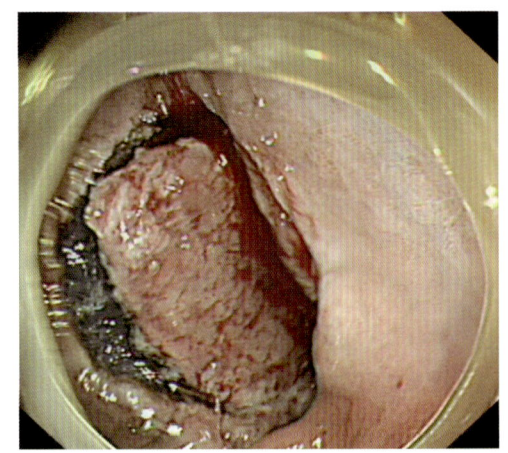

图10-19　黏膜下注射靛胭脂-肾上腺素混合液　　　　图10-20　剥离病灶边缘

（4）IT刀行黏膜下剥离，完整切除病灶，标本平展固定送检（图10-21）。

（5）创面电凝或钛夹止血（图10-22）。

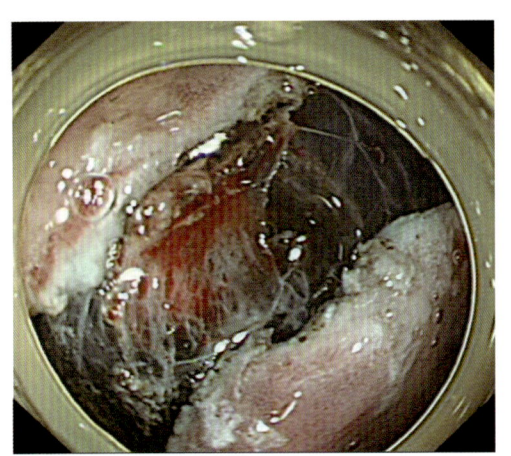 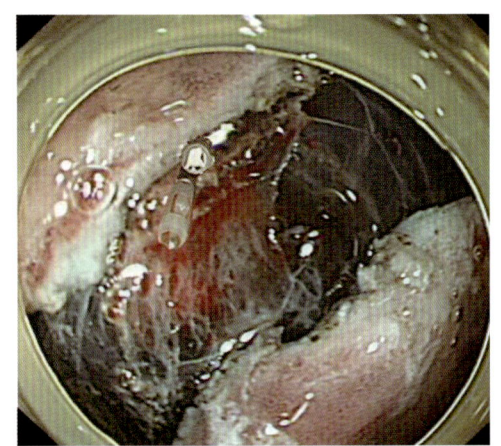

图10-21　切除病灶　　　　图10-22　钛夹止血

四、术后处理

（1）流质饮食1～2 d。

（2）口服耐信等PPI制剂及硫糖铝等胃黏膜保护剂。

（3）穿孔行止血夹缝合者，予以胃肠减压术、解除气腹、肠外营养及应用抗生素等处理。3～5 d后，经胃管注入泛影葡胺，证实穿孔闭合，无腹膜炎体征者方可拔除胃管，逐渐自流质饮食过渡为普通饮食。

五、术后并发症的防治

1. 腹痛　主要因病灶切除后形成溃疡（图10-23），可给予质子泵抑制剂和黏膜保护剂治疗。

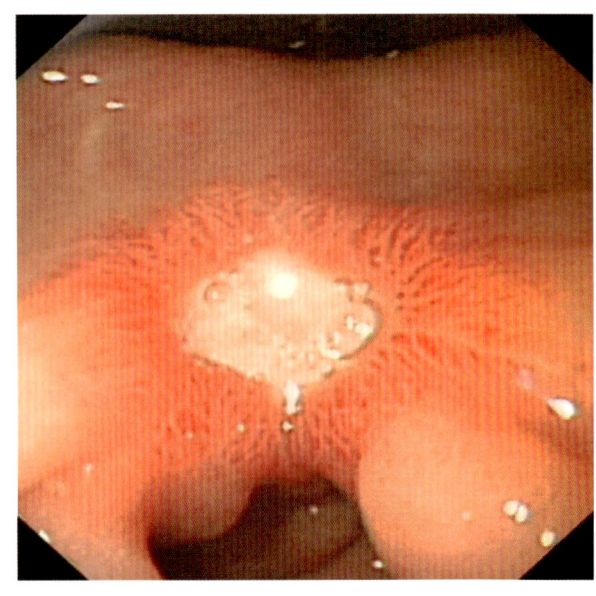

图10-23　ESD术后溃疡形成

2. 出血　是最常见的并发症，术后24 h之内多见，一般出血量不大，胃镜下电凝和用止血夹多可达到止血之目的，难以控制的出血需手术切开胃壁缝扎止血。

3. 穿孔　一旦诊断穿孔，应即刻采用止血夹夹闭，个别情况需行穿孔修补术，详见本书第四章"胃十二指肠穿孔修补术"有关内容。

4. 肿瘤残留或复发　早期胃癌患者可行胃部分切除术，进展期胃癌患者应行标准的胃癌根治术。

第四节　胃癌胃次全切除术（D2淋巴结清扫术）

一、适应证

（1）H0，P0，CY0。

（2）肿瘤位于L或LM区。

（3）按以下近切缘距肿瘤距离切除胃，尚可保留贲门功能者：早期胃癌2 cm；Borrmann Ⅰ型3 cm；Borrmann Ⅱ～Ⅲ型5 cm；Borrmann Ⅳ型5 cm断胃后，快速冰冻病理证实近切缘无癌细胞者，否则应行全胃切除术。

（4）淋巴结清扫范围：No.1、No.3、No.4sb、No.4d、No.5、No.6、No.7、No.8a、No.9、No.11p、No.12a；对于L区胃癌No.13及No.14v亦应清除。

二、手术策略

（一）胃癌手术相关动脉解剖（图10-24）

1. 腹腔动脉干　标准型为肝总动脉、胃左动脉和脾动脉共干，此型约占88.1%；肝总动脉和脾动脉共干，胃左动脉自腹主动脉单独发出，约占6.3%；肝总动脉、胃左动脉、脾动脉和肠系膜上动脉共干者占2.4%；胃左动脉和脾动脉共干，肝总动脉起自肠系膜上动脉者占2%；肝总动脉、脾动脉和肠系膜上动脉共干，胃左动脉单独发出者占1.2%；胃左动脉和脾动脉共干，肝总动脉和肠系膜上动脉共干者占0.4%。

2. 胃网膜右动脉　起自胃十二指肠动脉，恰似后者的直接延续。99%的个体存在幽门下动脉，后者多起自胃十二指肠动脉，少数起自胃网膜右动脉，该血管主要为幽门部供血。

3. 胃网膜左动脉　为脾动脉终末分支，有时和脾动脉下极支形成共干，在共干处结扎可导致脾下极颜色改变，但多无大碍。

4. 胃右动脉　可起自肝固有动脉、胃十二指肠动脉或肝左动脉，起自肝左动脉的概率为20%，术中切勿将肝左动脉当作胃右动脉予以结扎切断。

5. 胃左动脉　胃左动脉单独一根自腹主动脉发出的概率约为7.5%，位于腹腔动脉干上方，易于寻找。

6. 胃短血管　为脾动脉发出的到达胃体上部和胃底的动脉，一般为3~6支。

7. 胃后动脉　约60%个体存在胃后动脉，多发自脾动脉，在胃癌胃次全切除术时应从该动脉根部结扎切断，并清除其近心侧脾动脉淋巴结。

8. 左膈下动脉　该动脉可起自腹主动脉（40%）或腹腔动脉干（60%），沿左侧膈肌脚达食管裂孔左侧，约50%个体发出食管贲门支。贲门癌淋巴引流可沿此动脉到达腹主动脉，手术时应予以清扫。

（二）胃癌手术相关静脉解剖（图10-25）

1. 胃网膜右静脉　可直接汇合入肠系膜上静脉，但大多数和副右结肠静脉形成胃结肠静脉干（Henle干），再回流至肠系膜上静脉。该静脉与胃网膜右动脉在幽门下并不伴行，应分开单独结扎，否则易导致该静脉撕裂出血。

2. 胃网膜左静脉　多与胃网膜左动脉伴行，可一并结扎切断。

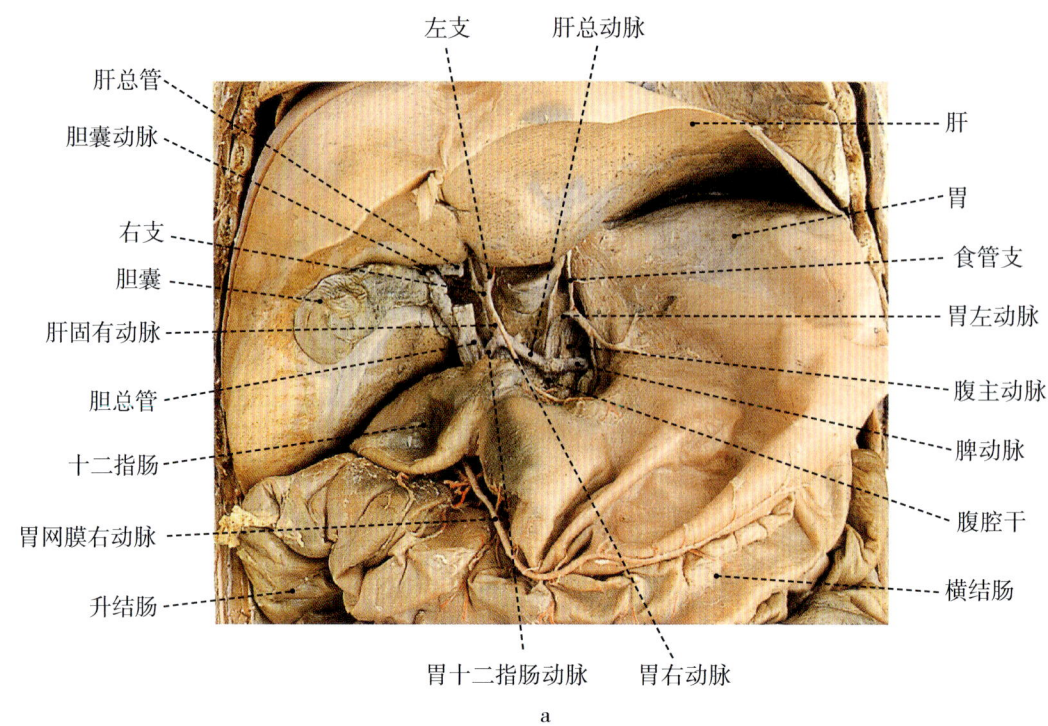

（经授权引自：欧阳钧，温广明. 人体解剖学标本彩色图谱［M］. 2版. 广州：广东科技出版社，2010：210.）

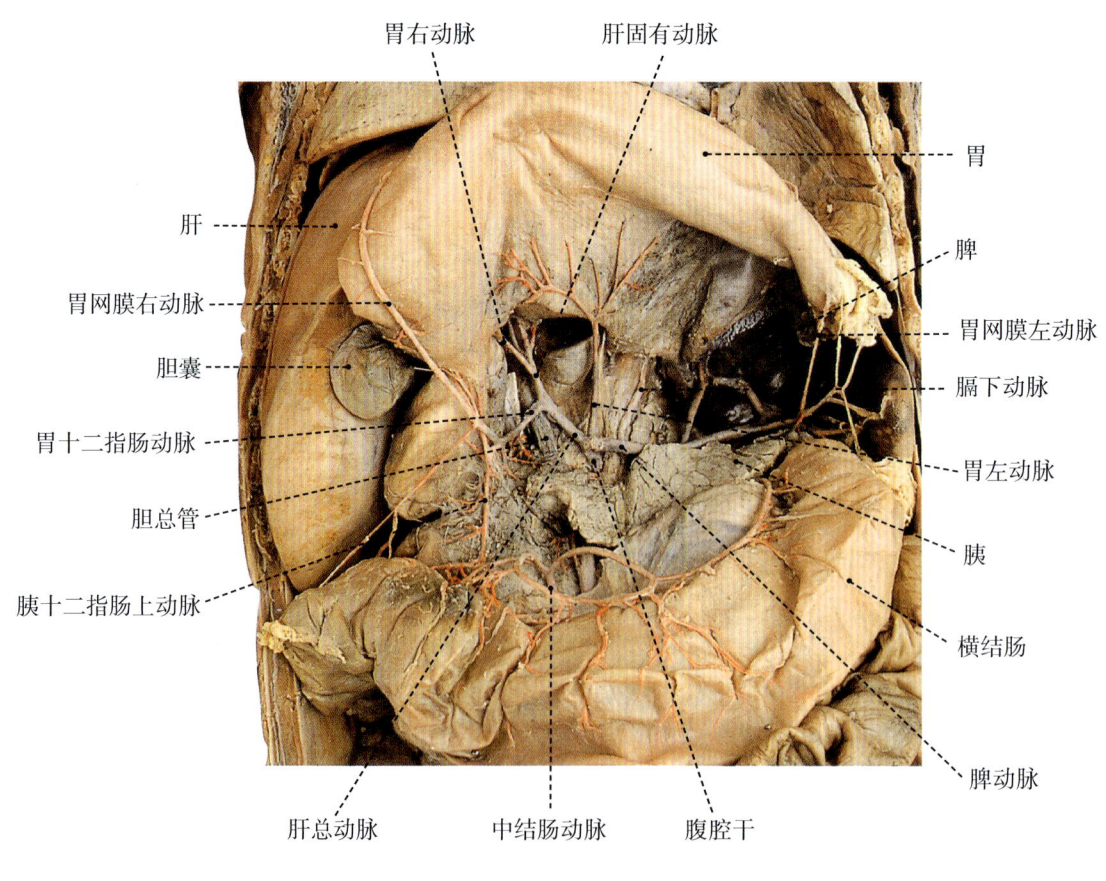

图10-24　胃癌根治术相关动脉解剖

（经授权引自：欧阳钧，温广明. 人体解剖学标本彩色图谱［M］. 2版. 广州：广东科技出版社，2010：211.）

3. 胃左静脉　和胃左动脉分开走行，在胃左动脉附近，斜向右下方，越过肝总动脉上方，汇入门静脉干（68%）或门静脉和脾静脉夹角（10%）；亦可在胃左动脉足侧向下经肝总动脉前方汇入脾静脉（20%）。

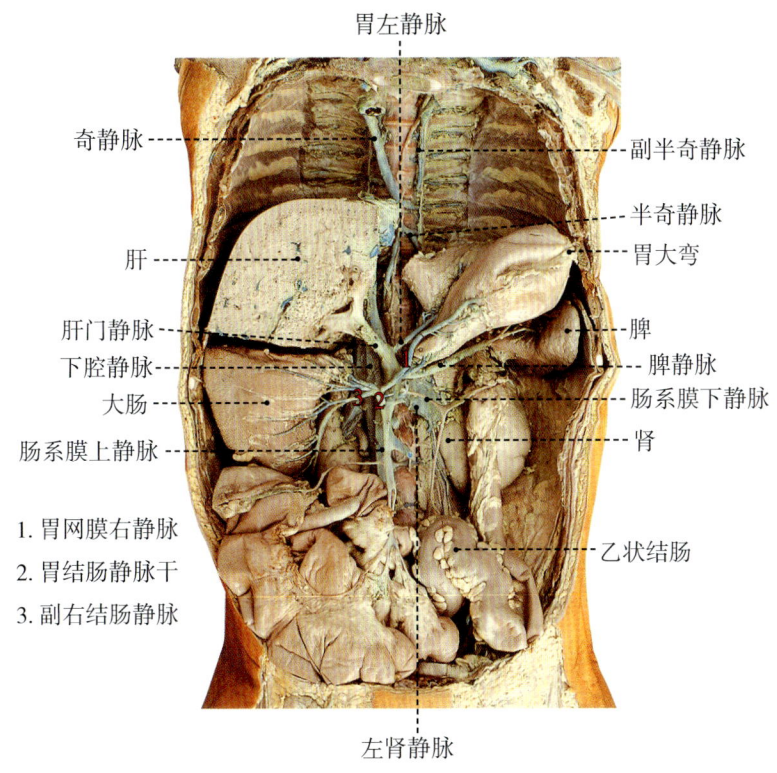

图10-25　门静脉系统解剖

（经授权引自：欧阳钧，温广明. 人体解剖学标本彩色图谱［M］. 2版. 广州：广东科技出版社，2010：234.）

（三）胃癌手术相关神经解剖

1. 迷走神经　左、右迷走神经在食管裂孔附近形成前、后干迷走神经，迷走神经前干发出肝支，保留此分支可减少术后胆石症的发病率，迷走神经后干发出腹腔支，保留此分支可减少术后腹泻的发生率（图5-2）。

2. 肠系膜下动脉神经丛　由发自$L_1 \sim L_4$的腰内脏神经组成，该神经丛经腹主动脉前方达其分叉部位，形成上腹下神经丛，进而发出左、右腹下神经加入下腹下神经丛（骨盆神经丛）。上腹下神经丛和射精功能相关，如果在距离肠系膜下动脉2 cm以上清扫腹主动脉淋巴结，多可保留射精功能；如果在此动脉周围清扫淋巴结，约60%患者会出现射精障碍（图25-25、图25-26）。

（四）胃标本切除量

1. 胃近切缘与肿瘤距离　如胃镜检查证实大体为BorrmannⅠ型、BorrmannⅡ型或BorrmannⅢ型，5 cm近切缘距离大多已经足够；BorrmannⅣ型胃癌切缘距离须达5 cm以上，术中快速冰冻病理证实近切缘无癌细胞，必要时行全胃切除术。

2. 十二指肠切除量　未浸出浆膜层的胃窦癌不易向十二指肠扩散，切除3～4 cm已经足够；浸出浆膜层者易于向十二指肠浸润，需切除约5 cm近侧十二指肠；必要时行术中快速冰冻病理检查，十二指肠乳头难以保留者，需联合行胰十二指肠切除术。

（五）胃癌手术相关淋巴解剖

正常No.8、No.12、No.13组淋巴结大小为0.7～0.75 cm，其他组淋巴结为0.44～0.57 cm。胃淋巴结代号与定义见表10-4。淋巴结分布见图10-26至图10-28。值得注意的是淋巴结跳跃性转移情况：第二站No.7及No.8a淋巴结转移可早于第一站淋巴结；位于U区的肿瘤可能先出现第二站No.11组淋巴结转移；更有甚者可从第一站跨过第二站，直接转移至第三站或第四站淋巴结，如No.2至No.16，No.6至No.14或（和）No.16。

表10-4　胃淋巴结代号与界定一览表

组别	名称定义	释义
No.1	贲门右侧	沿胃左动脉上行支进入胃壁第1支（贲门支）的淋巴结及其贲门侧的淋巴结
No.2	贲门左侧	贲门左侧的淋巴结。左膈下动脉食管贲门支存在的病例，沿此血管的淋巴结（含根部）
No.3a	小弯	沿胃左动脉分支的小弯淋巴结，贲门支下方淋巴结
No.3b	小弯	沿胃右动脉分支的小弯淋巴结，由胃小弯第1支向左的淋巴结
No.4sa	大弯左群	沿胃短动脉淋巴结（含根部）
No.4sb	大弯左群	沿胃网膜左动脉和其大弯第1支右侧的淋巴结（参照No.10的定义）（沿胃网膜左动脉）
No.4d	大弯右群	沿胃网膜右动脉和其大弯第1支左侧的淋巴结（沿胃网膜右动脉）
No.5	幽门上	胃右动脉根部和沿向胃小弯的第1支淋巴结
No.6	幽门下	胃网膜右动脉根部到胃大弯的第1支淋巴结，胃网膜右静脉到前上胰十二指肠静脉的合流部淋巴结（含合流部的淋巴结）
No.7	胃左动脉干	从胃左动脉根部到上行支的分歧部淋巴结
No.8a	肝总动脉前上部	肝总动脉（从脾动脉的分出部到胃十二指肠动脉的分出部）的前面、上面淋巴结
No.8p	肝总动脉后部	肝总动脉（同上）后面的淋巴结（与No.12p、No.16a2int连续）
No.9	腹腔动脉周围	腹腔动脉周围的淋巴结和与之相连的胃左动脉、肝总动脉、脾动脉根部的部分淋巴结
No.10	脾门	胰尾末端以远的脾动脉周围、脾门部的淋巴结，胃短动脉根部至胃网膜左动脉大弯第1支左侧的淋巴结
No.11p	脾动脉干近端	脾动脉近端（脾动脉根部至胰尾末端距离2等分位置的近端）淋巴结
No.11d	脾动脉干远端	脾动脉远端（脾动脉根至胰尾部末端距离2等分位置至胰尾末端）淋巴结
No.12a	肝十二指肠韧带内	由左、右肝管汇合部到胰腺上缘的胆管的2等分高度向下方，沿肝动脉的淋巴结（胆管癌处理规约No.12a2）（沿肝动脉）
No.12b	肝十二指肠韧带内	由左、右肝管汇合部到胰腺上缘的胆管的2等分高度向下方，沿胆管的淋巴结（胆管癌处理规约No.12b2）（沿胆管）
No.12p	肝十二指肠韧带内	由左、右肝管汇合部到胰腺上缘的胆管的2等分高度向下方，沿门静脉的淋巴结（胆管癌处理规约No.12p2）（沿门脉）
No.13	胰头后部	胰头后部十二指肠乳头部向头侧的淋巴结（在肝十二指肠韧带内的为No.12b）
No.14v	沿肠系膜上静脉	在肠系膜上静脉的前面，上缘为胰下缘，右缘胃网膜右静脉和前上胰十二指肠静脉的汇合部，左缘为肠系膜上静脉的左缘，下缘为结肠静脉分歧部淋巴结
No.14a	沿肠系膜上动脉	沿肠系膜上动脉淋巴结
No.15	中结肠动脉周围	中结肠动脉周围淋巴结
No.16a1	腹主动脉周围a1	主动脉裂孔部（膈肌脚包绕的4~5 cm范围）的腹主动脉周围淋巴结*
No.16a2	腹主动脉周围a2	腹腔动脉根部上缘至左肾静脉下缘高度的腹主动脉周围淋巴结*
No.16b1	腹主动脉周围b1	左肾静脉下缘至肠系膜下动脉根部上缘的腹主动脉周围淋巴结*
No.16b2	腹主动脉周围b2	肠系膜下动脉根部上缘至腹主动脉的分歧部高度的腹主动脉周围淋巴结*
No.17	胰头前部	胰头部前面，附着于胰腺及胰腺被膜下淋巴结
No.18	胰下缘	胰体下缘淋巴结
No.19	膈下	膈肌的腹腔面，主要是沿膈动脉淋巴结
No.20	食管裂孔部	膈肌裂孔部附着食管的淋巴结
No.110	胸下部食管旁	与膈肌分离，附着于下部食管的淋巴结
No.111	膈肌上	膈肌胸腔面，与食管分离存在淋巴结
No.112	后纵隔	与食管裂孔和食管分离的后纵隔淋巴结

* No.16组淋巴结可进一步分为腹主动脉前（preaortic, pre）、腹主动脉和下腔静脉之间（interaorticocaval, int）及腹主动脉左侧淋巴结（lateroaortic, lat）。

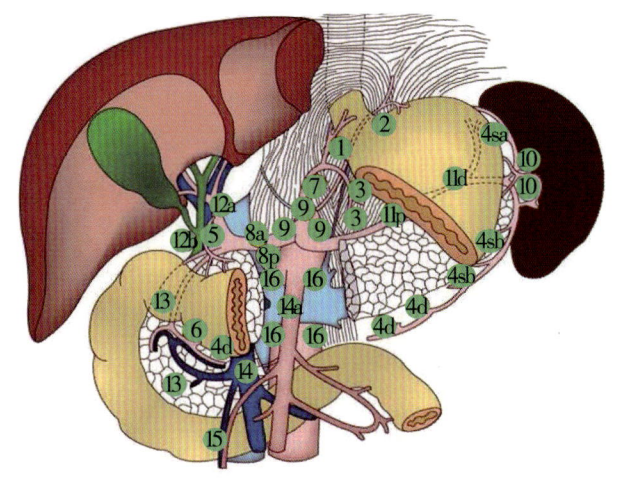

图10-26 胃淋巴结定位示意图

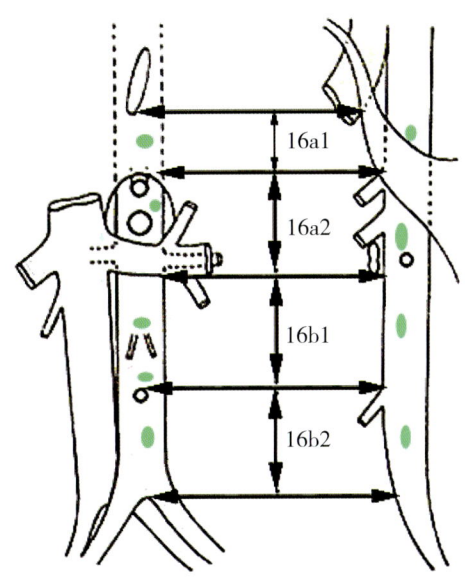

图10-27 No.16组淋巴结定位示意图

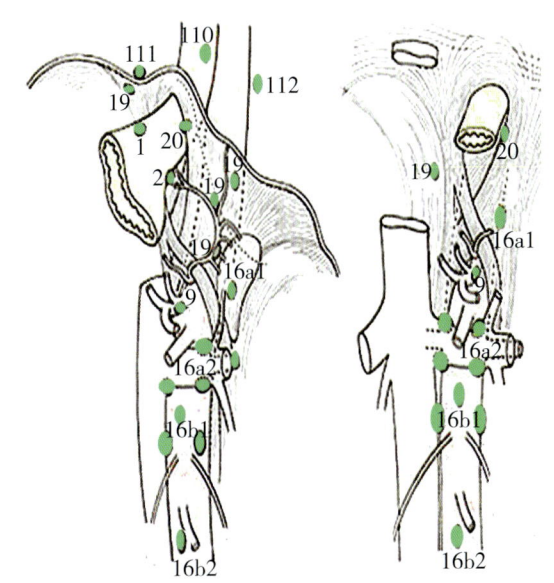

图10-28 No.16组及食管裂孔周围淋巴结定位示意图

（六）淋巴结清扫方法

1. **必须保持淋巴结完整切除** 淋巴结包膜为一筋膜组织，包裹淋巴结、脂肪和脉管组织，此包膜一旦破裂，即达不到整块切除的要求，因此，应从淋巴结包膜周围游离切除淋巴结方可达到彻底清扫的目的。

2. **清扫淋巴结器械选择** 选用薄组织剪或电刀依据术者习惯而定，均可达到清扫目的。但组织剪游离往往伴随组织残留、出血量增加及手术时间延长，过多结扎组织导致残留组织过多，违背锐性分离的基本原则。在肥胖患者，细小血管的结扎较为困难，第一助手操作不熟练的情况下，很容易撕裂小血管，导致出血，需反复多次止血。因此，建议应用电刀作为清扫淋巴结的主要器械，具有出血少、术野干净、节省时间及方便安全等优点。

3. **清扫血管周围淋巴结** 由于静脉壁薄，很容易撕裂，因此，牵拉用力不宜过大；如需切除静脉，可先于其近心侧用直角钳带线结扎，再于此结扎线远侧上持血管钳，切断后缝扎两断端。清扫动脉周围淋巴结，可采用自外周向根部逐步分离的方法，血管根部骨骼化1~1.5 cm，先用4号丝线结扎其根部，再于此结扎线远侧上持两把血管钳，切断后两断端均予以缝扎，以免结扎线脱落出血，保留动脉残株长度最好达1 cm。另外，老年患者往往伴有动脉硬化，结扎血管打结时切勿用力过大，否则可导致血管内膜脱落和术后大出血。

4. **清扫No.6、No.4sb、No.4d、No.15及No.14v组淋巴结**

（1）虽然No.15及No.14v组淋巴结不在D2淋巴结清扫术范围之内，但清除后并发症无明显增加。切除横结肠系膜前叶时，易于将No.15组淋巴结清除。沿中结肠静脉向近心侧仔细分离，可达肠系膜上静脉，其周围淋巴结即为No.14v组淋巴结，保护肠系膜上静脉，电刀将No.14v组淋巴结切除；如与胰腺有粘连，可靠近胰腺侧用小蚊式钳逐段钳夹切断结扎。

（2）No.6、No.4sb及No.4d组淋巴结切除多无困难，有时No.6组淋巴结和胰头前方的No.17组淋巴结融合为一体，需将两者一并切除，保护胰腺，以免损伤胰管，导致胰漏。

5. 清扫No.12a、No.12b及No.13组淋巴结

（1）切除肝十二指肠韧带前叶，清扫No.12a组淋巴结，可能会有小血管渗血，有时难以用血管钳钳夹或电凝止血，可用5-0 Prolene线沿肝十二指肠韧带走行方向缝扎，可妥善止血，避免横行缝扎胆总管或肝动脉。

（2）No.12b组淋巴结位于胆总管下段后方，为一恒定的淋巴结。如不行Kocher切口，将其切除有一定难度，将十二指肠和胰头游离后再切除No.12b组淋巴结将极为方便。术者将胰头向左上方略掀起，右手拇指和示指即可触及该淋巴结，将胆总管拉向左上方，小蚊式钳钳夹淋巴结周围组织，切断并用5-0 Prolene线稳妥结扎，即可将No.12b组淋巴结完整切除。

（3）No.13组淋巴结位于胰头后方，直径多大于0.7 cm，游离胰头后清除多无困难。

6. No.12p淋巴结清扫　目前No.12p淋巴结不在D2根治术清扫范围之内，如有可疑转移当可切除。

（1）清除No.12p淋巴结风险较大，主要是门静脉壁薄，而且显露困难，切除不易，门静脉损伤难以处理，因此，务必小心。切除前应准备血管吻合器械及5-0血管缝线，以备急需。术者将左手示指和中指经温氏孔置于门静脉后方，将No.12p淋巴结推向左侧，拇指置于肝固有动脉和门静脉前方，将两者拉向右侧，小蚊式钳逐段钳夹淋巴结周围靠近门静脉组织，每次钳夹组织不超过0.3 cm，保留侧可予以5-0血管缝线缝扎，切忌大块组织切断，因可能损伤门静脉，导致术中门静脉大出血，小范围逐段切断缝扎，即使出血，也易于修补。

（2）总结切除No.12p淋巴结经验，建议操作如下：

1）应先行游离胰头，清除No.12b和No.13淋巴结。

2）清除No.12a和No.5组淋巴结。

3）最好先横断十二指肠，利于门静脉损伤后显露门静脉。

4）术者用左手拇指、示指及中指将No.12p淋巴结推向左侧，小蚊式钳小范围逐段钳夹淋巴结与门静脉间的粘连组织，保留侧5-0血管缝线缝扎。

5）如有出血，左手示指向上方顶起，多可控制出血，然后用心耳钳将门静脉和脾静脉侧壁夹闭，然后用5-0血管缝线连续缝合止血。

6）切忌盲目、反复钳夹止血，否则可能导致门静脉更为严重的损伤。

7. 清扫No.8a、No.8p组淋巴结

（1）将胃拉向左上腹，于肝总动脉前方可见No.8a组淋巴结，助手将胰腺压向下方，术者用蚊式钳分开淋巴结周围组织并电刀或超声刀切断，逐步切除No.8a组淋巴结。如果No.8a组淋巴结和胰腺组织紧密粘连，术者可用电刀靠近胰腺侧将No.8a组淋巴结切除，创面电凝止血或5-0 Prolene线缝扎止血。

（2）No.8p组淋巴结不在D2淋巴结清扫范围之内，如有转移，可先游离肝总动脉，有时需切断胃十二指肠动脉，易于显露No.8p组淋巴结，采用切除No.12p淋巴结的方法将其切除，有时No.8p和No.12p淋巴结融合为一体，切除困难，应避免损伤门静脉。

8. 清扫No.7及No.9组淋巴结

（1）沿肝总动脉向其根部逐步解剖，达腹腔动脉干根部，将No.9组淋巴结完整切除。

（2）显露胃胰襞，小心切开，约20%患者可见胃左静脉走向脾静脉，可将其结扎切断。胃左静脉头侧即为胃左动脉，清扫No.7组淋巴结，胃左动脉根部游离至少1.5 cm，先予以4号丝线结扎，再缝扎一道，残株长度至少1 cm，避免结扎线脱落。

9. 清扫No.1及No.3组淋巴结

（1）将肝胃韧带切口向贲门侧延伸，此处肝胃韧带分为两层，术者示指很容易将其分开，可用电刀或分

段结扎切断，达贲门下3~5 cm处，同时清除No.1及No.3组淋巴结。中途如有出血，可予以缝扎止血。

（2）此时在胃小弯侧形成一个无浆膜裸区，应将其前、后壁浆肌层予以间断缝合，浆膜化后可减少此处穿孔的风险，但近贲门处切勿内翻过多，以免导致吞咽困难。

10. 清扫No.11p及No.11d组淋巴结

（1）自腹腔动脉干寻找脾动脉，切开胰腺上缘后腹膜，显露脾动脉，No.11p及No.11d组淋巴结以脾动脉中点为分界线，将No.11p切除，No.11d可疑转移者可予以切除或联合行胰体尾脾切除术。

（2）需保护胃后动脉，因其提供残胃部分血供。

（七）切除横结肠系膜前叶和胰腺被膜

在中结肠血管右侧半，横结肠系膜前后叶间隙相对较大，可先于此处锐性分离。肥胖患者有时分离较为困难，出血较多，需耐心细致。胰腺被膜分离多无困难，如有肿瘤浸润，可试行切除部分胰腺组织，避免损伤胰管，创面放置引流管，以利于术后胰瘘的诊治。十二指肠和胰头间往往存在小血管，离断后渗血不止，可予以电凝或5-0 Prolene线沿胰腺长轴方向缝扎止血。

（八）脾脏切除与否

因为位于M及L区的胃癌很少出现No.10组淋巴结转移；脾切除需结扎切断胃短血管，单独胃后动脉难以提供足够血供或已被切断，如此将导致残胃缺血；如同时行脾切除术，则膈下感染等并发症增加，因此，不主张行脾切除术。如已经证实或高度怀疑存在No.10淋巴结转移，可行保留脾脏的No.10及No.11组淋巴结清扫术；如联合脾切除术，则残胃必须很小方可依赖食管壁内血管提供足够血供，否则应行全胃切除术。开腹探查完毕后，首先切断结扎大网膜和脾脏之间的粘连，大纱布垫将脾脏垫起，以防脾脏撕裂。

（九）胃肠道重建方法

（1）胃癌远端胃大部切除采用Billroth Ⅰ式胃肠道重建，如术后发生残胃癌，肿瘤可侵犯十二指肠。因为首次手术时已经切除部分十二指肠，再次手术需联合行胰十二指肠切除术；而残胃癌易伴有No.11及No.10组淋巴结转移和胰体尾侵犯，需行胰体尾联合脾脏切除术；如此则需切除全部胰腺，术后患者必然出现严重的营养不良。因此，不建议胃癌患者选用Billroth Ⅰ式胃肠道重建，最好选用Billroth Ⅱ式胃肠道重建或残胃空肠Roux-en-Y吻合术，后者是日本国立癌症中心中央医院首选的胃肠道重建方式。

（2）有关胃肠道重建手术策略参见本书第六章"胃大部切除术"有关内容。

（十）标准手术时间为3 h

三、麻醉与体位

气管内插管全身麻醉，平卧位。

四、手术步骤

（1）采用上腹正中切口，上达剑突上方2 cm，下达脐下方4~5 cm，可切除剑突，切口务必足够大，利于清扫淋巴结，避免术中挤压肿瘤组织，减少肿瘤转移播散机会。腹白线上窄下宽，有时偏离中线位置，术时应注意。手术刀切开皮肤及皮下脂肪组织，出血点电凝止血，血管钳提起腹白线，电刀切开，进而提起腹膜，手术刀切开少许，避免损伤腹内脏器，进而用电刀切开腹膜，打开腹腔（图10-29）。

（2）术者用无菌生理盐水洗手，拉钩将腹壁拉起。用生理盐水100 mL冲洗Douglas窝，行腹腔脱落细胞学检查。探查腹腔：有无腹水，大网膜有无肿瘤种植结节，肝脏有无转移，盆腔有无种植，双侧卵巢有无Krukenberg瘤，小肠及其系膜有无癌灶，腹主动脉及横结肠系膜根部有无

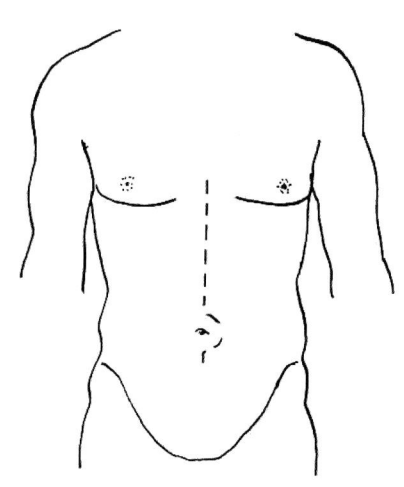

图10-29 手术切口

肿大淋巴结，病灶的位置、大小、活动度，胃周淋巴结转移情况，初步判定能否行根治性切除。

（3）上置切口保护器及全方位大拉钩，充分显露腹腔。

（4）浸出浆膜层者，予以纱布覆盖或喷洒浆膜保护胶，4号丝线缝扎癌灶周围血管，减少肿瘤播散的机会。大纱布垫将脾脏垫起，避免牵拉脾脏引起脾撕裂出血，降低不必要的脾切除的风险。

（5）常用的逆行切除法手术程序如下（图10-30）：

1）离断胃结肠韧带，切除横结肠系膜前叶，清扫No.15、No.14及No.6组淋巴结。

2）游离结肠肝曲，切开十二指肠外侧腹膜，游离十二指肠和胰头，探查并清除No.12b组淋巴结。

3）电刀近肝缘切开肝胃韧带。

4）锐性切开肝十二指肠韧带，清除No.12a淋巴结。

5）切断胃右动脉，清除No.5淋巴结。

6）横断十二指肠，清除No.8a淋巴结。

7）清除No.7、No.9淋巴结，切断胃左动脉。

8）清除No.1、No.3组淋巴结。

9）横断胃体。

10）清除No.11p淋巴结，进而完成胃肠道重建。

（6）由于脱落癌细胞易于种植于大网膜，因此，胃癌根治术要求切除大网膜。位于胃后壁的肿瘤还可以种植于小网膜囊，切除横结肠系膜前叶也是必要的步骤之一（图10-31）。

（7）术者将大网膜翻向头侧，助手向下方牵拉横结肠，紧张胃结肠韧带，电刀向脾脏方向切断此韧带，达脾脏下缘，转向胃大弯方向，切断结扎胃网膜左动脉，清除No.4sb组淋巴结（图10-32）。

（8）向结肠肝曲方向离断胃结肠韧带右侧半，游离结肠肝曲，完全显露十二指肠（图10-33）。

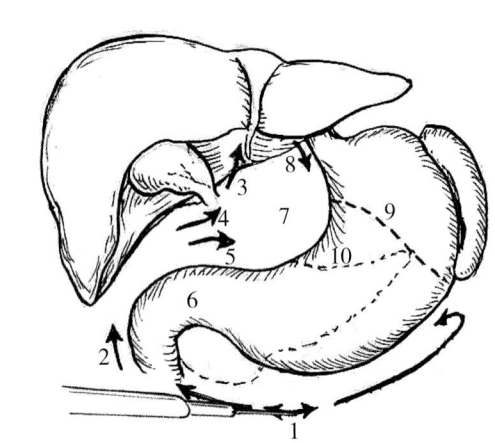

图10-30 逆行切除法手术顺序

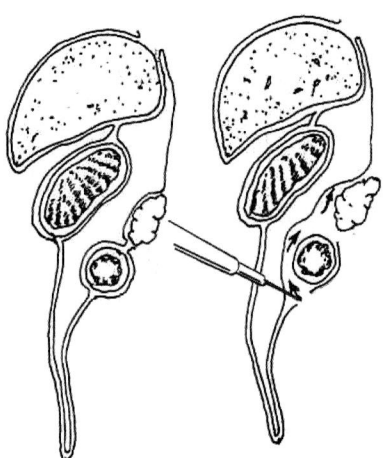

图10-31 切除横结肠系膜前叶

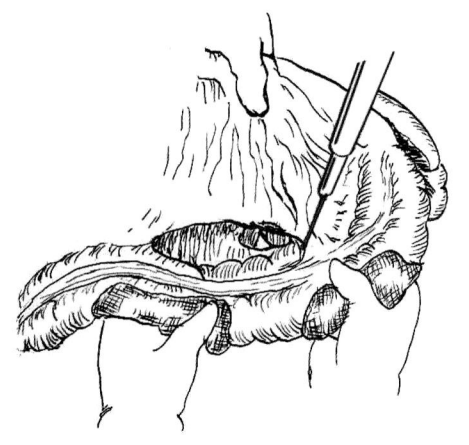

图10-32 清除No.4sb组淋巴结

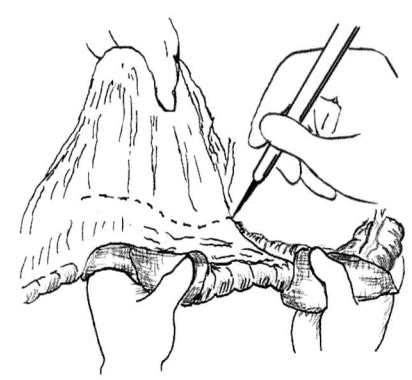

图10-33 离断胃结肠韧带右侧半

（9）中结肠血管右侧，横结肠系膜前、后叶间隙较大，易于分离，可先于此切除横结肠系膜前叶（图10-34）。

（10）沿中结肠静脉分离，即可显露肠系膜上静脉，此静脉根部周围为No.14v组淋巴结。虽然目前将转移的No.14v组淋巴结作为远处转移，但即使转移，切除后依然可获得较长的生存期，因此，应一并清除。可将胰腺下缘游离，电刀切除No.14v组淋巴结及其周围的脂肪结缔组织，胰腺侧的组织可予以缝扎，务必彻底止血（图10-35）。

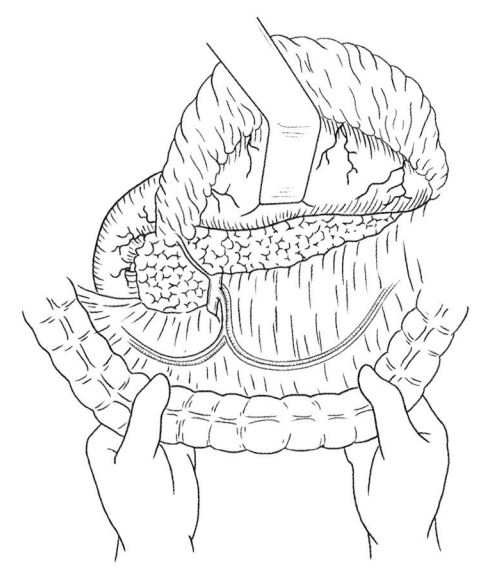

图10-34　切除横结肠系膜前叶

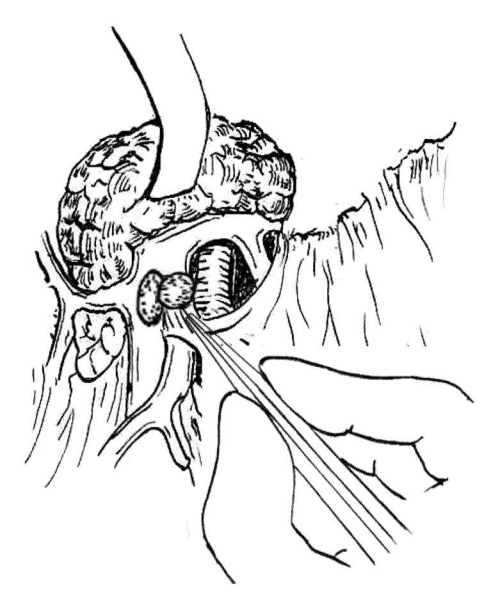

图10-35　清除No.14v组淋巴结

（11）将No.14v组淋巴结及其周围的脂肪结缔组织向上方牵起，清除胃结肠静脉干周围组织，进而显露胃网膜右静脉，于其根部结扎切断。胰头前方的被膜、No.17淋巴结和结缔组织一并切除，出血点予以电凝或5-0血管缝线缝扎（图10-36、图10-37）。

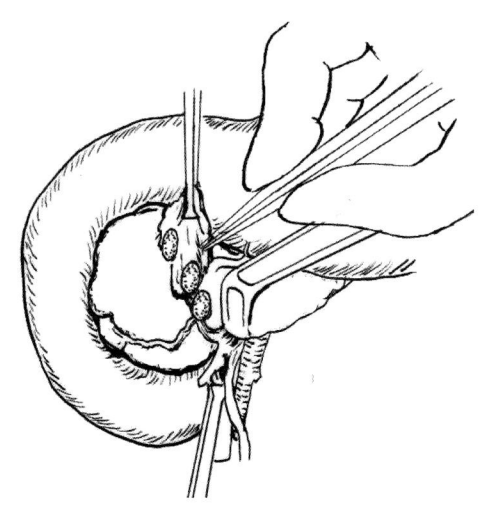

图10-36　显露胃网膜右静脉

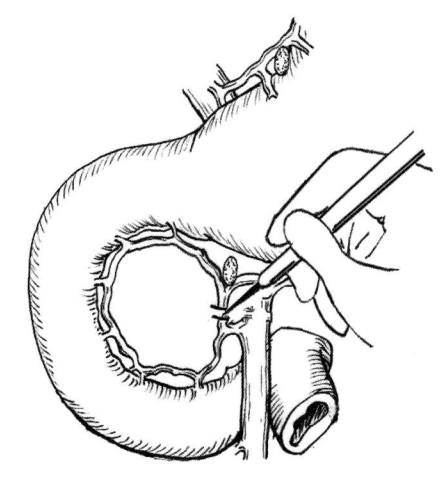

图10-37　切断胃网膜右静脉

（12）幽门下游离出胃网膜右动脉，于其根部结扎，清除No.6及No.4d组淋巴结。胃网膜右动、静脉应分别游离清楚后，各自妥善结扎，将两者集束结扎可导致静脉撕裂出血，反而延缓手术进程，增加术后腹腔出血的风险（图10-38）。

（13）为探查No.13组淋巴结，应采用Kocher切口，将胰头掀起，其背侧的淋巴结即为No.13组淋巴结，和No.14v淋巴结一样，属于远处转移范围，但切除后生存期明显延长，手术并发症并未明显增加，因此，如有肿大应一并切除。至于No.16组淋巴结肿大转移者，已属于晚期，清扫与否和生存期关系不大，手术本身已为姑息性切除。建议易于清除者当应予以切除，但所有组织均应妥善结扎，预防术后淋巴漏（图10-39至图10-41）。

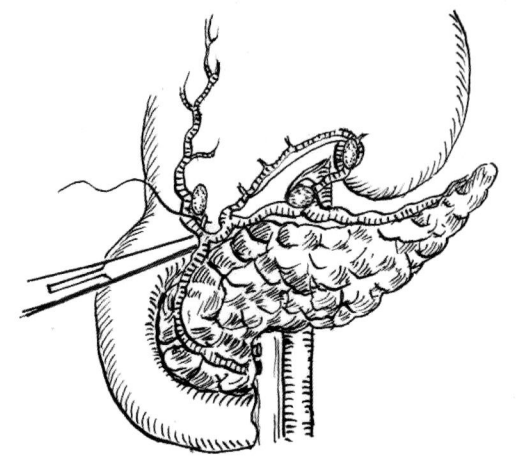

图10-38　切断胃网膜右动脉

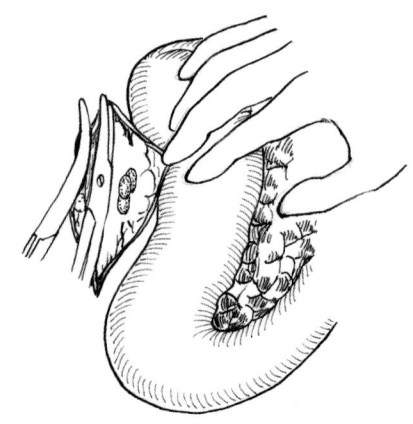

图10-39　Kocher切口

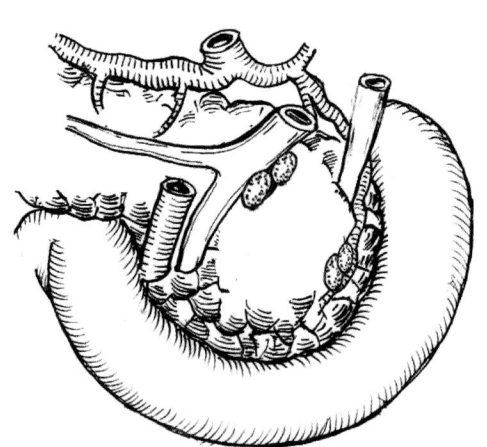

图10-40　内翻胰头

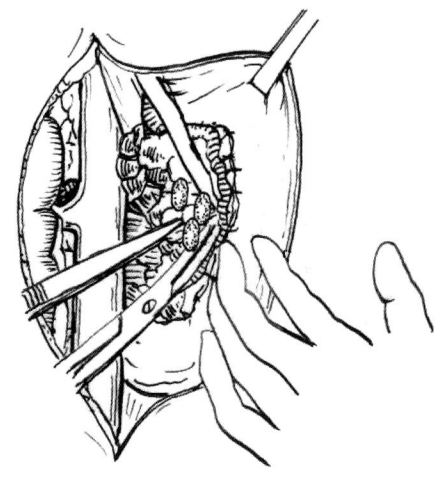

图10-41　清除No.13组淋巴结

（14）近肝缘切开肝胃韧带和肝十二指肠韧带，有时可遇到副左肝动脉进入肝左叶，可予以切断结扎，一般不会导致肝功能损害；也可以将该动脉和胃左动脉周围淋巴脂肪组织清除后，保留胃左动脉和副左肝动脉，对肝功能已有损害的患者颇有裨益（图10-42）。

（15）近肝门处切开肝十二指肠韧带前叶，向远侧锐性分离，显露胆总管及肝固有动脉，途中可有小的出血点，电凝多可止血。清扫No.12a、No.12b组淋巴结时，应自上而下耐心清扫，肝固有动脉发出胃右动脉处夹角内淋巴结清扫应顺着胃右动脉的方向分离，以免动脉损伤引起出血。自胃右动脉根部结扎切断，保留侧结扎与缝扎各一道，清扫No.5组淋巴结（图10-43至图10-45）。

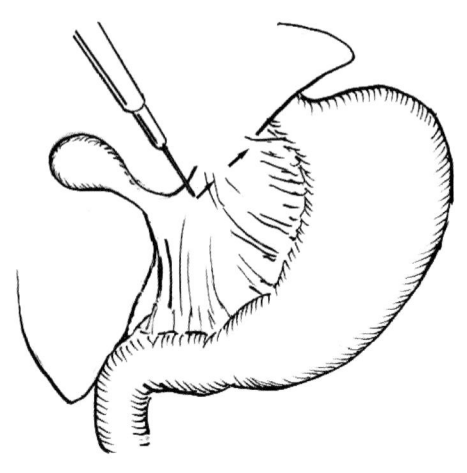

图10-42　切开肝胃韧带

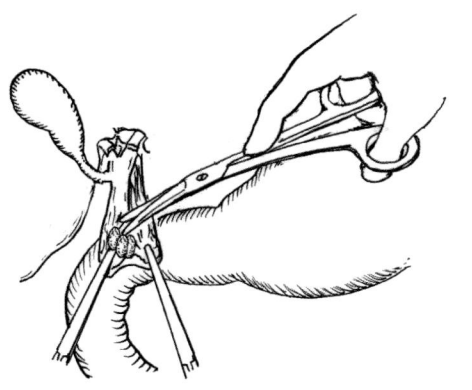
图10-43 清扫No.12a、No.12b组淋巴结

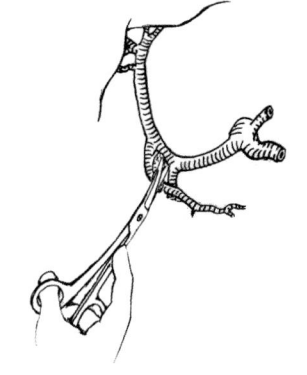
图10-44 胃右动脉损伤

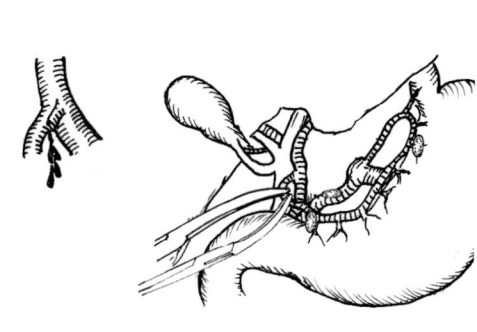
图10-45 清扫No.5组淋巴结

（16）幽门下3 cm左右，远侧上持肠钳，胃侧夹持库克钳，背侧放置纱布，电刀切断十二指肠，安尔碘消毒断端（图10-46）。保留侧可用7号丝线连续或U形间断缝合关闭，具体方法是：

1）首先7号丝线自一侧浆肌层进针。
2）第二针紧贴肠钳下方穿过十二指肠中点的前后壁。
3）第三针自另一侧浆肌层缝针。
4）第四针自十二指肠中点附近穿过前后壁，两线尾打结。
5）将十二指肠残端两侧角半荷包缝合包埋，中间加缝几针浆肌层缝合，包埋残端。此方法优点在于缝合迅速可靠。胃侧断端最好亦用7号丝线缝合关闭，并用大纱布妥善包裹，以免污染腹

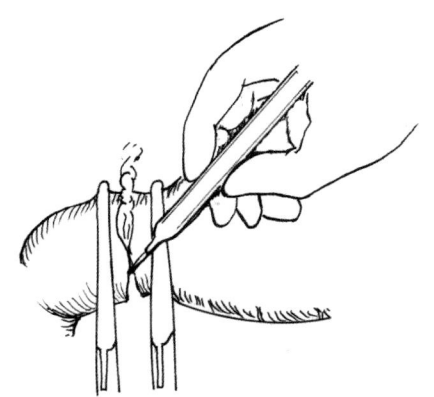
图10-46 切断十二指肠

腔。用直线型切割吻合器离断十二指肠更为便捷，残端最好予以浆肌层包埋，具体操作参见本书第二章第四节"胃肠手术吻合器械基本操作方法"有关内容。

（17）将胃牵拉向左上腹，自肝固有动脉向近心侧游离，显露肝总动脉，于其前方可见No.8a组淋巴结，这是胃癌恒定的淋巴结，转移率较高，务必清扫。No.8a组淋巴结和胰腺组织间有1~2条小动脉，易于出血，予以结扎切断，创面出血可以予以电凝或缝扎止血。No.8p组淋巴结如有转移可予以切除，应先游离肝总动脉，切断胃右动脉和胃十二指肠动脉，将肝总动脉拉向下方，游离切除No.8p组淋巴结，No.8p和No.12p淋巴结有时融合为一体，应避免门静脉损伤（图10-47至图10-50）。

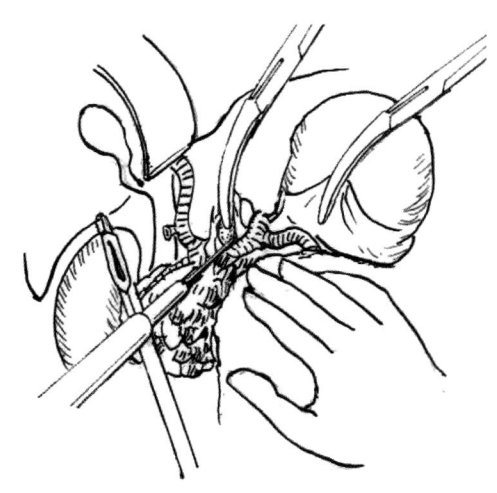
图10-47 切除No.8a组淋巴结

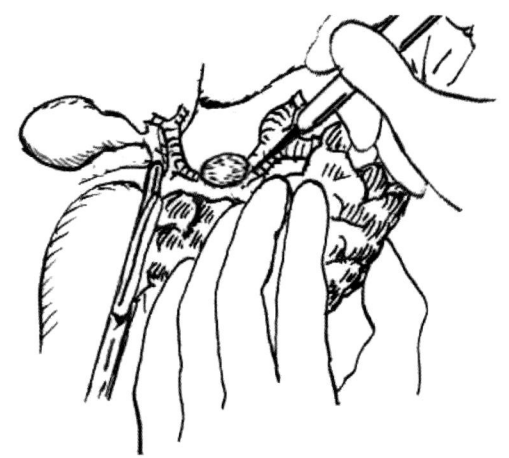
图10-48 切断No.8a组淋巴结与胰腺间粘连

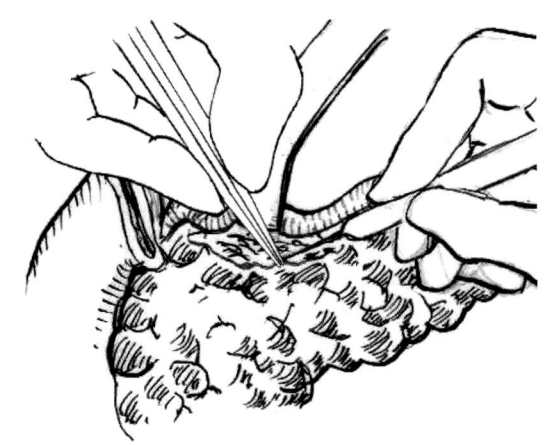

图10-49 切除后创面电凝止血

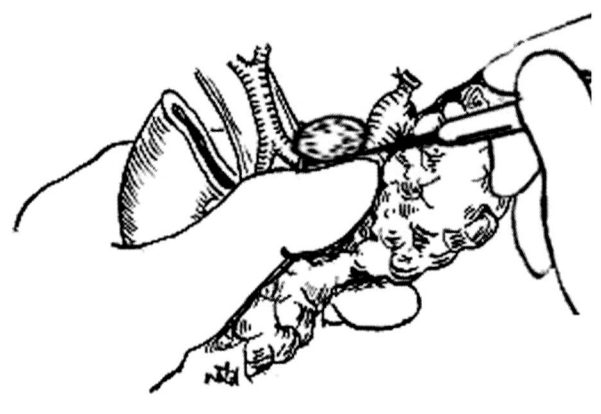

图10-50 切除No.8p组淋巴结

(18) 继续向腹腔干根部游离，清除No.9组淋巴结；解剖出胃左动脉，于其根部先用4号丝线结扎，再于此线上方夹持两把血管钳，切断胃左动脉，保留侧再予以缝扎一道，No.7组淋巴结得以清除。对于年老患者，血管内膜存在动脉硬化，过度用力打结可将内膜挤出，反而导致术中或术后大出血（图10-51）。

(19) 将整个胃体牵向左下方，将小网膜切缘向食管右侧延伸，清除No.1组淋巴结，进而沿小弯侧切除小网膜，此处小网膜分为两层，分别予以结扎切断，直至贲门下3~5cm处，同时清除No.3组淋巴结。再将裸化的胃小弯侧前、后壁浆肌层用1号丝线间断缝合，以减少术后小弯侧损伤破裂的可能，但贲门附近切忌内翻过多，以免引起吞咽困难，此步操作也可以在胃肠重建完毕后进行（图10-52、图10-53）。

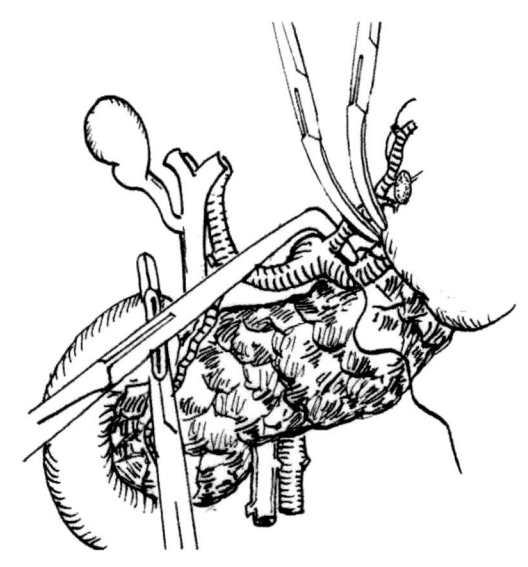

图10-51 切断胃左动脉

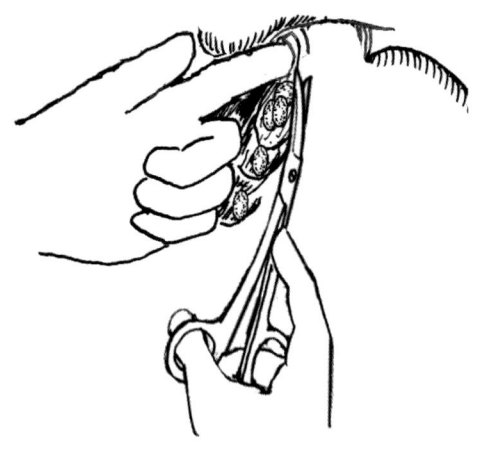

图10-52 清除No.1组淋巴结

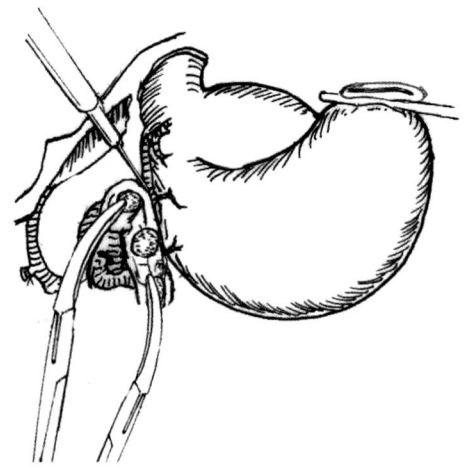

图10-53 清除No.3组淋巴结

(20) 腹腔干发出脾动脉，显露多无困难，该动脉走行于胰腺上缘之后，锐性分离胰腺上缘，显露脾动脉，电刀锐性分离No.11p组淋巴结，该组淋巴结周围重要脏器少，可采用小蚊式钳逐段结扎的方法将其切除，胰腺侧小的出血点可予以电凝或5-0血管缝线缝扎。至于No.11p组与No.11d组的分界线目前以脾动脉中点为界，因胃后动脉不在脾动脉中点，而且约40%个体不存在胃后动脉。术中可探查No.11d组淋巴结，如怀疑转移，可一并切除（图10-54至图10-57）。

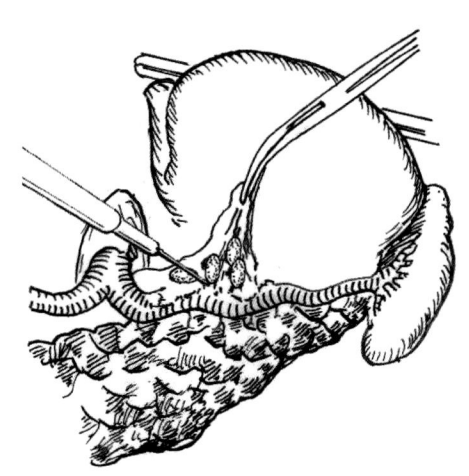

图10-54　显露脾动脉

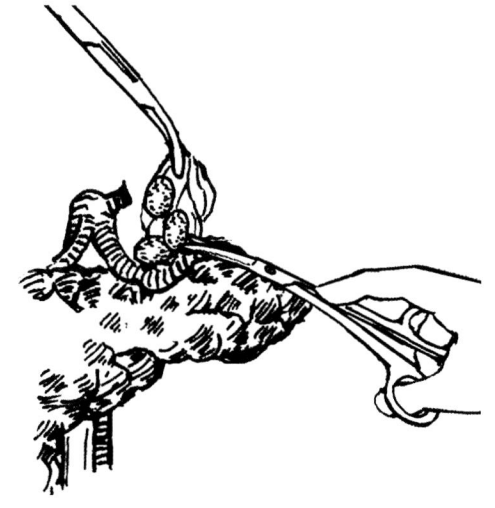

图10-55　切除No.11p组淋巴结

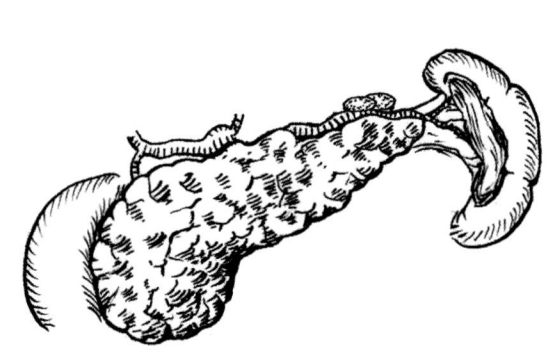

图10-56　显露No.11d组淋巴结

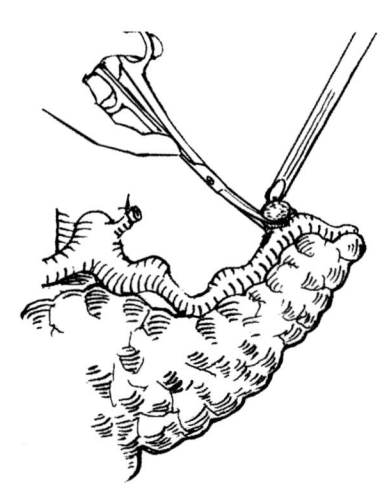

图10-57　切除No.11d组淋巴结

（21）断胃有多种方法：

1）第一种方法可用胃钳沿切除线夹持胃壁，其远侧上置库克钳，后方垫置纱布垫，电刀离断胃体，移除标本，断端用安尔碘消毒；紧靠胃钳，自小弯侧切开胃壁，边切边间断或连续锁边缝合，直至小弯侧吻合口边缘为止，吻合口大小约5 cm，然后将已缝合的小弯侧行浆肌层包埋；也可以行全口胃空肠吻合，节省小弯侧闭合时间。

2）第二种方法为先用两把库克钳钳夹吻合口处胃壁，离断后，再向小弯侧上持两把大弯钳，于两者间切断之，移除标本，小弯侧处理同前所述。

3）第三种方法可用足够长的直线型切割闭合器，一次性切割并同时闭合胃体，移除标本，断端予以间断1号丝线浆肌层包埋。

4）无论何种方式断胃，均应于手术台上检查切除标本，特别是近切缘长度是否足够，怀疑肿瘤残留时，可行快速冰冻病理检查以资诊断，必须保证切缘阴性方可吻合，必要时行全胃切除术（图10-58）。

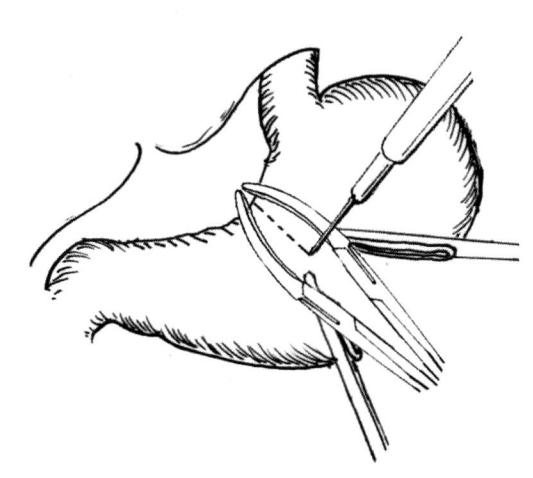

图10-58　离断胃体

（22）于胃钳或库克钳近侧切开浆肌层，行胃黏膜下1号丝线缝扎止血，可行Billroth Ⅰ式、Billroth Ⅱ式或Roux-en-Y胃肠道重建（图10-59至图10-61）。日本国立癌症中心中央医院在1995年以前主要采用Billroth Ⅰ式胃肠道重建，现主要将Roux-en-Y残胃空肠吻合术作为标准重建方式。中山大学附属第一医院多用结肠前Billroth Ⅱ式胃空肠全口吻合（Moynihan法）。

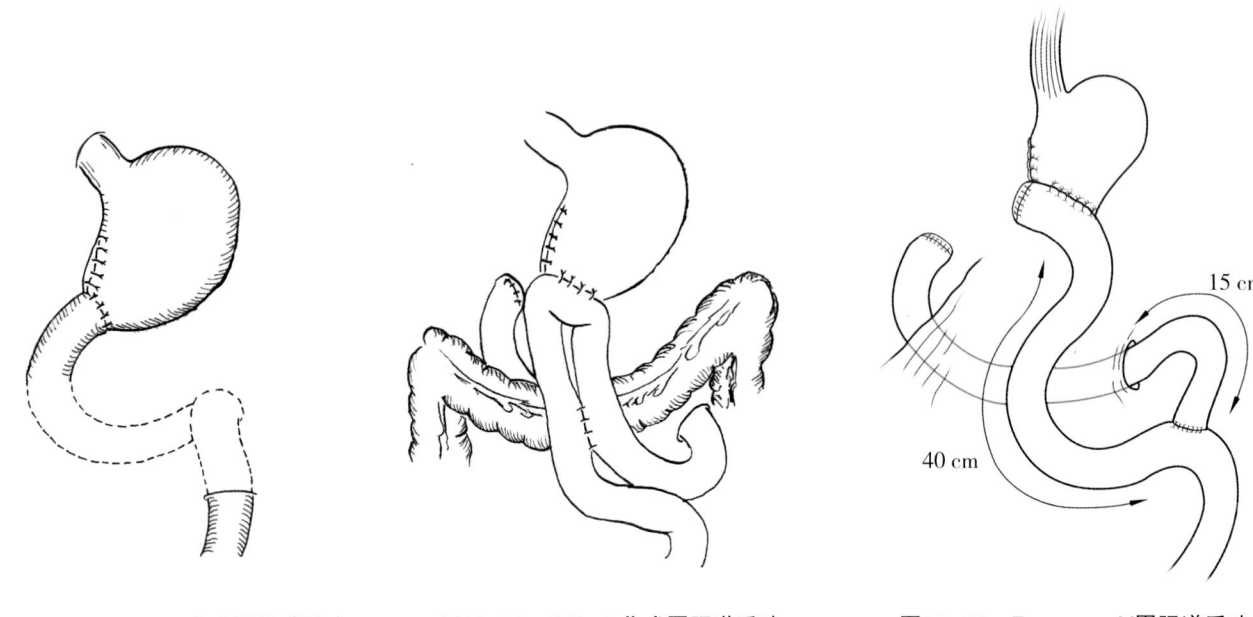

图10-59　Billroth Ⅰ式胃肠道重建　　　图10-60　Billroth Ⅱ式胃肠道重建　　　图10-61　Roux-en-Y胃肠道重建

（23）半口吻合的方法参见本书第六章"胃大部切除术"有关内容。结肠前Billroth Ⅱ式胃空肠全口吻合（Moynihan法）具体方法如下：

1）于结肠前，距Treitz韧带10～15 cm上提空肠，检查输入、输出肠襻，以防扭转，肠钳将输入、输出肠襻夹闭，先行胃后壁与空肠1号丝线浆肌层间断缝合。

2）紧靠胃钳切开胃壁浆肌层，1号丝线缝扎黏膜下血管，以减少术后吻合口出血，切除胃钳钳夹的胃组织，切缘彻底止血。

3）切开空肠，长度略短于胃断端，用3-0可吸收线于吻合口后壁中点全层缝合并打结，然后向小弯侧连续锁边缝合，锁边线位于胃壁侧以利于压迫止血，直至胃小弯拐弯处，拉紧已缝合的可吸收线。

4）于胃小弯拐角处缝一针4号丝线，打结后，与可吸收线打结，此种处理可以防止可吸收线松弛导致术后胃出血或吻合口漏。

5）再将后壁缝合的可吸收线向大弯侧连续锁边缝合，大弯拐角处处理同小弯侧。

6）应用前述可吸收线，采用Connell方法继续完成前壁连续缝合至中点处，两可吸收线尾打结。

7）前壁浆肌层间断缝合包埋吻合口。

8）将输入、输出空肠襻分别与胃大、小弯胃壁浆肌层固定2～3针，以免悬吊成交，导致输入或输出襻梗阻。

9）距离吻合口6～8 cm，于输入、输出襻之间可做Braun吻合，以降低十二指肠残端压力，避免输入襻吻合口梗阻的发生。

10）胃肠吻合也可采用1号丝线间断吻合的方法，关于胃肠吻合方法和吻合器的使用可参阅本书第二章"胃肠手术吻合基本方法"有关内容。

（24）日本国立癌症中心中央医院多采用Roux-en-Y残胃空肠吻合术行远端胃癌切除后胃肠道重建，基本放弃Billroth Ⅱ式胃肠道重建。与Billroth Ⅰ式胃肠道重建相比，本术式具有以下优点：极少发生吻合口漏、反流性胃炎和食管炎；十二指肠附近肿瘤复发时，不会出现肠梗阻；发生残胃癌时，易于再次根治性切除。不足之处包括：操作时间增加；不能通过胃镜检查十二指肠及乳头；胆总管疾病亦不能行内镜处理；影响钙离子、铁离子等吸收。结肠前吻合优于结肠后，因胃癌术后横结肠系膜根部有肿瘤复发的可能性。Roux臂长度不少于40 cm，以备残胃癌切除时，有足够长的Roux臂空肠行食管空肠吻合术。另外，Roux臂盲端长度以2~3 cm为宜，切勿过长，可将其向上方与胃壁缝合固定（图10-61）。

（25）目前常用的胃癌切除方法是自下而上的逆行切除法，在胃窦部肿瘤侵犯胰腺时，往往遇到困难。王舒宝教授提出顺行切除胃癌的方法，其最大的优点在于处理胃与胰腺的关系特别方便、清楚，但对于胃胰襞完全侵犯缩短的病例难以使用顺行切除法。笔者实际手术操作中调换了第3步和第4步先后顺序，具体操作的主要步骤为（图10-62）：

1）离断胃结肠韧带左侧半，清扫No.4sb组淋巴结。
2）近肝缘切开肝胃韧带。
3）清除No.1、No.3组淋巴结。
4）清除No.7组淋巴结，切断胃左动脉。
5）横断胃体。
6）切开肝十二指肠韧带，清除No.12a组淋巴结。
7）切断胃右动脉，清除No.5组淋巴结。
8）切除横结肠系膜前叶，清除No.14v、No.15、No.6、No.4d组淋巴结，游离肝曲结肠。
9）横断十二指肠，移除标本。
10）切开十二指肠外侧腹膜，探查并清除No.13组淋巴结。
11）清除No.8a、No.9组淋巴结。
12）清除No.11p组淋巴结。
13）进而完成胃肠道重建。

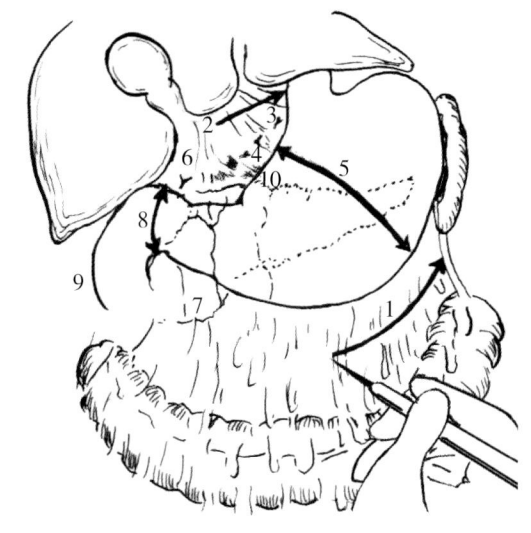

图10-62　顺行切除胃癌步骤

（26）胃癌顺行切除手术步骤：

1）肿瘤病灶的探查、脱落细胞学检查、肿瘤覆盖、周围血管的缝扎及脾脏后置大纱布同逆行切除法。切断胃结肠韧带，直达脾脏下极，转向胃大弯，分离出胃网膜左动、静脉，予以结扎切断，保留侧双重结扎，确定大弯侧切断点（图10-63、图10-64）。

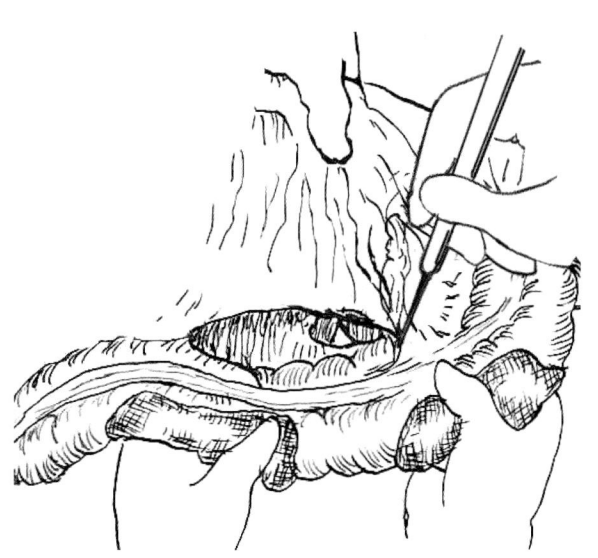

图10-63　切断胃结肠韧带

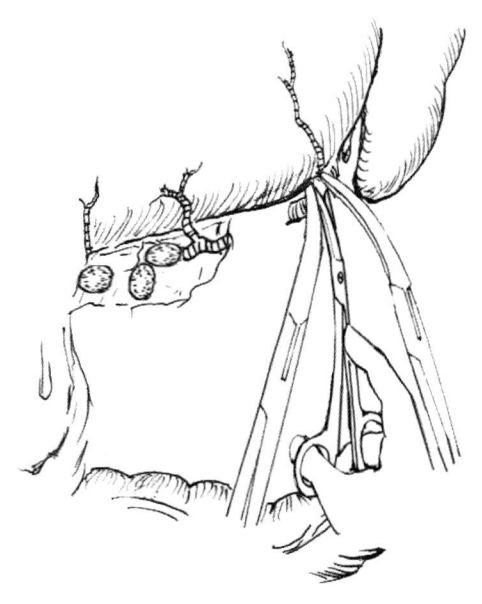

图10-64　切断胃网膜左动脉

2）近肝缘电刀切开小网膜直达食管右侧，进而自小弯侧切除小网膜，注意此处小网膜分为前后两层，应单独分段切断结扎，清除No.1、No.3组淋巴结（图10-65）。

3）解剖胃胰襞，显露胃左动脉，先于其根部4号丝线结扎一道，然后于其远侧上置两把血管钳，切断胃左动脉，保留侧缝扎，清除No.7组淋巴结。确定小弯侧切断点，离断胃体。切开肝十二指肠韧带前叶，清除No.12a、No.12b组淋巴结，切断胃右动脉，残端双重结扎，清除No.5组淋巴结（图10-66）。

4）切断胃结肠韧带右侧半，切除横结肠系膜前叶，清除No.15、No.14v及No.6组淋巴结，电刀切断胃与胰腺间的粘连，创面电凝或缝扎止血（图10-67）。

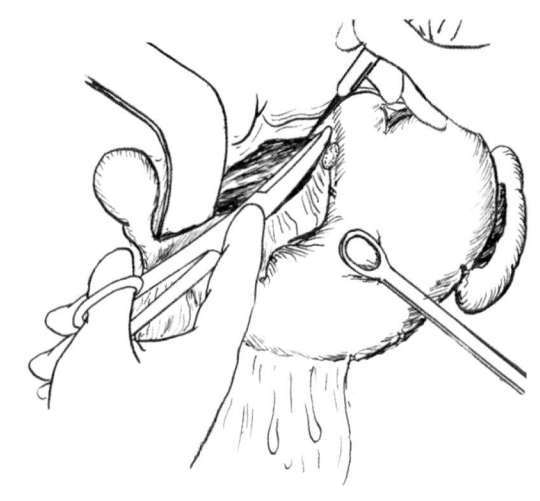

图10-65　清除No.1、No.3组淋巴结

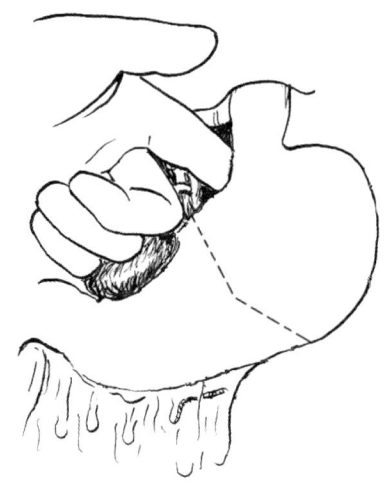

图10-66　离断胃体

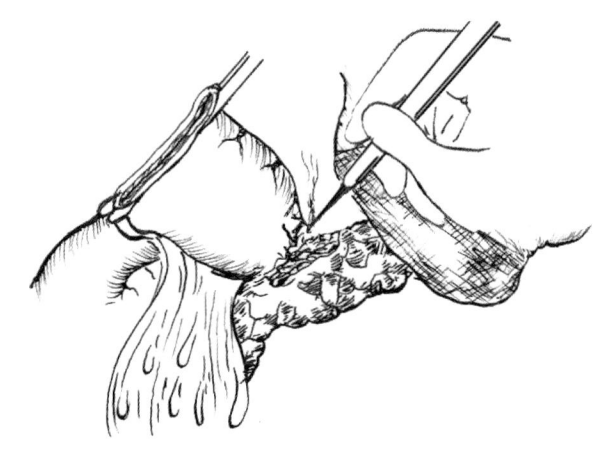

图10-67　切断胃与胰腺间的粘连

5）横断十二指肠，清扫No.13、No.12p、No.8a、No.9、No.11p组淋巴结及胃肠道重建方法同逆行切除法。

第五节　胃癌近端胃切除术（D2淋巴结清扫术）

关于U区胃癌和贲门癌采用全胃切除抑或近端胃切除依然存在争议。文献报道胃底贲门癌No.5及No.6淋巴结转移率达20%以上，近端胃切除术后复发率高达39.5%，因此，不做全胃切除难以达到根治性切除之目的；5年生存率全胃切除患者可达83%，而近端胃切除患者仅为16%。而且，近端胃切除术后吻合口瘘（约9%）、吻合口狭窄（约40%）和有临床症状的反流性食管炎（约40%）发病率均较高。基于此，建议采用全胃切除作为胃底贲门癌的首选手术方式，行近端胃癌根治术应严格掌握手术适应证。

一、适应证

（1）H0，P0，CY0。
（2）位于U区或贲门（图10-68）。
（3）早期胃癌、BorrmannⅠ型、BorrmannⅡ型、BorrmannⅢ型。
（4）浸润深度限于固有肌层（T2）以内。

（5）淋巴结转移限于以下范围：No.1、No.2、No.3、No.4sa、No.4sb、No.7、No.8a、No.9、No.10、No.11组。

（6）No.5、No.6、No.4d组淋巴结及标本远、近切缘术中快速冰冻病理证实均无癌细胞。

二、手术策略

（一）切口选择

1. 左侧胸腹联合切口 经第六肋间达剑突和脐连线之中点，如显露不充分，可向脐部或平行右肋弓方向延长切口。此切口创伤较大，应先行开腹，证实无腹腔种植转移等情况，可行根治性切除时再打开胸腔（图10-69）。

2. 上腹正中切口 需切除剑突，切开食管腹侧膈肌或将膈肌环绕食管部分切开，扩大食管膈肌裂孔，清除No.110及No.111组淋巴结，切除5 cm末段食管，用管状吻合器完成消化道重建（图10-70）。

3. 胸骨及腹部正中切口 较左侧胸腹联合切口创伤小，适用于年老体弱、食管侵犯在3 cm以内的患者。操作步骤：上腹正中切口；自第2肋间开始向左侧弧形切开并与腹部切口会合；电刀T形切开胸骨骨膜，切除剑突，钝性游离胸骨下间隙，电锯纵行切开胸骨；于第2肋间横断胸骨，骨蜡止血，上置胸骨牵开器；自正中向食管方向切开膈肌并缝扎止血，显露食管；清除No.110、No.111及No.112组淋巴结，切断食管，胃侧切缘送快速冰冻病理检查；消化道重建；重建膈肌裂孔，缝合膈肌切口；于胸骨后和心包下放置引流管，胸骨打孔用钢丝固定，纵横各两根，逐层关闭胸腹部切口（图10-71）。

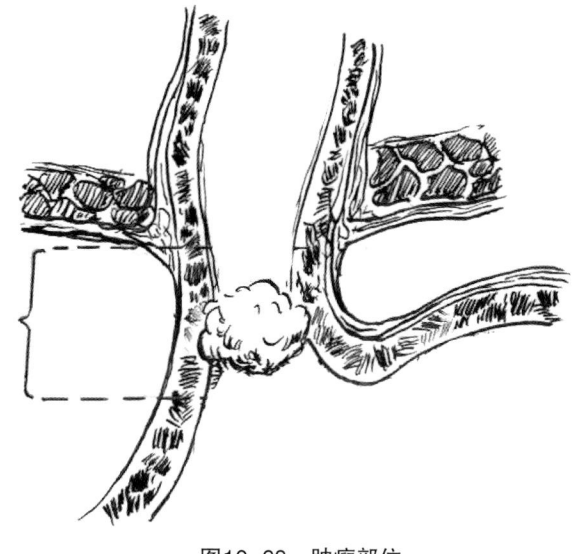

图10-68 肿瘤部位

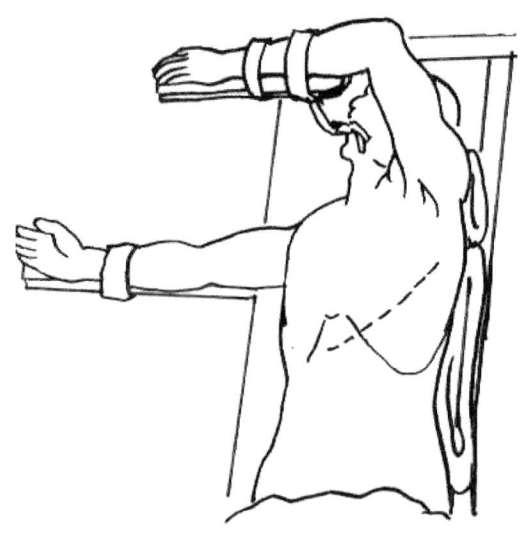

图10-69 左侧胸腹联合切口

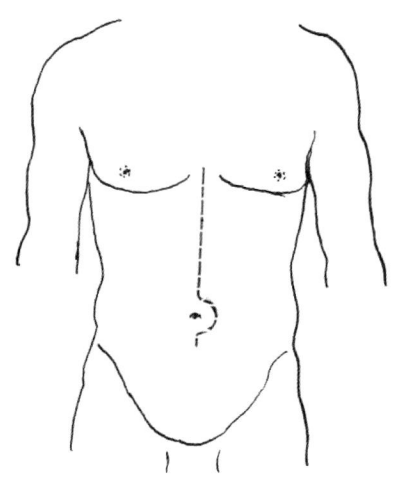

图10-70 上腹正中切口

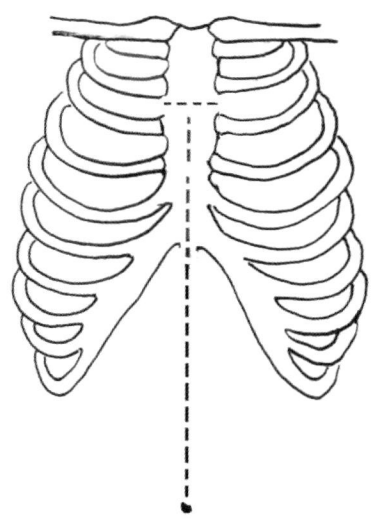

图10-71 胸骨及腹部正中切口

（二）胃食管切除量

需切除3～5 cm食管下段，胃小弯切断点距离幽门5 cm，大弯切断点距离幽门10 cm。胃网膜右动、静脉保护完好，以确保残胃血供。食管、胃切缘、No.5、No.6及No.4d组淋巴结务必行术中快速冰冻病理检查证实阴性，如发现肿瘤浸润转移，应改行全胃切除术。

（三）膈肌妥善止血

膈肌血供丰富，极易出血，应采用先缝扎再切断的方法逐段切开，打结后线尾对齐，暂作牵引。

（四）清扫淋巴结

1. 清扫No.110、No.111、No.112、No.20及No.2组淋巴结　开胸后，用电刀切断肺下韧带，向头侧方向切开达肺下静脉，使左肺萎缩，用湿纱布垫保护。沿主动脉至食管裂孔方向切开纵隔胸膜，游离食管，清除附着于其上的No.110组淋巴结，进而切除膈肌上No.111、后纵隔No.112和食管裂孔处No.20组淋巴结，No.2组淋巴结位于贲门左侧或左膈下动脉食管贲门支周围，清除多无困难。

2. 清扫No.10及No.11组淋巴结　两者均为近端胃癌D2清扫术必须切除的淋巴结，但是单独清扫No.10淋巴结非常困难，极易损伤脾脏，可试行保留脾脏的No.10淋巴结清扫，但直接行联合脾切除术或胰体尾脾切除术，也符合胃癌根治性原则。对术中脾脏损伤，应行积极的脾切除术，以防术后脾脏大出血，给患者造成严重损害。

3. No.1、No.3、No.4sa、No.4sb、No.7、No.8a、No.9、No.11组淋巴结清扫参见本章第四节"胃癌胃次全切除术（D2淋巴结清扫术）"有关内容。

（五）食管胃端端吻合抑或端侧吻合

端端吻合并发症和死亡率较高，原因包括：端端吻合操作复杂，吻合口存在危险三角区；而端侧吻合口血供良好，操作简单，尚可行残胃Nissen折叠以减少反流性食管炎的发生。因此，食管胃端侧吻合应作为近端胃切除首选的胃肠道重建方式。

（六）预防吻合口漏

术毕吻合口可位于胸腔，一旦发生吻合口漏将给患者带来致命性威胁。可采取以下措施：

（1）保护胃网膜右动、静脉，确保残胃血供良好。

（2）行Kocher切口游离十二指肠和胰头部，以降低吻合口张力。

（3）采用钉高4.8 mm的GIA横断胃体，以防组织过度压榨缺血，切缘予以浆肌层包埋，值得注意的是，目前临床GIA的钉高多为3.5 mm。

（4）食管断端切勿撕裂，否则极易导致吻合口漏，必要时再向近侧切除部分食管。

（5）手工缝合吻合口漏概率较吻合器吻合多见，可采用28 mm管状吻合器行食管胃端侧吻合，避免吻合口狭窄。

（6）吻合口距离胃切缘至少2 cm，避免吻合口与胃断端之间的胃壁缺血坏死。

（7）残胃尽可能折叠包绕吻合口，不但减少吻合口漏的发生，而且对预防反流性食管炎颇有裨益。

（8）为避免重力作用牵拉吻合口，应将残胃固定在椎前筋膜和纵隔胸膜之上。

（9）胃体和食管裂孔间断固定，针距2 cm，食管裂孔切勿过紧，以免影响残胃动脉血供和静脉回流。

（10）胃壁缝合进针深度为浆肌层及黏膜下层，切勿穿透全层，以免导致残胃胃壁穿孔。

（七）预防乳糜漏

乳糜漏发生率不高，但临床处理较为

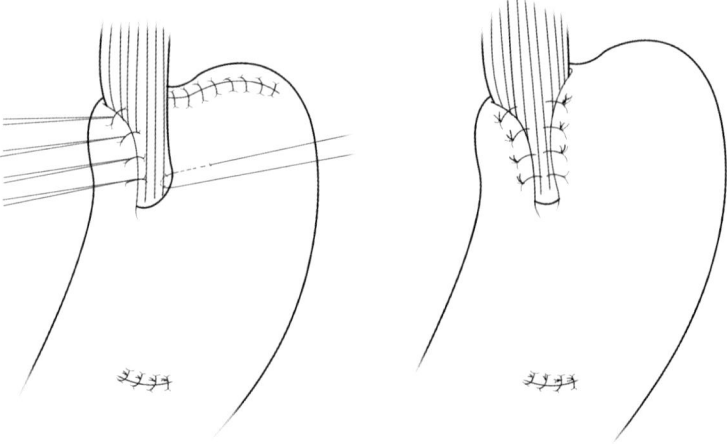

图10-72　残胃胃壁包绕下段食管

困难（图10-264）。清扫No.9、No.16、No.110、No.111、No.112组淋巴结和游离食管过程中，所有管状结构均应妥善结扎。术中发现乳白色或淡黄色液体不断渗出者，应予以集束缝扎，直至无乳白色或淡黄色液体渗出为止。

（八）预防反流性食管炎

此为近端胃切除常见严重并发症之一，可行残胃胃壁包绕下段约4 cm食管的成形术（图10-72）、空肠间置术或附加幽门成形术。日本国立癌中心中央医院为避免反流性食管炎的发生，所有近端胃切除的患者均采用间置空肠的方法重建胃肠道。

三、麻醉与体位

胸腹联合切口需气管内插管（双腔插管）单肺麻醉，可使左肺塌陷，避免损伤。其他切口可采用气管内插管全身麻醉。行经左胸切口可采用右侧卧位，上身背侧与手术床呈70°，肢体妥善固定；也可采用平卧位，左肩胛下垫小枕，使躯体与手术床呈30°，此体位方便胸腹联合切口。行正中切口或加横切口或直接行肋弓下弧形切口可采用平卧位。

四、手术步骤

（一）胸腹联合切口胃癌近端胃切除术（D2淋巴结清扫术）

（1）手术切除范围。距离肿瘤边缘食管断端至少3 cm，小弯侧断端距幽门5 cm，大弯侧断端距离幽门10 cm（图10-73）。

（2）首先沿腹部切口标志线切开皮肤、皮下脂肪组织，进腹探查有无腹腔内播散，确定可行根治性切除后，则经第7肋间切开肋间肌和胸膜，后方达腋中线，离断切除少许第7肋间弓。如果腹部显露不佳，可向脐部或平行右侧肋弓延长切口。开胸时，先将膈肌压向肋弓，可将肺脏推开，于肋弓处开胸，如此可避免肺脏损伤（图10-74）。

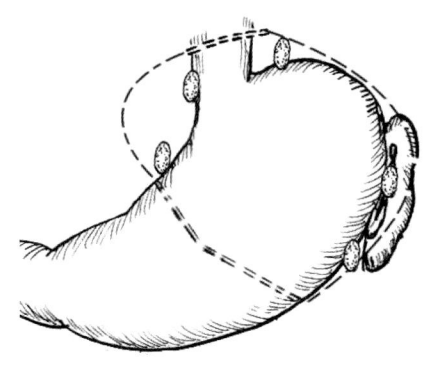 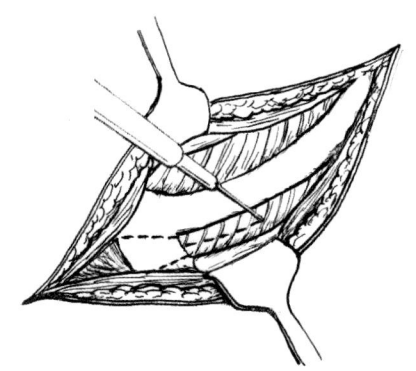

图10-73　切除范围　　　　　　　　　　　　　图10-74　肋间切口

（3）上置肋骨牵开器，沿肋弓切口向食管方向逐段钳夹、切断膈肌，用7号丝线缝扎止血，两线尾对齐后悬吊膈肌，以利于手术操作。如果食管裂口处有肿瘤侵犯，可切除部分膈肌，同时将No.20组淋巴结一并清除（图10-75、图10-76）。

（4）用电刀切开左肺下韧带，达肺门附近，使左肺塌陷。在胸主动脉前方切开胸膜，显露食管下段，可用示指钝性将其分离，一般无出血，小儿导尿管悬吊食管。迷走神经前、后干限制食管的延伸，可将其切断，保留侧结扎与否均可。清扫No.110、No.111及No.112组淋巴结（图10-77）。

（5）切开肝左三角韧带和冠状韧带，将左外叶拉向右下方，充分显露食管。距离肿瘤上缘3 cm处上置两把支气管钳，电刀切断食管，切取胃侧食管切缘组织送快速冰冻病理检查，以防肿瘤组织残留（图10-78）。

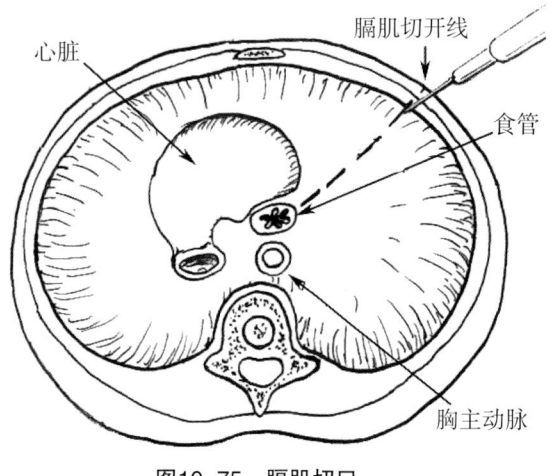

图10-75　膈肌切口

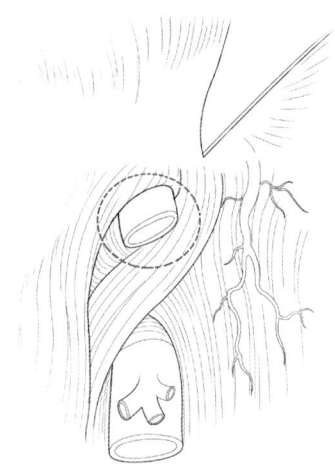

图10-76　切除部分膈肌

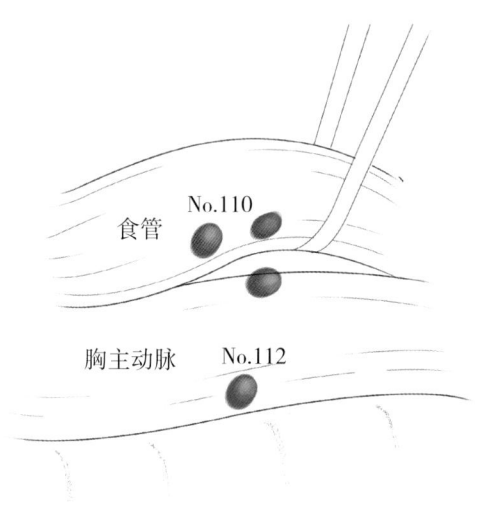

图10-77　游离食管

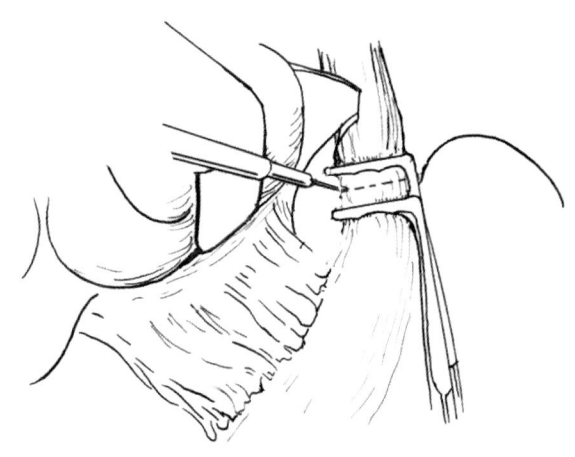

图10-78　切断食管

（6）切断肝结肠韧带，游离肝曲结肠，显露十二指肠外侧后腹膜，行Kocher切口，游离十二指肠和胰头部，以降低吻合口张力（图10-39至图10-41）。

（7）自横结肠中部开始向肝曲方向，靠近横结肠，电刀切断胃结肠韧带，至幽门下，保留胃网膜右动、静脉，继续向左侧切除大网膜。摘除No.6及No.4d组淋巴结送快速冰冻病理检查；如发现癌转移，应行全胃切除术。至距离幽门10 cm处，继续向左侧完全切除大网膜，达脾下极（图10-79）。

（8）将十二指肠及幽门牵向下方，切开肝胃韧带，直达贲门右侧，切除No.1、No.3组淋巴结。胃右动脉保留与否均可，No.5组淋巴结切除送快速冰冻病理检查（图10-80、图10-81）。

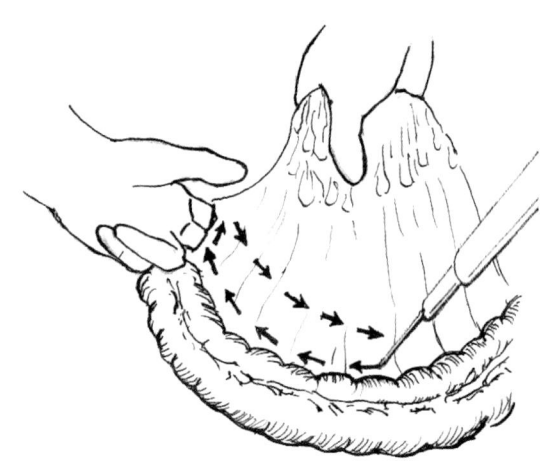

图10-79　切断胃结肠韧带

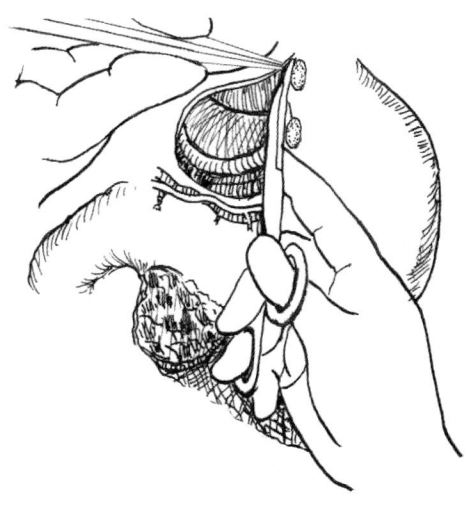

图10-80　切除No.1、No.3组淋巴结

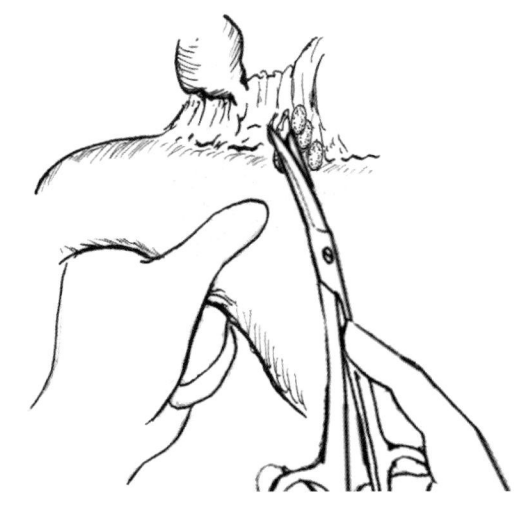

图10-81　切除No.5组淋巴结

（9）整洁距幽门至少5 cm胃小弯组织，横断胃体，小弯侧封闭，大弯侧备吻合之用（图10-82、图10-83）。

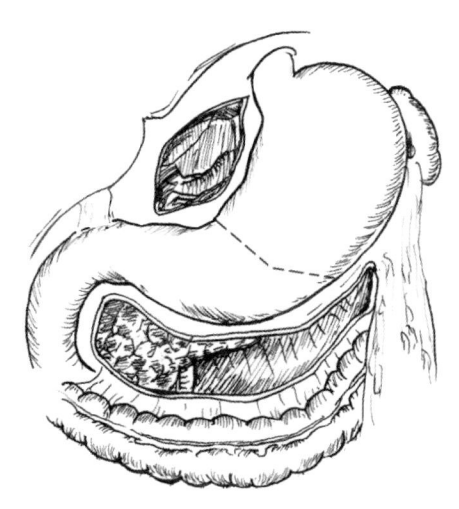

图10-82　横断胃体切线

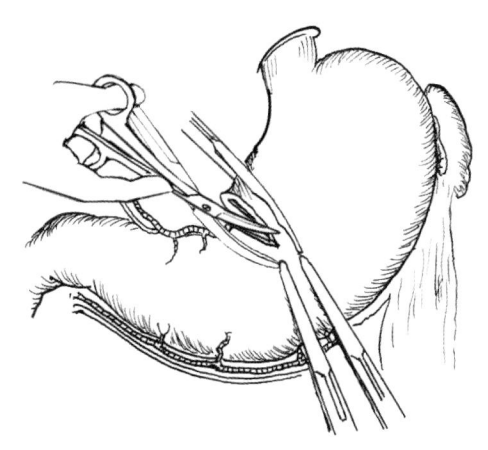

图10-83　横断胃体

（10）解剖肝总动脉，清除No.8a组淋巴结，可用电刀锐性切除，与胰腺之间往往存在小血管，可能出血，电凝即可，必要时行5-0血管缝线缝扎（图10-84）。

（11）进而解剖出胃左动脉，先于其根部行1号丝线结扎，在此结扎线远侧上置两把血管钳，切断胃左动脉，保留侧再予以缝扎，清除No.7组淋巴结（图10-85）。

（12）显露腹腔干，将其周围的脂肪及淋巴组织一并清除，腹主动脉表面的所有管道结构均应结扎，以防发生淋巴漏，No.9组淋巴结清除完毕（图10-86）。

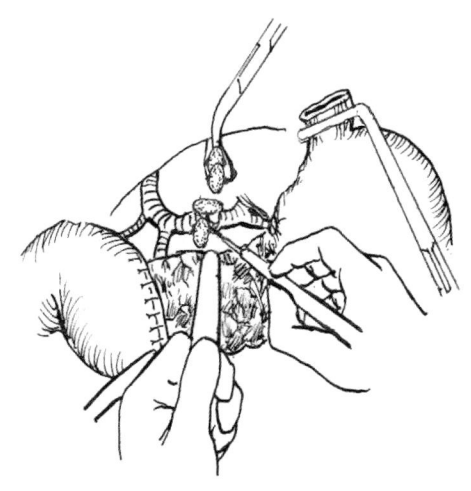

图10-84　清除No.8a组淋巴结

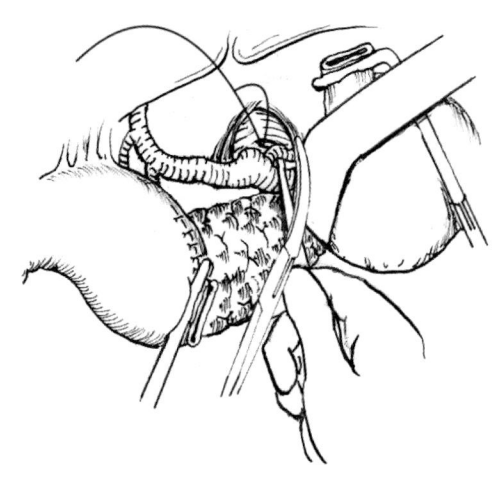

图10-85 切断胃左动脉

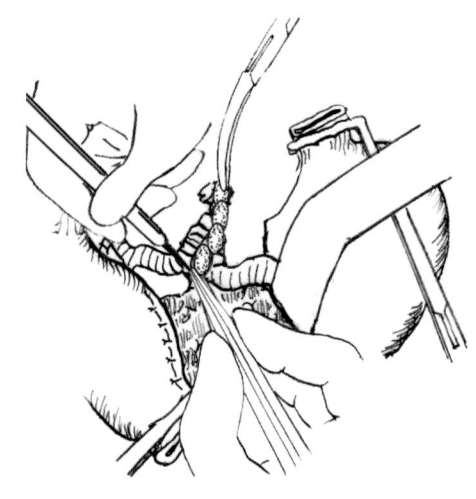

图10-86 切除No.9组淋巴结

（13）切断左、右膈肌脚，解剖左膈下动脉，将其贲门支切除，同时清除No.2组淋巴结，电刀切断胃膈韧带（图10-87、图10-88）。

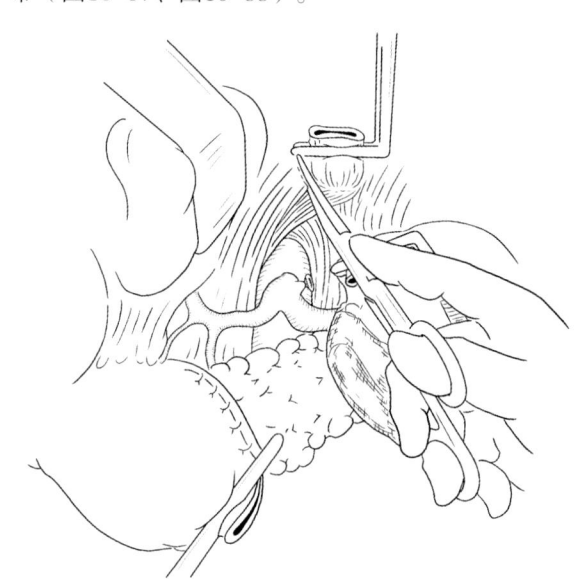

图10-87 切断左、右膈肌脚

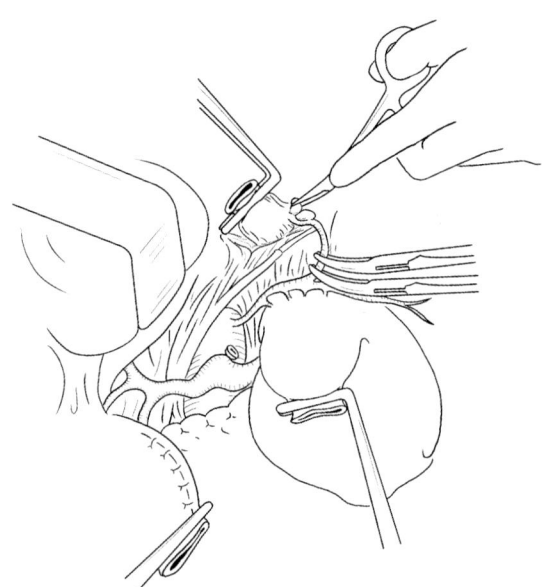

图10-88 清除No.2组淋巴结

（14）探查脾门淋巴结，如触及肿大，可疑转移者，可行脾切除术，同时清扫No.10组淋巴结。保留脾脏的No.10组淋巴结清扫术并发症多，手术难度较大。自脾下极紧靠脾脏分段钳夹切断胃脾韧带，直至与胃膈韧带切缘会合，继而清除No.4sa及No.4sb组淋巴结（图10-89）。

（15）显露脾动脉，清扫No.11p、No.11d组淋巴结，存在胃后动脉者应一并切除，将近端胃标本移除（图10-90）。

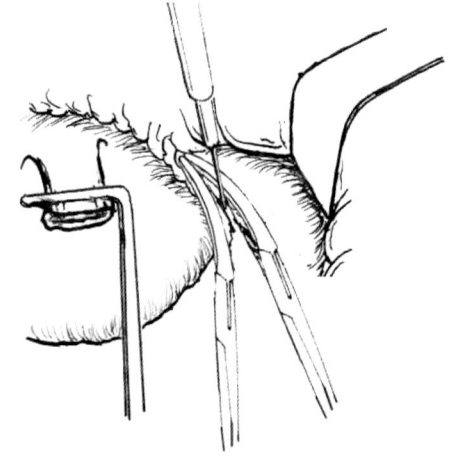

图10-89 切断胃脾韧带

第十章　胃癌根治术　187

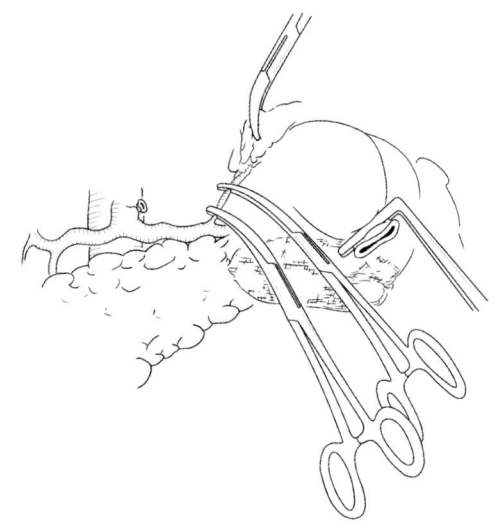

图10-90　切断胃后动脉

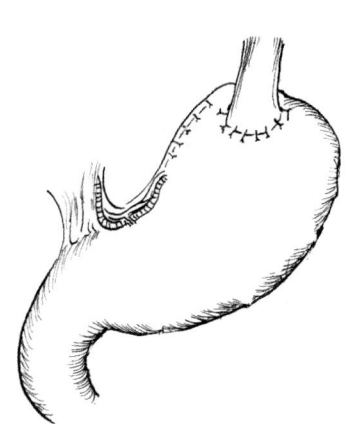

图10-91　食管胃吻合

（16）消化道重建可采用食管胃吻合方式，亦可应用间置空肠的吻合方法。食管胃或空肠胃吻合口距离残胃边缘至少2 cm，确保吻合口血运良好；间置空肠长度至少40 cm，输出襻盲端长约2 cm（图10-91、图10-92）。可将残胃包裹长约4 cm的食管或空肠，并与胸膜固定几针，减少吻合口张力（图10-72），可附加Heineke-Mikulicz法幽门成形术（图9-1至图9-4）。

（17）温蒸馏水冲洗腹腔，经温氏孔置多功能引流管达食管空肠吻合口附近，经右侧腹壁引出；另于脾脏后方达吻合口附近放置另一条多功能引流管，经左侧腹壁引出。

（18）重建食管膈肌裂孔，切勿过紧压迫残胃或空肠，以免影响其血供。关闭膈肌切口，缝合肋骨弓。于左侧腋中线第9肋间置胸腔闭式引流管，于食管胃或食管空肠吻合口附近放置橡胶引流管，自胸壁另戳孔引出体外。7号丝线对合肋间切口，逐层关闭胸、腹部切口。术毕行胸部及腹部X线摄片，证实双肺扩张良好，并确认各引流管位置。

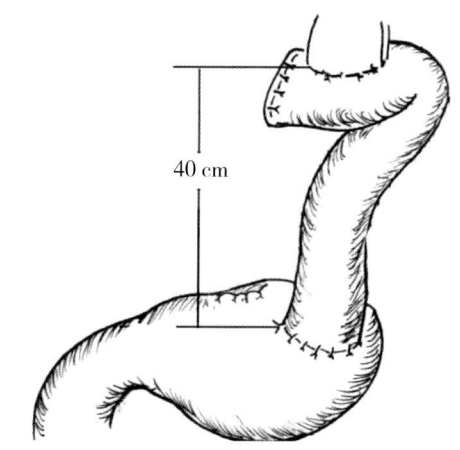

图10-92　间置空肠

（19）闭式引流管接水封瓶，保持胸腔内负压，水柱波动良好，以有效引流液体和气体。因术后1~2 d，胸、腹腔相通，因此，其余引流管接闭合式尿袋，以阻断空气流通。

（二）经腹切开膈肌胃癌近端胃切除术（D2淋巴结清扫术）

（1）本术式主要适用于食管侵犯距离不超过3 cm的年老体弱的胃底贲门癌患者，采用腹正中切口或肋缘下弧形切口均可。腹腔探查同远侧胃癌根治术。

（2）切断肝左三角韧带及左侧半冠状韧带，以便显露食管膈肌裂孔，有时切开此处韧带会导致术中出血，缝合韧带两切缘即可满意止血（图10-93）。

（3）将肝脏左外叶向外下方折叠，大S拉钩将其拉向右下方。切开食管裂孔处腹膜，右手示指伸入膈肌裂孔，探查肿瘤大小及范围，No.20组淋巴结有无肿大，判断能否切除，此处可能遇到左膈下静脉，损伤后出血迅猛，应先予以结扎切断（图10-94）。

（4）围绕食管切开膈肌，为防止膈肌出血，应先缝后切，膈肌缝线线尾对齐，暂不剪除，留作牵引线。心包和右侧胸膜切

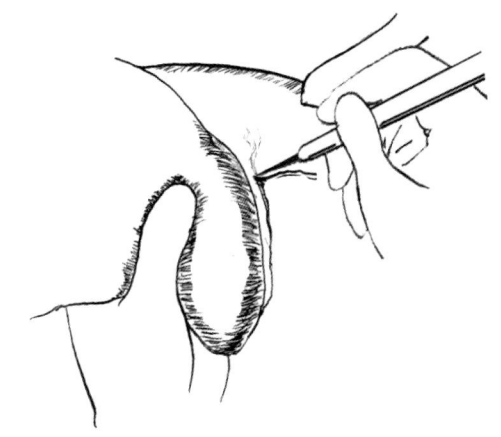

图10-93　切断肝左冠状韧带

勿损伤。左侧胸膜打开后切断肺下韧带，锐性分离，切除No.20及No.110组淋巴结（图10-95）。

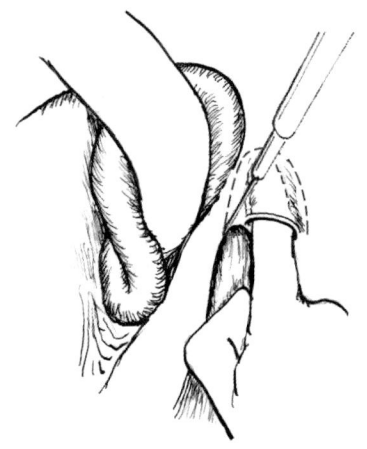

图10-94 切开食管裂孔

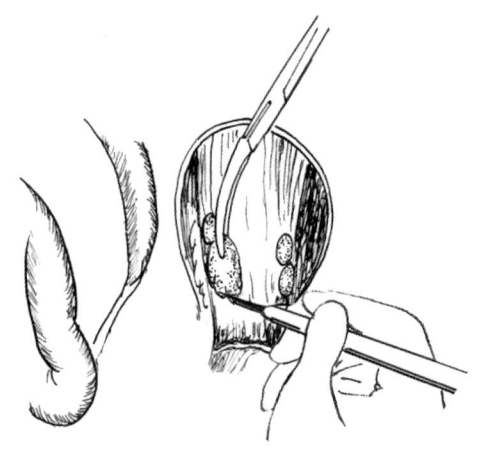

图10-95 切除No.20及No.110组淋巴结

（5）显露腹主动脉、左膈下动脉及腹腔动脉，切断结扎左膈下动脉，以减少出血。切断迷走神经前、后干以利于食管松解（图10-96）。

（6）在距肿瘤上缘3~5 cm切断食管，胃侧断端送快速冰冻病理检查，排除恶性肿瘤残留（图10-97）。

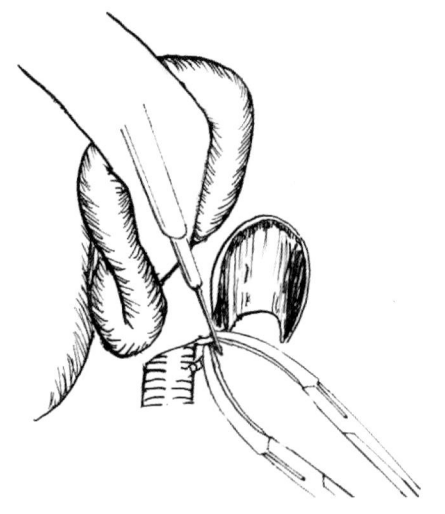

图10-96 切断结扎左膈下动脉

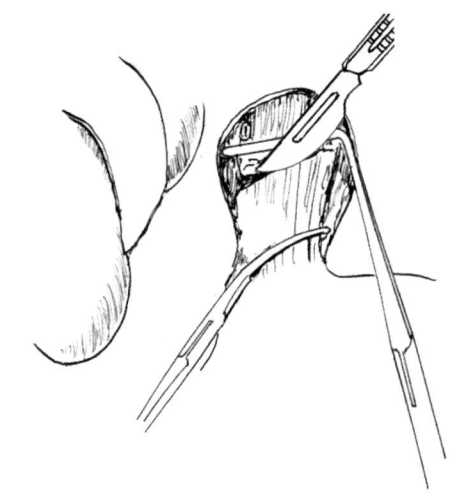

图10-97 切断食管

（7）胃大、小弯的游离及胃体离断同胸腹联合切口胃癌近端胃切除术（图10-79至图10-90）。

（8）胃脾韧带处理应靠近脾脏，采用自下而上分段钳夹切断结扎的方法，每次钳夹组织不超过1.5 cm，止血可靠，减少韧带或脾脏撕裂导致的副损伤，手术反而加快。当脾与胃底之间的韧带自下而上处理困难时，可采用自上而下的方法，自胃膈韧带向胃脾韧带延伸，分段切断结扎，直至完全切断胃脾韧带。对于脾脏损伤较重，缝扎止血等难以有效止血者，建议切除脾脏，因No.10组淋巴结在胃癌近端胃切除D2淋巴结清扫术切除范围之内，并未违背手术原则。临床有许多术中脾脏损伤未行脾切除而导致术后大出血的惨痛教训，建议对待胃癌行脾切除应持积极态度（图10-98至图10-101）。

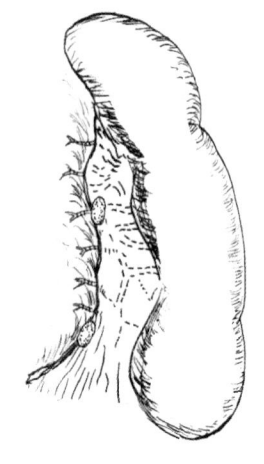

图10-98 显露胃脾韧带

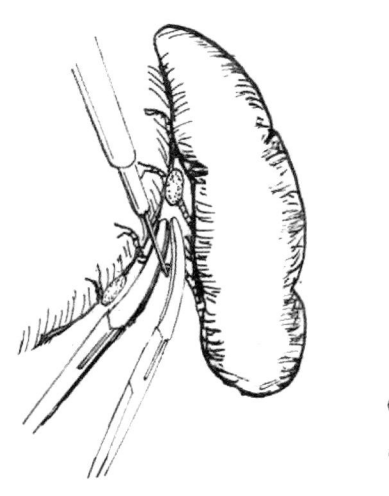
图10-99　钳夹胃脾韧带

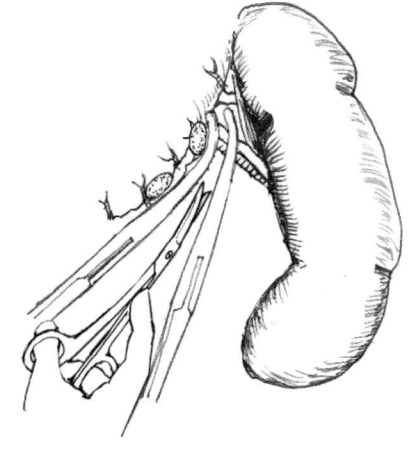
图10-100　分段切断胃脾韧带

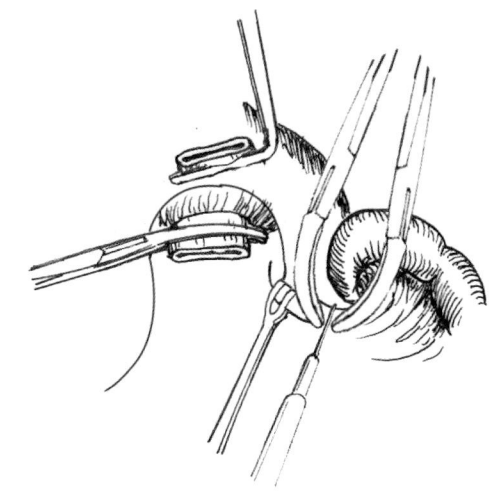
图10-101　从脾上极切断胃脾韧带

（9）食管胃吻合目前多采用吻合器法，一般选用28 mm管状吻合器，具体操作方法参见本书第二章第四节"胃肠手术吻合器械基本操作方法"有关内容（图10-102、图10-103）。

（10）清除胸腔积液，将膈肌切口与胃壁浆肌层间断缝合一圈，麻醉师使两肺膨胀，观察有无漏气，必要时予以修补。于左侧腋中线第9肋间置胸腔闭式引流管。

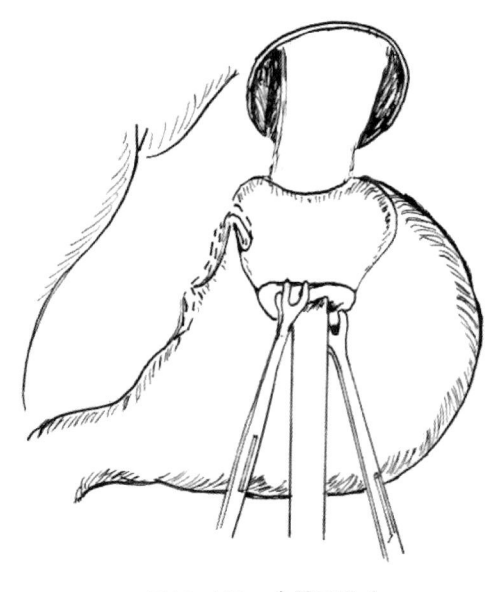
图10-102　食管胃吻合

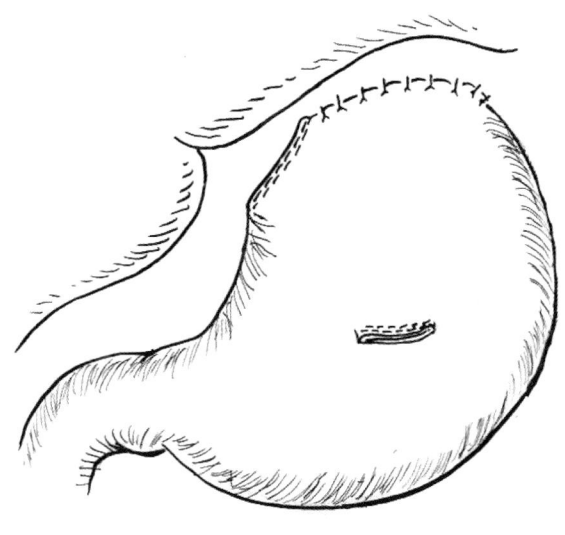
图10-103　关闭膈肌

（11）于小网膜囊及脾脏后方各放置一条多功能引流管，分别自侧腹壁引出体外，温蒸馏水冲洗腹腔，逐层关腹。

第六节 胃癌全胃切除术（D2淋巴结清扫术）

一、适应证

（1）H0，P0，CY0。
（2）位于U、UM区的进展期胃癌。
（3）自贲门附近至幽门管的大范围早期胃癌。
（4）复发胃癌或残胃癌。
（5）Borrmann Ⅳ型胃癌。
（6）淋巴结转移限于以下范围：No.1~No.7、No.8a、No.9、No.10、No.11、No.12a组。

二、手术策略

胃癌全胃切除术是胃癌胃次全切除和近端胃切除术的有机组合，术后吻合口漏的发生率为7.5%，预防吻合口漏等并发症的相关手术策略参见本章第四节"胃癌胃次全切除术（D2淋巴结清扫术）"、第五节"胃癌近端胃切除术（D2淋巴结清扫术）"、第七节"全胃切除术消化道重建"及本书第六章"胃大部切除术"有关内容。标准手术时间为4h。

三、麻醉与体位

经腹切除者气管内插管全身麻醉，平卧位。胸腹联合切口需气管内插管（双腔插管）单肺麻醉，采用右侧卧位，上身背侧与手术床呈70°，肢体妥善固定；也可采用平卧位，左肩胛下垫小枕，使躯体与手术床呈30°。

四、手术步骤

（1）胃切除范围包括贲门上及幽门下3~5 cm，大、小网膜及横结肠系膜前叶（图10-104、图10-105）。

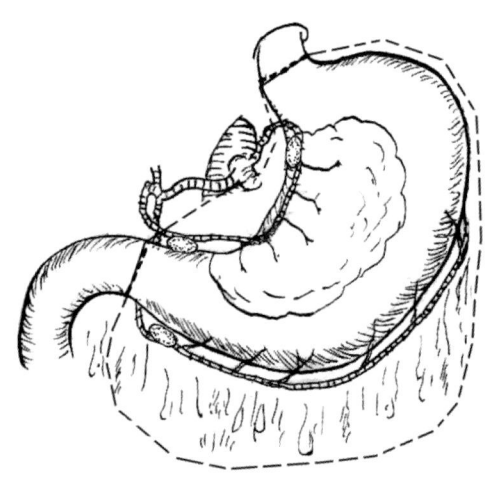

图10-104 胃切除范围

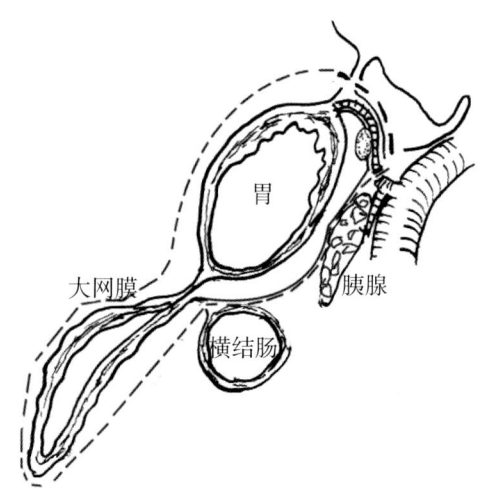

图10-105 网膜切除范围

（2）手术切口多采用上腹正中切口，可切除剑突，必要时加做横行切口（图10-106、图10-107）。

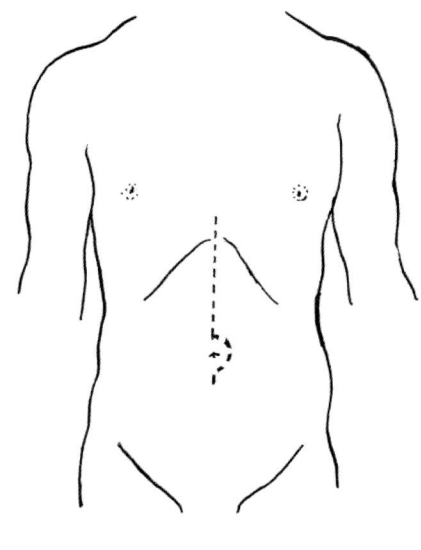

图10-106　切口

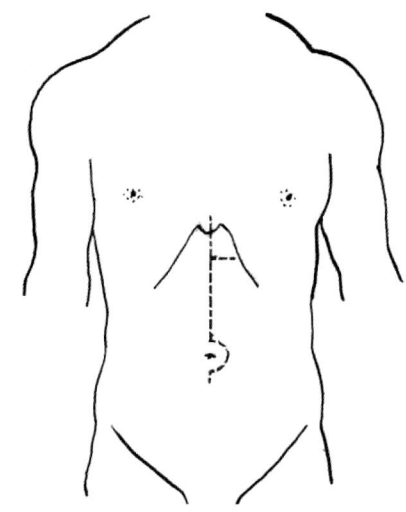

图10-107　附加横切口

（3）腹腔探查同本章第四节"胃癌胃次全切除术（D2淋巴结清扫术）"及第五节"胃癌近端胃切除术（D2淋巴结清扫术）"有关内容，注意两点：①食管侵犯长度，决定是否开胸或切开膈肌；②胃周淋巴结转移情况，判断能否根治性切除。

（4）全胃切除术基本上是远端胃癌根治术和近端胃癌根治术的有机组合。

（5）首先采用前述远端胃癌逆行切除法完成以下操作：切除大网膜及横结肠系膜前叶，清除No.15、No.14v及No.6组淋巴结；游离十二指肠，清除No.13、No.12b组淋巴结；切开肝胃韧带；切开肝十二指肠韧带，清除No.12a、No.5组淋巴结；横断十二指肠；切除No.8a、No.7、No.9、No.11p组淋巴结（图10-108至图10-115）。

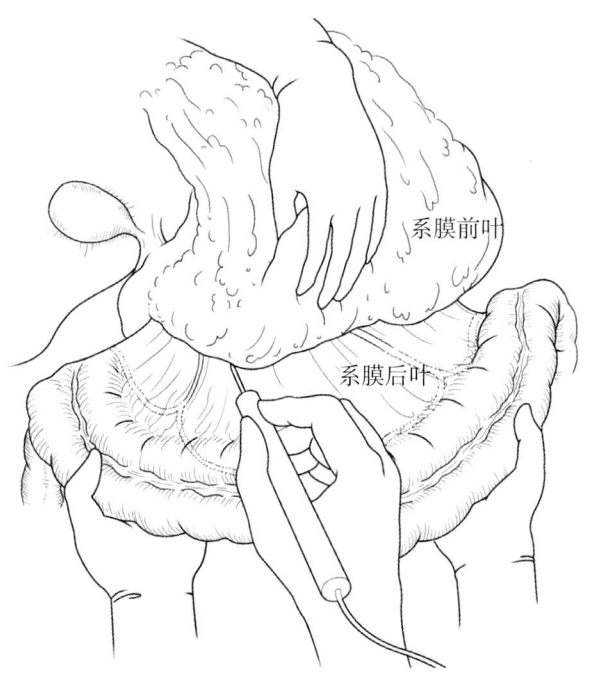

图10-108　剥离横结肠系膜前叶

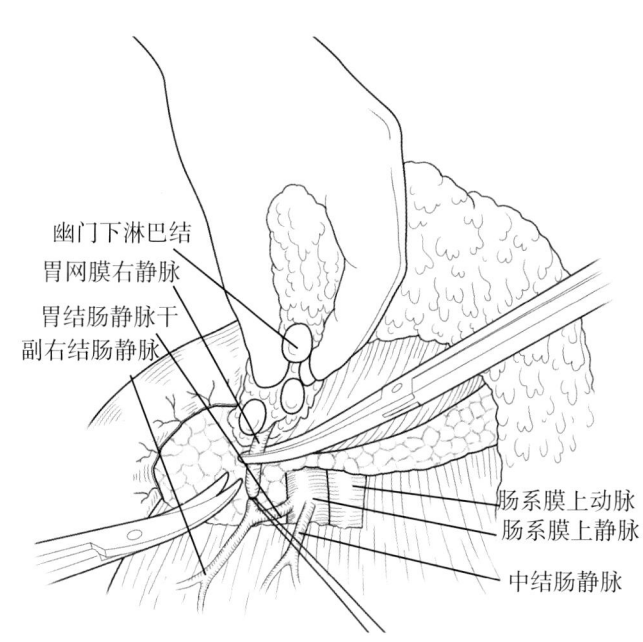

图10-109　结扎胃网膜右静脉

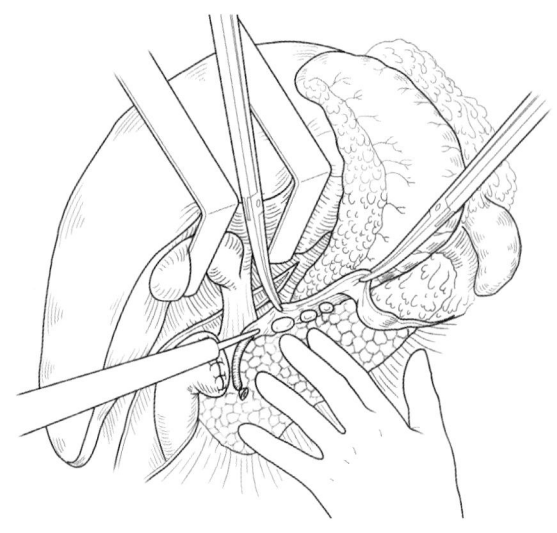

图10-110 剥离胰腺被膜

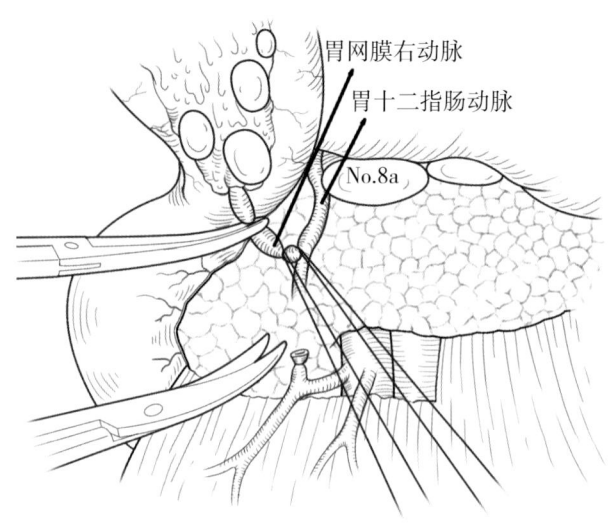

图10-111 结扎切断胃网膜右动脉

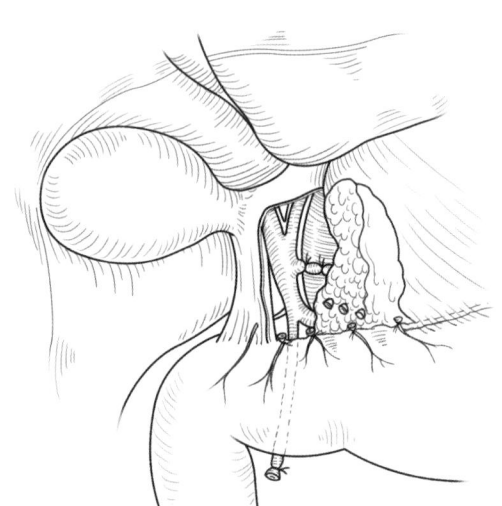

图10-112 清除No.12a及No.5组淋巴结

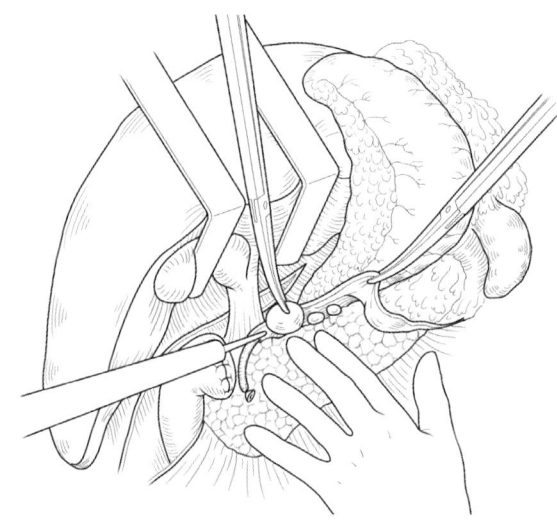

图10-113 清扫No.8a组淋巴结

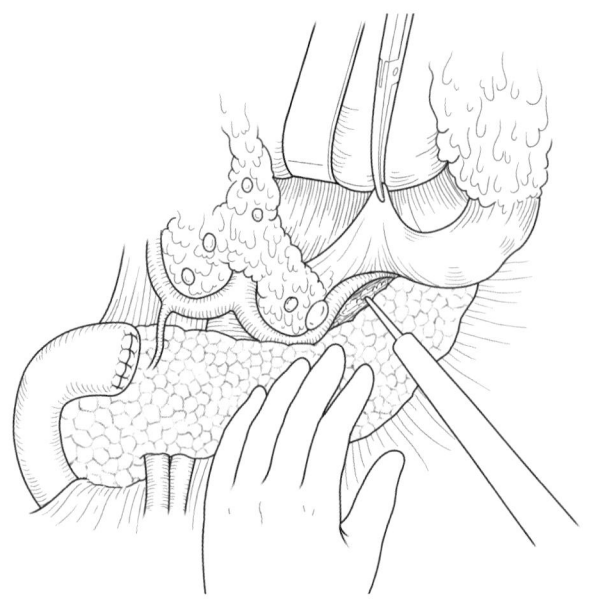

图10-114 清扫No.11p组淋巴结

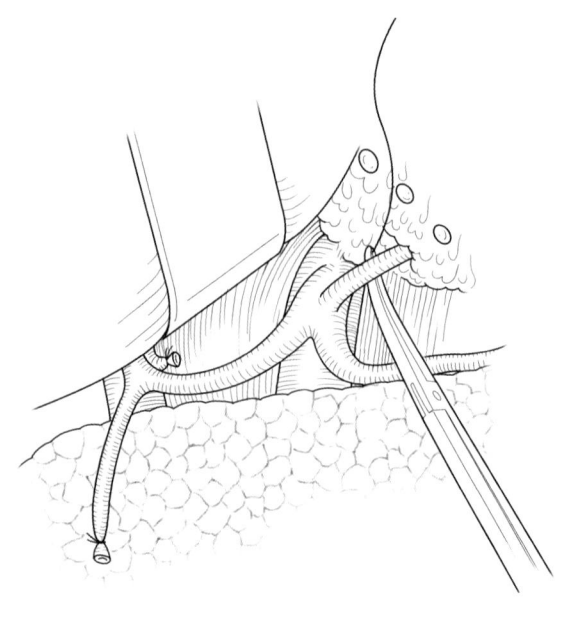

图10-115 清No.9及No.7组淋巴结

（6）部分患者肝左外叶覆盖食管，影响暴露，可切开肝左三角韧带及部分冠状韧带，靠近肝脏一侧，以避免损伤膈肌及膈下血管，韧带前、后缘可予以间断缝合，以利于止血（图10-116）。

（7）将肝胃韧带切缘向左上方延伸，切开食管前腹膜，进而切开胃膈韧带（图10-117）。

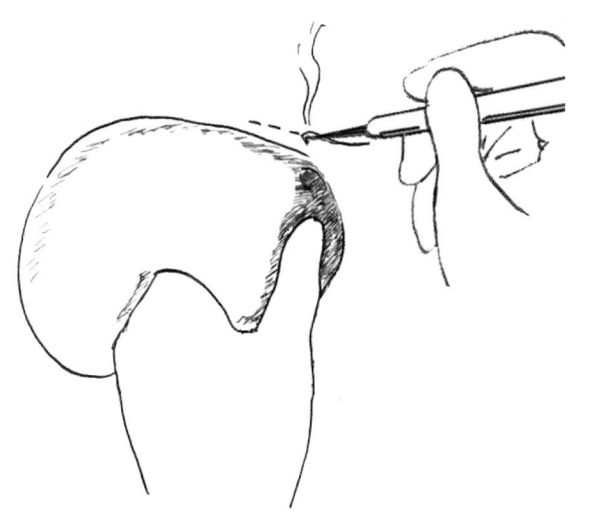

图10-116　切开肝左三角韧带

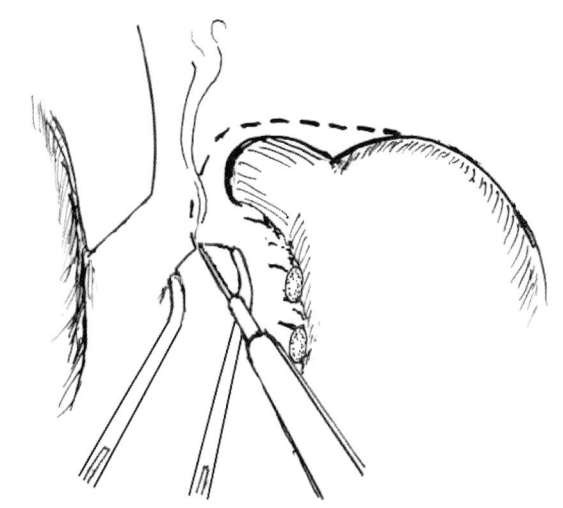

图10-117　游离食管

（8）切开食管前腹膜，清除其前方的淋巴结组织，游离食管前方（图10-118）。

（9）切除食管及贲门右侧淋巴及结缔组织，清除No.1组淋巴结（图10-119）。

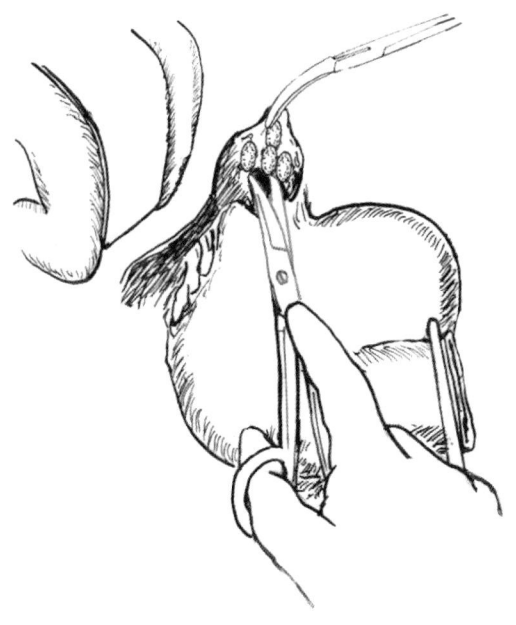

图10-118　清除食管前方淋巴结

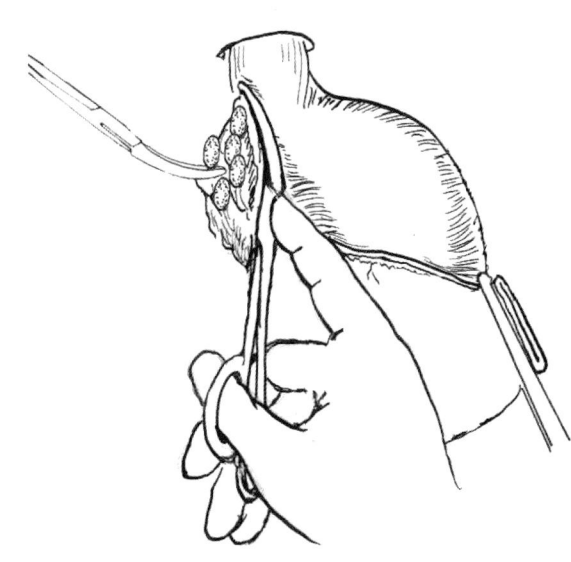

图10-119　清除No.1组淋巴结

（10）切除部分膈肌，以扩大食管切除通路，还可以采取在食管前方纵行切开膈肌脚弓状部的方法，此法即可有效显露食管，创伤小，无须开胸。探查清扫食管膈肌裂孔淋巴结（No.20组）及食管旁淋巴结（No.110组）（图10-120、图10-121）。

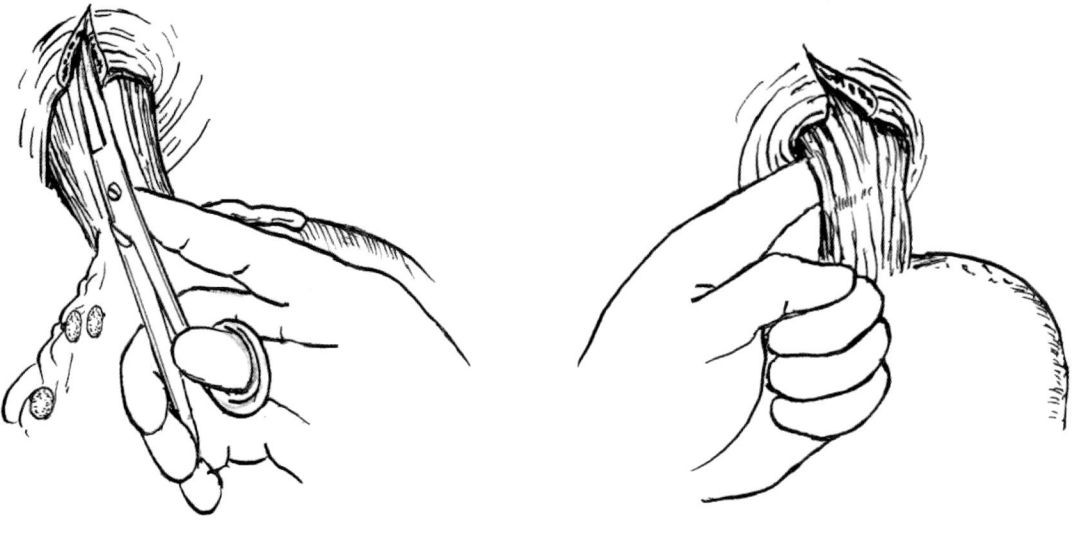

图10-120　纵行切开膈肌　　　　　　　图10-121　探查No.20组及No.110组淋巴结

（11）用吊带向右下方牵拉食管，食管前方可触及条索状的迷走神经前干，切开其浅面的筋膜，解剖出迷走神经前干，切断之；同法处理迷走神经后干，保留侧结扎与否均可（图10-122至图10-124）。

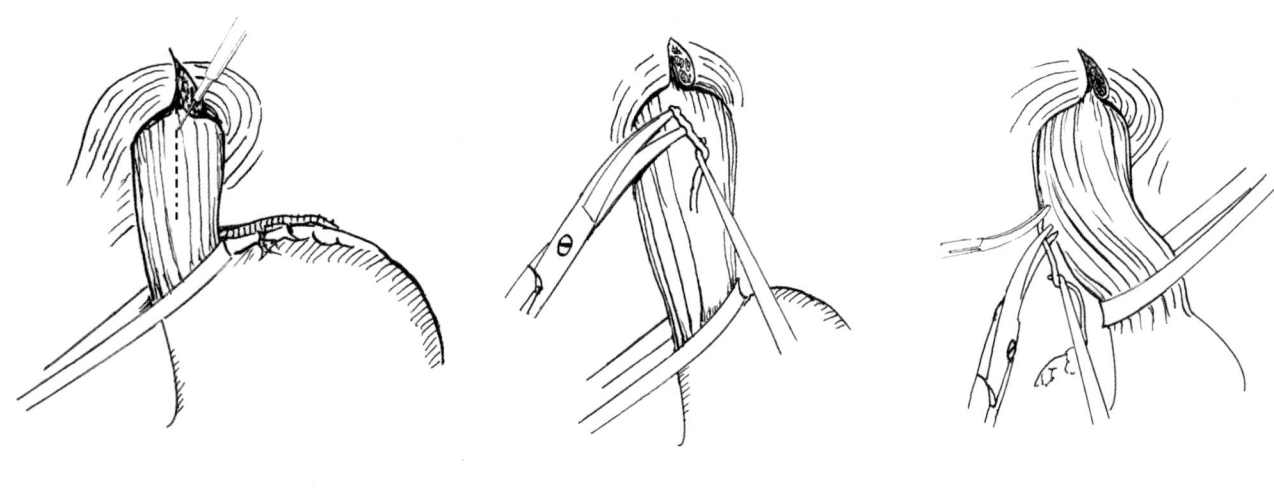

图10-122　迷走神经前干浅面筋膜　　　图10-123　切断迷走神经前干　　　图10-124　切断迷走神经后干

（12）在贲门上方3 cm上置支气管钳，于其远侧用电刀切断食管，将胃侧切缘环周切除送快速冰冻病理检查，以排除肿瘤残留（图10-125）。

（13）切断食管后处理左膈下动脉的贲门食管支将变得较为容易，将贲门向下方翻转，易于解剖出贲门食管动脉，于其根部结扎切断，清除No.2组淋巴结（图10-126、图10-127）。

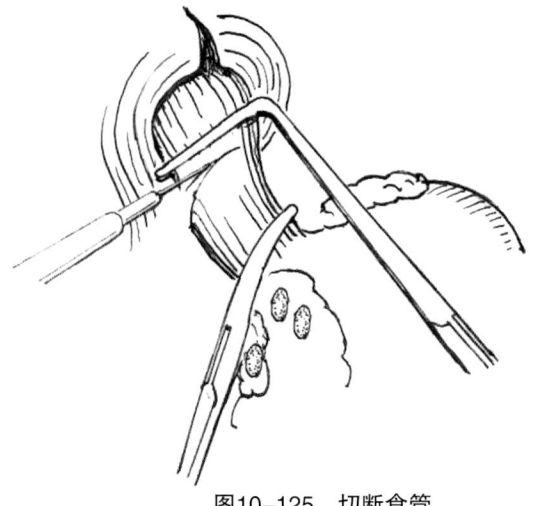

图10-125　切断食管

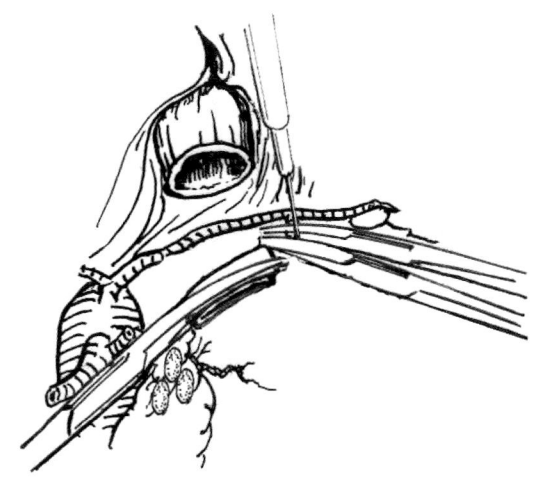

图10-126 切断贲门食管动脉

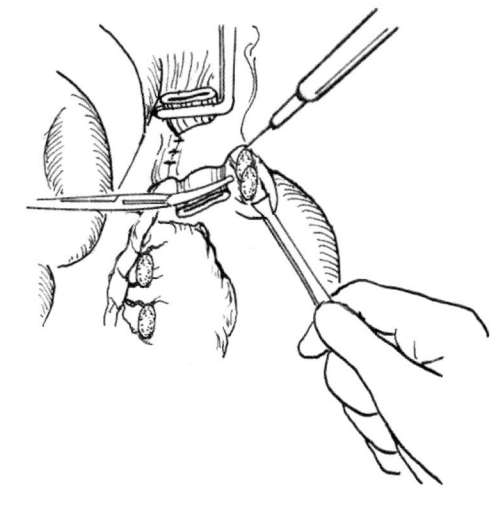

图10-127 清除No.2组淋巴结

（14）继续切开胃膈韧带，然后靠近脾脏分段结扎胃脾韧带，如果脾门淋巴结肿大，可疑转移，应行脾切除术，同时清扫No.10组淋巴结（图10-128）。

（15）至此移除标本，完成胃癌全胃切除及淋巴结清扫，有关胃肠道重建，请参阅本章第七节"全胃切除术消化道重建"有关内容（图10-129）。

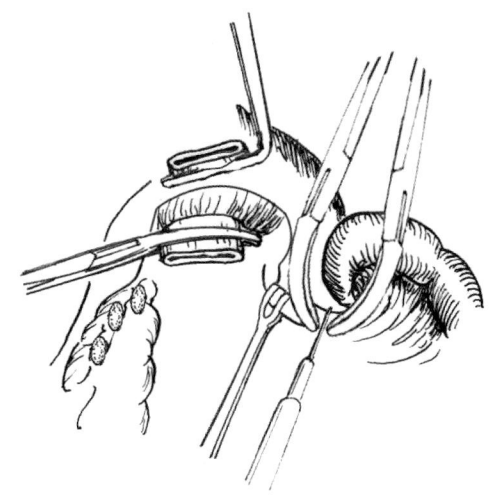

图10-128 切断胃脾韧带

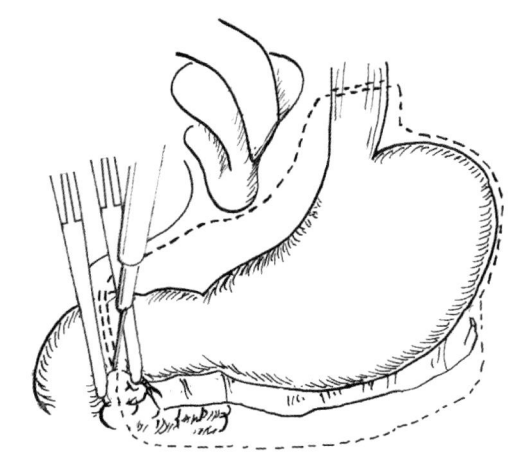

图10-129 移除标本

（16）经胸腹联合切口完成全胃切除术的操作大致同近端胃切除，但为更好地清扫No.12组、No.13组、No.16组淋巴结，应采取平卧并于左肩胛下垫小枕的体位，并将切口于腹白线向下方适当延伸。

（17）于左膈下、经Winslow孔达左肝下、食管空肠吻合口右侧放置3条橡胶引流管，分别戳孔引出体外，检查纱布器械无误，温蒸馏水冲洗腹腔，逐层关腹（图10-130）。

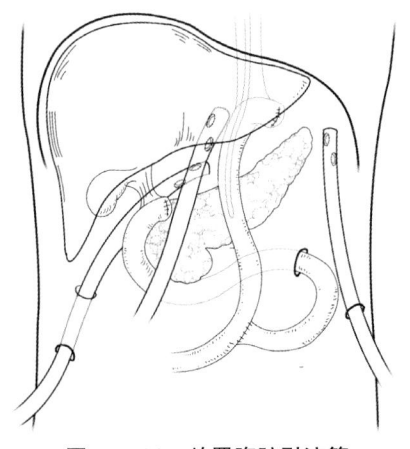

图10-130 放置腹腔引流管

第七节　全胃切除术消化道重建

一、全胃切除术消化道重建的手术方式概述

1897年，瑞士外科医生Schlatter（1864—1934）首次完成全胃切除术食管空肠吻合术。术后反流性食管炎、营养不良、倾倒综合征等并发症促使外科医生不断探索，设计不同手术方式，大约几十种术式相继问世。主要包括食管空肠吻合术、各种间置术和代胃术。理想的胃肠道重建方式应达到：无反流性食管炎、食物经过十二指肠、具备食物贮袋功能、手术简单且并发症少。可惜目前尚无达到上述理想标准的重建方式，各种手术方式缺乏前瞻性随机对照研究作为评价基础，实难统一。笔者采用食管空肠Roux-en-Y吻合术，手术简单，围手术期并发症少，术后患者进食量逐渐增加，体重得以维持，未见不可耐受的营养性并发症发生，因此，建议以食管空肠Roux-en-Y吻合术作为全胃切除消化道重建的首选术式。1999年，日本330家医院统计结果显示大约50%的全胃切除术患者接受食管空肠Roux-en-Y吻合术，其优点包括：吻合口少，手术时间短，吻合口漏少见；术后进食量虽不多，但足以维持患者基本的营养需求；反流性食管炎发生率极低，患者生活质量较好，因此，日本学者同样钟情于食管空肠Roux-en-Y吻合术。

1. 常用食管空肠吻合术（图10-131至图10-139）。

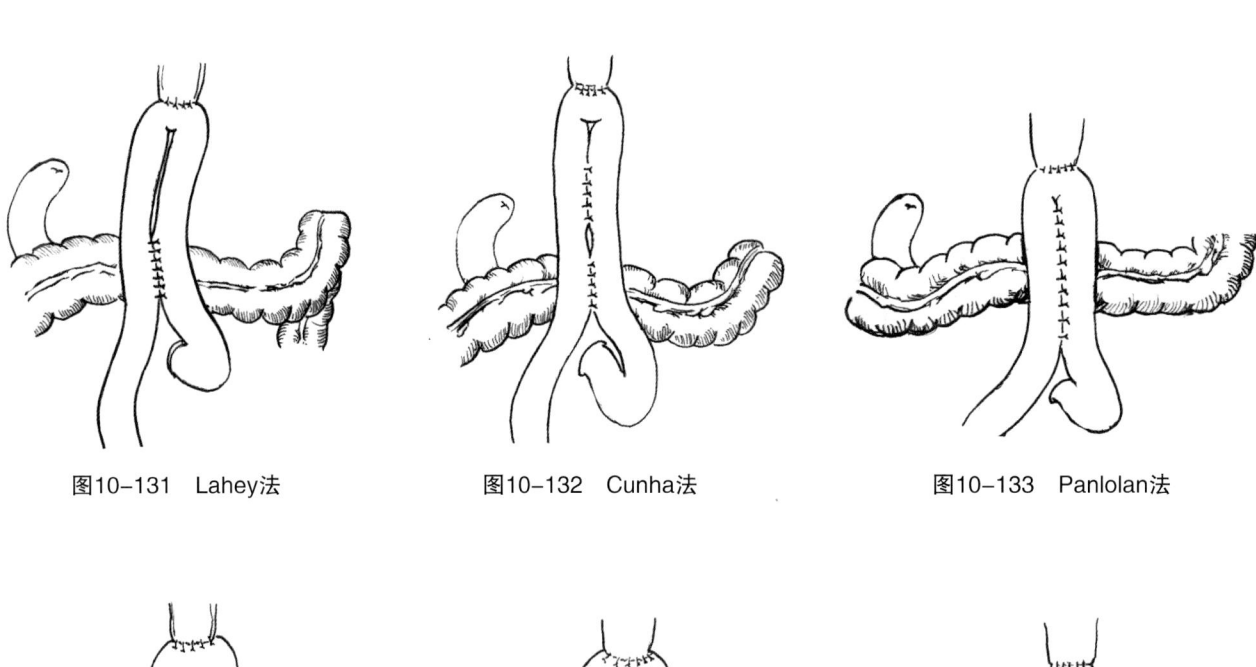

图10-131　Lahey法　　　图10-132　Cunha法　　　图10-133　Panlolan法

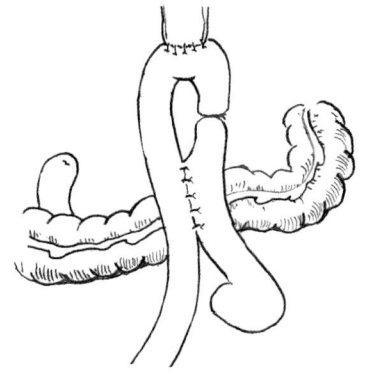 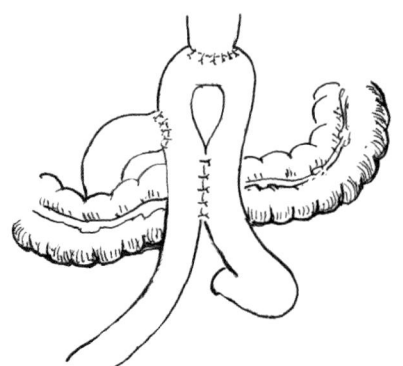 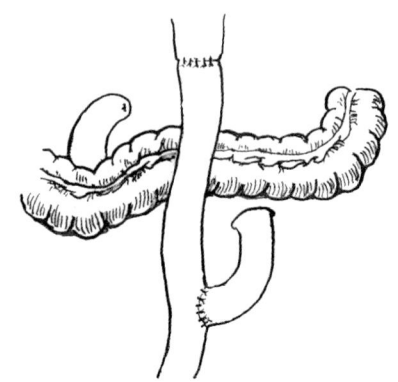

图10-134　Longmire法　　　图10-135　Nissen法　　　图10-136　Roux-en-Y法

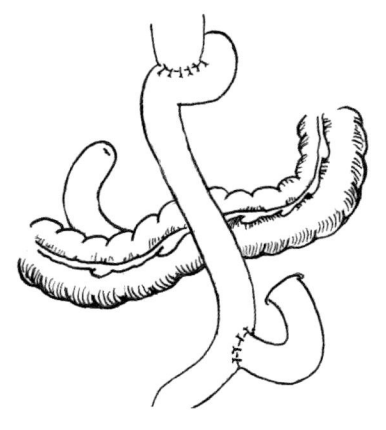

图10-137 Orr法（食管空肠端侧Rouxen-Y吻合法）

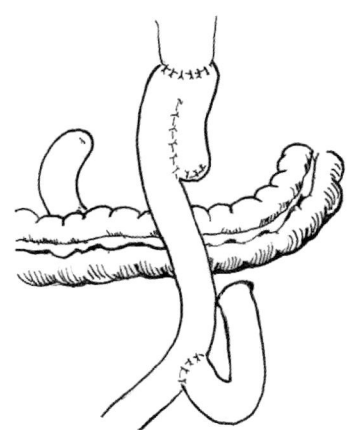

图10-138 Hunt法

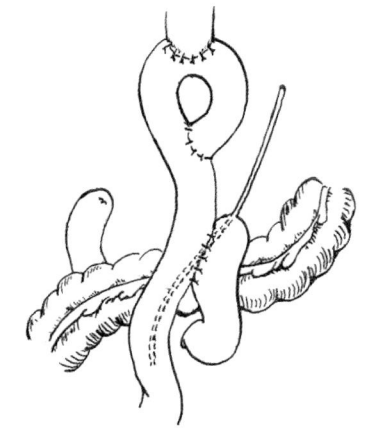

图10-139 ρ形空肠襻Roux-en-Y法

2. 常见空肠间置术（图10-140至图10-144）。

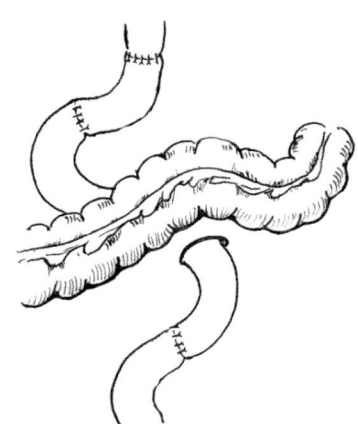

图10-140 Henley法

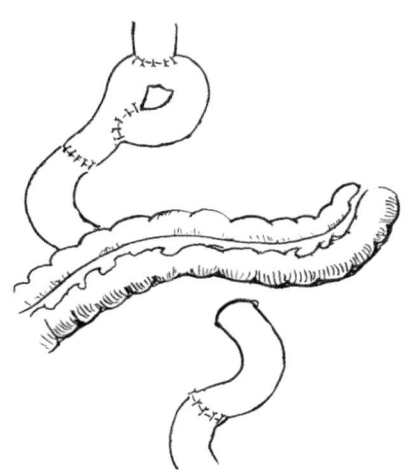

图10-141 ρ形空肠间置法

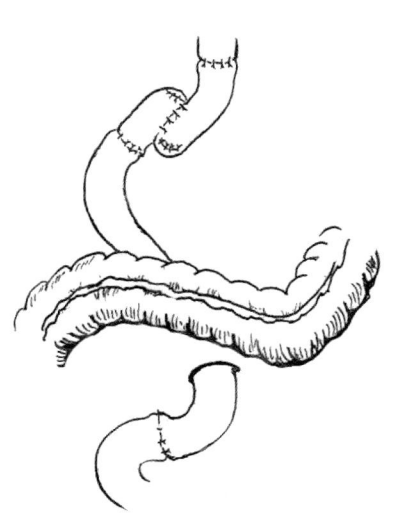

图10-142 Poth法

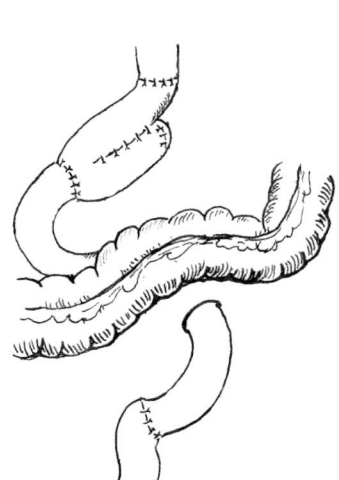

图10-143 牧野式空肠双腔间置法

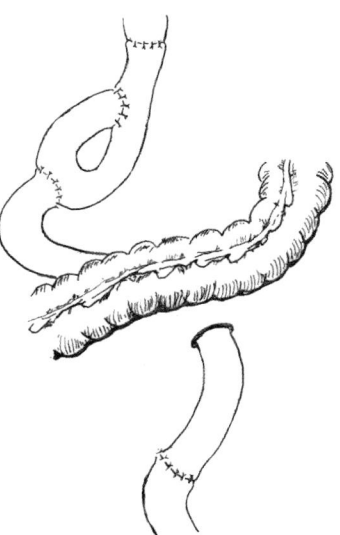

图10-144 6字形空肠间置法

3.食管空肠吻合与空肠间置法相结合的常见术式（图10-145至图10-149）。

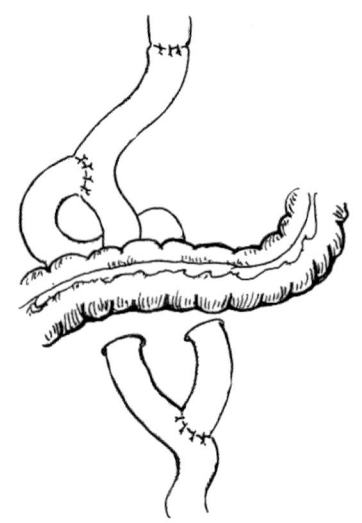 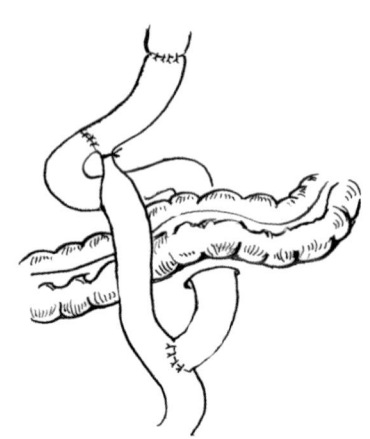 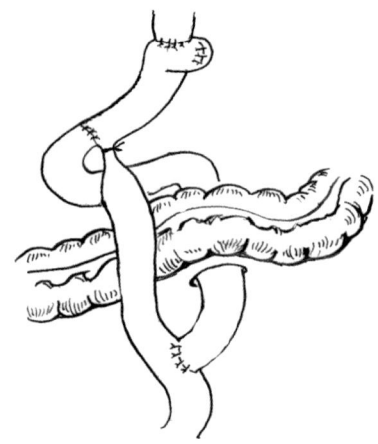

图10-145　Roux-en-Y十二指肠空肠吻合法　　图10-146　SS食管空肠端端吻合法　　图10-147　SS食管空肠端侧吻合法

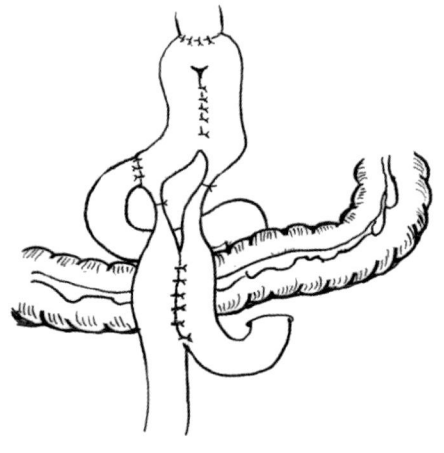 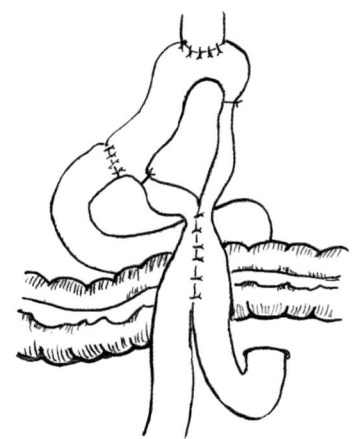

图10-148　襻式空肠改良Ⅲ式吻合法　　图10-149　功能性空肠间置代胃法

4.结肠间置法　将一段结肠间置于食管和十二指肠之间，恢复消化道的连续性，食物经过十二指肠。原设计理念在于结肠代胃可提供较大的进食量，但术后食物在结肠内产生令人不愉快的气味，因此，该术式亦未能得到广泛应用。

二、食管空肠Roux-en-Y吻合术

本术式由瑞士外科医生César Roux（1857—1934）于1893年首次描述，用于治疗溃疡疤痕导致的严重胃梗阻，是一种用空肠转运食物和胃肠液的手术方式。手术离断近侧空肠，上提远断端和胃或食管吻合，再于此吻合口远侧约40 cm行空肠-空肠端侧或端端吻合。Roux-en-Y释义：Roux为首次描述者César Roux的姓氏；en意为"使……成某种状态"；Y则来源于吻合后消化道重建形状恰似英文字母"Y"，上面两臂为胆汁胰液输入襻和两吻合口之间的输出襻（亦称Roux臂），下面一臂为空肠空肠吻合口远侧空肠输出襻。

（一）适应证

本术式常用于慢性胰腺炎、胃大部切除术后药物难以控制的碱性反流性胃炎、胰腺假性囊肿、胆总管阻塞（胆总管狭窄或胆总管囊肿）及全胃切除术。

(二)手术策略

(1)空肠离断部位在其可抬高的最高点,一般位于距离Treitz韧带约20 cm处,注意保护两断端空肠的血液供应,预防吻合口缺血。

(2)如行结肠后食管空肠Roux-en-Y吻合,应经中结肠血管右侧,并将横结肠系膜裂孔和Roux臂空肠妥善固定,如此可降低Roux臂空肠粘连于脾床的可能性。

(3)术中避免肠襻扭转方法参见本书第六章"胃大部切除术"(图6-2至图6-7)。

(4)Roux臂盲端2~3 cm,将吻合口空肠浆肌层和膈肌下腹膜间断固定几针,以减少吻合口张力。

(5)为防治吻合口漏,应置入空肠营养管,以备吻合口漏时行肠内营养支持。

(6)全胃切除术后无须放置胃管,但应开放空肠营养管,暂作减压之用。

(三)麻醉与体位

全身麻醉,一般取平卧位。

(四)吻合器消化道重建

(1)切开肝左三角韧带,必要时切开食管前方膈肌脚弓状部,以利于显露食管。切断迷走神经前、后干,充分游离食管,拔除胃管。

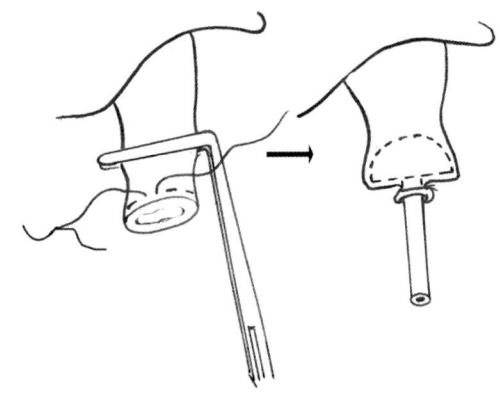

图10-150 食管置入抵针座

(2)在贲门上方3~5 cm处上置荷包缝合钳及荷包线,建议采用先行背侧荷包线穿针,再行腹侧荷包线穿针,以防误行同一个穿针孔进针导致荷包缝合失败,被迫行更高位荷包缝合,致使吻合口张力加大,吻合口漏的风险增加。荷包钳远侧约0.5 cm处横断食管。切断线不可过度靠近荷包钳,预防荷包线滑脱撕裂导致荷包缝合失败。长的软组织钳分别钳夹食管左、右角及前壁中点,牵开食管腔,置入25 mm或28 mm管状吻合器钉砧,收紧荷包缝线打结,修剪结扎线外侧多余食管组织,以利于吻合。纱布包裹钉砧中心杆,以防损伤其他脏器(图10-150)。

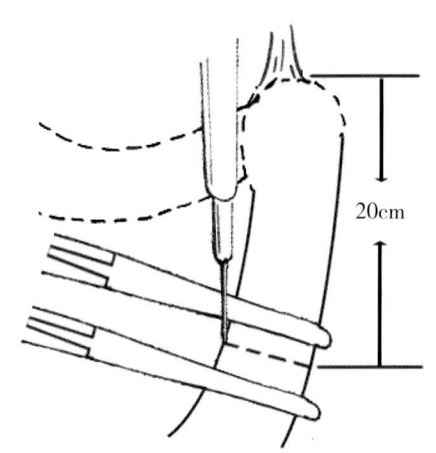

图10-151 离断空肠

(3)距Treitz韧带20 cm处,纵行分段切断空肠系膜,注意保护空肠血供,离断空肠,远断端上提(结肠前、后均可),确保吻合口无张力(图10-151)。

(4)距Roux臂断端10 cm上置肠钳,打开肠腔,用安尔碘消毒,一般将空肠盲端置于吻合口左侧,置入管状吻合器,吻合器头部自患者左侧转向右侧,再转向头侧,距离断端约3 cm处的对系膜缘将穿刺锥旋出,与钉砧中心杆对合,调节肠管方向,收紧吻合器,切勿夹入其他组织,确认无误后击发完成吻合。回旋吻合器旋钮2周,轻柔将其取出,切忌粗暴,以防吻合口撕裂。原位检查吻合器内远、近切缘是否完整,如有缺损,应行缝合修补,原位检查的目的在于易于判断吻合口的缺损部位。检查吻合口是否完整,有无出血,术者以右手示指或用卵圆钳伸入至吻合口处明确吻合口、Roux臂通畅无误(图10-152)。

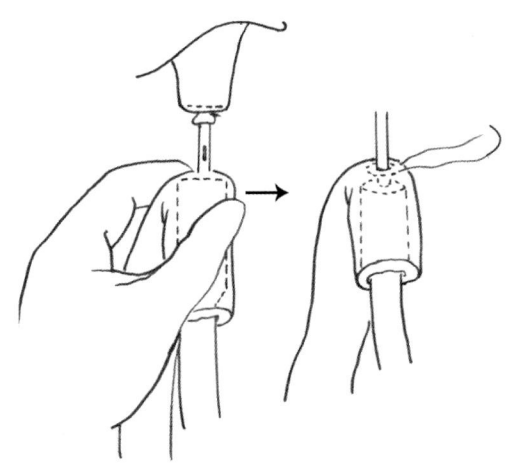

图10-152 食管空肠吻合

（5）用直线型闭合器或手工缝合Roux臂断端并浆肌层包埋。此处肠襻盲端长2~3 cm，过长易于导致盲端综合征，过短端则易于进入至吻合口部位导致狭窄或梗阻。将空肠浆肌层和膈肌壁层腹膜切缘间断缝合几针，减少吻合口张力，降低发生吻合口漏的风险。将空肠盲端固定于食管左侧膈肌壁层腹膜，一方面减少吻合口张力，另一方面可避免盲端内套叠的发生（图10-153至图10-155）。

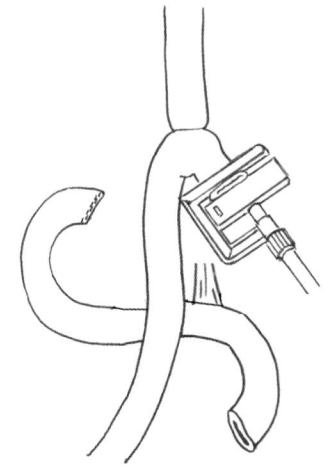
图10-153　闭合器关闭空肠断端

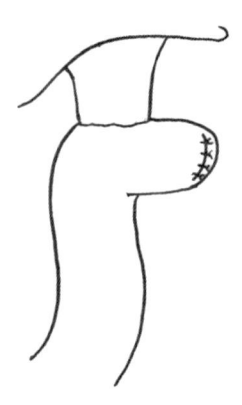
图10-154　手工缝合空肠断端

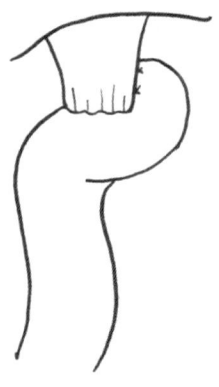
图10-155　空肠盲端固定

（6）距离食管空肠吻合口至少40 cm，行空肠-空肠端侧吻合。进而再将胆汁胰液输入襻和Roux臂并行，浆肌层间断缝合5~8 cm，目的在于保证胆汁胰液可顺蠕动方向排入远侧空肠，减少反流性食管炎的发生（图10-156）。

（7）空肠空肠侧侧吻合可用吻合器完成（图10-157、图10-158）：

1）距离食管空肠吻合口约40 cm，Roux臂空肠对系膜缘行荷包缝合，置入25 mm管状吻合器钉砧，收紧荷包线并打结。

2）吻合器身自胆汁胰液输入襻断端置入3~5 cm，自空肠对系膜缘旋出穿刺锥。

3）对合吻合器中心杆，旋紧吻合器，检查无其他组织嵌入，击发。

4）回旋旋钮2周，退出吻合器，检查两切缘是否完整。

5）探查吻合口是否通畅及有无出血。

6）进而用直线型闭合器关闭胆汁胰液输入襻空肠断端。

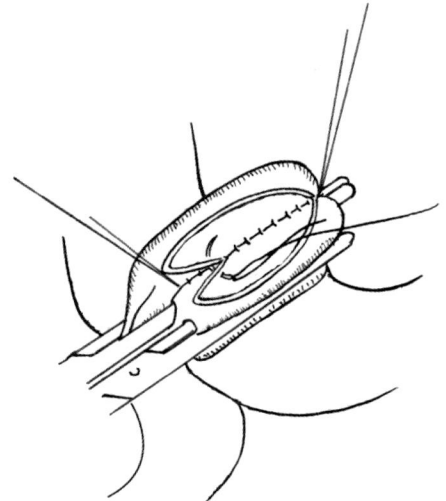
图10-156　后壁间断缝合

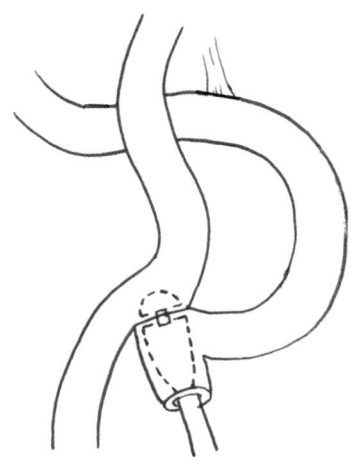
图10-157　吻合器空肠空肠侧侧吻合

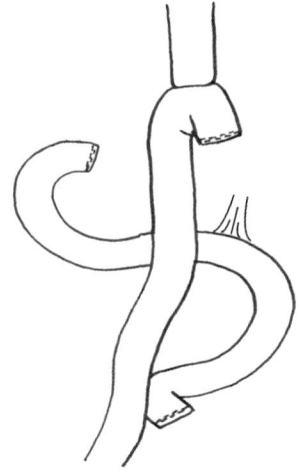
图10-158　闭合器关闭空肠断端

（8）另外一种吻合器吻合方法是先做空肠-空肠端侧吻合，然后再行食管空肠端侧吻合（图10-159）：

1）空肠离断后，胆汁胰液输入襻断端行荷包缝合，置入抵针座，荷包线打结。

2）自Roux臂肠襻断端置入吻合器，在距离Roux臂断端约45 cm处对系膜缘穿出穿刺锥。

3）对合中心杆，完成吻合。

4）完成食管空肠端侧吻合。

（9）食管空肠亦可行端端吻合。Roux臂空肠断端荷包缝合，在距此荷包线8~10 cm纵行切开肠壁约2 cm，置入吻合器，旋出中心杆，荷包线打结；对合中心杆，收紧旋钮，完成击发；退出吻合器，然后用直线型闭合器横行封闭Roux臂切口（图10-160至图10-162）。

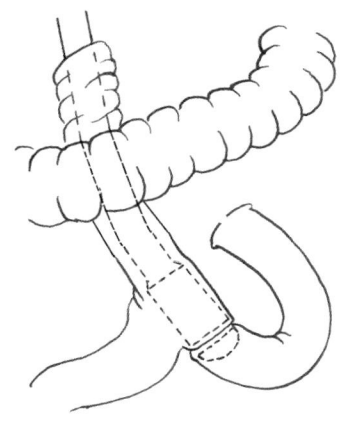

图10-159　空肠-空肠端侧吻合

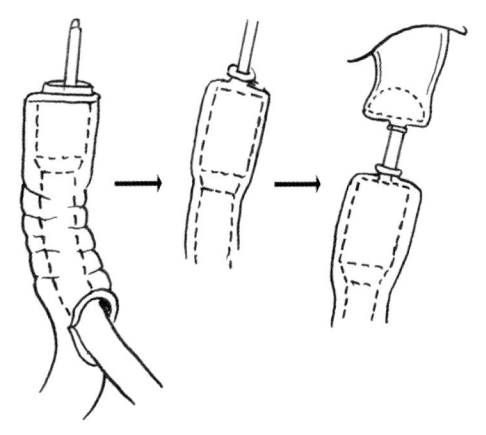

图10-160　置入吻合器

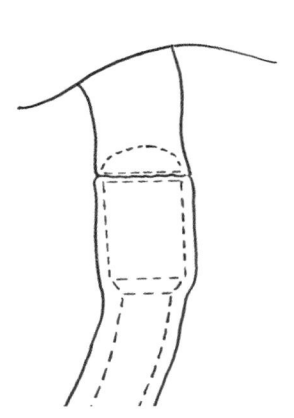

图10-161　击发吻合器

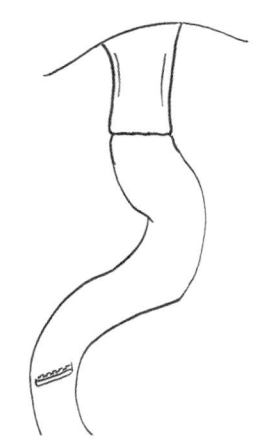

图10-162　封闭Roux臂切口

（五）手工缝合法消化道重建

（1）切断贲门。食管下段仅有肌层，缝合时易于撕裂，可用1号丝线将食管肌层和黏膜层间断固定几针，以利于妥善吻合。将胃管推至食管切断线近侧，食管两侧缝置牵引线，以防食管回缩，距离黏膜固定线约0.5 cm处切断食管（图10-163、图10-164）。

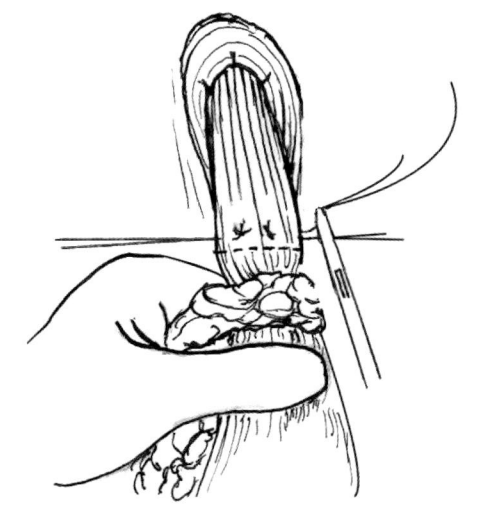

图10-163　肌层与黏膜层固定

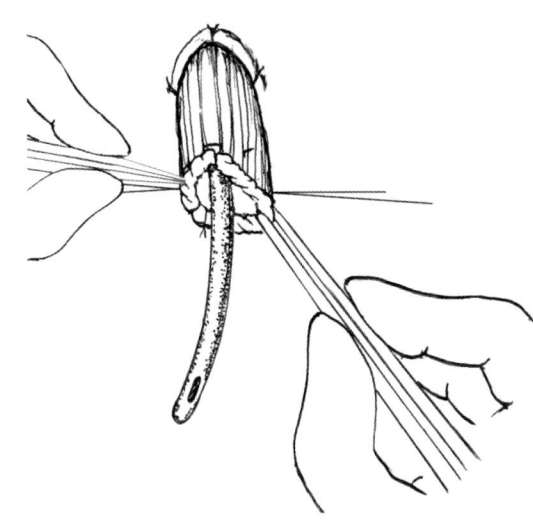

图10-164　切断食管

（2）将胃下端向左上方翻起，切断胃后壁和胰之间结缔组织。分段切断结扎胃脾韧带，避免撕裂脾被膜和脾蒂，移除标本。

（3）离断距Treitz韧带15～20 cm处空肠，分段结扎切断空肠系膜，保持小肠两断端良好血运（图10-165、图10-166）。

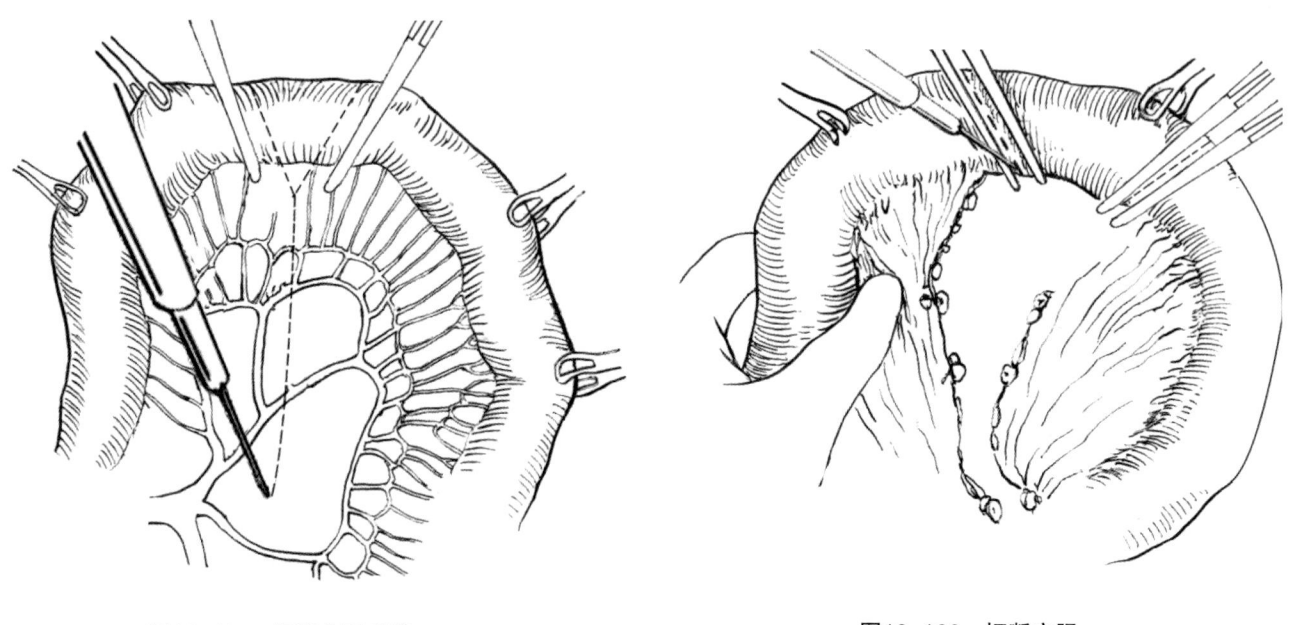

图10-165　切断空肠系膜　　　　　　　　　　图10-166　切断空肠

（4）1号丝线间断缝合关闭空肠远断端，外加浆肌层包埋（图10-167、图10-168）。于中结肠血管右侧的无血管区切开，将Roux臂上提至横结肠系膜上方，以备吻合（图10-169）。

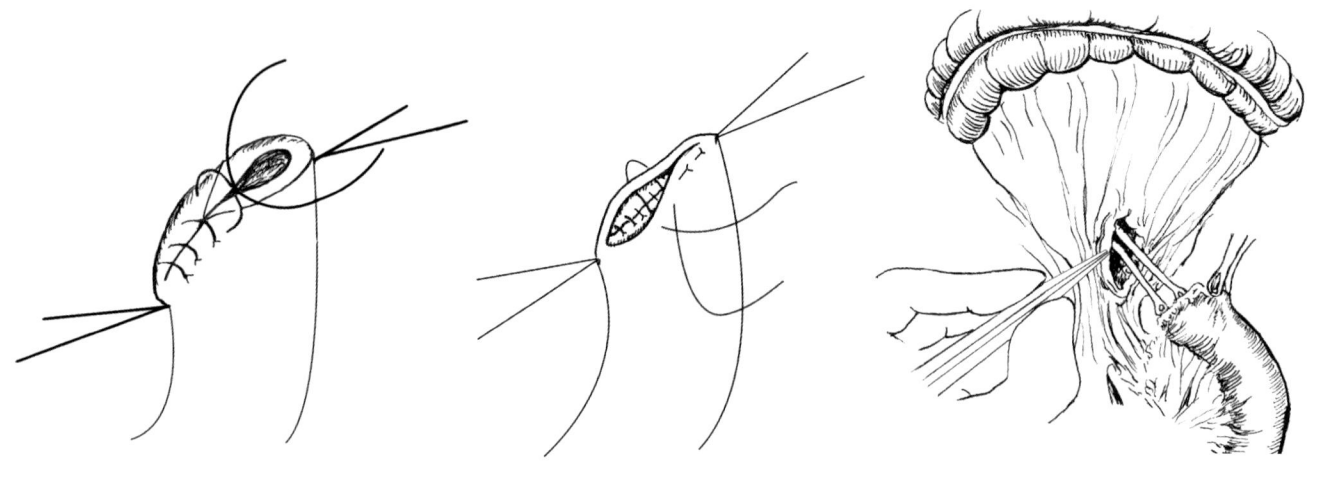

图10-167　Roux臂断端间断缝合　　　图10-168　浆肌层缝合包埋　　　图10-169　Roux臂上提至横结肠系膜上方

（5）用两把阑尾钳夹起Roux臂近端，断端位于右侧，靠近食管，使Roux臂盲端长度为2～3 cm（图10-170）。1号丝线间断缝合膈肌和空肠浆肌层，以减轻食管空肠吻合口张力（图10-171）。

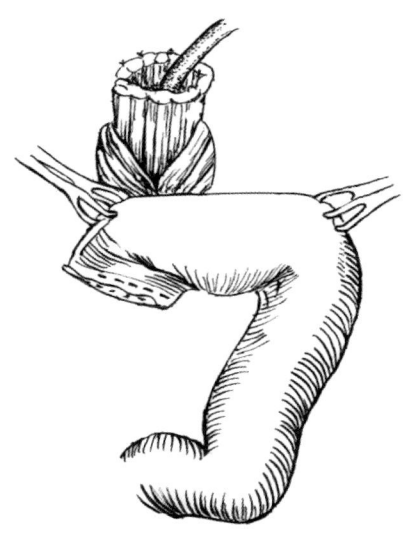

图10-170 Roux臂靠近食管

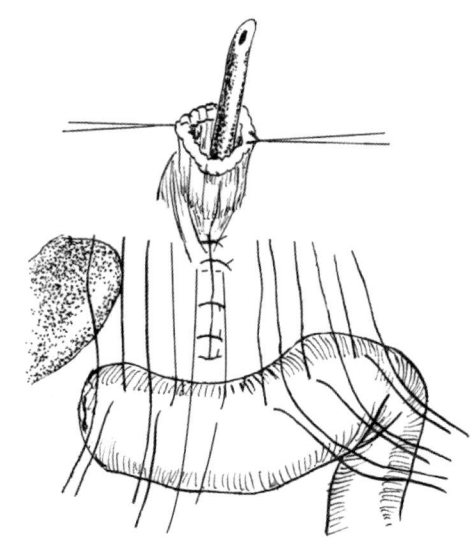

图10-171 膈肌与Roux臂浆肌层间断缝合

（6）用1号丝线于空肠和食管的两角处各缝1针作为标志线。1号丝线间断缝合空肠后壁浆肌层和食管后壁肌层，作为后壁吻合口包埋层。如缝穿食管全层，则可能导致吻合口漏（图10-172）。

（7）距离上述缝线约0.5 cm处，切开空肠壁，长度略短于食管直径。用1号丝线缝合两侧角，边距约4 mm，然后采用对等分法，吻合后壁。将胃管置入Roux臂内，再用1号丝线间断全层内翻缝合前壁（图10-173至图10-176）。

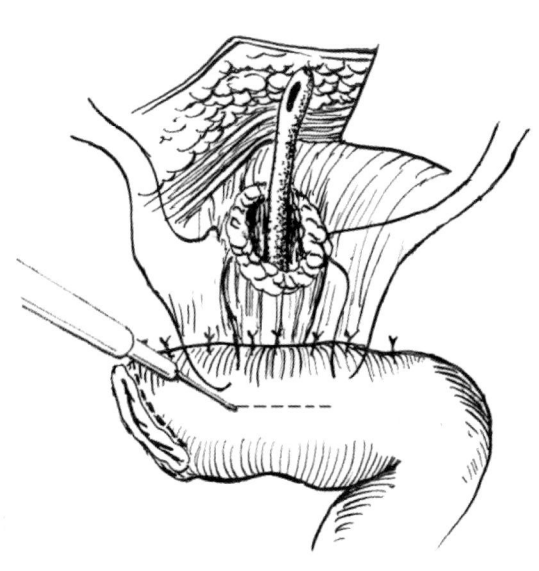

图10-172 食管空肠后壁吻合口包埋缝合

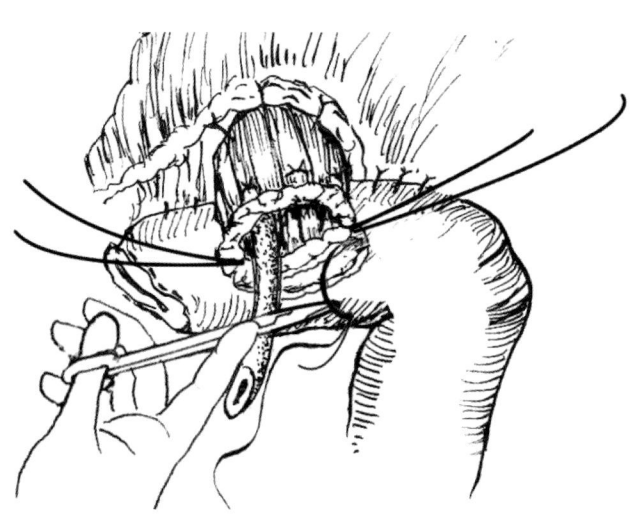

图10-173 缝合两侧角

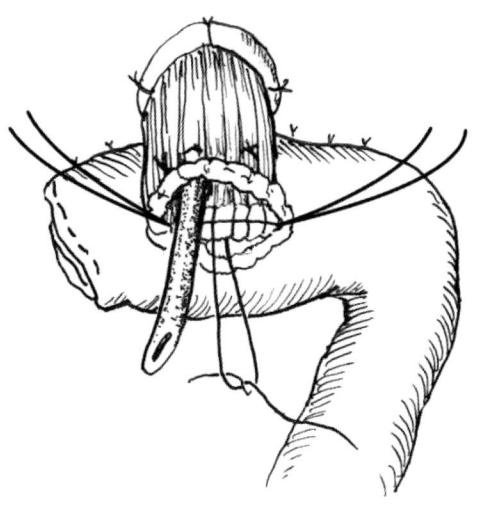

图10-174 食管空肠后壁间断缝合

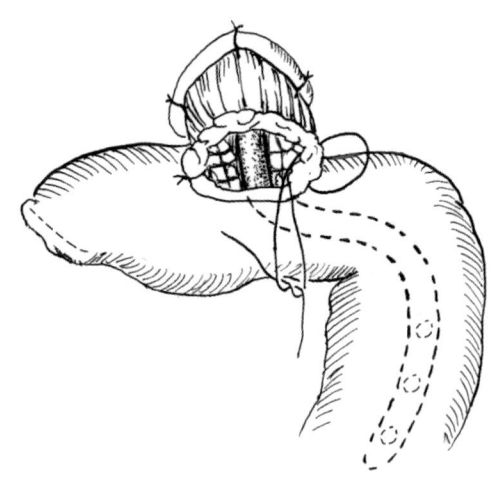

图10-175 食管空肠前壁内翻缝合

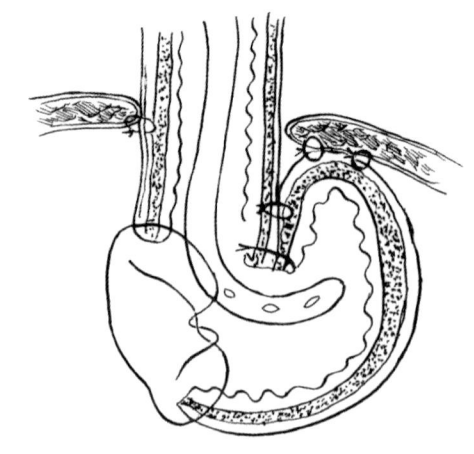

图10-176 食管空肠吻合口剖面

（8）用1号丝线将空肠前壁浆肌层和食管前壁肌层间断缝合以包埋吻合口（图10-177）。将膈肌下腹膜和空肠前壁浆肌层间断缝合以降低吻合口张力（图10-178）。距食管空肠吻合口约40 cm处，行胆汁胰液输入襻空肠和Roux臂空肠侧侧吻合或端侧吻合。再将胆汁胰液输入襻和Roux臂向头侧并行间断缝合3～4针，以减少反流。

（9）小肠系膜间裂孔、结肠后吻合时的横结肠裂孔及横结肠系膜下方、Roux臂系膜后方和后腹膜之间的裂隙均应予以缝合关闭，防止内疝的发生。Roux臂空肠、横结肠系膜上方与胰腺之间的裂隙无须处理（图10-179）。

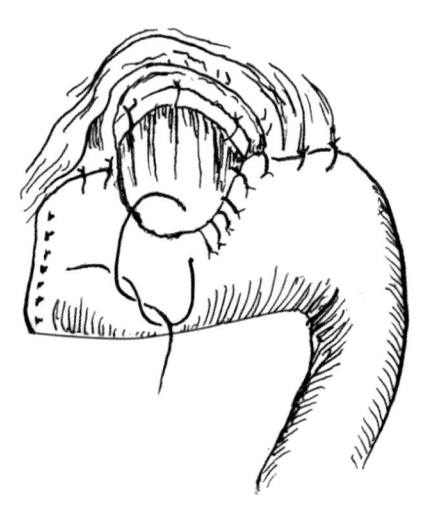

图10-177 食管空肠前壁浆肌层包埋缝合

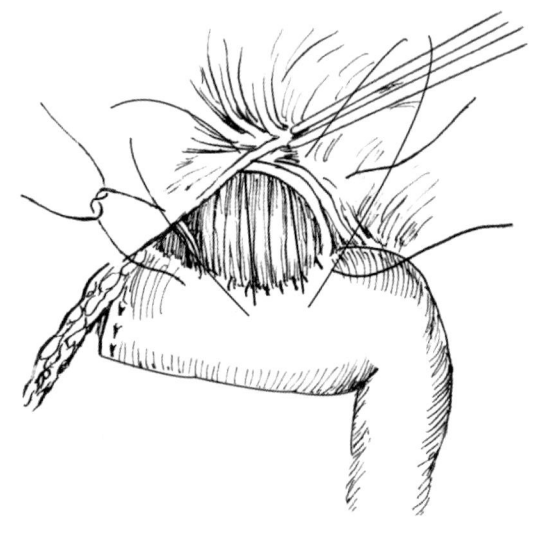

图10-178 膈肌下腹膜与空肠前壁浆肌层间断缝合

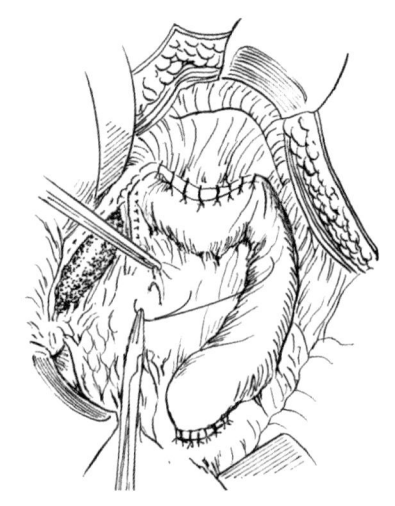

图10-179 关闭横结肠系膜裂孔

（六）全胃切除空肠营养管放置方法

全胃切除术后，患者进食较晚，在并发吻合口漏的情况下，患者不能经口进食，如果完全依赖肠外营养，一则肠外营养费用昂贵，具有导管感染、肝功能损害等并发症；二则肠道无食物通过，导致肠黏膜萎缩，易于发生肠道细菌移位等并发症。因此，术中放置空肠营养管对患者康复颇有裨益。建议将空肠营养管自胆汁胰液输入襻经空肠空肠吻合口置入输出襻30～40 cm，悬吊的胆汁输入襻虽亦有不全梗阻的可能性，但胆汁与胰液通过多无大碍，因此，可以减少因输出肠管悬吊导致的不完全性肠梗阻的发生，改善患者生活质量。各种吻合术式空肠营养管的放置方法如图10-180至图10-183所示。造口管可选用14F的硅胶管，置入空肠内并行荷包缝合穿刺孔，采用Witzel技术将造口管浆肌层包埋6～8 cm，进而将空肠襻与腹壁戳孔处腹膜固定几针，如仅行1针固定缝合，易于导致空肠围绕此固定点发生扭转。

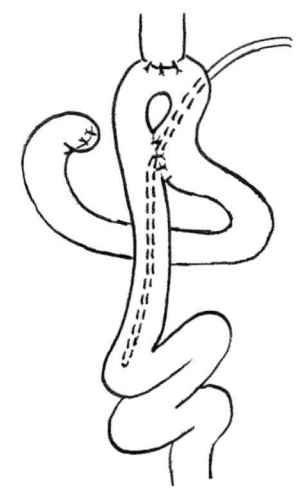

图10-180　经胆汁胰液输入襻及侧侧吻合口

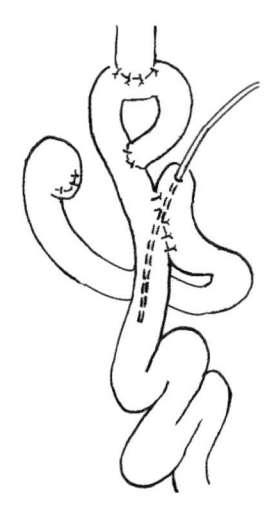

图10-181　经胆汁胰液输入襻盲端及侧侧吻合口

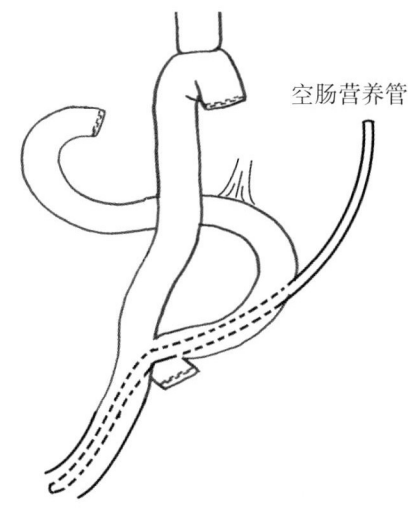

图10-182　经胆汁胰液输入襻及侧侧吻合口

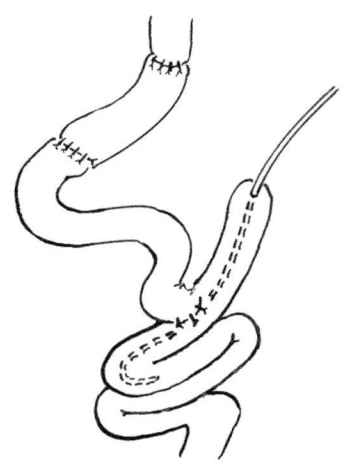

图10-183　经输出襻盲端

第八节　腹主动脉周围淋巴结清扫术

一、适应证

本术式主要适用于浸润深度超过T2以上的患者，此组患者约有1/5出现No.16组淋巴结转移。该术式创伤大，术后腹泻、营养不良等并发症增加，No.16组淋巴结转移即为远处转移，清扫后并未提高患者生存率，因此，2014年胃癌NCCN指南不建议行此术式。

二、手术策略

（1）No.16组淋巴结的定义与分布参见本章表10-4及图10-26至图10-28。近端胃癌主要转移至No.16a2-lat，远端胃癌主要转移至No.16b1-int/pre/lat及No.16a2-pre/int。

（2）清扫No.16b1-int/pre/lat及No.16a2-pre/int组淋巴结需采用Kocher切口，经Toldt间隙达腹主动脉前方和左侧。No.16a2-lat淋巴结的清扫需游离胰体尾和脾脏，并切除左肾上腺或自左肾和左肾上腺背侧进入，方可全部清除。

（3）腹主动脉周围、腹腔动脉干及肠系膜上动脉根部存在大量的神经纤维组织和神经节，应尽量予以保留。

（4）腹主动脉周围淋巴结清扫术可损伤淋巴管或乳糜池（图10-264），导致乳糜漏，因此，术中所有管道结构均应妥善结扎。

三、麻醉与体位

气管内插管全身麻醉，平卧位。

四、手术步骤

（1）清扫No.16b1组淋巴结。No.16b1组淋巴结位于左肾静脉下缘至肠系膜下动脉上缘之间，右侧缘为下腔静脉的中线，左侧界为左生殖静脉。游离结肠肝曲和升结肠，显露十二指肠，于Gerota筋膜前方进入Toldt间隙，将十二指肠和胰头向左侧拉开，继续向中线游离，越过腹主动脉达左侧生殖静脉。沿中线纵行切开下腔静脉表面的Gerota筋膜前叶，上达尾状叶，下达肠系膜下动脉高度。横行切开左肾静脉前方的Gerota筋膜前叶，直达左侧生殖静脉。血管吊带将左肾静脉拉向头侧。将腹主动脉与下腔静脉之间（No.16b1-int）及其前方（No.16b1-pre）的淋巴脂肪组织一并清除。自左生殖静脉内侧切开Gerota筋膜前叶，向背侧钝性游离达腰大肌筋膜。注意保护左侧肾脏和输尿管，提起内侧Gerota筋膜前叶切缘组织，清扫腹主动脉左侧淋巴脂肪组织（No.16b1-lat），至此No.16b1-int/pre/lat淋巴结全部清扫完毕。清扫途中可遇到左、右生殖动脉，可予以结扎切断，另外所有管道样结构均需要妥善结扎，以防淋巴漏（图10-184、图10-185）。

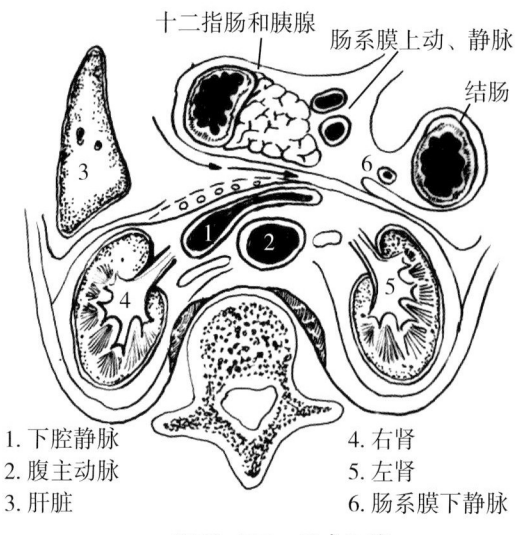

1. 下腔静脉 4. 右肾
2. 腹主动脉 5. 左肾
3. 肝脏   6. 肠系膜下静脉

图10-184　手术入路

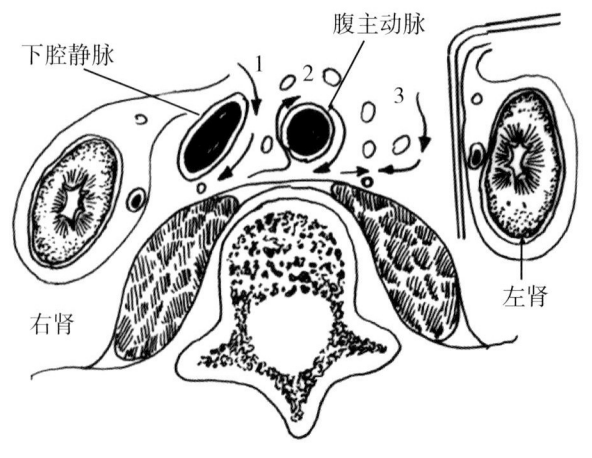

图10-185　清扫No.16b1-int/pre/lat
（1、2、3为清扫顺序）

（2）清扫No.16a2-int/pre淋巴结。将左肾静脉用血管吊带向足侧牵拉，十二指肠和胰头翻向内侧，将下腔静脉和左肾静脉前方业已切开的Gerota筋膜前叶向内侧和上方游离，显露肠系膜上动脉根部，切除下腔静脉和腹主动脉之间及腹主动脉前方的淋巴脂肪组织，清除No.16a2-int/pre淋巴结。在肠系膜上动脉根部周围有较多神经纤维组织，和腹腔神经节相联系，一般可以保留（图10-186）。

（3）清扫No.16a2-lat淋巴结。清扫此组淋巴结应游离胰体尾部，详见本章第十节"胃癌联合胰体尾、脾脏切除术"（图10-200至图10-208）。显露左肾动、静脉，切断左肾上腺静脉。左肾上腺可予以切除，以便于彻底清扫No.16a2-lat淋巴结；如保留左肾上腺，可将其和左肾自外侧向后方一并游离，直达腹主动脉。将左肾动、静脉牵向下方，切除左肾静脉以上、腹腔动脉左侧及左侧膈肌脚表面的淋巴脂肪组织，清扫No.16a2-lat淋巴结（图10-187、图10-188）。

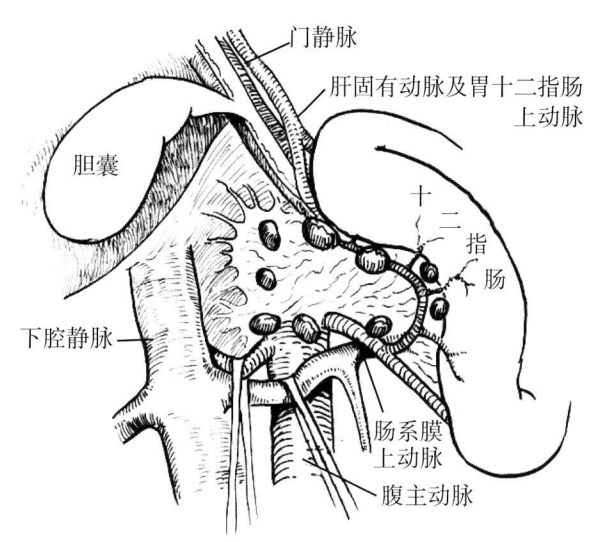

图10-186　清扫No.16a2-int/pre淋巴结

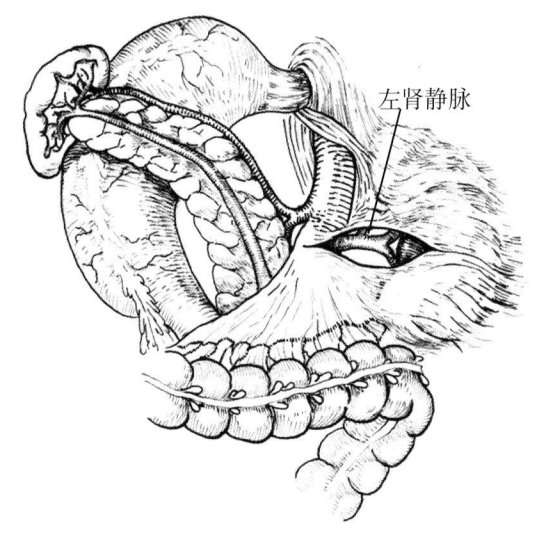

图10-187　游离胰体尾部

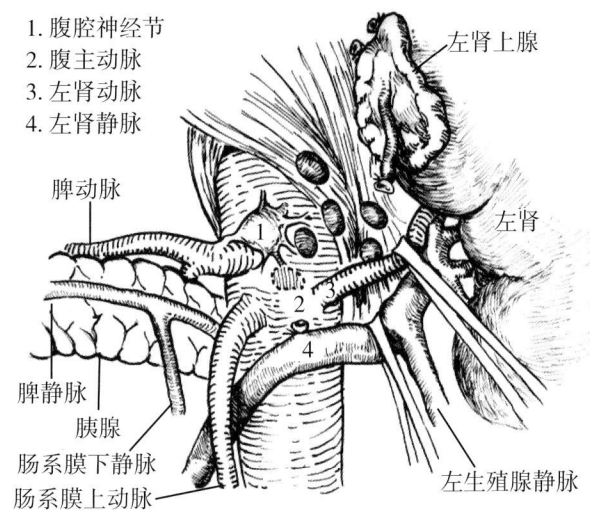

图10-188　清扫No.16a2-lat淋巴结

第九节　胃癌联合横结肠部分切除术

一、适应证

（1）进展期胃癌侵犯横结肠或（和）横结肠系膜，可一并予以切除者（图10-189、图10-190）。

（2）其他参见本章第四节"胃癌胃次全切除术（D2淋巴结清扫术）"、第五节"胃癌近端胃切除术（D2淋巴结清扫术）"及第六节"胃癌全胃切除术（D2淋巴结清扫术）"有关内容。

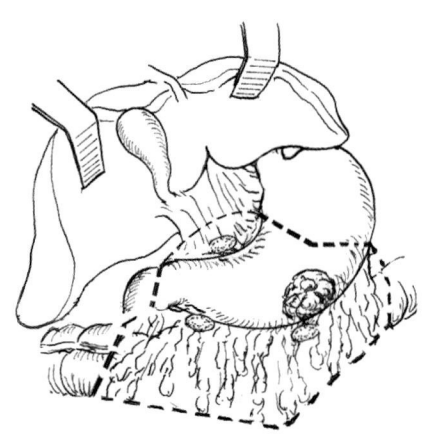

图10-189　切除范围（前面）

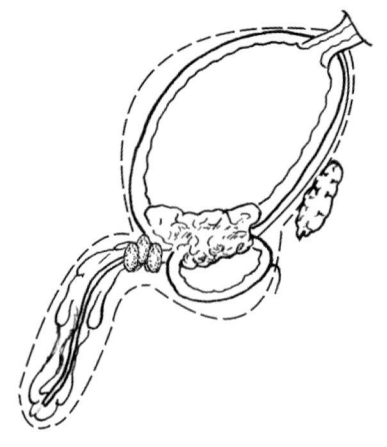

图10-190　切除范围（侧面）

二、手术策略

（1）联合横结肠切除要求术前充分肠道准备。肝曲和脾曲结肠均应自融合筋膜与肾筋膜间游离，向内侧连续切除胰头被膜，游离解剖副右结肠静脉，将其结扎切断，避免撕裂出血。升、降结肠充分游离，避免吻合口张力。

（2）由于术后横结肠系膜根部复发可能性大，一般采用结肠前胃肠吻合，因此，应先行结肠吻合术并妥善缝合关闭结肠系膜，然后行胃肠道重建。

（3）其他手术策略参见本章第四节"胃癌胃次全切除术（D2淋巴结清扫术）"、第五节"胃癌近端胃切除术（D2淋巴结清扫术）"、第六节"胃癌全胃切除术（D2淋巴结清扫术）"及本书第六章"胃大部切除术"有关内容。

三、麻醉与体位

气管内插管全身麻醉，平卧位。

四、手术步骤

（1）探查发现胃癌已侵犯横结肠及其系膜，可以将胃与横结肠一起切除，先用纱布覆盖病灶，提起横结肠，显露中结肠动、静脉，选定切除范围（图10-191）。

（2）于中结肠静脉根部将其结扎，在其内侧游离出中结肠动脉，近心端双重结扎，扇形分段结扎切断横结肠系膜，清除No.15组淋巴结（图10-192）。

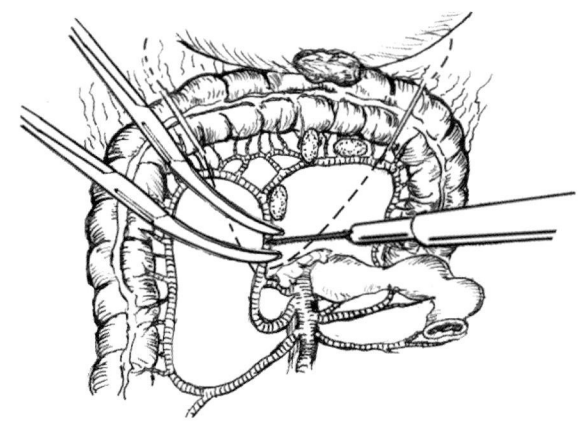

图10-191　选定切除范围

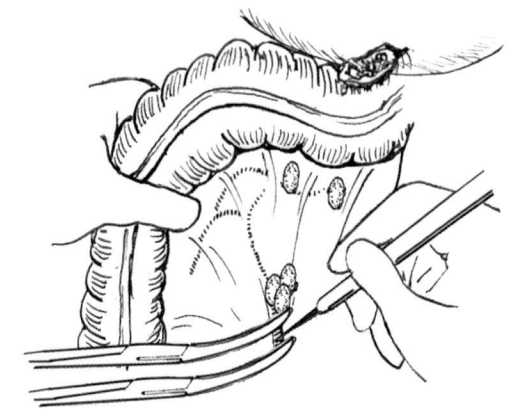

图10-192　清除No.15组淋巴结

（3）切除大网膜，左侧达脾下极，切断结扎胃网膜左动、静脉，清除No.4sb组淋巴结，由于需做横结肠对端吻合，应切断脾结肠韧带。向右侧切除大网膜，清除No.6组淋巴结。为便于吻合，肝结肠韧带一并离断结扎（图10-193至图10-195）。

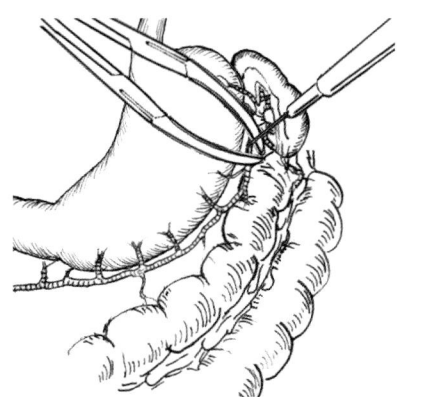
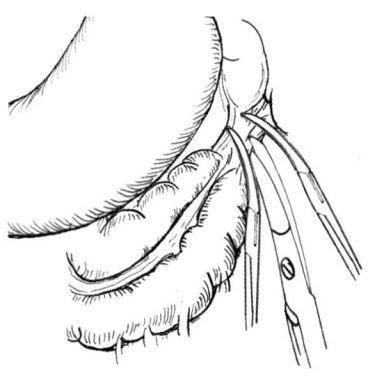
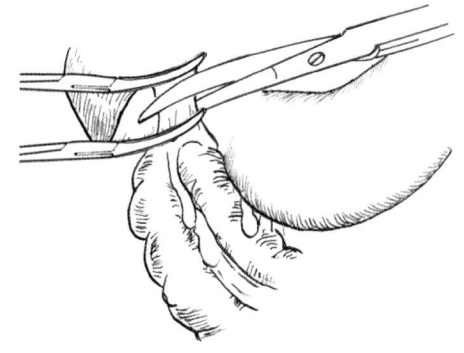

图10-193　清除No.4sb组淋巴结　　　图10-194　切断脾结肠韧带　　　图10-195　切断肝结肠韧带

（4）库克钳夹持预切断处，肠管下方垫置纱布，切除横结肠，标本侧两断端缝扎关闭并妥善用纱布包裹保护，和胃标本一起移除（图10-196）。

（5）横结肠断端1号丝线间断缝合外加浆肌层包埋，检查吻合口是否通畅。器械吻合方式见本书第二章第四节"胃肠手术吻合器械基本操作方法"。间断缝合关闭横结肠系膜裂孔。行结肠前消化道重建。

（6）有时仅为横结肠系膜部分受侵，可将受侵病灶外2 cm系膜一并切除，然后缝合系膜切口，但应观察横结肠有无缺血；可疑时术毕再次检查，如果存在横结肠缺血，应行横结肠部分或全部切除术（图10-197至图10-199）。

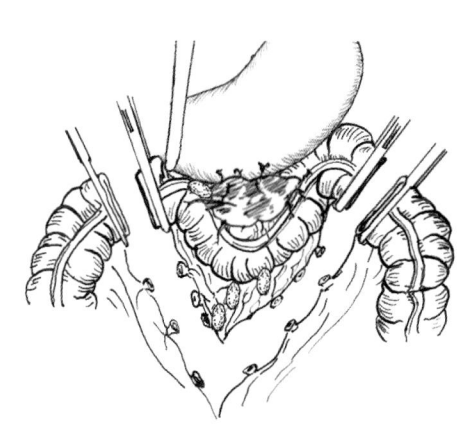

图10-196　切除横结肠

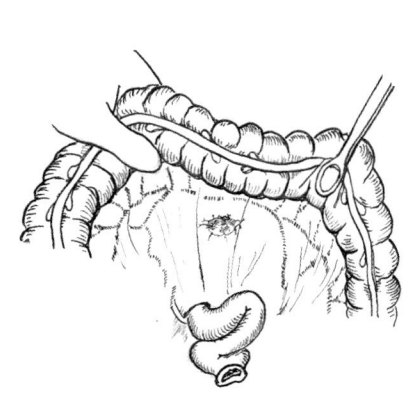
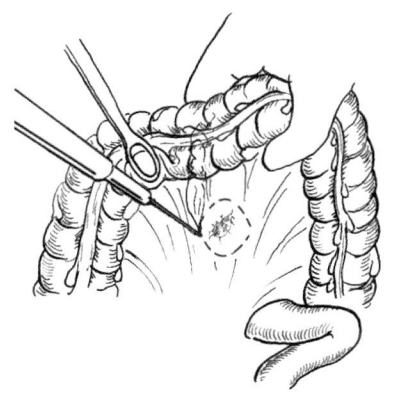
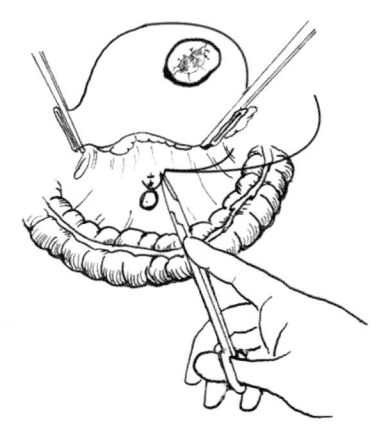

图10-197　横结肠系膜部分受侵　　　图10-198　系膜部分切除　　　图10-199　缝合系膜切口

第十节　胃癌联合胰体尾、脾脏切除术

一、适应证

（1）H0，P0，CY0。
（2）位于U、UM区的进展期胃癌原发灶或转移淋巴结直接侵犯胰腺体、尾部。
（3）淋巴结转移限于以下范围：No.1～No.7、No.8a、No.9、No.10、No.11、No.12a组。

二、手术策略

（1）对于No.10组、No.11组淋巴结转移但无胰腺浸润的患者实行联合胰体尾、脾脏切除术的预后较差，而且尚有胰漏和糖尿病的风险，目前作为此手术的适应证存在争议，可行保留胰腺的脾脏及脾动脉联合切除术。
（2）应先于脾动脉根部结扎切断脾动脉，以减少脾脏内血液和术中出血。
（3）应在脾脏外周向胃和胰体尾方向游离标本，争取胃、脾脏和胰体尾整体切除。
（4）胰腺切断线在肠系膜下静脉左侧，距离此切断线右侧1 cm处用肠钳夹持胰腺，肠钳有两种作用，一为控制胰腺断端出血而不损伤胰腺组织；二为胰腺切除撤除肠钳后，胰腺断端呈鱼口状，便于对拢缝合。
（5）术毕胰腺断端附近放置橡胶引流管，不可压迫胰腺组织，以防后者组织坏死。
（6）其他手术策略参见本章第四节"胃癌胃次全切除术（D2淋巴结清扫术）"、第五节"胃癌近端胃切除术（D2淋巴结清扫术）"、第六节"胃癌全胃切除术（D2淋巴结清扫术）"及本书第六章"胃大部切除术"有关内容。

三、麻醉与体位

气管内插管全身麻醉，平卧位。

四、手术步骤

（1）游离横结肠系膜前叶，切除胰头部胰腺被膜，解剖脾结肠韧带，予以分段结扎切断（图10-200）。
（2）将大网膜、横结肠系膜前叶用大弯钩拉向右上方，解剖胰腺上、下缘（图10-201）。

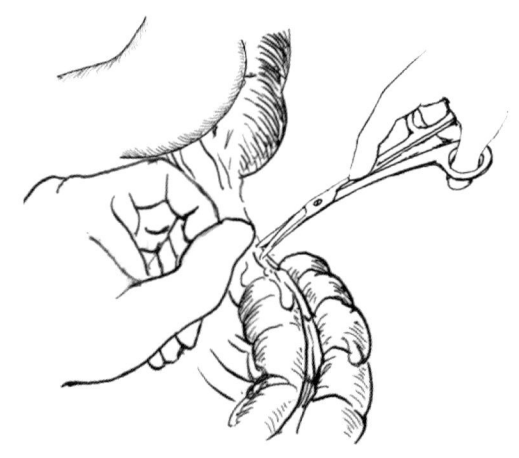

图10-200　解剖脾结肠韧带

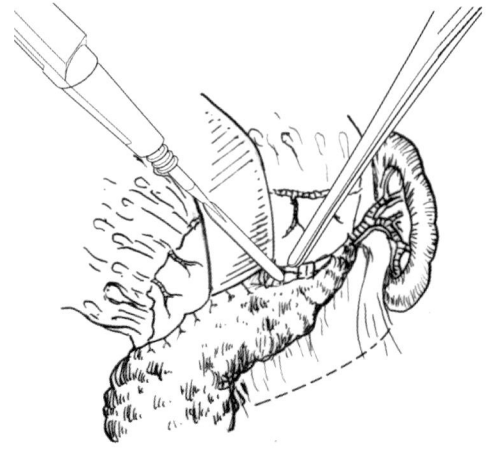

图10-201　解剖胰腺上、下缘

（3）游离胰腺下缘后腹膜，切断、结扎Treitz韧带，直至肠系膜下动脉左侧。同法切开胰腺上缘的后腹膜（图10-202）。

（4）术者左手将脾脏适度拉向右下方，紧张脾膈韧带，可用电刀切开，多无出血（图10-203）。

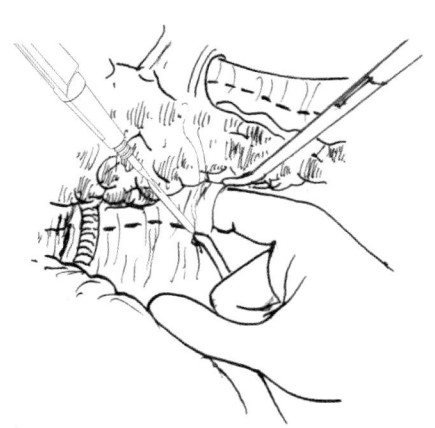

图10-202　游离胰腺上、下缘后腹膜

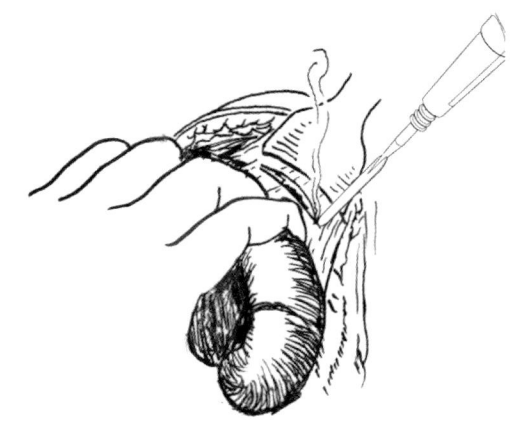

图10-203　切开脾膈韧带

（5）向下方延伸脾膈韧带切口，至脾肾韧带，予以分段结扎切断，至此脾外侧、胰腺下缘游离完毕。横断贲门或胃体，进而将脾脏上极完全游离（图10-204）。

（6）于脾动脉根部切断，近心端结扎及缝扎各一道，从而清除No.11组淋巴结（图10-205）。

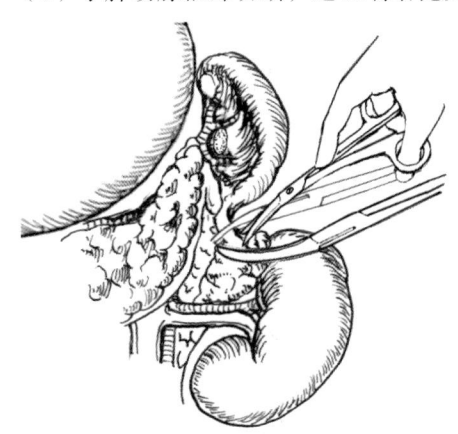

图10-204　切断脾肾韧带

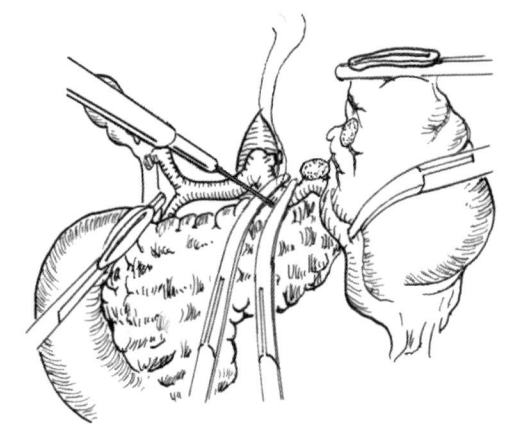

图10-205　清除No.11组淋巴结

（7）将脾脏、胰体尾部和胃一并拉向右上腹，显露肠系膜下静脉。纵行切开覆盖脾静脉的筋膜，于肠系膜下静脉左侧将脾静脉切断结扎（图10-206至图10-208）。

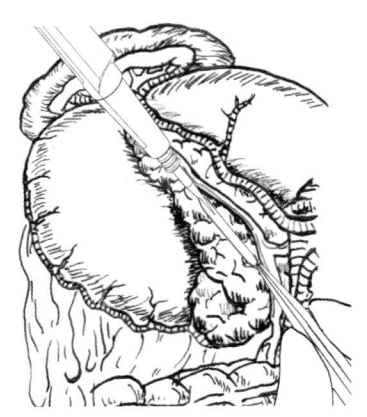

图10-206　显露肠系膜下静脉

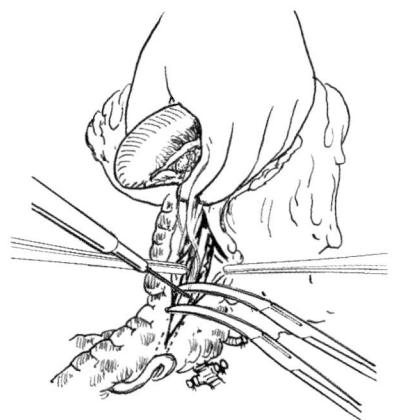

图10-207　显露脾静脉

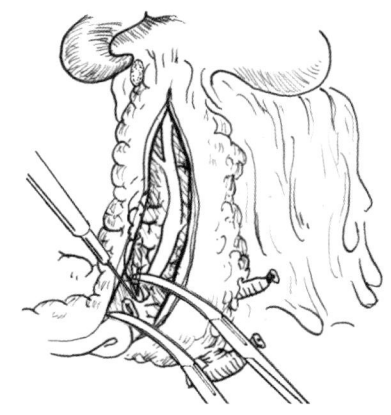

图10-208　切断结扎脾静脉

（8）胰腺切断线大致在肠系膜下静脉和脾动脉根部连接线附近，用肠钳夹持切断线右侧胰腺，小圆刃刀逐步切断胰腺组织，注意寻找胰管。至此完全切除胰体尾和脾脏，清除No.10组淋巴结（图10-209）。

（9）胰管用4号丝线缝扎，然后环绕胰管部位，在距离胰腺断端约1 cm处用4号丝线做U形缝合，确切结扎胰管，以防胰漏发生（图10-210、图10-211）。

（10）用4号丝线间断缝合胰腺断端，于胰腺断端放置多功能引流管，以备胰漏引流之用（图10-212）。

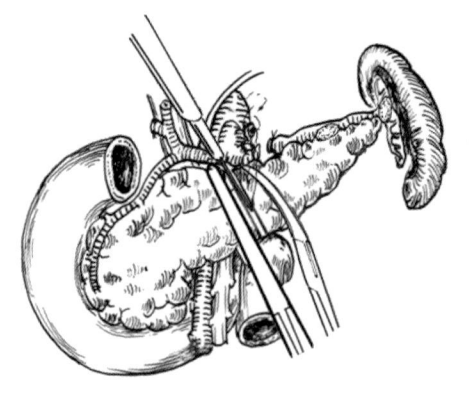

图10-209　切断胰腺

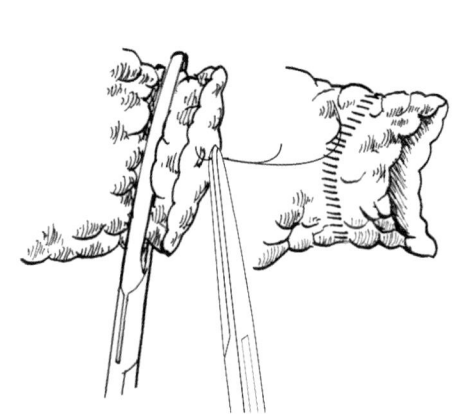

图10-210　缝扎胰管

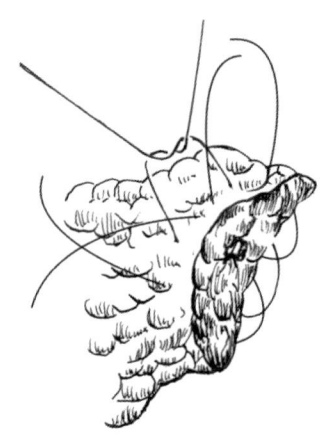

图10-211　U形缝合胰腺断端

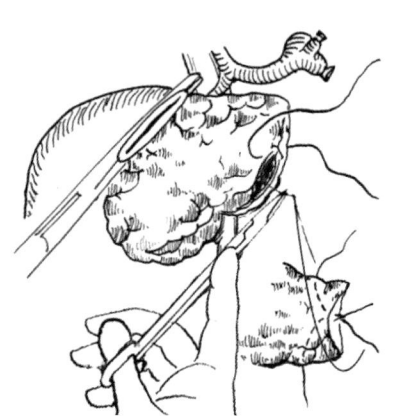

图10-212　缝合胰腺断端

第十一节　胃癌联合脾脏切除术

一、适应证

目前研究发现，胃的淋巴回流不进入胰腺实质，No.11组淋巴结也仅是存在于脾动脉周围组织中，将脾动脉连同周围的淋巴结一并清除即可达到根治目的，而术后胰漏、糖尿病等并发症大幅度下降。因此，本术式的适应证为：①H0、P0、CY0；②进展期胃癌No.10组、No.11组淋巴结转移而无胰腺直接浸润。

二、手术策略

参见本章第四节"胃癌胃次全切除术（D2淋巴结清扫术）"、第五节"胃癌近端胃切除术（D2淋巴结清扫术）"、第六节"胃癌全胃切除术（D2淋巴结清扫术）"、第十节"胃癌联合胰体尾、脾脏切除术"及本书第六章"胃大部切除术"有关内容。

三、麻醉与体位

气管内插管全身麻醉，平卧位。

四、手术步骤

（1）横断十二指肠，切断胃左动脉，将胰腺背膜完整切除。脾脏周围韧带的游离同本章第十节所述（图10-213）。

（2）解剖脾动脉，于其根部切断结扎，保留侧再缝扎一道（图10-214）。

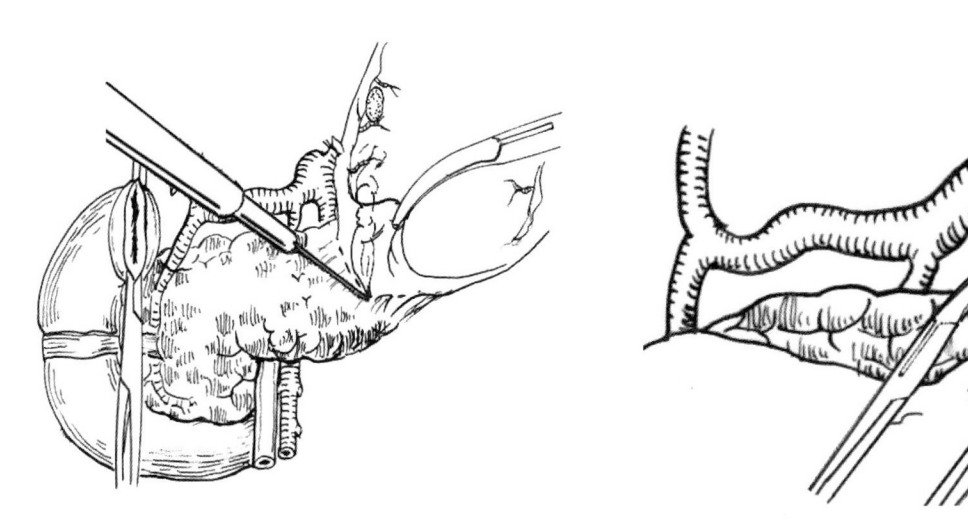

图10-213 切除胰腺背膜

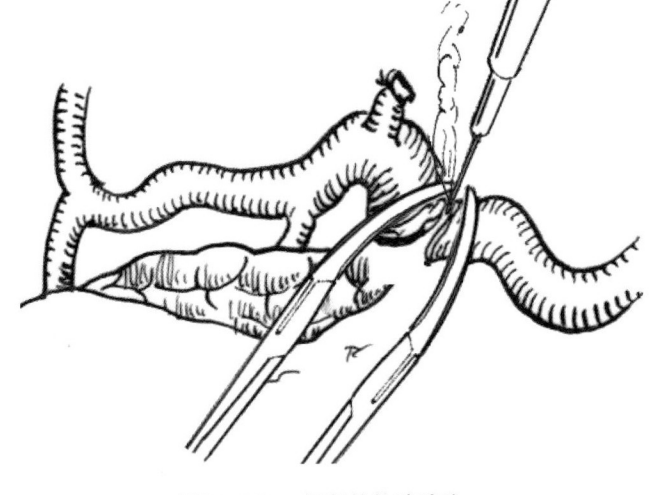

图10-214 切断结扎脾动脉

（3）将脾肾韧带分段结扎切断，脾脏向右上方拉起，解剖脾静脉，将其背侧筋膜予以切开至胰体尾交界处，切断结扎脾静脉。再将No.11组及No.10组淋巴结连同脾脏一并切除。于脾床放置多功能引流管，以防引流术后渗液或胰漏（图10-215、图10-216）。

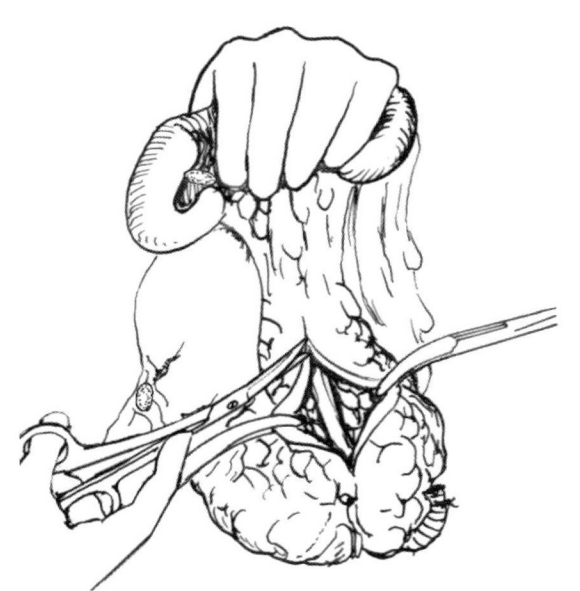

图10-215 显露脾静脉

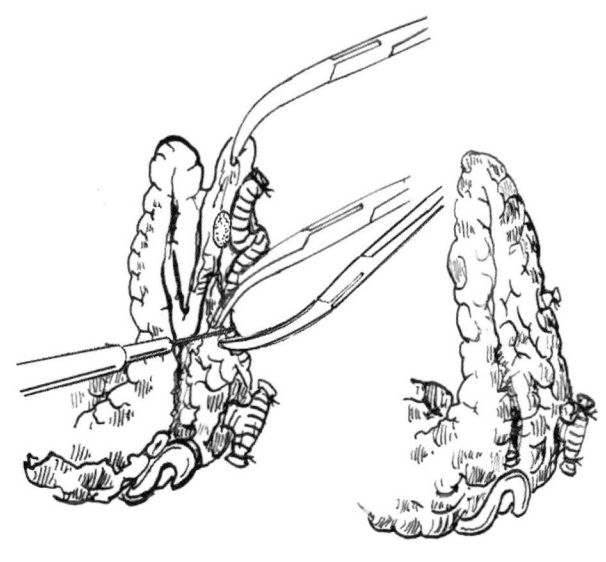

图10-216 切除脾静脉

第十二节 胃癌联合胰十二指肠切除术

一、适应证

胃癌联合胰十二指肠切除术的总的5年生存率为8.9%，只有第一站淋巴结转移者为25%，而第二站以上淋巴结转移者降低至2.7%。因此，本术式的绝对适应证为在保证根治的前提下同时具备：

（1）H0，P0，CY0。
（2）淋巴结转移仅局限于第一站。
（3）原发灶或转移淋巴结直接浸润胰头（图10-217）。
（4）胃癌侵犯十二指肠，根治性切除后十二指肠乳头难以保留者。

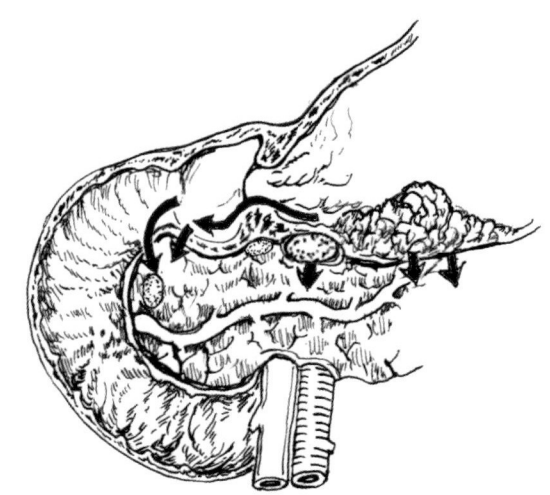

图10-217　胰头浸润

二、手术策略

参见本章第四节"胃癌胃次全切除术（D2淋巴结清扫术）"、第五节"胃癌近端胃切除术（D2淋巴结清扫术）"、第六节"胃癌全胃切除术（D2淋巴结清扫术）"、第十节"胃癌联合胰体尾、脾脏切除术"及本书第六章"胃大部切除术"、第十六章"胰十二指肠切除术"有关内容。

三、麻醉与体位

气管内插管全身麻醉，平卧位。

四、手术步骤

（1）切除大网膜及横结肠系膜前叶，切断肝结肠韧带及升结肠外侧后腹膜，锐性分离肝曲结肠与十二指肠间的结缔组织，显露全部十二指肠和胰头部（图10-218、图10-219）。

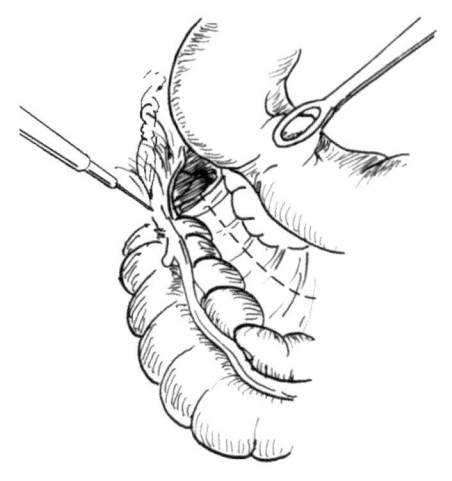

图10-218　切断肝结肠韧带

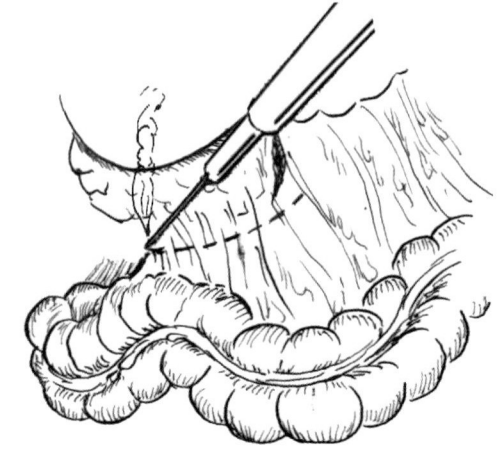

图10-219　切除胃结肠韧带

（2）采用Kocher切口，打开十二指肠外侧腹膜，游离胰头，探查No.13组淋巴结有无肿大，肿瘤是否侵犯下腔静脉和腹主动脉，如有侵犯，则不能行胰十二指肠切除术，清除No.12b、No.13组淋巴结（图10-220）。

（3）清除No.14组淋巴结，游离胃结肠静脉干，予以结扎切断，解剖胰十二指肠下动脉，于其根部切断结扎，保留侧再缝扎一道。切除肝十二指肠韧带前叶，清除No.12a组淋巴结，切断胃右动脉，清除No.5组淋巴结。切断胃十二指肠上动脉，保留侧同样双重结扎。吊带悬吊胆总管和肝固有动脉，显露门静脉。自肠系膜上静脉腹侧、胰颈背侧伸入小蚊式钳，向门静脉方向轻柔探查，直至胰颈上缘，如果可顺利通过，胰腺切除当无问题；如果肿瘤已和门静脉浸润粘连，则停止胰腺切除手术（图10-221）。

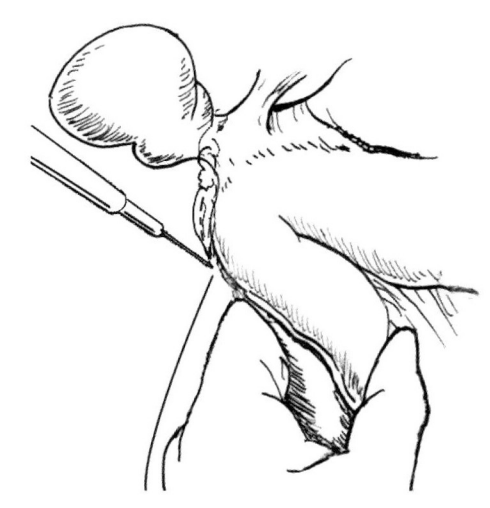

图10-220　Kocher切口

（4）结扎胆囊动脉，距离胆总管0.5 cm切断胆囊管，保留侧予以缝扎，距离肝脏0.5 cm切开胆囊浆膜层，切除胆囊，胆囊床予以电凝止血。于胰腺上缘切断胆总管，近端可用哈巴狗止血夹暂时夹闭或任其敞开。距Treitz韧带10～15 cm横断空肠，切断Treitz韧带，将近端空肠自肠系膜上血管后方拉至右上腹，十二指肠与胰腺间的结缔组织予以妥善结扎。

（5）将大弯钳置于胰颈后方，切断线右侧夹持肠钳，小圆刃刀逐步切断胰腺组织，管道处予以缝扎，注意寻找主胰管，以备置内引流管或胰肠吻合（图10-222）。

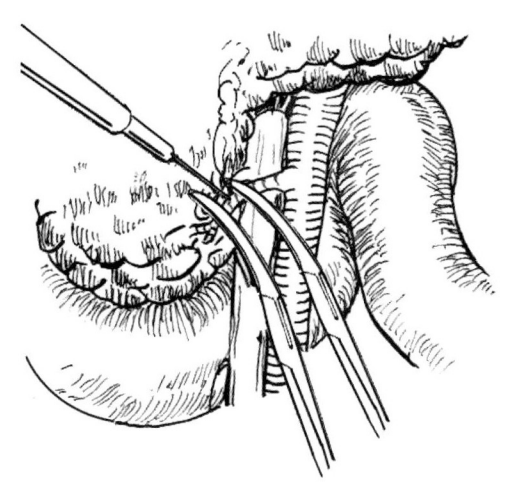

图10-221　切断胰十二指肠下动脉

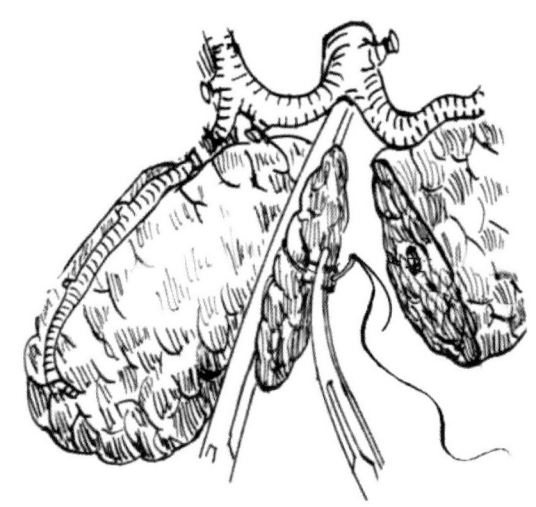

图10-222　横断胰腺

（6）胃肠道重建多采用胰、胆、胃的顺序，即Child手术。胆肠吻合口距离胰肠吻合口约10 cm，距离胃肠吻合口约40 cm。经温氏孔达小网膜囊位置放置多功能引流管，经右侧腹壁引出体外。详见本书第十六章"胰十二指肠切除术"有关内容。

第十三节　胃癌联合肝部分切除术

参见本书第三十七章"胃肠道肿瘤肝转移手术"。

第十四节　胃癌联合左上腹内脏全切除术

一、适应证

本术式要求切除全胃、大网膜、横结肠及其系膜、胰体尾、脾脏、No.16a1、No.16a2、No.16b1、No.16b2组淋巴结，贲门附近的胃癌应切除部分食管，部分患者尚需切除左半肝、左肾及左肾上腺。由于创伤极大，并发症多，必须在预计达到根治的前提下，同时具备以下条件方可应用：

(1) H0，P0，CY0。
(2) 广泛浸润浆膜的进展期胃癌，特别是Borrmann Ⅳ型。
(3) 原发灶或转移淋巴结直接浸润胃周脏器。

二、手术策略

(1) 需切除左肾者，术前应评价右肾功能，可行同位素肾图（ECT或DTPA）检查，右肾功能正常者方可切除左肾。

(2) 其余参见本章第四节"胃癌胃次全切除术（D2淋巴结清扫术）"、第五节"胃癌近端胃切除术（D2淋巴结清扫术）"、第六节"胃癌全胃切除术（D2淋巴结清扫术）"、第八节"腹主动脉周围淋巴结清扫术"、第十节"胃癌联合胰体尾、脾脏切除术"及本书第六章"胃大部切除术"、第十六章"胰十二指肠切除术"有关内容。

三、麻醉与体位

气管内插管全身麻醉，平卧位。

四、手术步骤

(1) 取上腹距肋缘2 cm弧形切口，可满意显露术野，上置全方位大拉钩，探查腹腔，确定病变侵犯程度，仅有在行联合左上腹脏器切除可获得根治的前提下，方可实施此手术，术中如遇不能根治性切除的情况，应改行姑息性切除等手术（图10-223）。

(2) 游离结肠肝曲和脾曲，分段钳夹、切断、结扎横结肠系膜，切除部分横结肠，清除No.15组淋巴结（图10-224）。

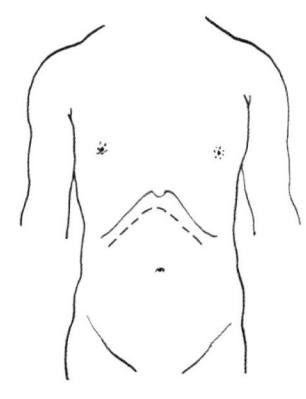

图10-223　手术切口

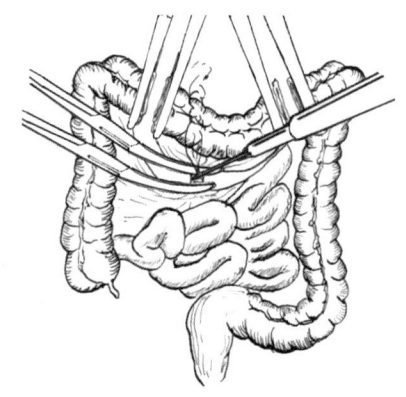

图10-224　切除部分横结肠

（3）沿中结肠静脉向肠系膜上静脉方向游离，清除No.14v组淋巴结，切除胰头部胰腺被膜，分别于根部切断结扎副右结肠静脉以及胃网膜右动、静脉，清除No.6组淋巴结（图10-225）。

（4）切开小网膜及肝十二指肠韧带前叶，清除No.12a、No.5及No.8a组淋巴结。切断胃左动脉，保留侧双重结扎，清除No.7、No.9组淋巴结。于脾动脉根部切断结扎。切开十二指肠外侧腹膜（Kocher切口），将胰头翻向左上方，清除No.12b、No.13组淋巴结（图10-226）。

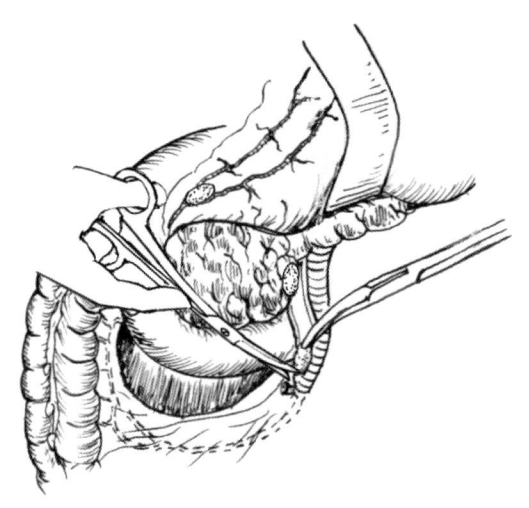

图10-225　清除No.14v淋巴结

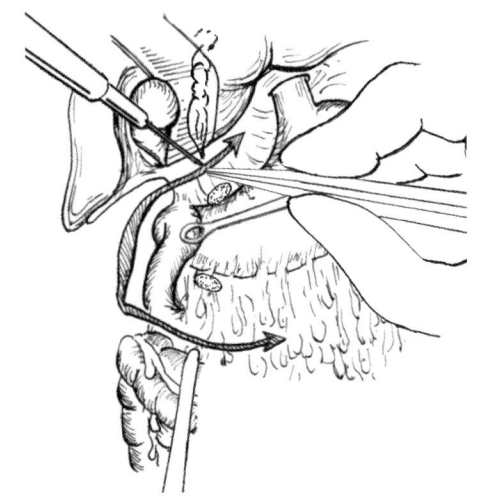

图10-226　Kocher切口

（5）解剖胰头背侧，显露No.16b1、No.16b2组淋巴结，予以清除。由于此处存在大量淋巴管（图10-264），损伤后易于导致淋巴漏，所有管道均应妥善结扎。下一步将胰体尾、脾脏、全胃和部分食管一并切除，同时清除No.1、No.2、No.3、No.4、No.10、No.11、No.18及No.19组淋巴结。如果肝左叶和肿瘤浸润粘连，可行肝左叶切除术（图10-227）。

（6）整体移除标本后，切断左、右膈肌脚，清除No.20组淋巴结。继续清除No.16a1及No.16a2组淋巴结，至此完成所有淋巴结清扫（图10-228）。

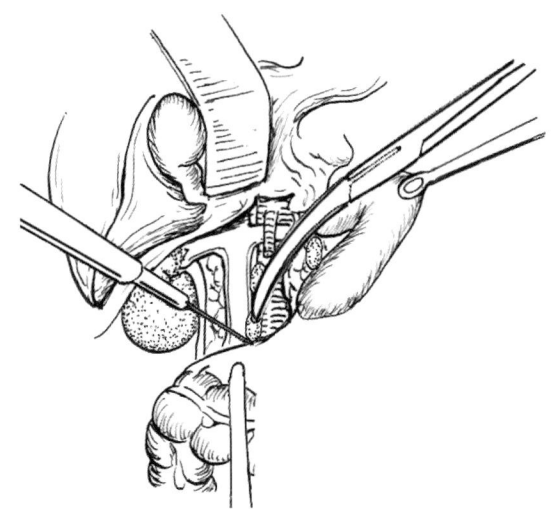

图10-227　清除No.16b1、No.16b2组淋巴结

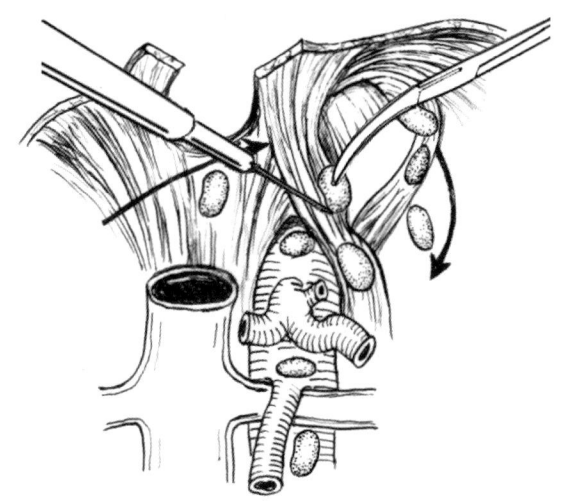

图10-228　清除No.16a1及No.16a2组淋巴结

（7）为切除No.16a2组淋巴结，亦可将脾曲结肠充分游离，于左肾外侧切开肾脂肪囊，将其翻向内侧，清扫肾动脉周围脂肪及淋巴组织，切断左肾上腺静脉，完整切除左肾上腺，继续向内侧解剖，可将No.16a2组淋巴结完整切除。位于下腔静脉和腹主动脉周围的组织均应妥善结扎，以防术后并发淋巴漏（图10-229至图10-234）。

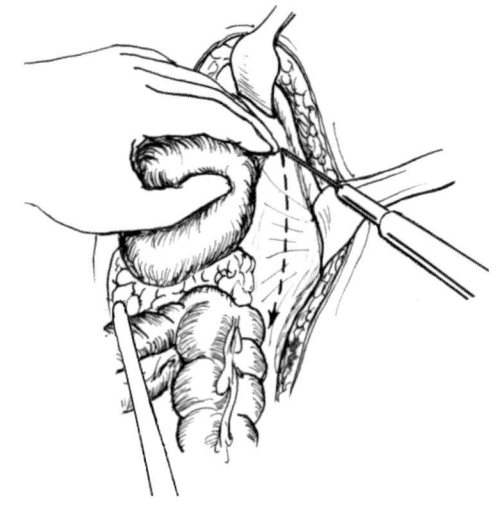

图10-229 切开肾脂肪囊

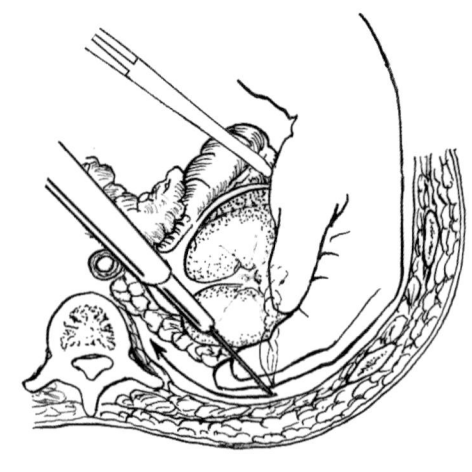

图10-230 内翻左侧肾脏

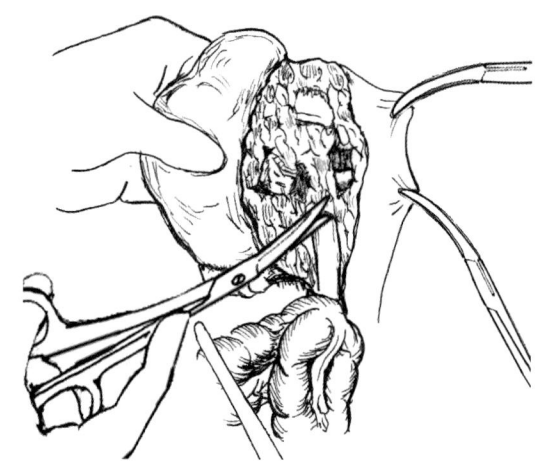

图10-231 切除肾脂肪囊组织

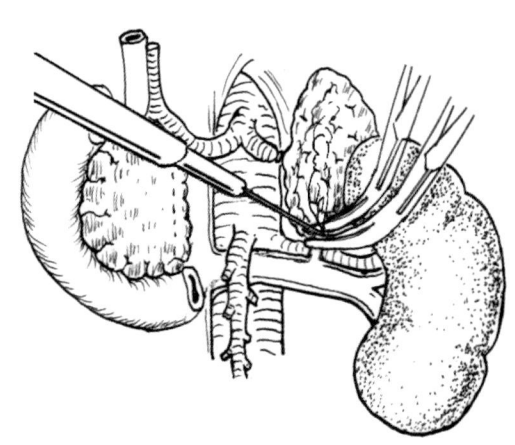

图10-232 切断左肾上腺静脉

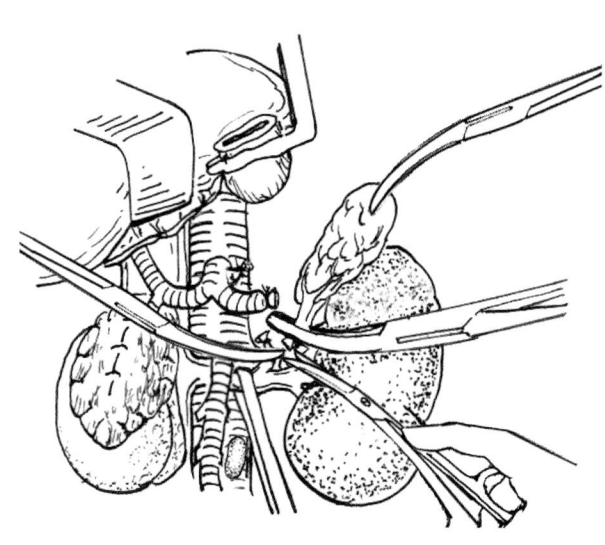

图10-233 切除左肾上腺

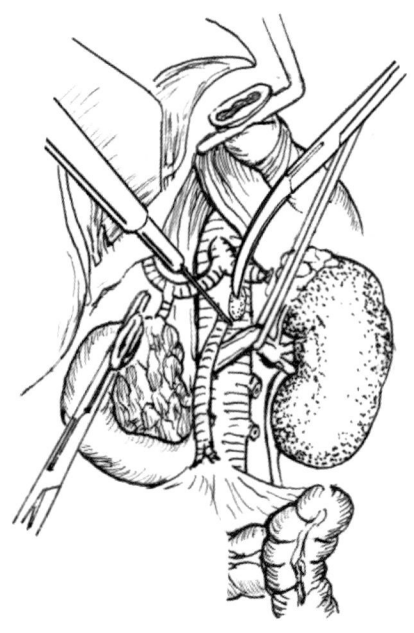

图10-234 切除No.16a2组淋巴结

（8）行横结肠端端吻合并缝合关闭系膜裂孔。然后按食管空肠Roux-en-Y吻合方式完成消化道重建：食管空肠吻合口距离空肠空肠吻合口至少40 cm，空肠-空肠端侧吻合口近侧胆汁胰液输入襻和Roux臂空肠浆肌层间断缝合5~8 cm，减少反流性食管炎的发生；食管空肠吻合口空肠浆肌层与膈肌下腹膜间断固定，降低吻合口张力，减少吻合口漏的发生；经胆汁胰液输入襻放置空肠营养管；于左膈下、胰腺断端和经温氏孔达左肝下放置多功能引流管（图10-235）。

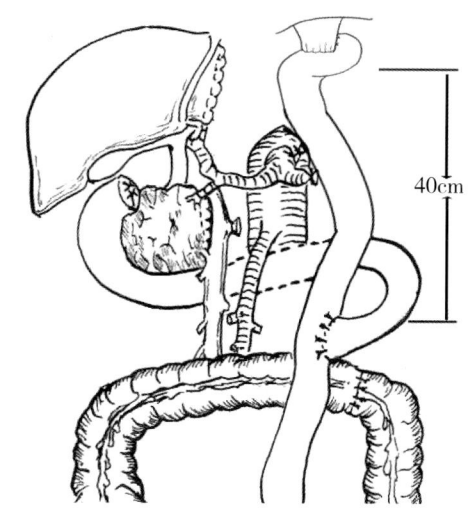

图10-235 消化道重建

第十五节 胃癌Appleby手术

1953年，加拿大Appleby医生提出自腹腔动脉根部切断，切除胰体尾、脾脏及全胃作为胃癌根治术的方式之一。本术式符合恶性肿瘤整块切除的手术原则，但创伤较大，并发症很多，临床应用极少。术前必须做腹腔动脉和肠系膜上动脉造影，确保两个系统有丰富的吻合支时方可考虑本术式。对于不能根治、肝功能不全或糖尿病的患者禁用此术式。

一、适应证

（1）H0，P0，CY0。
（2）进展期胃癌伴No.7、No.8a、No.9淋巴结转移融合为一体，切除困难，行Appleby手术可获得根治性效果者。

二、手术策略

（1）术前必须行动脉造影，确认腹腔动脉干和肠系膜上动脉之间存在良好吻合支，肝固有动脉可通过胰头部血管弓获得来自肠系膜上动脉的足够血流，从而确保肝脏良好血供；否则，不能行此手术。
（2）胃十二指肠动脉主干，胰十二指肠上前、后动脉和胰十二指肠下前、后动脉完好无损是确保肝脏足够血供的关键，注意切勿损伤。
（3）离断肝总动脉前先用心耳钳将其阻断，继续其他手术步骤，于5 min、10 min、20 min及30 min检查肝脏血供，明确肝固有动脉搏动良好，方可于胃十二指肠动脉左侧结扎切断肝总动脉。
（4）其余参见本章第四节"胃癌胃次全切除术（D2淋巴结清扫术）"、第五节"胃癌近端胃切除术（D2淋巴结清扫术）"、第六节"胃癌全胃切除术（D2淋巴结清扫术）"、第十节"胃癌联合胰体尾、脾脏切除术"及本书第六章"胃大部切除术"有关内容。

三、麻醉与体位

气管内插管全身麻醉，平卧位。

四、手术步骤

（1）上腹正中切口，探查病灶，估计行Appleby手术可获得根治性效果者，可行此手术。切除大网膜和横结肠系膜前叶。游离肝曲和脾曲结肠。切断胃网膜右动脉时，残端不宜太短，以防损伤胃十二指肠动脉。切开肝十二指肠韧带前叶及小网膜，清除No.12a组淋巴结。切断胃右动脉，游离肝总动脉，夹持哈巴狗血管夹，确定肝固有动脉有无搏动，无搏动者不能行Appleby手术。于胃十二指肠动脉发出部左侧结扎切断肝总动脉。采用Kocher切口，游离胰头部。切断十二指肠，于肠系膜上静脉处横断胰颈，保留侧胰腺断面和胰管妥善结扎（图10-236）。

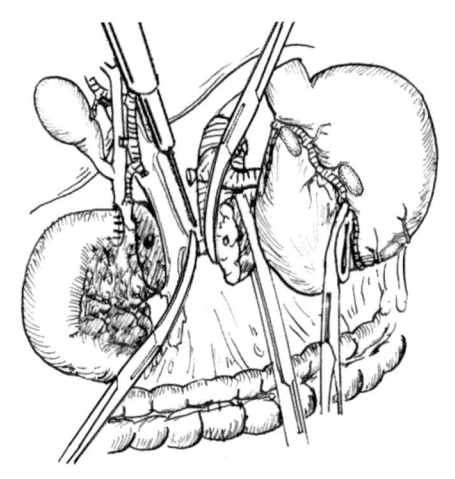

图10-236　切断脾静脉

（2）于腹腔动脉干根部切断，保留侧结扎、缝扎各一道。然后将全胃、胰体尾及脾脏整块切除，术前已有胆囊炎和胆囊结石患者应将胆囊一并切除（图10-237、图10-238）。

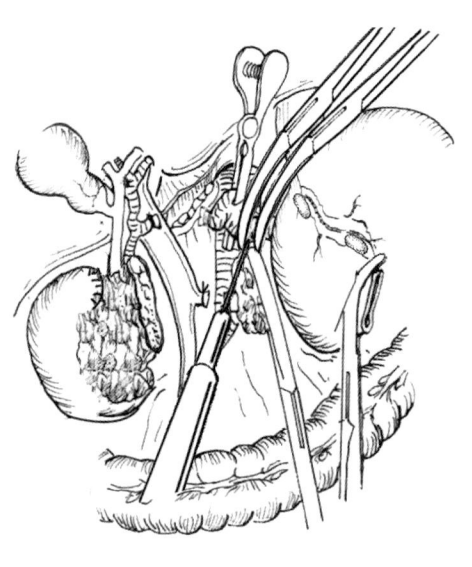

图10-237　切断腹腔动脉干

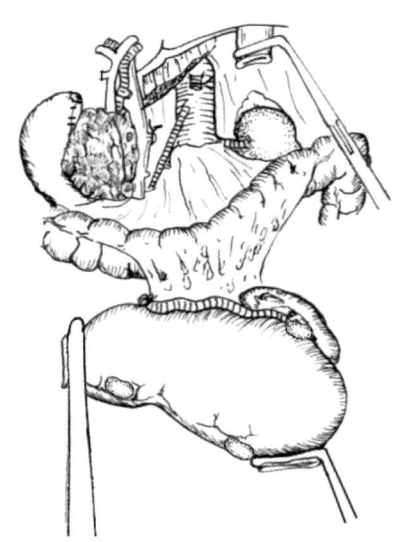

图10-238　移除标本

（3）消化道重建采用食管空肠Roux-en-Y方式，操作要点见本章第七节"全胃切除术消化道重建"。

第十六节　胃保功能手术

对预后良好的早期胃癌，可施行缩小的胃切除术，以改善患者生活质量。保留迷走神经肝支，以减少胆囊炎和胆囊结石的发生率；保留迷走神经后干的腹腔支，对减少术后腹泻颇有裨益。在保留幽门的胃部分切除术患者，应行高选择性迷走神经切断术。胃局部切除术适应于胃良性肿瘤、间质瘤及无淋巴结转移的浸润深度限于黏膜层的早期胃癌。近端胃切除适用于位于U区的无No.10及No.11d淋巴结转移的早期胃癌患者，但术后吻合口漏、狭窄和反流性食管炎的发病率较高，不建议使用此术式。值得注意的是，所有上述所谓保功能手术都以根治性切除为前提，否则，应予以标准的胃癌胃次全切除术（D2淋巴结清扫术）。本节仅以保留幽门的胃癌根治术为例，对胃保功能手术做一简述。

一、适应证

（1）早期胃癌。
（2）病灶位于M区或L区，肿瘤切除后，尚可保留1/3近端胃和距离幽门环至少2.5 cm幽门部。
（3）胃标本远、近切缘和No.1、No.3、No.5、No.6组淋巴结术中快速病理检查未见肿瘤。

二、手术策略

（1）本术式应保留迷走神经前干的"鸦爪"和肝支，后者发出幽门支，经肝门部，沿胃右动脉到达幽门前庭部，因此，应在胃右动脉末端将其切断，而且No.12a淋巴结不能清扫，以防损伤幽门支。
（2）为保证残留幽门部血供，幽门下动、静脉应予以保留，以防吻合口漏的发生。
（3）为保护迷走神经后干腹腔支，可纵行切开包裹胃左动脉根部神经束，清除No.7组淋巴结，切断后干发出的胃后支。
（4）先行Kocher切口，松解十二指肠和胰头后方，以降低吻合口张力。如张力依然较大，可改行远端胃大部切除术。
（5）幽门侧离断时，不可上持库克钳，以免组织压榨缺血，可用电刀直接切开浆肌层，行黏膜下止血，然后离断幽门部。
（6）其余参见本章第四节"胃癌胃次全切除术（D2淋巴结清扫术）"、第五节"胃癌近端胃切除术（D2淋巴结清扫术）"、第六节"胃癌全胃切除术（D2淋巴结清扫术）"及本书第六章"胃大部切除术"有关内容。

三、麻醉与体位

全身麻醉，平卧位。

四、手术步骤

（1）取上腹正中切口，进腹探查同胃癌胃次全切除术。确定可行此术式，将大纱布垫置于脾脏后方，减少脾脏损伤。切除大网膜，切断结扎胃网膜左动、静脉。解剖胰头前胃网膜右静脉，将其结扎切断，保留幽门下动、静脉，切断胃网膜右动脉，清扫No.6组淋巴结（图10-239）。

（2）紧张肝胃韧带，显露前干及其肝支，保护肝支，近胃壁切断此韧带，达距离幽门约3 cm处，切断结扎胃右动脉第二分支，清扫No.5组淋巴结，行快速病理检查，阳性者改行胃癌远端胃切除术（图10-240、图10-241）。

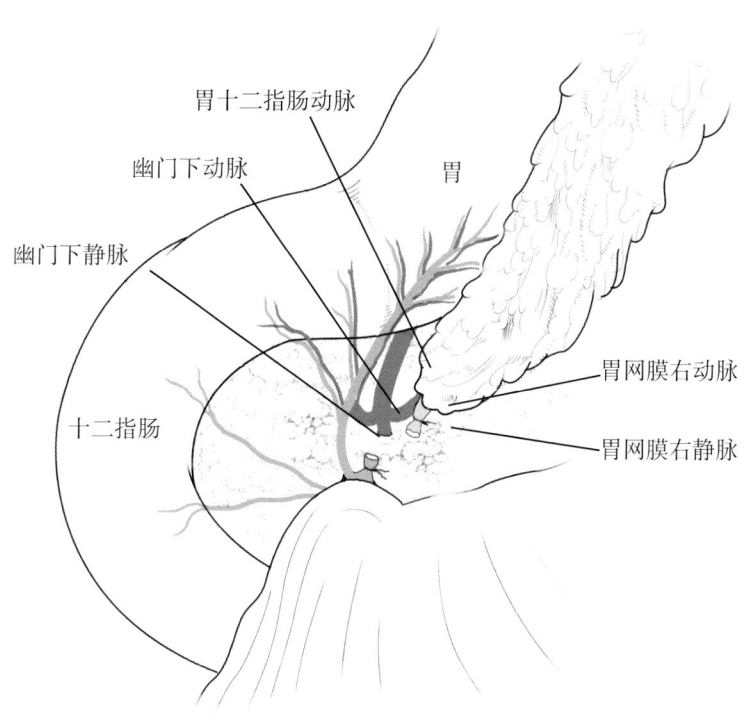

图10-239 切断胃网膜右静脉

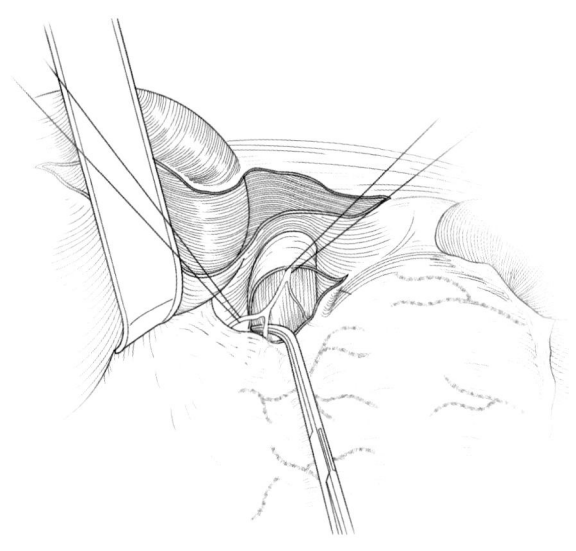

图10-240 保护前干肝支

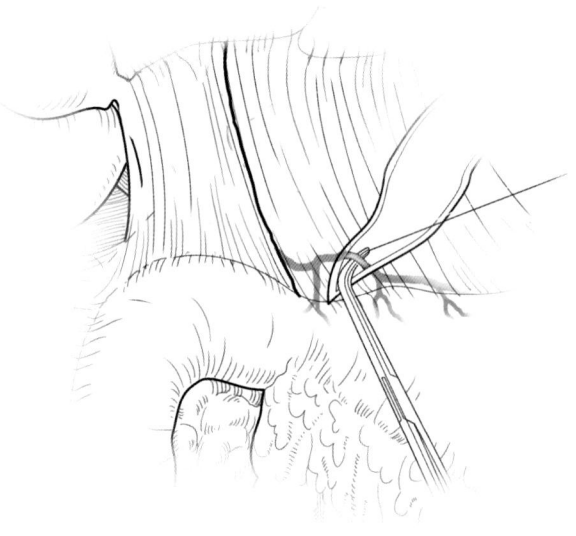

图10-241 切断胃右动脉第二分支

(3) 切除No.8a淋巴结，继续向腹腔动脉干方向解剖，游离切断胃左静脉，纵行切开胃左动脉周围神经束，清扫No.7组淋巴结，于其根部结扎切断胃左动脉。自肝胃韧带切缘上端向胃小弯继续离断该韧带，清扫No.1、No.3组淋巴结，同时切断迷走神经后干发出的胃后支，保留迷走神经后干及其腹腔支（图10-242）。

(4) 行Kocher切口，游离十二指肠和胰头部，以降低吻合口张力。距离幽门环3 cm，环形切开浆肌层，行黏膜下止血，进而切开胃窦部黏膜，将胃近端切除少许行快速冰冻病理检查（图10-243）。

(5) 离断胃体，小弯侧缝合关闭，大弯侧与胃窦吻合，橡胶引流管自Winslow孔达左肝下，另戳孔引出体外（图10-244）。

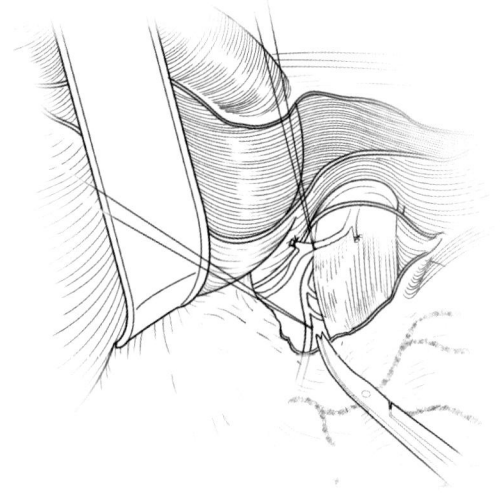

图10-242 切断迷走神经后干胃后支

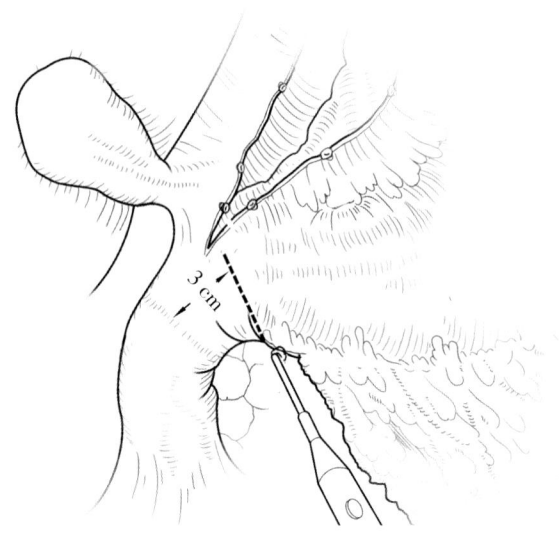

图10-243 切断胃大部

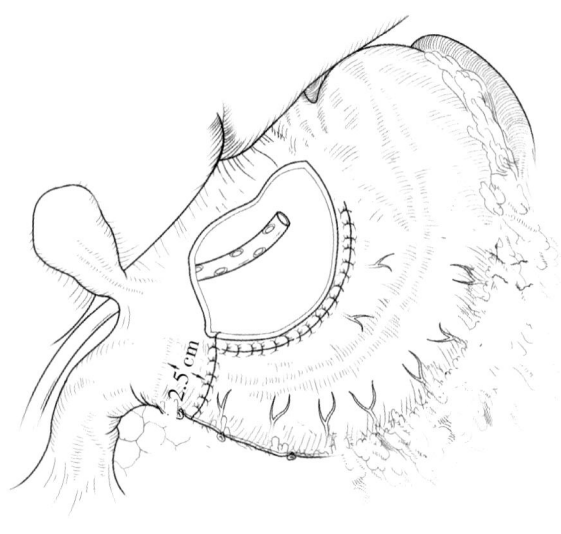

图10-244 胃体幽门吻合

第十七节 姑息性远端胃部分切除术

一、适应证

主要用于进展期L区或LM胃癌难以根治性切除,伴有出血、梗阻者。

二、手术策略

参见本章第四节"胃癌胃次全切除术(D2淋巴结清扫术)"及本书第六章"胃大部切除术"有关内容。

三、麻醉与体位

气管内插管全身麻醉,平卧位。

四、手术步骤

与肝脏浸润粘连者,可行部分肝脏切除。与胰腺浸润者,可用电刀在胰腺表面将病灶切除。侵犯横结肠者,切除部分横结肠。然后行远端胃部分切除,Billroth Ⅱ胃肠道重建术(图10-245至图10-248)。

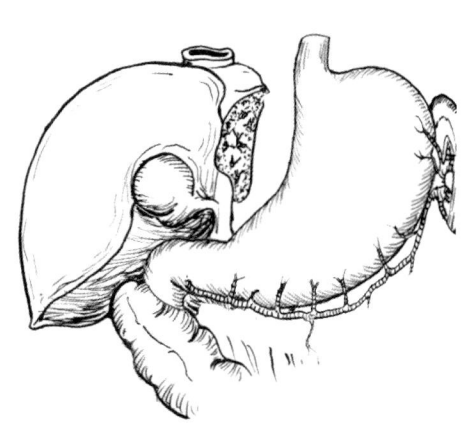

图10-245 切除部分肝脏

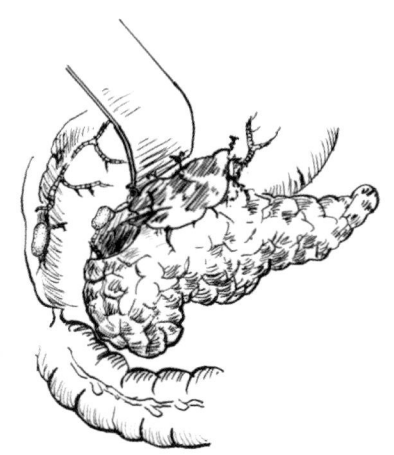

图10-246 侵犯胰腺

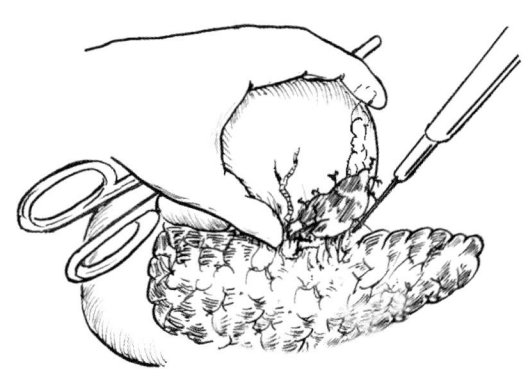

图10-247 电刀剥离

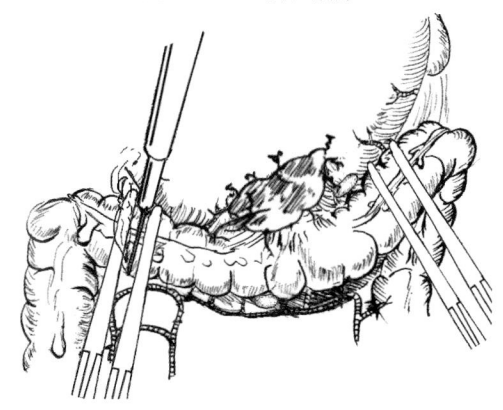

图10-248 横结肠部分切除

第十八节　姑息性全胃切除术

一、适应证

主要用于进展期U、UM、UML区胃癌难以根治性切除，伴有出血、贲门或幽门梗阻者。

二、手术策略

参见本章第四节"胃癌胃次全切除术（D2淋巴结清扫术）"、第五节"胃癌近端胃切除术（D2淋巴结清扫术）"、第六节"胃癌全胃切除术（D2淋巴结清扫术）"及本书第六章"胃大部切除术"有关内容。

三、麻醉与体位

气管内插管全身麻醉，平卧位。

四、手术步骤

（1）切除大网膜，切断结扎胃网膜左、右动、静脉。
（2）切开小网膜，切断结扎胃右动脉。
（3）横断十二指肠，切断胃左动脉。
（4）分段结扎切断胃脾韧带，切断胃膈韧带。
（5）切断肝左三角韧带和部分冠状韧带，切断迷走神经前、后干，距离贲门3 cm横断食管。
（6）消化道重建采用食管空肠Roux-en-Y方式，操作要点见本章第七节"全胃切除术消化道重建"。

第十九节　姑息性胃肠吻合术

一、适应证

主要用于进展期M、ML区胃癌难以切除，伴有幽门梗阻者。

二、手术策略

（1）胃空肠吻合口应放在靠近胃大弯的胃前壁，长度约5 cm，输出襻位于右侧，且略低于输入襻。如果将吻合口置于胃窦部后壁，手术难度较大，操作复杂，而且仅在平卧位时方可获得较好的引流作用。胃癌幽门梗阻行胃肠吻合术，应用吻合器将胃后壁和空肠侧侧吻合，术后可能完全无引流作用，因此，应避免胃后壁胃肠吻合术。
（2）其余参见本书第六章"胃大部切除术"有关内容。

三、麻醉与体位

气管内插管全身麻醉，平卧位。

四、手术步骤

（1）将距Treitz韧带12～15 cm空肠与胃前壁行侧侧吻合，吻合口以5～8 cm大小为宜，再距离此吻合口6～8 cm处行空肠空肠Braun吻合（图10-249）。

（2）也可将空肠与胃大弯吻合，或将肿瘤近侧胃横断后吻合，后者可延迟肿瘤侵犯吻合口的时间（图10-250、图10-251）。

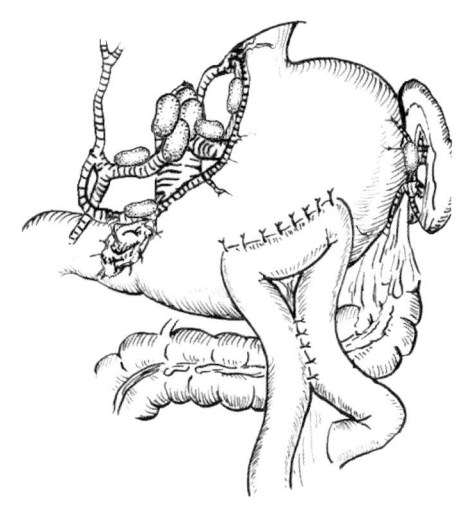

图10-249　胃前壁吻合

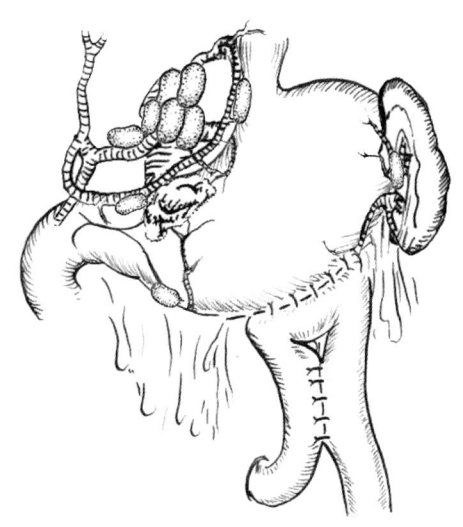

图10-250　胃大弯吻合

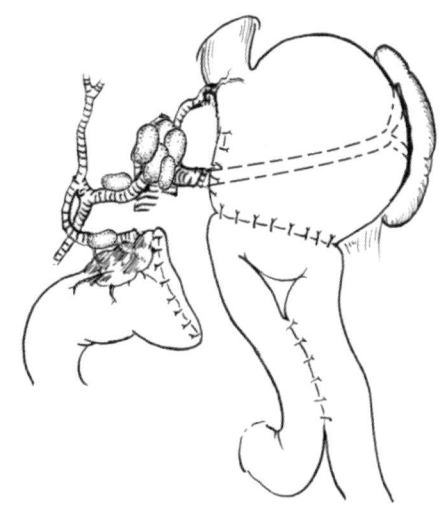

图10-251　胃肠端侧吻合

（3）另外亦可将大弯侧胃三角形部分切除，远切缘缝合关闭，然后行近切缘胃空肠吻合术，其目的同样是减少肿瘤侵犯吻合口的可能性（图10-252、图10-253）。

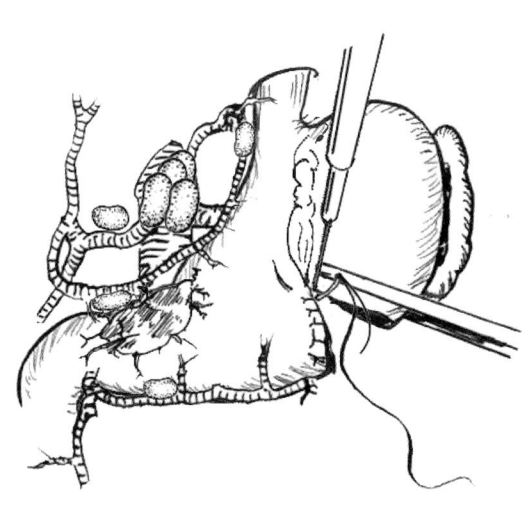

图10-252　三角形切除

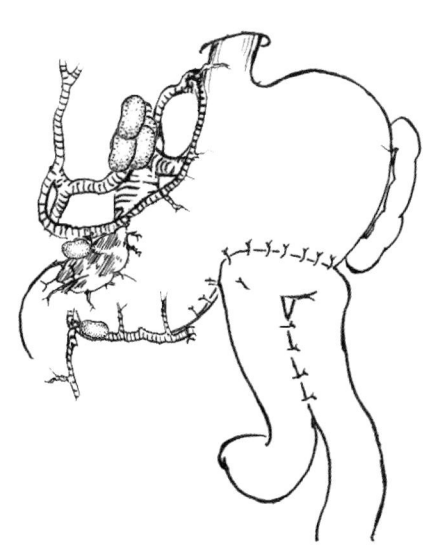

图10-253　近切缘与空肠吻合

（4）对于同时存在梗阻性黄疸的患者，可同时行胆肠、胃肠吻合术（内引流术），以改善患者生存质量（图10-254、图10-255）。

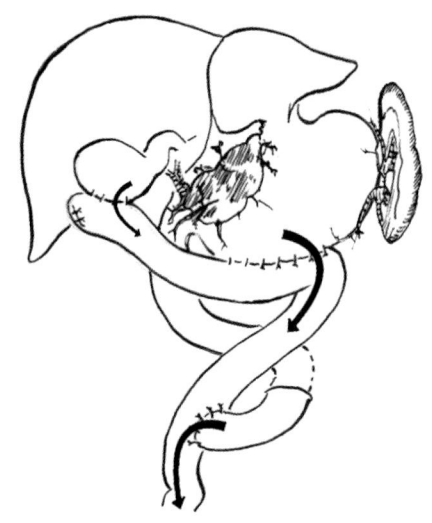

图10-254　胆肠、胃肠Roux-en-Y吻合术

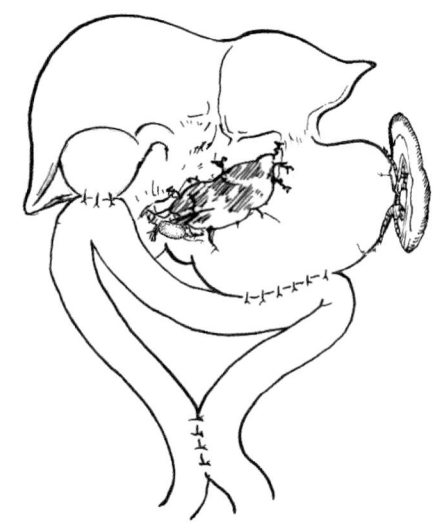

图10-255　胆肠、胃肠内引流术

第二十节　胃癌并发穿孔的处理

胃癌并发穿孔是一种晚期胃癌并发症，发病率为3%～6%，低于幽门梗阻和出血。临床表现为急性腹痛、腹肌紧张、压痛及反跳痛，和良性溃疡穿孔大致相同。胃癌穿孔多发生于BorrmannⅡ及BorrmannⅢ型患者，其发生机制为：癌组织分泌蛋白酶，分解胃壁结缔组织，导致局部胃壁薄弱；溃疡型胃肿瘤组织质脆，易于破裂；穿孔往往位于溃疡中央部位，此处血供较少，易于坏死脱落；部分患者接受介入治疗，局部肿瘤供血血管栓塞，后者导致肿瘤坏死脱落；同时伴有幽门不全或完全梗阻者，胃内压力增加，诱发穿孔；患者呕吐、插胃管、洗胃及钡餐检查等引起胃内压升高。

术前已诊断胃癌患者发生急性腹膜炎，诊断当无困难。其他患者术前确诊癌性穿孔较为困难。以下情况提示胃癌穿孔：年龄>45岁的男性患者；既往有胃溃疡病史，近期疼痛规律发生变化者；近期患者体重下降、营养不良、低蛋白血症；腹部穿刺或胃肠减压见咖啡样或血性液体者；锁骨上淋巴结触及肿大者；术前CT或胃镜见胃壁增厚或肿物，考虑恶性肿瘤者。术中探查时，发现以下情况应考虑癌性穿孔：胃周淋巴结肿大；大网膜或肠系膜癌性肿瘤结节；腹腔内咖啡色或血性积液；穿孔位于贲门或胃体；穿孔较大、不规则、周边质硬、局部肿物直径>5 cm；术中溃疡边缘多点快速冰冻病理检查诊断为胃癌。

关于胃癌穿孔的处理，既往较为保守，目前在早期诊断、外科营养支持、通畅引流、强有力抗生素及外科医生临床处置经验日益丰富的前提下，胃癌穿孔的外科处置发生很大变化。对于空腹穿孔、时间不足8 h、腹腔轻度污染、体质较好、无心肺功能不全、无腹腔和肝转移的患者，应行"根治性"切除术。之所以将根治性打上双引号，是基于癌性穿孔的患者原则上讲已失去根治性机会。然而，胃癌切除并行局部淋巴结清扫生存率明显高于姑息性胃癌切除术。Gertsch P报道17例胃癌穿孔和10例胃癌大出血的处置资料显示穿孔和出血在行胃癌切除后生存率和择期手术大致相当。Kasakura Y资料显示胃癌穿孔患者接受根治性R0切除和肿瘤分期早的生存时间明显延长，主张在患者条件允许的情况下首选"根治性"胃癌切除术。对失去根治性机会，可耐受姑息性胃癌切除的患者，可行胃大部切除术并将大网膜切除。姑息性胃大部切除术减少肿瘤负荷，恢复消化道的通畅，减少肿瘤出血风险，改善患者生活质量，同时提高化疗、生物及综合治疗的耐受性和效果，利于延长患者生存期。对于肿瘤难以切除同时存在幽门梗阻的患者，应给予穿孔修补并行胃空肠吻合术。对于穿孔时间长、腹腔感染、体质差并广泛转移的患者只能行穿孔修补术。无论采用何种处理方法，开腹后应首先用7号丝线修补穿孔，外加大网膜覆盖，较大穿孔可用大网膜填塞。然后吸净腹腔内液体，并用大量温生理盐水冲洗腹腔，特别注意将膈下、脾脏后方、小网膜囊、左肝下、右肝下、小肠系膜间及盆腔内积液完全清除。对于首次采用穿孔修补且肿瘤尚可切除的患者，应于2~3周后行根治性切除术，此原则亦适用于术中诊为良性溃疡行穿孔修补术而术后确诊为胃癌的患者。术后用大量热蒸馏水与5-Fu 1 000 mg冲洗腹腔，并将各部位积液清除干净。在左肝下、经温氏孔达小网膜囊与盆腔分别放置多功能引流管，以防术后感染积液或吻合口漏。术后予以肠外营养支持、强效抗生素（如头孢哌酮/舒巴坦）抗感染、保持引流通畅、半坐位等处理，确保患者顺利度过围手术期。

第二十一节　胃癌并发大出血的处理

文献报道胃癌并发出血的发生率为1%~2.2%，然而随着胃镜检查的普及，目前报道胃癌出血发生率为9.61%~26%，显性出血发生率为4.5%~19%。患者表现为不同程度的贫血、呕血或（和）黑便，急性大出血患者则表现为血压先升后降、心率加速、尿量减少、四肢湿冷及神志模糊等休克表现。

胃癌患者出血的原因包括：肿瘤生长迅速，坏死脱落；肿瘤血管基底膜不完善，肌层发育不良，难以有效回缩止血；部分恶性肿瘤分泌纤溶酶等，导致凝血功能障碍，甚至DIC，导致止血困难；肿瘤所致营养不良，影响凝血功能；部分患者年龄较大，存在血管硬化、高血压、糖尿病、肝硬化或血液系统疾病；肿瘤局部血管介入、冷冻、微波等处理可导致肿瘤坏死；如伴有幽门梗阻，恶心、呕吐等胃内压力升高亦可诱发出血。

在多通道补液、输血及补充胶体液和心电监护下，大部分胃癌出血的患者可予以急诊胃镜检查。胃镜检查可以达到以下目的：明确诊断，胃癌出血多有肿物或明显的恶性溃疡表现，诊断多无困难，但为减少出血风险，切勿活检；局部止血，可予以喷洒止血药、生物蛋白胶、凝血酶、注射肾上腺素、电灼及激光止血等措施；胃镜检查对估计手术方式颇有裨益。

慢性的胃癌出血可给予输血、止血药物、维生素K及葡萄糖酸钙等。冰盐水及凝血酶口服。制酸剂奥美拉唑及生长抑素等均可促进止血。胃癌大出血的患者，首先建立颈内静脉输液通道，交叉配血，快速输注新鲜全血，补充胶体液，给予上述止血药物，快速恢复血容量。予以心电监护、留置导尿管并记录每小时尿量、插胃管观察引流血液的量和出血速度。尽量完成胃镜检查，以明确诊断和予以局部治疗。经上述处理，出血仍难以控制者，应予以抗休克的同时行急症剖腹探查术。对于出血停止，血液循环稳定的患者，部分学者主张进一步非手术治疗，以期患者状态更为好转。通常大多数患者近期会再次大出血，结果更糟，手术风险反而增加。建议只要考虑胃癌并发大出血，循环稳定之后，应于全身麻醉下行急症剖腹探查术。

开腹后，首先结扎肿瘤周围的胃左、右血管及胃网膜左、右血管，以控制肿瘤出血。血压依然不稳定的患者，可切开胃壁，行肿瘤缝扎止血；必要时可用直线型切割闭合器迅速将胃大部分切除，以控制出血。通过输注新鲜全血等处理，待血压稳定后，再考虑具体的手术方式。

1. 胃癌根治术　血液循环稳定，病灶可根治性切除的患者，应首选胃癌切除加D2淋巴结清扫术，其预后大致等同于胃癌择期手术，唯其要求术者具有完成胃癌根治术的能力，因此，对术者的要求较高。为防止吻合口漏，应经温氏孔达小网膜囊放置多功能引流管，以引流积液。

2. 胃大部切除术　对肿瘤已有播散，难以根治性切除的患者，可行姑息性胃癌切除术，去除出血病灶，减少肿瘤负荷，避免幽门梗阻，提高术后化疗效果，改善生活质量，延长生存期。

3. 胃肠吻合术　对于肿瘤不能切除，同时出现幽门梗阻的患者，可行胃肠吻合术，吻合口尽量远离胃癌病灶，可将大弯侧胃三角形部分切除，远切缘缝合关闭，然后行近切缘胃空肠吻合术，其目的是减少肿瘤侵犯吻合口的可能性。

4. 缝扎止血　部分患者肿瘤侵犯较广，姑息性切除和胃肠吻合均难以完成，只能缝扎胃周主要血管和切开胃壁缝扎出血部位。当然亦可以喷洒硬化剂、电凝止血等处理。

5. 经导管动脉栓塞术　文献报道不能切除的8例活动性出血的胃癌患者行经导管动脉栓塞术，所有活动性出血患者即时止血，无栓塞相关并发症发生。因此，不能切除的胃癌活动性出血患者，经导管动脉栓塞止血是安全和有效的。

6. 术后处理　继续输注新鲜全血，保证血红蛋白不低于90 g/L。适当予以止血药物，但应避免高凝状态。补充胶体和晶体液，维持循环动力学稳定。肠外营养支持，非蛋白热量为25~30 kcal/kg为宜。出血多、易于发生肠道细菌移位、输血及肿瘤患者抵抗力下降等导致患者抗感染能力下降，应予以强效抗生素（如头孢哌酮/舒巴坦）等处理。

第二十二节　胃癌并发幽门梗阻的处理

胃癌患者就诊时大约有30%伴有不同程度的幽门梗阻，因呕吐、进食困难等原因，导致患者出现不同程度的营养不良、低钾低氯性碱中毒等，部分患者甚至出现恶病质。围手术期予以肠外营养支持，纠正水、电解质及酸碱平衡紊乱至关重要。大部分幽门梗阻的患者可以行根治性切除、姑息性胃大部或全胃切除、胃肠吻合术、胃造口术和空肠造口术。文献报道胃癌隔出术加改良式胃空肠Roux-en-Y吻合术治疗幽门梗阻，其主要步骤：采用上腹正中切口，原位缝扎胃网膜右动脉、胃右动脉及肿瘤周围血管。结扎切断距肿瘤上缘6~8 cm胃结肠韧带、肝胃韧带及胃体部相应血管，充分游离胃后壁。胃钳钳夹横断胃体，间断或连续缝合关闭胃远断端并浆肌层包埋。距曲氏韧带20 cm左右切断空肠，胃近断端与空肠远断端行端侧吻合，距胃空肠吻合口40 cm处行空肠与空肠吻合，两肠襻并行5~8 cm，予以浆肌层间断缝合。如患者由于广泛转移，恶病质，心、肺等脏器功能不全等原因不能采用上述手术方法处理时，可采用文献报道的以下方法，对提高患者生存质量颇有裨益。

1. 内镜下支架置入术　胃镜达梗阻部位，经镜身工作通道置入造影导管，行狭窄部位泛影葡胺造影，X线下判断狭窄长度。将超滑导丝插过狭窄部位，再沿超滑导丝将造影管置入十二指肠，去掉超滑导丝，沿导管将超硬导丝置入十二指肠。留置超硬导丝于原位，退出胃镜和导管。金属支架的长度必须超过狭窄段2 cm。沿超硬导丝将金属支架经推送器送至狭窄部位，X线透视下确定支架位于合适部位，予以释放支架。术后患者可口服流质，但有疼痛、支架堵塞和脱落的可能性。

2. 行胃癌区域动脉化疗栓塞术　经右股动脉穿刺插管，行胃十二指肠动脉造影，使胃窦区域肿瘤染色，应用微弹簧圈完全阻断胃网膜右动脉远端血流，将导管头部置于胃十二指肠动脉近端，应用明胶海绵微粒及表柔比星缓慢栓塞，肿瘤染色完全消失。文献报道，采用内镜下支架置入术联合胃癌区域动脉化疗栓塞术可有效控制肿瘤生长，降低肿瘤堵塞胃内扩张支架的风险。

第二十三节　胃癌并发腹水的处理

大量液体积聚于腹腔即为腹水，其中80%由肝硬化引起，至少10%起因于进展期恶性肿瘤，称为恶性腹水，这是恶性肿瘤晚期的表现，多见于卵巢癌、子宫内膜癌、乳腺癌、胃癌、结肠癌、淋巴瘤和胰腺癌。胃癌晚期可侵犯至其他组织器官，如腹腔内腹膜播散、食管、胰腺、小肠、肺脏、淋巴结和肝脏。轻度腹水基本无任何不适，但随病期进展，将出现以下症状：胃扩张及腹膨隆，腹痛、不适和胃胀，疲倦嗜睡，腹腔压力增加导致呼吸急促或困难，恶心、呕吐，消化不良与食欲下降，腹水积聚导致体重增加，胀满不适，足踝水肿，便秘，痔疮。

恶性腹水的发生机制：腹膜种植灶刺激腹水形成，同时阻断腹水重吸收；营养不良导致低蛋白血症，体液失衡，促进体液渗出血管进入腹腔；心脏功能不全，血液回流障碍，迫使体液进入腹腔；腹膜淋巴引流系统由于肿瘤细胞堵塞导致液体回收障碍；胃癌根治术后的腹水，可能与大范围清扫损伤淋巴管而导致的淋巴漏有关。

恶性腹水的处理极为困难，究其原因为腹水仅为恶性肿瘤晚期的临床表现，而非始动因素，在原发灶难以控制的前提下，腹水治疗极为棘手。绝大多数患者失去手术机会，仅能予以姑息治疗，以缓解大量腹水导致的各种不适症状。利尿剂螺内酯和氢氯噻嗪减缓腹水形成速度，低盐饮食和限制液体摄入亦有帮助。但利尿剂具有导致脱水的风险，因此，必要时腹腔穿刺放液和高质量护理成为大量恶性腹水的主要治疗方法。腹穿应在局部麻醉下严格遵循无菌操作，每次放液为400～1 000 mL。采用将颈内静脉导管置入腹腔，可放置1～2周，无感染发生，放液和护理均极为方便。穿刺放液的并发症包括感染、刺破空腔脏器、蛋白丢失和脱水等。超声定位引导下穿刺置管可减少刺破空腔脏器的风险。腹水的静脉转流由于存在恶性肿瘤远处转移的风险，不适用于恶性腹水治疗。大量恶性腹水的患者需要变换体位和协助行走。便秘患者给予缓泻剂有利无害。为减少恶心及呕吐，患者尽量右侧卧位并将床头垫高，给予中枢止呕药物。吸氧适用于呼吸急促和困难的患者。

亦有文献报道采用羟喜树碱、丝裂霉素、卡铂或顺铂、5-Fu缓释剂等药物腹腔灌注化疗可有效控制胃癌恶性腹水，甚至获得手术切除机会。静脉化疗药物难以通过腹膜屏障，因此，腹腔内药物浓度难以杀灭腹膜种植灶及游离癌细胞。腹腔灌注化疗可使腹腔内药物浓度达到血液浓度400倍。研究亦发现联合应用免疫增强剂如沙培林（OK-432）和腹腔化疗对控制腹水颇有裨益。由于癌细胞与正常组织细胞对温度的耐受性不同，癌细胞对热耐受性低，延长热疗时间可增加癌细胞损伤和抑制其增殖，42℃可导致癌细胞变性、凋亡，43℃时癌细胞凝固、坏死，而正常组织细胞可耐受45～47℃的高温，因此，腹腔热灌注化疗可能是治疗恶性肿瘤腹腔内转移较为安全有效的方法之一。

第二十四节　残胃癌切除术

一、残胃癌定义

（1）日本第十四版《胃癌处理规约》指出残胃癌是指因各种良、恶性疾病而行胃切除以后残胃发生的癌，与切除范围和胃肠道重建方式无关。因良性溃疡等原因手术后的时限一般为5年，也有人认为需20年。胃癌术后时限多为10年，短于此时限往往认为是首次手术肿瘤残留。

（2）中山大学附属第一医院詹文华教授将残胃肿瘤分为3种：

1）残胃癌：胃十二指肠良性疾病行胃大部切除术5年以后发生在残胃的癌肿。

2）残胃复发癌：是指胃癌胃次全切除术后5年内残胃内癌肿复发。

3）残胃再发癌：意为胃癌胃次全切除术5年以后残胃发生的癌肿。

（3）第十三版《实用内科学》指出残胃癌一般指因胃良性病变而行胃大部切除术以后发生的原发胃癌；若因恶性病变而做手术者则指手术后20年以上发生的胃癌。

然而，目前概念混乱，难以统一。笔者认为因良性疾病术后发生于残胃的癌和因胃癌行胃切除术后10年以上发生于残胃的癌预后无本质差别，因此，统一定义为残胃癌；而胃癌术后10年之内发生者则归为残胃复发癌。

日本第十四版《胃癌处理规约》残胃癌记录内容包括：初次手术时病变（良性，B；恶性，M；不明，X）；距离首次手术年限（不明，X）；肿瘤位置（吻合口，A；断端封闭处，S；全部残胃，T；食管，E；十二指肠，D；空肠，J；其他，O）。残胃癌手术预后相关的因素：肿瘤浸润深度不超过T2者预后较好；淋巴结无转移或较少转移者生存期较长；肿瘤分期超过Ⅱ期预后不良；联合脏器根治性切除患者预后较好。

二、残胃癌发生机制

由于胃溃疡非手术治疗良好的效果，早期胃癌数量增加且患者生存时间明显延长，目前残胃肿瘤多为胃癌根治术后的残胃复发癌。关于残胃癌的发生机制未明，可能与以下因素有关（图10-256）：

（1）迷走神经与胃的运动、血供、黏液分泌、黏膜细胞增殖相关，是胃黏膜屏障的重要保障。该神经切断后,胃黏膜防御机制下降,易于导致胃黏膜损害。

(2)胃切除本身引起胃黏膜血供障碍及黏液分泌下降,降低胃黏膜防御功能。

(3)胃切除术后胃内pH升高,利于肠道细菌增殖,促进亚硝酸盐生成亚硝基化合物,后者促进胃癌的发生发展。

(4)胆汁胰液反流直接损害胃黏膜,各种胃肠重建方式以Billroth Ⅱ式残胃癌发生率最高即为佐证。

(5)胃癌患者本身存在胃癌易感性,30%残胃黏膜存在基因表达异常,易于出现癌变。

(6)幽门螺旋杆菌(HP)感染与残胃癌发生相关,2014年NCCN指南指出胃癌根治术后HP阳性者应行根除治疗。

(7)EB病毒感染可能与残胃癌相关。

总之,目前残胃癌发生的确切机制尚未明确,可能是多种因素、多步骤的共同作用,具体机制有待研究。

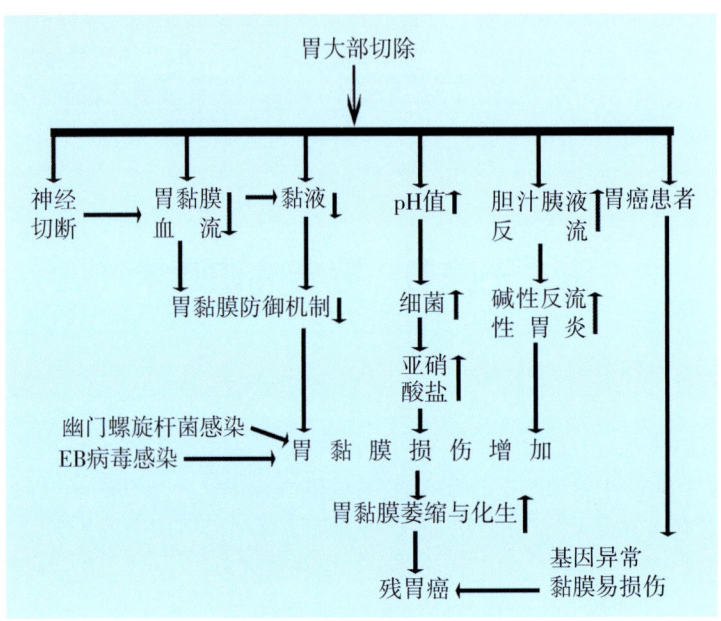

图10-256 残胃癌发生机制

三、适应证

本手术多需联合脏器切除,多数患者年老体弱,手术风险较高,而且切除率仅为20%~30%,因此,务必严格掌握适应证:

(1)经PET-CT检查证实无远处转移:H0、P0、CY0;Virchow征(左侧锁骨上淋巴结)及Sister Mary Joseph征(脐周癌结节)均为阴性;无Douglas窝肿块或腹水;无肺、皮下或骨骼等转移。

(2)联合周围脏器如胰体尾、脾脏和肝左叶切除可获得根治性切除者。

(3)对于出现梗阻、出血等并发症患者,如有可能可行姑息性残胃全切术以改善患者生活质量。

四、手术策略

(1)由于胃切除术后周围血管离断与胃肠道重建,残胃淋巴引流不同于正常胃组织,从而决定残胃癌手术方式不同于常规胃癌根治术。Billroth Ⅰ式胃肠吻合淋巴引流主要方向为腹腔动脉。Billroth Ⅱ式胃肠吻合后淋巴流向主要为空肠、结肠和腹腔动脉。残胃周围淋巴管扩张,因为胃左动脉已经切断,小弯侧淋巴引流走向贲门,然后再流向腹腔动脉干,因此,残胃癌手术要求行全胃切除术。胃大弯淋巴引流走向脾门及脾动脉干,然后到达腹腔干,这是残胃癌脾切除之基础(图10-257、图10-258)。

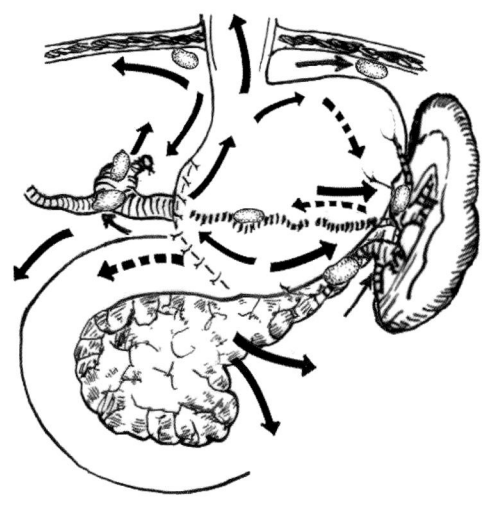

图10-257 Billroth Ⅰ式胃肠吻合术后淋巴引流

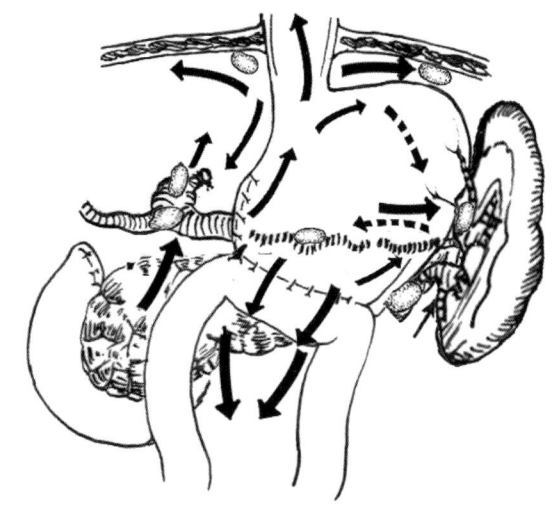

图10-258 Billroth Ⅱ式胃肠吻合术后淋巴引流

（2）残胃癌可直接浸润至食管下段、十二指肠或空肠（图10-259至图10-261）。

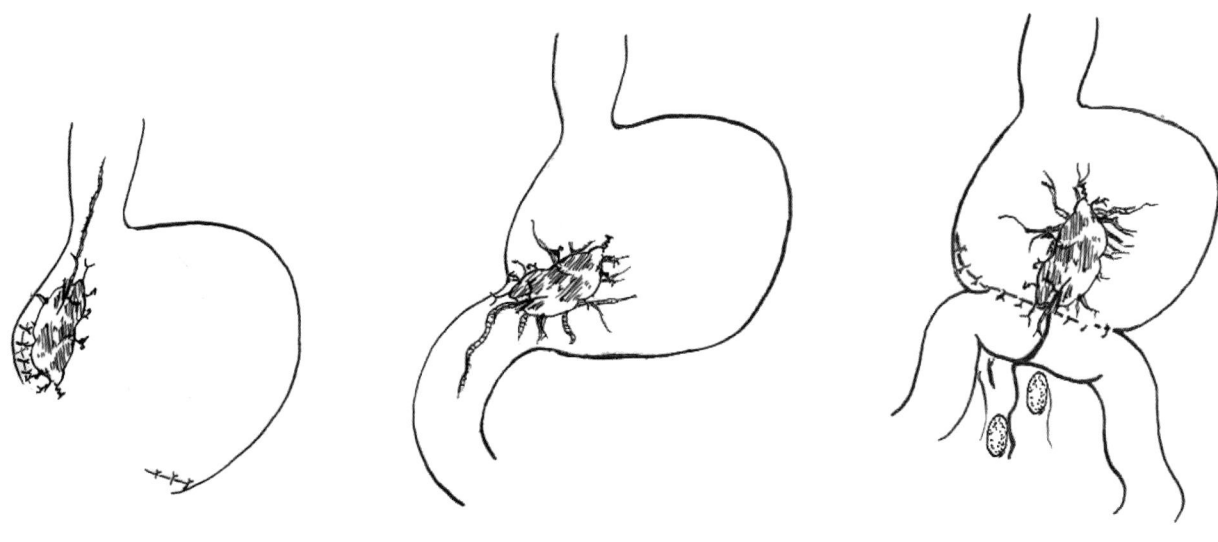

图10-259 残胃癌侵犯食管　　　　图10-260 残胃癌侵犯十二指肠　　　　图10-261 残胃癌侵犯空肠

（3）Billroth Ⅱ式胃肠吻合后，胃空肠吻合部沿空肠的淋巴结定义为No.J1，除外No.14v和No.14a以外的淋巴结为No.J2。残胃癌侵犯吻合口时，No.J1为第一组淋巴结，No.J2为第二组淋巴结；未侵犯吻合口时，No.J1为第二组淋巴结，No.J2为第三组淋巴结。因此，残胃癌手术要求切除吻合的空肠及其系膜（图10-258、图10-261）。

（4）残胃癌和周围脏器的粘连很难确定是癌性浸润还是纤维组织粘连，即使为疤痕粘连，剥离时也易于导致癌细胞脱落，因此，凡是术前考虑浆膜层浸润的患者均应将粘连脏器联合切除。

（5）Billroth Ⅰ式胃肠吻合后残胃癌侵犯十二指肠，因为首次手术时已经切除部分十二指肠，再次手术需行联合胰十二指肠切除术；而残胃淋巴引流易导致No.11及No.10组淋巴结转移，又需行胰体尾联合脾脏切除术，因此，应行全胰腺切除；但在全胰腺切除情况下，患者严重营养不良，此时应尽量行保留胰体尾的联合脏器切除术。因此，不建议胃癌根治术采用Billroth Ⅰ式胃肠道重建。

（6）Billroth Ⅱ式胃肠吻合术后吻合口复发，空肠系膜淋巴结转移率高达30%，而且多侵犯横结肠，因此，应切除包括吻合口在内的部分空肠、横结肠及其系膜，如果输入、出肠襻过短，此时行Roux-en-Y吻合较为困难。日本国立癌中心中央医院在胃癌切除术后均采用残胃空肠Roux-en-Y吻合，很好避免残胃癌手术时输入、输出肠襻长度不足的弊端。

（7）残胃癌手术难点

1）术前诊断困难：由于结构改变，胃镜定位困难，超声内镜及CT对浸润深度的判断可信度降低，钡餐检查提供的信息有限。

2）手术分离困难：原先手术本身范围较大，周围组织粘连较重，手术分离无正常间隙可循，导致出血较多。

3）正常组织与癌组织难以区分：术中疤痕组织与癌组织区别极为困难，需行联合脏器切除方可获得根治性效果，但联合肝或胰腺部分切除术后腹腔感染或胰瘘的风险增加。

4）残胃淋巴引流改变：不同于正常胃组织，淋巴结清扫困难，而且清扫范围无统一模式以资借鉴，多为术者凭借个人经验而定。

5）术者经验匮乏：任何一个胃肠外科医生行残胃癌的手术经验极为有限，而且残胃癌手术多为联合脏器切除，因此，难以达到常规胃癌根治术的熟练程度。

（8）手术原则为残胃癌切除，无固定手术方式可循，在保证患者安全的前提下，术者依据术中具体情况，结合自己的临床经验，采取灵活的手术方法，争取使患者最大限度地提高生活质量和延长生存期。

1）早期的残胃癌（M癌）可行ESD手术；黏膜下癌（SM癌）则予以胃部分切除加D1淋巴结清扫。

2）胃癌浸润深度为T1或T2者，可行保留脾脏的残胃切除+D1淋巴结清扫术。

3）浸润深度为T3、T4者应行左上腹全部脏器切除+D2淋巴结清扫术，可能切除脏器包括：胰体尾、脾脏、部分空肠、横结肠及其系膜、肾上腺，必要时可行Appleby手术。

4）对于侵犯胰腺患者，可行胰十二指肠切除术，因患者术后生活质量极低，长期生存困难，施行此手术时需慎之又慎。

（9）其他参见本章第四节"胃癌胃次全切除术（D2淋巴结清扫术）"、第五节"胃癌近端胃切除术（D2淋巴结清扫术）"、第六节"胃癌全胃切除术（D2淋巴结清扫术）"、第七节"全胃切除术消化道重建"、第十节"胃癌联合胰体尾、脾脏切除术"及本书第六章"胃大部切除术"有关内容。

五、麻醉与体位

气管内插管全身麻醉，多采用平卧位。

六、手术步骤

1. 开腹　二次开腹极易损伤与切口粘连的横结肠，钝性分离会使结肠损伤更为严重。用功率适当的电刀或小圆刃刀锐性分离可将肠管损伤降低到最低程度。另外，术者耐心细致的操作同样重要，优秀的胃肠外科医生技术水平不仅在于常规手术的优劣，而更体现于非常规手术的术中应急处理措施的适当。

2. 翻转十二指肠　游离结肠肝曲后，应先切开十二指肠外侧腹膜，游离胰头，探查No.16组淋巴结有无转移。十二指肠游离后，便于分离吻合口周围粘连；中结肠静脉损伤后，也易于处理；残胃癌手术后迷走神经完全切断，需行胆囊切除，游离十二指肠便于行胆囊切除术。

3. 游离横结肠　一般自左侧分离较为容易，但应根据术中具体情况而定，需注意二次手术损伤中结肠血管的可能性较大，术前应行正规的肠道准备。如果考虑复发灶与横结肠浸润粘连，可行横结肠及其系膜切除术。

4. 处理肝脏粘连　浸润深度为T1、T2的残胃癌与肝脏面的粘连可用电刀离断；而浸润深度为T3、T4的残胃癌应行肝部分切除术。肝十二指肠韧带内淋巴结清扫困难，避免肝动脉、胆总管及门静脉损伤。

5. 剥离胰腺粘连　一般胰腺被膜在首次手术时已经切除，粘连多为纤维组织，内含新生血管，剪刀或小圆刃刀锐性分离易于出血，可应用电刀分离。此部分操作亦可在完全游离残胃、胃脾韧带离断或脾脏切除后进行。胰体尾部的癌性浸润应行联合胰体尾、脾脏切除术；胰头部为癌侵犯时，建议行姑息性切除术，因为联合胰十二指肠切除术手术风险极大，患者难以长期生存。

6. 游离脾脏　残胃癌一般不主张保留脾脏。脾结肠韧带内常有小血管，应钳夹、切断、结扎。脾肾韧带血管性粘连多见，难以显露，将脾脏拉向前、内、上侧，电刀切断此韧带。切断脾膈韧带时可将脾脏向内向下牵拉，以便在直视下切断结扎。然后切断、结扎脾脏与胰尾间血管组织。至此脾脏已完全游离，等待和残胃一体切除。

7. 切断十二指肠　原先Billroth Ⅰ式吻合者，可切断十二指肠。如果手术开始时已明确可以切除，该步骤可提前至十二指肠游离和胰腺粘连分离之后进行，则更有利于以后的手术操作。

8. 切断食管　切断迷走神经前、后干，游离食管，必要时切开食管膈肌裂孔，于贲门上3~5cm处离断食管。

9. 切除胰体尾　当肿瘤侵犯胰体尾时，应行胰体尾脾脏联合切除术。游离横结肠时，直接进入胰腺背侧，游离脾脏，将胰体尾、脾脏一并翻向右侧，在肠系膜下静脉左侧离断胰腺，胰管双重结扎，脾动脉自根部切断结扎。

10. 切除部分空肠及其系膜　由于Billroth Ⅱ式吻合后，残胃吻合口复发者空肠淋巴结归属为区域淋巴结，应将吻合口附近5~15cm空肠、系膜及其根部淋巴结No.14v和No.14a一并切除。

11. 消化道重建　可参照全胃切除术消化道重建有关章节，建议行食管空肠Roux-en-Y吻合术，简单实用，并发症较少。

12. 放置双腔引流管　本术式创伤大，手术操作复杂，渗液较多，发生吻合口漏的概率较大，因此，应放置双腔引流管。脾床及经温氏孔达左肝下各放置一根双腔引流管，术后间断低负压吸引，即可达到主动吸引之目的，亦可避免管周组织被吸入引流管，导致拔管困难甚至有出血的风险。

13. 放置空肠营养管　由于创伤大，发生吻合口漏的概率较大，为保障术后的营养支持，放置空肠营养管是明智的，值得注意的是营养管应经过胆汁胰液输入襻空肠自空肠空肠吻合口进入输出襻空肠30~40cm，如此可以防止食物通过悬吊成角的输出肠襻而引起的不完全性肠梗阻（图10-182）。

第二十五节　胃癌术中应急处理

一、门静脉损伤及其处理

1. 损伤原因　胃癌根治术清扫No.12p淋巴结时，易于损伤门静脉。特别是No.8p与No.12p融合，清扫更为困难，在显露不佳的情况下，用电刀或剪刀切除时，易于导致门静脉壁损伤。

2. 术中处理　术者用左手示指伸入门静脉后方，拇指置于胰头前方，将门静脉夹闭。目前，No.8p与No.12p淋巴结均为非必须切除淋巴结，如尚未移除者，不必继续分离之，用5-0血管缝线将门静脉破损处纵行缝合止血。也可用心耳钳钳夹部分门静脉壁后，缝合止血。如果缺损较大，可于脾静脉、肠系膜上静脉及近肝门静脉上置哈巴狗血管夹，一般阻断20~30 min当无大碍，5-0血管缝线或6-0血管缝线纵行缝合之。至于颈内静脉移植或门腔静脉分流术临床多不需要。

3. 预防　术者必须有清扫淋巴结技术的能力方可进行No.12p淋巴结清扫。在清扫No.12组淋巴结之前，先做Kocher切口，游离十二指肠和胰头，清除No.13组淋巴结；近肝缘切开肝十二指肠韧带前叶，向十二指肠方向清除No.12a淋巴结；切断胃右动脉，清除No.5淋巴结；切断十二指肠，清除No.1、No.3、No.7、No.8a及No.9组淋巴结；显露胆总管，清除No.12b淋巴结；将胆总管和肝固有动脉悬吊；左手示指置于门静脉后方，将No.12p淋巴结推向左上方，用小蚊式钳分离淋巴结与周围组织，靠近门静脉侧均予以5-0血管缝线缝扎，将此组淋巴结清除之。目前，No.12p淋巴结不在D2清扫术范围之内，一般无须清扫。

二、脾静脉损伤及其处理

1. 损伤原因　脾静脉损伤少见，一般发生在清扫No.10、No.11p与No.11d组淋巴结时。在保留胰体尾的联合脾切除术时，如果未将胰体尾完全游离，仅在胰腺上缘分离，可能损伤脾静脉。

2. 术中处理　需分离胰腺上缘，显露破损之处，用5-0血管缝线修补缝合，恢复脾静脉通畅血流。如果脾静脉损伤严重，可行脾静脉结扎及脾切除术。由于胃短血管切断，残胃血供障碍，可能需行胃次全切除或全胃切除术。

3. 预防　清扫No.10、No.11p与No.11d时，小蚊式钳逐段分离淋巴结与周围组织，保留侧5-0血管缝线缝扎止血。行保留胰体尾的脾切除术时，将脾脏及胰体尾完全游离，直视下切断脾动脉及肠系膜下静脉远侧的脾静脉。

三、肠系膜上静脉损伤及其处理

1. 损伤原因　联合横结肠切除或清扫转移固定的No.14v淋巴结时，可损伤肠系膜上静脉。
2. 术中处理　肠系膜上静脉是小肠的回流血管，必须修补。可用5-0血管缝线缝合止血或对端吻合，一般无须行肠系膜上静脉与腔静脉分流术。
3. 预防　手术时在胰腺钩突部位解剖出肠系膜下静脉至关重要。切断中结肠血管时，先用哈巴狗血管夹阻断，确认小肠血供良好，再予以切断缝扎。切除No.14v淋巴结时，采用小蚊式钳逐段结扎的方法，即可防止胰漏，又可避免损伤肠系膜上静脉，即使损伤，亦不严重，修补当无困难。

四、其他门静脉属支损伤及其处理

1. 损伤原因　胃左静脉、胃网膜右静脉、中结肠静脉、副右结肠静脉等亦可在清扫淋巴结时损伤。
2. 术中处理　所有上述血管，均可予以缝扎，不会导致严重并发症。术者用手指压迫出血部位，吸净积血，慢慢松开手指，发现出血血管，予以缝扎止血，多可奏效。
3. 预防　手术清楚解剖，避免强力牵拉，淋巴结与静脉粘连者，当可切除上述静脉。胃网膜右静脉应单独结扎，不可与胃网膜右动脉集束结扎，否则可导致该静脉撕裂出血。

五、肝左静脉损伤及其处理

1. 损伤原因　全胃切除术或近端胃切除术，往往需要切断肝左冠状韧带和三角韧带，然后将肝左外叶折叠拉向右侧。在拉力较大的情况下，也可能损伤肝左静脉及其属支，导致大出血。
2. 术中处理　迅速扩大手术野，控制第二肝门左外侧，用大弯圆针在肝左静脉破裂口远、近侧做深入肝组织的8字形缝扎，即可止血。
3. 预防　肝左静脉位于左冠状韧带起始部深面2~3cm，离肝上缘3~4cm处，一般不易损伤。切断肝左冠状韧带时，不要过度靠近第二肝门。牵拉左外叶时，应向右上方适度牵拉，保持肝左静脉处于松弛状态。肝左冠状韧带有许多小分支血管，电刀切开可导致出血，最好予以8字形缝扎，以利于止血。

六、胆总管损伤及其处理

1. 损伤原因　胃癌根治术要求清扫肝十二指肠韧带内的结缔组织及淋巴结，在有炎症或淋巴结与胆总管粘连的情况下，可能导致胆总管损伤。另一个原因为电刀使用不当，功率过大，会导致术中胆总管热变性损伤，术中虽未有胆汁漏出，术后胆总管破损，发生胆漏。
2. 术中处理　一般不会有严重的胆总管损伤，细丝线修补缝合即可。损伤>3mm者，缝合后应放置T管引流，术后2~3周拔除。如果术后发生胆漏，为减少术后胆管狭窄，T管应放置3~4个月。完全胆管横断少见，无法吻合者，需行胆总管空肠吻合术。

3. 预防 术中良好的暴露和仔细解剖是预防胆管损伤的主要方法。术中胆管周围出血，需在良好控制出血的情况下结扎出血点，切勿盲目反复电凝，以防胆管损伤。电刀于胆总管周围清除结缔组织及淋巴结时，功率切勿太大，防止胆管热变性损伤。术中怀疑损伤者，术毕再次检查胆管，切勿丧失术中即时修补的机会。

七、脾脏损伤及其处理

1. 损伤原因 脾脏损伤是胃癌根治术最为常见的术中并发症之一，多由于牵拉大网膜或胃体导致脾下极的撕裂所致。在脾脏周围炎症粘连时更易于发生。结扎胃脾韧带，显露欠佳时，也可发生脾脏撕裂。清除No.10组淋巴结时，可导致脾门血管损伤出血。另一原因为术中脾周围组织出血，仓促盲目处理，亦可导致脾脏损伤。

2. 术中处理 脾损伤分为3类：脾包膜撕裂、脾实质裂伤及脾门血管损伤。脾包膜撕裂可予以生物蛋白胶黏合，亦可用附近大网膜覆盖并用血管缝线缝扎止血；脾实质裂伤可将止血海绵或附近大网膜覆置于创口并行U形缝合；脾门血管损伤可先阻断脾动脉，显露清楚后，予以钳夹、切断并缝扎止血。建议经缝扎止血无效或脾门血管损伤严重者，应行脾切除术，以防术后脾再次出血导致休克等严重并发症。然后再依据残胃血供情况，决定行胃次全切除术或全胃切除术。

3. 预防 切口足够大，以便于显露脾脏，术中切忌大力牵拉脾脏。开腹探查完毕后，首先将脾脏用大纱布垫起，以降低牵拉撕裂风险；然后切断结扎大网膜与脾脏间粘连组织及脾结肠韧带；进而切断下1/3胃脾韧带不影响残胃血供，而可减少脾脏损伤的可能性。全胃切除时，自下而上尽量靠近胃壁侧逐段钳夹切断胃脾韧带；亦可在切断胃膈韧带后，自上而下处理胃脾韧带。先用血管钳分离胃脾韧带再结扎的方法易于导致出血，可先上置血管钳，两钳尖端汇聚于胃脾韧带无血管区，然后切断结扎之，大的血管处可予以5-0血管缝线缝扎止血，以防止术中出血导致脾脏继发损伤。

八、膈肌损伤及其处理

1. 损伤原因 清扫No.2组淋巴结时可能损伤膈肌，但多为非穿透性损伤，亦无大碍。如果淋巴结与膈肌粘连，难以分离则应切除部分膈肌，当不属于膈肌损伤之列。有时亦会损伤横行膈下静脉，出血较为迅速。

2. 术中处理 一般无须处理，有渗血不止者或膈下静脉损伤者可予以缝扎止血。

3. 预防 为达到根治性目的，无须过度强调保护膈肌的意义。术中显露膈下静脉，予以结扎切断。

九、肝总动脉损伤及其处理

1. 损伤原因 清除No.8a或No.8p组淋巴结时，为达到骨骼化目的，也可能损伤肝总动脉，出血迅猛（图10-262）。

2. 术中处理 一旦出血，可用5-0血管缝线修补。如果损伤严重，出血迅猛，首先用无创哈巴狗血管夹阻断破损处远、近侧，触摸肝固有动脉有无搏动。如有搏动，说明胃十二指肠动脉可提供肝脏血流，肝总动脉可予以结扎。如肝固有动脉无搏动，切勿盲目结扎肝总动脉，应予以5-0血管缝线修补或血管对端吻合（图10-263）。

3. 预防 用小蚊式钳逐段分离结扎No.8a淋巴结与肝总动脉间组织，在粘连较严重时，可用手术剪或小手术刀将其自动脉剥离，一旦破裂，亦易于修补。另外，No.8p淋巴结清除困难时，一般无须勉强为之，因该组淋巴结转移已为晚期，清除无益于患者生存，因此，标准D2淋巴结清扫术不包括No.8p淋巴结清除。

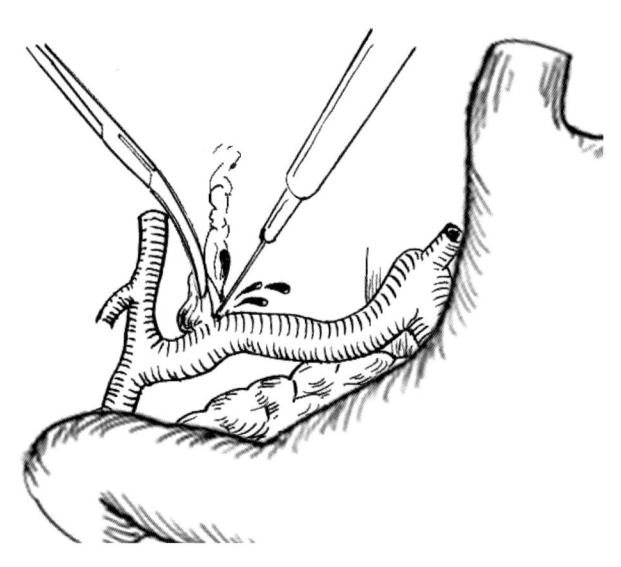

图10-262 肝总动脉损伤

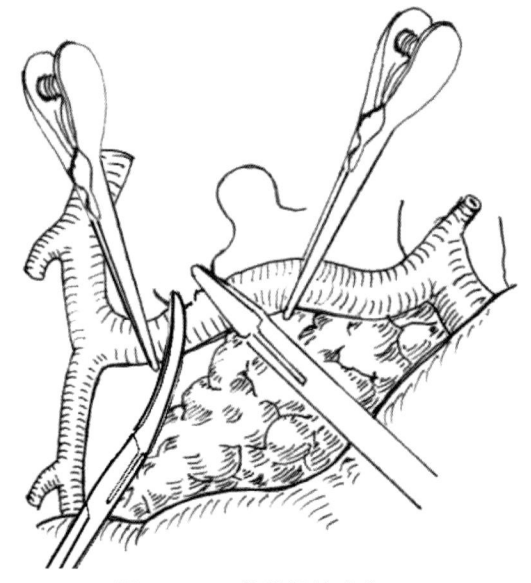

图10-263 修补肝总动脉

十、肝固有动脉、胃右动脉及胃十二指肠动脉损伤及其处理

1. 损伤原因　清扫No.12a与No.5组淋巴结，当此处淋巴结与上述动脉粘连紧密时，可导致肝固有动脉、胃右动脉及胃十二指肠动脉损伤。

2. 术中处理　术者用左手示指与拇指迅速夹闭肝十二指肠韧带，控制出血部位。肝固有动脉损伤出血，可用5-0血管缝线修补止血或血管对端吻合；结扎肝固有动脉，可能导致肝脏坏死，除非万不得已而为之。胃右动脉及胃十二指肠动脉损伤均可予以结扎切断。

3. 预防　清扫No.12组淋巴结时，应从近肝侧肝十二指肠韧带切开，向下方直视下锐性分离。如果淋巴结与肝固有动脉浸润粘连，难以分离，可用小圆刃刀将淋巴结剥离，残存少许淋巴结断面可予以电凝止血。

十一、脾动脉损伤及其处理

1. 损伤原因　清扫No.11淋巴结或行保留胰体尾及脾脏的No.10组淋巴结清扫时，可导致该动脉的损伤。

2. 术中处理　轻度损伤，可用5-0血管缝线修补止血。严重损伤可行脾动脉结扎及脾切除术。依据残胃血供情况，决定是否行全胃切除术。

3. 预防　由于No.11和No.10组淋巴结是部分D2淋巴结清扫术必须切除的淋巴结，当该组淋巴结与脾动脉粘连，无法切除时，为获得根治目的，可行脾动脉及脾脏切除术。

十二、胃左动脉损伤及其处理

1. 损伤原因　No.7及No.9淋巴结粘连成团，与胃左动脉粘连严重时，强行分离，易于造成胃左动脉损伤。

2. 术中处理　术者用手指压迫破损处，清除积血，在破损处远、近侧夹持血管钳，予以切断结扎即可。

3. 预防　首先打开胃胰皱襞，解剖胃左动脉根部，予以7号丝线结扎，然后再于此结扎线远侧上置两把血管钳，切断后，保留侧缝扎，远断端结扎。对于No.7、No.8及No.9淋巴结粘连成团，难以清除者，可尝试行Appleby手术。另外对于淋巴结转移严重，胃胰皱襞缩短固定患者，根治性切除多不可能，此时胃左动脉大多数已为肿瘤浸润栓塞，可用大血管钳钳夹切断后，7号丝线大弯针缝扎止血，多无出血。有时胃左动脉起自腹主动脉，副肝左动脉起自胃左动脉，结扎切断变异的胃左动脉不会引起肝脏坏死。另外，尚有10%患者胃左动脉缺如，术中可予以确认。

十三、肝脏损伤及其处理

1. 损伤原因　胃癌根治术术中显露清除No.12淋巴结时，金属拉钩大力牵拉肝脏或全胃切除术切断肝左三角韧带将左外叶折叠牵拉可造成肝脏撕裂。另外过度牵拉结肠肝曲，亦可造成肝被膜的撕裂伤。
2. 术中处理　浅表的肝被膜的撕裂伤，可给予生物蛋白胶黏合止血。较大的裂伤，出血较多时，可予以缝扎止血。
3. 预防　术中助手拉钩用力适度，随时调整拉钩部位，及时发现肝脏损伤并即时修补。

十四、胰腺损伤及其处理

1. 损伤原因　胃癌根治术需切除的No.6、No.7、No.8、No.9、No.10、No.11、No.12b、No.13、No.14、No.17及No.18组淋巴结，均位于胰腺周围，在与胰腺紧密粘连的情况下，极易导致胰腺损伤。切除胰腺包膜、切断胃网膜右动脉时，亦可导致胰腺损伤。保留胰体尾的脾切除术或保留脾脏的No.10淋巴结清扫术可损伤胰腺。胃癌组织侵犯胰腺，行姑息性切除术，将肿瘤自胰腺切除时也可能导致主胰管损伤。因此，某种意义讲，胃癌根治术胰腺损伤不可避免，只是损伤程度不同而已。
2. 术中处理　小的渗血，可予以压迫止血及生物蛋白胶黏合止血。出血量不大的小静脉出血可予以电凝止血。活动性出血，清除积血后，用5-0血管缝线缝扎止血。对胰腺组织较大的损伤，为防止胰漏的发生，可予以8字形缝合，并予以生物蛋白胶黏合。主胰管损伤，应切开十二指肠，经Vater乳头置入硅胶管，将胰管对端吻合，硅胶管置入空肠或引出体外均可；难以吻合者，依据损伤胰管部位决定手术方式：靠近胰头的损伤可行胰十二指肠切除术，胰颈左侧损伤可联合胰体尾切除术。为防止术后胰漏、胰腺炎或胰腺囊肿，均应在胰腺周围放置主动引流的双腔引流管，接负压瓶，每2h开放进气孔一次，保持引流管通畅，切勿用持续负压吸引，以防负压造成副损伤及周围组织吸入外套管而导致拔管困难、吻合口撕裂或出血。
3. 预防　胰腺损伤难以避免，关键在于术者仔细分离操作，最大限度减少胰腺损伤。对于术中发生的胰腺出血，切不可盲目钳夹胰腺组织，因有可能导致更大范围的胰腺损伤。

十五、横结肠及其系膜损伤及处理

1. 损伤原因　多为切除横结肠系膜前叶时损伤肠壁或系膜，至于肿瘤侵犯横结肠或其系膜而行横结肠或系膜部分切除当不在此损伤范围之内。
2. 术中处理　术中即时修补，如果横结肠缺血范围较广，可行部分结肠切除术。
3. 预防　先从横结肠的右侧半分离横结肠系膜前叶较为容易，小心分离，保护中结肠动、静脉。另外，因术中可能需要切除结肠，术前应行正规的肠道清洁准备。

十六、腹膜后乳糜池和淋巴管的损伤及其处理

1. 损伤原因　在腹主动脉和下腔静脉周围，有30~50枚腰淋巴结，回收腹后壁淋巴管、肾、肾上腺、卵巢及睾丸等的淋巴管和髂总淋巴结输出管内的淋巴液，形成左、右腰干，向上流入乳糜池。乳糜池位于L_1及L_2椎体前方，右膈肌脚和腹主动脉之间，呈囊状，形成胸导管的起始部位，收集下肢和胃肠淋巴干的淋巴液。大约50%的患者无乳糜池结构，仅是在乳糜池水平形成胸导管（图10-264）。术中清扫No.16组淋巴结时，有可能损伤乳糜池、左腰干、右腰干或淋巴管，引起乳糜漏。漏出液为白色或淡黄色液体，擦干后，又有白色或淡黄色液体流出即为乳糜漏。
2. 术中处理　术中怀疑乳糜漏者，即时予以集束缝扎，直至无乳白色或淡黄色液体渗出为止。

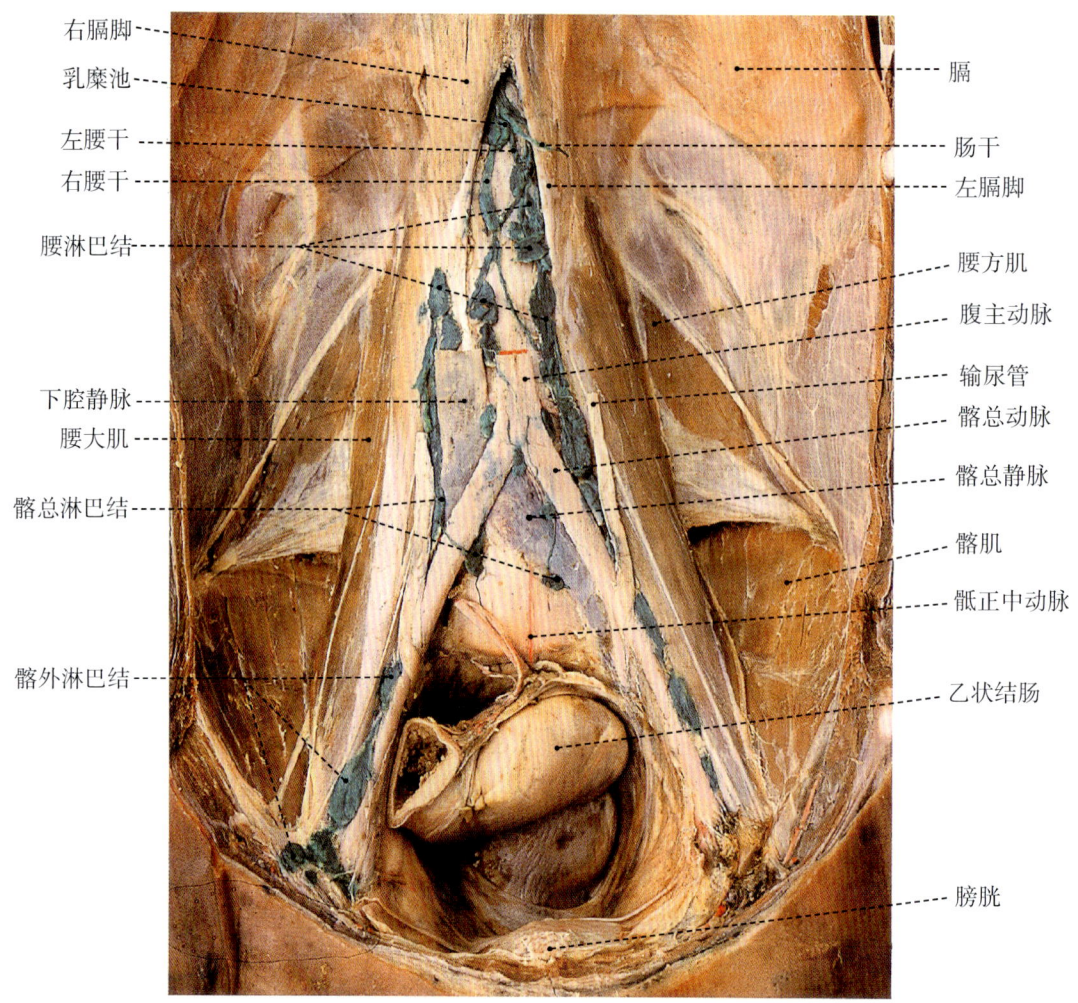

(经授权引自：欧阳钧，温广明. 人体解剖学标本彩色图谱［M］. 2版. 广州：广东科技出版社，2010：245.）

3. 预防　在清扫No.16淋巴结时，对所有的管道均予以妥善结扎，用电刀切断有导致术后乳糜漏的可能。

第二十六节　胃癌术后处理

1. SICU监测　胃癌根治术手术时间长，创伤大，多数患者年龄较大，术后应送入外科重症监护病房（SICU），检测患者心率（60~100次/min）、血压［（90~140）/（60~90）mmHg］、末梢血氧饱和度（95%~98%）、呼吸频率（10~18次/min）、神智、每小时尿量［1 mL/（kg·h）］、中心静脉压（5~12 cmH_2O）、肺动脉嵌压（PAWP=6~12 mmHg）、心输出量（CO=4~6 L/min）、血气分析［酸碱度pH=7.35~7.45；氧分压PO_2=10.64~13.3 kPa（80~100 mmHg）；氧饱和度$SatO_2$= 3.5 kPa（26.6 mmHg）；二氧化碳分压PCO_2=4.65~5.98 kPa（35~45 mmHg）；二氧化碳总量TCO_2=24~32 mmHg；二氧化碳结合力CO_2CP=21~31 mmol/L；实际碳酸氢根AB=21.4~27.3 mmol/L；标准碳酸氢根SB=21.3~24.8 mmol/L；剩余碱BE=（-3）~（+3）mmol/L；阴离子间隙AG=8~16 mmol/L］、血常规、血生化、血糖及凝血功能等，记录胃管、腹腔引流管、胸腔闭式引流管、T管等引流管引流液的性状及流量，确保患者安全度过危险期。

2. 维持循环动力学稳定　术后24 h内，由于出血、渗出、创伤反应、麻醉后遗效应、术后硬膜外镇痛等，患者易于出现低血压。应即刻关闭硬膜外镇痛泵，迅速扩容，补充羟乙基淀粉130/0.4氯化钠、血浆等胶体液。

麻黄碱、多巴胺或间羟胺可维持血压于正常范围。血红蛋白<90 g/L，且仍有继续出血可能者，可酌情给予浓缩红细胞输注。中心静脉压升高及高血压患者，往往由于疼痛、容量超负荷等引起，给予镇痛、减慢输液速度、利尿、静脉滴注硝酸甘油、乌拉地尔或硝普钠（需避光）。心率>140次/min者，可给予去乙酰毛花苷0.2 mg缓慢静脉推注，亦可给予帕米膦酸150 mg静脉推注并450 mg维持静脉滴注。

3. 维持水、电解质及酸碱平衡　术后应记录出入液体量，以利于决定当日的补液量。生理需要量：液体需要量（mL）=1 500+[体重（kg）−20]×20，氯化钠5 g，氯化钾4 g，只要患者尿量>30 mL/h，术后立刻补充氯化钾是安全的，但补充氯化钾速度不能>1.5 g/h，如将一天氯化钾需要量经微量注射泵24 h持续注入则更为安全。参考前一天胃液及引流液的量，酌情补充电解质溶液，总的原则为补液量宁少勿多，尽量分配在24 h匀速输入，以免出现心脏超负荷及肺水肿等并发症。术后患者多出现不同程度的酸中毒，pH<7.20者，可给予5%碳酸氢钠静脉滴注。每天还应补充10%葡萄糖酸钙10~20 mL，25%硫酸镁5~10 mL。

4. 肺功能维护　氧疗可改善心、肺、脑等器官功能，增加吻合口氧供，利于创伤恢复。有效镇痛、拍背翻身、早期下床、稀化痰液以促进排痰，可给予氨溴索（盐酸氨溴索）120 mg静脉滴注，2次/d；并行普米克令舒、盐酸氨溴索雾化吸入。哮喘发作患者给予甲基泼尼松龙80~160 mg及多索茶碱0.3 g静脉滴注。氧分压难以维持甚至出现呼吸衰竭者应行呼吸机机械通气。

5. 心功能维护　限制补液量及补液速度对心肺功能的维护具有重要意义。高血压、低血压、心动过速的处理同前述。缓慢性心律失常应纠正高血钾，停用β受体阻滞剂或钙离子拮抗剂，有症状者给予阿托品0.5~1.0 mg肌内注射，3~5 min重复，总量3 mg；引起血流动力学不稳定者应安装临时心脏起搏器。胃癌根治术患者术后可出现急性左心功能不全，处理包括：停止输液、面罩吸氧、坐位或半坐位、下肢下垂、吗啡3~5 mg静脉注射，去乙酰毛花苷0.4~0.8 mg稀释后静脉注射（心肌梗死24 h内不宜使用）、呋塞米20~40 mg静脉推注以及硝酸甘油25 mg、氨茶碱0.25 g与多巴胺静脉滴注。

6. 肾功能维护　确保无尿路梗阻，早期诊断腹腔筋膜室综合征并解除腹内高压状态，禁用肾毒性药物如氨基苷类抗生素，避免并及时纠正休克状态，纠正高血钾或酸中毒。急性肾功能衰竭血液透析指征见本书第一章第四节"术后急性肾功能衰竭的处理"有关内容，早期预防性透析可防止各种并发症的发生，亦是治疗成功与否的关键。

7. 肝功能维护　避免并及时纠正低钠、低钾和碱中毒状态；纠正低蛋白血症，补充白蛋白或新鲜血浆；适量补充液体和维生素；按（100~150）kcal∶1 g的热氮比例补含支链氨基酸丰富的氨基酸注射液或肝安注射液；积极控制感染，减少炎性介质毒性作用；静脉给予双益健及中药丹参制剂对肝功能或有裨益。

8. 凝血功能维护　目前多主张术后抗凝治疗，以改善组织器官血供，减少血栓性并发症。低分子肝素、低分子右旋糖酐及中药丹参制剂可缓解术后高凝状态。当由于凝血功能障碍导致渗血不止时，应给予新鲜血浆、纤维蛋白原、冷沉淀、促凝血药物如巴曲酶，甚至输注血小板（<5×10^9/L）。恶性肿瘤本身及第三代头孢菌素类抗生素均可导致凝血功能障碍，临床医生易于忽视。

9. 抑酸药的应用　为预防术后应激性溃疡，可给予质子泵抑制剂如奥美拉唑40 mg静脉推注。术后避免并及时纠正大出血等导致的休克状态，减少胃黏膜缺血性损伤，以减少急性胃黏膜病变的发生。

10. 生长抑素的应用　如前所述，标准的胃癌根治术（D2淋巴结清扫术）或多或少均可导致胰腺损伤。于胰腺周围放置多根双腔引流管并保持其通畅对减少术后胰腺炎、胰腺囊肿至关重要。对术中胰腺损伤严重或行胰腺部分切除的患者，给予生长抑素如施他宁（24 h内连续静脉滴注6 mg）可减少胰液分泌，而且可减少应激性溃疡的发生。

11. 抗生素的应用　胃肠道手术部位感染的主要病原菌是大肠杆菌、克雷白杆菌及肠杆菌等，如果感染不能控制，还可能有绿脓杆菌及不动杆菌参与。除了上述细菌以外，切口感染还涉及皮肤的革兰阳性球菌（如金黄色葡萄球菌）。胃肠道手术部位感染的预防，一般使用相对广谱的抗生素。如果因特殊需要使用窄谱抗生素，则应加用一种针对革兰阳性球菌的抗生素。在头孢菌素中，头孢第一代无疑对革兰阳性葡萄球菌具有最强的杀菌活性，但对于革兰阴性肠道杆菌，则其杀菌活性不如第二代头孢菌素，更不如第三代头孢菌素。因此，第一代头孢菌素在预防切口感染上有其优势，但在预防深部感染（腹腔感染）上则不及第二、第三代。在预防胃肠道手术部位感染时，推荐使用第二代头孢菌素。用药方法：手术开始前20~30 min经静脉给药，手术持续时间超过3 h或出血量大于1 500 mL者，追加1个剂量，手术后用药不超过24 h，必要时延长至48 h。外科医生应谨记预防应用抗生素不能代替完备的术前准备和良好的无菌技术，术者应追求术中无污染、创伤小及出血少，而不能本末倒置地将预防感染的希望寄托在抗生素之上。

12. 糖皮质激素的应用　术后糖皮质激素水平明显不足，特别是老年患者更为缺乏，易于出现全身炎症反应综合征；给予糖皮质激素可以抑制炎性介质释放，改善心、肺功能，减少恶心呕吐，缓解疼痛与组织水肿，降低体温。目前可行单剂量1次给予地塞米松5~10 mg，维持时间约为72 h，而此时正是机体应激反应的高潮期。地塞米松虽然存在影响吻合口和切口愈合、诱发应激性溃疡的不利影响，但总体而言对患者利大于弊。

13. 肠外营养支持　营养不良在恶性肿瘤，特别是消化道恶性肿瘤患者极为常见，术前长时间进食不足、厌食、肿瘤消耗、手术打击、术后进食受限及放、化疗等导致患者在围手术期易于发生营养不良。术前预测营养不良风险并给予适当的围手术期营养支持，对促进患者康复具有重要意义。营养不良患者手术风险及术后并发症明显增加，依据NRS2002评分分组后分析显示营养不良风险组并发症发生率高达22.5%，而营养良好组仅为9.1%，提示营养不良是术后并发症的相关因素。Raslan M研究发现住院患者营养不良风险发生率为27.9%，具有营养不良风险患者术后并发症发生率及死亡率明显增加。伴有营养不良的胃癌患者术后并发症发生率高达26.9%，显著高于营养良好者。Jie B等报道接受营养支持的患者术后并发症发生率为20.3%，未接受者高达28.1%，进一步分析显示肠内营养可显著降低并发症发生率；而对于营养良好患者肠内及肠外营养均不能降低并发症发生率。然而，目前有大约51.8%的营养不良风险患者得到营养支持，关键原因在于临床医生对此缺乏足够的重视。术前按NRS—2002予以营养风险评估，≥3分视为具有营养不良风险，围手术期（术前及术后各1周）给予肠内或肠外营养支持，按20~25 kcal/kg体重的非蛋白能量供能，1g：（100~150）kcal的氮能量比供应氨基酸，术前1周开始至手术前一天，术后第2天开始肠内及肠外营养，直至术后1周。

14. 饮食指导　胃肠道恢复排气排便，意味着消化道功能的全面恢复，但是没有证据表明这一定是恢复进食的必然前提。小肠在术后12~24 h内就恢复蠕动，胃为4~48 h，而结肠需要3~5 d。禁食状态下，胃和小肠的蠕动明显下降，肌收缩波紊乱。研究表明，术后早期肠内营养能够促进胃肠功能恢复，假进食（如嚼口香糖）缩短腹腔镜结肠切除术后肠功能恢复的时间。肠功能恢复的生理指标是肠鸣音恢复和患者能够耐受经口饮食而不伴腹痛、腹胀、呕吐等症状。大部分腹部手术后24 h即可服用流质饮食，术后3 d增加少量固体饮食。

15. 血糖控制　术前无糖尿病的患者，术后输注葡萄糖应按每5~6 g葡萄糖给予1 U胰岛素的比例补充外源性胰岛素。糖尿病患者围手术期血糖维持在何等水平对患者最为有利尚存在争议，但过于严格地控制血糖会增加低血糖的风险，因低血糖易引发心血管事件，对老年糖尿病患者危害更大。*Textbook of diabetes*推荐围手术期理想的血糖为6~11 mmol/L。血糖控制方法参见本书第一章第六节"围手术期糖尿病的处理"有关内容。

16. 胃管处理　应摒弃常规放置胃管的传统观念，95%以上择期胃肠道手术都没有必要放置胃肠减压，26个随机实验的Meta分析终结了常规使用胃管的传统习惯，因留置胃管增加肺炎发生率，延误经口进食。胃肠减压只适用于术后严重腹胀和难治性呕吐，某些特殊胃肠手术（如胃联合胰十二指肠手术），术后1~3 d拔除，拔管前注入30 mL液状石蜡对促进胃肠蠕动有所裨益。如果残胃出血，胃管留置时间应延长，可经其注入冰生理盐水加去甲肾上腺素8 mg，4~6 h重复；也可将凝血酶1 000~10 000 U加入生理盐水100 mL，自胃管注入。

17. 尿管处理　目前术后留置导尿管时间较长，有时可达6~8 d，而超过7 d者，泌尿系统感染高达17%。循证医学证实胃肠外科术后第1~2 d拔除尿管是可行的，利于减少泌尿系统并发症，便于患者下床活动，从而促进患者快速康复，减少住院费用，节省医疗资源。

长期留置尿管患者需膀胱冲洗，然而后者是导致泌尿系统感染的因素之一，应鼓励患者多饮水，以增加尿量起到稀释尿液、冲刷膀胱的作用，减少了细菌进入尿道的机会，比被动人工冲洗膀胱更好。如膀胱有感染者，根据培养结果及药敏试验，选用恰当的抗生素加入生理盐水中，行膀胱冲洗，每天1~2次。一般硅胶导尿管在使用3~4周后，才可能发生硬化现象，美国疾病控制中心推荐的实践原则是应尽量减少更换导尿管的次数，以避免尿路感染，导尿管只是在发生堵塞时才更换。集尿袋每3~7 d更换1次，留置导尿超过1周者每周更换2次。

18. 引流管处理　每天记录引流液的颜色、流速和引流量。正常情况下，第2天多为淡红色或淡黄色渗液，引流量200~500 mL，引流量逐日减少，3~5 d后，引流量<50 mL，为淡黄色渗液时即可拔管。需注意以下情况：

（1）如为新鲜血液，流量>100 mL/h，经输血等非手术治疗后，血压仍难以维持，流量未见减少，此时考虑腹腔内出血，应行剖腹探查手术，切勿贻误时机。

（2）引流液如为淡绿色的胃肠内容物，考虑吻合口漏或胃肠道破裂，多需剖腹探查手术；如腹膜炎局限，生命体征平稳，同时引流管非常通畅，此时可采取非手术疗法，给予肠外营养支持、抗生素、抑制胃肠液分泌，最重要的是保持引流管通畅，待日后引流管周围窦道形成，无腹腔脓肿等并发症，方可逐步拔除引流管。

（3）如考虑有胰漏的可能，引流液应检测淀粉酶，引流液多为淡黄色或乳白色浑浊液体，一般需留置3~5周，窦道完整，胰腺周围无脓肿或积液，可逐步拔管。

（4）如果十二指肠残端或胃肠吻合口缝合不满意，存在残端或吻合口漏的可能性，则引流管放置时间至少7~10 d，明确无消化道漏的情况下方可拔除。

19. 空肠营养管处理　参照快速康复外科要求，术后第2天即可给予肠内营养，以泵入的方式为优。为使肠道有个适应过程，首先缓慢泵入温5% GNS 500 mL，以60 mL/h输入速度开始，如果耐受良好，可以逐渐增加速度，直至120 mL/h；适应后，可给予温肠内营养液如瑞能500~1 000 mL/d。输注完毕后应使用温开水或生理盐水冲洗管道；如泵入不畅，可能管道堵塞，用20 mL注射器反复冲洗、抽吸，或将胰酶溶于温水后注入。

20. T管的处理　外接引流袋，无须负压吸引，每天观察胆汁引流量、颜色及有无结石或血凝块，防止意外拔管。对于术中胆管损伤修补后置入的T管，若T管引流出的胆汁色泽正常，且引流量逐渐减少（300 mL左右），可在术后10 d左右，试行夹管1~2 d，夹管期间应注意观察病情，患者若无发热、腹痛、黄疸等症状，可经T管做胆管造影，如造影证实胆管通畅、无残余结石等异常发现，再持续开放T管24 h，充分引流造影剂后，再次夹管2~3 d，患者仍无不适时即可拔管。但对于预防胆管狭窄的T管应放置3~4个月。

21. 胰管引流管的处理　妥善固定，避免脱落，记录胰液的量及性状，胰液外引流可避免胰液在吻合部位积聚并被胆盐激活而消化周围组织，进而导致吻合口漏、出血或胰腺囊肿的发生。胰液引流管一般在术后2周，确定无胰漏、吻合口漏情况下拔除。

22. 胸腔引流管的处理　保持引流瓶低于胸腔60~100 cm，观察引流液的性状、流量、水柱波动及漏气情况。更换胸腔负压引流瓶（水封瓶）时必须严格无菌操作。血性引流液>100 mL/h可能是活动性出血。引流管水柱波动弱或没有波动时，可能是引流管堵塞、脱出或肺已复张，行X线摄片检查以明确诊断。置管48~72 h后，引流量明显减少且颜色变淡，24 h引流液<50 mL，脓液<10 mL，X线胸片示肺膨胀良好，患者无呼吸困难等症状可以拔管。拔除引流管前嘱患者深吸气，然后屏住。拔管后24 h内要密切观察患者有无胸闷、憋气或呼吸困难。

23. 术后镇痛　胸段持续硬膜外镇痛阻断了来自腹腔脏器的抑制信号，减少交感神经传入，从而增加了消化道的血流量；区域镇痛使肺功能改善、心血管并发症减少和疼痛缓解，Rodgers等Meta分析证实区域镇痛减少了30%的术后并发症。区域麻醉镇痛需中胸段持续硬膜外给予短效麻醉药。胸神经分布：二平胸骨四乳头，六对大约到剑突；八对斜行肋弓下，十对脐轮水平处；十二内下走得远，分布两列腹股沟。因此，胃癌根治术要求T_6~T_8水平置入硬膜外导管，右半结肠切除术经T_6、T_7水平置管，乙状结肠切除经T_9~T_{10}水平置管。药物可选0.25%布比卡因4 mL/h，吗啡0.2 mg/h，氟哌利多0.025 mg/h，维持48~72 h。尽量减少吗啡、哌替啶、芬太尼、可待因等阿片类镇痛药的使用，因阿片类镇痛药抑制肠蠕动，放大麻醉药物抑制肠蠕动作用。非甾体类镇痛药可取代部分阿片类镇痛剂，减轻术后炎症反应，非甾体类镇痛药如可塞风、氨基比林等均可静脉应用。

24. 术后体位　全身麻醉尚未清醒的患者，应平卧位，头转向一侧，避免误吸。蛛网膜下腔阻滞麻醉的患者应平卧12 h，防止脑脊液外漏引起的头痛。全身麻醉清醒后及硬膜外麻醉的患者可行自由体位。胃癌患者可改为低的半坐位，利于呼吸；肥胖患者可行侧卧位；休克患者行休克体位：下肢抬高15°~25°，上身抬高20°~30°。

25. 术后呕吐与呃逆处理　术后恶心、呕吐常与手术类型、患者性别、麻醉方法及阿片类药物的使用有关。可适量予以止吐药如吉欧停。术后呃逆可能由于膈肌受到刺激，可给予压迫眶上缘、吸净胃内积气与积液、双侧足三里氯丙嗪封闭。顽固性呃逆应警惕吻合口漏或膈下感染的情况，应行CT或BUS检查，予以及时相应处理。

26. 术后暴露性角膜炎　此并发症为术中角膜失去眼睑保护而暴露在空气中引起干燥及上皮脱落，进而继发感染的角膜炎症，主要表现为畏光、流泪、异物感及视物模糊等症状。目前，全身麻醉术前均给予阿托品等抗胆碱药，此类药物导致眼部平滑肌松弛而退向外缘，泪液分泌减少。胃癌手术全身麻醉时，患者意识丧失，由于全身麻醉和肌松药的作用，使患者眼部肌肉松弛，以至不能闭眼。当麻醉过深、时间过长或术中未采取保护措施，泪液分泌减少，蒸发增加，可使眼睛失去其天然保护作用，导致暴露性角膜炎。预防措施包括：麻醉后用金霉素眼膏涂眼睑、橡胶片盖眼或湿盐水纱布覆盖双眼。治疗首先解除患者恐惧心理，其次局部滴用甲基纤维素滴眼液，每天3~4次；使用重组牛碱性成纤维细胞生长因子/融合蛋白滴眼液，每次1~2滴，每天4~6次，促进角膜上皮细胞的再生及角膜基质层的修复，大多在术后1周痊愈，无不良后遗症。

27. 术后早期活动　术后长期卧床可影响全身肌肉组织和肺功能的恢复，易诱发静脉血栓形成和肺感染。早期下床可促进肠蠕动恢复，增加患者顺利康复的信心。术后1 d即下床适当走动（0.5~1 h），术后第2天下床活动时间应该>6 h，并逐日增加活动量。

28. 术后睡眠　术后疲劳与睡眠障碍均可导致心脏及神经系统功能障碍，延缓患者恢复。术前一晚可给予思诺斯等镇静药，术后可通过有效的镇痛、肌内注射咪唑地西泮、早期下床活动和早期足量的肠内营养等方法加以改善。

29. 下肢深静脉血栓形成的预防　术后早期下床活动，抬高下肢。不使用巴曲酶等止血药。术后第1天开始，无出血情况下可给予皮下注射低分子肝素40 mg或静脉滴注低分子右旋糖酐20 mL/h。中成药丹参制剂可能对预防血栓形成有所裨益。

30. 脾切除术后门静脉系统血栓形成的预防　当血小板>1 000×10^9/L时，应给予抗凝、祛聚剂预防治疗。

31. 术后切口更换敷料与拆线　术后观察切口有无脓液、渗出液，有无红、肿、热、痛等表现，一般术后7~9 d拆线。如果切口有感染表现者，及时充分敞开引流，拆除皮下脂肪层缝线，生理盐水冲洗，棉球擦拭创面脓液及坏死组织，置盐水纱布条于创面，外覆厚层纱布，外加腹带适压包扎。每天更换敷料1~3次，纱布湿透者即予以更换。对创面肉芽组织清创宜轻柔，切忌粗暴，凡见皮下脂肪层线头均予以剪除；腹白线缝线术后10~14 d亦可拆除。外科医生不应当心存侥幸，逃避切口感染，早发现并充分打开引流更有利于患者康复。

第二十七节　胃癌术后并发症的防治

一、术后腹腔内出血

1. 原因　术后腹腔出血的发生率为0.28%~3%，常见原因为：术中胃周血管结扎不确切、止血不完善、结扎线松脱；高龄动脉硬化患者结扎时过于用力导致血管内膜层脱落，血管破裂出血；术中痉挛的血管术后扩张或血压回升而导致出血；胃癌手术清扫范围广泛，肝功能不全等导致凝血功能障碍甚至DIC情况下，创面渗血不止；术中显露困难，拉钩导致肝、脾破裂，术中未发现或虽经缝合止血，术后再发出血，此种情况在脾脏破裂修补后屡见不鲜，教训惨痛；恶性肿瘤本身可导致凝血功能障碍。晚期出血多为术后腹腔内感染或吻合口漏，消化酶腐蚀裸露血管所致。

2. 临床表现　多为引流管引出鲜红色血性液体，一般不超过300 mL/24 h，患者多无明显临床表现。大出血患者，出现休克表现：脉搏增快、血压先升后降、皮肤苍白、四肢湿冷、呼吸急促、神志淡漠等。血红蛋白下降，尿量<25 mL/h，CVP<5 cmH₂O，腹部可膨隆，移动性浊音阳性，腹穿可见不凝血即可诊断。

3. 处理　少量的出血一般无须给予止血药，但应补充胶体液，维持血压，保持足够尿量，详细记录每小时出血量。如果出血较多，可给予新鲜全血和止血药物。如患者存在凝血功能障碍，应及时输注新鲜血浆、冷沉淀、凝血酶原复合物、纤维蛋白原等，亦可通过选择性或超选择性动脉造影检查，寻找出血部位并予以栓塞处理。如出血速度>100 mL/h，无减少或停止迹象，血压不稳定，或病情一度好转随机迅速恶化者，应快速输血补液，尽量稳定血压，在抗休克的同时，送入手术室，急症剖腹探查。由原手术组经原切口进入腹腔。进入腹腔后清除腹腔内积血，先检查原手术部位，最常见的出血的部位为胃周血管、胃小弯胃壁和脾脏。胃周血管出血可予以缝扎止血，但注意大块结扎网膜止血效果欠佳，而且易于引起术后肠粘连。对于脾脏损伤者，可先用手指夹住脾蒂，控制出血后再行修补术，但脾损伤往往较重，应立即行脾切除术，以防再次出血。肝脏损伤，可先控制肝十二指肠韧带，然后再修补肝脏。如果术野未见明显出血，应在血凝块聚集处寻找出血部位；大量温生理盐水冲洗腹腔，输血补液，提升患者血压，检查有无出血。于出血部位附近放置引流管，以监测术后有无再次出血。可放置空肠营养管，以利于早期行肠内营养。

4. 预防　术中妥善结扎血管，避免大块结扎组织，老年人血管硬化，切勿过度用力结扎，这是外科医生容易忽视的问题，总以为用力结扎可避免结扎线脱落，其实恰恰相反，大力结扎导致血管内膜脱落，反而更易出血。胃右、胃左及胃网膜左、右动脉保留端应予以结扎并缝扎，血管断端和结扎线距离至少0.5 cm，最好达1 cm。胃小弯裸区前、后壁应予以间断缝合，以减少出血可能性。脾脏撕裂出血者，除非包膜撕裂，缝扎绝对可靠外，应行积极的脾切除术，须知术后休克及二次手术打击对患者具有致命性威胁，特别是老年患者，临床实践中的教训颇多。术毕彻底冲洗腹腔，及时发现出血并给予妥善缝扎。

二、术后胃出血

胃切除后胃管内少量血性引流液较为常见，不需要特殊处理，一般24 h后即可停止；仅有0.43%（16/3 731）的患者出血较多，需要胃镜或手术等止血措施。

1. 原因　80%术后胃出血的部位在胃肠吻合口、胃残端或十二指肠残端，由于吻合口或闭合端止血不彻底、缝合欠佳或未行黏膜下止血所致。吻合口出血亦可发生在术后3~7 d，为组织坏死，结扎线脱落所致。急性胃黏膜病变可发生于感染、创伤、大手术等应激反应之后，其发生率在严重创伤或危重患者中为10%~20%。各种应激反应刺激交感神经和副交感神经兴奋，前者导致胃黏膜血管收缩，血供减少；后者促使黏膜下动、静脉短路开放，进一步加重黏膜缺血。休克促进5-羟色胺和组胺释放，刺激胃壁细胞分泌溶酶体、胃蛋白酶和胃酸。术后给予的非甾体类镇痛消炎药如丙帕他莫等可损伤胃黏膜，抑制前列腺素合成，影响黏膜修复。急性胃黏膜病变胃镜可见胃黏膜多发性糜烂、出血灶和浅表型溃疡（图10-265）。部分胃出血与遗漏病灶或贲门黏膜撕裂症有关。

2. 临床表现　胃术后少量血液经胃管引出多为正常现象，一般为300 mL/24 h左右的血性胃液，无须特殊处理，24 h后逐渐减少至停止。如果出血迅猛，患者可出现失血性休克：脉搏增快、血压下降、皮肤苍白、四肢湿冷、呼吸急促及神志淡漠，胃管引出大量新鲜血液，数小时不见减少或反复呕血，血色素进行性下降。

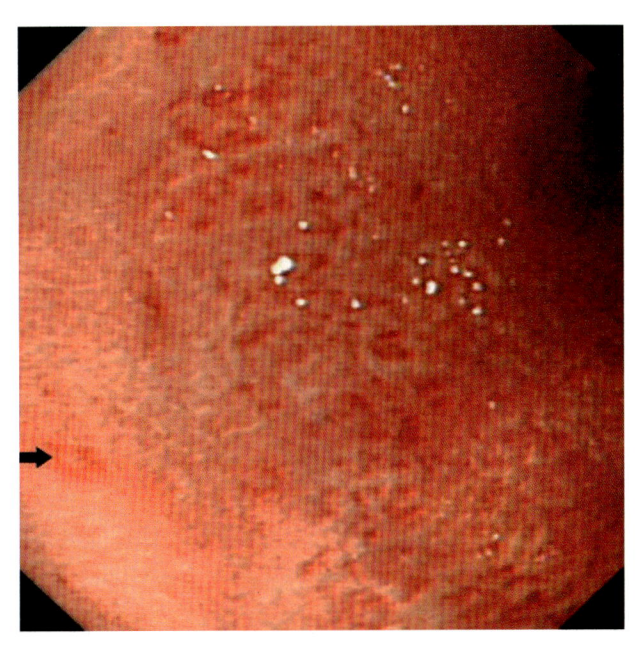

图10-265　急性胃黏膜病变胃镜所见：胃黏膜红肿，可见糜烂灶及披黄苔之溃疡（↑）

3. 处理

（1）非手术治疗。术后胃出血多可经非手术治疗而停止，首先要密切监测患者生命体征，大量输血、补液，维持血容量，防止休克，应用止血药物和制酸剂，静脉应用生长抑素6 mg/d以输液泵缓慢维持24 h；凝血功能障碍可输注新鲜血浆、冷沉淀、凝血酶原复合物、纤维蛋白原等。局部处理措施：保持胃管通畅，维持残胃空虚状态；胃管内灌注10～100 U/mL凝血酶；去甲肾上腺素8 mg加入200 mL冰盐水中由胃管灌注。

（2）急症胃镜止血。对于部分病例确定出血部位及出血性质颇有裨益，并可在胃镜下行钳夹止血、局部喷洒或注射止血药物，而且对是否手术治疗提供参考依据，但有时由于大量血凝块或出血迅速而导致胃镜检查止血极为困难。

（3）介入治疗。通过选择性或超选择性动脉造影检查出血部位，并行出血动脉栓塞对部分病例有效。

（4）上述治疗措施无效，应及时行剖腹探查手术。可见残胃由于积血而扩张，纱布垫置于胃肠吻合口周围，以防止污染。距离吻合口3 cm处，平行于吻合口剖开胃腔，组织钳提起胃壁切缘，用手清除胃内积血和血块，切勿用吸引器吸引，以免导致脆弱的胃黏膜损伤，引起新的出血。用小纱布轻拭胃壁，仔细检查有无出血，多数情况下出血发生在吻合口胃壁或小弯侧缝合处。可给予丝线8字形缝扎止血，如发现残胃黏膜多发深在溃疡，考虑应激性溃疡，应视情况给予残胃大部切除或全胃切除术。如术中发现吻合口及残胃无活动性出血，应拆开十二指肠残端缝合处，仔细探查有无出血，直视下缝扎出血部位，注意避免误将十二指肠乳头缝扎或损伤。还应探查是否存在食管胃底静脉曲张、遗漏溃疡或肿瘤等情况。

4. 预防　残胃黏膜下止血、空肠切缘出血点电凝或缝扎止血、不遗留溃疡等其他病变。术中检查吻合口，出血者予以缝扎止血。

三、十二指肠残端破裂

十二指肠残端破裂仍然是Billroth Ⅱ式胃大部切除术后最凶险并发症之一，发生率为1%～4%，死亡率约10%。由于十二指肠残端破裂一旦发生，大量胆汁胰液流入腹腔，可引发严重的急性弥漫性腹膜炎，或难以愈合的十二指肠残端瘘，造成极难调整的一系列病理生理紊乱，如不及时妥善处理可危及患者生命。

1. 原因　其发生与下列因素有关：

（1）全身因素，如营养不良、低蛋白血症、重度贫血、糖尿病、肝硬化、恶病质、心肺功能障碍、长期应用非甾体类消炎药或激素等导致组织愈合能力差。

（2）残端血供障碍，十二指肠第一段分离过多，残端缺血坏死。

（3）技术因素，如闭合器钉合不全、缝线选择不当、结扎过紧或过松、引流管放置不当、缝合技巧欠佳等因素，可造成十二指肠残端缝合关闭不严密或愈合不良。十二指肠壁水肿时，应用闭合钉高度不够时，可导致浆膜层撕裂，残端压榨缺血。行十二指肠残端包埋时，浆肌层缝线距残端闭合线距离不足2 mm，打结易于撕裂；一旦缝针穿透黏膜层，可导致残端漏。

（4）多是由于肠襻粘连、成角或过长导致内疝等原因造成的输入襻梗阻，胆汁、胰液和肠液淤积，造成输入段内压升高，残端缝合处破裂，这是十二指肠残端破裂的主要原因。

（5）部分外科医生手术过程中心存侥幸，对十二指肠溃疡疤痕大且缝合困难的病例，未采取预防性的十二指肠置管引流术（图6-61、图6-62）。即使行此引流术也不能完全避免十二指肠残端漏的发生，应在残端附近放置多功能引流管，及时充分将十二指肠漏出液完全引流至体外，避免弥漫性腹膜炎的发生，降低死亡率。

2. 临床表现　十二指肠残端破裂一般发生的在术后3～7 d。临床表现为突发右上腹剧痛，迅速累及全腹，体温升高，脉搏增快，腹肌紧张，全腹压痛、反跳痛，白细胞升高，核左移，部分患者因胆汁吸收或重度感染而出现轻度黄疸。消化酶腐蚀血管可造成腹腔内出血及引流管周围皮肤腐蚀糜烂。大量电解质丢失，可导致水、电解质、酸碱平衡紊乱及营养不良。膈下感染可导致右侧胸痛、咳嗽，X线片示右侧膈肌抬高，右侧反应性胸腔积液。超声或CT检查可发现腹腔积液；腹腔引流管有浑浊胆汁样液引出，则可明确十二指肠残端破裂或十二指肠残端漏的诊断。延误诊治，可导致重度感染、营养不良及MODS，甚至死亡。

3. 处理　十二指肠残端破裂后果严重，多采用手术治疗。手术适应证：术后48 h内发生的十二指肠残端破裂；弥漫性腹膜炎，引流不畅者；怀疑有输入襻梗阻者。通畅引流，维持水、电解质、酸碱平衡和营养支持是治疗十二指肠残端漏的重要措施。

（1）手术治疗主要目的是通畅引流，彻底冲洗腹腔、缝合修补破裂口、蕈状导尿管或T管十二指肠引流、十二指肠残端附近放置多功能腹腔引流管，大网膜覆盖十二指肠残端和引流管周围。如能探及破裂口者，可经破裂口放置蕈状管，破裂口周围用大网膜包裹，并于破裂口旁放置多功能引流管，术后持续负压冲洗引流。十二指肠引流管于术后2～3周，经泛影葡胺造影证实无残端漏和输入襻梗阻者，可先将其拔出至十二指肠壁外，观察2～4 d，经此管引流液不足50 mL时，即可将其拔除；3～5 d后再拔除腹腔引流管。术中不宜过度分离，以免造成引流管周围的肠壁破裂口扩大。术中应注意探查有无输入襻及输出襻肠管梗阻，并进行相应处理；如有输入襻梗阻，可行输入襻与输出襻之间Braun吻合。行营养性空肠造口，早期给予肠内营养支持治疗，对患者来恢复有重要意义。

（2）营养支持。早期给予肠外营养支持（PN），既补充充足的营养和液体，又减少胃肠消化液的分泌，有利于漏口的愈合。当肠漏基本控制、胃肠道功能恢复、局部窦道形成后，应尽快从肠外营养过渡到肠内营养。肠内营养经济实用，可经空肠造口管给予，提供充足热量和蛋白，并能更好地保护肠黏膜及避免肠道细菌移位，从而促进患者康复。

（3）全身应用广谱抗生素，控制感染。

（4）禁食、早期应用制酸剂及生长抑素，减少消化液分泌和丢失，维持水、电解质及酸碱平衡，对促进漏口愈合具有重要价值；后期可试用生长激素，以促进正氮平衡、组织生长和漏口愈合。

（5）十二指肠液内含刺激性很强的胆汁、胰液和消化酶，具有强腐蚀性，可侵蚀和刺激周围组织导致出血和皮肤糜烂，局部外敷氧化锌软膏，有利于防止引流口周围组织出血和皮肤糜烂。持续胃肠减压具有重要意义，将胃管置入输入襻可降低输入襻张力，减少消化液漏出量，促进漏口愈合。经上述处理，多数患者可在4～6周愈合。

4. 预防　十二指肠残端破裂的预防：

（1）充分的术前准备，纠正不利于组织愈合的因素，如营养支持改善患者一般情况，患有糖尿病者控制血糖，纠正贫血。

（2）对有幽门梗阻患者，术前应多次予以3%生理盐水洗胃，有助于消除胃壁炎症水肿。

（3）术中应详细探查十二指肠与周围关系，避免副损伤的同时，做到周密的设计残端关闭方式和胃肠吻合方式。

（4）十二指肠残端闭合困难时，行预防性十二指肠置管引流术，2周后拔管。

（5）行胃空肠吻合时要选择适当的输入襻长度，一般在6～10 cm，依结肠前或结肠后吻合方式而定；合理的输入襻长度对于预防输入襻梗阻，从而避免十二指肠残端破裂的发生大有裨益。

（6）胃肠吻合完成后，将胃管置入输入襻可有效降低其压力，有助于预防十二指肠残端破裂的发生。

（7）妥善地放置有效的多功能引流管。

（8）采用胃空肠全层吻合，并将空肠与胃壁大、小弯间断缝合几针，避免输入襻、输出襻成角。

（9）因胃癌患者胃酸偏低，胃大部切除术后吻合口溃疡发生率不高，胃癌手术可加行空肠空肠Braun吻合，很少发生十二指肠残端漏，侧侧吻合口还可减少胃肠吻合口梗阻发生率，值得应用。

（10）十二指肠残端浆肌层缝合距离残端闭合线至少2～3 mm，否则易于导致浆肌层撕裂；而且一旦缝针时穿透黏膜层，则易于导致十二指肠漏。

四、胃肠吻合口漏

胃肠吻合口漏也是胃切除术后近期严重合并症之一，发生率约为5%，吻合口漏多发生于术后第5～7天，具有较高的死亡率。

1. 原因

（1）营养不良及长期应用非甾体类消炎药或激素等因素导致的机体愈合能力差。

（2）吻合口有张力：如Billroth Ⅰ式胃肠道重建时，未行Kocher切口以游离十二指肠，胃十二指肠吻合口存在较大张力。

（3）缝合技术不良：吻合器钉的高度过低、浆肌层撕裂、"危险三角"包埋欠佳、结扎过紧、胃肠黏膜外翻、针距过宽或过窄等因素。

（4）吻合口血运障碍：胃癌胃次全切除术胃左、右动脉，胃网膜左、右血管均已离断，如果全部胃短血管业已切断或因脾损伤而行脾切除术，残胃仅靠膈下血管供血，极易导致残胃缺血坏死。采用吻合器吻合时，吻合口和残胃闭合缘距离<2 cm，两者之间的胃壁组织易于缺血坏死。

（5）吻合口血肿或脓肿腐蚀吻合口，导致穿孔。

（6）胃小弯侧裸区未行浆肌层包埋，致使缺血、坏死、破裂。

2. 临床表现　与漏口大小和腹腔引流管能否将漏出液及时引出体外有关。小的破裂可导致患者体温持续不退甚至逐渐升高，B超可见肝下积液或脓肿，有时可经切口漏出胆汁、胃液等，部分患者可以逐渐自愈。大多数吻合口漏表现为急性弥漫性腹膜炎：突发剧烈腹痛、腹肌紧张、压痛、反跳痛、高热、恶心、呕吐、呼吸急促、腹胀及肠麻痹等症状，引流管可有草绿色胃液引出，口服或胃管注入亚甲蓝溶液，经引流管引出蓝色液体即可确诊。形成窦道者，行胃镜检查可见内瘘口（图10-266）。

3. 处理　吻合口漏处理依据腹膜炎程度而定，局限者可予以非手术治疗，而弥漫性腹膜炎则应剖腹探查。

（1）非手术治疗。适用于漏发生时间较晚，无明显弥漫性腹膜炎的症状与体征，一般情况较好，引流管尚未拔除且引流十分通畅的患者。非手术治疗措施：禁食、胃肠减压、通畅引流；全身应用广谱抗生素，控制感染；肠外营养支持，纠正水、电解质及酸碱平衡紊乱，改善患者一般情况；应用制酸药、生长抑素有利于减少消化液分泌，促进吻合口漏的愈合；膈下局限性积液或脓肿，可在B超定位引导下行置管引流术。

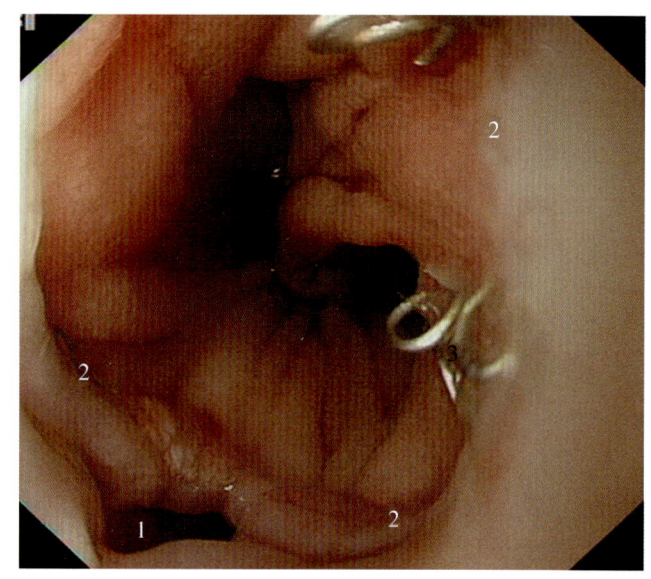

1. 内瘘口；2. 胃肠吻合口；3. 吻合钉
图10-266　胃肠吻合口瘘

（2）手术治疗。适用于术后早期吻合口破裂导致急性弥漫性腹膜炎者。手术原则：清除腹腔积液、通畅引流、营养性空肠造口，企图修补漏口的做法只能使漏口越补越大。可经漏口放置一根橡胶引流管，再于漏口周围放置多根引流管，可加行输入襻与输出襻间Braun吻合，再行空肠营养性造口，用大量温生理盐水冲洗腹腔。全层间断关腹，缝线边距2 cm，针距1.5 cm，以减少切口缺血感染的可能性。术后给予上述非手术治疗方法处理，漏口引流管可在术后2~3周，先拔出至胃壁外，引流2~3 d，引流液少于50 mL时，方可拔除；腹腔引流管在漏口引流管拔除后3~5 d，引流液为血浆样，少于50 mL时，拔除之。

4. 预防　①术前尽量纠正营养不良状态，伴幽门梗阻者术前给予胃肠减压并用3%生理盐水洗胃。②胃癌根治术最好行Billroth Ⅱ式吻合；如行Billroth Ⅰ式吻合，最好自十二指肠外侧切开侧腹膜，游离十二指肠，以避免吻合口张力。③胃壁较厚时，可采用钉高4.8 mm的闭合器或手工缝合，以免浆膜层撕裂或闭合缘缺血。缝合针距（4 mm）和结扎力度适宜，黏膜务必内翻，"危险三角"半荷包妥善缝合包埋。吻合器吻合口和胃残端切缘的距离至少2 cm，保证残胃具有良好血供。胃短血管离断或脾切除者，最好行全胃切除术。④胃小弯裸区应予以浆肌层Lembert缝合包埋。

五、胃食管或食管空肠吻合口漏

全胃切除食管空肠吻合口漏的发生率约为7%，近端胃切除食管胃吻合口漏的发生率约为9%，后者具有较高的围手术期死亡率。

1. 原因　常见原因同胃肠吻合口漏：营养不良、张力吻合、吻合器过大、缝合过密或过疏、吻合口周围血肿或脓肿、幽门梗阻、食管缺少浆膜层、食管撕裂、残胃血运障碍及肿瘤残留等。吻合器吻合食管荷包线肛侧残留食管组织过多，吻合时将无血供的食管组织夹入吻合口内，可导致吻合口漏，术时应予以注意。

2. 临床表现　多发生在术后3~7 d，患者上腹痛、体温持续升高、引流管引出胃液或肠液，部分患者出现弥漫性腹膜炎：全腹肌紧张、压痛、反跳痛，以上腹部为重，肠鸣音减弱或消失，呼吸急速，脉搏快速，烦躁不安，血压下降。口服亚甲蓝溶液，自引流管引出蓝色液体即可确诊。

3. 处理　①非手术方法：通畅引流，禁饮食，胃肠减压，营养支持，抗生素应用，抑制胃液分泌（生长抑素），维持水、电解质及酸碱平衡及胃镜下放置覆膜食管内支架术（图10-267）。②大多数漏需要剖腹探查，手术原则：清除腹腔积液、放置引流管以通畅引流、漏口处适宜修补、放置空肠营养管，不主张刻意修补漏口，有时越补越大，得不偿失。幽门梗阻者需行幽门成形术等胃引流手术。

4. 预防　术前改善患者营养不良状态；近端胃切除需游离十二指肠，确保吻合口无张力，应行幽门成形术以防幽门梗阻，必要时行全胃切除术；食管游离时切勿分破肌层；选用合适大小的吻合器；手工缝合针距4 mm，黏膜内翻；切缘切勿残留肿瘤，可行术中速冻病理检查；胃食管吻合可行胃壁折叠术以覆盖吻合口，还有减少食管反流的作用；食管空肠吻合最好采用端侧吻合，再将空肠浆肌层和膈肌下腹膜间断缝合固定几针，以覆盖吻合口并降低吻合口张力。术毕术野彻底止血，吻合口附近放置多功能引流管，及时将积液引出体外。术中宜行营养性空肠造口术，以备吻合口漏时行肠内营养治疗。

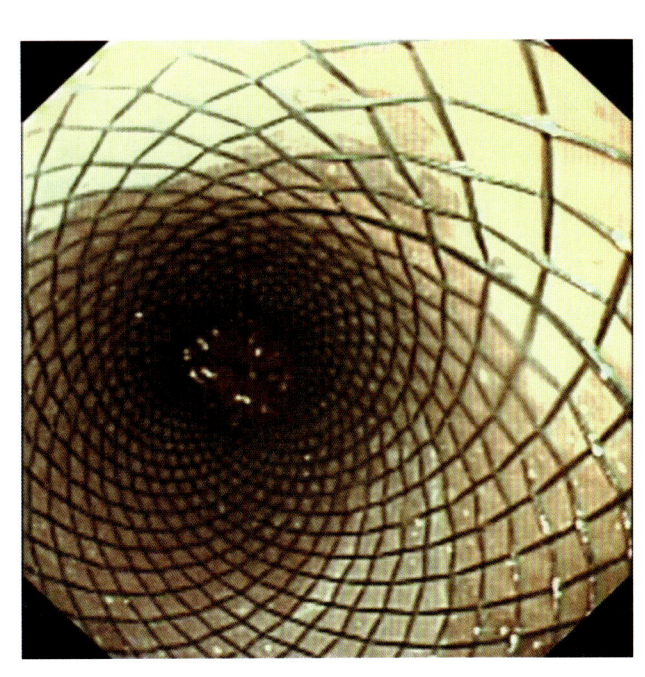

图10-267　胃镜下放置覆膜食管内支架

六、术后胆漏和胰漏

胃癌术后胆漏的发病率为0.76%（3/395），多为清扫No.12组淋巴结损伤胆总管所致。胰漏的发生率为1.3%~3%，多见于联合切除部分胰腺之后。胆漏和胰漏的临床表现和处理参见本书第十六章"胰十二指肠切除术"有关内容。

七、乳糜漏

1. 原因　乳糜漏是腹后壁的淋巴管道损伤所致，其发生率不足0.07%，而杜建军报道胃癌D2以上淋巴结清扫术后乳糜漏发生率高达11.8%，非手术治疗10~90 d痊愈。腹后壁的淋巴管注入腰淋巴结，腰淋巴结位于下腔静脉和腹主动脉周围，30~50个之多，除收纳腹后壁淋巴管外，还收纳腹腔成对脏器（肾、肾上腺、睾丸、卵巢）的淋巴管及髂总淋巴结输出管。腰淋巴结输出管汇合成左、右腰干，参与乳糜池的构成。乳糜池通常位于右膈肌脚和主动脉之间的第一腰椎和第二腰椎水平(图10-264)。淋巴管易于损伤的部位:①清扫No.16a组、No.14组、No.8p组淋巴结或贲门后组织时可能将腹主动脉和下腔静脉周围的腰干或乳糜池损伤。②清扫No.16b组淋巴结、腹主动脉和下腔静脉之间的组织时,往往有管状结构,应予以钳夹、切断、结扎。

2. 临床表现　临床实践将淋巴漏分为排出液呈乳白色的乳糜漏和自肝门淋巴管排出的浆液性的肝淋巴漏。胃癌手术后乳糜漏临床表现多出现在术后2~4 d,患者可出现腹痛、恶心或呕吐,多诊断为术后"正常"反应。如补液充分,患者通常无明显不适。如引流管过早拔出,可表现为腹胀。腹腔引流管引流出大量浆液性的或乳白色液,量多在500~5 000 mL。乳糜液理化性质:乳白色、密度1.012~1.018 g/mL、脂肪含量为0.4%~4.0%、蛋白质含量为3.0%~8.0%、碱性、无细菌生长。乳白色腹水不等于乳糜漏,因癌性腹水内含有较多脱落细胞时亦呈乳白色。乳糜漏时乳糜试验呈阳性:乙醚等有机溶剂萃取乳糜微粒脂肪小滴;脂溶性染料苏丹Ⅲ对乙醚提取物进行染色;涂片镜下可见脂肪颗粒被染成大小不等的橘红色球形小滴。乳糜性腹水加乙醚震荡后变为澄清;加苏丹Ⅲ后呈红色。

3. 处理　乳糜漏的总体预后较好,一般不至于威胁患者生命,也不必急于再次手术,给予低脂、高蛋白饮食。应保持引流通畅,注意维持患者水、电解质及酸碱平衡,予以肠外营养支持。补充维生素K可促进较小的淋巴漏口愈合。引流量会逐渐减少,直至可以拔除引流管,鲜有腹胀再发者。当淋巴漏>1 500 mL/d且伴有呼吸困难时,可行剖腹探查。术前6 h给予苏丹黑B 2.5 g(脂溶性染料,可将脂类显示为棕黑色颗粒),另服牛奶100 mL,漏出淋巴液呈黑色,便于术中识别漏口。术中仔细探查腹膜后手术创面,可疑之处均予以集束结扎。如引流管拔出后发生的淋巴漏,为减轻腹胀导致的呼吸困难,可行腹腔置管引流术,但此仅为姑息处理。另外,顽固性乳糜漏行腹腔-静脉分流术(Denver管)也是可选择的方法之一。

4. 预防　术中操作仔细,妥善结扎损伤的淋巴管,是避免淋巴漏的关键。在清除上述淋巴结时,对所有结缔组织或条索样组织均应妥善结扎,要时刻注意有无乳白色或淡黄色液体不断地渗出,以纱布蘸净后,又有液体不断渗出,说明有淋巴管损伤,应给予结扎。

八、术后重症急性胰腺炎

胃癌术后并发重症急性胰腺炎(severe acute pancreatitis,SAP)少见,总结文献报道胃癌术后并发SAP的发生率为0.63%(19/3 008),来势凶猛,发展迅速,预后不良,死亡率高达28.6%。

1. 原因　胃癌术后急性胰腺炎时有发生,与以下因素有关:①手术切除胰腺背膜或肿瘤与胰腺浸润粘连,在分离过程中可能造成胰腺实质损伤,甚至主、副胰管的损伤。②术中探查胆总管,造成十二指肠乳头水肿,导致胆汁或胰液反流。③输入襻梗阻时,肠腔内压逐渐上升,肠液逆流,小胰管破裂,胰腺实质自身消化,导致胰腺炎。④清扫位于胰腺周围的淋巴结时,特别是No.6、No.8、No.12b、No.13、No.10、No.11、No.17及No.18组淋巴结清扫,极易损伤胰腺组织。⑤联合胰体尾或胰十二指肠切除,胰腺本身已存在损伤。

2. 临床表现　多为水肿性胰腺炎,重症胰腺炎少见。患者持续中上腹或腰部疼痛,腹胀、恶心、呕吐,局限性腹肌紧张、压痛、反跳痛。血清淀粉酶、脂肪酶升高,可资诊断。

3. 处理　全身反应轻、水肿性、无感染出血的胰腺炎可予以非手术治疗:禁饮食、胃肠减压、补液、防治休克、镇痛、解痉、抑制胰腺分泌、营养支持及应用抗生素。手术适应证:不能排除其他急腹症;胰腺和胰周坏死组织继发感染;经非手术治疗,病情继续恶化;暴发性胰腺炎经过短期(24 h)非手术治疗多器官功能障碍仍不能得到纠正;伴胆总管下端梗阻或胆管感染者;合并胃肠道穿孔、大出血或胰腺假性囊肿;存在输入襻梗阻者。手术方式:坏死组织清除、腹腔引流、胃造口、空肠造口、胆总管引流及输入襻与输出襻侧侧吻合术。

4. 预防　胰腺背膜切除采用锐性分离;淋巴结清扫易于出血,盲目止血易于损伤胰腺,因此,需小心谨慎;杜绝输入襻梗阻,必要时行输入襻与输出襻侧侧吻合术;术毕大量温生理盐水冲洗术野,于胰腺上缘、小网膜囊内放置多功能引流管,即使发生胰腺炎也易于处理。

九、术后输入襻、吻合口及输出襻梗阻

1. 输入襻梗阻　是Billroth Ⅱ式胃大部切除术后并发症之一，发生率约为1%。完全性梗阻可导致压力不断增高，肠壁血供障碍，输入空肠和十二指肠发生坏死、穿孔，十二指肠残端破裂或诱发急性胰腺炎。

（1）原因：输入襻过短导致其悬吊于吻合口或Treitz韧带；输入襻过长发生扭曲或内疝形成；横结肠压迫输入襻；输入襻对小弯胃吻合时，空肠系膜逆时针旋转180°，空肠系膜和输出襻可压迫输入襻；结肠后吻合横结肠系膜固定线脱落，系膜下滑压迫输入襻；输入襻吻合口处内翻过多；粘连或大网膜炎性肿块压迫输入襻。

（2）临床表现取决于梗阻是否完全：不完全性梗阻者在输入襻内胆汁和胰液积聚至一定压力，突破梗阻时，可诱发喷射状呕吐。表现为餐后上腹饱胀、疼痛，呕吐大量不含食物的胆汁，呕吐后症状明显缓解，此症状间断性发作。输入襻完全性梗阻实质为一种闭襻型肠梗阻，上腹部剧烈疼痛，频繁呕吐，吐出胃内容物不含胆汁，呕吐后疼痛依旧；部分患者腹部常触及压痛包块；闭襻肠腔压力不断升高致使十二指肠残端破裂或穿孔，出现急性弥漫性腹膜炎。输入襻梗阻还可因十二指肠压力升高及肠液反流导致急性胰腺炎。

（3）处理

1）输入襻过短者，输入和输出空肠襻间做Braun侧侧吻合；或于近吻合口处切断输入襻，改行Roux-en-Y吻合术。

2）输入襻内疝嵌顿需将输入空肠复位，输入和输出空肠襻间做Braun侧侧吻合，缝合关闭后方间隙。

3）下垂的横结肠系膜压迫输入襻者，将横结肠系膜裂孔固定在吻合口上方2 cm处的胃壁之上。

4）十二指肠穿孔或残端破裂，行输入与输出肠襻侧侧吻合+十二指肠置管减压+腹腔引流术。

5）十二指肠坏死，应行胰十二指肠切除术。

（4）预防要点：避免输入空肠段过长或过短，以输入襻无张力为宜；横结肠系膜妥善固定；吻合口内翻无须太多；尽量采用输入襻对胃大弯的吻合方式。

2. 吻合口梗阻

（1）原因：Billroth Ⅰ式吻合采用两层缝合导致内翻过多，而Billroth Ⅱ式吻合术后吻合口梗阻常与吻合口炎症、水肿和血肿等因素有关。

（2）临床表现为进食后上腹饱胀、呕吐含食物胃液。钡餐检查，吻合口呈环状或漏斗状狭窄，钡剂通过受阻。胃镜检查可资诊断。

（3）处理：先予以非手术疗法，如禁饮食、胃肠减压、3%生理盐水洗胃及肠外营养支持。胃镜确诊吻合口机械性梗阻者，可行胃镜下吻合口狭窄扩张或切开术，但有出血和穿孔的可能性，必要时重行胃空肠吻合术。

（4）预防要点：采用全口胃肠吻合；半口吻合时，吻合口长度约5 cm；缝合时内翻切勿过多。

3. 输出襻梗阻

（1）原因：粘连或大网膜压迫输出襻；输出襻悬吊成角；横结肠系膜裂孔下滑压迫输出襻；输出襻进入吻合口后方形成内疝；输出襻发生逆行套叠；错误吻合，空肠顺时针180°扭转后与胃吻合，造成输入襻及其系膜压迫输出襻。

（2）临床表现为多发生在术后2周内，患者上腹饱胀，恶心、呕吐，呕吐物含有食物和胆汁。输出襻内疝导致的完全性梗阻，腹痛剧烈，频繁呕吐，呕吐后疼痛依旧。肠套叠呕吐物含有血性液体。

（3）处理：不完全输出襻梗阻宜先采用非手术治疗，无效者，应予以手术治疗。手术方式包括：粘连松解术、大网膜部分切除、输入与输出肠襻Braun吻合、内疝复位及疝孔修复、肠切除、套叠复位术。

（4）预防要点：输入襻不可在吻合口处悬吊成角；结肠后胃空肠吻合，必须将横结肠系膜妥善缝合固定于吻合口近侧2 cm处的胃壁；避免吻合口空肠扭转；操作轻柔，减少粘连的发生。

十、脾切除术后门静脉血栓形成

脾静脉血栓形成是脾切除后常见并发症，表现为长时间中度发热。严重者血栓可延伸至门静脉，发生门静脉系统血栓，其发生率高达5%~10%。

1. 原因　大部分脾脏切除患者术后24 h，血小板上升，约30 d后逐渐下降。脾静脉结扎、高凝状态、门静脉系统血流缓慢等可导致血栓或栓塞并发症。

2. 临床表现　主要是腹痛、发热、黄疸等。

3. 处理　脾切除后血小板计数>$1\,000\times10^9$/L时，即应用肝素等抗凝剂行预防治疗。如果发生血栓及栓塞性并发症，则予以抗凝、祛聚和溶栓治疗。

十一、脾切除术后发热

脾切除术后各种感染性并发症发生率为20%~55%，包括胸部感染（19.8%）、切口感染（4.6%）、泌尿系感染（5.8%）及膈下感染（3.5%），死亡率为3%~4%。脾切除1~2周内，患者常有低热，一般不超过39℃，无感染中毒症状，持续数天之久，患者可正常进食，日常活动不受影响。在排除膈下感染、胰漏、门静脉系统血栓及肺部感染等并发症后，可诊断为脾热，给予口服地塞米松或吲哚美辛治疗，一般不需要抗生素。术后高热不退，寒战，食欲下降，或在手术1周后，体温降而复升，并有左季肋部叩击痛等，则不能简单视为脾热，应怀疑上述感染的可能，需行胸片、BUS或CT检查，予以相应处理。

脾切除后凶险性感染（overwhelming post splenectomy infection，OPSI）已被公认为一临床综合征，多见于婴幼儿脾切除患者。可发生于术后2~3年，平均5.8年（7个月至25年）。发病率为4.2%（119/2 796），死亡率高达59.7%（71/119）。典型病例始为轻度上呼吸道感染和发热，几小时之内出现恶心、呕吐、头痛、休克与昏迷，多在24 h内死亡。我国OPSI的诊断标准：①有全脾切除史；②突发全身性感染的典型临床症状；③皮肤出血斑点、DIC；④细菌血培养或涂片阳性，也可阴性；⑤无特定的局限性外科感染灶；⑥双肾上腺出血、内脏出血。治疗可选择青霉素或头孢菌素等抗生素，积极治疗休克，防治DIC，纠正酸中毒和给予激素等处理。

十二、胃排空障碍

胃排空障碍，亦有人称为术后胃瘫（gastroparesis），腹部手术常见的并发症之一，发生率为5%~13%，胰十二指肠切除术后胃瘫的发病率高达19%。吻合口狭窄、水肿或肠襻成角等情况导致的胃排空受阻均不属于胃排空障碍范围。

1. 原因　胃瘫的发病机制尚未完全明确。一般认为，外科手术通过多种途径激活了交感神经系统而使胃肠交感神经抑制性活动增强，是产生术后胃瘫的主要原因。此外，迷走神经的损伤、胃肠道激素分泌和调节功能受到影响及精神紧张、吻合口水肿、输出襻痉挛、饮食改变及变态反应等也是导致胃瘫发生的可能因素。Billroth Ⅱ式吻合发生率较高，分析可能因为该术式改变了胃肠道的生理环境和胃肠道激素的产生机制，大量胆汁反流加重吻合口和残胃黏膜水肿，影响残胃排空功能的恢复。

2. 临床表现　胃瘫主要表现为腹胀和呕吐，一般在术后数日拔除胃管进食或由流质改为半流质时出现，呕吐呈溢出性，呕吐物可含有胆汁。如术后5~6 d仍有大量胃液自胃管引出、大量呕吐、不能进食，连续观察胃管引流量>800 mL/d，超过10 d者，可考虑胃瘫诊断。查体可见上腹部胀满，而中、下腹平坦，肠鸣音微弱或消失，振水音阳性。胃镜检查：残胃扩张、无收缩和蠕动、镜头可顺利通过吻合口，输出襻和输入襻均无梗阻（图10-268）。应用X线泛影葡胺造影动态观察，可见残胃扩张、无收缩或蠕动微弱，造影剂长时间停留在残胃内（图10-269）。核素标记胃排空测定对胃瘫诊断很有价值。

第十章 胃癌根治术 251

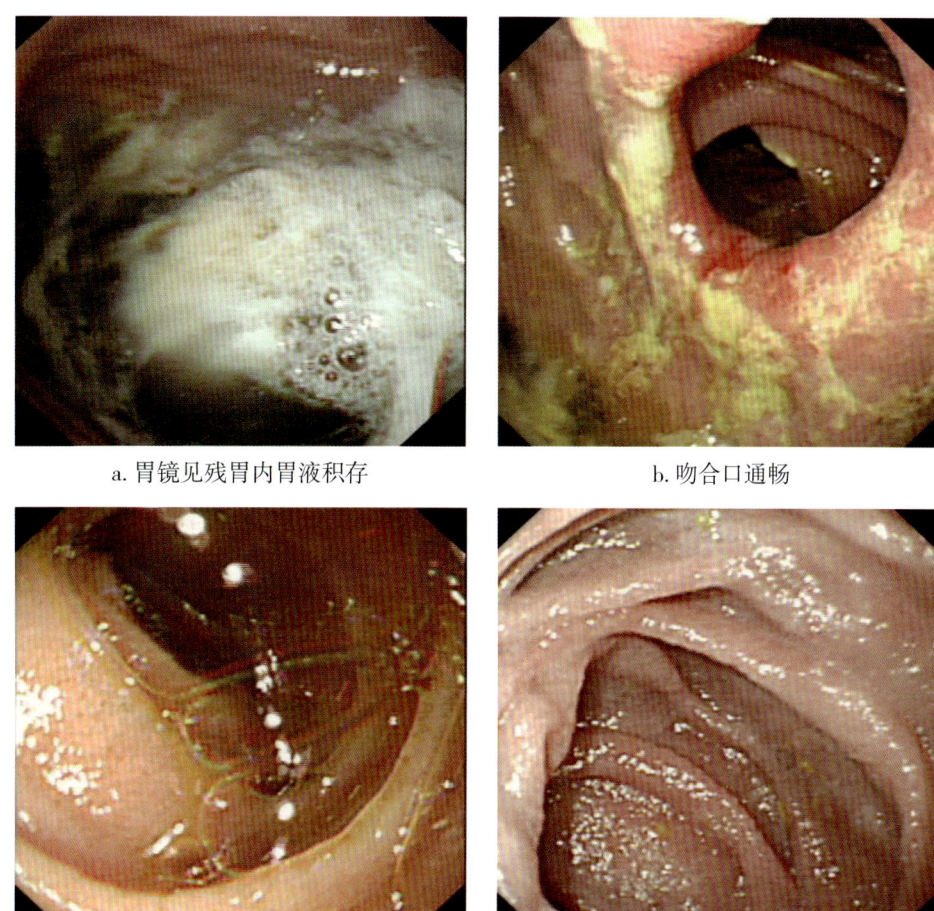

a. 胃镜见残胃内胃液积存　　　　　b. 吻合口通畅

c. 胃镜进入输入襻　　　　　d. 胃镜进入输出襻

图10-268　胃癌远端胃次全切除术后胃瘫：胃镜未见器质性梗阻

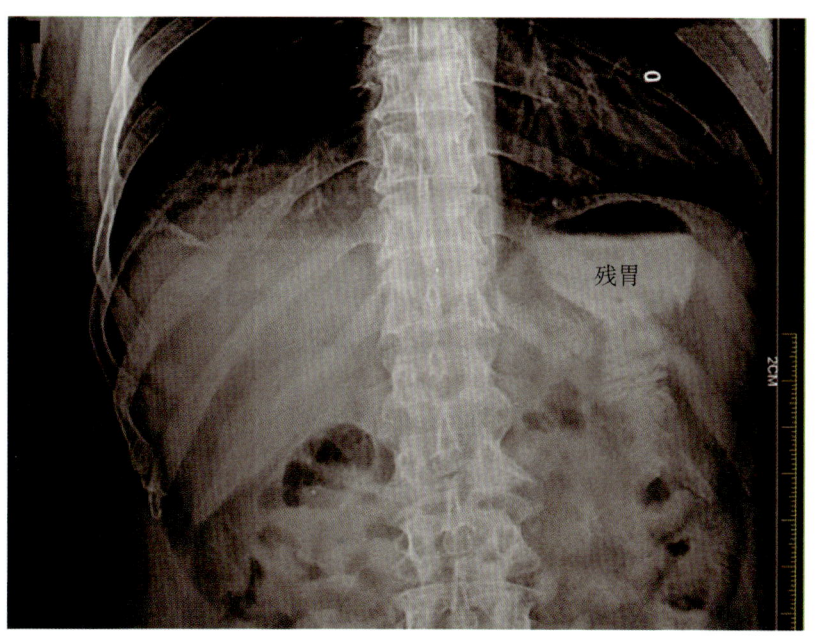

图10-269　胃癌远端胃次全切除术后胃瘫：泛影葡胺造影示胃内造影剂排泄缓慢

Yeo CJ等推荐胃瘫诊断标准：①胃管置放＞10 d，并具备下列一项：a. 移除胃管后呕吐；b. 术后第10天仍需使用胃动力药；c. 重新置入胃管；d. 不能恢复进食或由流食改为固体食物时排空障碍。②留置胃管＜10 d，但具备上述a~d中的2项。

我国胃瘫诊断标准：①胃引流量＞800 mL/d，并持续10 d以上；②经一项或多项检查提示无胃流出道机械性梗阻，但有胃潴留，可口服或胃管内注入稀钡、泛影葡胺行上消化道造影，也可行同位素测定和胃镜检查来明确；③无明显水、电解质及酸碱失衡；④胃肠蠕动减弱或消失；⑤无引起胃瘫的基础性疾病，如糖尿病、甲状腺功能减退等；⑥无应用影响平滑肌收缩药物史。

3. 处理　因本病是一种功能性病变，手术治疗反而延缓胃瘫康复，而且增加新的并发症，所以应采用非手术疗法，同时患者和医生均需要极大耐心。一般在术后4~8周都能恢复，最长可达70 d，其特点为患者胃液突然减少，1~2 d开始进食，迅速痊愈。

（1）心理康复与适当运动：首先应耐心细致地做好解释工作，消除患者的恐惧心理及焦虑情绪，树立战胜疾病的信心。鼓励患者多下床活动，转移其注意力，促进胃肠蠕动，而且可以减少长期卧床导致的肺炎、静脉血栓或褥疮等并发症。

（2）一般处理包括严格禁饮食及持续胃肠减压，应用3%温生理盐水洗胃、静脉滴注糖皮质激素等以减轻胃壁及吻合口水肿，维持水、电解质及酸碱平衡，补充足够的热量、蛋白质、维生素及微量元素，应用制酸剂减少胃酸分泌，间断输入新鲜血浆或全血。

（3）药物治疗：胃肠动力药多潘立酮、莫沙比利、新斯的明等药物能兴奋消化道平滑肌，增强胃肠蠕动，缩短胃排空时间。红霉素静脉给药对胃、近端小肠有强烈促动力作用，口服作用稍弱。以上药物联合应用可取得较好效果。

（4）胃镜治疗：胃镜不仅对胃瘫有诊断作用，而且有一定的治疗作用。胃镜注气扩张胃腔和空肠输出襻，使近端压力局部增高，机械刺激胃肠平滑肌可以激发有效蠕动的形成，但应尽量避免过频的胃镜检查，以免加重胃黏膜和吻合口水肿。

（5）中医中药治疗：现已证实大承气汤的主药大黄可通过增强胃肠平滑肌峰电活动及促胃动力素释放，从而发挥促胃动力作用。另外，针刺足三里等穴位可促进胃正常电节律的恢复，加速胃的排空。

十三、胃回肠错误吻合

1. 原因　术者粗心大意所致，腹腔内广泛粘连等不是胃回肠错误吻合的借口。

2. 临床表现　未经消化的食物过早进入回肠，导致严重腹泻，水、电解质、酸碱平衡紊乱和重度营养不良。钡餐透视见钡剂迅速进入回肠和结肠，可资诊断。

3. 处理　该并发症一经诊断应及时手术，切除胃回肠吻合部位，改行胃空肠吻合术。

4. 预防　十二指肠空肠曲标志有二：Treitz韧带和肠系膜下静脉，只要术者耐心寻找，均无困难（图10-270）。再次强调胃回肠错误吻合绝非并发症，术者切勿大意。

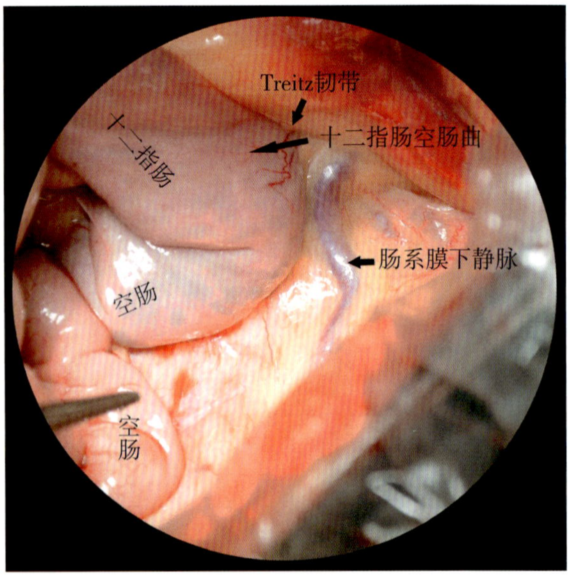

图10-270　十二指肠空肠曲

十四、倾倒综合征

胃大部切除术后由于胃容积缩小，正常的幽门括约肌限制食物过快进入小肠的功能不复存在，部分患者胃肠吻合口过大（特别是Billroth Ⅱ式），食物可迅速由残胃进入小肠，引发一系列症状，导致倾倒综合征（dumping syndrome）。胃大部切除术后倾倒综合征根据餐后症状出现时间，分为早期倾倒综合征（餐后10~20 min发作）和晚期倾倒综合征（餐后2~4 h发作）。倾倒综合征的发生率为13%~30%，其中3/4的患者为早期倾倒综合征。

1. 早期倾倒综合征

（1）原因：早期倾倒综合征的具体病因和机理目前未明，多数认为大量高渗食物快速进入十二指肠或空肠，导致空肠内高渗，大量体液进入小肠，致使有效循环容量锐减，诱发倾倒综合征。

1）食物未经消化迅速进入小肠，渗透压较高，通过渗透作用使大量细胞外液进入肠腔，造成大量液体丢失。

2）高渗性食物引起肠道分泌大量肠源性血管活性物质（如血管活性肽、神经降压素、5-羟色胺及缓激肽等），导致肠道蠕动加快，容量血管舒张，血管容量更加不足，加重一系列循环系统症状。

3）高渗食物刺激胆汁、胰液和肠液分泌，再加上体液渗入肠腔，导致肠内液体大量积聚，患者出现腹痛、腹胀及腹泻等消化道症状。

（2）临床表现：多发生在餐后10~20 min，持续60~90 min，进食后站立可诱发或加重症状，而餐后平卧休息可减轻症状。临床上主要表现两组症候群：①胃肠道症状，如上腹饱胀感、恶心、呕吐、腹泻、肠绞痛，查体有脐周轻压痛或无明显压痛，听诊肠鸣音活跃。②循环系统症状，表现为一过性血容量不足的症状，如心悸、心动过速、出汗、眩晕、苍白、无力及发热等。

（3）处理：早期倾倒综合征多数症状较轻，经过一段时间的胃肠道适应和饮食调节后，症状可消失或易于控制。主要非手术治疗措施：

1）体位：进食后适当平卧休息20~30 min，减少活动，避免餐后马上站立或行走，减缓食物进入小肠的速度。

2）饮食调节：少量多餐，逐渐增加食量，给予多次少量的高脂、低糖、含水分少的半固体食物，以增加食物的黏滞度，避免流质及过甜、过咸食物。

3）支持疗法：对病情严重者加强支持治疗，维持水、电解质及酸碱平衡，必要时给予肠外营养支持以利于患者康复。

4）心理疗法：神经精神因素在倾倒综合征的发病中有重要作用，充分解释病情，帮助患者树立信心，以配合治疗；适当的心理暗示治疗有时会有意想不到的效果。

5）药物治疗：X线钡餐检查证明输出襻肠蠕动亢进者，可加用解痉挛药物，如屈他维林、山莨菪碱等；抗组胺药或5-羟色胺拮抗剂，如赛庚定等，亦可有缓解症状的效果；近年来研究表明，应用生长抑制素，对倾倒综合征的治疗效果较佳，可明显改善患者的全身及消化道症状，其作用机理可能与抑制血管活性肠肽等多种消化道激素的分泌有关。

倾倒综合征多数情况下可逐渐减轻或消失，因此必须严格掌握手术适应证。手术治疗仅适用于较长时间非手术治疗而症状仍较严重者。目前临床上常用的手术方式有以下几种：

1）将Billroth Ⅱ式胃空肠吻合改为Billroth Ⅰ式胃十二指肠吻合。行胃残端十二指肠吻合后，食物可循生理途径经过十二指肠，并与胆汁及胰液充分混合稀释，一方面降低了食物的渗透压，另一方面食物在十二指肠有一段滞留时间，延缓食物进入小肠，可显著降低倾倒综合征的发生，有效率约为60%。

2）残胃十二指肠空肠间置术：采用逆蠕动空肠襻间置于残胃和十二指肠之间，使食物在残胃滞留时间延长。在输出襻40 cm以远处倒转一段肠管置于胃和十二指肠间，这段肠管的长度一般选用10 cm左右，过短无效，过长则有发生梗阻之虞，另外需行迷走神经干切断以防止间置小肠溃疡形成。该术式效果较为确切，效果优良率高达93%（图10-271）。

3）输出襻空肠间置术：在输出襻空肠间置长6~10 cm的逆蠕动空肠，同时行迷走神经干切断术（图10-272）。

4）改行Roux-en-Y吻合：对严重倾倒综合征患者可以试用残胃空肠Roux-en-Y吻合，多数报道疗效满意，操作也不复杂。

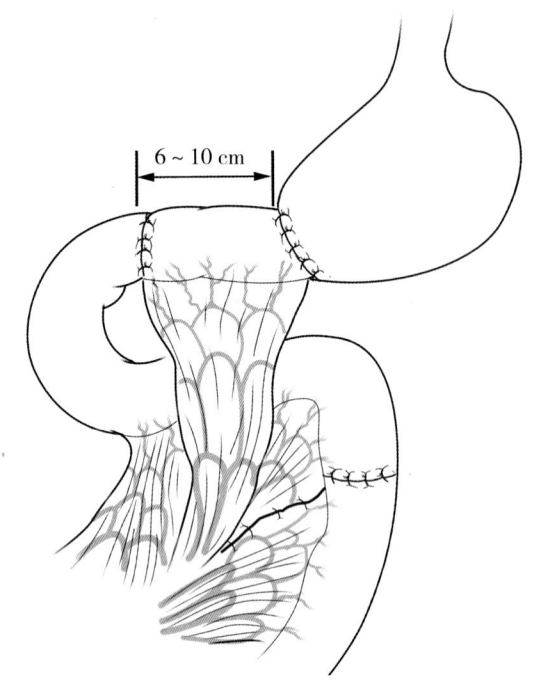

图10-271　残胃十二指肠空肠间置术

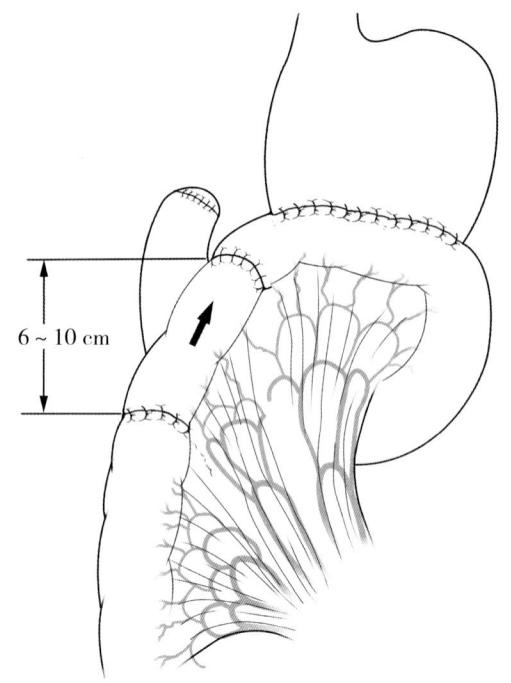

图10-272　输出襻空肠间置术

（4）预防要点：手术中尽可能避免残胃过小、吻合口过大是预防该并发症的主要措施，术后患者应少食多餐，使胃肠道逐渐适应。

2. 晚期倾倒综合征（又称为低血糖综合征）

（1）主要发病机理是由于食物快速进入空肠后，葡萄糖吸收加速，血糖骤然升高，刺激胰岛分泌大量胰岛素。餐后2～4h，糖的吸收减少，血糖下降，而胰岛素依然维持在较高水平，诱发低血糖等一系列症状。

（2）临床表现：多在餐后2～4h出现低血糖发作症状，如头昏、眩晕甚至晕厥、心慌、出冷汗、苍白、无力、手抖等。

（3）处理：治疗以饮食调节为主，给予高蛋白、高脂肪和低糖饮食。晚期倾倒综合征发生时，立即给予少量食物，低血糖症状可迅速缓解。如非手术治疗无效，在严格选择适应证的条件下可采取残胃十二指肠空肠间置术。

（4）预防要点：避免高糖饮食，流质饮食或进食后饮水可加速食物进入小肠，容易诱发低血糖反应综合征，故饮食以半固体饮食为宜。有报道称餐后给予10～15g果糖可防止出现低血糖症状，因果糖的凝胶特性可增加肠内容的黏滞度而延缓糖的吸收。

十五、碱性反流性胃炎

碱性反流性胃炎是由于胃大部切除术后幽门丧失或其功能不全，碱性胆汁、胰液和肠液反流入胃引起的一种综合征，其发病率为5%～15%，而以Billroth Ⅱ式胃空肠吻合术后最为多发，其发生率是Billroth Ⅰ式的2～3倍。

1. 原因　Billroth Ⅱ式胃空肠吻合术后，碱性胆汁、胰液、小肠液经输入襻流入残胃内，胆酸、卵磷脂破坏胃黏膜屏障脂蛋白层，H^+逆向扩散而引起化学性炎症，导致胃黏膜充血水肿、糜烂等改变。但临床观察到未行手术的患者亦有胆汁反流入胃，并未发生碱性反流性胃炎；胃术后胆汁反流率高达98%，而仅有5%出现明显症状；胆汁转流也不能完全缓解所有患者的症状，因此，认为此并发症和胃排空障碍、反流量多少和二级胆汁酸的毒性作用有关。

2. 临床表现　为Billroth Ⅱ式胃大部切除术较为常见的远期并发症，常在术后数月至数年内发生，其中约76%患者在1年以内首次发病。临床表现为典型的三联征：中上腹部或胸骨后烧灼样疼痛，餐后加重，抑酸剂无效；呕吐胆汁样液体，呕吐后疼痛依旧；日渐消瘦及贫血。胃镜检查提示，胃黏膜充血水肿、易出血，常有轻度糜烂，以吻合口附近为显著，可见到胆汁经输入襻流入胃腔；活检病理检查提示，慢性胃黏膜萎缩、炎性浸润和充血水肿（图10-273）。

3. 处理　一般先予以非手术疗法：餐后散步、少量多餐、口服胃黏膜保护剂（如硫糖铝）、促胃动力药物（如多潘立酮、莫沙比利）、考来烯胺（结合胆盐）。该并发症药物治疗往往不易缓解，故症状严重者应考虑手术治疗。手术方式：

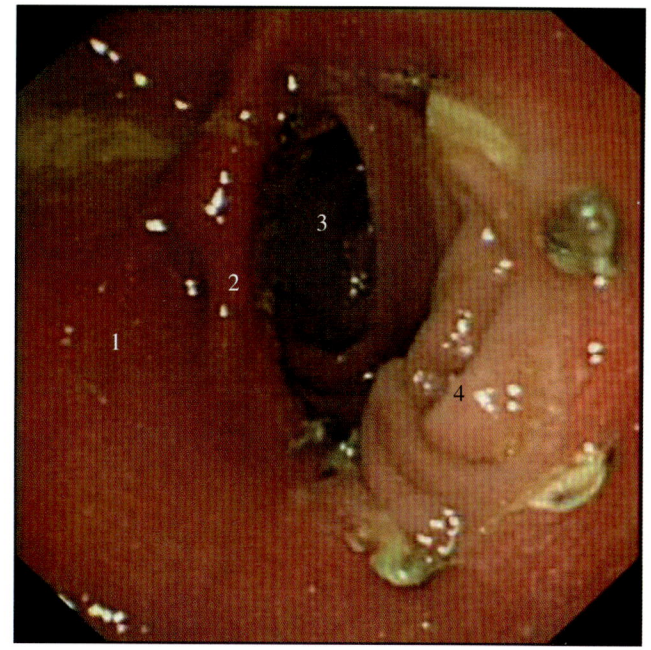

1. 残胃；2. 吻合口；3. 输出襻；4. 输入襻

图10-273　碱性反流性胃炎

（1）首选改Billroth Ⅱ为Roux-en-Y胃空肠吻合加迷走神经干切断术。一方面增加了胃与胆汁、胰液流出道的距离，降低了胆汁、胰液反流入胃的可能性，其中输出Roux臂长度应在40 cm以上方可有效防止反流；另一方面迷走神经干切断后可有效降低酸度，防止吻合口溃疡的发生。有效率约为76%，临床应用较多。

（2）Billroth Ⅰ式者常改用空肠段间置术，在残胃和十二指肠之间，间置长为15～20 cm的一段顺蠕动空肠，有效率为50%～75%。

（3）Billroth Ⅱ式者可切断输入襻，闭合胃侧断端；在距吻合口约20 cm处离断输出段空肠；输出段近断端与十二指肠残端吻合；输出襻远断端与原输入段近断端吻合。该方法症状缓解率亦较高，但操作复杂，应用较少。

4. 预防　选择Billroth Ⅰ式胃十二指肠吻合或胃空肠Roux-en-Y吻合可降低该并发症发生率。

十六、胃食管或食管空肠吻合口狭窄

1. 原因　发生率约为40%，与缝合过密、吻合口缺血、内翻过多、吻合器过小、疤痕体质及吻合口漏等因素有关。

2. 临床表现　进行性吞咽困难，胃镜难以通过，需取活检以排除吻合口复发（图10-274）。

3. 处理　胃镜下探条扩张术（图10-275）或内镜下放置自扩张金属支架术，后者是一种安全、简单、有效、创伤小的治疗方法（图10-276）。

4. 预防　选择28 mm或29 mm的吻合器，手工缝合选用1号丝线，边距3～5 mm，针距4 mm，黏膜整齐内翻，打结力度适宜，关键是保障吻合口血运良好，而且无张力。

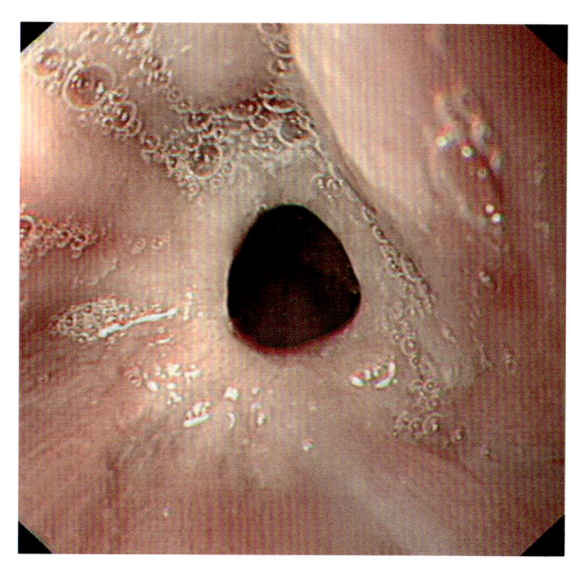

图10-274　食管空肠吻合口狭窄

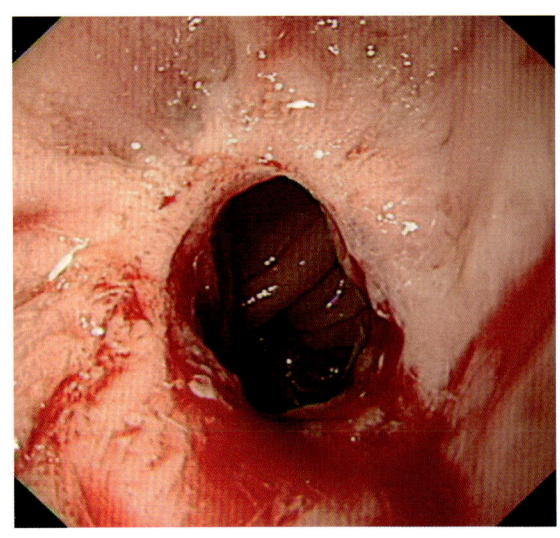

图10-275　食管空肠吻合口狭窄探条扩张后

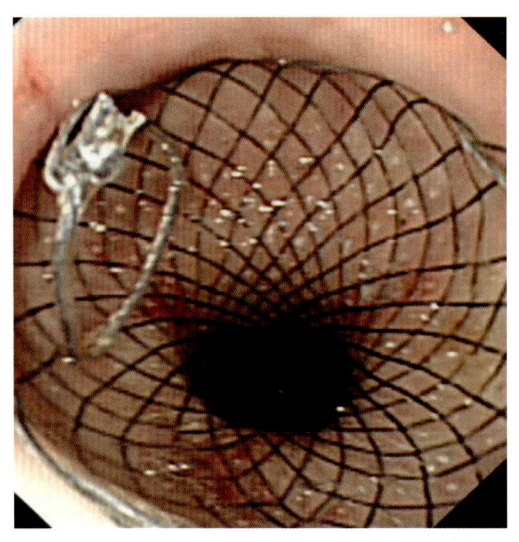

图10-276　食管空肠吻合口狭窄支架扩张

十七、近端胃切除术后幽门梗阻

1. 原因　幽门梗阻主要发生于行近端胃大部切除而未加胃引流手术者，而加做幽门成形术者则明显降低。主要原因在于正常胃窦幽门功能的维持依赖于迷走神经"鸦爪"支，如"鸦爪"支受损或切断则会出现胃排空障碍，而发生胃潴留。

2. 临床表现　多于术后5～10 d开始出现症状，表现为上腹部饱胀不适，继之以恶心、呕吐，呕吐物含有胆汁并有酸臭味，呕吐后症状明显好转。

3. 处理

（1）一般治疗：包括禁食、胃肠减压、温生理盐水洗胃减轻胃壁水肿及促进胃张力恢复、补液、营养支持，纠正水、电解质及酸碱失衡。

（2）药物治疗：当无幽门机械性梗阻存在时，可加用胃肠道动力药，如莫沙比利、多潘立酮等。

（3）手术治疗：适用于上述非手术治疗无效者，手术方式主要是加行幽门成形术，一般不行全胃切除术。

4. 预防。注意术中操作细致，行近端胃大部切除术时，最好同时行幽门成形术。

十八、近端胃切除术后反流性食管炎

1. 原因　胃癌术后反流性食管炎多见于近端胃切除术后，有症状的反流性食管炎发生率约为40%，主要由于切除了食管下端括约肌所致。胃食管吻合口无抗反流功能，另外，迷走神经切断导致幽门痉挛梗阻。食物在胃内积存，在胃收缩或腹压增加的情况下，胃酸及胆汁反流入食管，导致食管黏膜水肿、充血、糜烂、出血、溃疡，严重者因瘢痕形成而导致食管狭窄。

2. 临床表现　餐后、躯体前屈或夜间卧床睡觉时，有酸性液体或食物反流至咽部或口腔。胸骨后烧灼感或疼痛，为该病的主要症状，多在进食后1 h左右发生，平卧位、躯体前屈或剧烈运动可诱发，但烧灼感的严重程度与病变的轻重不一致。继发性食管痉挛或狭窄，可出现咽下困难。食管黏膜糜烂而致慢性少量出血。病史长久，逐渐出现体重下降、消瘦、贫血等。反流的胃液尚可侵蚀咽部、声带和气管而引起慢性咽炎、慢性声带炎和气管炎，临床上称之Delahunty综合征。胃镜见胃食管吻合口充血、糜烂、渗出、溃疡、狭窄等，亦可见胃内容物反流入食管。

3. 处理

（1）非手术治疗目的是减轻反流及减少胃酸的刺激。质子泵抑制药（如奥美拉唑），可减少胃酸及蛋白酶分泌；促胃肠动力药（如多潘立酮、莫沙比利、甲氧氯普胺），可减轻患者症状。

（2）手术治疗适应于经内科治疗无效、症状严重、反复发作、出现严重并发症如反复呼吸道炎症、食管溃疡、出血、瘢痕性狭窄或导致严重营养不良者。手术方式包括幽门成形术或残胃切除+食管空肠Roux-en-Y吻合术，后者适用于吻合口狭窄或溃疡大出血的患者。

4. 预防　行近侧胃大部切除，应加行幽门成形术或抗反流的胃壁折叠术。目前全胃切除技术熟练，吻合器吻合并发症少见，术后患者营养状况基本可以维持，手术时间少于近端胃切除，建议对位于U区的进展期胃癌行全胃切除术。

十九、近端胃切除术后吞咽困难

1. 原因　贲门癌手术切除3～5 cm食管下段，为抗反流而采取的胃壁折叠术对食管压迫过度；反流性食管炎引起食管壁纤维化；食管胃或食管空肠吻合口狭窄。

2. 临床表现　该并发症多发生于进食半流质或普通饮食时，部分病例可自行消失。

3. 处理　一旦发生该并发症，可给予多潘立酮、莫沙比利等胃肠动力药。吻合口狭窄或食管纤维化者可行内镜下食管扩张术、内镜下支架放置术（图10-275、图10-276）或手术粘连松解。

4. 预防　抗反流的胃壁折叠切勿太紧，近端胃切除需加行幽门成形等胃引流术，选择28 mm或29 mm的吻合器，手工吻合内翻不能太多。

二十、胃肠Roux-en-Y吻合术后Roux肠襻综合征

1. 原因　手术切断迷走神经，导致残胃排空能力下降，Roux肠襻功能紊乱，蠕动功能异常，甚至出现逆蠕动，结果导致食物在残胃和Roux肠襻内滞留，排空延迟。

2. 临床表现　发生率为25%～30%。进食后腹胀、恶心、呕吐，呕吐后症状稍缓解。病史长的患者惧怕进食，导致体重下降及蛋白质能量营养不良。

3. 处理　可予以胃肠动力药物如多潘立酮、甲氧氯普胺、莫沙比利等。无效者手术治疗：次全胃切除+胃肠Roux-en-Y吻合术或全胃切除+食管空肠Roux-en-Y吻合术，Roux肠襻长度以45～60 cm为宜，但二次手术解剖困难，手术创伤大，并发症多，采用时应极为慎重。

4. 预防　采用结扎输入襻的Billroth Ⅱ式胃肠吻合术（图10-277）：近胃肠吻合口处结扎输入襻空肠，但不离断；距离吻合口约45 cm的输出襻空肠和输入襻行Braun侧侧吻合。此法使胆汁和胰液提前经侧侧吻合口进入输出襻，而十二指肠正常蠕动电位依然可经输入襻传至输出襻，从而保持输出襻良好的蠕动功能，有效防治Roux肠襻综合征。

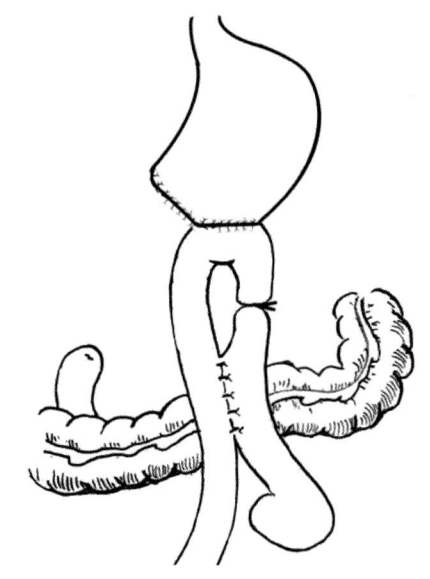

图10-277　输入襻结扎的Billroth Ⅱ式胃肠吻合

二十一、术后急性胆囊炎、胆囊坏疽及胆石症

1. 原因　胃癌根治术后胆囊结石的发病率约为13.3%（30/226）。全胃切除时迷走神经干切断，胆囊丧失副交感神经支配，从而导致胆囊排空功能延迟及胆汁淤滞。Billroth Ⅱ式胃肠道重建食物不经过十二指肠，脂肪对胆囊收缩素刺激丧失，诱发胆囊扩张与胆汁淤积。胆汁成分改变及胆汁黏稠导致排泄更为困难，胆盐浓度进一步升高刺激胆囊，诱发炎症和胆囊结石形成。十二指肠旷置后细菌繁殖，在有输入襻不全梗阻的情况下，

易于引起胆管逆行感染。清扫胆囊三角淋巴结时，损伤胆囊动脉及胆囊壁。

2. 临床表现　胆囊炎表现为术后几天或数月出现右上腹疼痛不适，后继出现寒战、高热、右上腹压痛、反跳痛、胆囊胀大，并发中毒性休克者血压下降、脉搏细数、四肢湿冷等。白细胞升高，中性粒细胞比例增加。胆囊结石多为远期并发症：部分患者出现右上腹痛、寒热、黄疸等，大部分患者无明显不适，B超检查见胆囊内高回声后曳声影。

3. 处理　胆囊炎可先行非手术治疗：抗生素、解痉止痛（禁用吗啡和地佐辛，因其促使Oddi括约肌痉挛）、积极补液。如出现腹膜炎，应急症剖腹探查：胆囊切除或造口术，右肝下放置多功能引流管。胆囊结石多为远期并发症，其手术适应证：结石直径>3 cm；合并需要开腹的手术；合并胆囊息肉直径>1 cm；胆囊壁增厚、钙化或瓷性胆囊；并发糖尿病；心肺功能不全；边远地区或野外工作人员就诊困难者；病史>10年者。在胆囊切除时，如有以下情况，需探查胆总管：术前证实或高度怀疑胆总管梗阻；术中证实胆总管存在病变；胆囊结石体积小，可能进入胆总管者。胆总管探查者应行胆总管T管引流术。

4. 预防　清扫肝十二指肠韧带内淋巴结时，切勿损伤胆囊动脉及胆囊壁，在关腹前应仔细检查胆囊血供，如血供不佳应行胆囊切除。全胃切除者，可加行胆囊切除术，以防术后胆囊并发症。保留迷走神经肝支的胃切除术，可维持胆囊的收缩功能，减少术后胆囊炎和胆石症的发生。术后不使用促使Oddi括约肌痉挛的吗啡等药物。

二十二、营养不良

1. 原因　1/3~1/2的胃大部切除患者术后不能恢复术前体重，摄入不足可能仅为原因之一，胃肠道激素变化也参与其中。胃的容积减小及其容受性舒张功能丧失，导致进食量下降。胃排空功能障碍、胆汁反流性胃炎、溃疡复发、反流性食管炎、神经内分泌功能紊乱等，导致多数患者食欲下降。胃肠道重建，胆汁、胰液不能与食物及时充分混合，对营养物质消化与吸收作用减弱。胃结肠瘘、胃空肠错误吻合、吻合口狭窄、吞咽困难、Roux肠襻综合征、胆胰功能不足、倾倒综合征、盲襻综合征及放、化疗等均与营养不良有关。

2. 临床表现　多数患者表现为不同程度的体重减轻、腹泻及乏力。血常规检查可有贫血，大便检查见脂肪微粒。少数患者出现重度蛋白质能量营养不良，表现为低白蛋白血症、下肢水肿或腹水。

3. 处理

（1）饮食调节：增加蛋白质、热量摄入；中脂饮食；饮食中添加矿物质和维生素；合并有细菌生长的慢性盲襻综合征所致的吸收障碍，应用广谱抗生素治疗；适当补充胰酶，有助于促进蛋白质、脂肪的消化吸收。

（2）手术治疗：适用于极少数吸收障碍的病例，如盲襻综合征、严重的倾倒综合征、胃空肠结肠瘘等需手术治疗。

4. 预防　合理膳食，补充消化酶、维生素及矿物质，对改善患者营养状态颇有裨益。

二十三、贫血

1. 原因　发生率为40%~50%。胃切除术后贫血常与以下因素有关：

（1）术后早期贫血与肿瘤慢性失血、围手术期出血有关。

（2）术后晚期贫血多为小细胞低色素贫血，由于十二指肠和近端空肠是吸收铁的主要场所，BillrothⅡ式胃肠道重建或Roux-en-Y术后食物不经过十二指肠和上段空肠，导致小细胞低色素性缺铁性贫血。巨幼红细胞性贫血则由于全胃切除术后壁细胞减少，内因子缺乏可造成维生素B_{12}和叶酸吸收障碍。术后晚期发生的贫血还可能与溃疡复发及残胃复发癌有关。

2. 临床表现　患者疲乏无力，血常规检查见缺铁性贫血或巨幼红细胞性贫血，胃镜检查有无残胃黏膜萎缩、溃疡或残胃复发癌等。

3. 处理　缺铁性贫血应口服硫酸亚铁、多糖铁复合物等，口服补铁无效时可以肌内注射或静脉滴注右旋糖酐铁。大细胞性贫血应肌内注射维生素B_{12}及口服叶酸片。溃疡或胃癌复发则予以相应处理。

4. 预防　胃大部切除Billroth Ⅱ式胃肠道重建贫血发生率明显高于Billroth Ⅰ式，因此，胃十二指肠吻合无张力情况下，可采用Billroth Ⅰ式重建。全胃切除术后定期随访，维生素B_{12}每2周肌内注射1次，并补充铁剂和叶酸。

二十四、术后代谢性骨病

1. 原因　钙主要在十二指肠吸收，Billroth Ⅱ消化道重建后食物不经过十二指肠，造成钙吸收障碍。胃酸缺乏、脂肪泻、肠蠕动加强等诸多因素都可引起钙、维生素D吸收及钙、磷代谢障碍，久之造成骨质疏松和骨软化。

2. 临床表现　代谢性骨病发生率为25%～30%，多无明显临床表现，严重者可发生骨痛和病理性骨折。血钙、血磷、血清25-羟基骨化醇、血清碱性磷酸酶及尿磷降低；晚期病例X线检查可见骨质疏松和骨皮质变薄。

3. 治疗　应给予钙剂和维生素D，可缓解骨痛，增加骨密度，3～6个月后可逐步过渡为维持剂量。

4. 预防　增加钙的摄入，必要时补充钙剂及维生素D。

二十五、残胃复发癌

胃癌术后残胃复发癌发病率为1%～3%，中位发病时间为2.9年，占所有残胃恶性肿瘤的45.7%（32/70）。胃癌术后肿瘤复发时间TNM Ⅰ期多为3～4年，Ⅱ期为2～3年，Ⅲ期为1～2年，Ⅳ期为0～1年。胃癌术后复发738例患者中，腹膜复发率45.8%（338/738），残胃复发率22.9%（169/738），血行转移率14.8%（109/738），淋巴结转移率7.2%（53/738），复合复发率6.2%（46/738），复发部位不明者占3.1%（23/738）。

1. 原因　胃癌复发的具体发生机制不明，可能与以下因素有关：

（1）术后胃酸分泌减少，胆汁、胰液的反流，胃液pH升高，促使细菌大量繁殖，促进亚硝酸盐生成亚硝基化合物。

（2）长期碱性反流性胃炎导致胃黏膜萎缩、肠上皮化生、不典型增生及癌变。

（3）胃切除量不够是导致胃癌复发的主要原因。如浅表扩大型早期胃癌、多发癌等特殊类型、Borrmann Ⅳ型及U区胃癌，标本切缘易于残留肿瘤。

（4）手术中无瘤操作观念不强是术后腹膜种植转移的医源性因素。

（5）目前对淋巴结清扫范围问题尚存争议，但D2淋巴结清扫术是目前国际上认可的术式。

（6）残胃的一些癌前病变，如中、重度上皮非典型增生，导致术后复发癌。

2. 临床表现　早期无明显症状，或仅表现为上腹不适、恶心、呕吐、反酸、嗳气及进食后饱胀等非特异性症状；严重时可表现为上腹痛、吞咽困难、消化道出血、消瘦、贫血等。胃癌术后定期胃镜检查，吻合口和胃残端封闭处是胃癌复发的常见部位（图10-278）。此外PET-CT扫描以明确有无腹腔淋巴结、肝脏、肺及骨等器官转移。

3. 处理

（1）残胃复发癌切除率高达52%，3年生存率可达

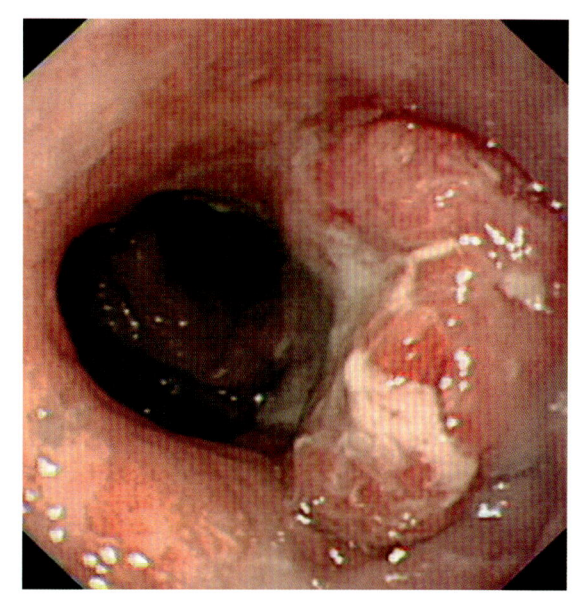

图10-278　胃癌术后吻合口复发

60%，因此应积极外科治疗，手术方式需参照具体情况而定，详见本章第二十四节"残胃癌切除术"。

（2）辅助治疗包括化疗、放疗、靶向治疗、介入放疗、免疫治疗、生物治疗、热疗及中医中药治疗等。

4. 预防　手术切缘距肿瘤边缘至少3 cm，Borrmann Ⅳ型及胃上部癌应行全胃切除术，必要时切缘送快速冰冻病理检查以避免肿瘤残留。正规D2淋巴结清扫术，切忌偷工减料。强化术中无瘤观念和技术。进展期胃癌术后予以必要的放、化疗等处理。强调术后定期复查，详细询问病史，做胃镜及影像学检查。

二十六、胃癌术后腹泻

全胃切除术必然导致迷走神经干切断，据统计迷走神经切断术后，该并发症发生率为20%~65%。

1. 原因　消化道丧失副交感神经支配，造成肠道的功能紊乱，吸收不良也可导致和加重腹泻。肝支和腹腔支切断，造成胆囊排空紊乱，胆盐分泌增加，胰腺外分泌功能下降，脂肪消化吸收障碍。胃空肠错误吻合、倾倒综合征、盲襻综合征及胃结肠瘘等也与术后腹泻有关。

2. 临床表现　腹泻的发生与进食无明显关系，常呈发作性，腹泻的发作频率从每月1~2次至每周2~3次不等；严重的患者可在24 h内腹泻20~25次。重症患者可造成严重脱水，慢性反复发作者可导致营养不良。

3. 处理

（1）严重腹泻者给予静脉输液，纠正水、电解质及酸碱平衡紊乱。对长期腹泻造成严重营养不良者，还应予以营养支持治疗。

（2）饮食调节包括少量多餐，以高蛋白、中脂肪饮食为宜。

（3）药物治疗包括收敛剂，如十六角蒙脱石等；考来烯胺可减轻胆酸盐对肠道的刺激；阿托品、盐酸洛哌丁胺（易蒙停）可直接作用于胃肠道平滑肌，有一定的抑制腹泻作用。

（4）手术治疗适用于胃空肠错误吻合、倾倒综合征、盲襻综合征及胃结肠瘘等情况，具体术式见前述。

二十七、与吻合器相关的并发症

吻合口出血和漏等并发症详见本书第二章第四节"胃肠手术吻合器械基本操作方法"有关内容。

二十八、腹腔脓肿

参见本书第四章"胃十二指肠穿孔修补术"有关内容。

二十九、粘连性肠梗阻、肠瘘、盲襻综合征、短肠综合征及术后早期炎性肠梗阻

参见本书第二十一章"粘连性肠梗阻手术"有关内容。

三十、腹腔筋膜室综合征

参见本书第三章第十节"切口疝修补术"有关内容。

（王天宝　王连唐　崔毅　刘大伟　蓝文通　韩方海　魏波　欧阳钧）

第十一章 糖尿病手术治疗

第一节 糖尿病手术治疗机制

文献报道接受Roux-en-Y胃旁路术（Roux-en-Y gastric bypass，RYGBP）和胆胰转流术（biliopancreatic diversion，BPD）的病理性肥胖患者，不但其体重明显下降，而且对2型糖尿病的控制具有令人惊奇的疗效。Pories在手术治疗病态肥胖症时发现病态肥胖伴2型糖尿病的患者接受RYGBP后，不但体重显著减轻，而且血糖回归正常，无须任何降糖措施，从而开创了外科手术治疗2型糖尿病的先河。文献亦报道90%~100%糖耐量异常患者和80%~90%早期2型糖尿病患者行胃旁路术或胆胰转流术后血糖、胰岛素、糖化血红蛋白恢复正常水平，阻止糖耐量异常向糖尿病的转化，降低糖尿病并发症及疾病相关死亡率。手术治疗2型糖尿病的机制最易为人们想到的是体重下降及摄食量减少，然而系列研究并不支持此种猜想。大部分研究认为，胃肠转流手术治疗糖尿病的机理是减少未被完全消化的食物与近端消化道接触，增加其与远端消化道的接触，其结果导致胃肠道激素的分泌发生改变，进而对糖尿病产生治疗作用。

1. 体重下降　许多研究发现术后血糖和胰岛素水平很快恢复正常，远早于体重下降。RYGBP后4个月，在体重下降之前，83%的2型糖尿病患者及98.7%糖耐量异常患者的血糖、胰岛素及糖化血红蛋白恢复正常，无须糖尿病药物或饮食疗法。在伴有肥胖的2型糖尿病患者接受BPD后1个月，全部患者在进食不受限制的情况下血糖恢复正常，此时依然超重80%。典型的个案报道为一位女性患者在接受每天90 U胰岛素的情况下，血糖依然高达495 mg/dL，行RYGBP后第1天血糖下降至281 mg/dL，胰岛素仅需要8 U；术后6 d，不再需要胰岛素治疗；在后续几年中，正常饮食情况下，患者血糖恢复正常，无须胰岛素及降血糖药物。目前认为，体重下降可能与糖尿病术后血糖下降无关。

2. 进食减少　如果进食减少是RYGBP和BPD后血糖下降的原因，则可调节胃束带术和纵行胃成形术也应该具有良好的血糖控制效果，然而后两种术式并不能达到治疗糖尿病的效果。研究亦显示RYGBP后进食减少是暂时的，随着时间推移，进食量得以恢复或更为增加，而血糖依然控制良好。因此，进食减少也不是RYGBP和BPD控制血糖的真正原因。

3. RYGBP和BPD后解剖学及生理学改变　目前认为2型糖尿病是由于肠降血糖激素（incretin）和抗肠降血糖激素之间失衡导致的一种胃肠道疾病（图11-1至图11-3）。本质上讲，这两种术式区别在于：残胃容积大小及小肠接触混合胆汁胰液食物的长度。共同点在于将十二指肠和部分小肠排除在食物转运通道之外。由此导致两种结果：①未消化或未被完全消化的食物过早进入回肠；②十二指肠和空肠被排除在肠-胰岛轴之外。肠道

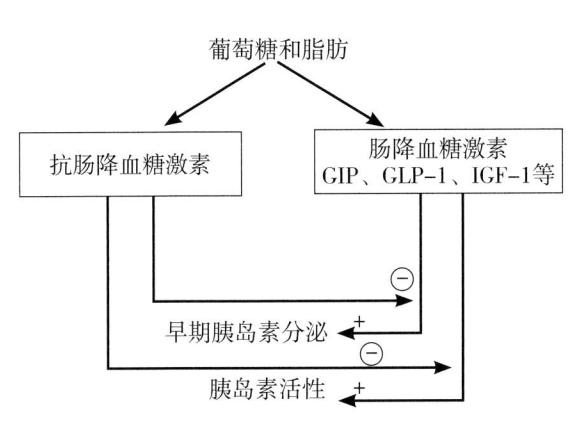

图11-1　胰岛素分泌与活性调节

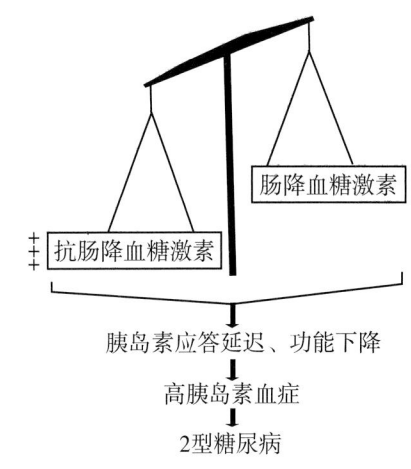

图11-2　2型糖尿病发生机制

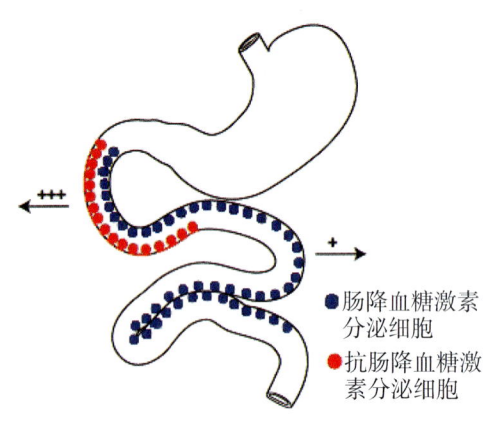

图11-3　2型糖尿病肠道激素分泌

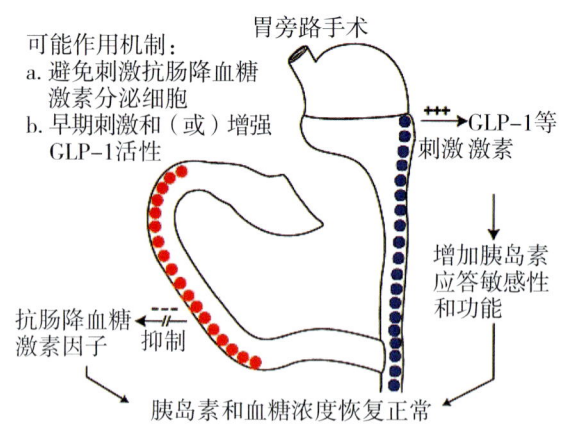

图11-4　RYGBP控制2型糖尿病机制

在食物特别是碳水化合物的刺激下通过释放内分泌递质来促使胰岛素释放，而且葡萄糖经肠道摄入可以引起比经静脉注射更高的β细胞分泌胰岛素反应，这种胃肠激素与胰岛素分泌之间的关系称为肠-胰岛轴。术后胃肠道激素必然发生改变，这可能是治疗糖尿病的原因之一。RYGBP和BPD可能排除了促发2型糖尿病的激素产生部位；取消了原本异常的肠降血糖激素导致的保护性胰岛素抵抗现象；手术导致肠道激素新的平衡是术后血糖得以良好控制的基本原因（图11-4）。

4.肠道激素改变　RYGBP术后体内胃肠激素，如胰高血糖样肽（glucagon-like peptide-1，GLP-1）、肠抑胃肽（gastric inhibitory polypeptide，GIP）、Ghrelin、肽YY（peptide YY，PYY）、瘦素（leptin）、脂联素（adiponectin）和胰岛素样生长因子-1（insulin-like growth factor-1，IGF-1）等，发生一系列变化，可能与手术效果有关。

（1）胰高血糖样肽（GLP-1）由末段回肠L细胞分泌，是目前认为RYGBP及BPD控制血糖的核心因子。主要作用：血糖依赖性的促胰岛素分泌；胰岛素基因增强表达从而促进合成胰岛素；抑制分泌胰高血糖素；增加外周组织对胰岛素的敏感性；抑制β细胞凋亡，促进β细胞和胰岛再生及抑制食欲等。RYGBP或BPD后GLP-1水平升高可能是未完全消化的食物直接到达回肠刺激L细胞分泌所致，而GLP-1水平的升高有助于降低糖尿病患者的血糖，改善β细胞功能。

（2）抑胃肽（GIP）由十二指肠和上段空肠的肠上皮K细胞分泌。2型糖尿病GIP水平增高，产生过多的胰岛素，形成胰岛素抵抗。RYGBP或BPD术后由于十二指肠和空肠不再受到食物刺激，GIP水平明显下降，从而提高胰岛素敏感性。

（3）Ghrelin是胃产生的促进食欲的激素，产生定时的饥饿感和进食欲望；减少外周糖的利用。RYGBP或BPD术后Ghrelin水平显著降低，可以降低食欲，改善糖代谢。PYY由回肠末段L细胞释放，产生饱胀感，抑制胃的排空及胃肠蠕动。RYGBP或BPD术后，未消化的食物刺激远端回肠分泌PYY。RYGBP或BPD术后，PYY、GLP-1升高和Ghrelin降低导致食欲减退，进食减少。

（4）胰岛β细胞上有瘦素受体，病理状态下，瘦素受体的敏感性下降，对胰岛素分泌抑制减轻，出现高胰岛素血症，加剧胰岛素抵抗。RYGBP或BPD术后，瘦素水平降低与脂联素水平升高，可增加胰岛素敏感性，达到长期缓解2型糖尿病的疗效。

（5）胰岛素样生长因子-1（IGF-1）能降低血糖，2型糖尿病患者中IGF-1水平较低。RYGBP或BPD术后IGF-1明显升高仅见于2型糖尿病患者，在非2型糖尿病患者中无变化，推测IGF-1在手术治疗2型糖尿病机制中占据重要地位。

（6）目前认为，2型糖尿病高血糖可能是由于十二指肠及空肠在食物的刺激下产生了炎性介质，包括肿瘤坏死因子、白细胞介素-1及白细胞介素-6等，引起皮质激素水平升高，导致糖尿病。RYGBP或BPD术后，由于缺少食物刺激因素，瘦素、IL-6和TNF水平显著下降，有利于控制血糖。

虽然目前尚未确切清楚RYGBP或BPD治疗糖尿病的具体机制，但临床观察疗效可靠。确切机制的阐明，将有助于掌握手术适应证，提高手术效果，是代谢外科探索的重要领域之一。

第二节 糖尿病外科治疗手术方式

传统的2型糖尿病治疗方案由于副作用、费用及患者难以终生维持等原因，导致疗效欠佳。手术治疗患有糖尿病的肥胖症患者意外发现Roux-en-Y胃旁路术（RYGBP）后，体重减轻的同时术后血糖、血清胰岛素和糖化血红蛋白水平均恢复正常，而且与糖尿病有关的心血管、感染、肢体坏死及脑血管等并发症发生率也明显降低。RYGBP治疗糖尿病总有效率达80%以上，长期完全缓解率达76.8%，糖耐量异常好转率达86.0%，大多数患者无须糖尿病药物。该手术死亡率为0.25%，手术并发症的发生率为10%，其中95%可治愈。接受RYGBP的患者平均7.1年中总死亡率风险可以减少40%，糖尿病相关并发症死亡率减少92%。由于RYGBP在控制血糖、降低体重、手术风险及提高患者生活质量方面均显示良好的效果，RYGBP成为继胰岛素之后治疗2型糖尿病的金标准。

1. Roux-en-Y胃旁路术（RYGBP） 该术式要求将胃近端切成小的囊状胃（15~30 mL）和远端的残端胃（约占胃容积的95%），距Treitz韧带下30~100 cm处分离、切断空肠，Roux臂与残胃大弯侧吻合，胆汁胰液输入襻与距胃空肠吻合口50~150 cm处的Roux臂空肠行端侧吻合或侧侧吻合。由于创伤小、恢复快、围手术期并发症率低、安全有效，目前成为美国治疗2型糖尿病手术的标准术式。一项涉及22 094例2型糖尿病患者的Meta分析显示RYGBP术后84%的患者血糖得到控制。肥胖症患者行RYGBP术后2年，2型糖尿病的发病率为0，药物控制者为5%；术后10年，手术患者2型糖尿病的发病率仅为药物控制组的1/3。*New England Journal of Medicine*报道行RYGBP的患者糖尿病相关死亡率下降92%。RYGBP治疗肥胖症要求BMI>40 kg/m^2，或存在明显并发症的BMI>35 kg/m^{2}患者。但BMI<35 kg/m^{2}的2型糖尿病患者，糖尿病缓解率和重度肥胖患者相似甚至更高，提示体重降低不是糖尿病得以控制的原因，RYGBP必然有自己独特的抗糖尿病机制。2型糖尿病是否伴发肥胖症在胰岛素抵抗方面并无显著差异，手术对非肥胖症的2型糖尿病患者同样有效。近年来腹腔镜下胃转流术（laparoscopic Roux-en-Y gastric bypass，LRYGB）开展广泛，术后82%的患者临床治愈，其余18%的患者也有明显的改善，降糖药物和（或）胰岛素用量较术前显著减少，此术式损伤小，恢复快，围手术期的并发症少见，已逐渐取代了传统的开放手术，成为主要的手术方式（图11-5）。

2. 胆胰转流术（BPD） 该术式包括切除远端胃，残胃容积200~500 mL；距回盲瓣250 cm左右处分离、切断空肠；远断端与残胃吻合；近断端与距回盲瓣50~100 cm处的回肠吻合。结果是胆汁胰液在距回盲瓣50~100 cm的回肠与残胃空肠来的食物混合。该术式糖尿病缓解率高达98%，但由于并发症多，目前只适用于治疗BMI>50 kg/m^{2}的糖尿病患者（图11-6）。

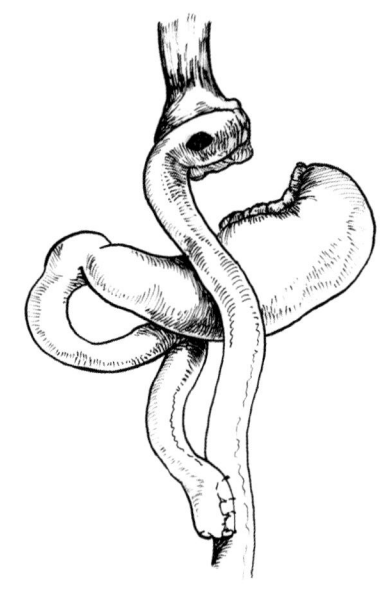

图11-5 Roux-en-Y胃旁路术（RYGBP）

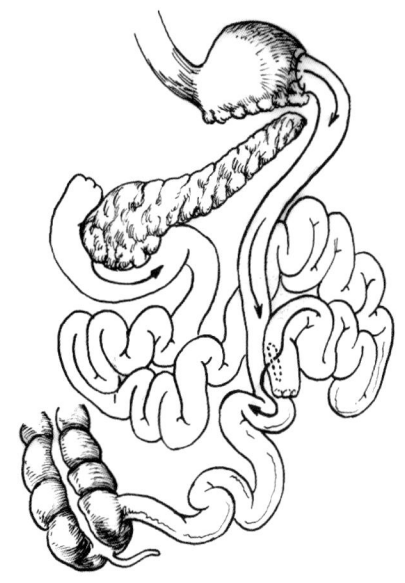

图11-6 胆胰转流术（BPD）

3. 疗效判定

（1）治愈：空腹血糖（fasting blood glucose，FBG）<110 mg/L（6.1 mmol/L），糖化血红蛋白HbA1c<6%并且不需要药物治疗。

（2）改善：FBG和HbA1c下降，但未达到治愈标准，药物用量减少。

（3）无效：FBG、HbA1c及药物用量同术前。

4. 随访　患者必须长期随访：术后1个月，每周1次；术后1年，每月1次；以后每6个月1次。患者需长期口服液体状矿物质及维生素制剂。最少600 μg/d维生素B_{12}，否则易于出现贫血、魏尼凯氏脑病（Wernicke–Korsakoff综合征：精神意识障碍、共济失调及眼外肌麻痹）或其他神经病变。体重较术后最低水平上升12%往往是残胃扩张、吻合口扩大或食用大量零食所致。更为重要的是来自医生及家庭成员的情感关怀，研究显示每月1次情感交流对患者最为有益。

第三节　胃旁路术

一、适应证

目前手术治疗2型糖尿病的适应证并无统一标准，可参考肥胖病手术适应证。2009年American Diabetes Association糖尿病诊疗指南指出伴有肥胖的糖尿病患者可以选择手术治疗，其指征主要为BMI≥35 kg/m²的成年2型糖尿病患者。中华医学会外科学分会制定《中国肥胖病外科治疗指南（2007）》建议外科治疗肥胖病的适应证，存在以下（1）～（3）情况之一，同时具备（4）～（7）情况者，可考虑行外科手术治疗：

（1）确认出现与单纯脂肪过剩相关的代谢紊乱综合征，如2型糖尿病、心血管疾病、脂肪肝、脂代谢紊乱、睡眠呼吸暂停综合征等，且预测减重可以有效治疗。

（2）腰围：男>90 cm，女>80 cm；血脂紊乱：TG（甘油三酯）>1.70 mmol/L；和（或）空腹血HDL-C（高密度脂蛋白胆固醇）：男性<0.91 mmol/L，女性<1.0 mmol/L。

（3）连续5年以上稳定或稳定增加的体重，BMI≥32 kg/m²（应指患者正常情况下有确认记录的体重及当时的身高所计算的系数，而如怀孕后2年内等特殊情况不应作为选择依据）。

（4）年龄16～65岁。65岁以上者，由于肥胖相关的并发症顽固且复杂，应根据术前各项检查权衡手术利弊，再决定手术与否。16岁以下青少年患者要综合考虑肥胖程度、对学习和生活的影响，是否有家族遗传性肥胖病史及本人意愿。

（5）经非手术治疗疗效不佳或不能耐受者。

（6）无酒精或药物依赖性，无严重的精神及智力障碍。

（7）患者了解减肥手术术式，理解和接受手术潜在的并发症风险；理解术后生活方式、饮食习惯改变对术后恢复的重要性并有承受能力，能积极配合术后随访，反之则不建议行手术治疗。

二、手术策略

（1）术者和麻醉医生均必须熟悉肥胖产生的代谢和病理生理变化。多数患者体形较大，一般手术床难以胜任，有时需特制手术床。予以动脉测压、中心静脉置管及留置导尿管。另外避免患者肢体受压或过度牵拉，预防横纹肌溶解综合征的发生。

（2）肋弓角较小的患者，显露食管与胃底部有时困难，可切除剑突，必要时延长切口。

（3）残胃容积仅有15～30 mL，胃底闭合可采用带有4排钉（钉高4.8 mm）的闭合器完成，不切断胃底。切开肝胃韧带和胃膈韧带，游离胃底部，必要时可切断部分胃脾韧带，可用硅胶管将闭合器钉砧臂引导越过胃底后侧，注意保护脾脏，避免损伤。

（4）与常见的胃肠Roux-en-Y吻合术有所不同，胆汁胰液输入襻长度要求30~100 cm，Roux臂长度需要50~150 cm，胃肠吻合口大小约1 cm，切勿过大。

（5）一般采用结肠后胃肠吻合，在保持胃肠吻合无张力前提下，将Roux臂尽量置于横结肠系膜下方。

（6）有3个间隙需要修补，否则易于出现内疝：横结肠系膜裂孔；横结肠系膜下方、后腹膜前方和Roux臂系膜之间；胆汁胰液输入襻和Roux臂系膜之间。

（7）其他参见本书第十章第七节"全胃切除消化道重建"有关内容。

三、术前处理

（1）术前2~3个月，向患者及其家属讲解手术设计、风险、术后并发症及配合随访指导的必要性。术前1个月及1周再向患者及其家属重复上述内容，并请患者及其家属复述上述具体内容，并签署手术知情同意书。

（2）检测X线胸部正侧位片、胃镜、全消化道钡餐、心电图、心功能、肺功能、血气分析、血常规、凝血功能、肝功能、肾功能、生化全套及甲状腺功能等，50岁以下女性患者需妊娠试验排除怀孕。

（3）术前检查血清胰岛素和C肽。

（4）空腹血糖、三餐后2 h血糖、糖化血红蛋白及OGTT实验。

（5）术前精神心理科评估排除抑郁症等精神心理疾病。

（6）体重、身高、臀围、腰围及BMI测定。

（7）术前1周改为胰岛素控制血糖，理想的空腹血糖值≤11.1 mmol/L。

（8）长期糖尿病患者，可导致大便干结甚至便秘，术前可口服和爽（复方聚乙二醇电解质散），清除肠道内积存大便，利于患者康复。

（9）术前30 min静脉给予第二代头孢菌素类抗生素，麻醉后留置胃管、导尿管、监测动脉血压。

（10）术前8 h禁食固体食物，术前4 h禁食液体，术前晚可给予口服镇静催眠药以利于患者休息。

四、麻醉与体位

气管插管全身麻醉，平卧位，由于患者体形多数较大，需妥善将患者固定在手术床上，以免肢体滑落（图11-7）。

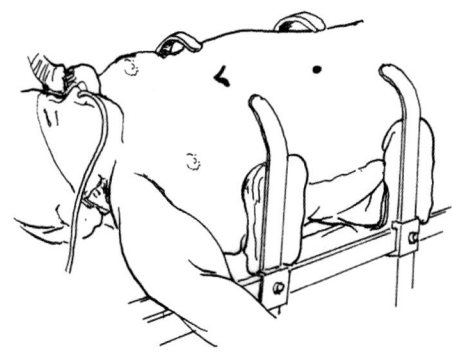

图11-7 手术体位

五、手术步骤

（1）上腹正中切口，上起自剑突，下达脐下10 cm，重度肥胖的患者，可切除剑突，切口可延伸至耻骨联合（图11-8）。

（2）切开皮下1 cm脂肪层，向两侧牵拉并施压，电刀切开其余各层，减少出血，进入腹腔（图11-9）。

（3）上置腹壁拉钩，大弯拉钩轻拉肝左外叶，调整手术床，使之头高脚低，利于小肠向盆腔移位，显露膈肌较为容易。

（4）肋弓角较小者，显露胃底困难，可切除剑突，向左上方延伸切口，途中可遇两条静脉，切断后妥善结扎，暴露更为充分（图11-10）。

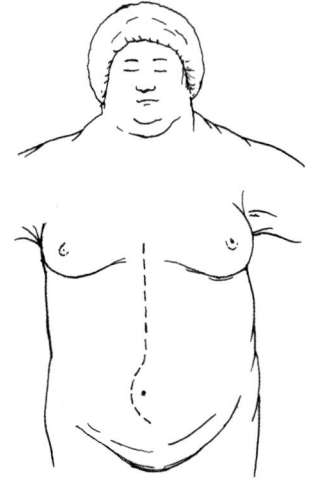

图11-8 上腹正中切口

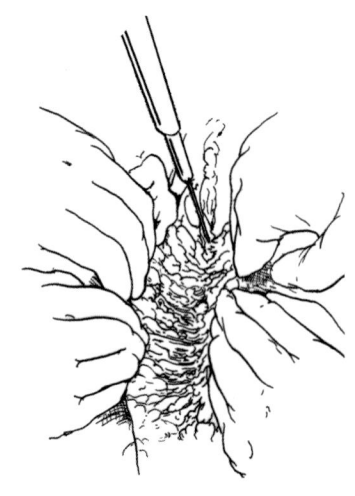
图11-9 切开皮下脂肪层

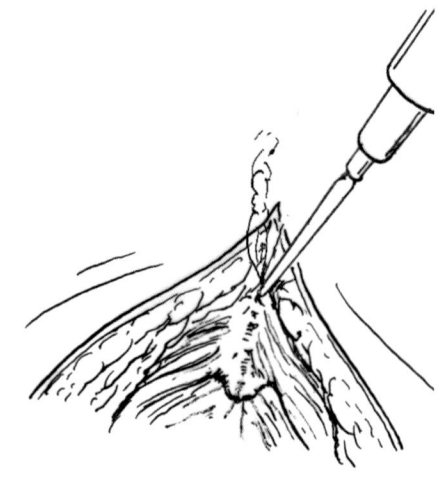
图11-10 切除剑突

（5）切断胃膈韧带，自食管贲门左侧，示指可从食管后方穿至食管与胃交界处下方2.5~3 cm处，然后自胃左动脉分支间穿出（图11-11）。

（6）分离小网膜，结扎必要血管，确保通道可容两个手指（图11-12）。

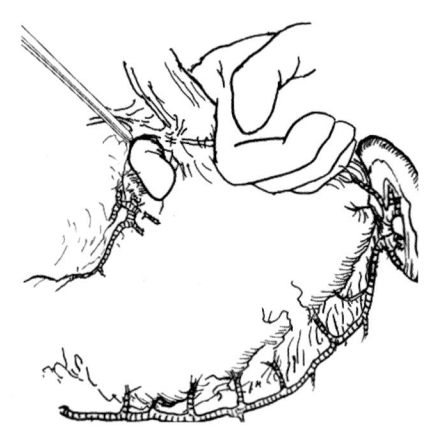
图11-11 游离食管

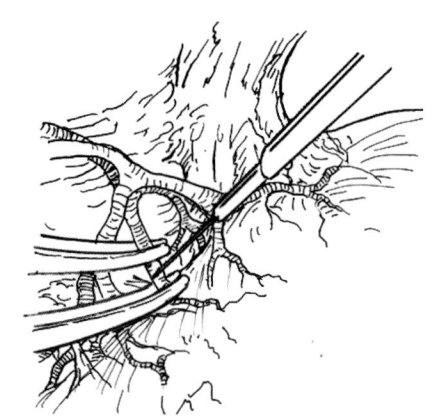
图11-12 游离胃小弯

（7）硅胶管自通道后方穿至胃小弯侧，末端套入闭合器钉砧臂，利用此硅胶管易于将其引入贲门后方（图11-13）。

（8）保留30 mL容积（1.5 cm×3 cm）的囊状胃，闭合吻合器，击发后移除之，胃体为4排缝钉隔离为远端胃和近侧囊状胃，两者并未离断（图11-14）。

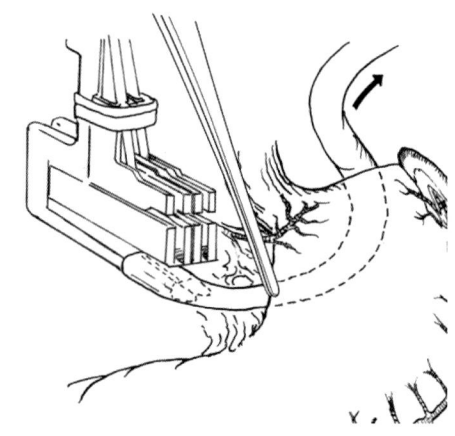
图11-13 置入闭合器

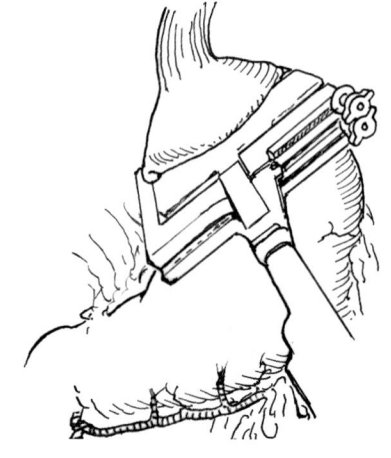
图11-14 击发闭合器

(9）由于闭合线两端可能关闭不全，用3-0 Dexon线于小弯及大弯侧8字形缝合一针有益无害，而且两根缝线亦可作为下一步胃肠吻合时的固定线（图11-15）。

(10）距Treitz韧带30～100 cm处，分离少许系膜，GIA切割闭合小肠，近侧肠管浆肌层缝丝线一针，以标记近端胆汁胰液输入襻（图11-16）。

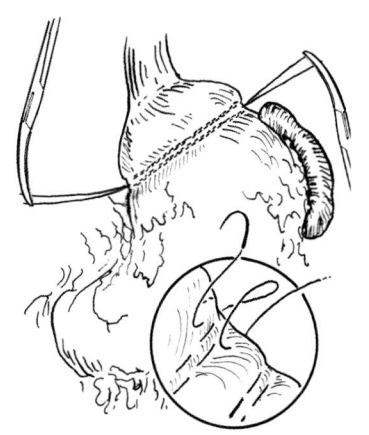

图11-15 两侧角包埋

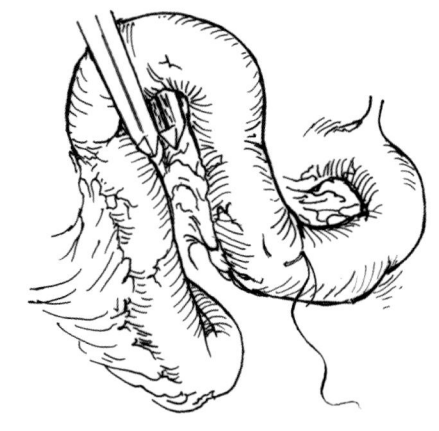

图11-16 横断空肠

(11）为确保止血及防止残端漏的发生，两断端均予以浆肌层包埋（图11-17、图11-18）。

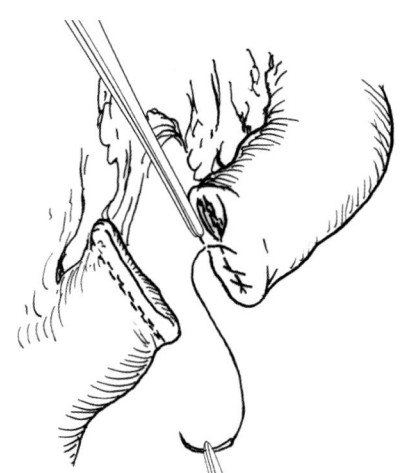

图11-17 浆肌层包埋近断端

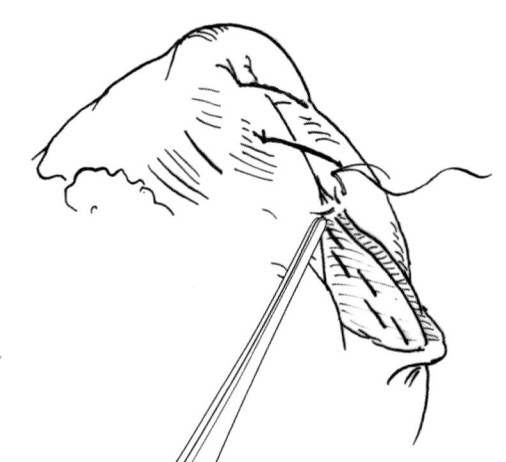

图11-18 浆肌层包埋远断端

(12）切开3 cm×3 cm横结肠系膜无血管区，经此裂隙将Roux臂引至囊状胃（图11-19、图11-20）。

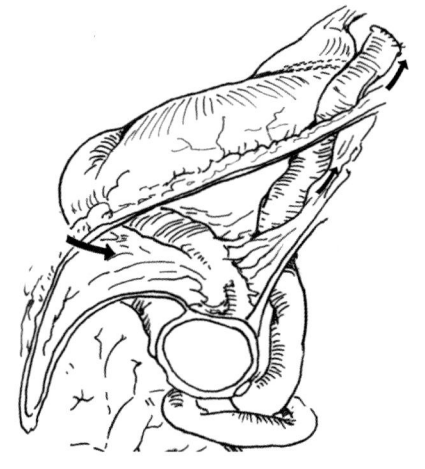

图11-19 打开横结肠系膜

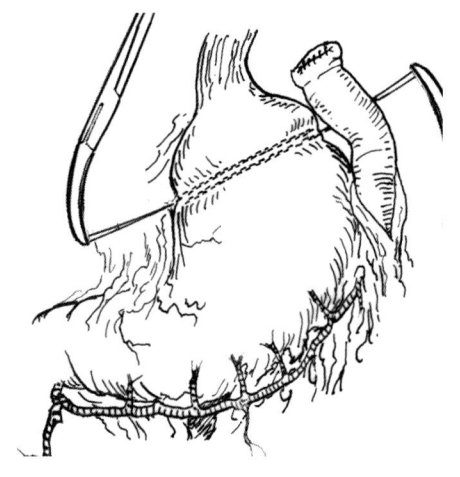

图11-20 上提Roux臂

（13）用3-0可吸收线缝合浆肌层，每隔2针绞索1次，预防边缘收缩效应（图11-21）。

（14）在囊状胃及空肠壁相应部位用电凝全层切开4~5 mm，进而用弯钳扩大至1~1.2 cm，此时可有胃肠道内容物溢出，吸引器清除之（图11-22、图11-23）。

（15）黏膜对黏膜全层缝合两切缘，达3/4吻合口周长，每隔2针需绞索1次，防止吻合口收缩狭窄（图11-24）。

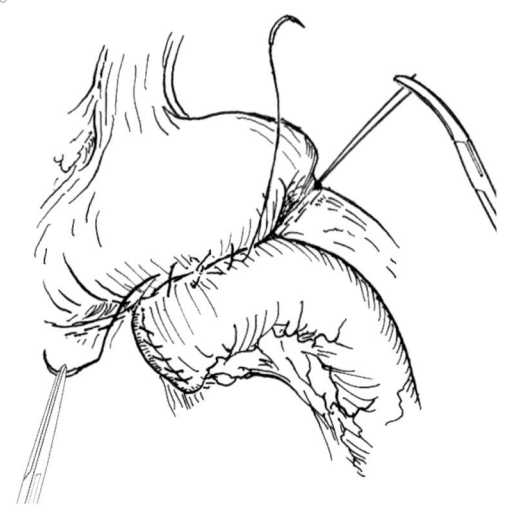

图11-21　浆肌层缝合

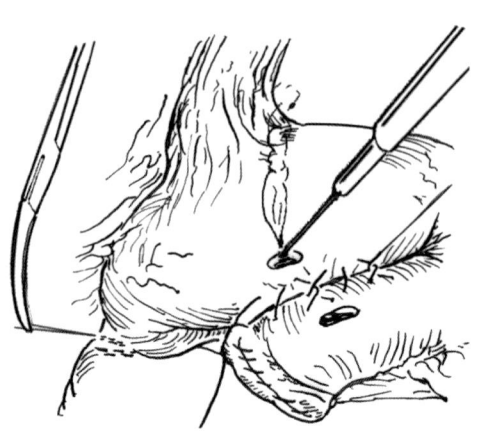

图11-22　切开胃壁

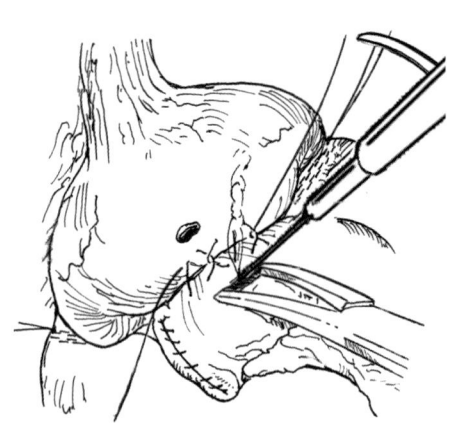

图11-23　扩大吻合口

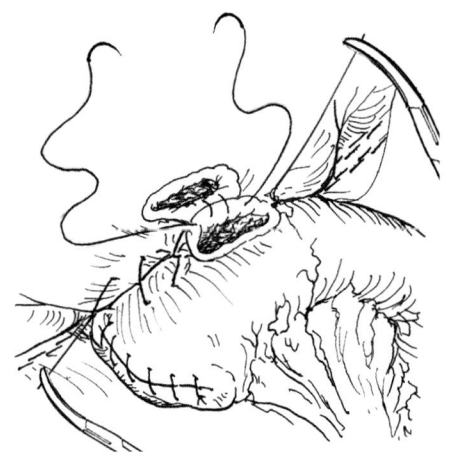

图11-24　胃肠吻合

（16）将18号双腔鼻胃管通过吻合口置入空肠襻，确保胃腔及空肠腔均有侧孔，以备充分吸引（图11-25）。

（17）同样缝合剩余吻合口及浆肌层，吻合口容许鼻胃管自由滑动，防止将胃管与吻合口缝在一起，将鼻胃管妥善固定（图11-26至图11-28）。胃肠吻合口亦可用切割闭合完成：在结肠后上提远端空肠，将近端小胃囊与上提空肠缝合牵引线，在小胃囊和空肠各做一小切口，用直线型切割吻合器插入小胃囊及Roux臂空肠切口，行胃空肠吻合，吻合口1.0 cm。将胃管送入空肠内，用3-0可吸收线间断缝合插入切割吻合器的小切口，外加浆肌层缝合，胃管注入亚甲蓝溶液无溢出，完成胃空肠吻合。

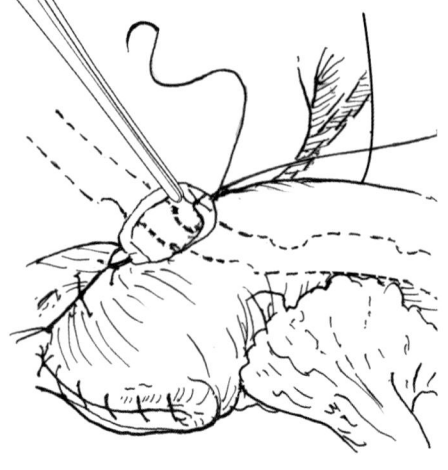

图11-25　置入胃管

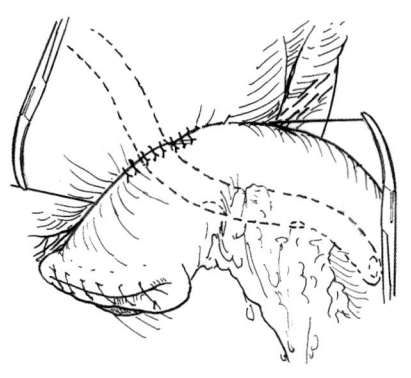 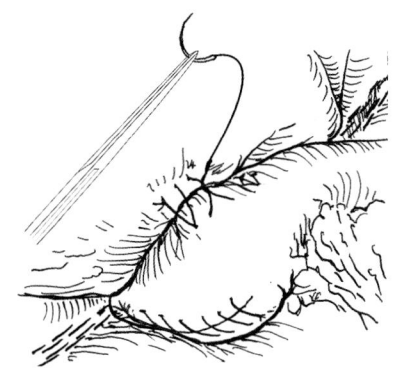 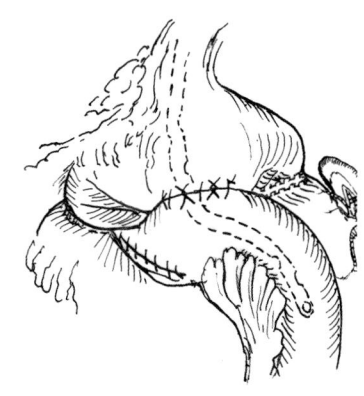

图11-26　前壁吻合　　　　　　　　图11-27　浆肌层包埋　　　　　　　图11-28　吻合完毕

（18）将横结肠系膜裂孔与Roux臂肠襻间断缝合，以防止裂孔疝，再次确认胆汁胰液输入襻之标记线，确保两肠襻准确无误（图11-29）。

（19）空肠空肠吻合口选于距胃肠吻合口约100 cm处，将胆汁胰液输入襻与Roux臂肠襻浆肌层相距8 cm缝合2针，以利于固定肠襻；进而切开两肠襻，长约7 mm（图11-30）。

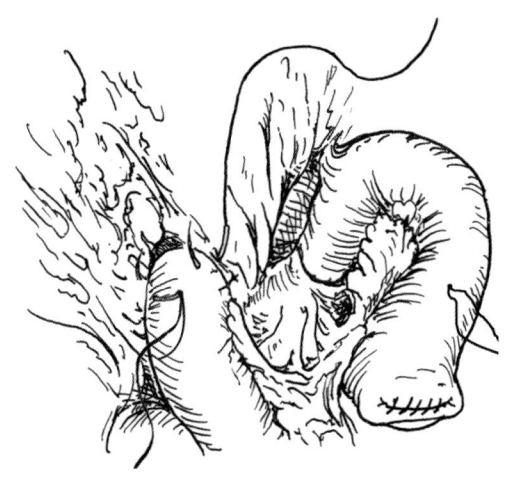 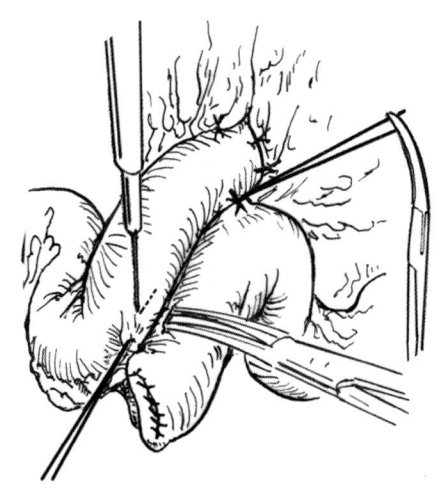

图11-29　缝合横结肠系膜裂孔　　　　　　　　图11-30　切开空肠壁

（20）将GIA置入两肠腔，对合切割闭合器，击发，形成吻合口。仔细检查吻合口有无出血，可用缝扎处理之（图11-31、图11-32）。

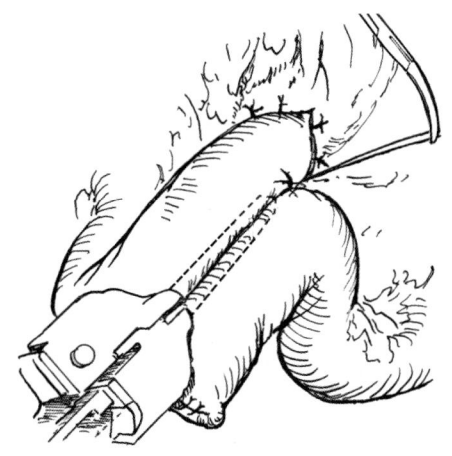 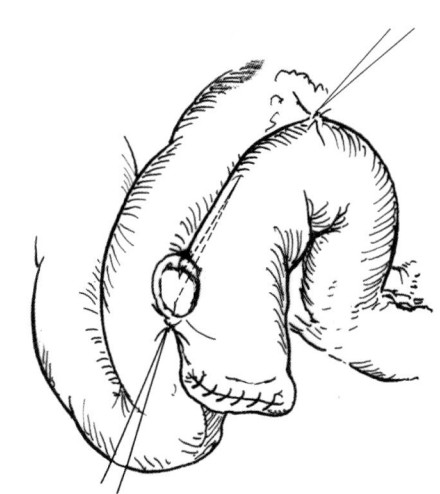

图11-31　置入GIA吻合器　　　　　　　　图11-32　侧侧吻合

(21) 组织钳提起切口两侧角，以防滑脱，上持闭合器，对合收紧后，击发吻合，切除多余部分，行吻合口浆肌层1号丝线间断缝合包埋1周（图11-33至图11-35）。

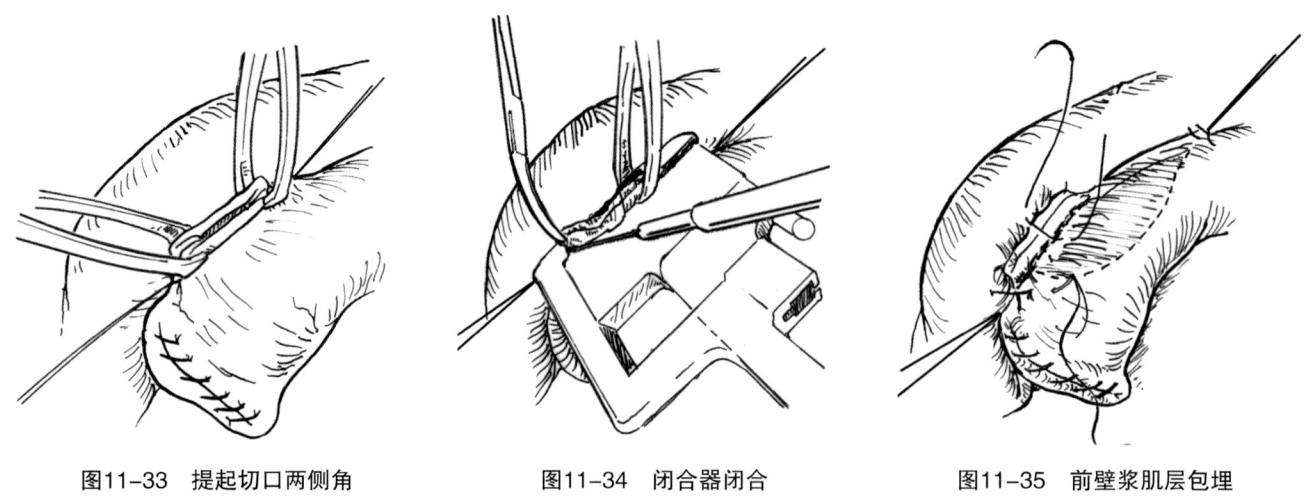

图11-33 提起切口两侧角　　　图11-34 闭合器闭合　　　图11-35 前壁浆肌层包埋

(22) 温生理盐水冲洗腹腔，清除坏死脱落的脂肪组织，肠钳夹闭Roux臂肠襻，胃管内注入亚甲蓝溶液，了解有无胃肠吻合口漏。必要时可放置腹腔双腔引流管。

(23) 关闭腹白线，冲洗切口，逐层关闭切口，过度肥胖者，可于皮下脂肪层留置胶片引流，以减少切口感染液化的发生率（图11-36、图11-37）。

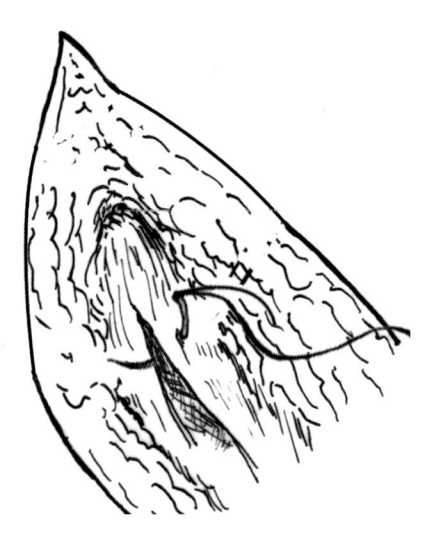
图11-36 缝合腹白线

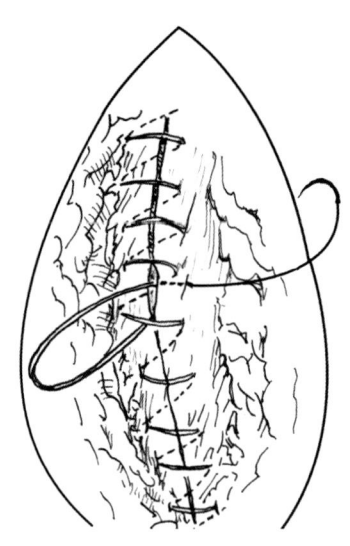
图11-37 逐层关腹

六、术中应急处理

1. 食管胃底显露困难　在患者肋弓角较小时易于发生，此时应切除剑突，向左上方延长切口。利用全方位大拉钩对显露食管胃底有益。如果肝脏左外叶过长，横跨过胃底前方时，显露同样困难，此时可将左三角韧带及部分冠状韧带切开，然后用大弯钩将已卷向外下的肝脏左外叶向右上方拉起即可充分显露食管胃底部。

2. 肝脏撕裂出血　术中需将肝脏充分拉起，有时由于用力过大、过猛，可导致肝脏包膜或肝实质撕裂，但一般不会大出血。裂口较小，可以压迫、喷洒止血凝胶处理；较大者，可给予缝扎止血。

3. 脾脏损伤出血　在自食管左侧向其后方分离时，过度牵拉或操作不慎可引起脾脏损伤。压迫止血无效情况下,可予以血管缝线缝扎止血。有时很难止血,被迫行脾切除术,因此,强调预防脾脏损伤至关重要。至于脾静脉或动脉损伤则比较少见,缝扎无效时,只能切除脾脏。

4. 胃肠吻合困难　囊状胃仅有1.5cm×3cm大小,如果位置较高,手工吻合则极为困难,此时,利用COVIDIEN公司的OrVil钉砧头系统则可很好解决此难题。OrVil钉砧头(图11-38)可90°折曲,由麻醉师将与其中心杆相连的导引胃管自口腔置入囊状胃(图11-39)。导引胃管可经胃前壁穿出或将囊状胃与远端胃切割闭合后,经囊状胃切缘穿出,剪断牵拉抵针座之连接线,并将导引胃管移除。将Roux臂肠襻对系膜缘切开,置入吻合器,旋出穿刺锥,与OrVil钉砧头对合,收紧吻合器,击发,完成吻合,再将多余切开的小肠襻用GIA切除或缝合关闭。另一种处理办法为,Roux-en-Y肠襻不予以闭合,吻合器自其残端置入,完成Roux臂与胆汁胰液输入臂侧侧吻合后,GIA缝合关闭Roux臂肠襻残端。

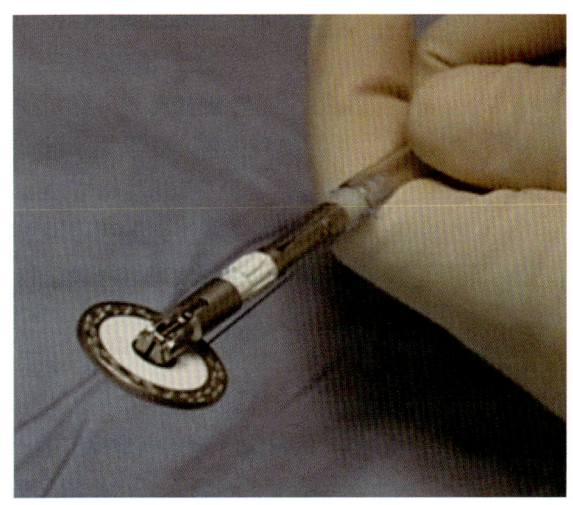

图11-38　OrVil系统

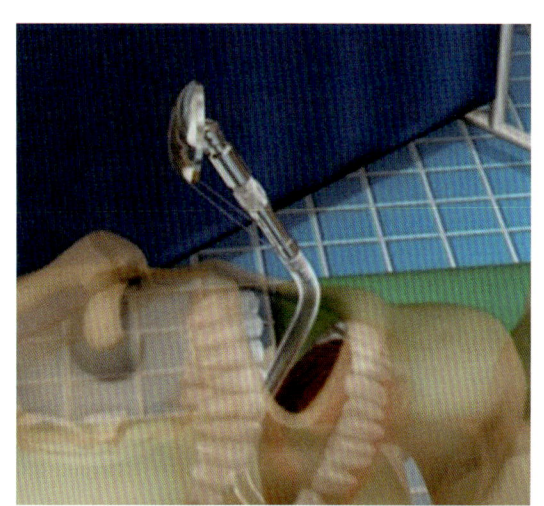

图11-39　导入OrVil抵针座

七、术后处理

(1)患者SICU监护24~48 h,监测生命体征,维持水、电解质及酸碱平衡。奥美拉唑40 mg,静脉推注,连用3 d。

(2)术后24 h拔除导尿管。胃管一般在术后72 h内拔除。引流管可于进食后,无吻合口漏的情况下拔除。

(3)术后24~48 h停用抗生素。

(4)禁食3 d后,开始口服肠内营养剂30 mL,每天4次,饮水30 mL,每小时1次;第5~6天,可服用全量安素,维持2周;再经4周时间,逐步过渡至正常饮食。此时,由于囊状胃容积有限,而且排空延迟,进食量较术前明显减少。大量进食可导致呕吐,另外,仅食用碳水化合物也可能导致倾倒综合征,限量的平衡饮食可避免此种并发症的发生。

(5)术后需长期口服矿物质饮料及肌内注射维生素B_{12}(不少于600 μg/d),以防止代谢性骨病和贫血。

八、术后并发症的防治

1. 切口感染　文献报道糖尿病患者腹部手术切口感染率高(为9.5%~13.9%)。糖尿病患者易于并发感染的原因在于:高血糖降低切口炎性反应,抑制新生血管生成与胶原聚集;糖尿病患者白细胞的趋化性能显著降低,对刺激的反应低下;糖尿病患者往往伴有动脉硬化,导致微循环供氧及营养障碍。以下措施利于减少切口感染性并发症:

（1）控制血糖于6～11 mmol/L。高血糖导致感染已为广大临床医生重视，然而低血糖易于导致心血管意外，对患者危害更大，因此，围手术期检测微量血糖具有重要意义。根据血糖值追加胰岛素的方法简便可行，效果较为理想，详见本书第一章第六节"围手术期糖尿病的处理"有关内容。

（2）围手术期营养支持。对于伴有营养不良或进食不足的患者，给予低热量、低氮的肠外营养，而且还可以提供切口愈合必需的维生素及微量元素。此类患者因已有糖尿病，肠外营养需加胰岛素，便于利用葡萄糖。

（3）改善肺功能。在普外科术后严重并发症中，肺炎等导致的肺功能不全往往为患者死亡的重要原因。术前呼吸训练，雾化吸入协助排痰，低流量吸氧，翻身拍背，硬膜外镇痛，早期拔除胃管与下床活动等措施均利于肺功能恢复，减少肺炎等肺部并发症的发生。

（4）由于糖尿病降低白细胞吞噬功能，因此，必须选择高效的抗生素，于切开皮肤前30 min给予足量首剂，超过3h者或≥1 500 mL，追加一次抗生素。术后也应适当延长抗生素的应用时限。第三代头孢菌素头孢哌酮对杆菌及球菌都有良好的杀灭作用，可兼顾防治腹腔、切口及肺部感染。

（5）用手术刀而不是电刀切开皮下脂肪层，可避免脂肪热变性坏死液化；不可用手术钳钳夹脂肪层或拉钩大力牵拉腹壁，以免导致脂肪层缺血坏死；宽边距缝合白线，可使脂肪层紧靠在一起，减少切口张力，而且可获得部分减张缝合效果，减少切口裂开的可能性；可吸收抗菌薇乔缝线本身不利于细菌生长，而且一旦发生切口感染，也易于剪除缝线，利于切口快速愈合；生理盐水冲洗切口，清除坏死液化脂肪组织，减少切口感染率。

2. 吻合口漏　吻合口漏的发生与糖尿病患者愈合能力不佳有关，但更重要的是术中吻合存在不足。极度困难的吻合及吻合器操作失误均是原因之一。术中胃管注射亚甲蓝溶液，对判断有无吻合口漏有所帮助。吻合不满意者，可加用浆肌层包埋吻合口。术中将大网膜覆盖在吻合口周围，对防止吻合口漏有所裨益。更为重要的是保证吻合口无张力。如术后体温持续＞39℃，脉搏＞120次/min，持续4 h，临床未发现可解释上述症状的原因，应高度怀疑吻合口漏。如果术中放置引流管，口服亚甲蓝溶液可能会经引流管流出；无引流管者，口服泛影葡胺后，X线检查造影剂外溢也可证实吻合口漏。然而，后两者方法假阴性甚多，不足为凭。因此，出现上述表现，应立即剖腹探查。如果术中未见漏口，可自胃管注入亚甲蓝溶液，适度挤压囊状胃，可见亚甲蓝溶液自漏口溢出或漏口周围组织蓝染；如未见上述表现，可于怀疑漏口处放置双腔引流管，外加大网膜覆盖，切勿强行分离粘连以寻找漏口，因为有将小漏口变为大漏口或造成新漏口的风险。少数新鲜吻合口漏，可予以妥善缝合、大网膜覆盖、吻合口减张力处理，并于附近放置双腔引流管；大多数漏口局部水肿明显，无法缝合，或缝合后极易再次破裂，可经漏口置入大小适宜的蕈状导尿管，再将大网膜覆盖在漏口及导尿管周围，于漏口附近放置双腔引流管；最好同时行营养性空肠造口，以备术后给予肠内营养支持。术后引流管予以负压吸引，禁食，肠外营养支持，维持水、电解质及酸碱平衡，抑制胃肠道液体分泌及静脉给予抗生素。大约14 d开始逐步退出双腔引流管，一般需3～4周或更长时间方可拔除漏口引流管。如果拔除引流管后3～6个月不愈，可择期手术修补瘘口，此时局部炎症消退，修补成功率较大，同时必须再次放置双腔引流管，其他处理同前。

3. 膈下脓肿　膈下脓肿的临床表现与吻合口漏相似，也是急症剖腹探查的指征之一。其发生原因常见为吻合口漏及膈下积血。采用上述措施预防吻合口漏及术中清除积血，放置双腔引流管，对防治膈下脓肿的发生至关重要。一旦怀疑膈下脓肿，除开腹探查外，亦可在B超引导下行置管引流术。需更改抗生素，并延长用药时间，肠外营养支持和严格控制血糖同样对治疗膈下脓肿至关重要。

4. 消化道出血　早期消化道出血多发生于残胃或吻合口。术后早期自胃管内引流出少量新鲜血液，一般不用特殊处理；如果术后一天，仍有血液自胃管流出或患者出现呕血或便血，则可诊断为消化道出血。此时，应维持患者血压、心率、尿量稳定，自胃管内注入含4%～8%去甲肾上腺素的冰生理盐水20～30 mL，半小时后开放胃管，可重复3～5次，其他凝血酶及奥美拉唑等药物亦可经胃管注入。如果患者出血停止，则可继续非手术治疗；如果出血不止，大于100 mL/h，血压下降，心率增加，尿量减少，出现低血容量休克表现，应立即剖腹探查。先于囊状胃闭合缘近侧做重叠1/3的全层U形缝合，进而打开吻合口前壁，洗净胃内血迹，检查出血部位，予以缝扎止血。需要指出的是，重新开腹止血，吻合口漏的发生率明显增加，因此，重在预防。囊状胃前壁切开时应检查有无闭合缘出血，胃黏膜下止血可减少吻合口出血的可能性。完成胃肠吻合前，应再次确认吻合口无出血。吻合完毕后，麻醉师或手术医生应检查胃管是否通畅，有无新鲜血液流出，以便术中再次止血，此时处理对吻合口漏的发生率影响不大。晚期消化道出血多由于应激性溃疡，应用奥美拉唑及生长抑素，多可止血；大量出血不止，需手术切除全胃，重新做食管空肠吻合。因此，术后抑制应激反应也是手术成功的关键之一。

5. 胃排空受阻　本术式吻合口仅有1 cm左右，如果再有吻合口水肿或粘连带压迫，则易于并发吻合口梗阻。患者呕吐频繁，泛影葡胺造影吻合口呈线状或不通。胃镜检查吻合口水肿，胃镜不能进入空肠。一般不需要手术治疗，给予胃肠减压、3%温生理盐水洗胃、肠外营养支持；如果为机械性梗阻可给予探条扩张处理；多次扩张失败者，需再次手术，切除吻合口，重新吻合。另一种情况为囊状胃功能性排空障碍，吻合口无梗阻性因素，此时应采取上述非手术治疗方法及胃肠动力药物，一般在4~6周会突然好转，绝大多数不需手术干预。

6. 吻合口溃疡　本术式虽然胃酸分泌下降，但空肠抗酸能力有限，易于出现边缘溃疡，这是腹痛的原因之一，需口服质子泵抑制剂或组织胺拮抗剂并清除幽门螺旋杆菌。

7. 粘连性肠梗阻　参见本书第二十一章"粘连性肠梗阻手术"有关内容。

8. 术后贫血　术后早期贫血多由于术后消化道出血所致，处理方法见前述。术后几个月或几年后出现贫血的原因包括：①残胃癌出血或溃疡出血，需做胃镜检查确诊，前者需手术治疗，后者非手术治疗多可痊愈；②由于食物不经过铁离子吸收部位十二指肠和近段空肠，造成铁吸收障碍，久之即造成缺铁性贫血，无机亚铁盐较有机铁易于吸收，一般可给予硫酸亚铁口服补充，严重的缺铁性贫血，需肌内注射右旋糖酐铁剂治疗；③胃酸减少，内因子不足导致维生素B_{12}吸收障碍，造成巨幼红细胞性贫血，可给予维生素B_{12}注射及叶酸口服。

9. 术后腹泻　多见于进食油腻性食物之后，胰酶及胆汁与食物混合较晚，对脂肪消化不充分，易于出现脂肪泻。一般不很严重，无须处理，但患者应减少脂肪摄入量，必要时口服多酶片等，帮助脂肪消化。

10. 术后代谢性骨病　RYGBP后由于钙离子及维生素D吸收障碍，患者可出现代谢性骨病，包括骨质疏松和骨软化。发生率高达30%，多见于女性，一般需10年时间。发生原因包括：进食不足，钙离子及维生素D摄入障碍；食物不经钙离子吸收部位十二指肠；胃酸缺乏及脂肪泻等。长期的钙离子及维生素D缺乏，导致代谢性骨病发生。患者多无临床症状，严重者出现骨痛或病理性骨折。除血清碱性磷酸酶升高作为较可靠的指标外，血清钙、磷、25-羟基骨化醇及尿磷均下降。钙负荷实验显示尿钙显著减少。X线可发现骨皮质变薄及骨质疏松。骨密度测定及骨穿刺活检可用来诊断早期代谢性骨病患者。为预防此并发症的发生，患者应增加钙离子摄入，补充维生素D；两者也是治疗代谢性骨病的方法，但需3~6个月方可奏效，而且需终生维持用药。

11. 术后呕吐　反复发作的呕吐可由于过度进食引起，也可为吻合口狭窄所致，前者应嘱患者少吃多餐；后者可予以1~2次扩张处理，多可奏效。

12. 术后胆囊炎胆石症　胆囊炎导致的腹部疼痛较为常见，其原因包括食物不经过十二指肠，导致胃肠道激素分泌变化，胆囊收缩功能下降。手术误伤迷走神经干，导致肝支和胆囊支受损，胆汁淤积于胆囊内，久之导致胆囊炎。约有36%的患者在术后6个月出现胆囊结石，其中50%出现临床症状。术后应口服消炎利胆片等排泄胆汁药物，可减少胆囊炎的发生。对术前存在有手术指征的胆囊结石或胆囊息肉的患者，应同时切除胆囊。单纯性胆囊炎，可给予抗生素、解痉、禁食等处理；坏疽或穿孔性胆囊炎应行胆囊切除术，同时胆囊床置双腔引流管，防治膈下感染的发生。

13. 残胃癌　尚未知RYGBP术后残胃癌的确切发生率。可能与残胃易于发生萎缩性胃炎有关。建议RYGBP术后每年1次胃镜检查，可早期诊断。处理可行全胃切除术，Roux臂肠襻及其系膜淋巴结一并切除。为彻底清除胃周淋巴结，远端胃一般难以保留。重新行食管空肠Roux-en-Y吻合术。术后按胃癌指南予以处理及随访。

14. 内疝　是前述3个间隙未能妥善缝合关闭所致，至于粘连带造成的内疝见粘连性肠梗阻部分。因此，术中务必确切关闭这3个人工裂隙，避免内疝的发生。

15. 手术失败　RYGBP后失败率为5%～10%，原因可为闭合失效导致胃腔再通、吻合口狭窄或扩张及囊状胃扩张。重新手术成功率较低，而且并发症较多。处理方法包括：确定囊状胃及Roux臂肠襻；切除吻合口；于原吻合闭合线中间切开，两切缘妥善关闭包埋；囊状胃与Roux臂肠襻重新吻合，吻合口为8～10mm；将大网膜置于胃两断端之间，以减少胃腔再通（图11-40）。

16. 其他并发症　术后肺不张、草酸盐肾病、胃石形成、不育症、精神心理障碍、肠系膜上动脉综合征（良性十二指肠淤滞症）、腹外疝及肠套叠等，可予以相应处理。

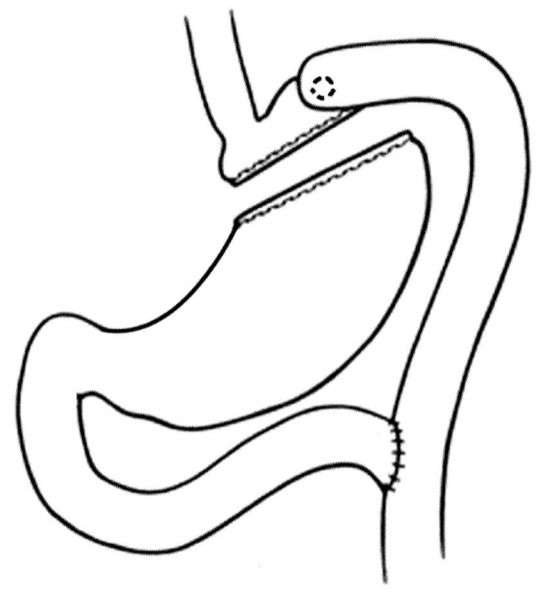

图11-40　重新吻合

（王天宝　牛兆健　周岩冰）

第十二章　十二指肠癌手术

十二指肠癌的手术原则为根治性切除，包括距离肿瘤2 cm十二指肠及区域淋巴结，后者包括肝十二指肠韧带、肝总动脉、肠系膜血管和腹腔动脉旁的淋巴结和脂肪组织。由于十二指肠腺癌80%发生于上部与降部，和胰腺比邻，33%患者伴发淋巴结转移，20%患者伴发胰腺浸润，因此，胰十二指肠切除术是目前国内外公认的十二指肠癌首选手术方式，详见本书第十六章"胰十二指肠切除术"有关内容。根据患者肿瘤部位、大小、浸润程度、淋巴结转移、远处转移及全身状况，尚有以下术式：节段性十二指肠切除术、十二指肠肿瘤局部切除术、胃大部切除术（包括球部）、姑息性胆肠吻合与胃肠吻合术、乳头周围癌局部切除术。

一、适应证

1. 节段性十二指肠切除术　本术式主要适用于病灶小、界线清、未侵犯浆膜、无淋巴及远处转移者，特别是位于十二指肠水平部和升部，且年老体弱不能耐受大手术患者。由于创伤小、恢复快及并发症少，临床尚有应用。

2. 十二指肠肿瘤局部切除术　肿瘤局部切除要求高分化、隆起型、直径<3 cm、浸润深度不超过黏膜下层、无淋巴结及远处转移患者，特别是身体状况不允许行根治性切除手术者，肿瘤最好位于十二指肠外侧壁。对位于十二指肠乳头周围的十二指肠恶性肿瘤，如无根治性条件，行此手术实为无奈之举。术中肿瘤切缘需做快速冰冻检查，确保切缘阴性。如果切除后横行缝合十二指肠有狭窄或破裂可能的患者，应加行胃大部切除+Billroth Ⅱ式胃肠吻合术。

3. 胃大部切除术（包括球部）　十二指肠球部小病灶，无胰腺浸润、淋巴结和远处转移、确保切缘阴性的前提下，可选此术式。对于切除到十二指肠降部患者，不宜强行胃十二指肠吻合，而行Billroth Ⅱ式胃肠吻合术。

4. 姑息性胆肠吻合与胃肠吻合术　对于广泛转移伴有十二指肠和胆道梗阻失去根治性切除机会的患者，可行姑息性胆肠吻合与胃肠吻合术（图10-254、图10-255），改善患者生活质量，以耐受后继化疗及放疗。对近期可能发生梗阻的患者，预防性的胃肠吻合术也有一定的意义。

5. 乳头周围癌局部切除术　本术式主要适用于十二指肠乳头周围的良性肿瘤或早期恶性肿瘤，特别是年老体弱的患者。由于创伤小、并发症少，临床还有应用，但本术式不能清除区域淋巴结，根治性不尽人意，因此，在患者身体状况允许的情况下，应行胰十二指肠切除术。

二、手术策略

1. 十二指肠及胰腺的断层解剖如图12-1所示。

2. 十二指肠需充分游离　十二指肠癌手术时，十二指肠需充分游离，否则易于导致十二指肠漏。行Kocher切口，将全部十二指肠和胰头充分游离，确保吻合口无张力，降低吻合口漏的风险。

3. 节段性十二指肠切除术

（1）十二指肠口侧切缘距离肿瘤上2～3 cm即可，且口侧切缘切勿用库克钳钳夹，以免切除更多

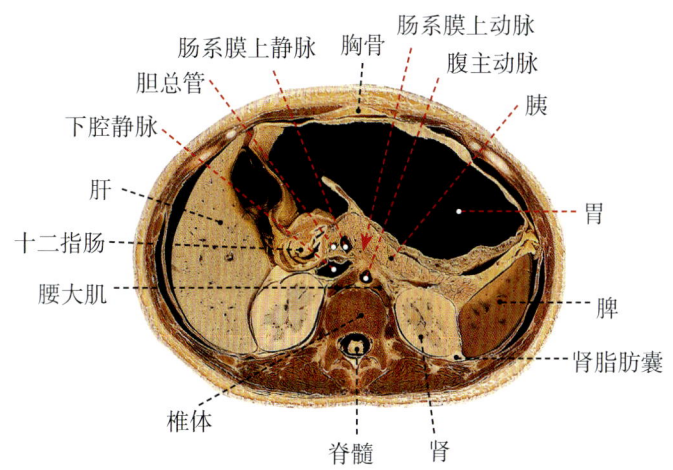

图12-1　十二指肠与胰腺的横断解剖

（经授权引自：欧阳钧，温广明. 人体解剖学标本彩色图谱［M］. 2版，广州：广东科技出版社，2010：138.）

的十二指肠，但术中需行快速冰冻病理检查，排除断端肿瘤残留，如有肿瘤残留，应向近侧切除部分十二指肠，必要时改行胰十二指肠切除术。

（2）分离十二指肠和胰头间的细小血管应极为小心，避免撕裂血管导致出血。游离待吻合十二指肠近断端长约1 cm，以便于吻合。最好采用端端吻合方式；如十二指肠残端与空肠不适合吻合，亦可予以缝合关闭，行十二指肠空肠侧侧吻合，效果亦佳。最好不行十二指肠残端封闭加胃肠吻合术，因术后形成十二指肠残端盲襻，部分患者出现上腹部不适。

4. 乳头周围癌局部切除术的基本要求　切缘切勿残留癌细胞；缝合针距2～3 mm，确保彻底止血；胆管与胰管外引流可减少术后胆漏与胰漏的发生。术中需注意：沿十二指肠长轴切开，关闭时应横行缝合；十二指肠环肿瘤切缘需行术中快速冰冻病理检查，排除切缘肿瘤残留；切除十二指肠壁过大，难以缝合者应改为胰十二指肠切除术；胆总管、胰管和十二指肠切缘间断缝合，确保胆总管和胰管引流通畅；胆总管置入T管，长臂经胆总管十二指肠吻合口达十二指肠内；胰管内可置入直径适宜的硅胶管，用3-0 Dexon线固定于胰管十二指肠吻合口，远端置入十二指肠内，亦可经空肠或胃引出体外。

5. 十二指肠第三段及第四段显露　由于十二指肠第三、第四段位于小肠系膜和横结肠系膜后方，在前方直接显露风险较大，可采用以下方法予以显露：

（1）切开升结肠外侧后腹膜，进入无血管的Toldt间隙；切断肝结肠韧带，游离肝曲结肠和横结肠；切开回盲部下方后腹膜，同样进入无血管平面；继续向中线方向和头侧方向游离升结肠、小肠及其系膜，进而将小肠、盲肠、升结肠及其系膜一并向头侧翻起（图12-2）。

（2）术者左手示指伸入小肠系膜和后腹壁之间，结扎切断两者之间管状结构，直至空肠起始部，至此可完全显露十二指肠第三、第四段（图12-3）。

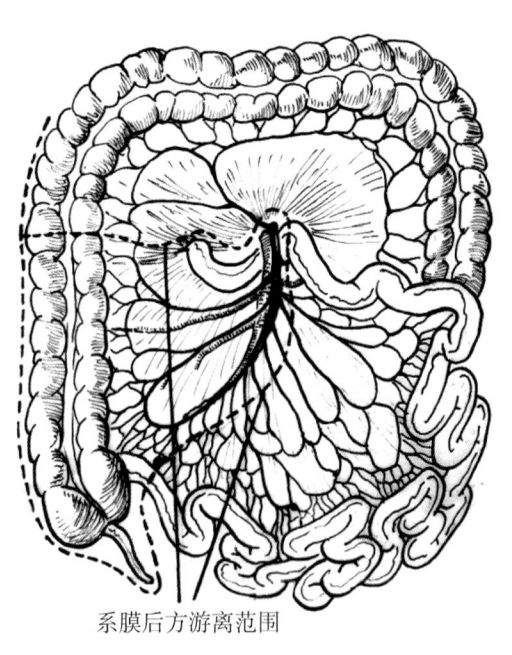

图12-2　后腹膜切开线

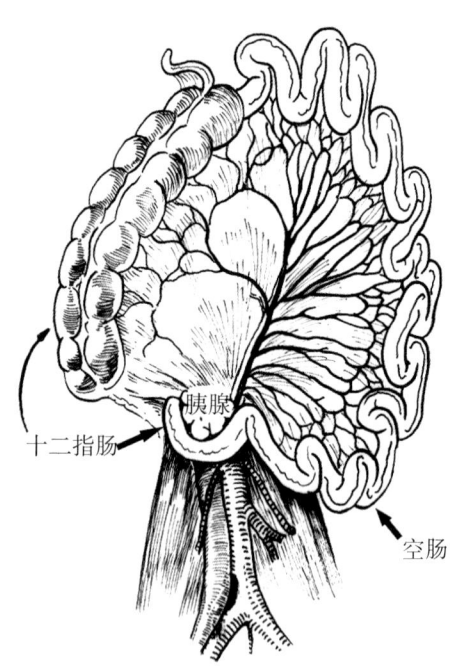

图12-3　显露十二指肠第三、第四段

（3）肠系膜上血管右侧有分枝至十二指肠，应小心结扎切断；该血管左侧的十二指肠和胰腺下缘间存有间隙，电刀切开即可；小肠系膜所有操作务必轻柔，保护肠系膜上静脉，以免牵拉撕裂损伤。

三、术前处理

参见本书第十六章"胰十二指肠切除术"有关内容。

四、麻醉与体位

气管内插管全身麻醉，平卧位。

五、手术步骤

1. 节段性十二指肠切除术

（1）行Kocher切口，游离十二指肠降部、水平部和胰头，离断Treitz韧带、切除近端空肠10～15 cm及其系膜淋巴组织，距离肿瘤上缘2～3 cm切断十二指肠（图12-4）。

（2）进而行十二指肠降部与空肠端侧吻合或端端吻合，外加浆肌层包埋，避免吻合口狭窄（图12-5）；行营养性空肠造口；于十二指肠外侧放置双腔引流管，将大网膜覆盖于吻合口周围。

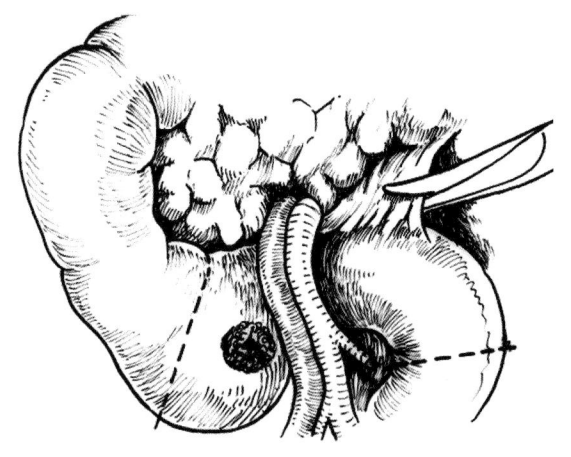

图12-4　切断线

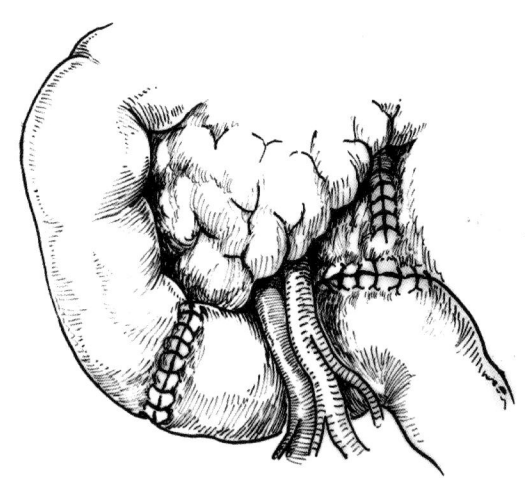

图12-5　十二指肠与空肠吻合

2. 乳头周围癌局部切除术

（1）探查腹腔，了解有无肝及区域淋巴结转移，判断肿瘤大小、质地及与胰腺的关系；行Kocher切口，将十二指肠进一步游离，易于触诊肿瘤大小并了解浸润程度。

（2）解剖肝十二指肠韧带，游离出胆总管，于其前壁缝置两条牵引线，于两者之间切开胆总管，长约1 cm，置入胆管探条，达乳头肿瘤部位（图12-6）。

（3）在十二指肠前外侧壁与乳头对应部位，纵行切开2～3 cm，显露肿瘤（图12-7）。

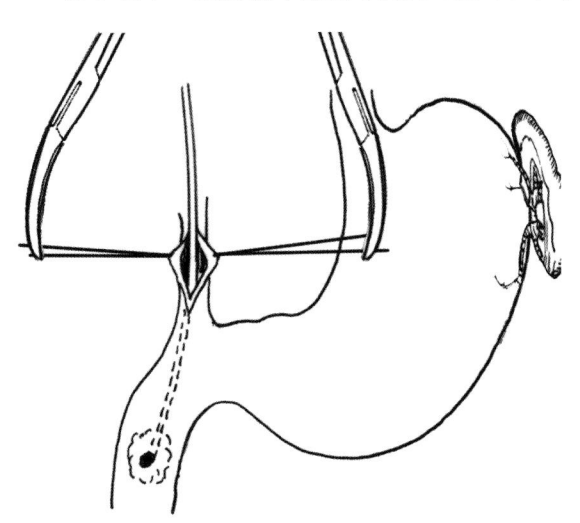

图12-6　置入胆管探条

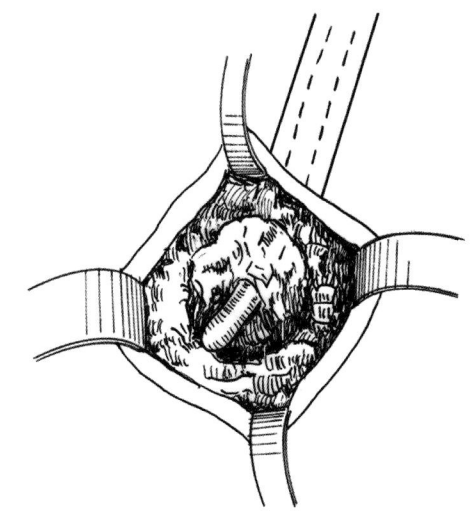

图12-7　显露肿瘤

(4)距离肿瘤上缘1.5~2 cm切开十二指肠壁，直至胆总管前壁，显示胆管探条，1号丝线或3-0 Dexon线吻合十二指肠和胆总管上切缘，两者远切缘送快速病理检查以明确有无癌细胞浸润（图12-8）。

(5)进而向两侧继续切开，边切边缝合，3点、6点、9点处切缘均送快速病理检查，确保切缘无肿瘤残余（图12-9）。

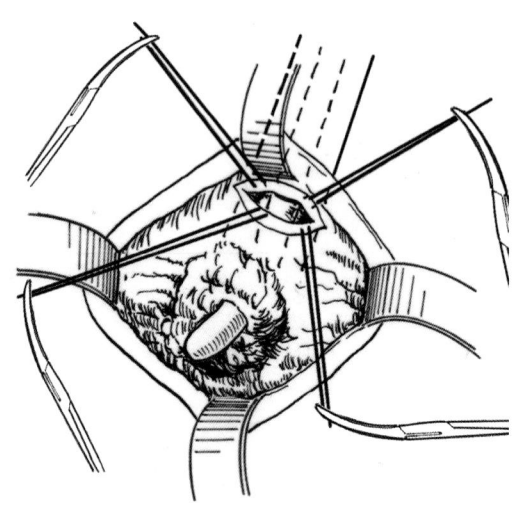

图12-8 切开十二指肠壁

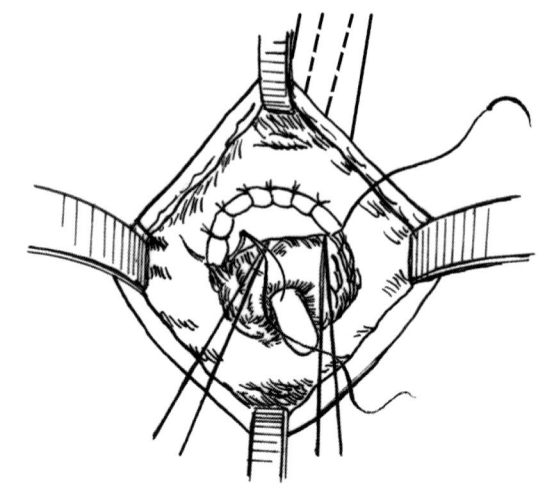

图12-9 胆管与肠壁吻合

(6)胰管断端、胆总管断端和十二指肠切缘间断缝合（图12-10）。胆总管内置T管引流，长臂经胆肠吻合口达十二指肠内，起到支架和引流双重作用。胰管内置入直径相宜的硅胶管并与胰管用可吸收线环绕固定一针，采用内引流或外引流均可。外引流时硅胶管可经胃、近段空肠或T管引出体外，由于十二指肠壁已切开较长，硅胶管不宜经十二指肠壁引出体外。3-0 Dexon线间断缝合胆总管T管引流切口。

(7)1号丝线横行两层间断缝合关闭十二指肠切口（图12-11）。十二指肠外侧放置双腔引流管或并行两条橡胶引流管，前端多剪侧孔，引出体外。T管、胰管引流之硅胶管及腹腔引流管均需妥善固定于腹壁。

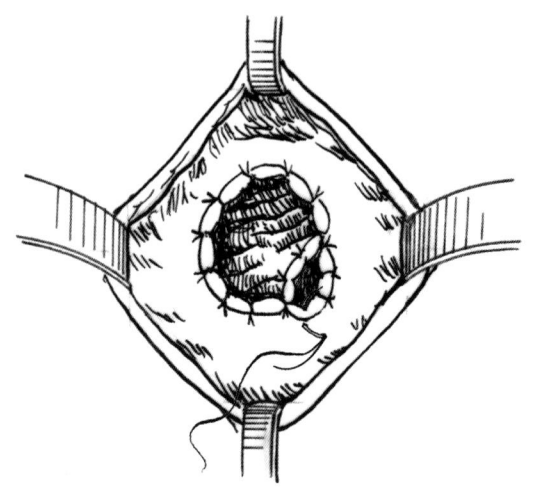

图12-10 吻合胰管、胆总管及肠壁切口

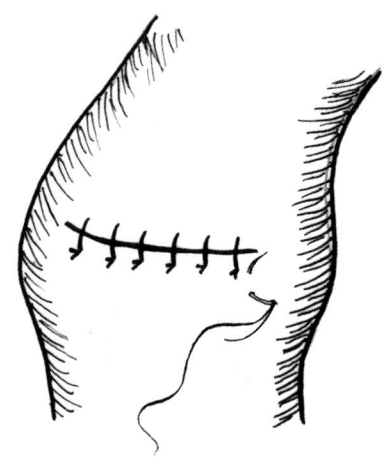

图12-11 横行缝合肠壁

六、术中应急处理

1. 十二指肠切口或吻合口缝合关闭欠佳的处理办法

(1)将大网膜覆盖在吻合口或缝合关闭处。

（2）经十二指肠壁或断端置入蘑菇头橡胶引流管，行十二指肠减压引流（图6-61、图6-62）。

（3）另行胃大部切除术加Billroth Ⅱ式胃肠吻合术，以转流胃液和食物，即使发生十二指肠漏，处理相对简单。

（4）行营养性空肠造口术，一旦发生十二指肠漏，可行肠内营养支持。

（5）在十二指肠外侧经温氏孔达小网膜囊放置双腔引流管，盆腔放置橡胶引流管，胃管置入十二指肠或输入襻空肠。

2. 其他术中应急处理

（1）如果术中胆总管、胰管或十二指肠切除过多，难以良好吻合，最好改行胰十二指肠切除术。

（2）门静脉系统血管损伤的处理参见本书第十章"胃癌根治术"有关内容。

七、术后处理

（1）留置胃肠减压管时间要长，为5~7 d，经胃管注入亚甲蓝溶液未见蓝色液体自腹腔引流管流出方可拔除。

（2）胃管拔出后，双腔引流管需在进食后无腹痛、发热及吻合口漏的情况下拔除。

（3）T管具有引流和支架双重作用，可留置3~4周后拔除。

（4）胰管引流管如引出体外，在无十二指肠漏和胰漏的情况下，一般2~3周拔除。

（5）术后给予肠外营养支持7~10 d，可逐步过渡为肠内营养。

（6）酌情使用抗生素及生长抑素，预防感染及抑制胰腺分泌。

八、术后并发症的防治

1. 十二指肠漏　因乳头周围癌局部切除术十二指肠降部存在2个切口，在吻合口存在张力的情况下，易于出现十二指肠破裂。腹腔引流管出现胆汁样引流液即可确诊。局限性腹膜炎者虽可采用本书第十章"胃癌根治术"所述非手术方法予以处理，但因十二指肠本身已存在内、外两处损伤，在未行胃肠转流的患者，愈合极为困难。因此，笔者建议一旦诊为十二指肠漏，无论有无弥漫性腹膜炎，均可行剖腹探查，清除腹腔内积液，视情况行胃大部切除术加Billroth Ⅱ式胃肠吻合术加选择性迷走神经切断术加输入襻、输出襻Braun吻合术加营养性空肠造口术加十二指肠蘑菇头导尿管造口术，重新放置右膈下、十二指肠旁和盆腔双腔引流管，用大量温生理盐水冲洗腹腔，检查各引流管是否通畅，再将大网膜覆盖在十二指肠漏口和十二指肠造口管周围。术后予以强效抗生素（如头孢哌酮/舒巴坦），加强肠外营养支持，维持水、电解质及酸碱平衡，抑制胃肠道分泌（给予生长抑素等）及保持各引流管通畅等处理。

2. 胰漏、胆漏、急性胰腺炎及膈下脓肿等并发症　具体处理参见本书第十章"胃癌根治术"及第十六章"胰十二指肠切除术"的有关内容。

（王天宝　朱明炜）

第十三章　急性胰腺炎手术

急性胰腺炎的诱因包括：①胆管疾病。我国50%胰腺炎为胆源性胰腺炎，多为胆管结石阻塞胆总管末端所致，另外胆管蛔虫及十二指肠乳头狭窄亦可导致胆汁排泄受阻，促使结合胆汁酸还原为游离胆汁酸，激活磷脂酶原A成为磷脂酶A，激活胰酶，诱发胰腺自身消化。②过量饮酒。60%欧美国家急性胰腺炎的主要原因是过量饮酒，酒精直接损伤胰腺，刺激胰液分泌，导致十二指肠乳头水肿及Oddi括约肌痉挛，促使胰管内压力增高，小胰管破裂，胰腺发生"自我消化"。③十二指肠液反流、创伤因素及胰腺血循环障碍等也是原因之一，另外尚有原因不明的特发性胰腺炎。

急性胰腺炎基本病理为水肿、充血、出血和坏死。急性水肿性胰腺炎病理生理改变包括：胰腺肿胀变硬，充血，被膜紧张；腹腔脂肪有黄白色皂化斑，腹水为淡黄色；镜下见胰腺间质充血、水肿及炎性细胞浸润。急性出血坏死性胰腺炎病理生理特点为病变以胰腺实质出血、坏死为特征；胰腺肿胀，呈暗紫色，坏死灶呈灰黑色；腹腔内可见皂化斑和脂肪坏死灶；咖啡色或暗红色血性液体或血性混浊渗液；镜下脂肪坏死、腺泡破坏及小血管坏死出血；晚期形成胰腺或胰周脓肿。

急性胰腺炎血清淀粉酶于24 h达高峰，4~5 d后逐渐降至正常；尿淀粉酶在24 h后才开始升高，48 h到高峰，下降缓慢，1~2周后恢复正常；血清淀粉酶值超过5 000 U/L（正常值800~1 800 U/L，Somogyi法），尿淀粉酶也明显升高（正常值80~300 U/L，Somogyi法），有诊断价值，但淀粉酶升高幅度并不代表病变严重程度，当胰腺广泛坏死时淀粉酶反而下降。血清脂肪酶明显升高（正常值23~300 U/L）也是较为客观的诊断指标。诊断性腹腔穿刺可见血性渗出液，其淀粉酶含量升高。B超检查可发现胰腺肿大和胰周积液，出现强回声提示出血和坏死可能，另外B超检查还可发现胆管系统结石。强化CT扫描是应用最多的检查方法，在胰腺弥漫性肿大基础之上出现质地不均、液化和蜂窝状低密度且无强化区域可诊断为出血坏死性胰腺炎；另外对胰周侵犯、胆管结石、胰周脓肿或囊肿颇具诊断价值。

临床分型：①轻型急性胰腺炎，多为水肿性胰腺炎，临床表现为上腹痛、恶心及呕吐；腹膜炎限于上腹，体征轻；血、尿淀粉酶增高；经积极非手术治疗短期内好转。②重症急性胰腺炎（severe acute pancreatitis，SAP）。SAP占全部急性胰腺炎的5%~20%，多为出血坏死性胰腺炎，除上述症状外，腹膜炎范围宽，腹胀明显，Grey-Turner征或Cullen征阳性，可触及腹部包块，肠鸣音减弱或消失，血性或脓性腹水，伴休克或多器官功能障碍综合征（MODS）。实验室检查提示WBC≥16×10^9/L，FBG>11.1 mmol/L，血钙<1.87 mmol/L，尿素氮或肌酐升高，酸中毒，PaO$_2$<60 mmHg时，应考虑急性呼吸窘迫综合征（ARDS）。③暴发性胰腺炎，早期（72 h内）合并多器官功能障碍的特重型胰腺炎，死亡率很高。

急性胰腺炎常见局部并发症包括：①胰腺及周围组织坏死，包括胰腺实质的局灶性或弥漫性坏死及其周围的脂肪坏死，根据是否并发感染分为感染性胰腺坏死和无菌性胰腺坏死。②胰腺及胰周脓肿，由感染性胰腺坏死所致，为包裹性积脓，内有细菌或真菌。③急性胰腺炎假性囊肿。胰腺炎或外伤后，胰液积聚，周围纤维包膜，囊壁无上皮结构，故称为假性囊肿。④胃肠道穿孔。胰周胃肠道由于胰液消化作用，可导致坏死穿孔，最常见为结肠穿孔，其次为十二指肠穿孔。⑤出血。胰腺坏死，胰液外溢，导致胰周血管因腐蚀而破裂，诱发腹膜后或腹腔内大出血。重症急性胰腺炎病情与预后判断，可参考Ranson预后判断标准或急性生理学和慢性健康评分标准APACHE Ⅱ（acute physiology and chronic health evaluation Ⅱ），可惜均较为烦琐。

目前急性胰腺炎处理原则：①水肿性及无感染的出血坏死性胰腺炎可采用非手术治疗，详见术前处理；对于严重的无菌性胰腺坏死是否予以外科处理虽存在争议，但多数观点认为宜采用保守疗法。②胆源性胰腺炎的处理原则为急症或早期（72 h内）手术；取出结石，解除梗阻，畅通引流；清除坏死组织并做广泛引流；胆管疾病为主者，解除梗阻后，行胆管和网膜囊引流；在病情允许情况下，切除胆囊，亦可行Oddi括约肌切开、取石及鼻胆管引流术，痊愈后2~4周做胆管手术。③伴发感染的出血坏死性胰腺炎需外科手术治疗。

一、适应证

（1）不能排除其他急腹症。
（2）胰腺和胰周坏死组织继发感染。
（3）经非手术治疗，病情继续恶化。
（4）暴发性胰腺炎经过短期（24 h）非手术治疗多器官功能障碍仍不能纠正。
（5）伴胆总管下端梗阻或胆管感染者。
（6）合并胃肠穿孔或大出血。

二、手术策略

1. 术前判断坏死性胰腺炎是否并发感染　术前判断坏死性胰腺炎是否并发感染较为困难，体温升高、白细胞计数增加、MODS在感染性和无菌性胰腺炎均可出现，而并发感染是SAP手术治疗的绝对适应证。在胰腺坏死后2周内约50%患者并发感染，目前可借助以下方法诊断感染性胰腺坏死：①CT增强扫描发现胰腺实质>30%或≥3 cm区域未见增强，出现气体影，这是合并感染的典型特征，但临床少见；②CT引导下经皮细针胰腺穿刺，穿刺前口服造影剂以显示胃肠道，避免穿刺针进入胃肠道，导致胃肠道内细菌污染胰腺及胰周组织。操作时应穿刺未被增强的胰腺区域，标本行需氧菌、厌氧菌和真菌培养，一般先行涂片革兰氏染色快速诊断，大多数感染可以确诊，利于早期手术干预。CT引导下经皮细针胰腺穿刺诊断胰腺坏死合并感染的敏感性、特异性、阳性预测值和阴性预测值均达95%以上，是一种理想的诊断方法。

2. 判断早期手术胰腺坏死范围　早期手术对胰腺坏死范围难以判断，往往将胰腺周围脂肪组织坏死误诊为胰腺实质坏死；有时胰腺表面大致正常而其内部却已广泛坏死；再则往往坏死区和未坏死区交错存在。文献报道坏死胰腺和正常胰腺之间出现界线的时间多为2周，因而2周后手术有助于较彻底清除坏死胰腺组织，从而避免再次手术，但伴发感染的SAP病情难以有效控制，可能出现MODS，应积极手术，切勿贻误手术时机。

3. 切口　左肋缘下2 cm弧形切口可很好显露胰腺全长，亦利于开放填塞术，但剑突下应有3 cm距离，以便于行胃造口术。上腹正中切口也可获得良好的暴露效果，必要时向上、下方向适当延伸，但不适用于开放填塞术。

4. 术中判断胰腺坏死程度　应注意以下几点：①胰腺各部分坏死感染具有非同步性，首次手术仅能清除明显坏死组织，对于色泽灰黄的质硬胰腺组织不能清除；嗣后再次探查可见后者可能出现坏死，这也是SAP需多次手术的基本原因。②胰腺周围大片坏死和积液，多为胰周脂肪组织坏死，而胰腺坏死可能仅限于胰腺表面。③胰腺背侧脂肪坏死往往较腹侧严重，此处易为术者忽视，遗漏清除及引流不畅将导致坏死感染难以控制，因此，应采用Kocher切口游离十二指肠和胰头部，胰腺上、下缘切开后腹膜，用手指钝性分离胰体尾部，清除胰腺背侧坏死组织并充分引流。④坏死组织清除不能用手术刀切除或剪刀剪除，以防损伤胰腺周围血管出血，可采用手指、低压吸引或洗耳球生理盐水冲洗，将坏死组织清除。坏死组织较为松碎，而相对正常组织则质地较硬且连接紧密，手指触觉易于鉴别。⑤肠系膜上血管和坏死灶内血管周围坏死组织无须完全清除，以免血管损伤，待其后自行脱落，经冲洗引流清除之。

5. 清除胰腺坏死组织　胰腺切除术曾应用于SAP治疗，但死亡率高达60%～90%，目前已经摈弃。现在临床多用胰腺坏死组织清除加引流术治疗并发感染的SAP，其基本原则包括：广泛清除坏死组织，不留死腔，确保术后继续坏死组织和渗出液及时引出体外。

6. 胰腺坏死组织清除后，可采取闭式引流、开放式填塞或闭式灌洗加引流术　笔者总结文献报道，将三者死亡率、二次手术率、胃肠瘘发生率和出血发生率列于表13-1。虽然各报道入组标准不同，但尚可大致反映3种处理方式的实际情况，总体而言以闭式灌洗加引流术的临床效果相对较好。

表13-1　胰腺坏死组织清除后闭式引流、开放式填塞或闭式灌洗加引流术临床效果比较

术式	死亡率（n/N）/%	二次手术率（n/N）/%	胃肠瘘发生率（n/N）/%	出血发生率（n/N）/%
闭式引流	28.0（66/236）	20.0（29/141）	16.1（36/224）	17.0（27/159）
开放式填塞	19.9（59/297）	100（297/297）	14.0（47/197）	14.5（36/248）
闭式灌洗加引流	13.1（53/405）	25.7（92/358）	16.3（33/203）	5.6（8/138）

注：n为死亡、二次手术、胃肠瘘或出血例数，N为相应的总病例数。

7. 腹腔内出血的处理　SAP并发腹腔内出血多由于胰液对胰腺及其周围血管的直接腐蚀作用，另外清除坏死组织亦可导致胰腺内脆弱血管继发损伤。在坏死组织内寻找出血血管较为困难，缝扎止血有时也难以奏效，但动脉性出血必须缝扎，静脉性出血或创面渗血可予以填塞压迫止血。

8. 胃肠道穿孔的处理　结肠穿孔多见于脾曲，中结肠血管可并发栓塞，多不能切除吻合，仅可行近端造口，远端封闭，待日后再行吻合术。十二指肠穿孔即使缝合修补，也易于再次破裂，可行十二指肠蘑菇头导尿管造口术加大网膜十二指肠穿孔填塞术。

9. 三造口术　由于SAP术后患者往往伴有肠梗阻或肠麻痹，需长时间的胃肠减压与引流，留置鼻胃管增加患者痛苦，而且易于导致误吸等呼吸道并发症，因此，术中应行胃造口术。胆总管取石后，十二指肠乳头水肿应行T管引流术，减少胆汁反流入胰管和对胰腺组织的继续损伤。由于SAP易于出现肠梗阻、胰漏、胆漏或消化道穿孔，可能需长时间禁食，因此，术中应行营养性空肠造口术，以利于术后早期行肠内营养支持，促进肠道菌群平衡，减少肠道菌群移位的发生，降低医疗费用，避免肠外营养导致肝功能损害等并发症。

10. 放置腹腔引流管　充分引流在SAP手术治疗中具有至关重要的作用，而且联合冲洗可达到较好的治疗效果，死亡率约13.1%，因此，应放置大口径引流管。可在胰头和胰体尾部位各并排放置两条28F橡胶引流管，头段多剪较大侧孔，以利于引流坏死组织，分别自左、右侧腹引出体外，将小网膜囊间断缝合关闭，然后经一条引流管冲洗，另一条引流管引流。经十二指肠外侧和肝十二指肠韧带后方达左肝下放置28F橡胶引流管，必要时再于膈下、升结肠后方、降结肠后方和盆腔放置引流管。双腔硅胶引流管引流液体较为通畅，但其侧孔较小，对坏死组织清除困难，应用时需将外套管和吸引管多剪几个较大侧孔；由于其质地较硬，压迫肠道易于导致穿孔，另外持续负压吸引也易于导致肠壁坏死，因此，应用较少，并且放置时不能压迫或紧贴肠壁。

三、术前处理

（1）禁饮食、胃肠减压。饮食可增加胰腺负担，加重胰腺炎坏死程度，因此，患者应禁饮食。大量胃液进入小肠，在肠麻痹或肠梗阻情况下，加重腹胀，置胃肠减压管并保持通畅，记录引流液量和性质，作为补液参考。

（2）留置导尿管，记录每小时尿量，最好保持尿量在1 mL/（kg·h）以上，以防治急性肾功能不全。

（3）留置颈内静脉置管，便于检测中心静脉压（CVP）以调整补液速度，另外SAP需大量补液，时常要抢救休克，因此，必须建立通畅的大静脉输液通道。

（4）SAP患者应于外科重症监护室（SICU）病房行重症监护，重点监测呼吸、血氧、心率、血压、CVP、出入量、血气分析、血生化、电解质及酸碱平衡、肝肾功能及凝血功能等，调控血糖在11.1 mmol/L以下，防治MODS的发生。

（5）根据检查结果，判断水、电解质及酸碱平衡紊乱类型，予以纠正。SAP补液量一般较大，而且速度多在200 mL/h之上，对于年老体弱患者，补液切勿过快，以免导致右心功能不全，同时预防低血容量休克和感染性休克。

（6）SAP患者在发病后2周感染率约达50%，病原菌包括大肠杆菌（35%）、链球菌（24%）、肺炎克雷白杆菌（24%）、葡萄球菌（14%）和铜绿假单胞杆菌（11%）。因此，必须给予强有力的抗生素，如头孢哌酮钠（舒普深）等，用药时间为1~4周。另外较长时间应用抗生素可诱发真菌感染，可联合使用氟康唑，后者毒副作用较小。

（7）可给予镇痛药［如曲马多和解痉药盐酸山莨菪碱（654-2）］等，吗啡等阿片受体抑制药物因具有导致Oddi括约肌痉挛的作用而不能用于胰腺炎患者。

（8）给予抑制胃酸分泌药物（如奥美拉唑），生长抑素类药物，胰蛋白酶抑制剂（如抑肽酶）等。

（9）营养支持。SAP患者禁饮食期间应给予足量的肠外营养支持，并补充维生素及钙、磷、镁等营养素，补充谷氨酰胺利于肠黏膜生长，减少细菌移位的发生。

（10）应行强化CT检查和CT引导下胰腺穿刺活检，及时诊断胰腺坏死合并感染、胃肠道穿孔、脓肿或囊肿形成。

四、麻醉与体位

气管内插管全身麻醉，平卧位。

五、手术步骤

（1）采用肋缘下切口，进腹探查，注意腹腔内渗液的性状、气味和液体量；行腹水常规、淀粉酶、脂肪酶及细菌培养，清除腹腔内积液；大网膜有无钙化斑；排除胃肠道穿孔、胆囊炎、肠梗阻等其他急腹症。逐段结扎切断胃结肠韧带，充分显露全程胰腺组织，判断胰腺坏死部位和程度：30%坏死区为局灶性坏死，50%~75%胰腺坏死为大片坏死，75%~100%胰腺坏死则归为次全坏死和全部坏死。按手术策略所述方法清除坏死组织，注意坏死组织不能用刀或剪刀清除，以防损伤血管，特别是肠系膜血管根部更应小心（图13-1）。

（2）切断肝结肠韧带，游离肝曲结肠，采用Kocher切口，游离十二指肠和胰头后方，清除坏死的胰腺和胰周脂肪组织，探查升结肠后方，如有坏死可打开升结肠外侧腹膜，将升结肠背侧区域的坏死组织一并清除。打开脾结肠韧带，探查降结肠后方有无坏死，必要时切开降结肠外侧后腹膜，清除降结肠后方的坏死组织。大量温生理盐水冲洗腹腔，以清除渗液和细小破碎的坏死组织。

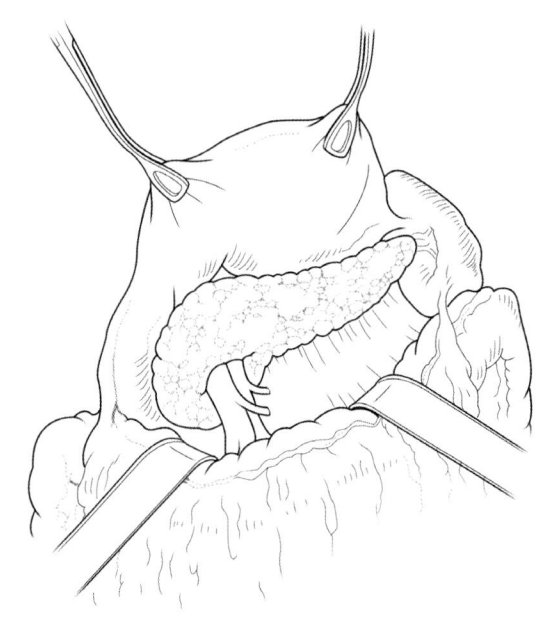

图13-1 显露胰腺

（3）闭式灌洗加引流术。自胰头至胰体尾部方向并行放置两条28F橡胶引流管，一条为冲洗管，另一条为引流管，后者前段应多剪几个较大侧孔，利于引流坏死组织（图13-2）。同法自胰尾向胰头方向放置引流管，然后间断缝合关闭胃结肠韧带切口，形成局部灌洗腔，自冲洗管注入生理盐水，检查引流管的引流效果（图13-3）。

（4）闭式引流术。如不缝合关闭小网膜囊，胰床放置引流管，缝合关闭腹部切口，即为闭式引流术。本术式要求将坏死组织完全切除，但在SAP术中难以实现，其复发感染率和死亡率均可高达40%，因此，目前应用日趋减少。

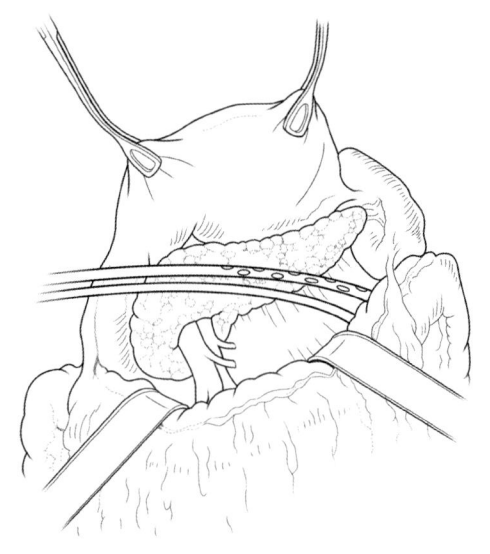

图13-2 放置引流管

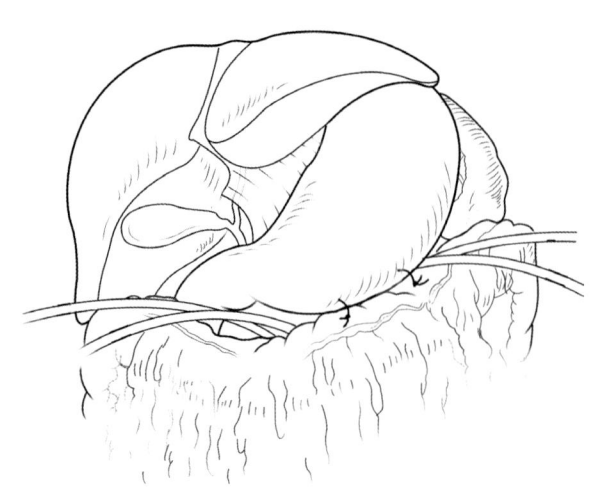

图13-3 缝合关闭小网膜囊

（5）开放式填塞术。由于SAP手术很难一次将坏死组织清除干净，而且尚有继续坏死的可能，单纯清除和引流术易于失败，因此，部分学者推荐开放式填塞术。将胃结肠韧带与腹壁切口上、下切缘腹膜间断缝合，大致形成一个以胰腺为基底的锥形空间；用不粘连的腹膜内聚四氟乙烯补片将胃与结肠隔开；将经安尔碘浸泡的大纱布垫置入锥形空间，详细记录纱布垫的数量；切口可行间断腹膜外缝合几针，防止腹内脏器膨出，外用纱布垫加压包扎。再次清创在术后2~3 d后进行，需镇静与镇痛，清除坏死组织，直至肉芽组织新鲜，无坏死组织，再行切口二期缝合。

（6）视情况放置肝下、结肠后、膈下或盆腔引流管。

六、术中应急处理

主要为术中出血，因感染和胰酶腐蚀等原因，胰腺及其周围血管出血难以控制。动脉出血务必结扎止血，创面渗血或小静脉出血难以缝扎止血，可予以填塞压迫止血。肠系膜上血管保护至关重要，以防发生灾难性后果。

七、术后处理

（1）术前处理的措施同样是术后处理的重要内容，注意监测和维护心、肺、肾等重要脏器功能。

（2）保持各引流管的通畅，记录引流液的量和性状作为补液参考，判断胰腺坏死恢复程度，监测有无出血和胃肠道漏。

（3）灌洗液可用不含钾离子的高渗透析液，灌注速度为0.25~2 L/h。停止灌洗的指征为引流液无细菌生长，没有组织碎片或少于7 g/d，引流液淀粉同工酶和胰蛋白酶阴性。SAP术后灌洗平均时间为25 d，其中局灶性坏死为13 d，大片坏死为30 d，而次全坏死或全部坏死为49 d。

八、术后并发症的防治

1. 术后出血　术后出血是SAP术常见的并发症，也是再次手术的主要原因之一，发生率为5.6%~17%，而死亡率高达34.1%。发生原因多为胰腺及其周围坏死组织液化和渗漏胰酶对血管的腐蚀作用；过度清创也是原因之一；引流管质地过硬或负压过大也易于导致血管破裂出血。自引流管流出血液即可确诊，但由于引流管堵塞，部分患者以腹痛加剧、腹胀、心率增加、血压下降、尿量减少、CVP下降等为主要表现，需与SAP感染或渗出等导致的循环不稳定相鉴别。如果低血容量休克伴红细胞压积升高，多为SAP导致的液体向肠腔、腹腔或腹膜后间隙转移所致；红细胞压积不升，甚至下降，B超及CT见胰腺周围液体积聚提示腹腔内出血。诊断性腹穿可见不凝血。行腹腔动脉介入造影，可发现出血动脉并同时予以栓塞止血，但对静脉性出血难以诊断。

对于血液循环稳定的出血患者，可静脉补充止血药、维生素K_1、钙离子等以促进凝血，必要时输注新鲜全血、新鲜冰冻血浆或冷沉淀等。对于快速大量出血导致血液循环不稳定，甚至出现休克者，应在快速补充胶体液情况下，立即行选择性动脉栓塞或手术止血。介入治疗选择腹腔动脉干与肠系膜上动脉，发现造影剂外溢之血管，予以吸收性明胶海绵等栓塞剂栓塞，直至无造影剂外溢为止；但对于肠系膜上动脉分支出血，即使行高选择性插管栓塞，亦有可能导致小肠或结肠缺血坏死，因此，应用务必慎重。手术止血应清除血凝块，寻找出血点，5-0血管缝线缝扎止血；清除胰腺及其周围坏死感染组织，重新放置多根28F橡胶引流管；对于较大面积渗血，难以缝扎，可予以局部喷洒止血药或覆盖止血纱布，再用经安尔碘浸泡的纱布垫压迫；腹膜外间断缝合切口几针，以免脏器脱出，并利于再次清除坏死组织。

2. 胰漏　SAP术后胰漏多为清创或胰腺自身消化导致胰管损伤所致，实难避免。引流液淀粉酶升高，早期较为浑浊，含有坏死组织和脓液，后期则为清亮透明的胰液。约80%的胰漏经非手术治疗而痊愈，方法包括：保持引流通畅，抗感染，控制进食，维持水、电解质及酸碱平衡，抑制胰液分泌及保护漏口周围皮肤等。对于经6个月非手术治疗未愈者，多形成胰瘘，应行手术治疗，术前行内镜逆行胰胆管造影（ERCP）、磁共振胰胆管造影（MRCP）和瘘管造影，以了解瘘管和主胰管的关系，有无胰管狭窄、断裂或结石，十二指肠乳头有无狭窄等病变。手术方式多为胰腺部分切除术或瘘管空肠吻合术。

3. 肠漏　发生率高达40%，与SAP坏死组织和胰酶对肠道腐蚀有关；过度或反复清创的副损伤也是原因之一；供应肠道血管损伤或栓塞导致肠道缺血；引流管压迫或吸引同样可导致水肿的肠壁破裂。以结肠漏多见，其次为十二指肠漏，小肠漏少见。引流通畅且无弥漫性腹膜炎的肠漏患者可采用非手术治疗；伴有弥漫性腹膜炎或引流不畅的肠漏应行手术探查，清除积液、漏口近侧肠管造口、漏口周围放置引流管，企图缝合漏口徒劳无益，可用大网膜覆盖在漏口及引流管周围，以减少漏出量。肠漏确定性手术往往在胰腺炎控制后的3~6个月进行，方式包括：肠部分切除吻合术、十二指肠空肠Roux-en-Y吻合术、胃大部切除Billroth Ⅱ式胃肠吻合术加十二指肠蘑菇头导尿管造口术等。

（王天宝　杨明智）

第十四章　慢性胰腺炎手术

慢性胰腺炎以反复或持续性腹痛为特点，可伴有内、外分泌功能不全。我国多为阻塞性慢性胰腺炎，为胆道结石和Oddi括约肌纤维性狭窄所致。外科治疗之目的是缓解疼痛，而不是解决内、外分泌功能不全。腹痛发生机制主要为胰管内或胰腺内高压，当伴有胰管扩张时，胰管引流术可使70%患者疼痛缓解；如果胰管未扩张或伴有其他复杂局部病变，手术效果差强人意。腹痛还与并发胰腺癌和胰腺炎相关神经炎有关，后者是指慢性胰腺炎组织内神经数量增加及神经束膜破坏，胰酶及炎性介质刺激神经导致疼痛。胰腺癌和胰腺炎相关神经炎可能是部分患者术后腹痛依旧的原因之一。胰管位于胰腺中、上1/3交界处背侧，其直径在胰头部为4~5 mm，胰体部为3~4 mm，胰尾部为2~3 mm（图14-1）。无胰管扩张的慢性胰腺炎，胰头部病变可采用胰十二指肠切除术及保留幽门胰十二指肠切除术；胰尾部病变则采用胰体尾切除术。伴有胰管扩张的慢性胰腺炎则行胰尾切除胰腺空肠吻合术和纵行胰管空肠吻合术（Puestow术）。目前Puestow术是治疗伴有胰管扩张的慢性胰腺炎的首选术式，手术死亡率＜2%，术后糖尿病发病率极低，术后近期疼痛缓解率高达85%，晚期止痛效果满意率高达70%，因此，本章仅介绍此术式。

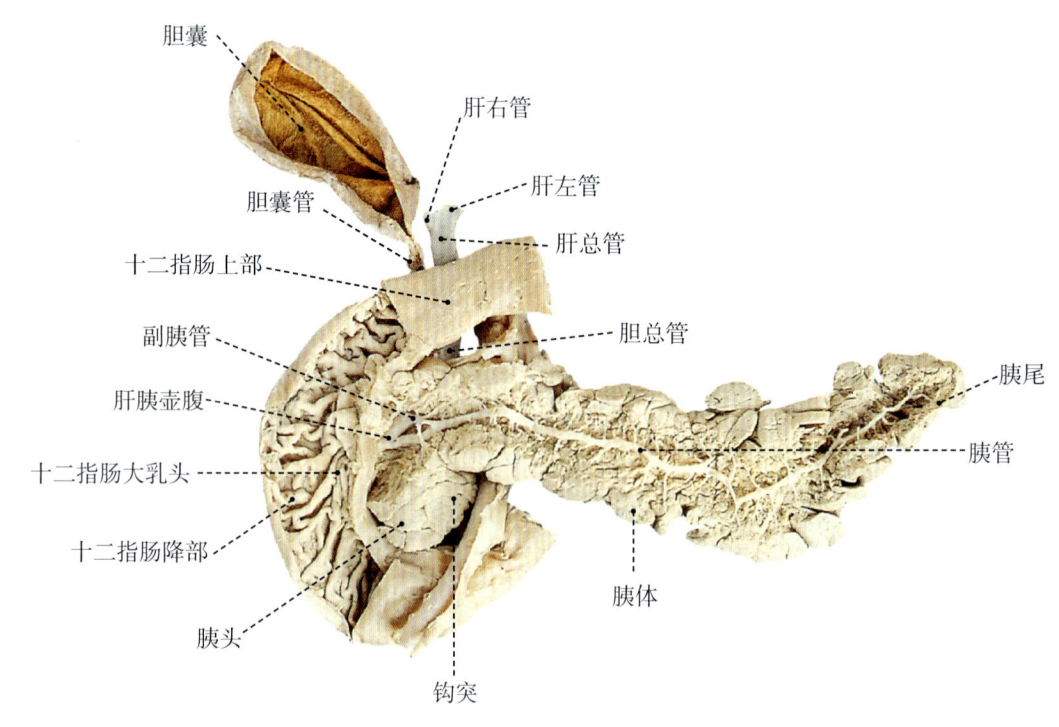

图14-1　胆道与胰管解剖

（经授权引自：欧阳钧，温广明. 人体解剖学标本彩色图谱［M］. 2版.广州：广东科技出版社，2010：133.）

一、适应证

（1）胰头部胰管梗阻，胰管直径＞5 mm。
（2）药物难以控制的顽固性疼痛。
（3）胰管内结石。

二、手术策略

（1）长期慢性胰腺炎约有10%并发胰腺癌，对于胰腺肿物应行术中快速冰冻病理检查，如证实并存胰腺癌，应行胰腺癌切除术。

（2）胰头部需完全暴露，可切断胃网膜右静脉和副右结肠静脉，以防切开胰管时导致出血（图10-25）。

（3）显露胰腺后，可穿刺胰管，吸取胰液，沿胰腺长轴，以直角钳引导，全程切开胰管，将胰石全部取出，胰管局部增厚或结节应行术中快速冰冻病理检查，以防遗漏早期胰管恶性肿瘤。

（4）如果胰头部肿大，影响胰管显露，可切除部分突出的胰腺组织，如此可更有效地降低胰管压力，也利于胰管空肠手术吻合。切开胰管时，靠近十二指肠胰头部要保留宽约1 cm胰腺组织，以免损伤十二指肠血管，而胰尾附近则应避免损伤脾蒂血管。

（5）胰腺切开缘出血可用3-0 Dexon线缝扎止血，胰管空肠Roux-en-Y吻合采用结肠前、后均可，Roux臂封闭端位于胰尾，以便于胆肠吻合术。扩张胰管纤维化增厚，胰管空肠一层吻合也是安全的，但最好采用两层吻合。输入襻与Roux臂吻合口距离胰肠吻合口至少60 cm，以防食糜反流入胰腺，诱发胰腺炎。

（6）慢性胰腺炎胰头部纤维化可导致约10%患者出现胆总管狭窄，ERCP多显示长的对称性狭窄，而且我国以胆源性胰腺炎多见，因此，术中应仔细检查胆道系统，取净结石，必要时切除胆囊，行胆总管T管引流术。对于胆总管胰腺段完全梗阻患者，需行胆总管空肠吻合术。

三、术前处理

（1）术前行CT、ERCP及MRCP检查，了解胰管扩张情况、有无胰管结石及胰腺肿物、胆道系统有无结石或梗阻。

（2）其他参见本书第十六章"胰十二指肠切除术"有关内容。

四、麻醉与体位

气管内插管全身麻醉，平卧位。

五、手术步骤

（1）取上腹部双肋缘下弧形切口，可很好显露全程胰腺组织，上腹正中切口亦可胜任此手术。切断胃结肠韧带和肝结肠韧带，游离肝曲结肠，显露十二指肠，可行Kocher切口，以松解十二指肠。解剖胃窦与胰头间粘连，显露胃十二指肠动脉，解剖副右结肠静脉和胃网膜右静脉（图10-239），予以结扎切断，显露整个胰腺并可触摸到扩张胰管（图14-2）。

（2）对局限性胰腺肿物应行术中快速冰冻病理检查，以排除恶性肿瘤。术中可行胰管穿刺造影，以明确胰管扩张情况（图14-3）。

（3）距离十二指肠1 cm远的胰腺表面无重要血管，因此，切开胰管的右侧端应距离十二指肠1 cm（图14-4）。纵行全程切开胰管，胰头部较厚者可切除部分胰腺组织，胰尾处勿损伤脾蒂血管，胰管内结石予以清除（图14-5、图14-6）。

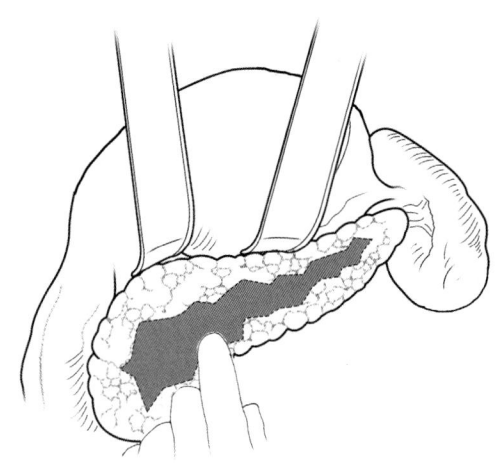

图14-2 显露胰腺

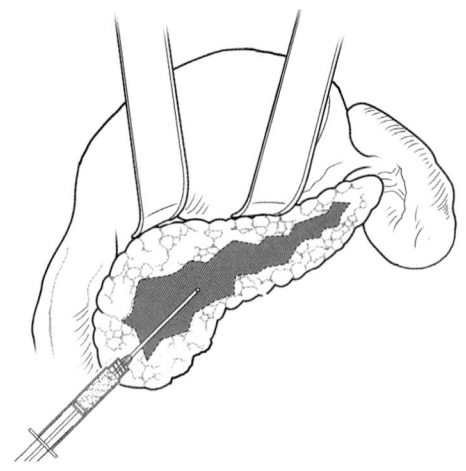

图14-3 术中胰管泛影葡胺造影

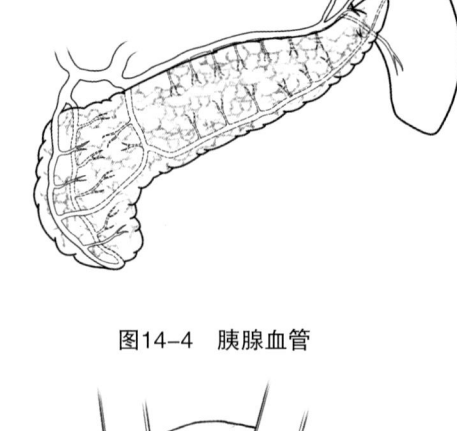

图14-4 胰腺血管

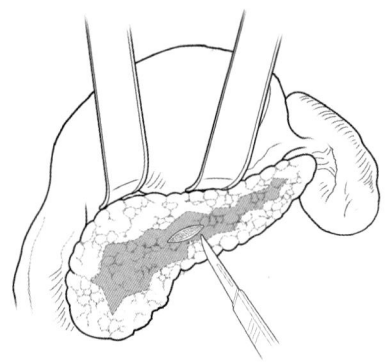

图14-5 切开胰管

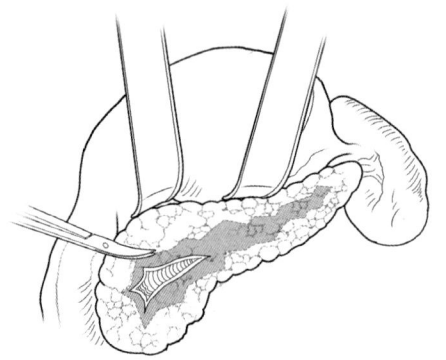

图14-6 延伸胰管切口

（4）正常胰管直径<5 mm（图14-7a），如果胰腺横切面主要为扩张的胰管占据，直接纵行切开即可达到很好的引流效果（图14-7b）；而胰腺明显增厚者，单纯纵行切开胰管，切缘难以分开，导致术后引流不畅，因此，应楔形切除部分胰管腹侧胰腺组织（图14-7c）。

（5）距Treitz韧带15～20 cm，横断空肠，远断端经中结肠血管左侧横结肠系膜无血管区切口上提至胰腺，注意保护血管弓，确保吻合口血供良好（图14-8至图14-10）。

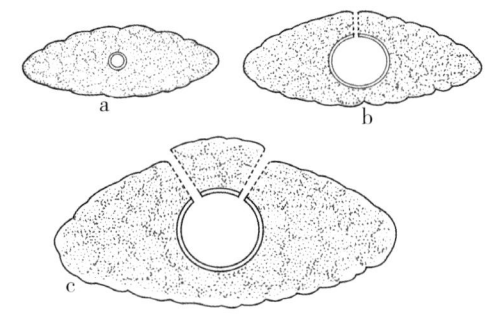

图14-7 胰腺切口选择

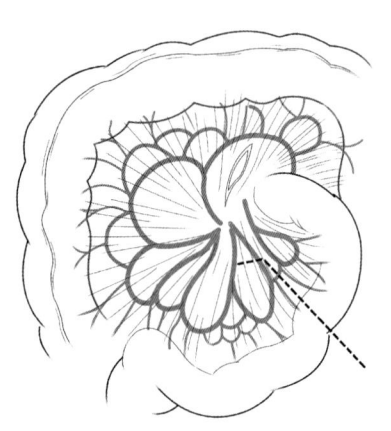

图14-8 空肠切断线

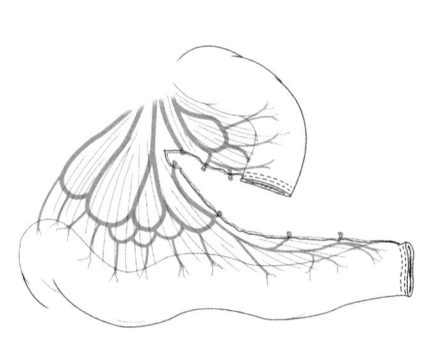

图14-9 切断空肠

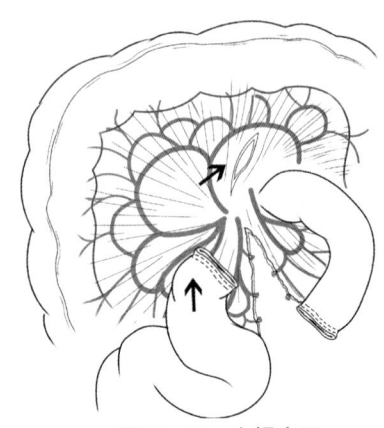

图14-10 上提空肠

（6）Roux臂断端位于胰尾，先行空肠浆肌层和距离胰腺切缘5 mm处胰腺组织1-0丝线间断缝合固定。切开空肠壁，长度略小于胰管切口，1-0丝线间断或2-0 Dexon线连续缝合胰管下切缘和空肠后切缘，进而缝合胰腺上切缘和空肠前切缘，1-0丝线间断缝合空肠浆肌层和距离胰腺上切缘5 mm处胰腺组织，从而完成胰管空肠两层缝合（图14-11至图14-14）。

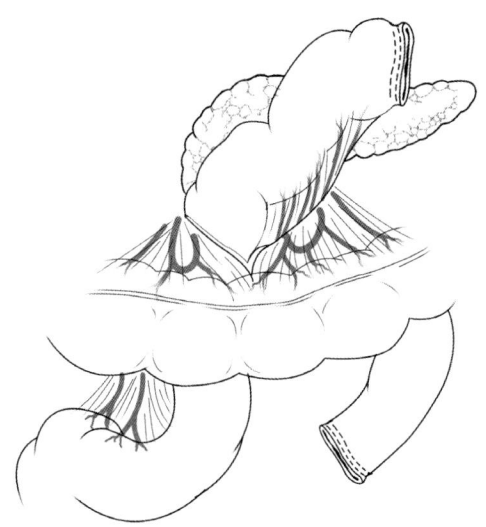

图14-11　Roux臂断端位于胰尾部

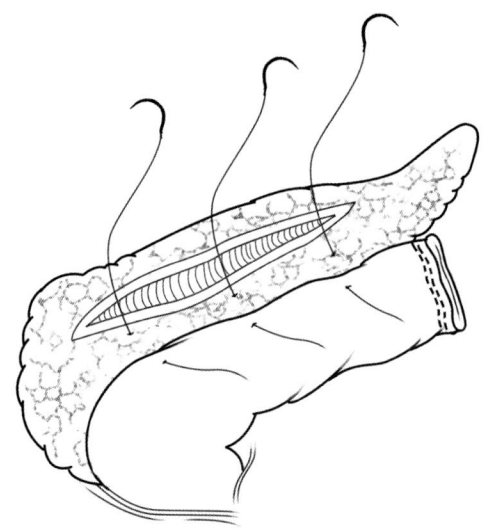

图14-12　间断缝合空肠浆肌层和胰腺

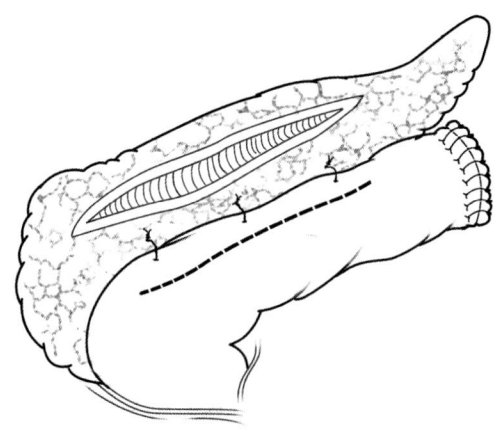

图14-13　空肠切开线

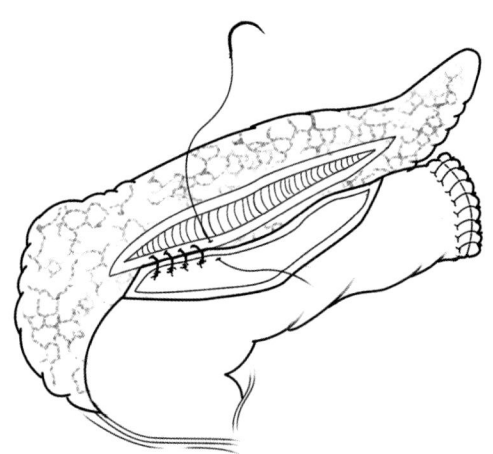

图14-14　胰管下切缘和空肠后切缘缝合

（7）胰管空肠吻合过程的切面图见图14-15至图14-18。

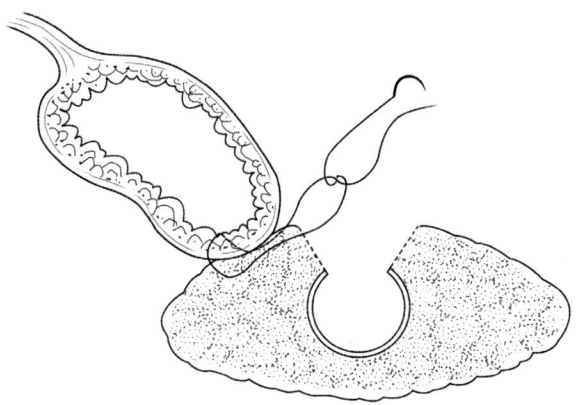

图14-15　空肠与胰管切缘下方胰腺背膜缝合

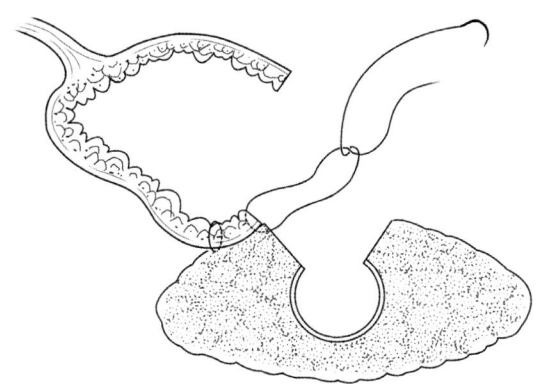

图14-16　空肠后切缘与胰管下切缘缝合

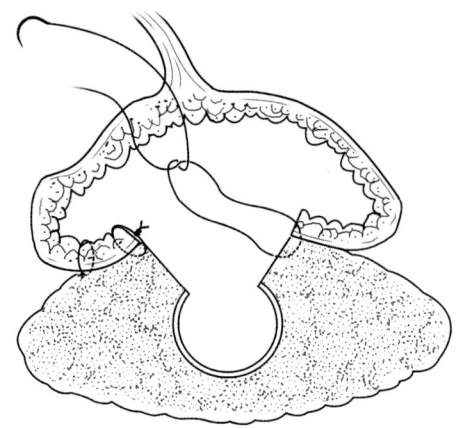

图14-17 空肠前切缘与胰管上切缘缝合

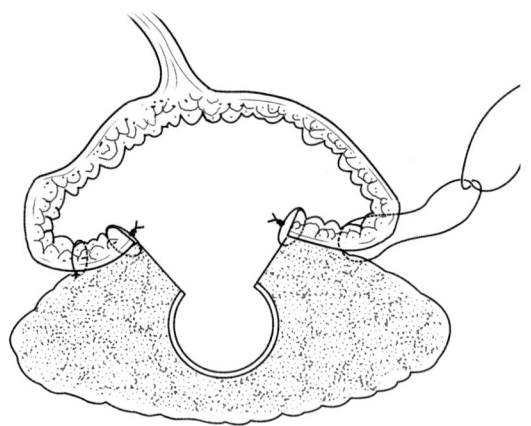

图14-18 空肠与胰管切缘上方胰腺背膜缝合

（8）如果胰头内胆总管完全阻塞，可于胰管空肠吻合口以远10 cm处行胆总管空肠吻合术。距此吻合口以远约60 cm处行食糜输入襻和Roux臂端侧或侧侧吻合术（图14-19）。为防止内疝形成，间断缝合关闭以下3个间隙：①横结肠系膜裂孔；②横结肠系膜下方、Roux臂系膜后方和后腹膜前方之间隙；③食糜输入襻和Roux臂系膜之间隙。于胰肠吻合口周围放置引流管，必要时胆总管置入T管，长臂置于空肠内，兼有支架和引流双重作用。

六、术中应急处理

主要是胰头部血管损伤导致出血，将其结扎切断，当无大碍，注意保护距十二指肠1 cm范围内胰头表面的血管免受损伤。胰体尾血管损伤，可予以结扎。脾脏缺血严重者或脾脏撕裂难以缝合止血者可行脾切除术。术中快速病理检查证实合并胰腺癌者应改行胰腺癌切除术。

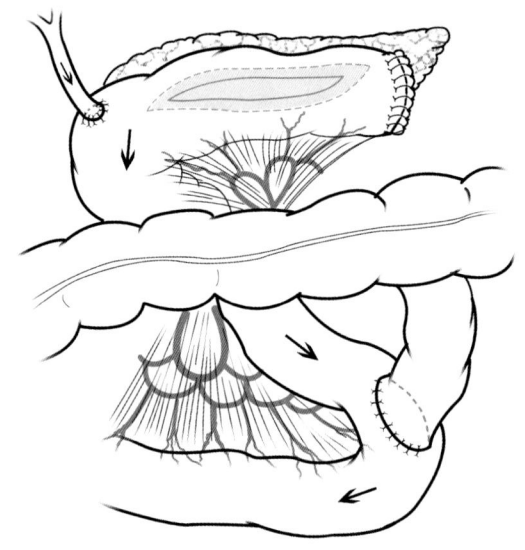

图14-19 胰管空肠Roux-en-Y吻合术（含胆肠吻合）

七、术后处理

参见本书第十三章"急性胰腺炎手术"有关内容。

八、术后并发症的防治

参见本书第十三章"急性胰腺炎手术"有关内容。

（王天宝　曹景玉）

第十五章 胰腺假性囊肿手术

胰腺假性囊肿多见于急性胰腺炎、外伤或慢性胰腺炎之后,为含有胰酶的胰液外漏和坏死组织积聚,刺激周围腹膜、网膜和浆膜组织增生,形成纤维包膜而形成囊肿;囊壁为肉芽或纤维组织构成,无上皮细胞结构,故称为假性囊肿。患者出现上腹疼痛、食欲不振、腹胀及消化不良等,合并感染时可有发热;查体见上腹部囊性感肿物,光滑,不移动,合并感染时可有触痛。强化CT检查可明确囊肿大小、位置、囊壁厚度与周围脏器的关系,胰腺病变,胆管系统有无结石或梗阻以及有无脾动脉假性动脉瘤等,为手术提供重要信息。B超在确定囊内分隔方面不仅优于CT检查,而且可探测液体内的固体物质,并可行细针穿刺活检。术前ERCP可显示囊肿和胰管是否相通、胰管有无结石或局限性扩张、胆管有无狭窄或结石。发生于急性胰腺炎和胰腺外伤之后的假性囊肿约70%可自行消退,但直径>6 cm、厚壁、持续时间超过4~6周的假性囊肿吸收困难;而继发于慢性胰腺炎的假性囊肿多与胰管堵塞有关,多不可自行吸收。文献报道596例胰腺假性囊肿患者术前并发症发生率如下:感染(14%),破裂(6.8%),出血(6.5%),胆总管梗阻(6.3%),胃肠道梗阻(2.6%)。

胰腺假性囊肿手术方式包括:①外引流术,适用于感染性囊肿、囊肿破裂及囊壁未成熟的假性囊肿,可用含有抗生素的生理盐水持续囊肿灌洗。361例假性囊肿外引流术死亡率为10%,17%发生消化道瘘,复发率16%,术后感染率10%,术后出血率7%。②胰体尾切除术或联合脾切除术,适用于胰体尾部较小的囊肿;胰十二指肠切除术适用于胰头内假性囊肿。117例切除术手术死亡率为8%,4%发生术后出血,复发率为1%。③内引流术,包括囊肿胃吻合术、囊肿十二指肠吻合术和囊肿空肠Roux-en-Y吻合术。795例内引流术手术死亡率为5%,术后感染率为8%,复发率为6%,5%出现术后出血,4%发生消化道瘘。胰腺假性囊肿内引流术是目前最常用的手术方法,本章予以重点讨论。

一、适应证

(1)持续疼痛难以忍受。
(2)存在6周以上成熟囊肿,直径>6 cm。
(3)压迫症状,如胆管或胃、十二指肠梗阻。

二、手术策略

(1)3%~5%的胰腺囊性病变为胰腺囊腺瘤或胰腺囊腺癌,由于内压增加,亦可导致其囊壁内皮细胞不连续,从而误诊为假性囊肿。另外,与胰管相通的假性囊肿也可出现部分囊壁上皮化现象,因此,术前和术中应排除胰腺囊性肿瘤可能性。如患者无急性胰腺炎和腹部外伤病史,CEA和CA19-9升高,B超检查显示囊肿内存在分隔,穿刺液淀粉酶无明显升高而CEA和CA19-9升高,此时高度怀疑为囊性肿瘤,术中务必切取大块囊壁组织行快速冰冻病理检查,以资诊断。

(2)胰腺假性囊肿内引流术基本原则为就近引流、打开分隔、切除部分囊壁、低位吻合及吻合口足够大。

(3)开腹后应探查囊肿有无搏动,具有搏动性提示可能为脾动脉假性动脉瘤破裂,可予以穿刺,确定吸出液不含血液,方可行内引流术。穿刺液行淀粉酶、CEA、CA19-9、细菌培养、药敏实验及生化常规检查。一般而言,囊肿存在超过6周,其囊壁厚度和韧度足以胜任吻合术所需。术中应确认囊壁韧度,并切除3 cm×4 cm大小囊壁行术中快速冰冻病理检查,以排除囊腺瘤或囊腺癌;椭圆形切除部分囊壁亦可减少吻合口过早闭合的可能性。

（4）应用腹腔镜、膀胱镜或胆管镜检查囊腔内有无血凝块、坏死组织、乳头状突起或假性动脉瘤。囊腔内胶冻样物，不一定为脓液，可行革兰染色，如无细菌，可清除囊腔内容物，行内引流术；如为脓肿，清除脓液后行外引流术。如为假性动脉瘤，应将囊肿和假性动脉瘤一并切除，缝扎止血加外引流术或填塞止血，而不能行内引流术。乳头状突起应行术中快速冰冻病理检查，如证实为肿瘤性病变，应行囊腺瘤或囊腺癌切除术。

（5）引流方式取决于囊肿位置及其与周围脏器的关系。当囊肿与胃后壁紧密粘连或突向胃后壁时，可采用囊肿胃吻合术，囊肿留置胃管并予以冲洗，本术式可因引流不畅或吻合口闭塞而导致囊肿复发与感染。对于来源于胰体尾部囊肿，靠近左侧横结肠，最好选用囊肿空肠Roux-en-Y吻合术，这是一种理想的手术方式。如果同时存在慢性胰腺炎胰管扩张，可同时行胰管空肠吻合术；对于胆总管完全堵塞的患者，亦可行胆肠吻合术，此时要求Roux臂盲端朝向胰尾侧。与十二指肠紧密粘连的囊肿，可行囊肿十二指肠吻合术，此时亦难以采用其他手术方法。术时可经十二指肠大乳头置入硅胶管，到达胆总管，作为手术指引，以防损伤Oddi括约肌和胆总管；术毕行十二指肠减压对预防十二指肠漏颇有裨益，可将胃管置于十二指肠内或行蘑菇头橡胶引流管十二指肠引流术，并将大网膜覆盖在十二指肠切口和引流管周围。

（6）由于胰腺假性囊肿的囊壁为肉芽组织，无上皮细胞，和肠管吻合后，无论吻合口大小，日久必将完全闭合而失去内引流作用。文献报道，7例假性囊肿患者胃吻合术后7 d行胃肠管造影，均未发现造影剂进入囊肿。为防止吻合口过早闭合，经吻合口将28F橡胶引流管置于囊肿内，再穿出胃前壁或Roux臂空肠壁，穿出处予以荷包缝合并与腹壁妥善固定，将引流管引出体外。此管具有内、外引流双重作用，减少胰漏、囊肿复发与感染的发生率，待术后1~2周，无引流液引出后，将其拔除。

（7）黄疸患者可能由于囊肿压迫胆总管，但术前和术中亦应排除胆总管结石和胰头部纤维化压迫胆总管所致。术前ERCP可提供胆总管内有无结石等信息，可行术中胆管造影。如发现胆管结石，则行取石术；如为胰头部纤维化导致胆总管堵塞，可行胆总管空肠端侧或侧侧吻合术，亦可于术后行内窥镜下胆总管支架置入术。

三、术前处理

（1）术前行强化CT及B超检查，明确囊肿位置、大小和与周围脏器的关系，可行B超引导下穿刺活检，利于与囊性肿瘤相鉴别。大约20%患者存在多发性囊肿，多见于慢性胰腺炎患者。ERCP了解胰管和囊肿是否相通，但具有诱发囊肿感染的风险，因此，必须给予抗生素，检查后2 d内行手术治疗。

（2）对于怀疑脾动脉假性动脉瘤者，术前行血管造影检查，并可行栓塞治疗。

（3）术前钡餐检查了解十二指肠有无梗阻，可很好显示囊肿和胃的比邻关系，指导术式选择。

（4）术前留置胃管。

（5）围手术期给予抗生素。

四、麻醉与体位

气管内插管全身麻醉，平卧位。

五、手术步骤

1. 假性囊肿胃吻合术

（1）取上腹部正中、旁正中或双肋缘下切口均可，充分显露上腹部。于胃前壁缝置两根牵引线，纵行切开胃前壁浆肌层，3-0 Dexon线黏膜下缝扎止血，切开黏膜层，打开胃腔，清除胃液（图15-1）。

（2）于胃后壁囊肿最突出部位行细针穿刺，如吸出血液，可能为假性动脉瘤，改行假性动脉瘤切除术；如为清亮液体，则行内引流术。穿刺液行淀粉酶、细菌培养和肿瘤标志物等检查。椭圆形切除3 cm×5 cm的胃后壁，进而切除囊肿前壁，行术中快速冰冻病理检查，以排除囊腺瘤或囊腺癌（图15-2）。

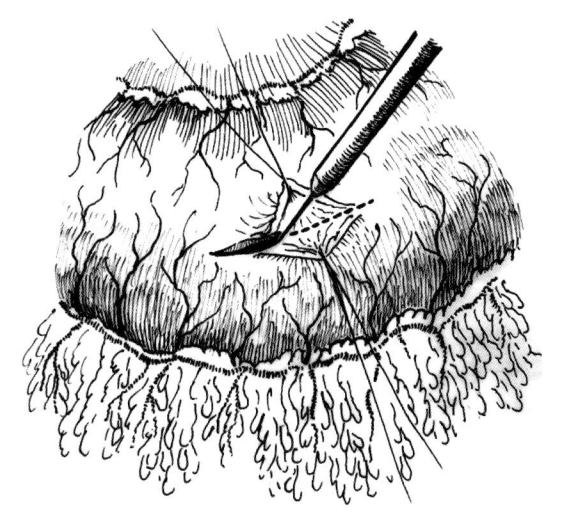

图15-1　切开胃前壁

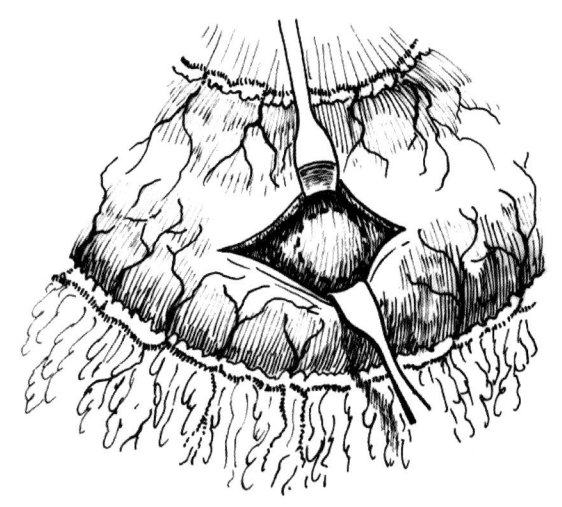

图15-2　切开胃后壁和囊壁

（3）胃壁和囊肿切缘彻底止血，清除囊肿内容物，坏死破碎组织清除应轻柔，与囊壁粘连紧密组织可不予清除，以免囊壁出血。腹腔镜、膀胱镜或胆管镜观察全部囊腔内壁，明确有无结节样突起或肿瘤，必要时行快速冰冻病理检查（图15-3）。

（4）用3-0 Dexon线连续锁边缝合囊肿和胃后壁，锁边线位于胃侧，以利于压迫止血。为更好引流囊肿，可将胃管置入其中，从而达到内、外引流的效果（图15-4）。

（5）胃前壁切口内层用可吸收线连续缝合，外层1-0丝线间断浆肌层包埋；也可用GIA完成切口闭合，出血点予以缝扎止血，再行浆肌层包埋处理（图15-5）。

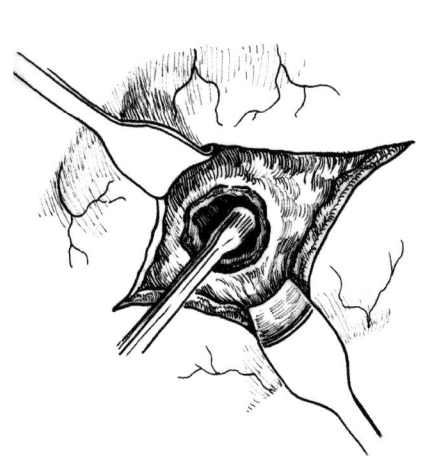

图15-3　清除囊内液体

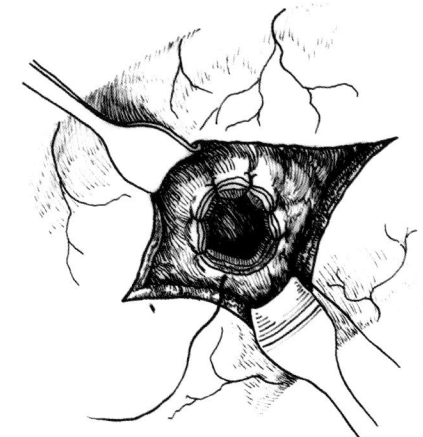

图15-4　囊肿胃吻合

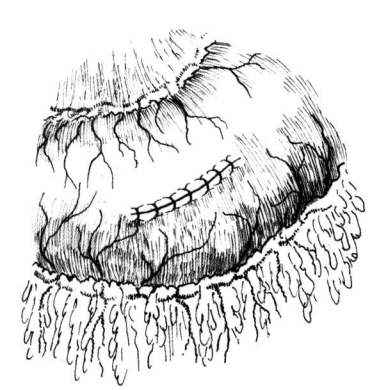

图15-5　关闭胃前壁切口

2. 假性囊肿十二指肠吻合术

（1）采用Kocher切口，游离十二指肠，以利于切开和缝合。缝置两根牵引线，纵行切开十二指肠前外侧壁，切口长3～5 cm，十二指肠切口彻底缝扎止血（图15-6、图15-7）。

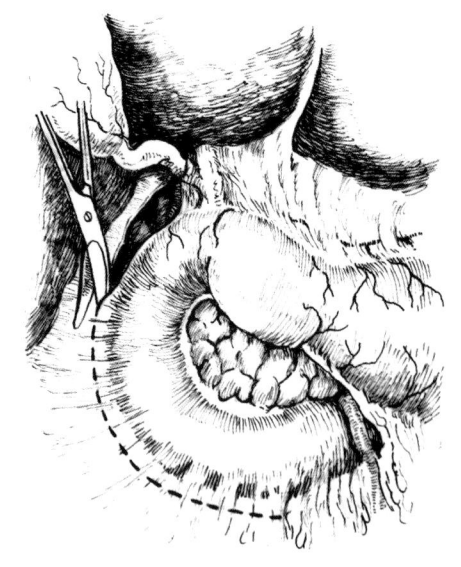

图15-6　Kocher切口

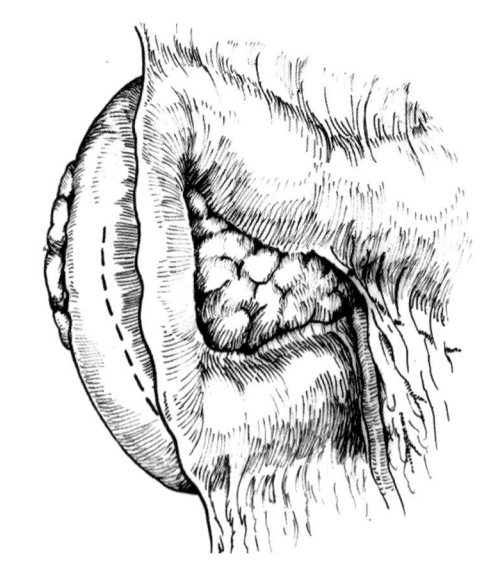

图15-7　十二指肠切开线

（2）牵开十二指肠切口，探查囊肿，可用细针穿刺或术中B超检查。显露十二指肠乳头，置入导管，明确胆总管通畅，作为手术指引，避免乳头和胆总管损伤。电刀圆盘状切开囊肿表面十二指肠及囊壁，直径约2 cm，切缘彻底止血，囊壁行术中冰冻病理检查（图15-8）。

（3）清除囊肿内容物，检查整个囊肿内壁同前述。3-0 Dexon线缝合囊壁和十二指肠后壁切口，将胃管置入十二指肠，以利于减压，促进十二指肠切口愈合，减少胃肠道漏的发生（图15-9、图15-10）。

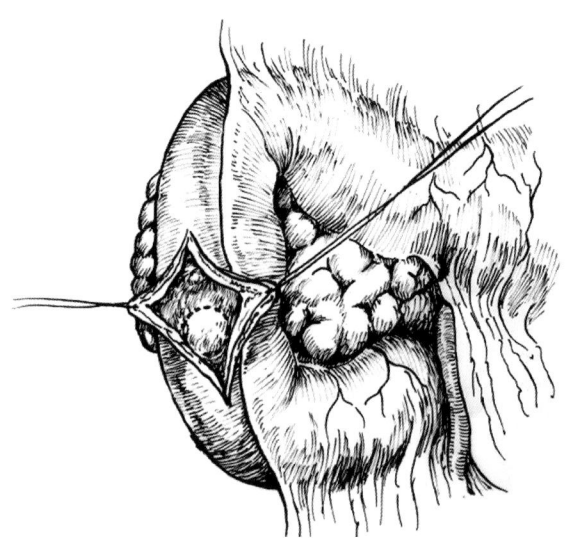

图15-8　牵开十二指肠切口

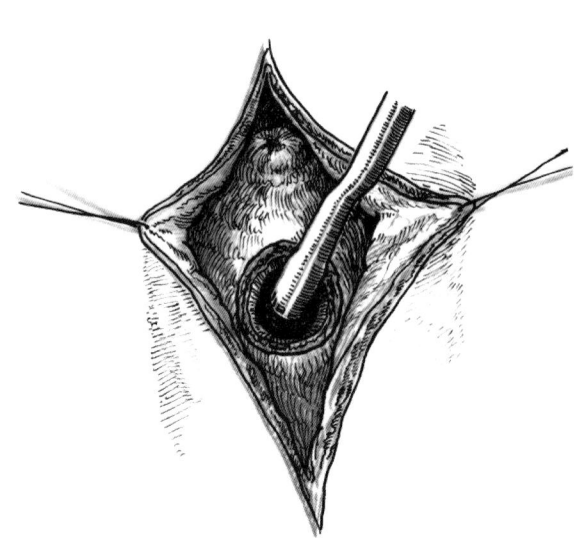

图15-9　清除囊内积液

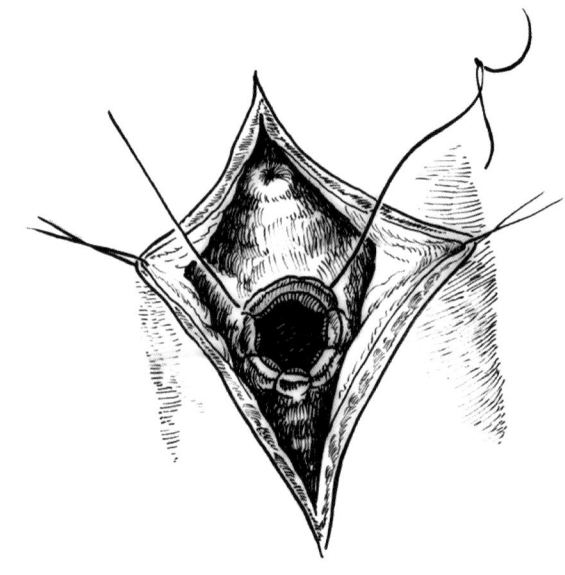

图15-10　囊肿与十二指肠吻合

（4）1-0丝线横行间断缝合关闭十二指肠前壁切口，如有可能再行浆肌层包埋，于其外侧放置28F橡胶引流管。如果十二指肠前壁切口缝合关闭不满意，可行蘑菇头橡胶引流管十二指肠引流术，并行营养性空肠造口术，一旦发生十二指肠漏，可行肠内营养支持。将大网膜覆盖于十二指肠切口和引流管周围（图15-11）。

3.假性囊肿空肠Roux-en-Y吻合术

（1）提起横结肠，于中结肠血管左侧无血管区囊肿突出部位缝置两根牵引线，细针穿刺或术中B超定位囊肿，用电刀于囊肿低位开窗，大小约3 cm×4 cm，囊壁行快速冰冻病理检查，囊腔检查同前述（图15-12、图15-13）。

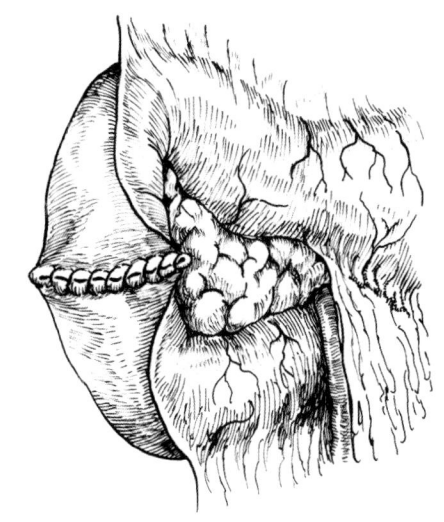

图15-11 关闭十二指肠前壁切口

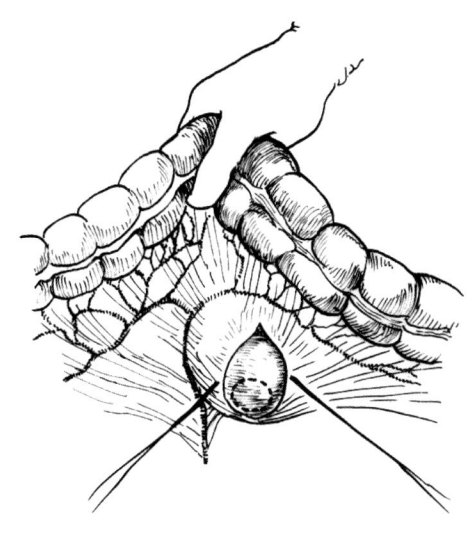

图15-12 显露囊肿

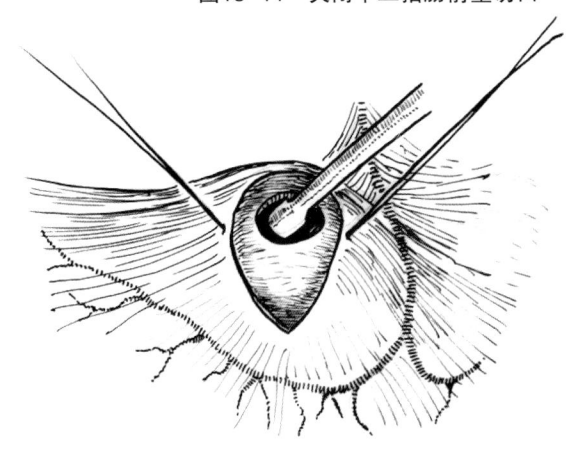

图15-13 清除囊内积液

（2）Roux臂空肠准备参见本书第十章第七节"全胃切除术消化道重建"有关内容。行囊肿空肠侧端或侧侧两层吻合（图15-14、图15-15）。距此吻合口约60 cm处行输入襻和Roux臂空肠端侧或侧侧吻合，并将两肠襻向头侧并行，间断浆肌层缝合4~5针。

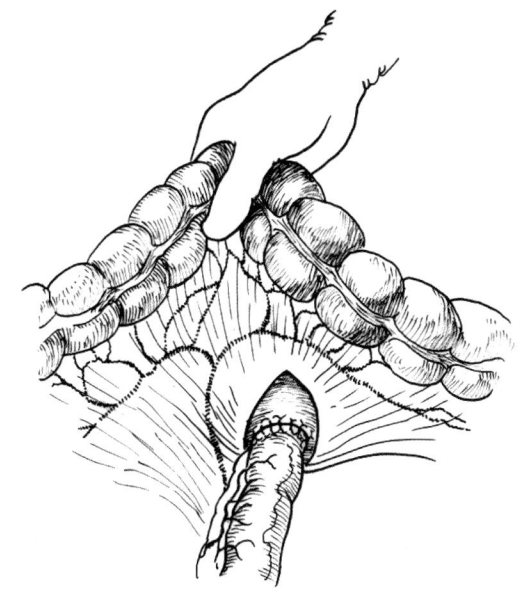

图15-14 囊肿空肠侧端吻合

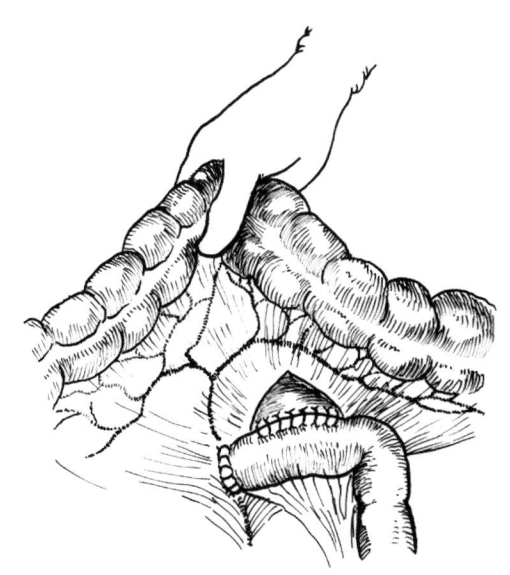

图15-15 囊肿空肠侧侧吻合

（3）如需同时引流胆管和胰管，应打开胃结肠韧带，进入小网膜囊，显露囊肿和胰腺。经中结肠血管左侧横结肠系膜无血管区上提Roux臂，其盲端位于胰尾侧，完成囊肿空肠吻合，进而完成胆总管空肠吻合或胰管空肠吻合术。为防止内疝形成，间断缝合关闭以下3个间隙：①横结肠系膜裂孔；②横结肠系膜下方、Roux臂肠襻系膜后方和后腹膜前方间隙；③输入襻和Roux臂肠襻系膜之间裂隙。

六、术中应急处理

（1）术中发现囊肿内存在脾动脉假性动脉瘤伴或不伴出血，此时不能行内引流术，争取将囊肿和假性动脉瘤一并切除；伴有出血者可予以缝扎止血或纱布填塞压迫止血，术后可行血管造影栓塞治疗。

（2）如囊壁活检证实为囊腺瘤或囊腺癌，也不能行内引流术，应行囊腺瘤切除或囊腺癌根治性切除术。

七、术后处理

（1）胃管置于囊肿之内行冲洗或十二指肠内减压者，留置时间1~2周，禁食期间予以肠外营养支持。

（2）其他参见本书第十三章"急性胰腺炎手术"和第十六章"胰十二指肠切除术"有关内容。

八、术后并发症的防治

1. 囊肿感染　内引流术囊肿感染率约为8%，多为胃肠道内容物进入囊腔内不能排出而诱发感染。预防方法包括：吻合口足够大，确保引流通畅；推迟进食时间；Roux臂空肠长度达60 cm，以有效防止食物反流；术中证实感染性囊肿时改行外引流术，或者经吻合口放置28F橡胶引流管同时行内、外引流术。处理方法：给予抗生素、禁饮食、肠外营养支持及体位引流，无效时再次手术，行外引流术。

2. 囊肿复发　内引流术复发率为6%，为吻合口过小、未切除部分囊壁或吻合口过早闭合所致。需切除约3 cm×5 cm囊壁，将胃管置入囊肿并延迟拔除时间，亦可将28F橡胶引流管一端经吻合口置入囊腔，另一端经胃壁或空肠壁穿出后引出体外，从而行囊肿内、外引流术。一旦诊断复发，应再次手术，扩大吻合口，同时行囊肿内、外引流术。

3. 囊肿出血　内引流术后吻合口或囊壁出血发生率为5%，更多见于囊肿胃吻合术患者，为胃酸腐蚀囊壁血管所致。少量出血可予以非手术治疗，但以积极的手术止血为妥，以免大出血导致更严重的结果。

4. 胃肠道漏（瘘）　内引流术胃肠道漏发生率约为4%，多见于囊肿十二指肠吻合术患者，与营养不良、感染和手术操作有关。其诊治措施参见本书第十章"胃癌根治术"、第十二章"十二指肠癌手术"和第十六章"胰十二指肠切除术"有关内容。

（王天宝）

第十六章　胰十二指肠切除术

　　1898年，意大利外科医生Alessandro Codivilla首次描述胰十二指肠切除术，而德国外科医生Walther Kausch于1909年第一次为1例壶腹周围癌患者成功实施此手术。1935年，美国外科医生Allen Whipple分两期完成胰十二指肠切除术，并对此术式予以改进，Whipple又于1940年一期完成胰十二指肠切除术，自此逐渐流行并被命名为Whipple手术。本术式设计基于胰头和十二指肠均为胃十二指肠动脉及胰十二指肠下动脉供血，切断此两条血管必须将胰头和十二指肠一并切除，否则将导致十二指肠缺血坏死。原始Whipple手术消化道重建顺序为胆肠、胰肠和胃肠，而目前多采用胰肠、胆肠及胃肠顺序，后者亦称为Child手术。与Whipple手术相比，全胰腺切除术并未改善生存率，可能与后者导致的严重糖尿病有关。Whipple手术后胰漏和腹腔感染可能需要全胰腺切除术（包括脾脏），以控制感染扩散和避免其他致死性并发症。1978年，Traverso和Longmire报道了保留幽门的胰十二指肠切除术（pylorus preserving pancreatoduodenectomy，PPPD），亦称为Traverso-Longmire手术，为欧洲外科医生所推崇，术后患者胃排空得以控制，体重恢复理想，适用于肿瘤未侵犯胃幽门和大、小弯侧淋巴结无转移的患者。2007年，循证医学证实PPPD与Whipple手术相比，手术时间减少72 min，出血减少284 mL，输血减少0.66 U，而并发症、围手术死亡率和长期生存率并无差别。文献报道，在每年完成16例以上Whipple手术的医疗单位手术死亡率为3.8%，而每年不足1例的医疗单位手术死亡率高达16.3%。约翰·霍普金斯（John Hopkins）医院650例连续Whipple手术资料显示：手术死亡率1.4%，再次手术率4%，总的并发症发生率41%（胃瘫19%，胰漏14%，切口感染10%，腹腔脓肿5%，胆管炎5%，肺炎3%，胆漏3%，胰腺炎2%及吻合口溃疡1%），术后平均住院天数16.5 d（6～88 d）；526例Whipple手术1年生存率为65%，5年生存率为18%，中位生存时间18个月；而37例全胰腺切除术1年生存率为50%，5年生存率为4%，中位生存时间11个月。证实Whipple手术远期疗效优于全胰腺切除术。

一、适应证

　　1. **胰头癌**　手术切除是唯一可治愈胰腺癌的治疗方式，但80%以上的患者在入院时已失去手术根治的机会。约有72.7%（441/607）的胰腺癌患者出现区域淋巴结转移（N1），与无区域淋巴结转移（N0）组相比，1年生存率、5年生存率和中位生存时间（月）明显下降（61% vs. 68%，14% vs. 22%，16 vs. 20）。完全切除（R0切除）率为70.7%，与非R0切除组相比，1年生存率、5年生存率和中位生存时间（月）明显增加（69% vs. 49%，21% vs. 6%，19 vs. 12）。肿瘤直径≥3 cm者占55.7%，与直径<3 cm组相比1年生存率、5年生存率和中位生存时间（月）明显下降（56% vs. 72%，12% vs. 22%，14 vs. 21）。因此胰十二指肠R0切除、肿瘤体积小及淋巴结无转移有利于长期生存，非R0切除对胰腺癌的生存无益。2014年NCCN指南能否切除标准如下：

　　（1）可切除指征包括：①无远处转移；②腹腔干、肝固有动脉和肠系膜上动脉（SMA）周围脂肪层清晰；③肠系膜上静脉（SMV）/门静脉通畅无扭曲。

　　（2）有可能切除指征

　　1）无远处转移。

　　2）侵犯门静脉或SWV，伴扭曲、狭窄或闭塞，切除后有足够的远、近侧血管行血管重建。

　　3）肿瘤围绕胃十二指肠动脉，侵及小段肝固有动脉或紧邻此动脉，腹腔动脉未受侵犯。

　　4）肿瘤紧邻肠系膜上动脉，包绕其前方不超过180°。

　　（3）无法切除指征

　　1）胰头癌：有远处转移；肿瘤围绕SMA＞180°，或侵犯腹腔干（任何度数）；SMV/门静脉闭塞且无法重建；肿瘤侵犯或围绕腹主动脉。

2）胰体癌：有远处转移；肿瘤围绕SMA或腹腔干＞180°；SMV/门静脉闭塞且无法重建；肿瘤侵犯腹主动脉。

3）胰尾癌：有远处转移；肿瘤围绕SMA或腹腔干＞180°。

4）淋巴结状态：淋巴结转移范围超出手术所能切除的范围视作不可切除。

2. 十二指肠癌。

3. 壶腹周围癌。

4. 下段胆管癌。

5. 局限于胰头部有症状的慢性胰腺炎。

6. 胰头部假性囊肿。

7. 胰头部囊腺瘤或囊腺癌。

8. 胃窦癌或结肠癌侵犯十二指肠和（或）胰头部，联合胰十二指肠切除术可获得根治性效果者。

9. 十二指肠和胰头严重损伤。

10. 难以局部切除的胰头部神经内分泌肿瘤（NETs）。

11. 胰头部实性假乳头状瘤（solid-pseudopapillary neoplasm，SPN） 一种罕见的具有潜在恶性的胰腺肿瘤，占所有胰腺肿瘤的1%～2%，89%为女性患者，平均年龄为32岁，81%患者出现腹部疼痛，肿瘤平均直径为4.5 cm，淋巴结和远处转移率为10%～15%，R0切除是其主要的治疗手段。

二、手术策略

（1）胰腺癌大体类型：60%～70%的胰腺导管腺癌位于胰腺头部，少部分位于胰腺体尾，多为孤立性病灶，大体表现为质硬、边界不清的肿块，切面呈实性、黄白色，出血和坏死少见，切面有时可见微囊肿（图16-1、图16-2）。

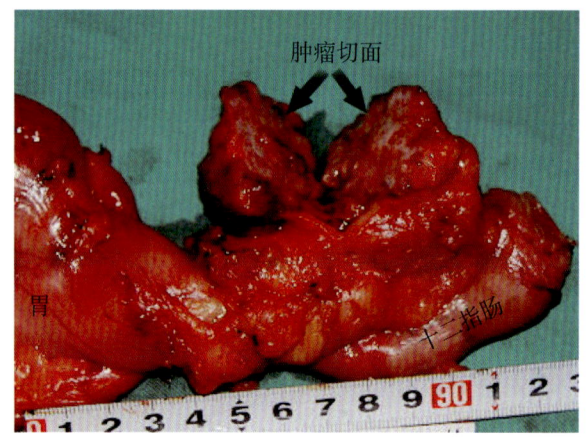

图16-1 胰头癌大体

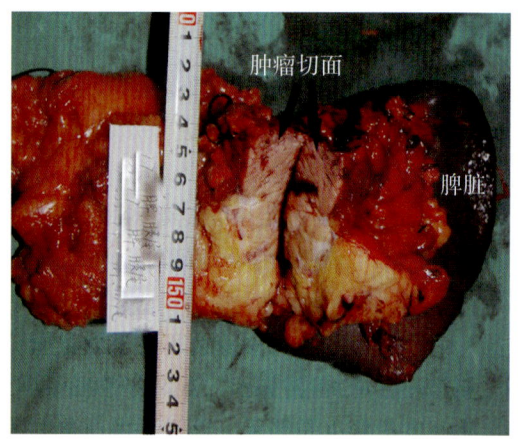

图16-2 胰体尾癌大体

（2）胰腺癌组织病理诊断：最常见为胰腺导管癌，腺泡细胞癌少见，还有罕见的胰腺浆液性、黏液性囊性肿瘤中的恶性肿瘤，如浆液性囊腺癌及黏液性囊腺癌（图16-3至图16-7）。

（3）胰腺癌TNM分期

1）原发肿瘤（T）

TX：原发肿瘤无法评估；

T0：没有原发肿瘤证据；

Tis：原位癌；

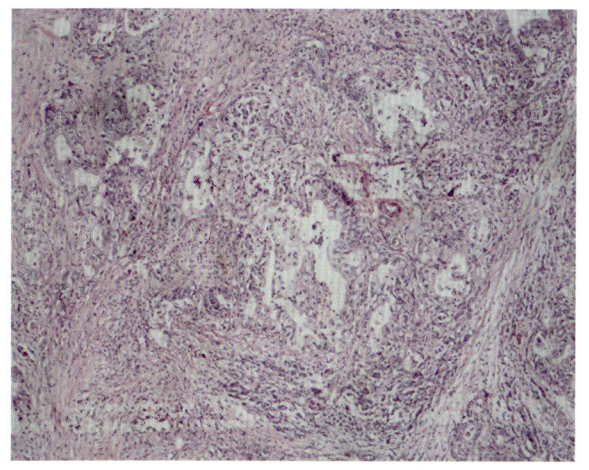

正常的胰腺组织被异型的不规则导管结构浸润破坏，导管内衬异型明显的癌细胞

图16-3　中分化胰腺导管腺癌

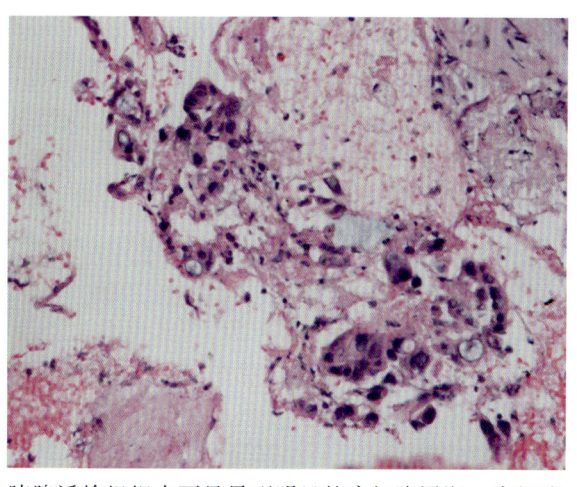

胰腺活检组织中可见异型明显的癌细胞浸润，癌细胞排列呈模糊的条索状结构

图16-4　胰腺低分化腺癌

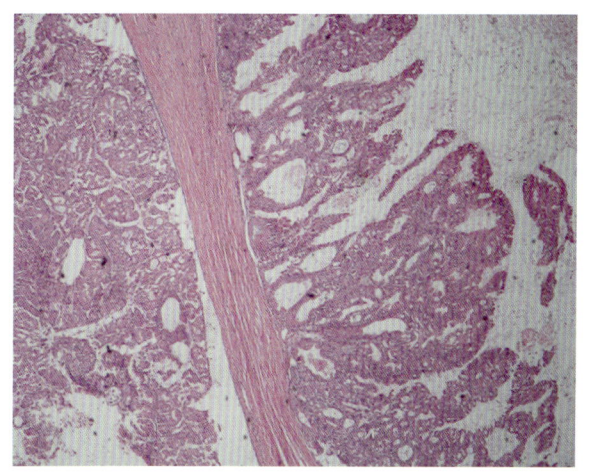

扩张囊腔的囊壁结构可见衬附的异型腺体结构或乳头状结构

图16-5　浆液性囊腺癌

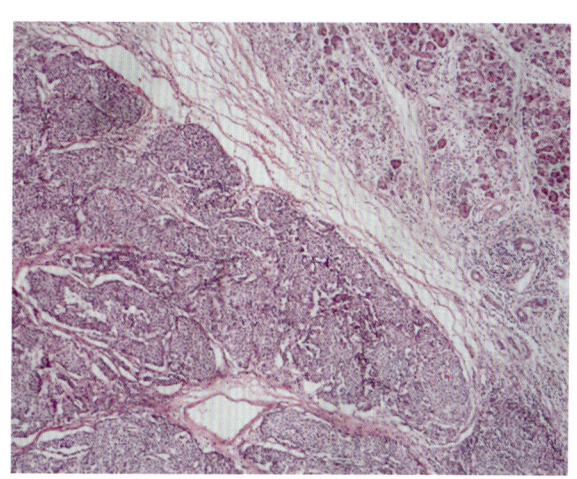

正常的胰腺组织内可见浸润的巢团状肿瘤性腺泡结构

图16-6　胰腺腺泡细胞癌

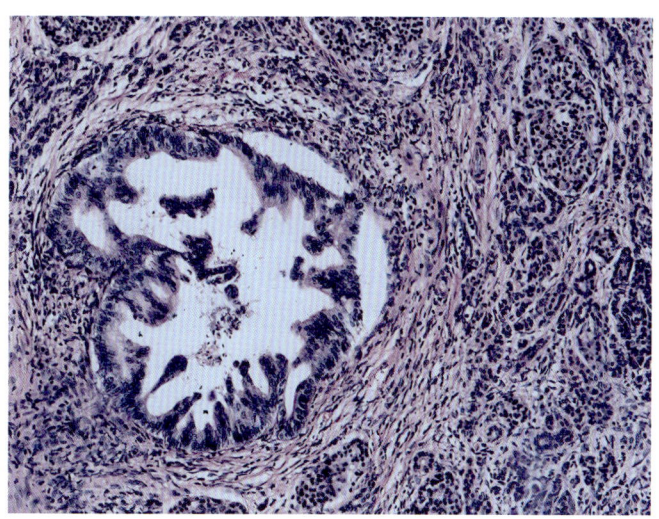

富含黏液的高柱状上皮细胞核有明显的异型性，腺腔不规则，在胰腺实质内呈浸润性生长

图16-7　胰腺黏液性囊腺癌

T1：肿瘤局限于胰腺内，最大直径≤2 cm；

T2：肿瘤局限于胰腺内，最大直径＞2 cm；

T3：肿瘤侵犯至胰腺外，但未累及腹腔干或肠系膜上动脉；

T4：肿瘤累及腹腔干或肠系膜上动脉（原发肿瘤不可切除）。

2）区域淋巴结（N，要求至少获得10枚淋巴结）

NX：区域淋巴结无法评估；

N0：无区域淋巴结转移；

N1：有区域淋巴结转移。

3）远处转移（M）

MX：远处转移无法评估；

M0：无远处转移；

M1：有远处转移。

4）分期

0期：TisN0M0；

ⅠA期：T1N0M0；

ⅠB期：T2N0M0；

ⅡA期：T3N0M0；

ⅡB期：T1N1M0，T2N1M0，T3N1M0；

Ⅲ期：T4任何N、M0；

Ⅳ期：任何T、任何N、M1。

（4）淋巴结清扫：日本胰病协会（JPS）的分组标准（第4版，1993）将胰腺周围的淋巴结分为18组：1~6，胃周；7，胃左动脉周围；8，肝总动脉周围（8a，前上方；8p，后方）；9，腹腔干周围；10，脾门；11，脾动脉周围；12，肝十二指肠韧带中（12h，肝门；12a1，肝动脉上半部分；12a2，肝动脉下半部分；12b1，胆管上端；12b2，胆管下端；12p1，门静脉后上；12p2，门静脉后下；12c，胆囊管）；13，胰十二指肠后（13a，壶腹部以上；13b，壶腹部以下）；14，肠系膜上静脉（14v）及肠系膜上动脉周围（14a，肠系膜上动脉根部；14b，胰十二指肠下动脉根部；14c，中结肠动脉根部；14d，空肠动脉的第一条分支处）；15，中结肠动脉；16，主动脉旁（16a1，膈肌的主动脉裂孔周围；16a2，从腹腔干上缘到左肾静脉下缘；16b1，从左肾静脉下缘到肠系膜下动脉上缘；16b2，肠系膜下动脉上缘至髂总动脉分叉处）；17，胰十二指肠前（17a，壶腹部以上；17b，壶腹部以下）；18，胰体尾下缘。胰头癌和胰体尾部癌淋巴结分站见表16-1。

表16-1 胰头癌和胰体尾部癌淋巴结分站

肿瘤部位	第一站	第二站	第三站
胰头癌	6，8a，8p，12a2，12p2，12b2，13a，13b，14b，14c，14d，14v，17a，17b	9，11，12a1，12p1，12b1，12c，14a，15，16a2，16b1，18	1，2，3，4，5，7，10，12h，16a1，16b2
胰体尾部癌	8a，8p，9，10，11，18	7，12a2，12p2，12b2，13a，13b，14a，14b，14c，14d，14v，15，16a2，16b1，17a，17b	1，2，3，4，5，6，12h，12a1，12p1，12b1，12c，16a1，16b2

胰头癌淋巴结阳性率为56%~78.6%，胰体尾癌为47%~83%，直径＜2 cm的胰腺癌约50%出现淋巴结转移。胰头癌转移频率较高的淋巴结为13、17、14a、16、12、8、11组，而胰体尾癌为8、9、10、11、14、16、18组。第6组淋巴结转移率为2.3%~14.4%，PPPD仅适用于胃周淋巴结没有转移胰头癌患者。标准的胰头癌

淋巴结清扫范围包括位于十二指肠和胰腺、肝十二指肠韧带右侧、肠系膜下动脉右侧及胰十二指肠前、后间隙的淋巴结。扩大手术是指清扫第一站及第二站以远淋巴结的胰腺切除术，或者是清扫第一站淋巴结并行胰腺周围脏器（或组织）广泛切除的胰腺切除术。约翰·霍普金斯医院前瞻性随机对照实验结果显示，扩大淋巴结清扫术未能延长1年、3年及5年随访时的平均生存时间，而术后腹泻发病率有所增加，其他文献报告类似结果，因此，不推荐行扩大的淋巴结清扫术。胰腺癌一旦出现标准的胰头癌淋巴结清扫范围之外的区域淋巴结转移，即为全身性疾病，清扫与否与预后无关，除非临床试验，Whipple手术时不主张行扩大的淋巴结清扫术。

（5）手术关键步骤：①肿物定性与探查能否切除；②切除病灶和有关脏器；③消化道重建。探查主要是了解肿瘤与下腔静脉、腹主动脉、肠系膜上静脉及门静脉有无癌性粘连；有无腹水、肝转移及淋巴结转移，综合评估能否根治性切除。本术式需要切除的器官组织包括：30%～50%的远端胃、全部十二指肠、胆囊、远侧胆总管、胰头、胰颈、钩突、近侧10～15 cm空肠及相应淋巴结（图16-8）。

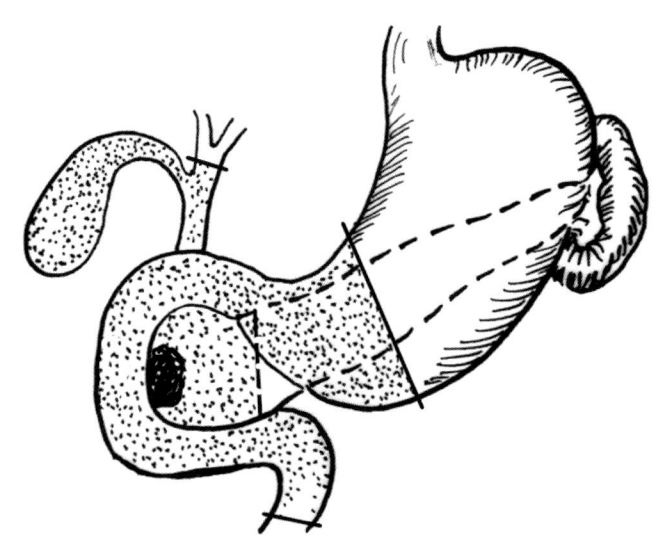

图16-8　切除范围

（6）术中判断肿瘤性质：行术中胆管造影，以了解胆总管有无结石或肿物、受压情况以及肝内、外胆管扩张情况。术中胆管镜检查可明确诊断胆管结石和胆管癌。十二指肠及其乳头部肿瘤可切开十二指肠侧壁，直接活检。对于胰头部肿物，可用专用切割活检穿刺针经十二指肠两层肠壁穿刺，取4条组织活检，此方法可减少胰漏的发生率。对于胰腺表面肿物，亦可行楔形切取部分肿瘤送检。基于有症状的胰头部肿物，即使为慢性胰腺炎，也有手术指征，因此，无须过分强调术前确切病理诊断的必要性。

（7）显露肠系膜上静脉：常用的方法是沿中结肠静脉向胰颈方向分离，其根部汇入肠系膜上静脉；另一种方法是沿胃网膜右静脉或副右结肠静脉追踪至胃结肠静脉干，后者向左侧汇入肠系膜下静脉（图10-25）；切开胰颈下方腹膜，其下方即为肠系膜下静脉；切开十二指肠水平部前方横结肠系膜，仔细分离即可发现肠系膜下静脉。在明确肠系膜下静脉之前，所有的静脉均不可结扎切断，以防损伤肠系膜下静脉，但副右结肠静脉、胃网膜右静脉应尽早切断并妥善结扎，以免撕裂出血。

（8）判断能否切除：切断胃十二指肠动脉和胃右动脉，游离胆总管，显露门静脉。在胰颈和门静脉及肠系膜下静脉之间无血管分支，如无肿瘤浸润，可用"花生米"分离，术者示指可以对合；如有阻力切勿施加暴力，以防静脉撕裂，导致术中大出血，此时由于胰颈尚未切开，止血极为困难。如怀疑为静脉壁局部受侵或部分切除静脉可行端端吻合或血管移植术者，可采用以下方法：行Kocher切口，游离十二指肠和胰头部，排除肿瘤侵犯下腔静脉；先不处理胆囊、胆总管和空肠；切断远端胃；切断胰颈部；如果切除部分静脉或静脉壁可获得根治性效果，则切除部分静脉壁或一段静脉，行修补、对端吻合或自体血管移植术；否则，可行胰体尾切除、胰头侧断端止血及胰管结扎，胃对端吻合并胰床放置引流管。

（9）分离胰头和门静脉及肠系膜上动脉、静脉。胰头有6～8支小静脉汇入门静脉及肠系膜下静脉，其中较大的为头侧的胰十二指肠上静脉和足侧的胰十二指肠下静脉，每支静脉均应单独结扎后切断。胰头和肠系膜上动脉之间的小动脉分支亦应单独结扎切断，最大支是位于胰头下缘的胰十二指肠下动脉，需妥善结扎（图16-34、图16-35）。

（10）切除钩突：钩突位于肠系膜下动脉、静脉后方，将肠系膜下静脉用血管拉钩轻柔牵向左侧，术者示指置于钩突后方，拇指置于胰头部，向右侧稍加用力，即可显露钩突。一般钩突为片状结构，部分患者较小甚至缺如，末端有时可见板状纤维结构。逐支结扎钩突与肠系膜下动脉、静脉之间的血管支，直至将钩突完整切除，从而达到R0根治切除之目的（图16-36）。

（11）消化道重建：按胰、胆、胃与空肠吻合顺序不同，分为Child术（胰肠、胆肠、胃肠）、Whipple术（胆肠、胰肠、胃肠）和Cattell术（胃肠、胰肠、胆肠），在我国及欧美国家以Child术为主，日本Child术虽逐渐增加，但Cattell术仍应用较多，本章重点讲解Child术（图16-9至图16-11）。

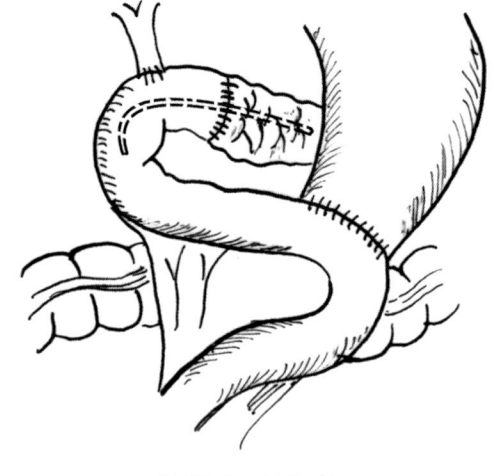

图16-9　Child术

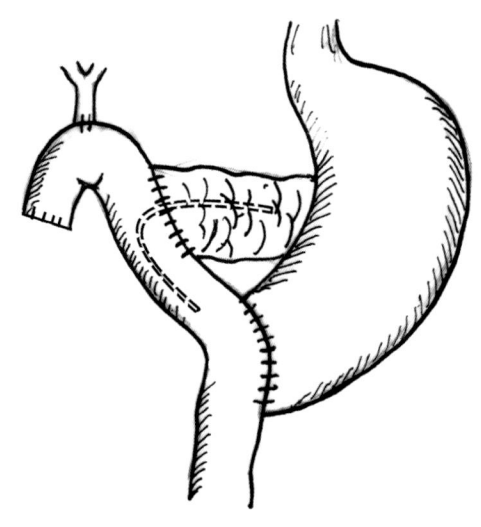

图16-10　Whipple术

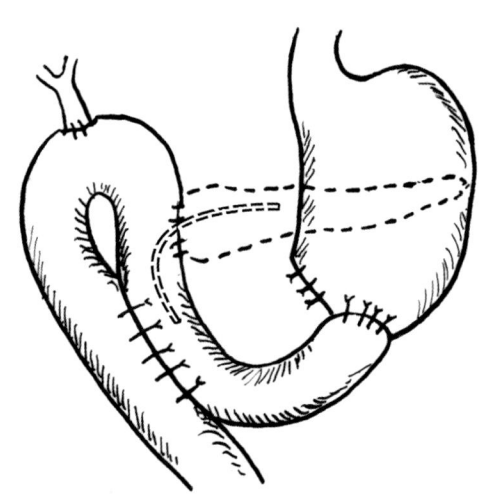

图16-11　Cattell术

（12）残胰处理方式：为减少术后胰漏，目前临床应用几种残胰处理方式为胰肠端侧黏膜吻合术（图16-12）、胰肠端端套入法（图16-13）、捆绑式胰肠吻合术（图16-14）、胰胃植入式吻合术（图16-15）、胰

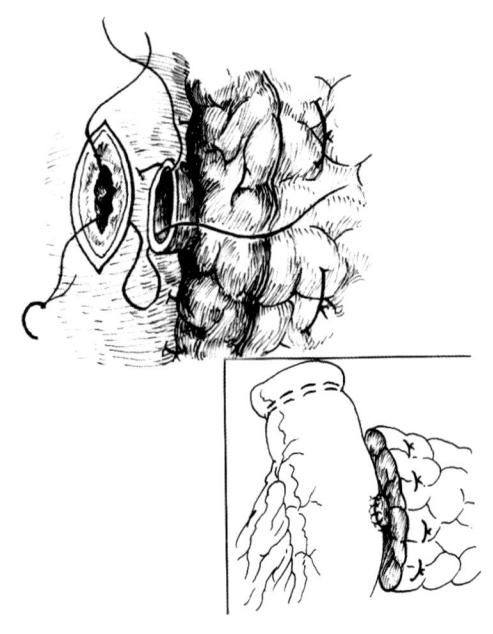

图16-12　胰肠端侧黏膜吻合术

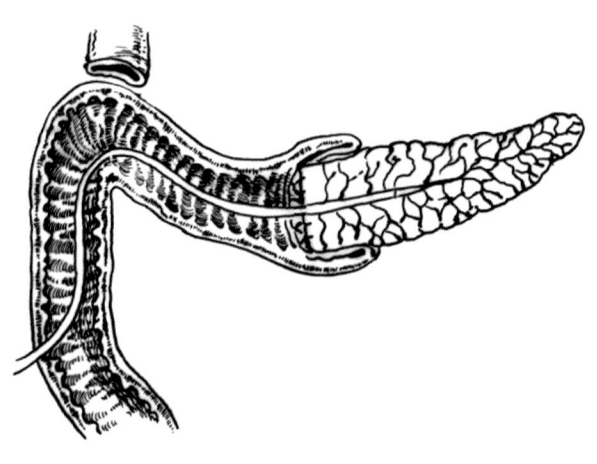

图16-13　胰肠端端套入法

管胃黏膜吻合术（图16-16）、全胰切除术（图16-17）及胰管结扎、堵塞术。具体操作要点及其优、缺点见表16-2，其中全胰切除术及胰管结扎、堵塞术因其后期并发症较多且严重，目前基本已摈弃。胰肠端侧黏膜吻合术、胰肠端端套入术及胰胃植入式吻合术后胰漏发生率为0~20%，彭淑牖报道捆绑式胰肠吻合术800例胰漏发生率为0，但尚未见循证医学支持的优于其他术式的残胰处理方法。至于选择哪种残胰处理方式，应根据术者的经验及术中残胰的具体情况而定。

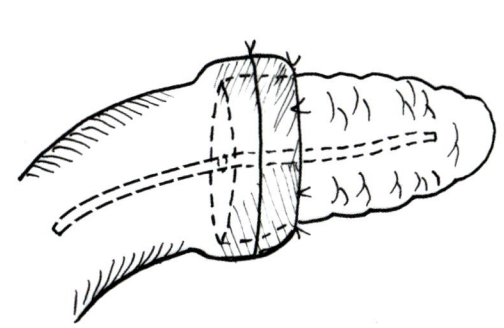

图16-14　捆绑式胰肠吻合术

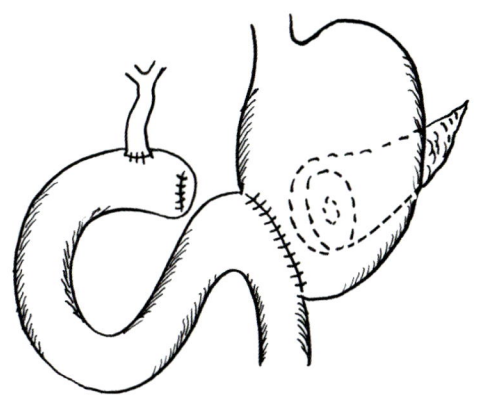

图16-15　胰胃植入式吻合术

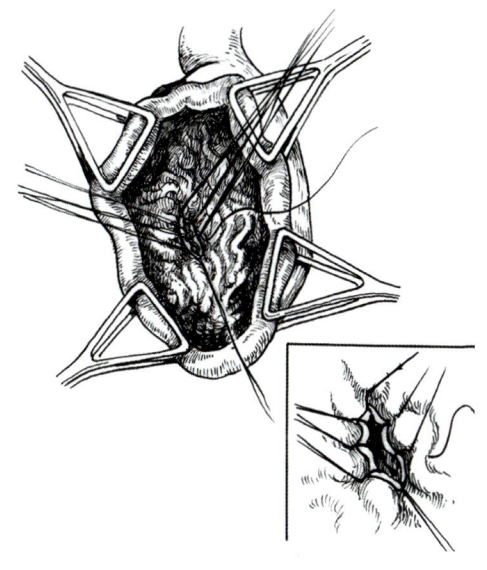

图16-16　胰管胃黏膜吻合术

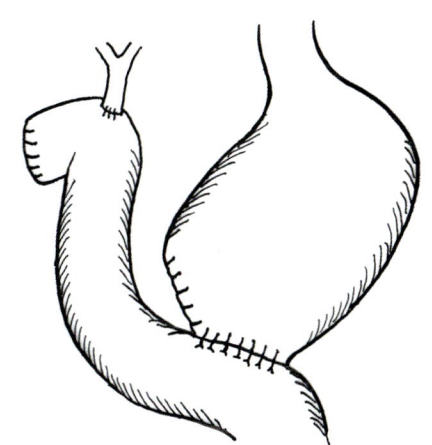

图16-17　全胰切除术

表16-2　常见残胰处理方式操作要点及其优、缺点

术式	操作要点	优点	缺点
胰肠端侧黏膜吻合术	1. 距空肠关闭端2~3 cm行胰腺断端后缘与空肠浆肌层间断缝合 2. 于对应空肠壁处剪一个与胰管直径相仿的小孔 3. 行胰管与空肠全层3-0丝线间断缝合4~6针 4. 胰管内置硅胶管接体外引流，3-0丝线固定于胰管 5. 空肠浆肌层与胰腺断端前缘间断缝合 6. 距胰肠吻合口10~15 cm做胆肠端侧吻合 7. 距胆肠吻合约40 cm处做胃肠吻合 8. 可行胃造口、营养性空肠造口 9. 放置双腔引流管	1. 胰管空肠黏膜吻合易愈合 2. 胰腺残面为空肠壁覆盖，减少感染、出血与胰漏	缝合技术的要求较高，黏膜对黏膜吻合较困难

续表

术式	操作要点	优点	缺点
胰肠端端套入术	1. 胰腺断端游离3~4 cm 2. 胰腺背面距断端2~3 cm处与空肠相应位置浆肌层间断缝合 3. 空肠断端与胰腺断端后缘1号丝线缝合 4. 胰管内可放置硅胶引流管 5. 再缝合胰腺断端前缘与空肠断端前壁 6. 距胰腺断端2~3 cm的胰腺前面被膜与相应部位空肠浆肌层1号丝线缝合 7. 距胰肠吻合口10~15 cm处做胆肠端侧吻合 8. 距胆肠吻合口约40 cm处做胃肠吻合 9. 可行胃造口、营养性空肠造口 10. 放置双腔引流管	1. 技术要求较简便 2. 不必寻找胰管 3. 不做胰管与肠黏膜吻合	1. 易造成胰腺及其被膜撕裂 2. 胰液积聚于双层吻合之间的间隙 3. 双层吻合使吻合口组织的血运受影响 4. 套入后的系膜侧空肠易受压缺血 5. 胰腺断端明显大于空肠时套入困难
捆绑式胰肠吻合术	1. 套入空肠断端外翻3 cm，电凝或石炭酸破坏黏膜层 2. 胰腺断端与空肠黏膜层间断缝合 3. 空肠浆肌层翻回，套入胰腺断端3 cm 4. 空肠浆肌层与胰被膜1号丝线间断缝合数针 5. 于近空肠断端两根直动脉之间的系膜上穿7号丝线，环绕空肠结扎 6. 结扎松紧度以捆绑环尚可置入中号血管钳端为宜 7. 距胰肠吻合口10~15 cm处做胆肠端侧吻合 8. 距胆肠吻合口约40 cm处做胃肠吻合 9. 可行胃造口、营养性空肠造口 10. 放置双腔引流管	1. 胰腺断端与肠黏膜缝合，浆肌层完整 2. 去黏膜面空肠丧失分泌功能，与胰腺紧贴并愈合 3. 捆绑致胰肠相粘连，有效阻断胰液渗出至腹腔 4. 不需胰管插管及胰管黏膜吻合	胰腺断端明显大于空肠时套入困难
胰胃植入式吻合术	1. 切除远端胃1/4~1/3 2. 胰腺残端游离3 cm 3. 胰腺切面间断缝合止血，上、下两角缝牵引线 4. 胃后壁距胃残端5~6 cm处浆肌层与距胰腺残端腹侧面2 cm处间断缝合固定 5. 做一个与胰腺断面平行且长度相应切口，打开胃断端，将胰腺残端拉入胃内，行胃切缘全层与胰腺切缘间断内翻缝合 6. 距胃胰吻合口2 cm处胃后壁浆肌层与距胰腺残端背面2 cm处间断缝合 7. 距胰胃吻合口10~15 cm处做胆肠端侧吻合 8. 距胆肠吻合口约40 cm处做胃肠吻合 9. 可行胃造口、营养性空肠造口 10. 放置双腔引流管	1. 两者相邻，吻合方便，张力小 2. 胃血供丰富 3. 胃壁韧厚，易缝合 4. 胰酶在酸性的条件下不易激活，碱性胰液预防胃溃疡 5. 胃肠减压清除胃液、胰液，降低吻合口的张力 6. 胃镜可了解胰管通畅性，行胰腺外分泌功能检测及内镜的外科治疗 7. 胰腺残端过大不影响吻合	1. 胰腺残端与胃吻合易成角，引起术后顽固呃逆及呕吐 2. 胃壁增厚、黏膜水肿、吻合口收缩等，使胰管开口堵塞，导致胰腺萎缩 3. 胰酶延迟激活，影响消化和吸收
胰管胃黏膜吻合术	1. 切除远端胃1/4~1/3 2. 胰腺残端游离3 cm，胰腺切面间断缝合 3. 保留较长胰管，缝2针牵引线 4. 胃后壁距胃残端5~6 cm处浆肌层与胰腺残端间断缝合 5. 胃后壁做一个与胰管长度相应切口，打开胃断端，经此切口牵拉胰管牵引线，将胰管残端拉入胃内，行胃全层与胰管间断缝合 6. 胃浆肌层与胰腺残端间断缝合 7. 距胰胃吻合口10~15 cm处做胆肠端侧吻合 8. 距胆肠吻合口约40 cm处做胃肠吻合 9. 可行胃造口、营养性空肠造口 10. 放置双腔引流管	同"胰胃植入式吻合术"	同"胰胃植入式吻合术"

续表

术式	操作要点	优点	缺点
全胰切除术	1. 切除全部胰腺，无须胰肠吻合 2. 做胆肠端侧吻合 3. 距胆肠吻合口约40 cm处做胃肠吻合 4. 可行胃造口、营养性空肠造口 5. 放置双腔引流管	1. 杜绝胰漏 2. 操作简单	1. 消化功能障碍 2. 糖尿病
胰管结扎、堵塞术	1. 胰管结扎和（或）栓塞 2. 做胆肠端侧吻合 3. 距胆肠吻合口约40 cm处做胃肠吻合 4. 可行胃造口、营养性空肠造口 5. 放置双腔引流管	1. 基本无胰漏 2. 操作简单	1. 胰腺炎 2. 消化功能障碍 3. 内分泌功能受损，糖尿病

（13）残胰状态与胰肠吻合方法选择：对于胰管扩张及胰腺实质较韧者，吻合较为可靠，可选用胰管和空肠黏膜或胃黏膜吻合方式；胰管无扩张及胰腺柔软患者，可行套入式胰肠吻合术、捆绑式胰肠吻合术或胰胃植入式吻合术；如胰腺过于粗大者，可选用胰肠端侧套入式吻合术、胰胃植入式吻合术，或将胰腺上、下缘部分切除后行捆绑式胰肠吻合术。术者应根据术中具体情况，结合自己临床经验，选择适宜的胰肠吻合方法。

（14）胰肠端侧吻合时，空肠盲端长度以2~3 cm为宜，切勿过长。胰肠吻合口与胆肠吻合口距离10~15 cm，过长易于导致空肠扭转。胃肠吻合与胆肠吻合的距离约40 cm，可有效防止食物反流。

（15）胆总管不扩张情况下的胆肠吻合术：正常胆总管直径6~8 mm，胆肠吻合较为困难，而且易于出现术后吻合口狭窄。斜行切断胆总管、三角形切除部分胆总管前壁（Cheatle技术）或胆总管远端封闭行胆总管空肠侧侧吻合术等可增加吻合口径，均是可选择的方法之一。但有部分胰腺外科专家主张胆肠吻合口需达到2 cm，可惜临床所见胆总管很少扩张至2 cm。胆囊空肠吻合往往由于Heister瓣的存在而导致胆汁排泄不畅，患者出现梗阻性黄疸及胆管感染，可能需二次手术治疗。Etala应用血管钳破坏Heister瓣，使胆囊管管径增加，将胆囊自胆囊床游离，行胆囊空肠侧侧吻合，术后胆汁引流通畅。扩张的胆总管与空肠吻合可不置入T管或硅胶引流管，但正常甚至狭窄的胆总管应置入T管，一方面减少因吻合困难而导致的胆肠吻合口漏；另一方面T管可作为预防吻合口狭窄的支架，减少远期令医生头痛的因狭窄而必须行二次手术的问题。

（16）胰管内置入硅胶管引流胰液对减少胰漏颇有裨益，至于行内引流或外引流依术者经验而定，但为防止术中操作导致胰管引流管脱落，应用不吸收线将胰管和硅胶管固定2针，如此亦可避免术后胰管过早脱落之虞。外引流硅胶管开放2~3周，无胰漏时则停止引流。Etala报道胰管胃黏膜吻合术后，由于胃肠黏膜可以再生，而胰管黏膜无再生能力，因此，过早拔除引流管可导致胃肠道黏膜愈合而堵塞胰管；一般愈合时间为6~8周，本术式胰管引流管拔管时间为术后10~12周。

（17）保留幽门的Whipple术：多数有经验的外科医生强调本术式仅适用于胰头部良性病变。1943年，英国外科医生Watson首次为1例壶腹癌患者实施此手术，预后良好。1978年，Traverso和Longmire报道2例保留幽门的Whipple术（PPPD），因此，PPPD又被称为Traverso-Longmire手术。本术式优点：保留胃的储存和搅拌功能、避免胃切除和迷走神经切断的并发症、幽门功能得以保存、患者营养状况较好、节省手术时间、减少出血及输血量。十二指肠空肠吻合口与胆肠吻合口的距离可减少至20 cm，以减少吻合口溃疡的发生率。Traverso-Longmire手术后胃排空障碍多见，其原因可能为十二指肠空肠吻合口水肿、幽门迷走神经损伤、吻合口对幽门功能干扰、十二指肠残端缺血、术后胰漏及腹腔感染等，因此，最好行术中胃造口，代替胃肠减压管，待胃排空功能恢复后将其拔除。为便于术后早期行肠内营养支持，应加做营养性空肠造口术。

（18）结肠前或后吻合：为避免术后复发对空肠的影响，应选结肠前吻合。另外，结肠后吻合需缝合关闭3个裂隙，以防内疝形成，无疑增加手术时间，因此，笔者全部采用结肠前胃肠道重建。

（19）充分利用大网膜：Whipple术后常见并发症为胰漏，单纯胰液对周围组织腐蚀作用不大，但如果合并胆漏，胆汁激活胰酶酶原，进而导致很强的腐蚀作用，部分术后腹腔感染和大出血均与此有关。术中可将大网膜包绕胰肠吻合口周围和覆盖在术野大血管表面，可减少胰肠吻合口漏的发生率，即使发生胰漏，大网膜将胆汁和胰液分开，降低胰液腐蚀作用，减少腹腔感染和大出血的发生率。

（20）术毕大量温生理盐水冲洗腹腔，清除残留积液，在肝下经温氏孔达胰肠吻合口放置双腔引流管。关于双腔引流管负压吸引问题，有术者喜欢用持续负压吸引，但有两个问题：一是负压难以维持在低水平，过大负压对吻合口愈合不利，还有导致出血的风险；二是持续负压将周围组织吸入侧孔，导致其坏死感染，而且拔除极为困难。按照快速康复外科要求，患者应尽早下床活动，持续负压吸引会限制患者下床走动，相应增加肺炎等并发症，延缓患者身体康复。笔者的经验是用小负压瓶吸引，每间隔2 h轻压负压瓶，打开进气孔，液体自会顺畅流出，然后关闭进气孔，未发生引流不畅导致腹腔积液问题，拔管极为容易，患者活动自如。但发生胆漏或胰漏时，持续负压吸引是必需的，而且必要时予以生理盐水冲洗。如无双腔引流管，要在胆肠及胰肠吻合口附近放置两条橡胶引流管，多剪侧孔，以备胰漏或胆漏时冲洗引流之用，左、右膈下各放置一根橡胶引流管。

（21）术中保温问题在国内是一个长期被忽视的问题，研究发现，手术持续到2 h即出现低体温，在复温时，儿茶酚胺和肾上腺素分泌增加，增强应激反应。如术中体温正常，可减少手术应激，保护器官功能，降低切口感染率，减少室性心动过速、负氮平衡及患者不适感。主要措施：手术室温度20～25℃、患者头部及下肢保暖、输入液体、腹腔灌洗液及麻醉气体加温。

（22）标准手术时间为6 h。

三、术前处理

（1）术前告知患者及其家属手术可能采取的方案、围手术期处理措施，能够减轻患者的恐惧及焦虑情绪，以利于患者能够更好地配合医护人员完成手术。使患者及其家属完全理解手术方式、风险及术后并发症，术前签署手术知情同意书。

（2）检测胸部正侧位片、胃镜、全消化道钡餐、心电图、心功能、肺功能、血气分析、血常规、凝血功能、肾功能、血糖、生化、HIV、巨细胞病毒（CMV）及梅毒等检查。

（3）肌内注射维生素K以纠正低凝血酶原血症，其他心、肺、肝、肾脏功能及凝血功能不全者予以相应处理。

（4）糖尿病患者应复查空腹血糖、三餐后2 h血糖、糖化血红蛋白及OGTT实验。术前1～3 d改用胰岛素控制血糖，理想的空腹血糖值为6～11.1 mmol/L，围手术期具体血糖控制方法见本书第一章第六节"围手术期糖尿病的处理"有关内容。

（5）腹部强化CT或MRI扫描。评估肿瘤大小与周围血管及脏器的关系，了解有无腹水、淋巴结或肝脏等远处转移，综合临床资料评估可切除性。2014年NCCN指南对胰腺癌能否切除的判断标准见前述。

（6）纠正水、电解质及酸碱平衡紊乱。由于胰腺癌等肿瘤引起肠道和胆管梗阻，患者进食困难、呕吐、洗胃、梗阻性黄疸、肝肾综合征、PTCD或ERCP处理，均易于导致水、电解质及酸碱平衡紊乱，参考生化及血气分析结果，予以纠正。

（7）高胆红素血症与Whipple手术围手术期死亡率相关，但伴有梗阻性黄疸患者术前能否采用PTCD或ERCP行胆管引流以降低围手术期死亡率尚无定论。1999年，Memorial Sloan-Kettering Cancer Center（MSKCC）回顾性分析240例Whipple手术患者，其中53%接受术前胆管减压处理，反而增加包括死亡在内的术后并发症。最近一项多中心随机对照实验显示术前减压组严重并发症发生率增加2倍，而手术相关并发症、住院时间和围手术期死亡率大致相同，因此，多数学者不主张术前胆管减压。但对于有胆管炎症状、发热、明显瘙痒且估计手术推迟时间超过1周者，在积极术前准备的同时，行减黄处理对患者或有裨益。

（8）NRS2002评分并予以肠外营养支持。恶性肿瘤患者NRS2002评分证实，约30%患者处于营养不良的状态，术前应给予适当的营养支持。能口服者可添加肠内营养剂；不能口服者，则给予肠外营养支持。

（9）手术有可能涉及结肠，另外伴发糖尿病患者大便干结甚至便秘，术前可口服复方聚乙二醇电解质散，清除肠道内积存大便，利于患者康复。

（10）术前过早禁食、禁水可导致低血糖，补液量增加，应激反应加重，内稳态失衡，并产生术后胰岛素抵抗。研究发现胃排空固体食物为6 h，液体排空为2 h，术前短时间禁食，不增加术中反流、误吸或术后并发症，术前2 h口服200 mL碳水化合物，促进合成代谢，减少术后胰岛素抵抗，维持肌肉组织功能及氮平衡。

（11）术前晚可给予口服镇静催眠药，以利于患者休息。

（12）为减少应激性溃疡，手术前1天口服质子泵抑制剂如埃索美拉唑镁肠溶片20 mg。

（13）备血。本术式创伤大，患者本身可能存在凝血功能障碍，术中有损伤血管导致大出血的风险，术前应充分准备浓缩红细胞、新鲜血浆及胶体液。

（14）麻醉后留置胃管及导尿管，术前30 min静脉给予第三代头孢类抗生素，手术超过3 h或出血＞1 500 mL，追加1次抗生素。

（15）准备血管吻合器械、血管缝线、空肠营养管及双腔引流管。

（16）建立通畅的上腔静脉补液通道，准备输液加压设备，以备术中大出血抢救之用。

（17）建立动脉测压系统，可实时确切了解患者血压动态变化，保证手术安全。

四、麻醉与体位

采用气管内插管全身麻醉，平卧位，右侧腰背部垫小枕，以利于手术暴露。

五、手术步骤

（1）手术切口：根据术者习惯而不同，可采用上腹部人字形切口，切口距肋缘2～3 cm，先自右侧开始，必要时向左侧肋缘下延伸，切断肝圆韧带，切口向上、下方牵拉，该切口大致平行于胰腺，暴露较好，过度肥胖者宜采用此切口，相对其他手术切口暴露较好，而且创伤程度尚可接受（图16-18）；也可采用右侧经腹直肌切口，一般要达到脐下4～5 cm，以获得良好的暴露，术中如暴露困难，可加做一横切口，但后者将影响切口愈合（图16-19）。

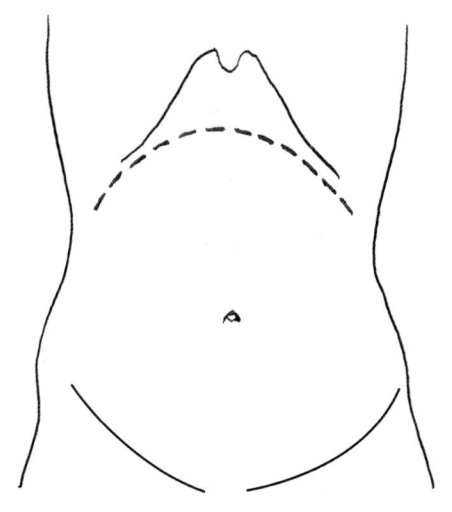

图16-18 上腹部人字形切口

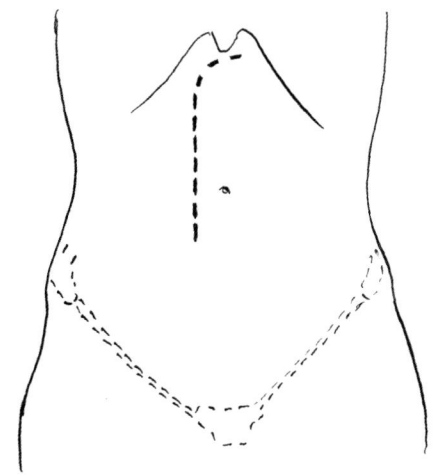

图16-19 右侧经腹直肌切口

（2）探查腹腔：注意有无腹水，遵循由远及近的原则，依次探查腹膜、大网膜、盆腔、卵巢、小肠及其系膜、肝脏、脾脏、胃及肝十二指肠韧带有无转移。提起横结肠及其系膜，探查其根部淋巴结及腹腔淋巴结有无转移。上述部位如存在转移灶，说明根治性手术已不可能。最后初步探查病灶部位、大小、质地及其与周围脏器的关系（术前无病理者可行术中活检）、十二指肠及胰头周围有无肿大淋巴结。无远处转移且局部病变活动的肿瘤有可能根治性切除，进行下一步手术。如果并发梗阻性黄疸，胆囊肿大影响手术者，可先于胆囊底穿刺,将胆汁吸出,以利于探查及手术。

（3）探查病灶：切断肝结肠韧带及胃结肠韧带,游离肝曲结肠,显露十二指肠,切断胰头和横结肠系膜间的疏松结缔组织,以利于探查肿物与胰腺的关系（图16-20）。

（4）切开十二指肠外侧腹膜,即Kocher切口,上方延续至肝十二指肠韧带,下方延续至十二指肠水平部下方的结肠系膜根部。如无肿瘤侵犯,十二指肠及胰头后方与下腔静脉和腹主动脉之间为疏松结缔组织,极易分离。将十二指肠降部连同胰腺头部向中线游离,在肿瘤未侵犯下腔静脉和腹主动脉的情况下,可进行下一步手术。如已侵犯固定,则应放弃根治性手术（图16-21、图16-22）。

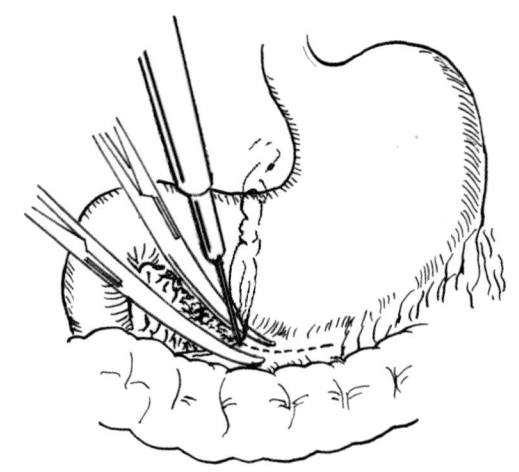

图16-20　打开胃结肠韧带

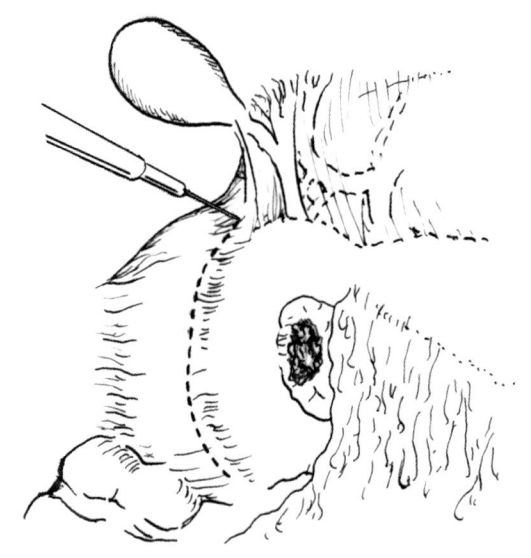

图16-21　Kocher切口

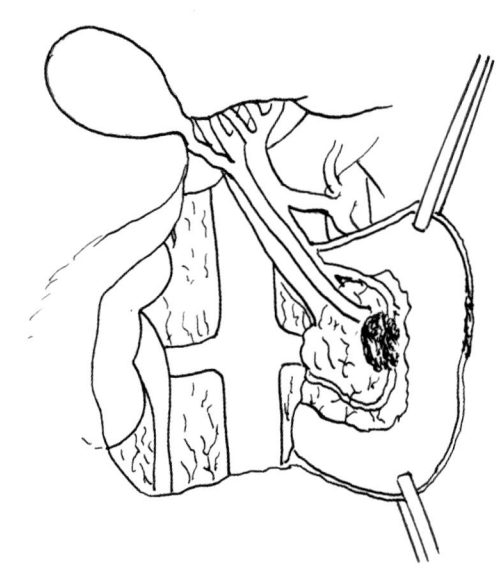

图16-22　探查胰头后方

（5）术者左手示指置于胰头后方,拇指置于胰头前方,确认肿瘤与胰腺及其钩突的关系,此时亦可初步估计肿瘤和门静脉及肠系膜上静脉是否有粘连侵犯（图16-23）。

（6）沿结肠中静脉或胃结肠静脉干追踪至肠系膜上静脉。一般胰腺颈部和肠系膜上静脉间无血管分支,可用顿头血管钳或示指钝性分离。如无阻挡,则提示肠系膜上静脉未受侵犯;否则,说明肠系膜上静脉已受侵犯,手术困难。如无血管切除吻合的技术保障,应停止手术（图16-24）。

（7）清除腹腔动脉干周围No.9组淋巴结,解剖肝总动脉,清除No.8a组淋巴结,显露胃十二指肠动脉及胃右动脉,分别予以妥善结扎切断,两断端均予以双重结扎,

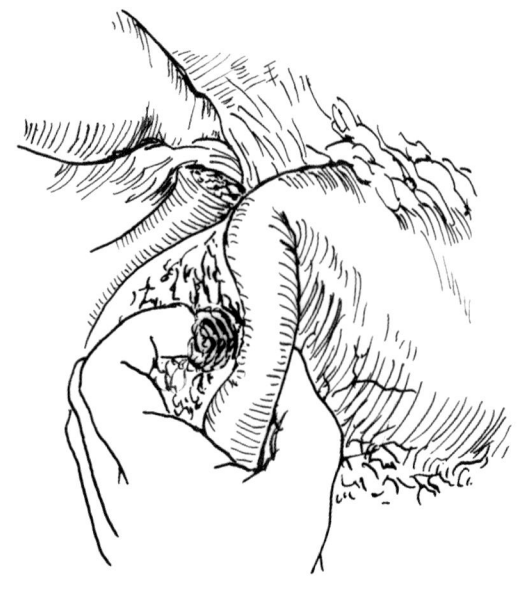

图16-23　确定钩突是否受累

近心侧血管残端最好达0.5~1 cm。自肝缘下方切开肝十二指肠韧带，切除其前叶，清除No.12b组及No.12a组淋巴结，吊带将肝固有动脉牵向左侧。进而游离胆总管，吊带将其牵向右侧，将门静脉前方脂肪淋巴组织一并清除，如此则易于探查门静脉（图16-25）。

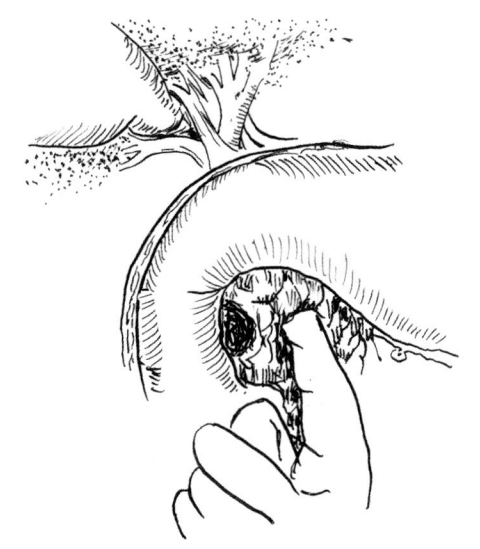

图16-24 探查肠系膜上静脉是否受累

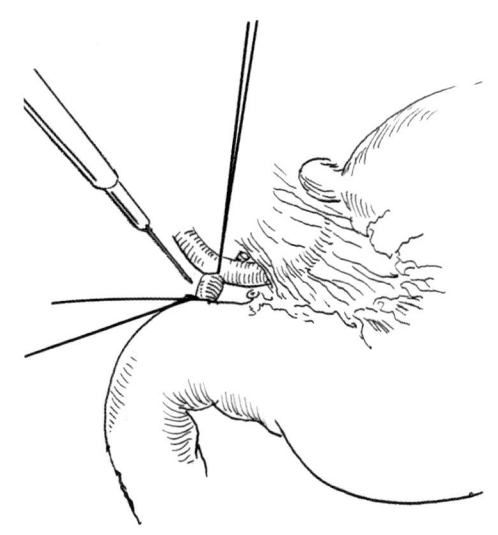

图16-25 结扎胃十二指肠动脉

（8）在胰颈后方与门静脉之间，用左手示指或顿头血管钳向肠系膜上静脉方向分离，如可以和由下方伸入的右手示指顺利会师，则说明肿瘤和门静脉系统无侵犯，可如期进行下一步器官切除；如不能会合，仅为部分侵犯，切除部分门静脉壁可达到根治性手术效果者，也可进行下一步操作；如大范围侵犯，需切除一段门静脉方可达到根治性切除，在有血管切除重建的技术保障下，可行门静脉部分切除的胰十二指肠切除术；否则应停止手术。亦有学者认为肿瘤如已侵犯门静脉，则已为晚期恶性肿瘤，手术不可能获得根治性效果，勉强扩大手术，难以使患者受益，反而增加并发症及死亡率，改行姑息性手术是明智之举（图16-26）。此时切勿用暴力，以防撕裂门静脉，或是用血管钳将门静脉壁顶起后误切，导致术中大出血。

（9）切断胃体：胃切除范围大小取决于患者年龄及其胃酸高低，由于目前临床很少测定胃酸，只能参考年龄以决定胃切除范围，50岁以上者切除远侧1/3胃，小于50岁者切除1/2远侧胃。为减少吻合口溃疡的发生，切除1/2远侧胃或者加做迷走神经切断术对患者可能更为有利。自肝缘下切除小网膜，清除No.5组淋巴结；纵行分段切断结扎大网膜至预切除线处，并游离足够空间以上置胃钳和十二指肠钳。离断胃体，口侧断端纱布包裹后置于左上腹，待行胃肠吻合术；远切缘予以安尔碘消毒，牵向右下方，显露胆总管（图16-27）。

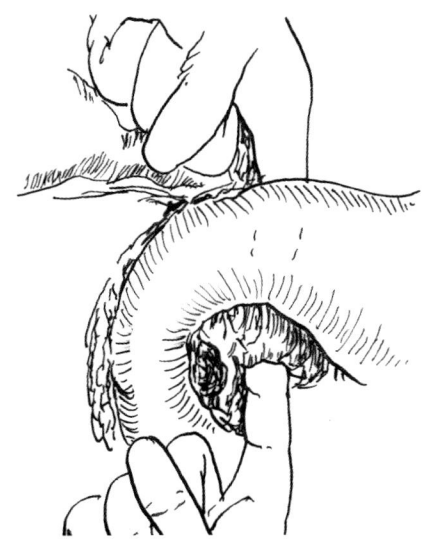

图16-26 探查门静脉是否受累

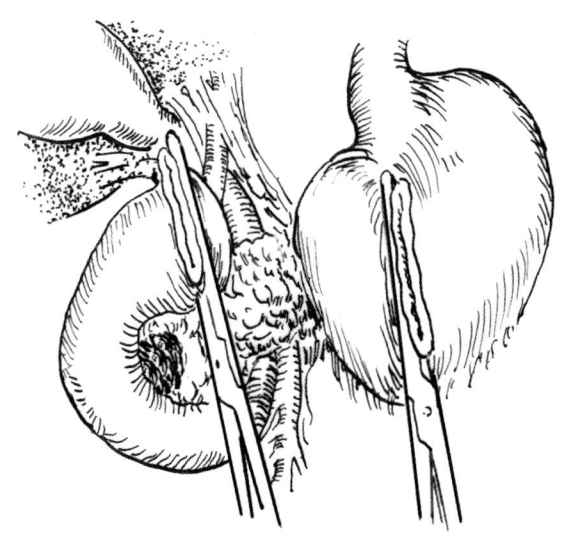

图16-27 离断胃体

（10）切除胆囊及切断胆囊管：由于胰十二指肠切除术后丧失Oddi括约肌功能，在有细菌上行情况下，胆囊内储存的胆汁易于感染，因此，需切除胆囊。解剖胆囊三角，游离出胆囊管及胆囊动脉，结扎切断胆囊动脉，保留侧双重结扎。距胆总管0.5 cm处切断胆囊管，保留侧缝扎1针。距肝脏被膜0.5 cm处，环胆囊1周切开胆囊浆膜层，电刀离断胆囊与胆囊床之间的疏松结缔组织，注意有无异常的胆管存在，如发现必须妥善结扎，否则会出现术后胆漏。胆囊切除后，检查胆囊床，妥善止血，可缝合残留的胆囊浆膜切缘。至于在胆总管或肝总管水平离断，取决于术中情况，但要求距离肿瘤约2 cm。保留侧胆管游离最多1 cm，以减少胆总管缺血的可能性。切断后保留侧胆管用无损伤血管夹关闭，亦可用导尿管暂时引流至体外，有利于重度黄疸患者术后的恢复（图16-28）。

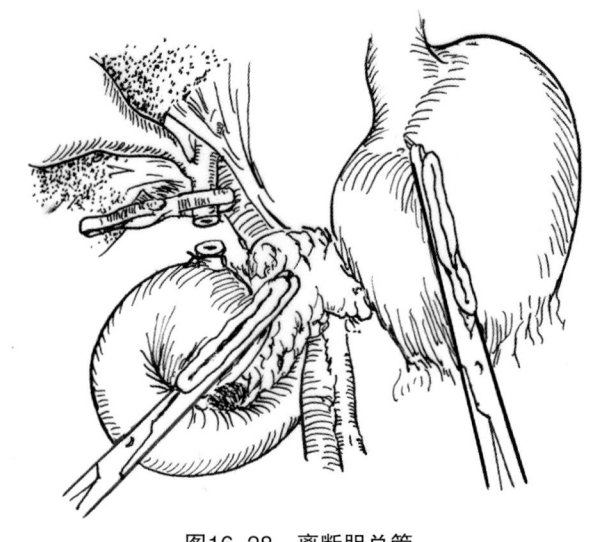

图16-28　离断胆总管

（11）切断胰腺：十二指肠癌患者，胰腺切除线在胰颈部即足够，切除更多不增加根治性（图16-29）。胰腺癌切缘应距离肿瘤至少2～3 cm。切开胰体部上、下缘后腹膜，游离肠系膜上动脉左侧3～4 cm胰体，其背侧往往有几支脾静脉属支，应予以结扎切断。用钝头血管钳自胰颈背侧将其与肠系膜下血管隔离，避免切断胰腺时损伤血管。为减少切断胰腺时出血，自胰腺上、下缘各缝扎7号丝线，结扎横向走行的胰腺血管，而且对残胰具有支持作用。另用一7号丝线在预切断线右侧环形结扎胰颈，有利于止血（图16-30）。心耳钳阻断保留侧胰腺，用小圆刃刀而不是电刀逐步切开胰腺，尽量使胰腺断端呈楔形，注意寻找胰管，胰管在胰颈的位置为中上1/3交界处的背侧，直径2～3.5 mm，在距离胰腺断面5 mm处切断胰管，以利于置入硅胶管，后者需用不可吸收线固定在胰管及其周围胰腺组织之上，侧孔不得露出，以预防胰漏发生。切取胰腺断面组织行术中快速冰冻病理检查，以防切缘阳性。胰腺切面彻底止血，前后切缘予以褥式缝合，减少出血及术后胰漏（图16-31）。

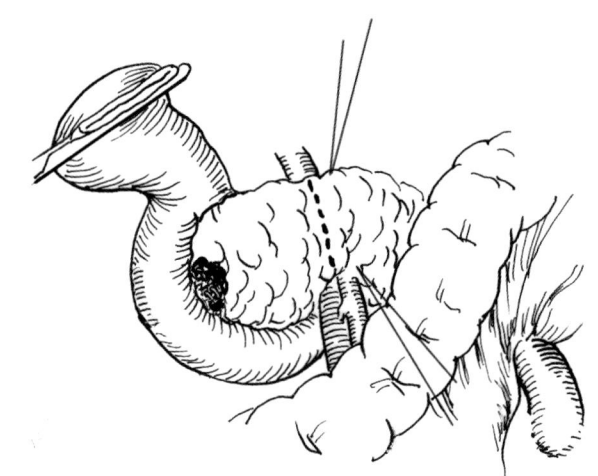

图16-29　胰腺切除线

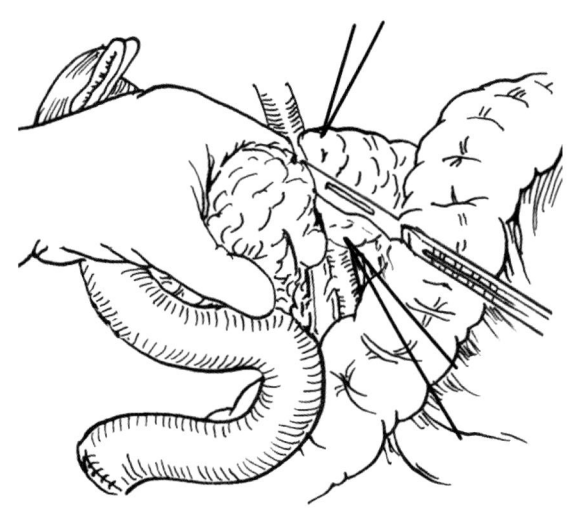

图16-30　切断胰腺

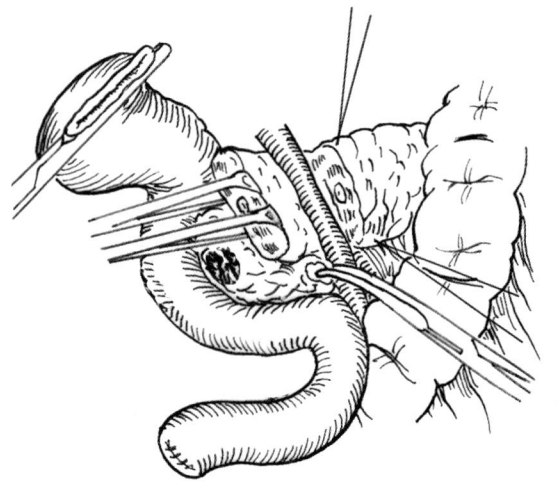

图16-31　保护肠系膜上静脉

(12）如果术中探查难以确定肿瘤与门静脉和肠系膜上静脉浸润能否切除，可先离断胰颈部，而胆囊和胆总管不予以处理，如探查确定难以进一步手术，可将胰体尾脾脏切除，胃断端吻合，胰床放置引流管，而不至于无退路之虞。

（13）切断游离近端空肠：提起横结肠，寻找空肠起始部，其外侧可见肠系膜下静脉，头侧为Treitz韧带（图10-270）。距离此韧带10~15 cm横断空肠，远断端肠钳夹闭留待吻合之用，近断端7号丝线缝扎后置入保护套。切断Treitz韧带，逐步分段切断结扎十二指肠与胰腺下缘血管结缔组织，直至其水平部，将近切端空肠自肠系膜上血管后方移至其右侧，注意保护肠系膜血管（图16-32、图16-33）。

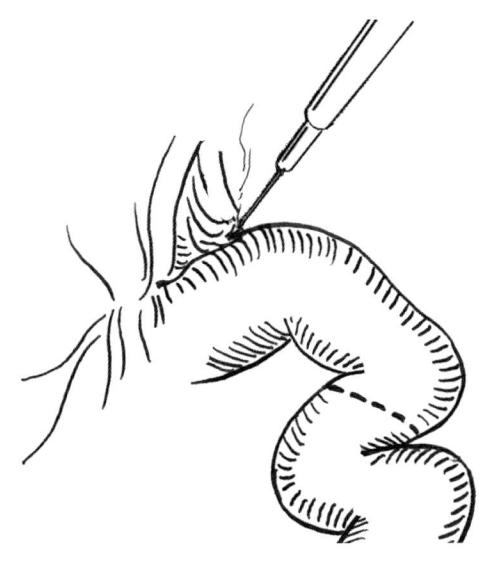

图16-32　离断Treitz韧带

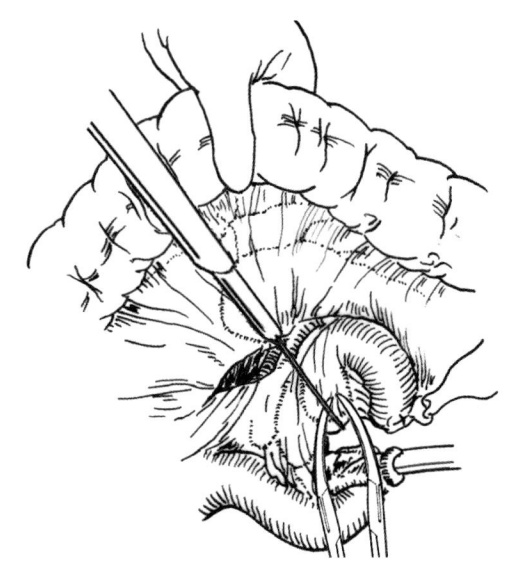

图16-33　游离近断端空肠

（14）切断胰头和肠系膜上动、静脉间血管支。将切除的远侧胃、十二指肠、胰头及空肠上段牵向右侧，此时可见胰头部有6~8条止于门静脉系统的小静脉，将其结扎后一一切断，有时静脉较短，难以上置血管钳，应先用丝线结扎，然后于两结扎线之间切断之。肠系膜上动脉与胰头间小血管予以同样处理。此处有3条较大血管，包括胰十二指肠上静脉及胰十二指肠下动脉、静脉，均应妥善结扎切断（图16-34、图16-35）。

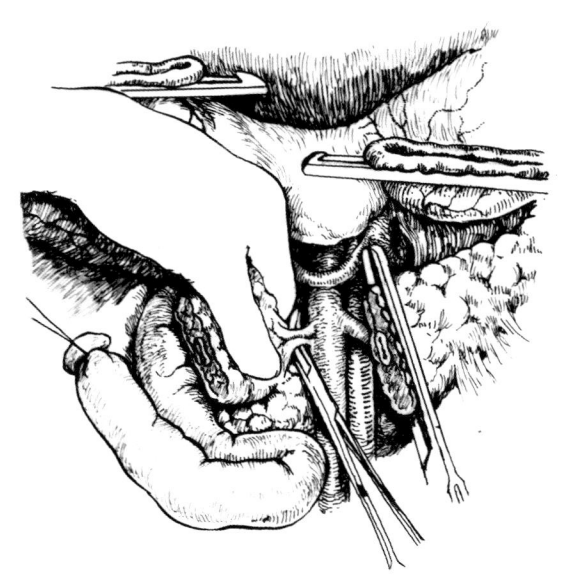

图16-34　切断胰头与肠系膜上静脉之间的血管支

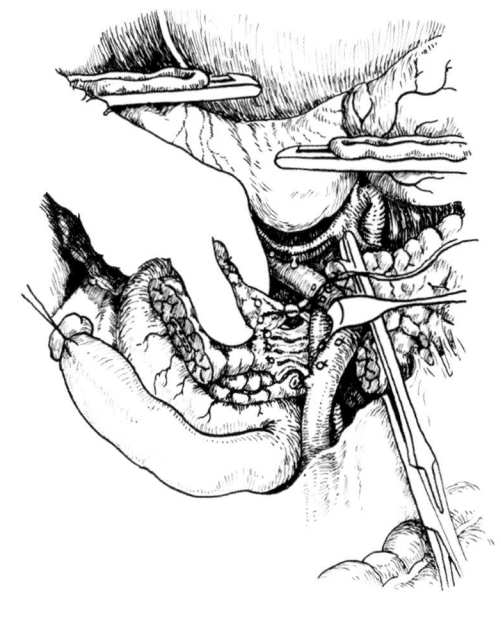

图16-35　切断胰头与肠系膜上动脉之间的血管支

（15）切除钩突：血管拉钩或吊带将肠系膜上静脉拉向左侧，将胰腺钩突置于左手拇指和中指、示指之间，自肠系膜上动脉、静脉表面结扎切断小动脉、静脉及纤维板组织，保留侧予以缝扎以利于止血，从而将钩突完整切除。亦可打开肠系膜上动脉鞘，进而将右侧动脉鞘连同钩突一并切除，手术出血反而更少，操作更简单（图16-36）。

（16）移除标本：至此胃远端、胆囊、下段胆总管、十二指肠、近端空肠及胰头部连同周围脂肪淋巴组织已完整切除，创面彻底止血，特别是检查肠系膜上静脉与门静脉分支是否妥善结扎止血；钩突及其纤维板处有无出血，必要时5-0血管缝线缝扎止血（图16-37）。

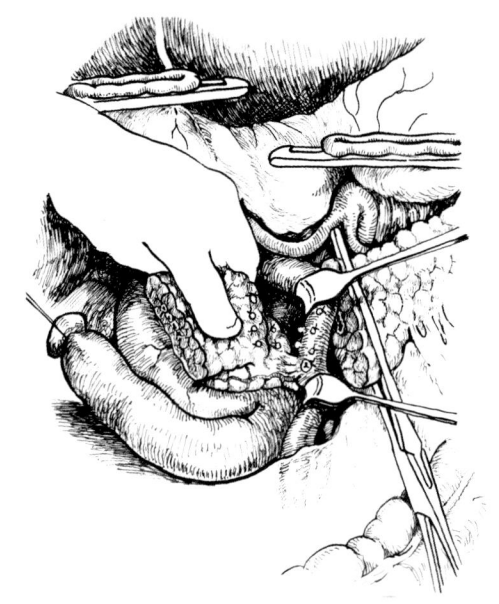

图16-36 切除钩突

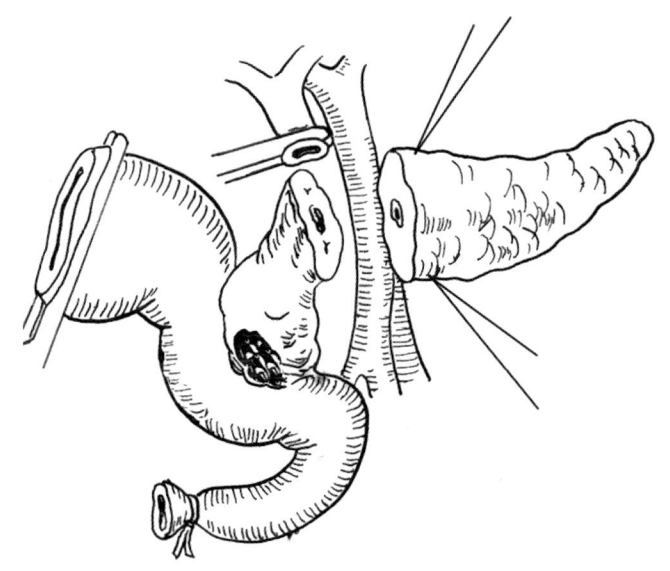

图16-37 移除标本

（17）消化道重建原则：首先是胆汁与胰液汇入空肠的位置应在胃肠吻合口之前，可使碱性胆汁与胰液中和胃酸，以减少吻合口溃疡发生；为减少吻合口溃疡，至少切除50%的远侧胃或加做迷走神经切断术。残胰断面胰管内放置硅胶管引流，对减少胰漏有益。至于是内引流或是外引流均可，外引流者一般术后2~3周拔除。胆肠吻合口置T管或胶管引流，一方面起到支架作用，另一方面亦可降低吻合口附近肠襻内压力，减少术后胰漏及胆漏的发生率。在胰肠及胆肠吻合口附近放置双腔引流管以引流积液，可降低吻合口漏的发生率，而且一旦发生吻合口漏，在双腔引流管引流通畅前提下，患者可能得以免受二次手术打击。对于胰肠、胆肠或胃肠吻合不满意及术中大出血、年老体弱的患者，行术中胃造口及营养性空肠造口有所裨益，特别是对术后胰漏或胆漏的治疗更有帮助。

（18）残胰处理

方法一：胰肠端侧黏膜吻合法。本术式适用于胰管直径>3mm及胰腺实质较韧者。空肠浆肌层切开与否均可，不切开者手术操作见表16-2，现介绍浆肌层切开的吻合方法。

1）1号丝线间断缝合残胰断面后缘与空肠浆肌层（图16-38）。

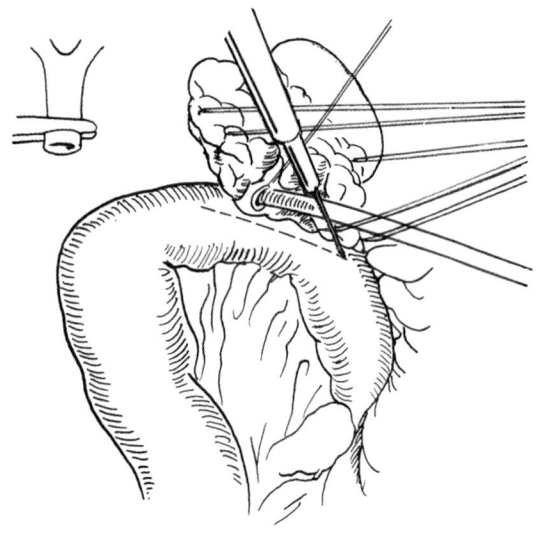

图16-38 胰肠第一层吻合

2）距第一层缝线约0.5 cm，空肠对系膜缘切开浆肌层，长度与残胰断面相适宜，于黏膜下层用电刀向两侧游离浆肌层（图16-39）。

3）在空肠黏膜对应部位戳孔，大小与胰管相当，1号丝线缝合胰管与空肠黏膜戳孔的后壁、上角及下角，置入直径与胰管相宜的硅胶管。然后1号丝线缝合固定硅胶管于胰管之上，避免手术操作使其脱出，硅胶管内引流或穿出空肠壁并行浆肌层包埋后引出体外。进而缝合胰管与空肠黏膜戳孔的前壁（图16-40、图16-41）。

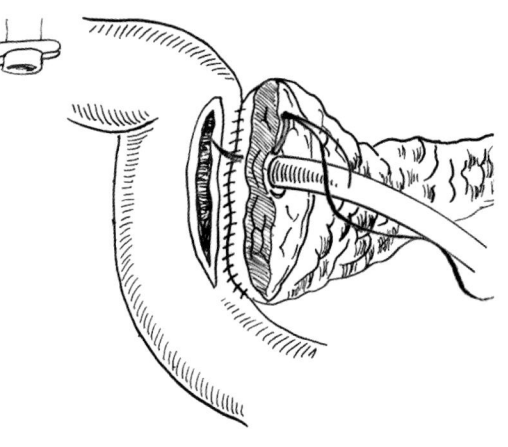

图16-39　空肠浆肌层游离

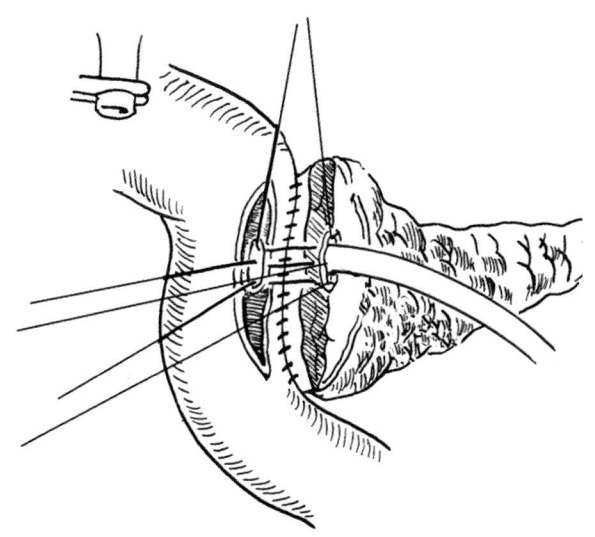

图16-40　胰管空肠黏膜后壁吻合

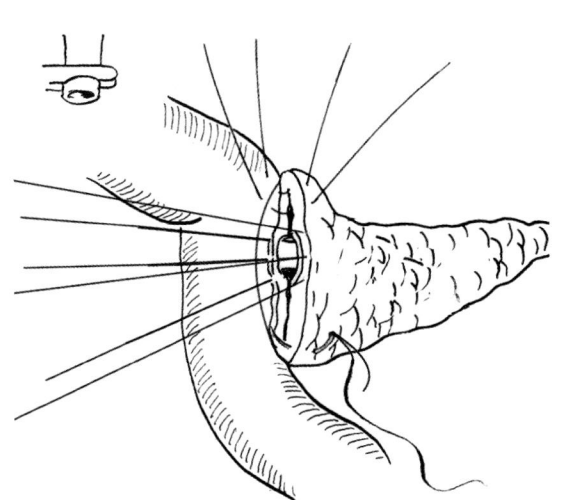

图16-41　胰管与空肠黏膜切口前缘缝合

4）进而用1号丝线间断缝合残胰前缘和切开的空肠浆肌层前缘（图16-42）。

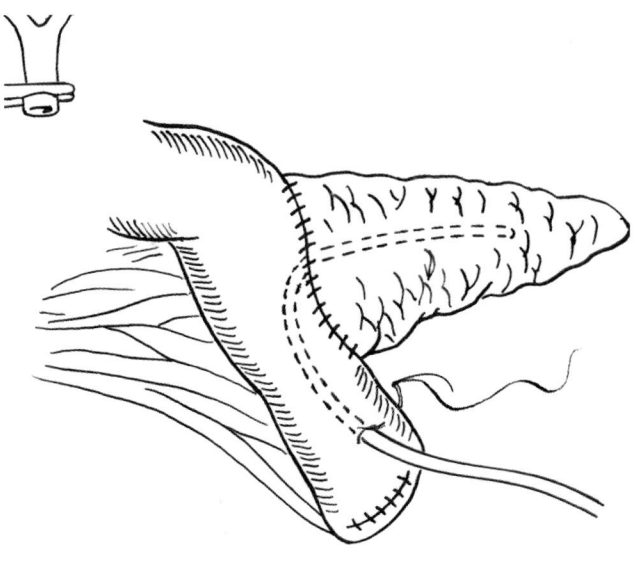

图16-42　胰腺前缘与空肠浆肌层前缘吻合

方法二：胰肠端端套入法。本术式适用于胰管直径<3 mm，特别是术中未能找到胰管者。

1）空肠自横结肠系膜无血管区上提至右上腹，结节缝合横结肠系膜裂孔；也可行结肠前吻合，节省手术时间。在距离空肠切缘2~3 cm处与距胰腺切缘2~3 cm的胰腺被膜行1号丝线间断结节缝合，包括胰腺被膜和少许胰腺组织，但不可缝扎胰管（图16-43）。

2）1号丝线间断缝合空肠后切缘与残胰后切缘（图16-44）。

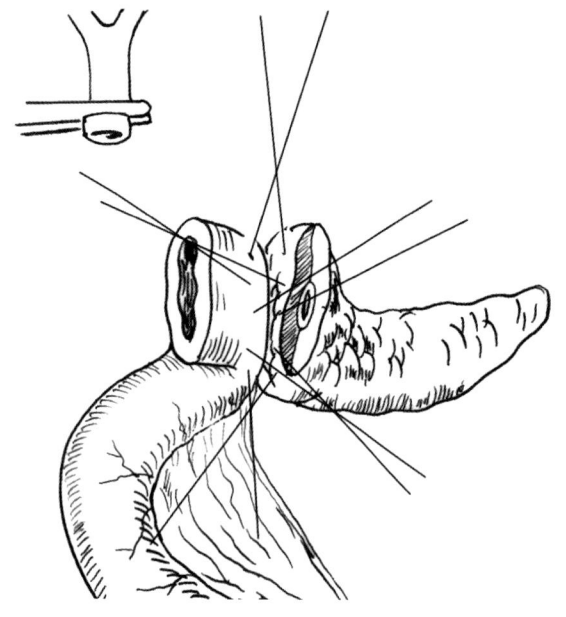

图16-43　胰腺与空肠浆肌层第一层缝合

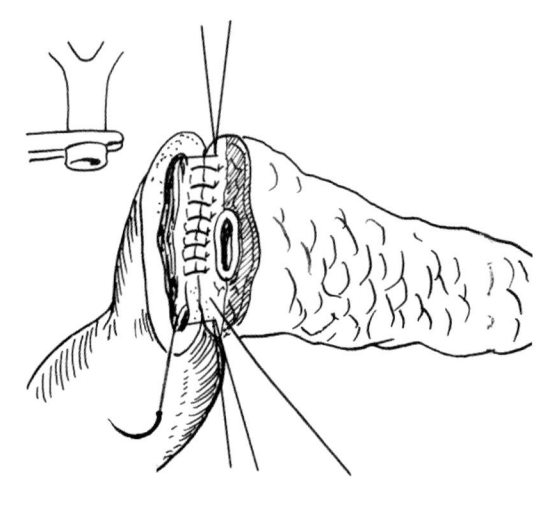

图16-44　胰腺与空肠后切缘吻合

3）于胰管内置入直径相宜的硅胶管，与胰管固定后，可行内引流或外引流，后者要求距胰肠吻合口20 cm处穿出空肠壁，荷包缝合硅胶管穿出空肠壁处，进而将其浆肌层包埋5~6 cm，待术毕时引出体外（图16-45）。

4）吻合空肠与残胰前切缘，进而将距吻合口3 cm处的空肠浆肌层和胰腺前被膜1号丝线间断缝合，缝合后一并打结，这样即将胰腺残端套入空肠壁约3 cm（图16-46）。简单易行是本术式最大的优点，不足之处为残胰断面暴露在肠腔内，易于被消化腐蚀而导致出血或胰漏，而且如胰腺断端粗大、空肠较小时，难以行此手术。

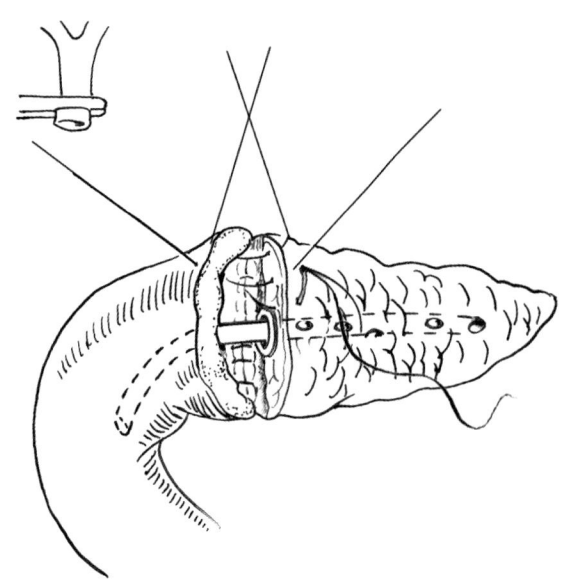

图16-45　胰腺与空肠前切缘吻合（胰管置入硅胶管）

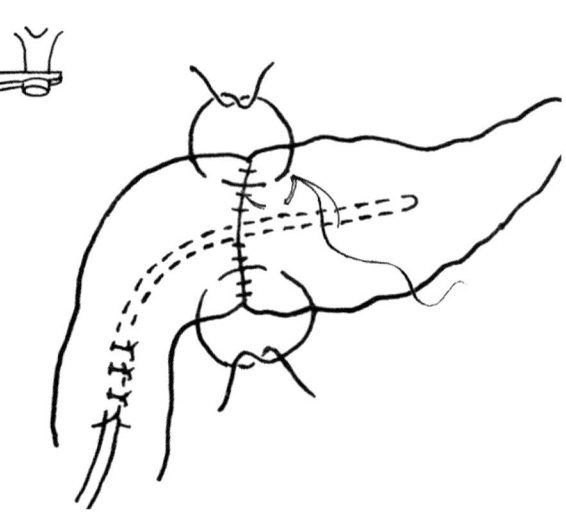

图16-46　胰腺与空肠浆肌层间断缝合

方法三：捆绑式胰肠吻合术。

1）空肠断端的准备。靠近一支空肠终末动脉处离断空肠，把空肠断端翻转3 cm，使其黏膜面朝外。翻转的方法是先在对系膜缘的肠断端缝1针，同根针线在距肠断端6 cm处缝1针备用；再在靠近系膜缘的肠断端缝1针，同根针线在距其6cm处缝1针（图16-47）。两根线分别松松临时结扎后，便自然地将肠断端外翻3 cm，然后将翻转的黏膜面用电灼或石炭酸加以破坏，使其丧失分泌功能（图16-48）。

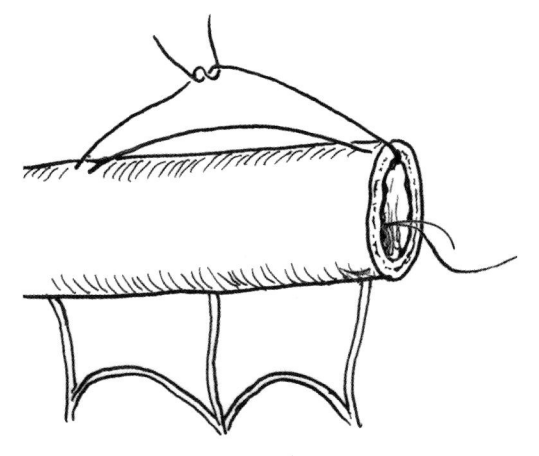

图16-47 空肠断端翻转

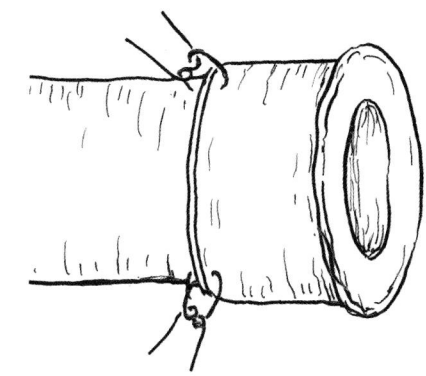

图16-48 破坏空肠黏膜面

2）胰肠吻合。胰腺与空肠两断端靠拢，采取1号丝线间断或连续缝合，先缝后唇，再缝前唇。空肠侧缝线仅缝黏膜，缝针要避免穿透浆肌层，以防肠壁缺血坏死导致吻合口漏，胰管开口如果清晰可见，应将其后唇连同胰腺后缘与肠黏膜后缘一起缝合（图16-49）。

3）胰端套入空肠浆肌鞘。将前述临时松松结扎的两根缝线剪断，便可将黏膜面已被破坏的空肠翻回原处，于是胰断端约3 cm即自然套入肠内。然后将翻回原状的肠断端与胰被膜及少许胰腺组织间断缝合固定4针。在接近空肠断端两根直动脉之间的系膜上穿过一7号丝线，用以环绕空肠结扎，使空肠壁与胰腺紧密相贴，从而阻止液体在两层面间流通。捆绑线的松紧度要适当，既要使肠胰紧贴，防止液体渗漏，又不宜太紧以致胰腺过分受压。彭淑牖教授的标准是捆绑后中号血管钳的头端仍能勉强挑起捆绑环。捆绑线在肠系膜两根终末动脉之间通过，其目的是保持捆绑线远侧肠段良好血供，防止坏死（图16-50）。

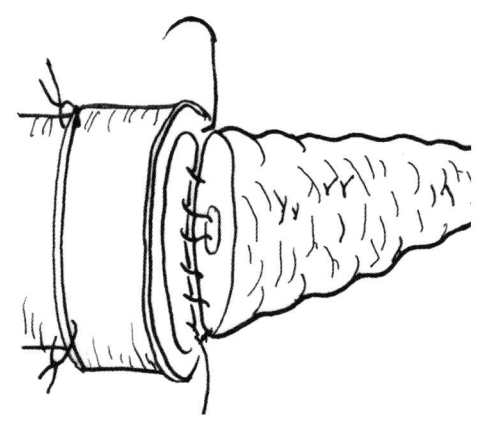

图16-49 胰腺后缘和肠黏膜后缘缝合

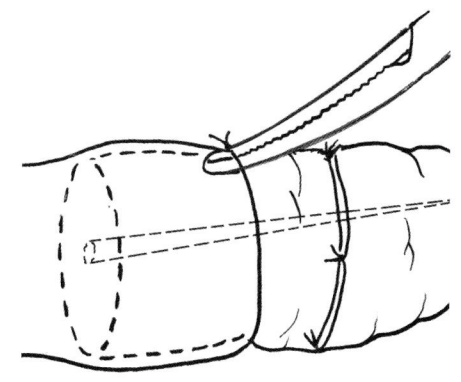

图16-50 血管钳挑起捆绑环

方法四：胰管胃黏膜吻合法。

1）胰腺断端缝扎止血后，与胃后壁靠拢，于胰腺两角缝支持线，胰腺侧包括被膜下少许胰腺组织，胃侧为浆肌层（图16-51）。

2）1号丝线连续缝合残胰前唇和胃后壁浆肌层，暂不打结，然后于胃壁相应位置做一大小与胰管直径相应的全层切口，以备胰管胃壁吻合（图16-52）。

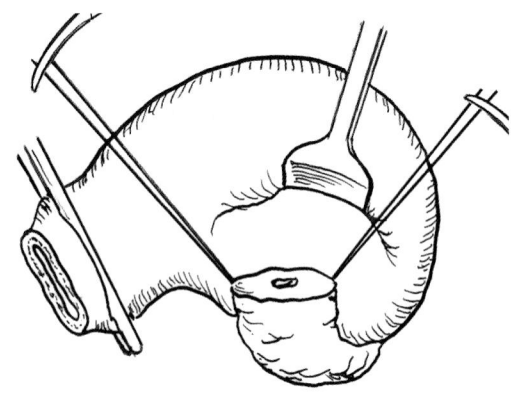

图16-51 胰腺两角缝支持线

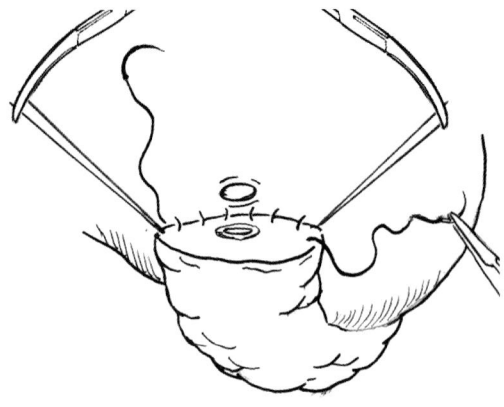

图16-52 缝合后缘

3）1号丝线结节吻合胰管前唇与胃切口下壁全层，于胰管内置入直径相宜的硅胶管，另一端经胃造口引出体外，硅胶管具有支撑胰管，防止其自我愈合而导致胰管闭锁的并发症，Etala基于胰管胃黏膜愈合需要6~8周，建议10~12周拔除硅胶管（图16-53）。

4）进而间断结节缝合胰管残端后壁和胃切口上壁全层，完成胰管胃壁吻合（图16-54）。另外，也可将胰管残端拉入胃内，在胃腔内完成胰管胃壁全层吻合。

5）再用后壁缝线连续缝合胰腺后切缘和胃壁浆肌层，至对侧与线尾打结，注意缝线松紧度适宜，切勿切割胰腺组织（图16-55）。

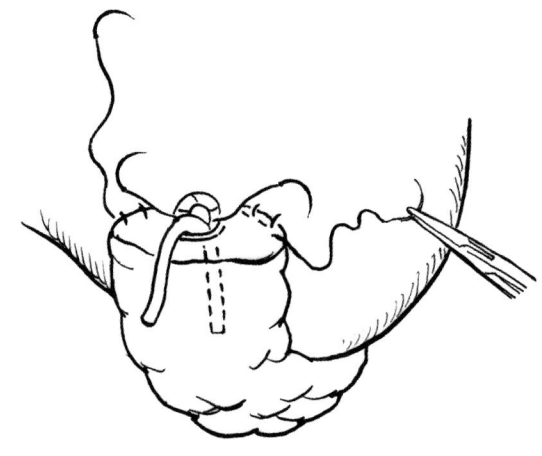

图16-53 胰管与胃切口吻合

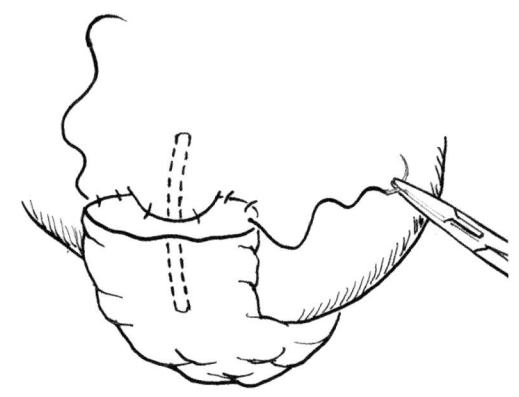

图16-54 缝合胰管后壁

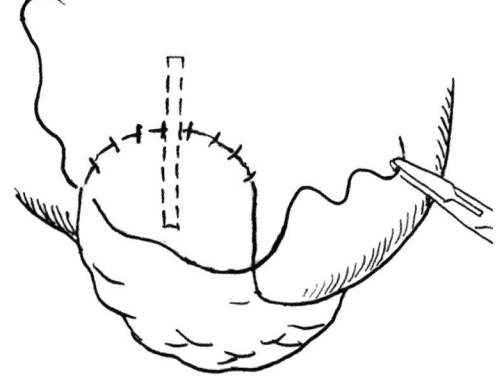

图16-55 外层包埋

方法五：胰胃植入式吻合法。适用于胰管狭小、胰腺组织柔软或残端过大、肠腔过小难以行套入式吻合术者。

1）胰腺残端上、下缘缝置牵引线，靠近胃后壁，距离胰腺切缘约2 cm及胃断端5~6 cm处，行胰腺和胃壁浆肌层1号丝线间断缝合（图16-56）。

2）距离第一层缝线约2 cm，平行胰腺残端，切开胃后壁，长度和胰腺残端相仿，胃壁彻底止血（图16-57）。

第十六章 胰十二指肠切除术 317

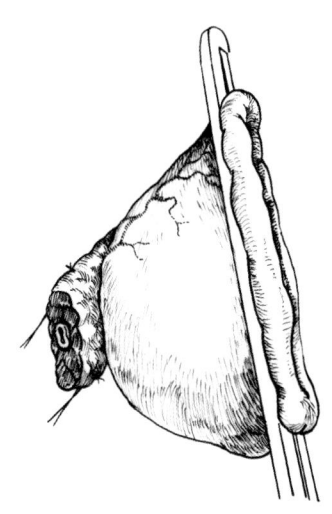

图16-56 胰腺和胃后壁第一层缝合

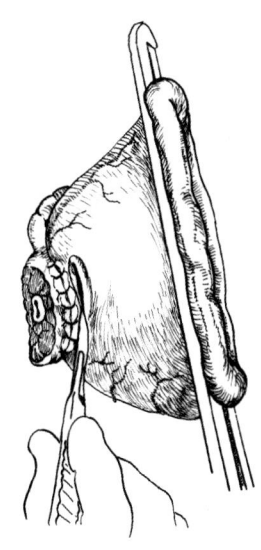

图16-57 切开胃后壁

3）打开胃残端，将胰腺残端牵引线经胃后壁切口拉入胃内，进而将胰腺残端牵入胃腔内（图16-58）。

4）在胃腔内行胰腺切缘和胃后壁切口1号丝线全层间断缝合，切勿缝扎胰管（图16-59）。

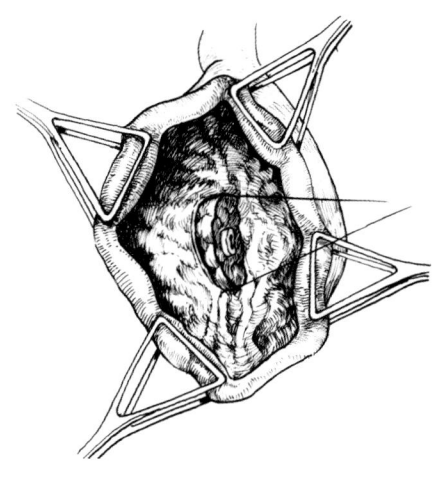

图16-58 胰腺残端拉入胃内

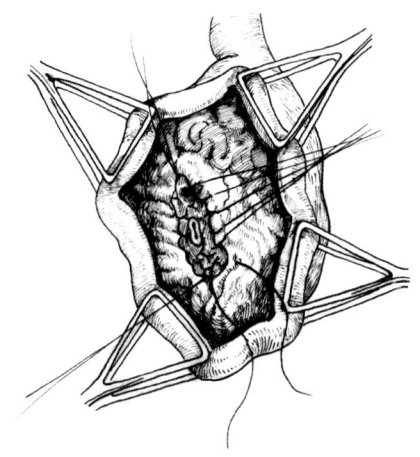

图16-59 胰腺和胃后壁全层缝合

5）胰管内放置硅胶引流管，自胃前壁另戳孔引出体外（图16-60）。

6）1号丝线间断缝合胰腺后背膜（包括少许胰腺组织）和胃后壁浆肌层（图16-61）。

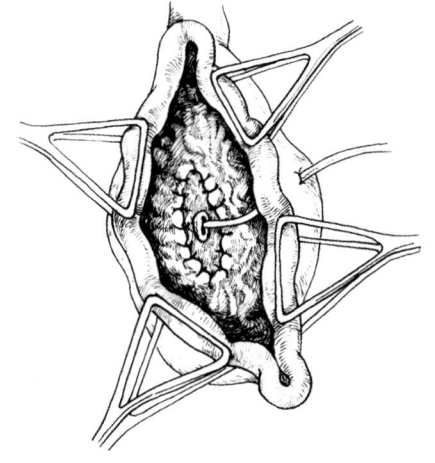

图16-60 胰管内放置硅胶引流管

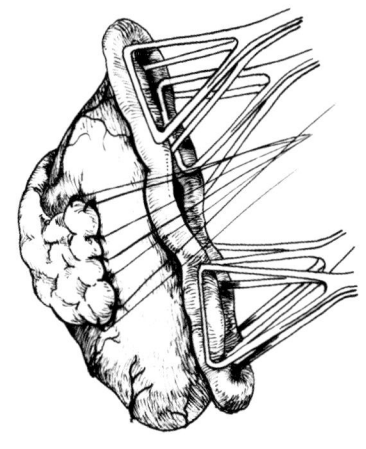

图16-61 间断缝合胰腺后背膜与胃后壁

(19)胆肠吻合:距胰肠吻合口10~15 cm行胆管空肠吻合,胆肠吻合要求针距2~3 mm,胆管侧边距2~2.5 mm,肠管侧边距浆膜面2.5~3 mm,黏膜面1~1.5 mm,结扎时使切缘对合,不再做浆肌层缝合。后壁用3-0可吸收线缝合,线结在吻合口之内,前壁用细针1号丝线间断缝合;线结位于吻合口之外,如此可减少术后线结引起的胆管结石。间断或连续缝合均可,但如为连续缝合,应在两侧角处打结,以防止仅在一侧打结造成吻合口收缩狭窄(图16-62);然后行空肠壁浆肌层与肝十二指肠韧带切缘1号丝线间断缝合3~5针,以减小胆肠吻合口张力。通常情况下需放置T管,长臂自右侧腹壁引出,短臂置入空肠,在胆管不扩张的情况下T管还可支撑胆管,避免胆肠吻合口狭窄;也可以置入大小适宜的硅胶管,自距胆肠吻合口约20 cm肠壁穿出,浆肌层荷包缝合穿出空肠壁处,并行浆肌层缝合包埋硅胶管5~6 cm,术毕自右侧腹壁引出体外。

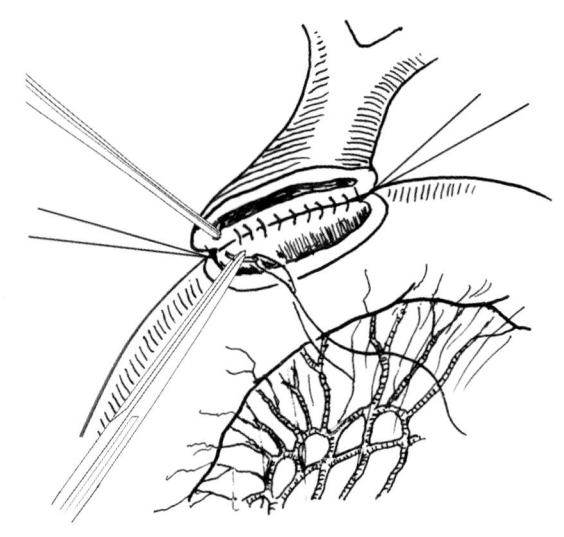

图16-62 胆肠端侧吻合

(20)胃肠吻合:距胆肠吻合口约40 cm行结肠前胃肠半口吻合或全口吻合,详见本书第二章"胃肠手术吻合基本方法"有关内容(图2-29至图2-38)。

(21)术毕即完成消化道重建,按胰肠、胆肠、胃肠吻合顺序为Child法(图16-63);按胆肠、胰肠、胃肠吻合顺序为Whipple法(图16-64)。如发生胰漏,Whipple法胆汁会激活胰酶,加重胰酶局部腐蚀作用,因此,Child法胃肠道重建应用较广。

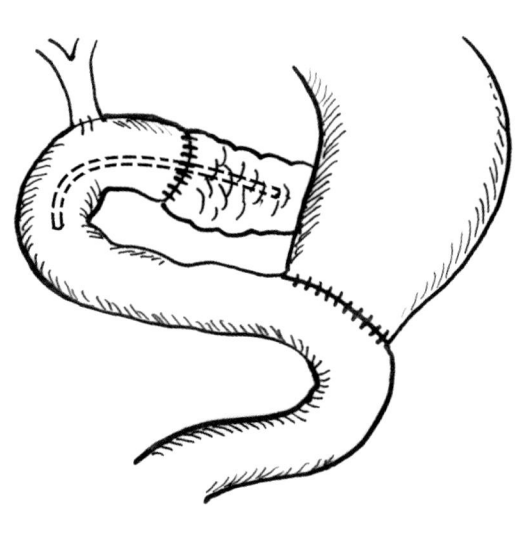

图16-63 Child法

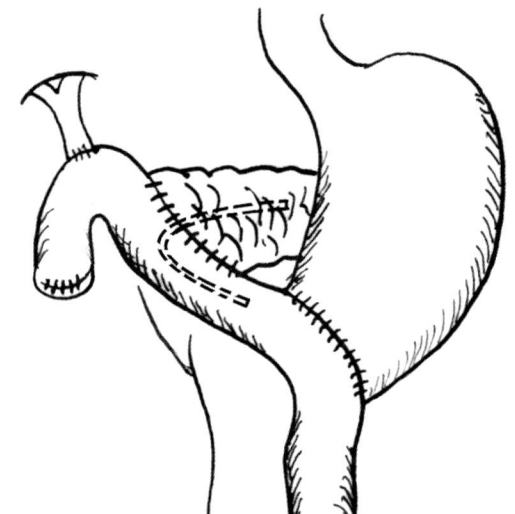

图16-64 Whipple法

(22)保留幽门的胰十二指肠切除术(PPPD):行十二指肠空肠端侧吻合,吻合口位置低,肠管通畅,立位或排空时食糜顺行而下,不冲击空肠壁,使酸性食糜在吻合口停留时间短,内翻吻合间隔瓣可防止食糜反流入胃,减少反流性胃炎和食管炎的发生。

1)切口选择、手术探查、胰腺及胰周血管处理等同Whipple手术。

2)处理大网膜,保护胃网膜左、右动、静脉的交通支,在胃窦下方切断结扎胃网膜右动脉。

3)解剖、切断、结扎胃十二指肠动脉和胃右动脉,完全游离幽门及十二指肠球部,幽门下2~3 cm切断十二指肠,近切缘不用库克钳夹闭,以防缺血(图16-65、图16-66)。

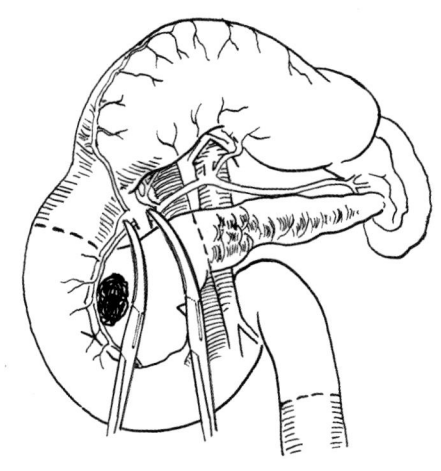

图16-65 切断胃十二指肠动脉

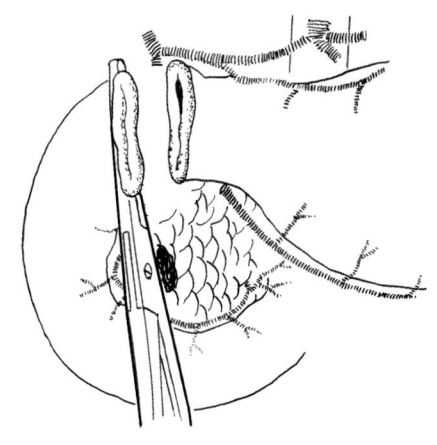

图16-66 切断十二指肠

4）切除胆囊、胆总管、胰头和十二指肠及胰肠和胆肠吻合的方法同Child手术。

5）距胆肠吻合口20～40 cm，行十二指肠与空肠浆肌层1号丝线间断缝合；切开空肠，做十二指肠空肠1号丝线全层吻合；前壁亦行浆肌层缝合。十二指肠空肠吻合也可采用一层吻合法，以免导致吻合口狭窄。

6）胃造口术：PPPD可发生胃排空障碍，鼻胃管放置时间长，易诱发误吸和呼吸道感染，行胃造口术颇有裨益（图16-67）。

（23）联合门静脉壁或部分门静脉切除的胰十二指肠切除术

1）开腹、探查和离断胃、胆管、胰腺、空肠等参见Whipple手术。

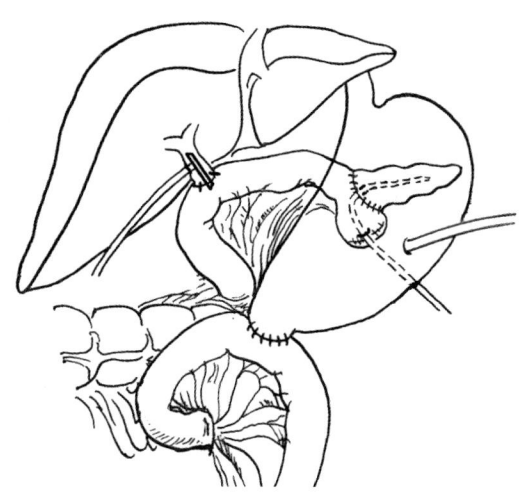

图16-67 PPPD消化道重建

2）肿瘤侵犯门静脉壁不超过半周者，游离门静脉及肠系膜上静脉，用Satinsky钳夹闭部分肠系膜上静脉和门静脉壁，切除部分门静脉壁，切线距离Satinsky钳2～3 mm，以便于缝合修补（图16-68）；然后用5-0 Prolene线连续往返缝合血管壁切口，打结后稍微松开Satinsky钳，渗血处予以妥善修补（图16-69）。如切除静脉超过1/3血管周径，可行大隐静脉补片修补术。

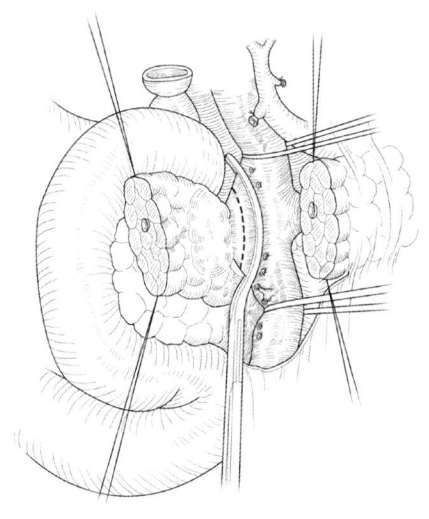

图16-68 门静脉部分受侵

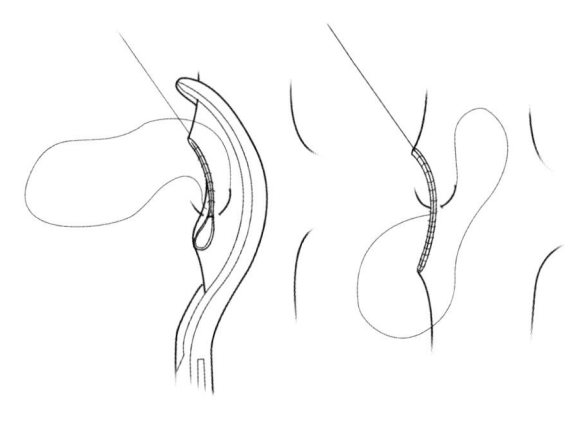

图16-69 修补门静脉壁

3）对于肿瘤侵犯大部分门静脉，切除部分门静脉可获得根治性效果者，可行门静脉部分切除对端吻合术（图16-70）。首先充分游离门静脉和肠系膜上静脉，脾静脉可予以切断结扎。游离肠系膜根部，以松解肠系膜上静脉，便于对端吻合。无损伤血管钳夹闭门静脉和肠系膜上静脉，切除部分门静脉，移除标本。用5-0 Prolene线先从左侧壁开始缝第一针，两缝针对齐后打结，继而用一端缝针连续外翻缝合后壁，针距和边距约为1 mm，直至右侧壁；然后用另一端缝针完成前壁缝合至右侧角，暂不打结。稍微放松肠系膜上静脉无损伤血管钳，将血凝块冲出并充盈扩张吻合口。两线尾打结，切勿过紧，以免吻合口狭窄（图16-71至图16-73）。如果切除门静脉＞5 cm，需要行血管移植，以自体大隐静脉或颈内静脉为佳，可先与门静脉吻合，再与肠系膜上静脉吻合。

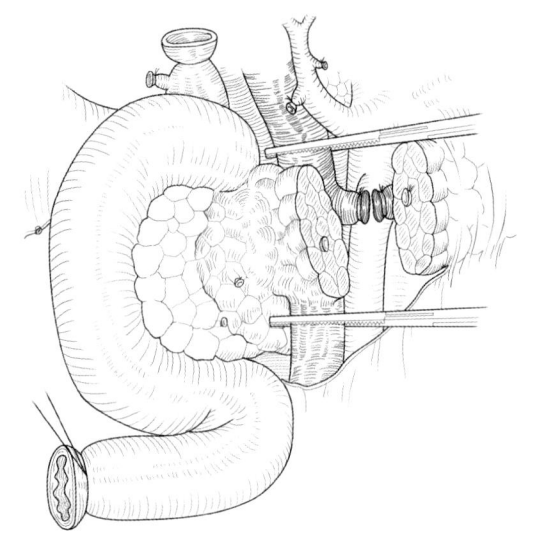

图16-70　肿瘤侵犯大部分门静脉

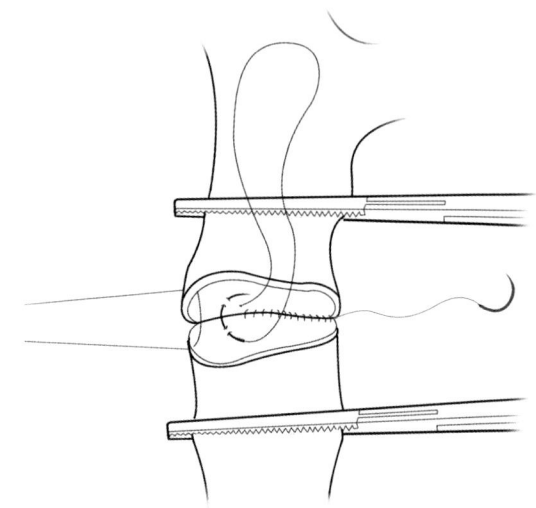

图16-71　吻合门静脉后壁

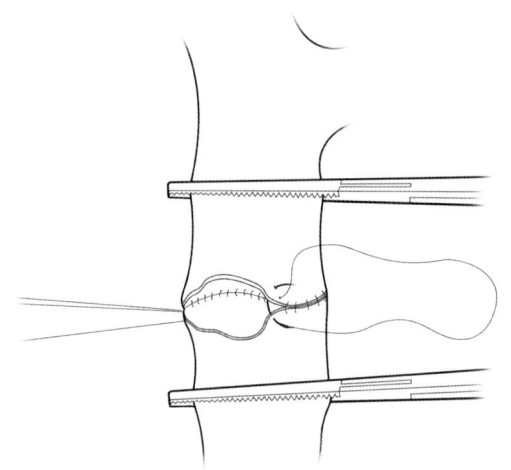

图16-72　吻合门静脉前壁

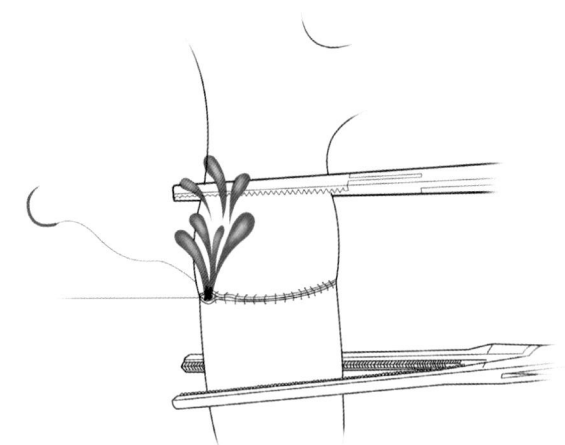

图16-73　充盈门静脉吻合口

4）重建消化道同Child术。

（24）姑息性胆肠内引流术

1）胆囊空肠襻吻合术：适用于胆囊管汇入胆总管处距离肿瘤较远同时胆囊无病变者，但由于Heister瓣存在，胆囊管往往引流不畅，患者可出现黄疸或胆管炎等症状。距屈氏韧带约50 cm，经横结肠前将空肠上提至胆囊底部。切开胆囊底部，吸尽胆汁，检查胆总管张力，若比胆囊减压前明显降低，表明胆囊管与胆总管相通，可行胆囊空肠吻合术；否则不能行胆囊空肠吻合术。切除约2 cm×1 cm的胆囊底部，切开空肠壁，用1号丝线间断缝合胆囊壁与空肠壁，针距、边距均为2.5 mm。为防止食糜进入胆囊引起胆管感染，距离胆囊空肠吻合口约40 cm，行空肠输入襻与输出襻Braun侧侧吻合，吻合口直径3~4 cm；亦可将Braun吻合口远侧的输入襻结扎，以减少食糜进入胆囊的可能性。

2）胆囊空肠"Y"式吻合术：距十二指肠悬韧带约15cm处横断空肠及其系膜。将空肠远侧段自横结肠前上提，将远侧空肠断端缝合关闭，行胆囊空肠侧侧吻合。距离胆囊空肠吻合口约40 cm处，行近端空肠与远端空肠端侧或侧侧吻合。

3）胆总管空肠吻合术：切除胆囊，显露胆总管并用空针穿刺抽出胆汁予以证实，切开胆总管长约2.5 cm，胆管壁上的出血点用1号丝线逐一结扎。提起空肠，判断空肠起始部，距十二指肠悬韧带10~15 cm处切断空肠及其系膜。横结肠前上提空肠襻至胆总管处，与胆总管行侧侧吻合术。距胆肠吻合口约40 cm处，行空肠-空肠端侧吻合。

（25）胰腺癌疼痛的外科处理：胰腺癌是一种恶性程度极高的肿瘤，就诊时大部分患者已失去根治性切除的机会，疼痛困扰约85%的胰腺癌患者。胰腺癌疼痛机制为肿瘤对胰周神经压迫或直接侵犯；胰管和（或）胆管梗阻；合并慢性胰腺炎及胰腺被膜张力增加；肿瘤压迫周围血管致组织缺血。

对不能切除的胰腺癌，术中在腹腔动脉两侧腹腔神经丛水平分别注射无水乙醇5 mL，可有效缓解约1/3患者的疼痛。对于未开腹的患者采用超声内镜、B超、X线及CT导向下腹腔神经节注射无水乙醇等药物的方法也是治疗胰腺癌顽固性疼痛的有效措施。目前，尚有胸腔镜直视下胸内脏神经切除术控制胰腺癌疼痛的报道。另外，硬膜外镇痛、冷冻治疗、高能聚焦超声、放射治疗和介入化疗等对胰腺癌疼痛都具有一定的疗效。

（26）创面彻底止血，将大网膜覆盖在胰肠吻合口周围，隔开胆肠与胰肠吻合口，减少胰漏发生的可能性。热蒸馏水冲洗腹腔，清点纱布器械，理顺小肠，避免小肠系膜扭转。笔者有几次在理顺小肠过程中发现残留腹腔隐蔽处的纱布，因此，强调理顺小肠具有重要意义。

（27）放置引流管：在左、右膈下及肝下胰肠吻合口附近放置双腔引流管，需经温氏孔达小网膜囊，保证胰肠及胆肠吻合口附近均有侧孔。将T管和胰管内硅胶管分别引出体外。用7号丝线将所有引流管与皮肤妥善固定，避免脱落。

（28）缝合切口：用1号可吸收线连续缝合白线，边距至少1 cm，针距最多1 cm，每5 cm加缝1针7号丝线，打结后与拉紧的可吸收线打结。皮下脂肪层可用2-0可吸收线间断缝合，最后1号丝线间断缝合皮肤。

六、术中应急处理

（1）门静脉及肠系膜上静脉损伤：胰十二指肠手术最常见也最凶险的术中并发症为大出血，常见原因为门静脉或肠系膜上静脉损伤。多为肿瘤侵犯门静脉或肠系膜上静脉时，暴力探查撕裂血管所致。如用血管钳自胰颈后向门静脉方向分离，亦可将门静脉壁推至胰腺上缘，导致误切损伤。

门静脉及肠系膜上静脉破裂出血处理时，术者应头脑冷静，左手拇指和示指立即于胰头的前、后按压，临时控制出血。用心耳钳将破损处静脉侧壁一并钳夹关闭，预留2~3 mm静脉壁待缝合修补，5-0 Prolene线连续缝合修补破损处，多能有效止血。如果胰颈部尚未离断而阻碍显露损伤部位，大出血难以控制，必要时可将胰颈切开，迅速止血，抢救生命。难以修补者，可行肠系膜上静脉、门静脉切除吻合术，也可行门静脉-腔静脉或肠系膜上静脉-腔静脉分流术。术中大出血时切忌盲目钳夹或用电刀电凝处理，以免造成更为严重的术中及术后大出血。

（2）胰头与肠系膜上静脉、门静脉之间的分支损伤：引流胰头和钩突部的静脉多汇合至肠系膜上静脉和门静脉右侧壁及后壁，主要有管径较粗的胰十二指肠上、下静脉，另外尚有数目不等的细小静脉支。轻轻向左侧拉开肠系膜上静脉，此处可见有多条小静脉汇入肠系膜上静脉，仔细一一结扎并切断，以免损伤肠系膜上静脉，发生大出血。一般用蚊式钳将其与周围组织分开后，引过两根细丝线结扎后切断。结扎和切断这些静脉支时需要轻巧和耐心，多可在两根细丝线结扎之间切断，若遇分离出的静脉干较短时，在肠系膜上静脉和门静脉端用5-0的无创伤血管缝线绕过其外鞘膜后结扎。如果损伤，压迫5 min，以5-0血管缝线缝扎止血即可，此处的血管壁薄，忌用血管钳钳夹，以免撕裂肠系膜上静脉和门静脉。

（3）胃结肠静脉干及其分支损伤：在分离胰头时，过度向右侧牵拉，有可能损伤胃结肠静脉干及其分支，造成出血。试图钳夹止血往往徒劳无益，而且增加静脉进一步损伤，出血更多。明智的方法是先用手指压迫，然后用5-0血管缝线予以缝扎止血，效果确切。

（4）肠系膜上动脉损伤：在切除钩突部时，过度将肠系膜上动脉自肠系膜上静脉的后方牵拉至其右侧，在未完全解剖动脉鞘右侧壁时盲目钳夹切断"纤维板"组织，结果导致肠系膜上动脉损伤。局部小损伤可用5-0血管缝线予以缝合；横断者给予端端吻合；如果小肠已经坏死，则需行小肠和右半结肠切除术，对患者术后的影响是灾难性的，因此，务必杜绝此类并发症的发生。

（5）肝脏变异动脉的损伤：肝动脉总的变异率高达45%，来源于肠系膜上动脉的肝动脉约为14%，发自胃十二指肠动脉的变异肝动脉占2.9%。术中应注意保护变异的肝动脉，误扎后影响肝脏及胆管的血液供应，术后肝功能受损，肝脓肿及胆漏的发生率增加。术中发现损伤，可用5-0血管缝线予以修补或对端吻合，或将血管肝侧断端与邻近的胃血管吻合。虽然副肝动脉结扎多不至于引起严重的并发症，但亦要小心保护，尽量避免损伤。

（6）钩突切除困难：有人主张切断钩突部时可以离开肠系膜上动脉、静脉远一些，保留少许胰腺组织，以缩短手术时间，降低血管损伤的风险。残留的胰腺组织可能在术后导致出血等并发症，亦不符合R0切除的手术原则。术中门静脉、脾静脉、肠系膜上静脉置血管阻断带，向左上方牵拉门静脉，左下方牵拉肠系膜上静脉，显露肠系膜上动脉，沿动脉纵轴剪开动脉外鞘，小心分离切除钩突。

（7）胰管寻找困难：在胰管未梗阻的情况下，胰管大多数不扩张，如用电刀迅速切断胰颈部，胰管断端收缩，再寻找胰管有时较为困难。85%的胰管在胰颈的中、上1/3交界处的背侧，切断胰腺以小圆刃刀刮切为宜，不可用电刀，以免导致显露胰管更加困难。切断胰管后立即放置相应直径的硅胶管，以3-0丝线固定标记。如确实未能找到胰管，可行套入式胰肠吻合法、捆绑式胰肠吻合法或胰胃植入式吻合法，吻合口附近放置双腔引流管，利于防治术后胰漏。

（8）胆肠吻合困难：十二指肠癌不像壶腹部肿瘤或胰头癌易于导致胆总管扩张，大多数患者胆总管直径为6~8 mm，导致胆肠吻合困难，而且即使能够吻合，远期吻合口炎导致狭窄仍然迫使行二次手术矫正，但胰十二指肠切除术后再次寻找胆总管并安全吻合将极度困难。如行胆总管空肠吻合术，应置入T管引流，延迟拔管时间至术后3个月，可防止胆肠吻合口狭窄。为避免术中吻合困难及远期狭窄并发症，可于十二指肠上缘切断肝总管，自断端置入血管钳，破坏Heister瓣以避免胆汁引流不畅，缝合关闭胆总管近断端，再将胆囊自胆囊床游离，缝合胆囊床以利于止血，然后行胆囊空肠端侧吻合，即可以获得较大的吻合口。但胆囊空肠吻合术后往往伴有胆汁引流不畅，出现胆汁淤积、黄疸和胆管感染，应尽量避免使用（图16-74）。

（9）胰肠吻合困难：胰管细小，胰腺组织柔软时，行胰肠端侧黏膜吻合法相当困难。若勉强吻合多不能做到准确的黏膜对黏膜缝合，手术后发生胰漏的机会较高。胰肠端端套入法、胰胃植入式吻合法或捆绑式胰肠吻合法是可选择的方法。对于空肠直径明显小于胰腺断端者，可采用胰胃植入术吻合法，可避

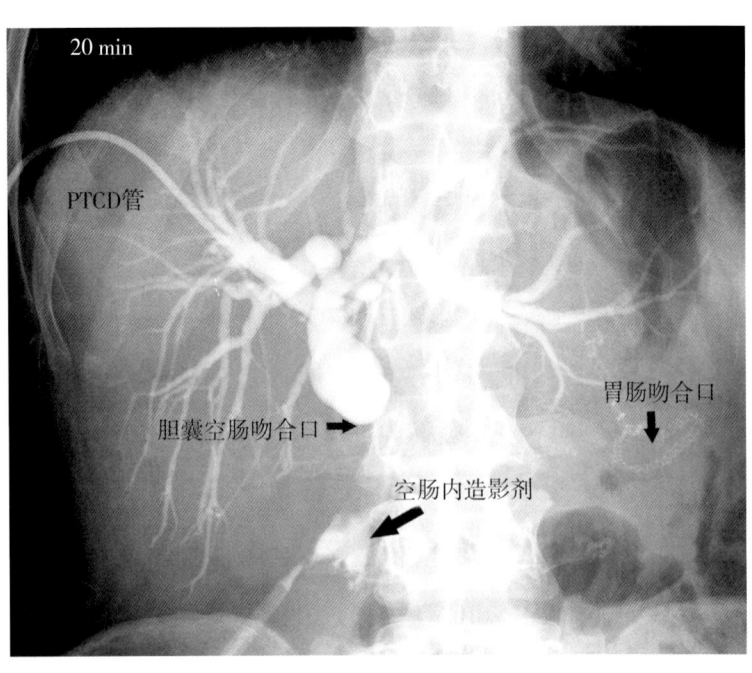

图16-74 十二指肠腺癌行Child手术，胆囊空肠吻合，术后胆汁引流不畅，经PTCD管注射造影剂20 min后，仅见少量造影剂进入空肠，术后7个月，PTCD管引流胆汁约150 mL/d。术后9个月，PTCD管脱落，未出现黄疸，1年后死于广泛转移

免胰肠吻合术中因胰腺残端粗大及肠管细小，难以将残胰端套入空肠这一弊端，适合于不同的胰腺截面，而且吻合无张力。亦可考虑将残端胰腺楔状切除，鱼嘴状套入空肠吻合的方法。行胰腺空肠端侧套入法也是可选择的方法之一。

（10）寻找肠系膜上静脉困难：多见于肥胖患者，综合文献报道寻找肠系膜上静脉有5条途径：①循中结肠静脉逐步游离，可达肠系膜上静脉的前方；②经十二指肠的横部向右分离，显露肠系膜上静脉；③胰颈下凹处正是肠系膜上静脉所在；④沿胃网膜右静脉向肠系膜根部游离，当靠近肠系膜上静脉时，与副右结肠静脉汇合为Henle干，此处距肠系膜上静脉不到1 cm，易于显露肠系膜上静脉；⑤胰颈后方沿门静脉前壁向下轻柔钝性分离，显露肠系膜上静脉。

（11）可切除判断失误的处理：胰十二指肠切除术能否完成的关键有两点：①肿瘤与下腔静脉及腹主动脉有无癌性粘连；②肿瘤与肠系膜上静脉和门静脉有无癌性粘连。如无血管切除吻合的技术保障，有其一则为手术禁忌。如果已经切断胃体，可做重新胃吻合；胆总管切断者，可行Roux-en-Y胆肠吻合术；胰腺已断者，可行遗留少许肿瘤组织的姑息性手术或胰体尾脾脏切除术。

（12）副肝管或胆囊下肝管损伤：副肝管是指正常胆管系统之外，存在的自肝实质连接到肝外胆管的变异肝管，发生率5%~15%。手术中如发现副肝管，应避免损伤，一旦切断应妥善结扎，否则术后易于出现胆漏，形成胆汁性腹膜炎。胆囊下肝管位于胆囊和胆囊床之间，发生率约12%，在切除胆囊时注意有无此肝管，发现时予以结扎，防止术后胆漏的发生。

七、术后处理

1. 外科重症监护室（SICU）监护　胰十二指肠切除术切除器官多，手术范围大，重建多个吻合口，大部分患者术前即有营养不良等并发症，术中出血较一般手术为多，因此，应送入SICU，监测心率、血压、血氧饱和度、呼吸、心电图、神志、尿量、中心静脉压（CVP）、血气分析、血常规及生化检查等。

2. 充足给氧　围手术期高浓度吸氧可减少切口感染，改善心肺功能及吻合口供血，缓解术后恶心呕吐，但慢性阻塞性肺疾病（COPD）患者需要低浓度（30%）持续吸氧。

3. 维持血流动力学稳定　根据血红蛋白水平，决定是否输注浓缩红细胞，一般要求血红蛋白＞90 g/L。输注胶体液（如羟乙基淀粉130/0.4氯化钠）和晶体液。控制输液速度，防止短时间内输注大量液体造成容量超负荷，诱发心功能不全。

4. 监控尿量　保持导尿管通畅，记录每小时尿量及24 h尿量，保持1 mL/（kg·h）尿量，禁用对肾脏具有毒性的药物（如庆大霉素等）。

5. 保持各引流管通畅

（1）胃管（或胃造口管）引流液颜色、性质、流量至关重要，监测有无消化道出血，胃肠功能恢复后，在术后5~7 d拔除，但作为外引流的胃造口管，留置时间应适当延长。

（2）胰管引流管液体清亮，每天200~400 mL，在术后2~3周无胰漏发生时，即可拔除。Etala研究发现，胰管胃黏膜吻合术后胃黏膜和胰管黏膜愈合时间为6~8周，为防止胰管闭锁或胃黏膜过早愈合覆盖胰管口，应于术后2周夹闭胰管引流管，待10~12周后再将其拔除。

（3）胆管T管引流棕黄色胆汁，每天300~500 mL，在无黄疸、胰漏及发热情况下，术后2~3周拔除，但对预防胆肠吻合口狭窄的T管应留置3个月以上，过早拔除会导致狭窄。

（4）腹腔双腔引流管可引流残留渗液、积血、胆汁或胰液，注意其颜色和流量。早期引流液颜色淡红，3~5 d后即变为血浆样的淡黄色，每天量50~600 mL，当引流液＜50 mL/d、淡黄色、淀粉酶不高、无胰漏或胆漏证据时，术后7~10 d拔除。如发生术后出血，可见血性引流液，鲜红色，提示有内出血情况，应监测血压、脉搏、尿量等生命体征，给予止血剂，必要时输注浓缩红细胞和新鲜血浆；如果出血量＞100 mL/h，非手术治疗无效，应急症再次手术探查止血。引流液如为棕黄色胆汁样，提示胆漏存在，只要无弥漫性腹膜炎，引流管通畅，一般无须二次手术，但要保持T管和双腔引流管的通畅。如果引流减少后再次突然增加，可见浑浊坏死物，可能发生胰漏，如淀粉酶浓度明显增高即可确诊，如无弥漫性腹膜炎，处理同胆漏。一般需留置双腔引流管8~10周，确定胆漏或胰漏完全愈合后方可拔除。还有一种情况是术后大量腹水自引流管流出，丢失大量蛋白及电解质，在术后10~14 d，如未发现胆漏或胰漏时，亦可拔除之，引流管口有时需缝合1针，减少腹水外溢。

6. 维持水、电解质及酸碱平衡　胰十二指肠切除术创伤大，手术剥离面广，胃管、腹腔引流管、T管及胰管引流造成大量的体液丢失，低蛋白血症引起腹水留在腹腔或引流至体外均相当于额外丢失。因此，该手术后可发生水、电解质及酸碱平衡紊乱，每天检测血生化及血气分析，判断酸碱平衡紊乱类型，予以相应处理。每天补液量参考额外丢失量、生理需要量、CVP、心率、血压及尿量等予以调整。快速康复外科提倡适量而不是过量的液体治疗，使用同质同量的液体来补充围手术期液体丢失量，术中血液丢失使用等量的胶体，术后补液量最好<3 000 mL/d，理想的补液量目标为：术后体重=术前体重-手术切除标本重量。需注意的是术后3 d，患者往往有一个短暂的多尿期，此时补液量需控制，切勿过多。

7. 应用抗生素　可给予第二代头孢菌素类抗生素，由于吻合口较多，大多数患者抵抗力低下，抗生素应用时间可适当延长至术后3~5 d。发生胆漏或胰漏时，抗生素用药时间则相应延长。

8. 应用生长抑素　术后预防性应用生长抑素（施他宁或和奥曲肽）抑制胰液分泌量，可减少胰漏的发生，但近期前瞻性随机研究未发现生长抑素降低胰漏等并发症的证据。因此，建议只在胰漏发生后方可给予生长抑素类药物，以24 h持续给药的方式效果较好。

9. 保护胃黏膜　为预防应激性溃疡，可给予抑酸药，如雷尼替丁、法莫替丁或质子泵抑制剂奥美拉唑等，连用7 d。

10. 促进排痰，维护肺功能　术后疼痛影响患者腹式呼吸，全麻插管等易于导致肺炎、肺不张及胸腔积液，术后应积极预防。盐酸氨溴索稀化痰液、雾化吸入、协助患者拍背排痰及鼓励早期下床活动等均可减少肺部并发症的发生。

11. 维护心血管、肝、肾及凝血功能　调控血压在正常范围，低血压或高血压均对患者康复不利。过快的心率增加耗氧，导致心脏功能不全，可给予去乙酰毛花苷0.2~0.4 mg缓慢静脉推注或口服β受体阻滞剂，并解除循环超负荷或血容量不足的情况。部分伴有梗阻性黄疸的患者本身已存在肝功能不全、肝肾综合征或凝血功能障碍，因此，围手术期避免给予具有肝、肾及骨髓毒性的药物，肌内注射维生素K_1等以改善患者凝血功能。

12. 肠内、外营养支持　术后予以肠外营养支持，促进各吻合口愈合，可减少胆漏、胰漏的发生。按照快速康复外科原则，尽早口服流质，可促进肠道功能恢复，但发生胆漏或胰漏时，应完全禁食，营养支持只能采用肠外途径。

13. 胸段持续硬膜外镇痛　可减少交感神经信号传入，有效缓解术后疼痛，增加消化道的血流量，改善肺功能，心血管等并发症减少30%。T_6~T_8水平置入硬膜外导管，给予0.25%布比卡因4 mL/h，吗啡0.2 mg/h，氟哌利多0.025 mg/mL，维持48~72 h。

14. 早期下床活动　术后长期卧床可影响全身肌肉组织和肺功能的恢复，易诱发静脉血栓形成和肺感染。早期下床可促进肠蠕动恢复，增加患者康复的信心。手术第2天即下床适当走动0.5~1 h，逐日增加运动量。

15. 术后疲劳与围手术期睡眠障碍的处理　术后疲劳与睡眠障碍均可导致心脏及神经系统功能障碍，延缓患者恢复。术前晚可给予酒石酸唑吡坦等镇静药，术后可给予地西泮肌内注射，保障患者睡眠时间，地西泮具有呼吸抑制作用，禁止静脉推注。有效的镇痛、早期下床活动和适量的肠内营养等方法，亦可以改善患者术后总体状况。

八、术后并发症的防治

1. 腹腔内出血　术后腹腔内出血是本术式极其危险的并发症，发生率为7%~10%，死亡率高达58%。胰十二指肠切除术需二次开腹的概率为17.1%，而术后大出血是主要的原因。腹腔内手术野出血的原因往往是患者本身存在凝血功能障碍、肝功能不全、营养不良及结扎线脱落等。常见部位为胰腺钩突断端，因此，术中切断钩突及其纤维板时，保留侧组织适当多留并予以可靠缝扎，对于肠系膜上静脉和门静脉小分支最好予以5-0血管缝线缝扎。腹腔内出血可见自引流管滴血或持续不断的流血，患者血压不稳或迅速下降。如果出血较慢，血压尚可维持，先行非手术方法处理：输新鲜全血、新鲜冰冻血浆、各种凝血药物、垂体后叶素及生长抑素等。经上述方法无效或血压急剧下降，难以维持者应迅速剖腹探查，然而手术止血相当困难。吻合口较多、局部组织水肿及较多的凝血块等均影响寻找出血部位。出血处可予以褥式或"8"字缝扎止血，对于未能发现出血灶的患者，应在可疑之处予以缝扎，特别是钩突及纤维板残留创面。文献报道10例胰十二指肠切除术后腹腔出血的处理经验，非手术处理3例成功，1例死亡；手术探查6例，均未能发现明确的出血部位，其中2例已无出血，1例为后腹膜渗血，经缝扎止血，另外3例为门静脉及肠系膜上静脉后方渗血，推测为钩突或纤维板出血，虽经缝扎，但因组织水肿脆弱，均未能止血，只好应用止血纱布及吸收性明胶海绵止血，然而术后仍因出血不止而死亡，腹腔出血的总死亡率高达40%。

另外，晚期腹腔大出血是由于并发胰漏或胆漏后大血管受腐蚀破裂引起，死亡率更是高达50%。此种急症往往由于医生难以决策而失去抢救机会。文献报道5例经缝扎而成功止血的经验：2例是肝固有动脉，2例为肠系膜上动脉，1例为肠系膜上静脉，因此，迅速剖腹探查止血是明智之举。

2. 消化道出血　术后早期自胃管内引流出少量新鲜血液，一般不用特殊处理；如果术后1 d仍有血液自胃管流出或患者出现呕血或便血，则可诊断为消化道出血。早期消化道出血多发生于残胃或吻合口，血管缝扎不紧、胰腺残端血管处理不佳等为常见原因。术后1周出血，多为应激性溃疡、吻合口溃疡、胰腺残端创面坏死脱落等引起，以应激性溃疡多见。因此，术前1 d及术后7 d内，应给予质子泵抑制剂如奥美拉唑40 mg静脉推注，防止应激性溃疡发生。消化道出血表现为呕血或自胃管内引流出大量血液、便血或黑便、心慌、头晕、四肢冷汗、血压先升后降、尿量减少及血红蛋白急剧下降。可行急诊胃镜检查，一方面可以明确出血原因，可见病灶有新鲜出血或渗血，黑褐色斑或有凝血块、新鲜出血点或血痂黏附；另一方面可予以局部喷洒凝血酶、去甲肾上腺素及钛夹止血。

对消化道出血的处理首选非手术疗法，维持患者血压、心率及尿量稳定，自胃管内注入含4%～8%肾上腺素的冰生理盐水20～30 mL，半小时后开放胃管，可重复3～5次，其他凝血酶及奥美拉唑等药物亦可经胃管注入。如果患者出血停止，则可继续非手术治疗；如果出血不止，>100 mL/h，血压先升后降，心率增加，尿量减少，出现低血容量休克表现，应立即剖腹探查。先于残胃闭合缘做重叠1/3的全层U形缝合，进而距吻合口约3 cm处切开胃前壁，清除胃内积血，检查出血部位，予以缝扎止血。需要指出的是重新开腹止血，吻合口漏的发生率明显增加，因此，重在预防。残胃黏膜下止血可减少吻合口出血的可能性。完成胃肠吻合前应再次确认吻合口无出血。吻合完毕后，麻醉师或手术医生应检查胃管是否通畅，有无新鲜血液流出，以便术中再次止血，此时处理对吻合口漏的发生率影响不大。晚期消化道出血多由于应激性溃疡，静脉推注奥美拉唑、生长抑素抑制出血及消化道液体分泌，多可止血；大量出血不止，需手术缝扎胃供血动脉或切除全胃，行食管空肠吻合。因此，术后抑制应激反应也是手术成功的关键之一。

3. 胰漏　指术后胰肠吻合或胰腺组织损伤后，胰液进入腹腔，引起局限性或弥漫性腹膜炎。胰漏是胰十二指肠切除术后主要且重要的并发症，发生率为5%～25%；也是围手术期死亡的主要原因之一，胰漏患者的死亡率为20%～50%。小流量的胰漏，胰液多可经引流管引出体外，或被周围组织包裹，感染者形成脓肿；未感染者则形成假性胰腺囊肿。大流量的胰漏会导致胰液性腹水，形成弥漫性腹膜炎，胰液经引流管或其他途径流出体外，久之形成慢性窦道，是为胰瘘。诊断胰瘘的标准尚未统一，较为广大医生接受的是约翰·霍普金斯医院标准：引流量>50 mL/d；引流液淀粉酶含量超过血清值3倍，该医院Whipple术后胰瘘发生率约为14%。胰液进入腹腔，已被激活的胰酶消化周围组织器官，坏死组织增加，诱发感染，更为严重的是腐蚀大血管引起的术后腹腔大出血，死亡率高达50%以上。胰漏按每天引流量分为高流量（>200 mL/d）胰漏和低流量（<200 mL/d）胰漏；参照有无临床表现，分为临床型胰漏和生化型胰瘘，前者指引流量>100 mL/d，术后12 d之后淀粉酶依然超过正常值5倍，体温>38℃，有腹痛等临床表现；后者指虽有胰漏但无临床表现，术后12 d无须引流者。彭淑牖教授将胰漏按发生部位分为单纯性胰漏和吻合口胰漏，前者指缝扎损伤或残余钩突创面胰液的漏出；后者特指胰肠吻合口破裂引起的胰液漏出，两者鉴别诊断见表16-3。

表16-3 单纯性胰漏与吻合口胰漏的特点

类别	原因	引流液性状	引流量及持续时间	临床表现	影像学证据
单纯性胰漏	外周胰管损伤	清澈，感染时浑浊，胰酶尚未激活，腐蚀力较弱	<100 mL/d，持续时间不足10 d	症状轻微	无
吻合口胰漏	吻合口破裂	浑浊，含胆汁，胰酶被激活，极强腐蚀力	>100 mL/d，持续时间超过10 d	腹痛，发热，水、电解质及酸碱平衡紊乱，继发感染，引流管周围皮肤糜烂，病程迁延不愈，死亡率高	可见吻合口破裂征象

　　胰漏的发生与以下因素有关：①患者本身因素，如营养不良、免疫功能低下、肝功能不全、合并糖尿病、肾功能不全、高龄及肿瘤病期较晚等均可导致组织愈合能力低下。②胰腺解剖因素，如胰体柔软及胰管直径<3 mm者易于发生胰漏，而胰体纤维化及胰管扩张的患者，胰漏发生率较低。③手术专业组及医生经验也是影响胰漏的因素之一。④手术技术因素，主要是吻合技术欠佳，目前临床应用的几种残胰处理方式各有其优、缺点（表16-2），只要术者熟练掌握其操作要点，多可将胰漏发生率降低至最低程度。胰管结扎或堵塞和全胰切除术确实杜绝胰漏问题，但后期外分泌或内分泌缺失，给患者造成极大不便，因此，基本摒弃。另一种和技术有关的因素是由于残胰断面出血等原因导致吻合口附近肠襻液体积聚，形成高压，而且积聚于肠腔内已激活的胰酶对胰肠吻合口同样具有腐蚀作用，在吻合存在缺陷的情况下，导致破裂。术后腹腔出血或积液，积聚于胰肠吻合口周围不能及时引流出体外也是原因之一。因各种原因而行二次剖腹探查，必然翻动胰肠吻合口，影响其愈合。

　　对应与胰漏有关因素，可采取以下措施：术前改善患者营养，肝功能、肾功能及凝血功能状态；术中妥善止血，杜绝术后大出血而行二次剖腹探查手术；根据胰腺状况和术者的经验行相应的残胰处理；胆管引流不但将具有消化作用的胆汁引流至体外，而且具有一定的吻合口空肠襻减压作用；胰管引流至体外或体内均可，不置管可能增加胰漏发生率，而且一旦发生胰漏，有胰管引流者严重程度较轻且易于处理；术中放置双腔引流管，引流效果良好，而且一旦出现胰漏、胆漏或出血，还可以进行冲洗；术后应用质子泵抑制剂预防应激性溃疡发生；肠外营养支持改善患者营养状况；给予生长抑素减少胰液、胆汁、胃液及小肠液分泌；良好胃肠减压减少胃肠道压力；对残胰处理不满意的患者，相应延长禁食时间，以减少消化道液体分泌。

　　虽然采取各种措施，但胰漏依然不能完全杜绝。胰漏多发生于术后7 d左右，此时缝线开始脱落，肠襻开始蠕动，导致肠腔压力上升，胰液、胆汁及肠液分泌增加，大量含有胰酶的肠内容物进入腹腔，形成弥漫性腹膜炎；较小的漏口，漏出液不多或迅速包裹或被引流至体外者，临床症状不甚明显。

　　非手术处理参见前述预防措施及术后处理，无症状且引流量<200 mL/d的胰漏，可允许患者回家，保证引流通畅即可；有症状或引流量>200 mL/d的胰漏，应予以禁食并肠外营养支持。在更多情况下，因存在弥漫性腹膜炎而行剖腹探查，手术目的在于清除漏出液、明确漏的部位、放置双腔引流管或多根橡胶引流管，切勿过度探查吻合口漏的状况而导致漏口进一步扩大，更不应该再次行胰肠吻合术，文献报道全胰切除术可使50%的胰漏患者得以生存。胰漏愈合时间12～24周，平均愈合时间高流量胰漏为13.2周，低流量胰漏为10.8周。部分胰漏患者经上述处理后形成慢性窦道，即为胰瘘。如果窦道造影显示有假性囊肿，应在囊肿形成6周后行内引流术；伴有感染的假性囊肿应行外引流或B超引导置管引流术，待日后再行内引流术；单纯窦道可行窦道切除。

　　4. 胆漏　胰十二指肠切除术后胆漏发生率为1.2%～3%，包括术中未发现的副肝管或胆囊下肝管损伤及胆肠吻合口破裂，前者一般引流量不大，只要双腔引流管通畅，很少出现弥漫性腹膜炎；后者可出现弥漫性腹膜炎，主要原因包括：胆管游离超过1 cm、胆管过细吻合困难、吻合口张力过大、吻合口肠襻因出血等原因导致肠腔内压剧增、缝针过于稀疏、腹腔内积血或积液引流不畅而积聚于胆肠吻合口周围、胰漏致使已激活胰酶腐蚀胆肠吻合口、二次剖腹探查、患者本身营养不良、抵抗力低下、感染或同时罹患糖尿病等。患者出现腹痛、发热、局限性或弥漫性腹膜炎，腹腔引流管可见含胆汁液体。

　　预防措施包括胆管游离长度不能超过1 cm，以保障吻合口胆管良好血供；胆管过细者，可采用破坏Heister瓣的胆囊空肠端侧吻合或胆管空肠吻合后放置T管或胶管引流胆管；吻合完毕后可将空肠浆肌层与肝十二指肠韧带切缘间断缝合3~5针,以减少吻合口张力;残胰断端严密止血,胰管放置硅胶引流管,降低肠襻内压力;胆肠吻合时针距2~3 mm,边距胆管侧2~2.5 mm,肠管侧浆膜面2.5~3 mm;副肝管出现率5%~15%,手术时避免损伤;胆囊下肝管出现率约12%,应予以妥善结扎;提高手术操作质量,避免术后出血或胰漏;术毕应放置多根双腔引流管并确保通畅;给予适当的肠外营养支持,改善患者营养不良及抵抗力低下状态;控制血糖于6~11.1 mmol/L;第二代头孢菌素类抗生素防治感染。

术后胆漏手术与否取决于有无弥漫性腹膜炎及引流管通畅情况。如果无弥漫性腹膜炎且有局限化趋势,双腔引流管通畅,可行非手术处理措施;如出现弥漫性腹膜炎、引流量>300 mL/d或引流管堵塞,应剖腹探查,切勿犹豫不决。早期胆漏,如局部水肿不明显,可行修补,但手术的主要目的在于明确漏口的部位、清除腹腔积液及重新放置多根双腔引流管。漏口内可置入18~20 F橡胶管,进入空肠6~8 cm,末端多剪侧孔,用大网膜包绕橡胶管并固定在漏口周围,以减少胆汁和肠液漏出量,也利于术后窦道尽快形成。行营养性空肠造口,便于患者术后肠内营养支持,其他处理同胰漏的非手术处理办法。

5. 胃排障碍 亦称为胃瘫,是指术后10 d,胃引流量>800 mL/d,胃管拔出后因呕吐需再次插管,排除其他如膈下脓肿等并发症,口服泛影葡胺造影证实胃潴留及胃无蠕动或蠕动功能低下。胃瘫是胰十二指肠切除术后常见的并发症,发生率高达19%,虽不危及生命,但增加患者痛苦、住院时间和医疗费用,因此,应及时诊治。胰十二指肠切除术后胃瘫可能机制包括:患者对手术恐惧及不理解而忧心忡忡;个体身体素质及过敏体质;术后儿茶酚胺升高,与胃平滑肌上的α受体和β受体结合而抑制平滑肌收缩,抑制胃排空;胃肠交感神经活动增强,减少乙酰胆碱的释放;胃窦和幽门部的蠕动起搏点被切除,胃蠕动减少或暂时消失;胰肠、胆肠及胃肠重建,改变了正常的肌电生理活动,重新协调一致有待时日;迷走神经副损伤降低胃蠕动;营养不良,感染,胰漏,胆漏,二次手术,水、电解质、酸碱平衡紊乱均可增加胃瘫的发生;本术式改变了正常的胃、肠、胰与肝胆的解剖学关系,导致术后体内胃肠激素发生一系列变化,可能与胃瘫有关。胃瘫的诊断和处理措施参见本书第十章第二十六节"术后并发症的防治"有关内容。

6. 腹腔脓肿 胰十二指肠切除术后腹腔脓肿并不少见,发生率约为10%。腹腔脓肿的原因:常见为术中冲洗不彻底或未将冲洗液完全吸出;未选用双腔引流管,单腔引流管的引流效果不佳;术中肠壁损伤后导致肠漏,局限于腹腔内,早期即为脓肿表现;术后发生吻合口漏、胆漏、胰漏、腹腔内出血及胰腺炎,腹腔残余漏出液或血液继发感染;或者二次开腹继发损伤;患者本身免疫功能低下、营养不良、肝功能不全及合并糖尿病等易于导致感染且难以控制。腹腔脓肿的处理措施参见本书第四章"胃十二指肠穿孔修补术"有关内容。

7. 吻合口溃疡 吻合口溃疡包括吻合口及其附近胃壁和空肠的溃疡,其发病率在胰十二指肠切除术后为5%~6%,而保留幽门的胰十二指肠切除术后为10%~14.3%。可能发病机制包括:胃切除量不够,标准的胰十二指肠切除术切除约50%的远侧胃,胃酸分泌量相对于距离屈氏韧带约70 cm处的空肠而言,依然较多;做吻合的空肠距离幽门约70 cm,抗酸能力较弱;吻合口残留丝线的刺激、幽门螺旋杆菌感染及胆液分泌不足等可能是吻合口溃疡的原因之一。吻合口溃疡的临床表现及处理措施参见本书第六章"胃大部切除术"有关内容。

8. 肺部并发症 胰十二指肠切除术患者营养不良,免疫功能低下,合并糖尿病,肝、肾、肺功能不全等易于感染,而且难以控制。全麻气管内插管、围手术期过快或过量输液导致肺水肿、术后切口疼痛胸式呼吸减弱及恐惧咳嗽导致痰液积存于气管内。二次剖腹探查、大出血、胰漏、胆漏、膈下脓肿等均增加肺部并发症的发生。术后功能性胃排空延迟而行长期留置胃肠减压管者,易于罹患肺不张、肺炎及胸腔积液,加重患者病情,甚至出现呼吸功能不全,威胁患者生命安全,应积极防治。肺部并发症的诊断和处理措施详见本书第一章第三节"围手术期肺部疾病的处理"有关内容。

9. 心功能不全 上述导致肺部并发症的原因同样对心脏功能产生不利影响,特别是出现肺部并发症之后更为明显。术中、术后出血导致循环动力学不稳定,心肌缺血再灌注损伤。酸中毒、高钾血症或低钾血症、感染中毒、炎性介质及二次手术打击等均对心脏功能产生抑制作用。另一因素是输液量及输注速度,大量输液或单位时间内大量液体进入循环系统,造成容量超负荷,更是导致心功能不全的主要原因之一。心功能不全的处理措施详见本书第一章第二节"术后心功能不全的处理"有关内容。

10. 肝功能不全 各种原因导致肝细胞损害,临床表现为肝功能异常,甚至肝功能衰竭。胰十二指肠切除术后易于出现肝功能不全，其机制如下：恶性肿瘤患者营养不良、免疫功能低下或并发胆管梗阻及肝功损害；手术时间过长对肝功能不利，文献报道平均手术时间为300 min（160~480 min）；术中出血量大，肝脏血流量减少，在术中发生大出血时，肝脏低灌流状态更为明显，肝细胞缺氧损伤；麻醉导致缺氧及某些对肝脏有损害的麻醉剂（如氟烷），引起肝细胞中毒性损伤；围手术期低血压导致肝动脉供血不足及腹腔内血管收缩导致门静脉向肝血流减少；麻醉、呼吸功能不全、休克等导致缺氧，引起肝细胞损害；胰漏、胆漏、腹腔脓肿、感染中毒、大量炎性介质等均可引起肝功能不全；术中往往需大量输血，当输入大量红细胞被破坏后，诱发溶血性黄疸，导致肝功能损害，而且输血性肝炎也是肝功能损害的原因之一；抗生素（如第一代头孢菌素类）、抗真菌药物（如氟康唑）及消炎止痛药（如吲哚美辛）等均对肝脏具有不同程度的损害作用。肝功能不全的处理措施详见本书第一章第五节"围手术期肝功能不全的处理"有关内容。

11. 肾功能不全　胰十二指肠癌并发梗阻性黄疸的患者根治性手术后易于出现急性肾功能不全，发生率约10%，一旦出现肾功能不全，患者死亡率高达84%。主要的诱发因素包括：梗阻性黄疸患者胆汁酸不进入肠道，小肠屏障功能低下，肠源性内毒素吸收增加；另外，黄疸患者肝脏Kupffer细胞清除内毒素的能力下降，结果出现内毒素血症，后者损害肾小球滤过功能，诱发急性肾功能不全；高胆红素血症对肾小管具有毒性作用；高胆汁酸血症降低肾皮质血供；如前所述，本术式术中出血较多，耗时较长，肾脏血液灌流下降；术后出血、胰漏、胆漏均可引起低血容量休克；并发感染时，炎性介质、细菌毒素及感染性休克都对肾功能产生不利影响；患者多为高龄，本身肾脏功能已明显下降，80岁时肾小球滤过率降至65.3 mL/min，肾血流量减少47%以上，肾小管功能仅存50%；高血压和糖尿病是胰十二指肠恶性肿瘤常见的并存病，可能同时罹患高血压肾病和糖尿病肾病；术后所用抗生素或多或少均有肾功能损害，特别是氨基苷类抗生素及抗真菌药。围手术期每天尿量≥1 500 mL，以保证良好的肾脏功能。肾功能不全的具体处理方法详见本书第一章第四节"术后急性肾功能衰竭的处理"有关内容。

12. 门静脉系统血栓形成　胰十二指肠切除术必须切断大量门静脉及肠系膜上静脉属支或两者的意外损伤修补，出血引起的低灌流状态，感染导致血管内皮损伤等均可促进门静脉系统血栓形成。脾静脉栓塞往往表现为脾区胀痛、发热及脾大。肠系膜上静脉急性栓塞表现为剧烈腹痛、恶心呕吐、腹胀、腹泻及血便或黑便，症状极重，体征极少，进一步发展导致肠坏死、腹膜炎及肠破裂。肠系膜上静脉慢性栓塞主要表现为消化不良及腹痛等。门静脉主干堵塞兼具上述两者临床表现。诊断主要依靠腹部穿刺为血性液体、血管彩色超声及CT，但更多见的是剖腹探查确诊。处理方法包括静脉切开取栓术、小肠部分切除术。术后给予肝素抗凝、尿激酶溶栓及阿司匹林祛聚等处理，需检测APTT和PT（两者延长50%即可），以防继发出血性并发症。

13. 恶心与呕吐　胰胃植入式吻合的患者易于出现顽固性的恶心呕吐，文献报道与残胰和胃成角有关，可给予胃肠动力药物如多潘立酮等，无效时是否采用手术治疗及具体的手术方式尚无定论。

14. 继发性糖尿病　胰十二指肠切除术切除约49%胰岛细胞，大部分患者尚不足以诱发糖尿病，但糖尿病发生率依然有8%左右。主要原因与胰岛素分泌不足及残胰α细胞相对增加有关。临床表现和一般糖尿病无异，治疗包括：运动疗法，控制饮食，口服二甲双胍，血糖控制不佳者给予胰岛素皮下注射。目前糖尿病外科治疗的胃旁路手术取得里程碑式进展，参照胃旁路手术设计原则，尽量多切除远侧胃体，有利于减少术后糖尿病和吻合口溃疡的发生率，但无文献可资参考。

15. 胰酶分泌不足　胰十二指肠切除术胰腺外分泌功能明显不足，其原因包括：胰管狭窄或闭塞；残胰慢性炎症导致纤维化，导管细胞与腺泡细胞减少，胰酶分泌不足；本术式胃肠道重建后，未消化或未完全消化的食物过早进入回肠，同时，胃肠激素与胰岛素分泌之间的"肠-胰岛轴"遭到破坏，肠道胃泌素、胰泌素和胰酶分泌均不足；切除后胰腺不像肝脏一样具有较强再生功能。主要表现为：消化不良、脂肪泻、厌食及消瘦。可口服消化酶类药物如胃蛋合剂、多酶片、胰酶等。

16. 粘连性肠梗阻、胃肠吻合口漏、急性胰腺炎及切口感染等并发症参见本书第十章第二十六节"术后并发症的防治"及第二十一章"粘连性肠梗阻手术"有关内容。

（王天宝　许瑞云　刘大伟　智绪亭）

第十七章　胰体尾切除术

一、适应证

（1）胰体尾部恶性肿瘤（胰腺癌、囊腺癌）。
（2）不能局部切除的胰体尾部良性肿瘤（囊腺瘤、胰岛素瘤、胃泌素瘤等）。
（3）胰体尾部假性囊肿。
（4）胰体尾部慢性胰腺炎。
（5）胃癌伴No.10、No.11组淋巴结转移，联合胰体尾切除可获得根治性效果者。
（6）胰体尾部严重创伤。

二、手术策略

（1）对于胰体尾部的良性病变，最好保留脾脏，以保护患者术后免疫功能。
（2）对于胰体尾部恶性肿瘤，可能侵犯脾静脉、门静脉或两者结合部，一旦撕裂损伤，则出血凶猛。因此，在游离胰体尾部肿瘤之前，最好先游离胰颈和肠系膜上静脉及门静脉，用血管吊带绕过胰颈部，一旦损伤门静脉或脾静脉，可迅速切断胰颈，显露静脉破损处，以利于修补。
（3）如确定联合脾脏切除术，应先游离脾动脉，予以结扎，如此可减少脾脏出血。如果脾动脉难以确认，可用无损伤血管钳将其钳夹，再于肝十二指肠韧带触摸肝固有动脉，如搏动良好，证实钳夹血管即为脾动脉，可安全结扎之。
（4）一般切断线位于胰颈部，用肠钳夹持切断线右侧胰腺，小圆刃刀逐步切断胰腺组织，注意寻找胰管。肠钳有两种作用：一为控制胰腺断端出血而不损伤胰腺组织；二为胰腺切除撤除肠钳后，胰腺断端呈鱼口状，便于对拢缝合。
（5）胰腺残端可用3.5 mm钉高的GIA闭合，也可用不可吸收线褥式缝合，如断端胰管明显，可先用1号丝线将其缝扎，然后再褥式缝合断端。
（6）创面放置双腔引流管或28F橡胶引流管，将大网膜覆盖于胰腺残端和引流管周围，如此可减少胰漏的发生；即使发生胰漏，也便于局限化，避免发生弥漫性腹膜炎。

三、术前处理

参见本书第十六章"胰十二指肠切除术"。

四、麻醉与体位

气管内插管全身麻醉，平卧位。

五、手术步骤

（1）取上腹部正中切口或左肋缘下弧形切口。进腹探查，注意有无腹水、淋巴结或肝脏转移；注意肿瘤大小、质地、活动度及与周围脏器的关系；胰岛素瘤患者术中B超检查辅助定位诊断。手术步骤参见本书第十章第十节"胃癌联合胰体尾、脾脏切除术"有关内容（图10-200至图10-212）。

（2）胰腺空肠吻合术。假如残余的胰头呈慢性炎症改变，质地较硬或胰管明显扩张，提示胰头部胰管引流不畅。为预防残端胰瘘发生，可行胰腺空肠吻合。首先把残端胰管及胰腺实质前壁纵行切开1.5~2 cm，以扩大吻合口径。行胰管空肠Roux-en-Y吻合术，将Roux臂空肠对系膜缘切开，大小与胰管切口相仿。内层吻合用2-0 Dexon线缝合，外层用1-0号丝线浆肌层缝合，以覆盖胰腺残端粗糙面。把胰管内的硅胶引流管距离吻合口约20 cm处穿出肠壁，再经腹壁戳孔引往体外，然后完成Roux-en-Y吻合术的其他步骤。

六、术中应急处理

如胰腺恶性肿瘤侵犯脾静脉和门静脉结合部，则为不能切除的指征。如果将胰体尾掀起，有可能撕裂静脉结合部，导致术中大出血。一旦发生，则处理困难，可用手指压迫破损处，迅速自胰颈后方分离肠系膜下静脉和门静脉，将胰颈横断，充分显露门静脉和脾静脉，心耳钳夹闭破损处，5-0 Prolene线连续缝合修补。

七、术后处理

引流管处理等参见本书第十六章"胰十二指肠切除术"有关内容。

八、术后并发症的防治

胰瘘等并发症处理参见本书第十六章"胰十二指肠切除术"有关内容。

（王天宝）

第十八章　全胰切除术

一、适应证

（1）累及胰腺大部分的恶性肿瘤。
（2）切除90%~95%的胰腺后，高胰岛素血症不能解除者。
（3）胰腺大范围损伤。
（4）失去内、外分泌功能的慢性胰腺炎。
（5）慢性胰腺炎行胰管空肠吻合术（Puestow手术）或胰腺部分切除术后疼痛依旧者。
（6）重症急性胰腺炎（SAP）全部胰腺坏死者。

二、手术策略

（1）全胰切除术要求切除整个大网膜及脾脏，从而导致残胃血供仅靠胃左动脉，因此，术中务必保护胃左动脉免受损伤，否则应行全胃切除术。
（2）患者必须清楚术后必然发生糖尿病和消化功能障碍，特别是理解术后糖尿病的控制方法、低血糖发作的危害和处理措施。
（3）其他参见本书第十章第十节"胃癌联合胰体尾、脾脏切除术"及第十六章"胰十二指肠切除术"有关内容。

三、术前处理

参见本书第十六章"胰十二指肠切除术"有关内容。

四、麻醉与体位

气管内插管全身麻醉，平卧位。

五、手术步骤

手术步骤实为本书第十章第十节"胃癌联合胰体尾、脾脏切除术"及第十六章"胰十二指肠切除术"手术操作的有机组合，现简述如下：

（1）取上腹部平行胰腺的斜行切口或上腹部正中切口（图18-1、图18-2）。进腹探查，显露全程胰腺的方法参见第十六章"胰十二指肠切除术"有关内容。
（2）行Kocher切口，将十二指肠和胰头部完全翻向左内侧，显露钩突、下腔静脉、胆总管、右肾及肾静脉等，肿瘤侵犯下腔静脉者应放弃全胰腺切除术（图18-3、图18-4）。

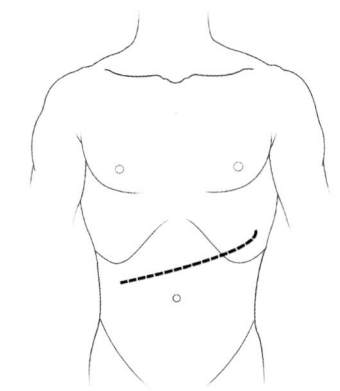

图18-1　上腹部斜行切口

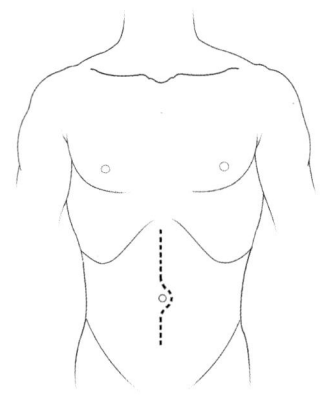

图18-2　上腹部正中切口

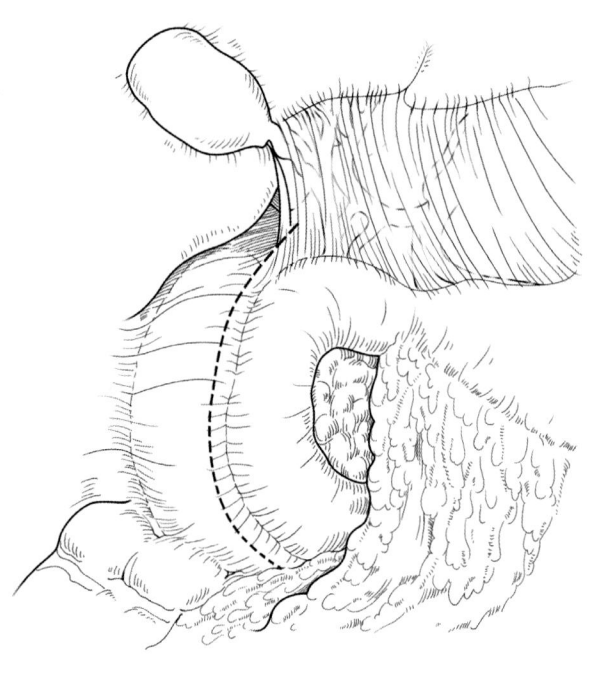

图18-3　Kocher切口

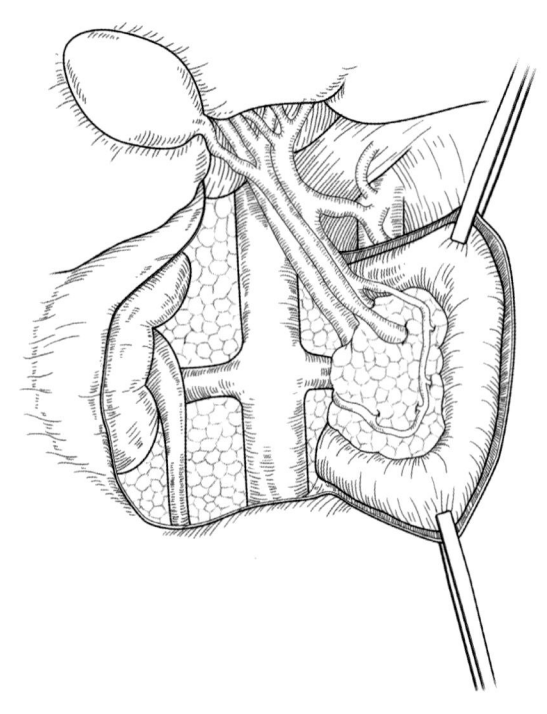

图18-4　探查胰头后方

（3）切除大网膜，显露肠系膜上静脉，探查肿瘤与其有无侵犯。解剖肝十二指肠韧带和肝胃韧带，显露胃十二指肠动脉和胃右动脉，予以结扎切断。解剖胆总管，将其拉向右侧，此时可清楚暴露门静脉前壁（图18-5、图18-6）。

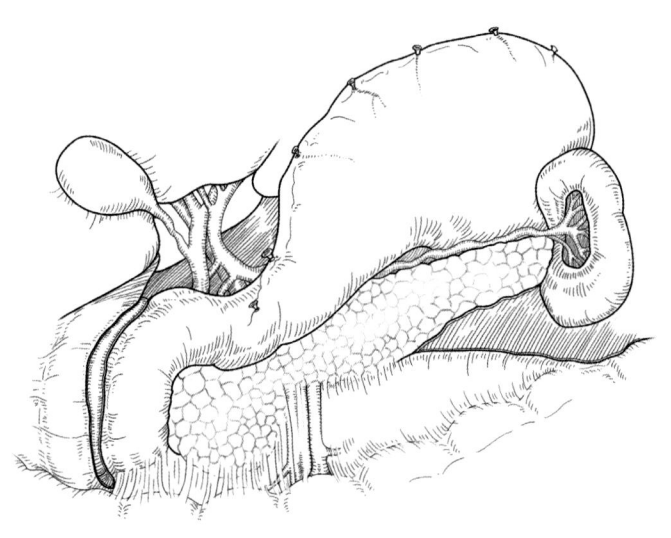

图18-5　显露肠系膜上静脉

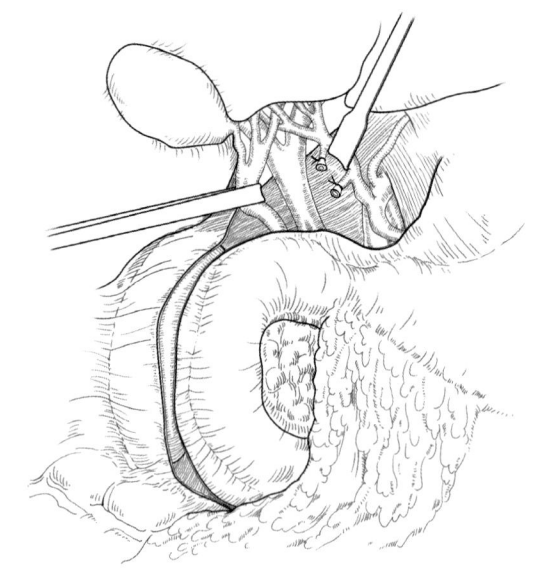

图18-6　显露门静脉前壁

（4）探查门静脉、肠系膜上静脉和肿瘤之间有无粘连，如术者左手示指可通过胰颈和门静脉及肠系膜上静脉之间的间隙，则可行下一步手术（图18-7）。

（5）切除胆囊，横断胆总管、胃脾韧带、脾膈韧带、脾肾韧带及胰腺上、下缘后腹膜，于脾动脉起始部结扎脾动脉（图18-8）。

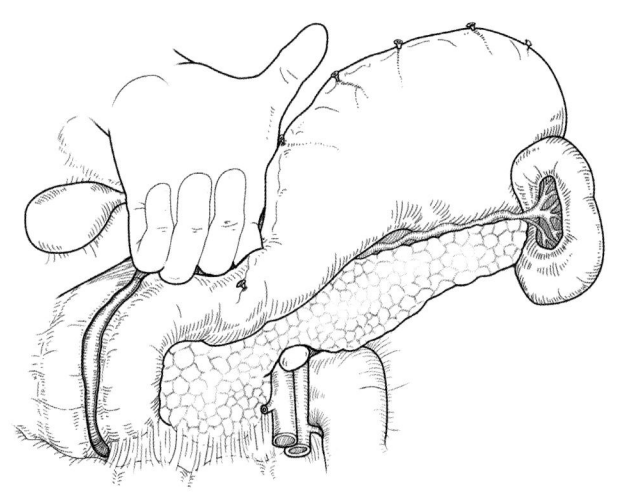

图18-7　探查肿瘤是否侵犯门静脉

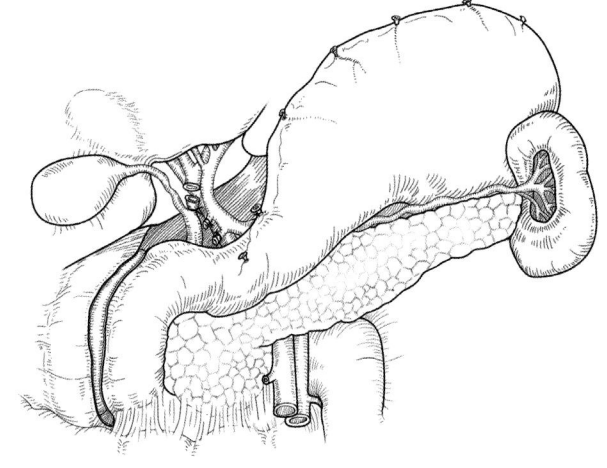

图18-8　横断肝总管

（6）切除远端50%胃，小弯侧缝合关闭，大弯侧5~6 cm待吻合，为减少术后吻合口溃疡，应切断迷走神经前、后干。将脾脏及胰体尾部向内侧翻起，结扎切断脾动脉、脾静脉和肠系膜下静脉，保留端均予以双重结扎（图18-9）。

（7）离断Treitz韧带，横断空肠起始部，逐支结扎切断胰头和钩突部与门静脉和肠系膜上静脉之间的血管支，移除标本（图18-10）。

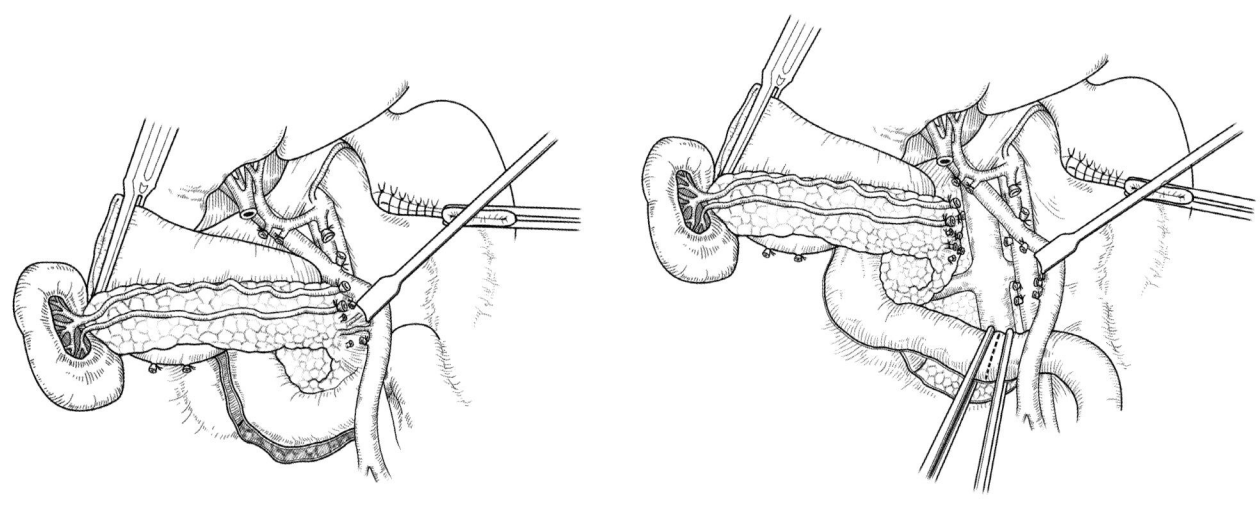

图18-9　切断脾脏血管　　　　　　　　　　　图18-10　切除钩突

（8）经结肠后上提空肠，行胃空肠端侧吻合，距此吻合口约10 cm行胆肠端侧吻合，放置T管，另戳孔引出体外，间断缝合空肠浆肌层和Kocher切口外侧后腹膜，以重建C形空肠环（图18-11）。

（9）对于胰腺良性病变，可行保留幽门的全胰腺切除术，此时亦应保留较长的胆总管，胃十二指肠动脉应妥善保护，以保障十二指肠残端具有良好血供，消化道重建同前所述。此术式的优点为保留正常进食量而无倾倒综合征，但长期效果有待观察。再次强调保留幽门的全胰腺切除术不适用于胰头部恶性肿瘤患者（图18-12）。

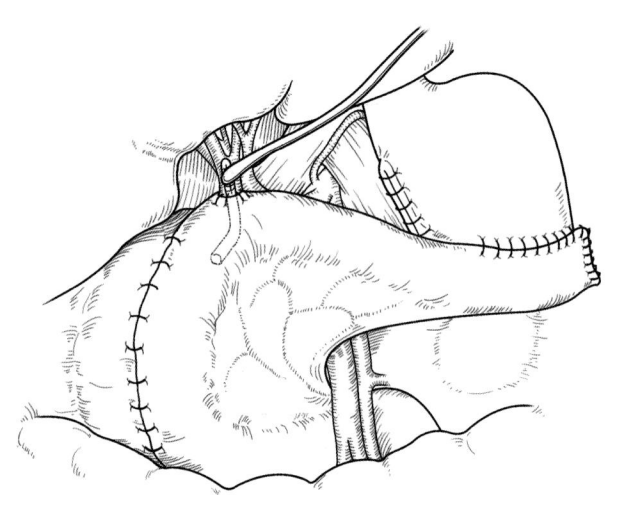
图18-11 消化道重建

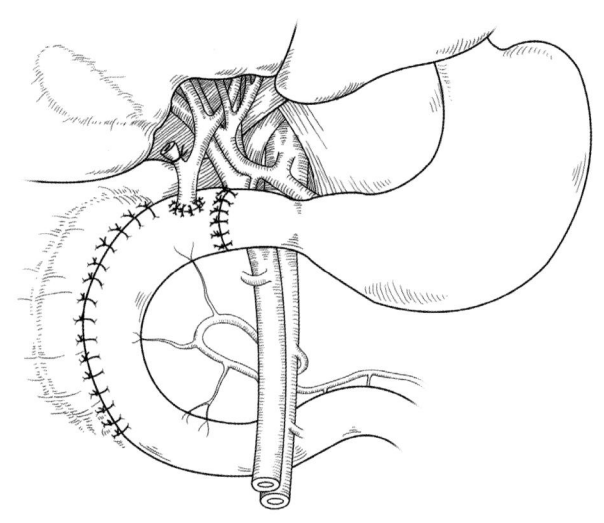
图18-12 保留幽门的全胰腺切除术

六、术中应急处理

参见本书第十章"胃癌根治术"及第十六章"胰十二指肠切除术"有关内容。

七、术后处理

（1）全胰切除术后必然伴随糖尿病，术后几天测微量血糖，每3～4 h 1次，要求血糖波动在10～15 mmol/L，一般给予普通胰岛素总量<10～20 U/d，每3～4 h给予2～5 U。需注意的是此阶段糖尿病较为脆弱，过量几个单位的胰岛素即可导致低血糖发作，对患者危害较高血糖更为严重，因此，应避免胰岛素过量。开始进食后，逐渐过渡为长效胰岛素制剂。

（2）术后胰酶缺失，必然发生脂肪泻，三餐前口服多酶片或米曲菌胰酶等消化酶制剂。

（3）其他参见本书第十章"胃癌根治术"及第十六章"胰十二指肠切除术"有关内容。

八、术后并发症的防治

低血糖发作。术前应告知患者低血糖发作的临床表现、对身体的危害及处理办法，患者需终生携带食物，以备急需，咨询糖尿病专科医生，调整胰岛素用量。

其他参见本书第十章"胃癌根治术"及第十六章"胰十二指肠切除术"有关内容。

（王天宝）

第十九章　胃肠胰神经内分泌肿瘤的外科处理

第一节　胃肠胰神经内分泌肿瘤概述

神经内分泌肿瘤（neuroendocrine tumors，NETs）是一类来源于肽能神经元和神经内分泌细胞的肿瘤，最常见的NETs为类癌和胰腺NETs，其他则起源自甲状旁腺、肾上腺、垂体和甲状腺降钙素分泌细胞（甲状腺髓样癌）。2004年，美国NETs发病率约为5.25/10万，总病例数超过10万。大多数NETs为散发病例，危险因素未明。NETs还包括遗传性的多发性内分泌肿瘤（MEN1和MEN2），MEN1与menin基因突变有关，表现为甲状旁腺、垂体和胰腺NETs；MEN2与RET原癌基因突变有关，常常出现甲状腺髓样癌、双侧嗜铬细胞瘤和甲状旁腺功能亢进症。NETs还包括von Hippel-Lindau病（表现为全身脏器肿瘤或囊肿）、结节性硬化症和多发性神经纤维瘤。NETs患者有无症状取决于激素分泌状态，类癌综合征表现为阵发性皮肤潮红和腹泻；嗜铬细胞瘤表现为高血压；胰腺NETs则表现为高胰岛素、胃泌素、胰高血糖素或其他胰腺激素的临床表现。胃肠胰神经内分泌肿瘤（gastroenteropancreatic neuroendocrine tumors，GEP-NETs）为最常见的NETs，占所有NETs的55%～70%，可表现为缓慢生长、低度恶性或高度恶性的肿瘤。

一、GEP-NETs病理诊断

1. NETs的分化与分级　NETs以部位和组织学特性的不同而进一步分类，类癌多来源于肺、支气管、小肠、阑尾、直肠或胸腺；胰腺NETs则来源于胰腺的内分泌组织。NETs组织学分类基于肿瘤分化（高分化或低分化）和肿瘤细胞增殖活性，增殖活性的级别采用核分裂象和（或）Ki-67阳性指数两项指标。G1或G2一般为分化好的NETs，而G3为分化差的NETs。NETs可分为高分化低级别（G1）、高分化中级别（G2）和低分化高级别（G3）。2010年第4版世界卫生组织（WHO）消化系统肿瘤分类的NETs命名和分类标准以及分级标准见表19-1和表19-2。NETs均有恶性潜能，其分级G1、G2及G3不代表肿瘤的良恶性，后者取决于肿瘤TNM分期。NETs阳性表达神经内分泌标志物嗜铬粒素A（CgA）、突触素（Syn）和神经黏附分子（CD56），轻度至中度的核异型性，核分裂象数≤20/10 HPF，分级为G1和G2。神经内分泌癌（neuroendocrine carcinoma，NEC）为低分化高度恶性肿瘤，Syn及CgA阳性表达，核异型性显著，核分裂象数>20/10 HPF，分级为G3。混合性腺神经内分泌癌（mixed adenoendocrine carcinoma，MANEC）为镜下可见腺上皮和神经内分泌细胞的恶性肿瘤，两种成分均占30%以上。

需要注意的是G3肿瘤中有20%的病例其组织形态学分化良好，Ki-67阳性指数却介于25%～60%，平均35%，这部分NETs按照2010年WHO消化系统肿瘤分类标准无法归类。如果按照Ki-67阳性指数20%作为临界值，将会把Ki-67指数在25%～30%普通的NETs和小细胞癌或大细胞神经内分泌癌混淆，而两者的预后有明显差别。目前，对于组织形态学分化良好，但分级达到G3（Ki-67阳性指数一般不超过60%）的这部分无法归类的NETs患者应当采用何种治疗方法尚无定论。为了进一步认识和研究这些特殊病例，"中国共识（2013版）"建议在临床病理诊断时应予以特别关注和重视，提议将这部分形态学不符合低分化NEC、分化良好，而Ki-67阳性指数超过20%（一般不超过60%）的NETs命名为"高增殖活性的NETs"，以区别于NEC。神经内分泌肿瘤病理报告中需要包含的内容：①标本类型，如穿刺、手术切除、胃肠镜活检；②肿瘤部位，如胃、小肠、大肠等；③肿瘤大小和数目；④肿瘤浸润深度和范围；⑤脉管和神经累及情况；⑥核分裂象数（/10HPF）和（或）Ki-67阳性指数；⑦神经内分泌标志物，如CgA和Syn；⑧切缘情况；⑨淋巴结转移情况；⑩病理诊断。病理诊断书写格式：部位+G1/G2/G3+第2诊断（激素表达），例如：十二指肠神经内分泌肿瘤，G1，免疫组化显示胃泌素阳性（胃泌素瘤）。

表19-1　WHO NETs分类标准（2010年）

神经内分泌肿瘤（neuroendocrine tumors，NETs）
NETs 1级（类癌，carcinoid）
NETs 2级
神经内分泌癌（neuroendocrine carcinoma，NEC）
大细胞NEC
小细胞NEC
混合性腺神经内分泌癌（mixed adenoendocrine carcinoma，MANEC）
部位性特异性和功能性神经内分泌肿瘤
EC细胞，产生5-羟色胺NETs
产生胃泌素NETs
节细胞副神经节瘤
L细胞，产生高血糖素样肽和产生PP/PYY NETs
产生生长抑素NETs
杯状细胞类癌
小管状类癌
胃泌素瘤
高血糖素瘤
胰岛素瘤
生长抑素瘤
血管活性肠肽瘤

表19-2　NETs分级标准

分级	核分裂象数/10HPF[1]	Ki-67/%[2]
G1，低级别	1	≤2
G2，中级别	2～20	3～20
G3，高级别	>20	>20

1）10 HPF=2 mm^2（视野直径0.5 mm、单个视野面积0.196 mm^2），于核分裂活跃区至少计数50个高倍视野。
2）用MIB-1抗体，在该标记最强区域计数500～2 000个细胞的阳性百分比。

2. 常见的GEP-NETs组织病理表现见图19-1至图19-9。

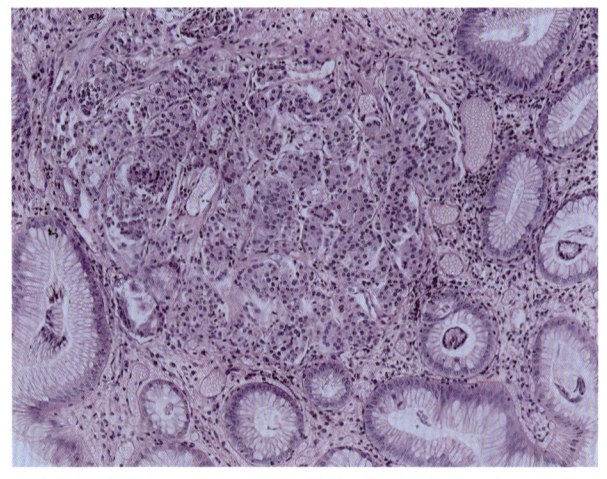

a. 肿瘤细胞大小一致，呈器官样排列，细胞异型小，核分裂象及坏死少见

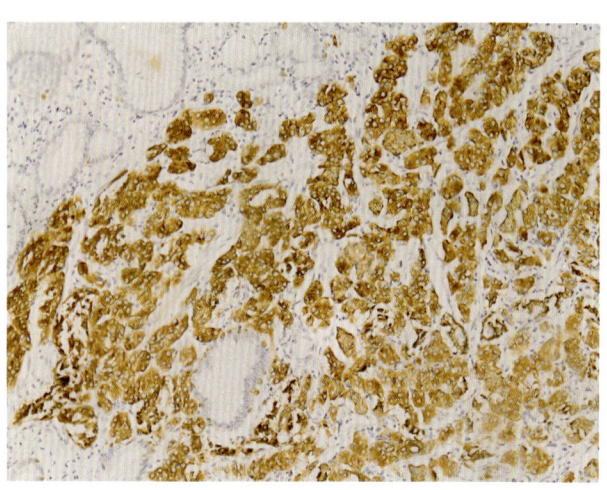

b. 免疫组化示Syn阳性

图19-1　胃NETs，G1

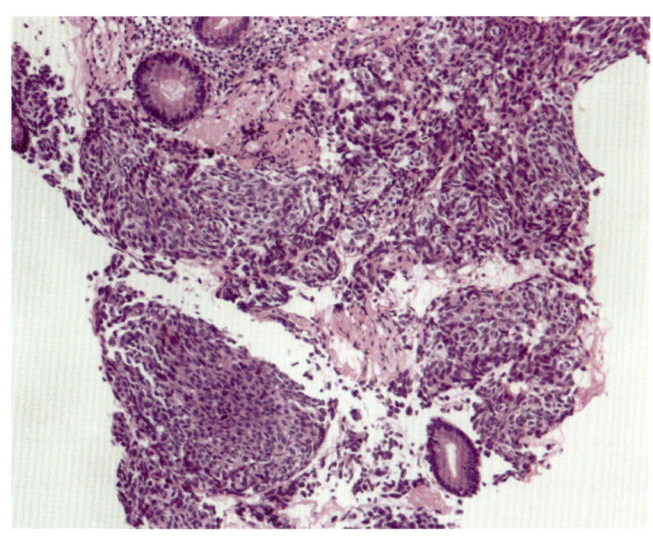

十二指肠黏膜内可见呈巢团状或实性排列的肿瘤细胞

图19-2　十二指肠NETs G2

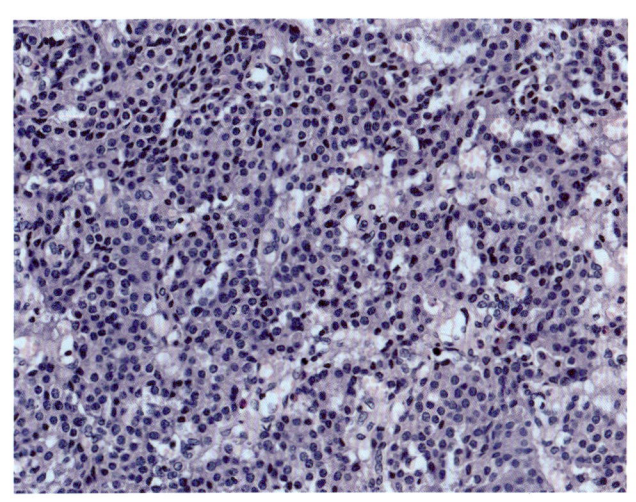

a. 肿瘤呈实性或脑回状生长方式，多不形成腺体，细胞大小较一致，间质血窦丰富

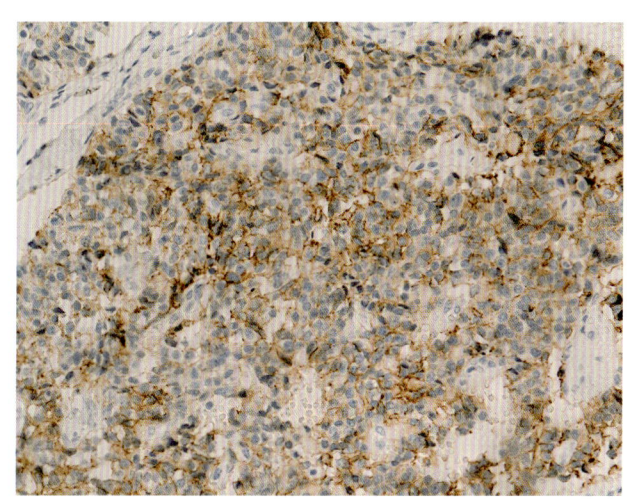

b. 免疫组化示CD56染色肿瘤细胞膜阳性，肿瘤有神经内分泌功能

图19-3　胰腺NETs（胰岛素瘤）

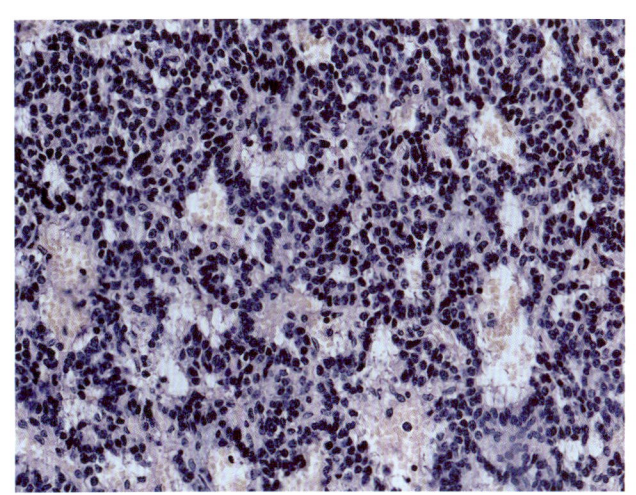

a. 肿瘤细胞呈实性或菊形团样排列，细胞大小较一致，间质血窦丰富

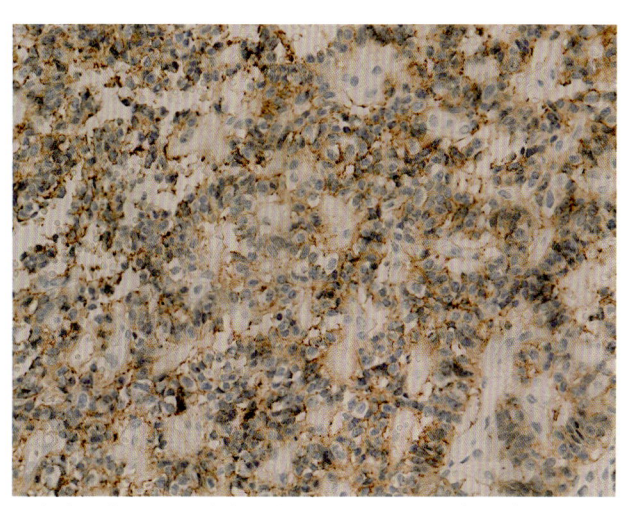

b. 免疫组化示CD56染色肿瘤细胞膜阳性，肿瘤有神经内分泌功能

图19-4　胰腺NETs（胃泌素瘤）

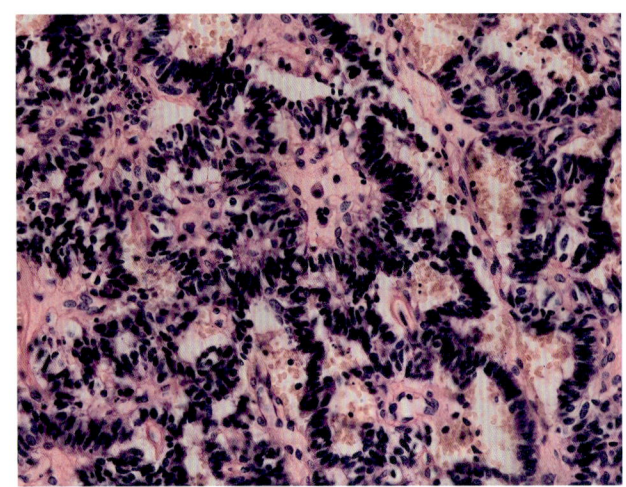
a. 肿瘤细胞呈脑回样排列，细胞大小较一致

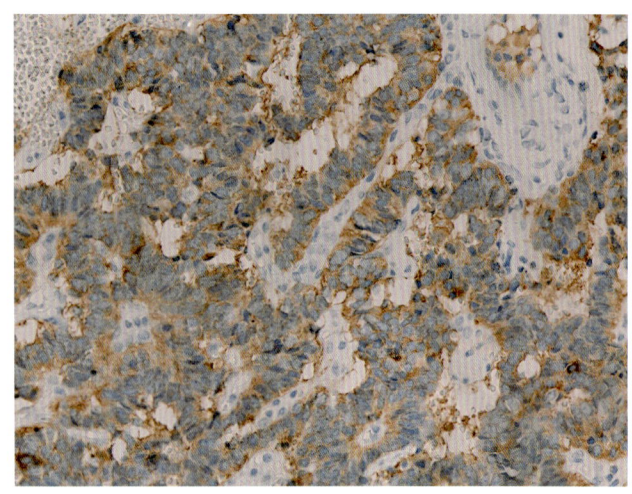
b. 免疫组化示Syn染色肿瘤细胞浆阳性，肿瘤有神经内分泌功能

图19-5　胰腺NETs（胰高血糖素瘤）

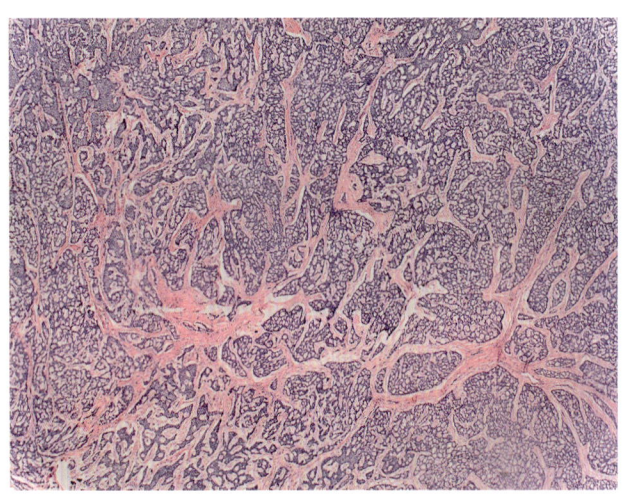
a. 肿瘤细胞大小形态十分一致，核仁不明显，核分裂象罕见，细胞呈器官样、条索状或小梁状排列

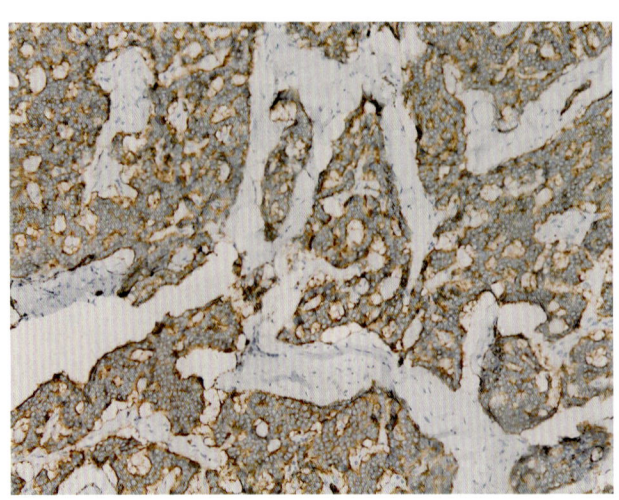
b. 免疫组化示CgA阳性

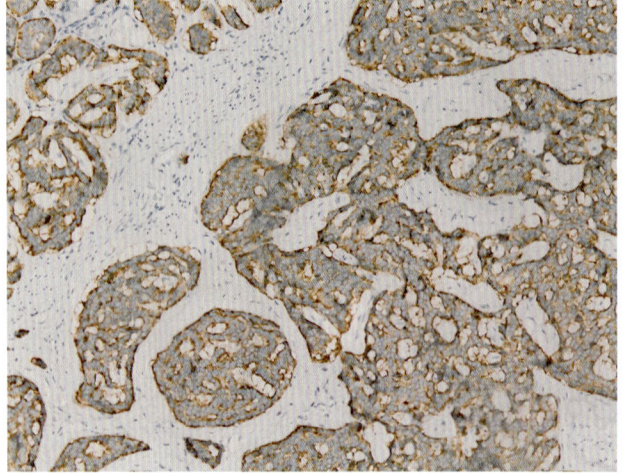
c. 免疫组化示Syn阳性

图19-6　小肠神经内分泌瘤，G1（类癌）

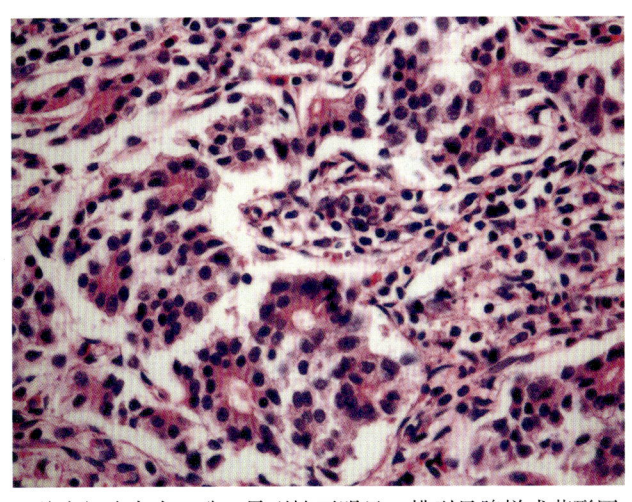

a. 肿瘤细胞大小一致、异型性不明显、排列呈腺样或菊形团样结构

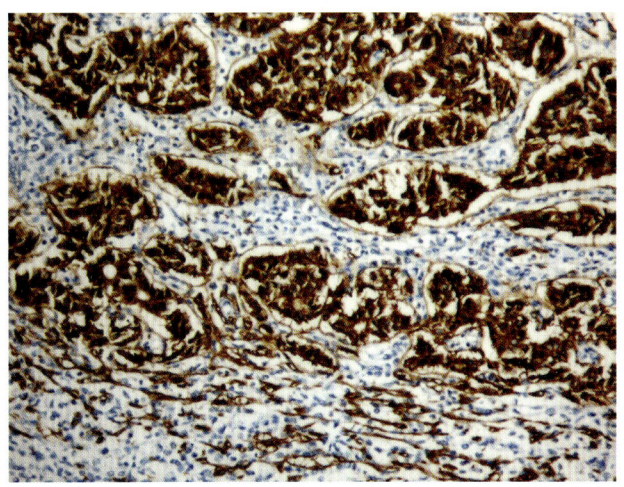

b. 免疫组化示CD56阳性

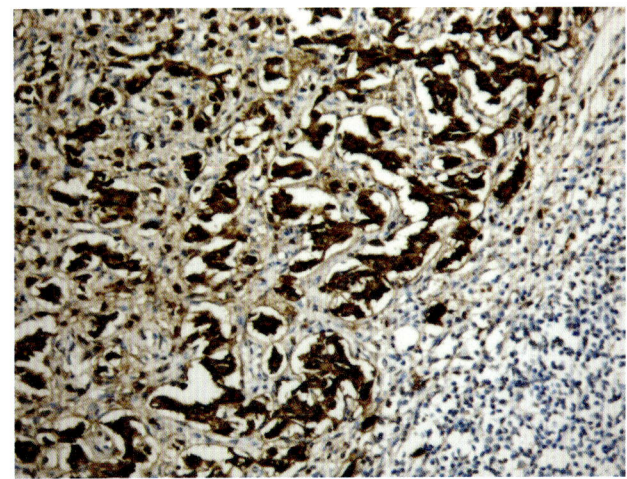

c. 免疫组化示CgA阳性

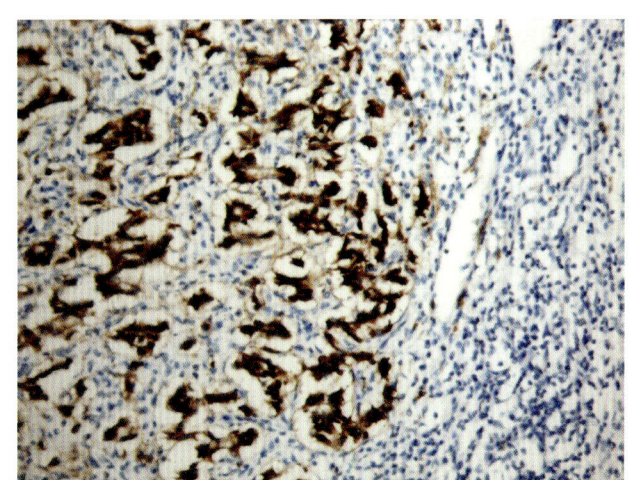

d. 免疫组化示Syn阳性

图19-7　阑尾NETs，G1（类癌）

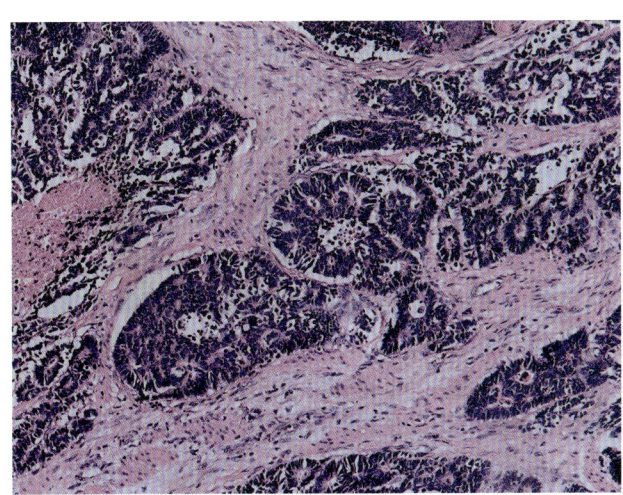

a. 肿瘤细胞异型明显，部分区域呈菊形团样排列，可见坏死

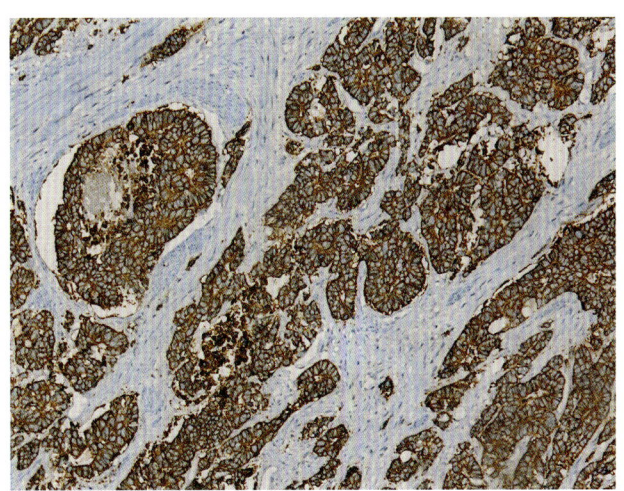

b. 免疫组化示Syn阳性

图19-8　胃神经内分泌癌，G3

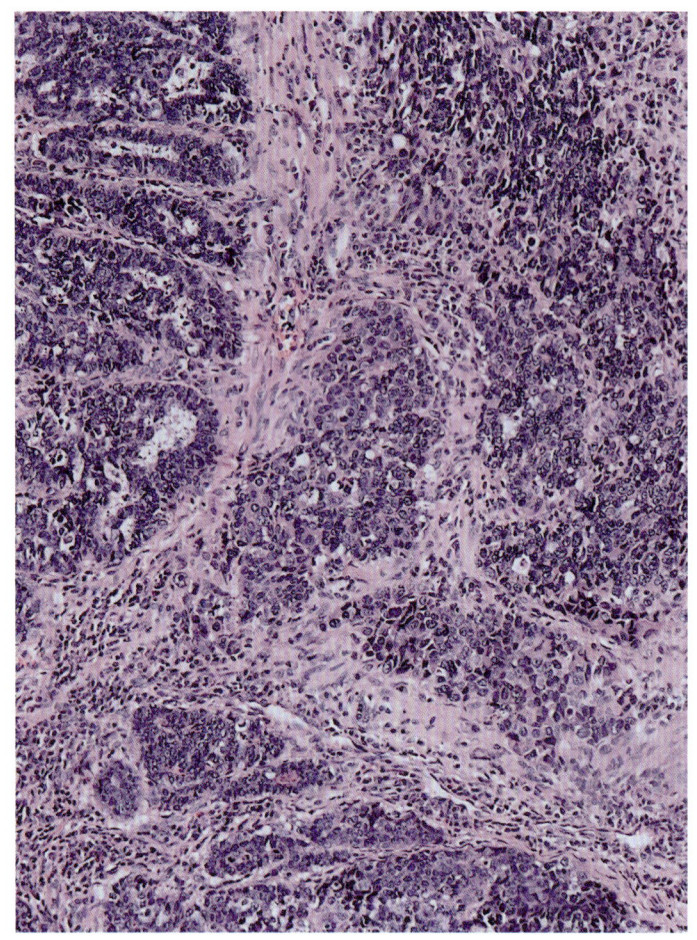

a. 混合性腺神经内分泌癌左侧为腺癌，可见腺管结构，右侧实性区域为神经内分泌癌

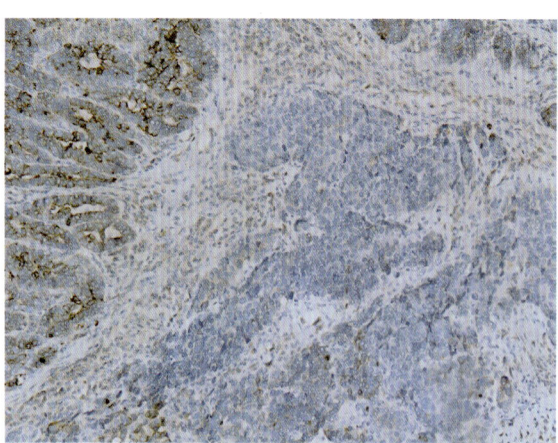

b. 免疫组化示CK20，腺样区域阳性，实性区域阴性

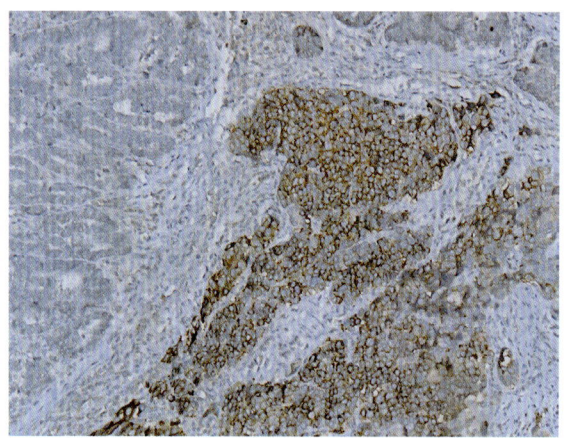

c. 免疫组化示Syn，腺样区域阴性，实性区域阳性

图19-9　直肠混合性腺神经内分泌癌，G3

二、GEP-NETs AJCC分期

American Joint Committee on Cancer（AJCC）2010年发布第7版NETs分期如下：

1. 胃NETs

原发肿瘤（T）

　　Tx：原发肿瘤无法评估；

　　T0：无原发肿瘤的证据；

　　Tis：原位癌/非典型增生（肿瘤大小<5 mm），局限于黏膜内；

　　T1：肿瘤侵犯黏膜固有层或黏膜下层，且大小≤1 cm；

　　T2：肿瘤浸润固有肌层或大小>1 cm；

　　T3：肿瘤浸润浆膜下层；

　　T4：肿瘤侵犯浆膜层或邻近组织器官。

任何T，如为多发肿瘤（multiple tumors），则在T之前标注小写字母m。

区域淋巴结（N）

　　Nx：区域淋巴结无法评估；

　　N0：无区域淋巴结转移；

　　N1：区域淋巴结转移。

远处转移（M）

M0：无远处转移；

M1：有远处转移。

2. 十二指肠/壶腹/空肠/回肠NETs

原发肿瘤（T）

Tx：原发肿瘤无法评估；

T0：无原发肿瘤的证据；

T1：肿瘤浸润黏膜固有层，或黏膜下层，且大小≤1 cm（小肠），肿瘤大小≤1 cm（壶腹）；

T2：肿瘤浸润肌层，或大小>1 cm（小肠），肿瘤大小>1 cm（壶腹）；

T3：肿瘤浸润浆膜下层（小肠），或侵犯胰腺或腹膜后组织（壶腹和十二指肠肿瘤）或非腹膜组织；

T4：肿瘤侵犯浆膜或其他器官。

任何T，如为多发肿瘤（multiple tumors），则在T之前标注小写字母m。

区域淋巴结（N）

Nx：区域淋巴结无法评估；

N0：无区域淋巴结转移；

N1：区域淋巴结转移。

远处转移（M）

M0：无远处转移；

M1：有远处转移。

3. 结直肠NETs

原发肿瘤（T）

Tx：原发肿瘤无法评估；

T0：无原发肿瘤的证据；

T1：肿瘤浸润黏膜固有层或黏膜下层，且大小≤2 cm。

　　T1a：肿瘤最大径线<1 cm；

　　T1b：瘤最大径线为1~2 cm。

T2：肿瘤浸润固有肌层，或肿瘤浸润黏膜固有层或黏膜下层，且大小>2 cm；

T3：肿瘤浸润浆膜下，或浸润无腹膜覆盖的结肠、直肠周围组织；

T4：肿瘤侵犯腹膜或邻近结构。

任何T，如为多发肿瘤（multiple tumors），则在T之前标注小写字母m。

区域淋巴结（N）

Nx：区域淋巴结无法评估；

N0：无区域淋巴结转移；

N1：区域淋巴结转移。

远处转移（M）

M0：无远处转移；

M1：有远处转移。

4. 胃、十二指肠、壶腹、空肠、回肠、结直肠NETs分期和预后分组见表19-3。

表19-3　胃、十二指肠、壶腹、空肠、回肠、结直肠NETs分期和预后分组

分期	T	N	M
0期	Tis	N0	M0
Ⅰ期	T1	N0	M0

续表

分期	T	N	M
ⅡA期	T2	N0	M0
ⅡB期	T3	N0	M0
ⅢA期	T4	N0	M0
ⅢB期	任何T	N1	M0
Ⅳ期	任何T	任何N	M1

5. 胰腺NETs

原发肿瘤（T）

Tx：原发肿瘤无法评估；

T0：无原发肿瘤的证据；

Tis：原位癌［包括胰腺上皮内瘤变（pancreatic intraepithelial neoplasia，PanIN）Ⅲ期］；

T1：肿瘤局限于胰腺内，且最大径线≤2 cm；

T2：肿瘤局限于胰腺内，最大径线＞2 cm；

T3：肿瘤生长至胰腺外，未侵犯腹主动脉或肠系膜上动脉；

T4：肿瘤侵犯腹主动脉或肠系膜上动脉（原发肿瘤不能切除）。

区域淋巴结（N）

Nx：区域淋巴结无法评估；

N0：无区域淋巴结转移；

N1：区域淋巴结转移。

远处转移（M）

M0：无远处转移；

M1：有远处转移。

胰腺NETs分期和预后分组见表19-4。

表19-4　胰腺NETs分期和预后分组

分期	T	N	M
0期	Tis	N0	M0
ⅠA期	T1	N0	M0
ⅠB期	T2	N0	M0
ⅡA期	T3	N0	M0
ⅡB期	T1～T3	N1	M0
Ⅲ期	T4	任何N	M0
Ⅳ期	任何T	任何N	M1

6. 阑尾类癌

原发肿瘤（T）

Tx：原发肿瘤无法评估；

T0：无原发肿瘤的证据；

T1：肿瘤最大径线≤2 cm。
    T1a：肿瘤最大径线≤1 cm；
    T1b：肿瘤最大径线＞1 cm，但≤2 cm。
T2：肿瘤大小＞2 cm，但≤4 cm，或侵犯盲肠；
T3：肿瘤大小＞4 cm，或侵犯回肠；
T4：肿瘤直接侵犯其他邻近器官或结构，例如腹壁和骨骼肌（肿瘤与周围器官或结构粘连可记为cT4；但如果显微镜下无肿瘤侵犯的组织学证据，则归为pT1~3。仅阑尾系膜侵犯不作为T4）。

区域淋巴结（要求标本解剖所得淋巴结数目≥12，但淋巴结数目不足12枚的病理检查淋巴结转移阴性者，依然归为pN0）（N）
Nx：区域淋巴结无法评估；
N0：无区域淋巴结转移；
N1：区域淋巴结转移。

远处转移（M）
M0：无远处转移；
M1：有远处转移。

阑尾类癌分期和预后分组见表19-5。

表19-5 阑尾类癌分期和预后分组

分期	T	N	M
Ⅰ期	T1	N0	M0
Ⅱ期	T2，T3	N0	M0
Ⅲ期	T4	N0	M0
	任何T	N1	M0
Ⅳ期	任何T	任何N	M1

三、GEP-NETs外科处理原则

（1）局限性的胰腺NETs应予以切除，除非存在广泛转移、手术风险高或因其他并存症而生存期有限者。位于胰腺周边的或＜2 cm的无功能的胰岛素瘤可行开腹或腹腔镜完整切除、局部切除或保留脾脏的胰体尾切除术。所有胰岛素瘤患者均应手术切除，以防低血糖并发症。由于直径为1~2 cm的胰腺NETs淋巴结转移率为7%~26%，因此，应行淋巴结清扫术。

（2）对于直径＞2 cm或有恶性表现的功能性或非功能性胰腺NETs（胰高血糖素瘤、血管活性肠肽瘤、生长抑素瘤），手术应获得阴性切缘（包括侵犯的附近组织器官），并行淋巴结清扫。胰头部NETs可行Whipple手术，位于胰体尾者则行胰体尾联合脾脏切除术，良性的胰岛素瘤应尽量保留脾脏。

（3）胃肠道类癌应包括足够的淋巴结清扫，全面探查，切勿遗漏同时性多发性病灶（发生率高达15%~30%）。

（4）局部复发、孤立性远处转移或原判断不能切除经其他治疗明显缩小者，可考虑手术，但患者身体状况应足以承受手术风险。

（5）对于有症状的原发患者或复发患者，在术者具备丰富的临床经验前提下，切除90%的肿瘤，可有效缓解症状；但对于无症状或无功能的难以根治性切除的进展期NETs，行减瘤手术与否存在争议。

（6）对于进展期NETs术后需行长期奥曲肽（octreotide）治疗者，应行胆囊切除术，因此药物易于导致术后胆囊炎高发。

（7）NETs患者行胰十二指肠切除术后肝转移者，肝部分切除、热消融或栓塞化疗等治疗易于导致脓毒血症和肝脓肿的发生。

（8）功能性类癌患者在手术麻醉诱导之前应给予奥曲肽，以防发生类癌危象。后者往往急剧发作，表现为严重的皮肤潮红、腹泻、低血压、心动过速、重度呼吸困难、外周紫绀以及血流动力学不稳定。

（9）所有切除脾脏的患者，术前应注射三价疫苗（即肺炎球菌疫苗、b型流感嗜血杆菌疫苗、C群脑膜炎球菌疫苗）。

（10）胃泌素瘤（Zollinger-Ellison syndrome，ZES）。约90%的胃泌素瘤位于胃泌素三角内：胆囊管与胆总管交界处为A，胰颈和胰体交界处为B，十二指肠第二、第三段交界处为C，十二指肠外侧缘为D，A与D的连线延长线和B与C的连线延长线相交于E，则三角ABE即为胃泌素三角（图19-10）。凡诊为胃泌素瘤的患者均应行剖腹探查术，除非伴有其他严重并存症不能耐受手术。首先探查肝脏有无转移，探查全部胰头，注意钩突部位。对体积小的孤立肿瘤可行肿瘤剜除术；胰体部肿瘤多发或较大者，予以远侧胰体尾脾脏切除术。如上述探查未发现病变，切开胃前壁，检查十二指肠；如仍未发现病变，则行胃窦部黏膜活检，判断是否有胃窦部黏膜G细胞增生。多数十二指肠胃泌素瘤体积<1 cm，但常为多发，可逐个局部切除；如行全肠壁切除，切除后需妥善修复，以免发生十二指肠漏（瘘）。如果胰腺头部肿瘤很大，或伴有多发性十二指肠胃泌素瘤，或十二指肠胃泌素瘤切除术后修复困难，或十二指肠胃泌素瘤已侵犯Vater壶腹者，可考虑胰十二指肠切除术。胃泌素瘤是MEN1表现之一者，病灶多发常见，胰腺多处胃泌素水平均升高，非全胰腺切除难以奏效，但手术创伤大，术后胰腺内、外分泌功能丧失，患者生活质量明显低下，因此，临床应用极少；既往主张无论病灶能否切除，均应予以全胃切除术，现可用药物有效控制胃酸过度分泌，全胃切除已不再是治疗MEN1中ZES的首选方法，全胃切除可用于正规内科治疗无效或术中探查未见肿瘤病灶的患者。彻底清除所有胃泌素瘤三角内可见淋巴结。手术时发现广泛肝脏转移，应争取切除原发灶及肝表面的转移灶；不能切除者，可注射无水酒精，并行全胃切除术。

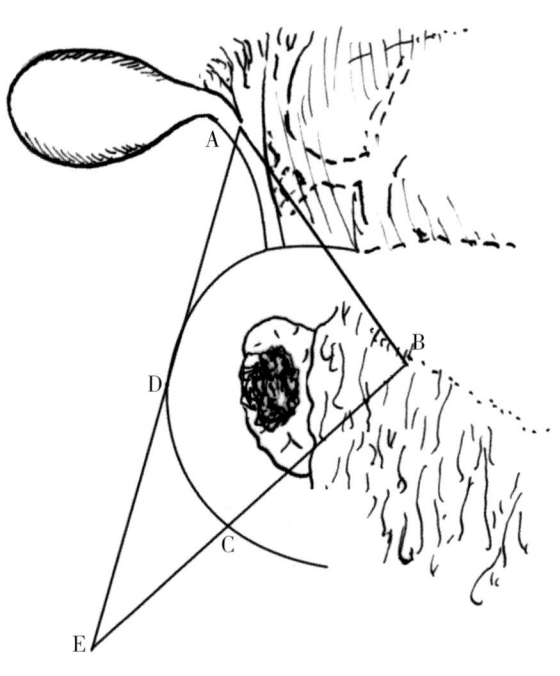

图19-10 胃泌素三角

（11）MEN1的手术原则：①MEN1甲状旁腺增生者，行次全切除术，胸腺切除与否均可（纵隔内甲状旁腺瘤几乎均位于胸腺内），甲状旁腺组织可予以冷冻保存。甲状旁腺全部切除并自体移植也是可选择方法之一。手术并发症包括未能缓解的甲状旁腺功能亢进症（2%~5%）或低钙血症（1%）。②MEN1胰岛细胞瘤手术原则同散发的患者，但前者多发常见，术中切勿遗漏，术前超声内镜检查对定位肿瘤颇有裨益。手术适应证为有症状的胰岛素瘤；肿瘤大小1~2 cm；在过去的6~12个月生长迅速者。③MEN1垂体瘤的处理应咨询内分泌和神经外科专家，给患者以适宜的处理。

第二节　胰岛素瘤切除术

胰岛素瘤占胰腺内分泌肿瘤的70%~80%，约95%为良性，单发肿瘤占92%，约70%肿瘤位于胰体尾部，约2%为异位胰岛素瘤。1927年，美国医生Wilder首次提出高胰岛素血症导致低血糖发作，1929年，Roscoe Graham于加拿大多伦多首次成功切除胰岛素瘤。功能性胰岛素瘤Whipple三联征包括：发作性低血糖、发作时血糖<2.5 mmol/L（45 mg/dL）及口服或静脉推注葡萄糖症状消失。低血糖发作时血清胰岛素浓度>25 μg/mL，胰岛素释放指数［胰岛素浓度（μg/mL）/血糖（mg/dL）］＞0.4。

一、适应证

由于胰岛素瘤低血糖反复发作导致昏迷，久之可致使脑组织不可逆损害，因此，胰岛素瘤诊断一经明确，应及早切除。

二、手术策略

（1）术中探查胰岛素瘤的方法：术中全面仔细触诊和视诊，肿瘤大小多为1～2.5 cm，质地较韧，等同于胰腺或较胰腺质地软，颜色为紫红、粉红或与周围胰腺相似；术中B超扫描敏感性86%，与触诊结合则高达100%，而且术中B超尚可显示肿瘤和胰管的关系；术中分段取脾静脉血测定胰岛素水平，准确率达90%；切除肿瘤行术中快速冰冻病理检查；自胰尾开始间隔5 mm一个层面逐渐切除胰体尾，行术中快速冰冻病理检查。

（2）多发性胰岛素瘤约占10%，因此，术中切不可满足一处肿瘤，应探查全部胰腺，包括钩突、胰周和脾门等处。

（3）术中强调无糖输液和随时监测血糖的变化，肿瘤组织全部切除后，血糖可比未切除前明显升高。监测肿瘤切除前、后脾静脉血胰岛素水平，如果迅速降为正常，则提示切除完全。

（4）隐匿性胰岛素瘤占10%～20%，上述方法难以发现，注意十二指肠、胃窦或肝门有无异位胰腺，可试行自胰尾开始逐段切除并行快速冰冻病理检查，约30%的逐段切除标本可发现胰岛素瘤。

（5）由于胰岛素瘤本身并无明显包膜，必须切除包括肿瘤在内的部分胰腺组织，避免损伤胰管。对于多发性β细胞增多症及体积较大、深在、多发性或恶性胰体尾部胰岛素瘤应行胰体尾切除术，此时尽量保留脾脏。恶性胰岛素瘤或胰头部较大胰岛素瘤可行Whipple手术。全胰切除术适用于90%以上胰腺尾侧切除后血糖未见升高者，但应尽量避免应用此术式。

（6）术中病理切片对良性、恶性胰岛素瘤有时也难于鉴别，恶性者表现为局部浸润、淋巴结、肝或远处转移，应争取根治性切除术。

三、术前处理

（1）术前可行B超、增强CT、MRI、血管造影及经皮经肝门静脉置管分段取脾静脉血检测胰岛素浓度等检查，争取术前明确定位肿瘤，以便于手术切除。

（2）从术前禁食至手术可有11～12h的时间，足以诱发低血糖发作，麻醉时患者也可能已处于低血糖状态。可采用睡前或夜间加餐，亦可术前晚11点开始静脉缓滴葡萄糖液。术晨卧床，减少能量消耗。麻醉后用平衡液；如血糖过低，可控制性输注葡萄糖。

（3）其他参见本书第十六章"胰十二指肠切除术"有关内容。

四、麻醉与体位

可采用全身麻醉或持续硬膜外阻滞麻醉，取平卧位。

五、手术步骤

（1）手术切口多选用上腹正中切口或上腹部弧形切口。

（2）肿瘤的探查：因约10%患者为多发病灶，因此，术中仔细全面地探查全部胰腺（包括钩突部），确定肿瘤部位、大小、数目、深浅及有无淋巴结或肝脏转移。首先游离肝结肠韧带，显露十二指肠第二、第三段。切断胃结肠韧带，自幽门部至胃脾韧带将胃大弯翻向上方，充分全程显露胰腺。观察胰腺表面有无局限性暗红色突起，然后由胰头至胰尾，用手触摸胰腺表面，肿瘤边界一般清楚（图19-11）。易被忽略的常是实质较厚的胰头部或钩突部。行Kocher切口，将十二指肠及胰头部自腹后壁游离，将整个胰腺置于术者拇指与示指和中指之间，仔细触摸（图19-12、图19-13）。再切开胰腺上、下缘的后腹膜，钝性分离胰腺，探查胰体尾部。可行术中B超以协助定位，对可疑病变可用细针穿刺，必要时行术中脾静脉分段采血检测胰岛素浓度。另外，胰岛素瘤易与淋巴结和慢性胰腺炎结节病灶相混淆，术中冰冻切片病理检查可资鉴别。

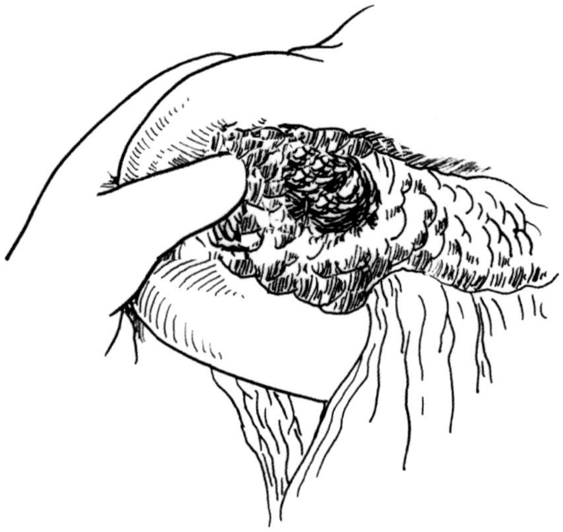

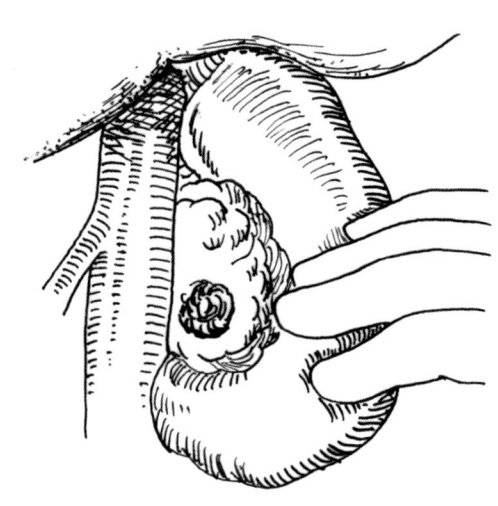

图19-11 探查肿瘤

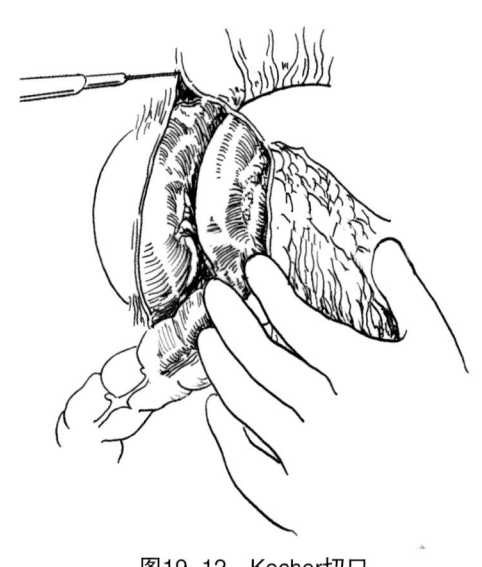

图19-12 Kocher切口

图19-13 探查胰头背侧

（3）单纯肿瘤切除术：对位于胰腺表面、体积小、单发的良性胰岛素瘤，行单纯肿瘤切除术。先缝置一条牵引线，将瘤体吊起，在瘤周围切开胰腺被膜，进而钝性分离，将瘤体与其他组织完整地分开，切断、结扎与肿瘤相连血管，保护胰管免受损伤。瘤床以1号丝线严密缝合，妥善止血。手术创面处放置橡胶引流管，术后胰漏常见，但一般流量较小，多能自愈（图19-14、图19-15）。

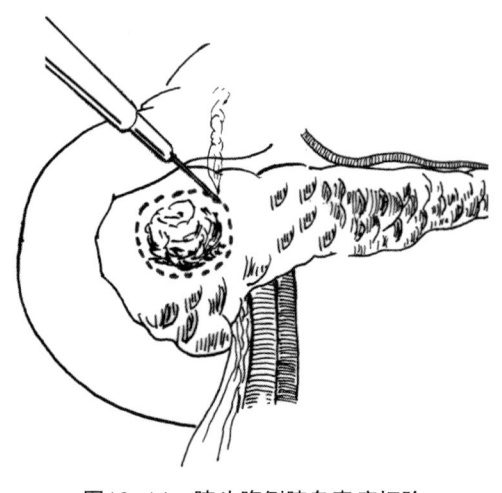

图19-14 胰头腹侧胰岛素瘤切除

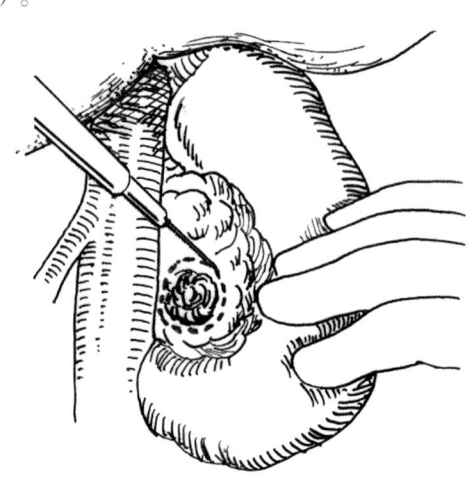

图19-15 胰头背侧胰岛素瘤切除

（4）胰体尾部切除术：肿瘤位于胰腺体尾部、较大、深在、多发或怀疑为恶性胰岛素瘤，行胰体尾切除术，具体参见本书第十章第十节"胃癌联合胰体尾、脾脏切除术"有关内容。

（5）胰头部的恶性胰岛素瘤或体积较大良性胰岛素瘤切除术中，如同时损伤胰管与胆总管，可行胰十二指肠切除术，详见本书第十六章"胰十二指肠切除术"（图19-16）。

（6）对于虽经详实探查但未能发现肿瘤者，由于约70%肿瘤位于胰体尾部，因此，可行逐段胰体尾部切除术，自胰尾部开始，每间隔5 mm连续切除胰腺，通过视诊、触诊和显微镜检予以确认。如果术中冰冻病理检查考虑为胰岛细胞增生症，可能需要切除远侧＞80%胰腺组织。如冰冻切片已证实胰岛素瘤，而血糖未升，胰岛素浓度依然较高，可能为多发性肿瘤，应继续切除部分胰腺，直至血糖水平升高及胰岛素浓度下降为止，但一般不主张行全胰切除术（图19-17）。

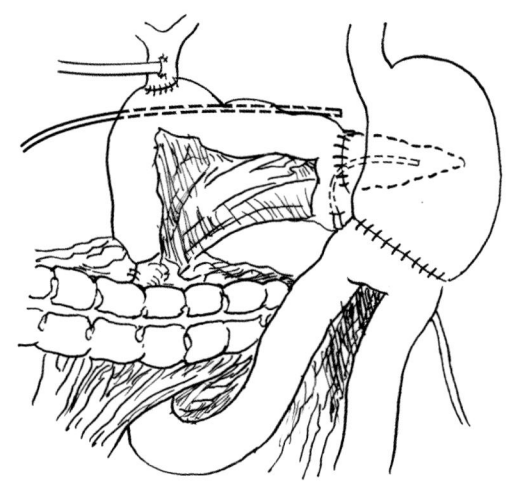

图19-16 胰十二指肠切除术

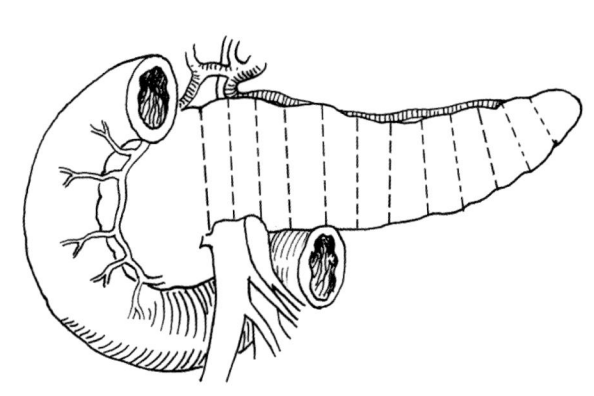

图19-17 胰腺分段切除

六、术中应急处理

胰岛素瘤切除术可导致胰管损伤，远端胰管损伤可行损伤远侧胰腺切除术。胰头部胰管严重损伤，可行胰管空肠Roux-en-Y吻合术；亦可经Vater壶腹置入硅胶管作为支撑管，1号丝线对端吻合胰管，硅胶管引出体外；胆总管T管引流，间断缝合胰腺切缘、放置腹腔引流管并将大网膜覆盖于缝合处和引流管周围。胰腺内胆总管损伤可用3-0 Dexon线缝合修补，行胆总管T管引流术。

七、术后处理

（1）术后监测血糖和尿糖，部分患者术后出现高血糖和尿糖，应减少葡萄糖输入量，必要时予以胰岛素治疗。

（2）T管、腹腔引流管或胰管引流管等处理参见本书第十六章"胰十二指肠切除术"有关内容。

八、术后并发症的防治

（1）胰漏（6%～26.7%）参见本书第十六章"胰十二指肠切除术"有关内容。

（2）胰腺炎参见本书第十三章"急性胰腺炎手术"有关内容。

（3）胰腺假性囊肿参见本书第十五章"胰腺假性囊肿手术"有关内容。

（4）术后残留肿瘤出现症状性低血糖者，行增强CT、MRI及腹腔动脉造影，如证实胰腺残留肿瘤，应争取再次手术切除；不能手术者可试用二氮嗪或奥曲肽以改善症状。

（王天宝　王连唐　刘大伟　杨明智）

第二十章　小肠部分切除术

一、适应证

（1）小肠良性、恶性肿瘤。
（2）小肠严重破裂不能缝合修补者。
（3）小肠系膜血管病变等导致的肠坏死。
（4）克罗恩病伴梗阻、狭窄、腹腔脓肿、内瘘、外瘘、长期持续出血、怀疑合并恶变或结核者。
（5）肠结核伴梗阻、狭窄、腹腔脓肿、外瘘及不能控制的肠道大出血者。
（6）急性出血性肠炎伴肠坏死、穿孔、肠梗阻不能缓解及不能控制的肠道大出血者。
（7）肠伤寒穿孔部位较多及不能控制的肠道大出血者，在患者全身状况尚可的情况下可行部分小肠切除术。肠伤寒穿孔一般仅做穿孔修补术，而且对即将穿孔处也应行浆肌层包埋处理。

二、手术策略

（1）小肠壁小的破裂，边缘修剪后，直接缝合修补即可。伤口较大、不能直接修补者，此时结扎切断肠壁边缘直血管即可，无须楔形切除系膜。大范围小肠切除需要楔形切除妨碍小肠吻合的肠系膜。

（2）约37%小肠腺癌为低分化和印戒细胞癌，TNM Ⅲ期占39.6%，TNM Ⅳ期占34.6%，5年生存率约为19.6%（161/823），因此，为清除可能转移的淋巴结，*Anatomic basis of tumor suegery*指出切除范围应包括距离肿瘤上缘和下缘约20 cm的肠管、相应的V形肠系膜及其内的淋巴结。不能切除者则根据患者情况考虑在病变上、下端正常肠襻间侧侧吻合，以预防或者解除肠梗阻。

（3）位于空肠近端靠近Treitz韧带或者回肠末端近回盲瓣的腺癌需根据具体情况决定切除范围及吻合方式。位于十二指肠者宜行胰十二指肠切除术；近端空肠切除后端端吻合往往困难，此时可行十二指肠与空肠侧侧吻合；位于回肠末端的腺癌淋巴引流范围广，需要行右半结肠切除术。

（4）仔细检查每段肠管，如发现肿瘤多发，且位置较为集中，则切除相应肠管及系膜；如位置分散，则根据情况分别予以切除。

（5）保证吻合口良好的血供：空肠、回肠本身血供丰富，但由于手术操作不规范等问题导致的吻合口血供不足而出现吻合口漏或愈合不良的情况并不少见。为避免人为因素的不良影响，术中可通过手指触摸或透光观察肠管断端系膜的动脉搏动来判断血供情况，同时注意避免吻合口附近系膜中出现血肿，后者将影响肠壁血液供应。

（6）吻合时精确对合浆肌层：良好的愈合需要肠壁各层的正确对合。吻合的肠壁之间不应有脂肪或其他组织，浆肌层缝合必须包括黏膜下层，因为黏膜下层为肠壁最为坚韧的组织。另外，吻合时要特别注意吻合肠壁系膜缘，将终末血管及脂肪从肠壁上分离清除约1 cm即可，足以创造充分的视野及良好的浆膜面对合，也不必担心血供不良，过长裸化吻合肠管将导致吻合口血供障碍。

（7）避免吻合处存在张力，这是导致吻合口愈合不良或吻合口漏等并发症的常见原因，吻合前需将吻合肠段的远、近端肠襻充分游离，确保吻合口不存在张力。

（8）注意缝合针距及打结的力度：缝合时针距和边距以4~5 mm为宜，针距过小则会影响吻合口血供，过宽则致吻合口漏。边距过宽将导致肠管内翻过多，肠腔狭窄。打结过松可导致吻合不严密而引起肠漏，过紧则影响血供甚至切割肠壁导致肠漏。

（9）不能将肠管置于平面上吻合或用左手示指自肠管后方将肠管垫起吻合，因缝针易于穿过对侧肠管黏膜层，导致肠狭窄及肠梗阻。在系膜缘和对系膜缘缝置两根牵引线，助手轻轻向上方提起并向外侧轻度倾斜，然后直视下确切缝合肠管切缘，术毕检查肠腔是否通畅。将两根牵引线向两侧过度牵引而导致肠壁变薄，吻合肠壁组织较少，对愈合不利。

（10）手工缝合法可采用两层或单层端端吻合，吻合器吻合多将肠管并列，用切割闭合器（GIA型）行侧侧吻合，然后再将肠管断端用切割闭合器（GIA型）缝合关闭，切缘应加浆肌层包埋，以减少周围肠管与切缘粘连的可能性。

（11）因小肠直血管之间缺少吻合，应多切除对系膜缘肠壁，以保证吻合口良好血供。如果一侧肠管直径较小，可在其对系膜缘三角形切除部分肠壁（Cheatle技术），以增加肠管吻合直径。行端侧吻合或侧侧吻合也是可选择的方法之一。

（12）小肠内容物较多，术中避免污染，可用肠钳阻断远、近肠襻，吸引器清除待吻合肠管内肠液，吻合时周围放置湿纱布保护周围器官免受污染。

三、术前处理

（1）术前签字：向患者及其家属解释病情、手术必要性、手术风险，术中、术后可能出现的并发症，征得患者及其家属同意，并签署手术知情同意书。

（2）术前处理：针对患者营养状况及水、电解质及酸碱平衡紊乱等予以积极处理，必要时术前予以肠外营养支持治疗。

（3）对患者进行详细全面的术前评估，包括心、肺、肝、肾等重要脏器功能，对合并心、肺、肝、肾等功能障碍的老年患者请相关科室协助诊治。

（4）肠道准备：需切除右半结肠者，术前3 d进食半流质，术前1 d进食流质。术前1 d下午口服复方聚乙二醇电解质散（和爽）137.15 g及温开水2 000 mL，并静脉输注5%GNS 1 000 mL，10%KCl 30 mL。伴有不完全性肠梗阻者可用液状石蜡或温盐水灌肠，完全梗阻者仅可温盐水灌肠。

（5）手术区域准备：体毛多者，剪除手术区域毛发，麻醉后留置胃管、尿管，建立深静脉输液通道。

（6）术前备血：备血量根据患者病情及手术情况估算，一般情况下可备同型浓缩红细胞1~3 U。

四、麻醉与体位

采用气管内插管全麻，采用平卧位。

五、手术步骤

（1）消毒范围上至乳头、外侧达腋中线、下方达大腿上2/3。

（2）采用腹部正中切口、旁正中切口或者经腹直肌切口均可获得良好的显露，放置切口保护膜。

（3）病变肠段及系膜切除：腹腔探查确定肿瘤位置、大小、质地，与周围脏器关系，有无淋巴结或肝脏转移等。小肠腺癌切除线位于距离肿瘤边缘约20 cm处。将预切除肠管远、近端用纱带结扎，病变肠管置于切口之外，周围以盐水纱布隔开，在预定切除范围用电刀做V形肠系膜切口，分离结扎肠系膜内主干血管，继之逐步切断肠系膜。在小肠拟切除处用库克钳钳夹肠管（向外侧与肠管横轴呈30°夹角），切断小肠，移除标本（图20-1至图20-3）。

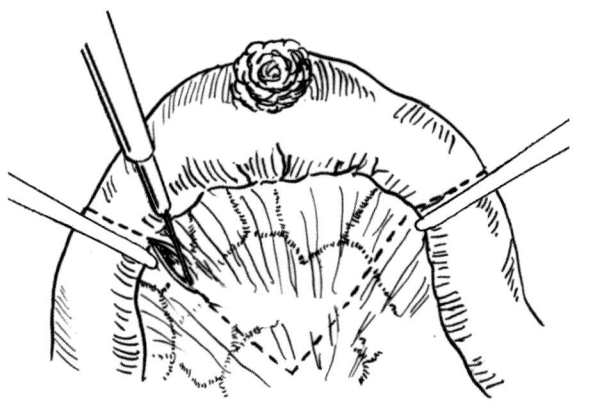

图20-1 切开系膜

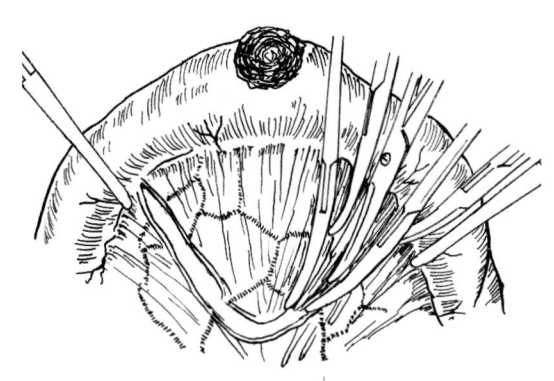

图20-2 结扎、切断系膜血管

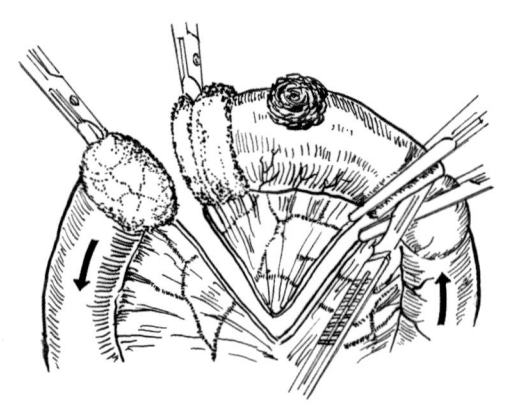

图20-3 离断并移除肠管

（4）手工缝合小肠（端端吻合法）：将近、远端肠管内容物推向两侧，距离断端5 cm处用肠钳夹闭肠管，以防肠内容物溢出，避免夹闭肠系膜缘血管。对合小肠断端，周围以盐水纱布保护。距离断缘5~6 mm处1号丝线间断缝合浆肌层，剪除被压榨的组织。以3-0 Dexon线连续或1号丝线间断缝合后壁全层，转向前壁改为Connell或间断缝合，针距和边距均为4~5 mm。缝合完毕后，移除肠钳，然后1号丝线间断缝合前壁浆肌层及系膜裂孔。缝合完毕并剪除全部缝线后，仔细检查吻合口大小及有无缺陷，一般情况下，吻合口大小应允许示指和拇指末节顺利对合（图20-4至图20-9）。

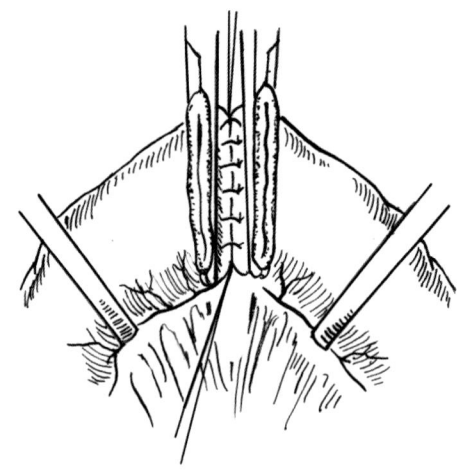

图20-4 间断缝合小肠后壁浆肌层

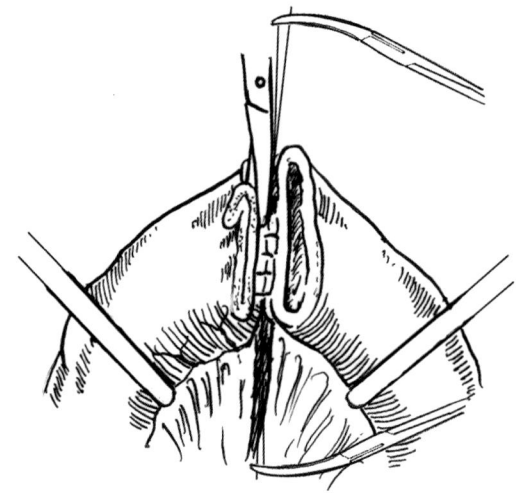

图20-5 切除被压榨肠壁组织

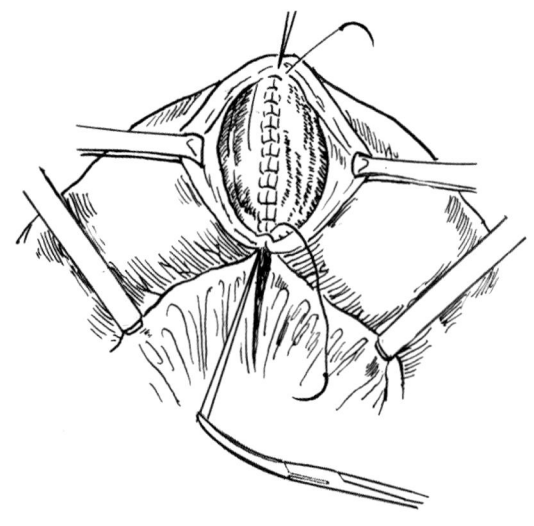

图20-6 全层缝合小肠后壁

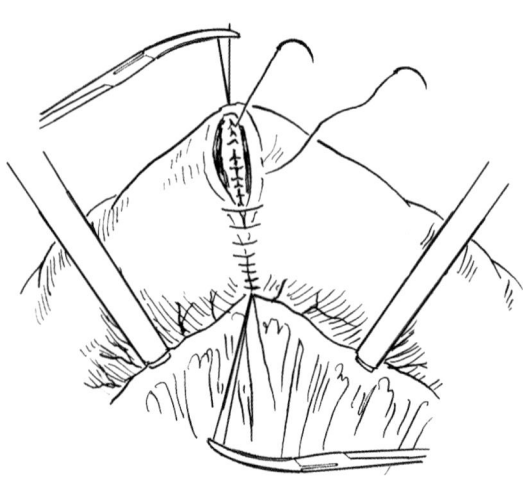

图20-7 Connell缝合吻合口前壁

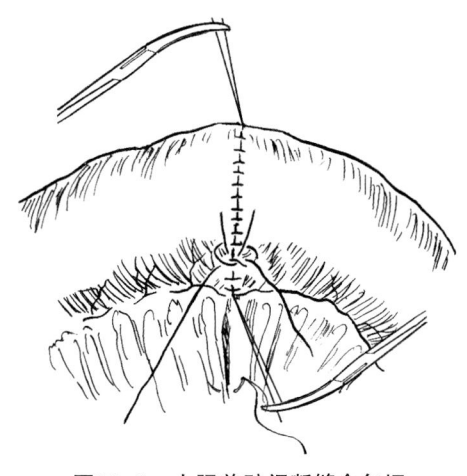

图20-8 小肠前壁间断缝合包埋

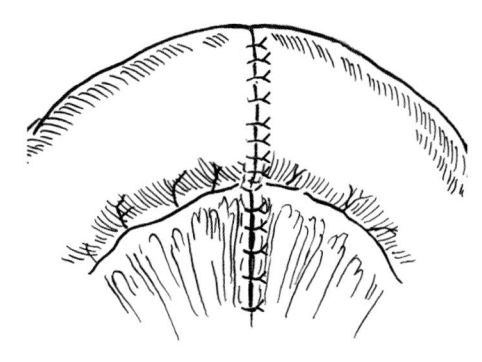

图20-9 间断缝合关闭系膜裂口

（5）吻合器小肠吻合法：将小肠两断端系膜缘并拢，将切割闭合器（GIA型）两臂插入近、远端小肠进行吻合。吻合后，以Allis钳夹住小肠断端两侧并向两侧牵引，另外以Allis钳夹住肠壁断端使之关闭，用TA-30型吻合器在钳下方钉合关闭肠腔，剪除吻合钉外侧肠壁，3-0 Dexon线缝扎吻合口出血点，1号丝线间断缝合包埋残端，以防其他肠管与之粘连。仔细检查吻合口，1号线间断缝合关闭系膜裂孔（图20-10、图20-11）。

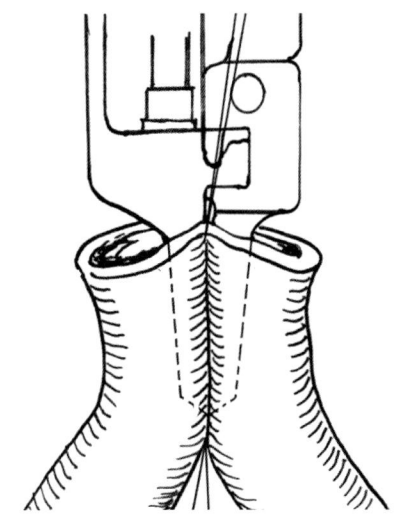

图20-10 GIA型吻合器吻合远、近端小肠

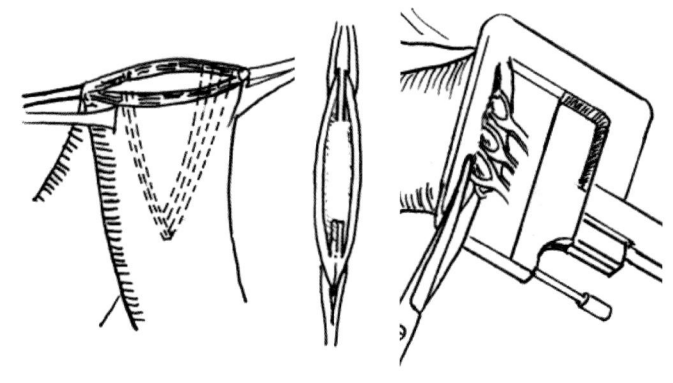

图20-11 TA-30型吻合器关闭肠腔

六、术中应急处理

如果腹腔感染严重、肠壁血运障碍而又不能进一步切除剩余肠管或患者生命体征不稳定，可将待吻合肠管两端拉出体外造口。

七、术后处理

（1）密切监测患者生命体征，视患者情况决定是否送入SICU监护，保持水、电解质及酸碱平衡，予以肠外营养支持。如小肠吻合口位于近端小肠，可考虑留置鼻空肠管，尽早开始肠内营养支持，有利于胃肠功能恢复。

（2）尽早拔除胃肠减压管，密切观察腹部体征及切口情况。

（3）注意维护患者心、肺、肾等重要脏器功能，根据具体情况予以强心、利尿、限制液体入量、吸氧、促进排痰等处理。

（4）对肝功能欠佳、低蛋白血症或贫血患者注意进行补充白蛋白或输血，应用抑酸药物预防应激性溃疡。

（5）应用抗生素预防感染，选择针对革兰氏阴性杆菌及厌氧菌的抗生素，合并肺部感染时可用喹诺酮类药物。

八、术后并发症的防治

肠瘘、盲襻综合征和短肠综合征等并发症参见本书第二十一章"粘连性肠梗阻手术"有关内容。

（王天宝　胡宝光）

第二十一章　粘连性肠梗阻手术

肠粘连是胃肠道对外来刺激的保护性反应，手术翻动肠管浆膜损伤、缺血、吻合口漏、缝线、血肿及腹腔感染等均可引起炎症反应，局部纤维蛋白原及纤维蛋白积聚，诱发蛋白性粘连。开腹手术大部分患者会出现肠粘连，其中约30%的患者会发生肠梗阻。患者出现不同程度的恶心呕吐、腹痛、腹胀及停止排气排便。肠梗阻全身病理生理改变包括：体液丧失，水、电解质及酸碱平衡紊乱；感染中毒；休克；循环呼吸功能不全。

粘连性肠梗阻治疗的原则包括纠正病理生理紊乱与解除梗阻，包括非手术方法和手术方法，非手术方法参见术后处理，手术方法包括粘连松解和Backer管小肠排列术。

一、适应证

（1）出现腹肌紧张、压痛、反跳痛、肠鸣音消失等腹膜炎体征者。
（2）腹穿、胃肠减压或排出物为血性液体者。
（3）脉搏、体温、白细胞及中性粒细胞持续上升，血压下降者。
（4）经24～48 h积极的非手术治疗后，未见好转反而加重者。
（5）腹部绞痛剧烈、腹胀不对称、局部隆起者。
（6）X线发现孤立胀大肠襻者。
（7）对于多次反复发作者，可于最后一次发作开始即予以手术探查。

二、手术策略

（1）尽量不经原切口进腹，因其下方多存在严重粘连之肠襻，易于损伤。如果经原切口，首先需要在原切口上方或下方5 cm处进腹，可降低手术损伤肠管的可能性。上腹部有肝脏和胃壁间隔，很少与腹部粘连，因此，最好在切口上方延长切口并于此处进入腹腔。用Allis钳钳夹提起腹部切口，术者示指绕至粘连肠管和腹壁之间，小圆刃刀或薄组织剪锐性解离粘连；如肠管与腹壁粘连严重，难以分离，可切除部分腹膜，以保护小肠。

（2）先分离容易解离之处，然后逐步过渡至严重粘连肠管。粘连成团的肠管可从其近侧和远侧肠管开始解离；也可沿梗阻远侧肠管向上方探寻梗阻部位，可直视下分离松解粘连肠管。

（3）分离粘连的理想方法是术者将示指置于肠管间粘连下方，轻轻抬举，分开肠管，薄组织剪剪断粘连（图21-1）。一般不要用手指钝性分离，以免撕裂浆膜层。

（4）避免肠内容物污染腹腔是肠梗阻手术必须遵循的基本原则。如果近端肠腔大量积气积液，可先行肠管减压处理，以免肠壁破裂，肠液污染腹腔，而且利于关腹和术后恢复。

（5）术中浆膜层损伤，务必立即用1-0可吸收线

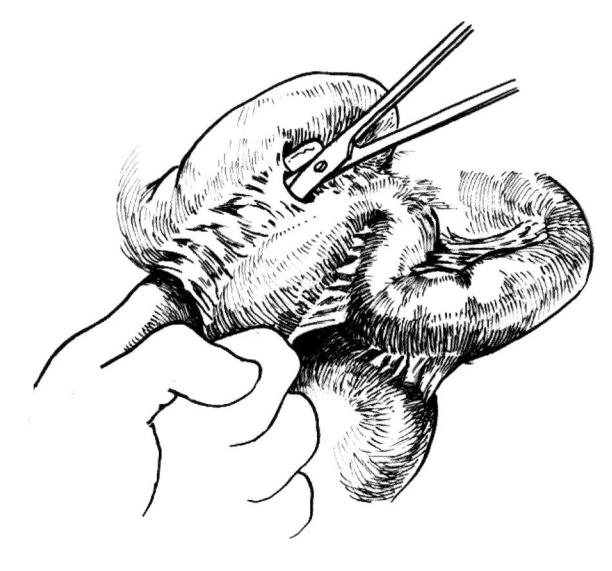

图21-1　分离粘连

间断缝合，损伤面积较大者，必须采用横形缝合，以免肠腔狭窄梗阻。

（6）急性小肠梗阻患者往往只有1~2处粘连，近端肠管明显扩张。术后复发性肠梗阻患者可能存在弥漫性多处粘连，包括肠管、大网膜、系膜和腹膜等之间的粘连。因此，术中应全面探查，包括自胃至直肠的全部消化道，粘连处予以锐性分离。

（7）在可能发生漏的肠管附近留置双腔引流管，虽有引起新的粘连之虞，但可通过引流液性状早期发现肠漏，尽早处理更危险的并发症。

（8）减少肠粘连的措施：①严格无菌操作，避免肠内容物污染腹腔；②手术操作轻柔，避免浆膜面损伤；③腹膜化所有胃肠道断端或粗糙的浆膜面；④禁止大块组织结扎，以防机化粘连；⑤清除所有间隙内的血凝块、破碎组织或纤维蛋白组织块；⑥大量温生理盐水冲洗腹腔，必要时盆腔及肝下放置引流管；⑦将大网膜置于切口和小肠之间。

（9）肠梗阻导致肠道细菌过度繁殖并分泌毒素，有肠道细菌移位的可能性，因此，围手术期必须应用抗生素。

（10）手术医生的经验与耐心无疑是手术成功的重要保障。

三、术前处理

（1）肠梗阻患者往往存在水、电解质及酸碱平衡紊乱，术前尽量予以纠正。
（2）留置胃肠减压管和导尿管，记录24 h出入量。
（3）留置颈内静脉导管，利于快速大量补液。
（4）静脉给予生长抑素、质子泵抑制剂（如奥美拉唑）、抗生素（如头孢哌酮/舒巴坦）及解痉药（如屈他维林）等。
（5）其他参见本书第十章"胃癌根治术"有关内容。

四、麻醉与体位

气管内插管全身麻醉，平卧位。

五、手术步骤

（1）可经原切口进腹，切除原手术瘢痕，最好于上方超过原切口3~5 cm，进腹时先从超出原切口部分进腹，这是因为原切口瘢痕下方多存在粘连肠管。

（2）对肠壁坏死变黑、蠕动丧失、血管搏动消失及生理盐水纱布热敷或0.5%普鲁卡因封闭30 min未见好转者，应行肠切除肠吻合术。

（3）粘连成团的肠襻根本无法切除时，可行短路捷径手术；如果尚存>100 cm小肠时，可行成团肠襻切除术，或者梗阻部位以上切断肠管，远断端封闭，近断端与梗阻部位以下的肠管吻合，至于小肠造口术一般无须采用。

（4）对于广泛粘连且反复手术者，可行Backer管小肠排列术，肠管间虽然存在粘连，但不至于梗阻。此术式经

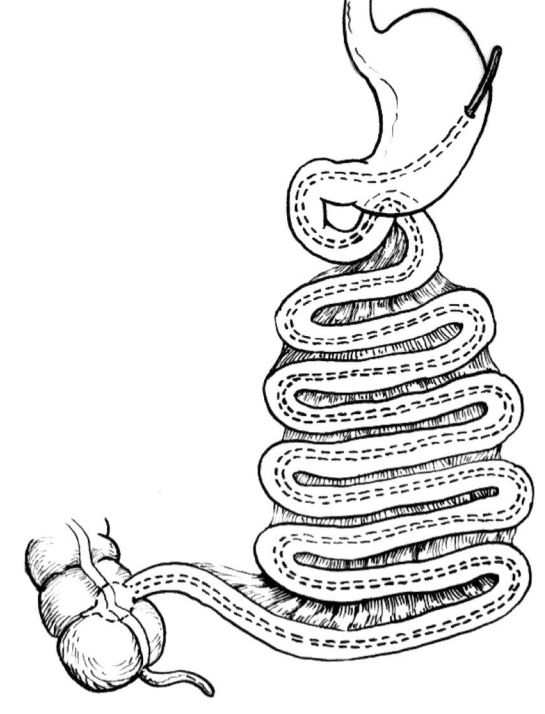

图21-2　Backer管小肠排列术

Stamm胃造口插入18 F的Backer管，此管长270 cm，头端有一个长5 cm的气囊。此管有两个腔，一个用于吸引肠内容物，行术后小肠减压；另一个用于控制顶端气囊的打开与关闭（图21-2）。

1）全部小肠松解完毕，行Stamm胃造口。

2）消毒Backer管，自胃造口处置入胃腔，通过幽门后，气囊充气达半充盈状态，利于将导管在肠腔内向下推动，同时间断负压吸引清除肠内容物。

3）气囊进入盲肠后，完全充气。

4）将全部小肠和Backer管拉直，再将小肠行多个S形阶梯状排列。

5）如果患者为全胃切除术后等无法经胃造口置管，可行逆行置管。盲肠Stamm造口；置入Backer管并引入空肠内；气囊半充气，逐渐推送至梗阻近侧肠管，间断吸引清除肠内容物；放空气囊，以免气囊导致肠梗阻；Backer管引出体外，将造口盲肠壁固定于侧腹壁。

（5）需注意，有时粘连造成的肠梗阻不止一处，应全面探查，以防遗漏。

（6）大量温生理盐水冲洗腹腔，吻合欠佳者，应留置引流管。

六、术中应急处理

（1）行小肠排列术时，如果无Backer管，也可用两条较粗的胃管，头端并行1~2 cm，并用7号丝线缝扎固定为一体，胃管间隔10 cm剪一个侧孔，两端经胃造口和盲肠造口分别引出体外，术后胃管两端均予以负压吸引。

（2）术中如遇大部分肠管已经坏死、尚有部分肠管难以判断时，行可疑坏死肠管外置造口术，以免切除过多肠管导致短肠综合征。

（3）如果术前或术中肠破裂导致腹腔严重污染，清洁腹腔后视具体情况决定行修补术抑或肠管外置造口术，后者风险较小。盆腔、肝下及膈下需放置引流管，以防腹腔脓肿。因切口感染率较高，1-0 Prolene线间断缝合肌层切口，边距1~2 cm，针距为1~2 cm，皮下脂肪层和皮肤可敞开引流。

七、术后处理

（1）胃肠减压：此为肠梗阻的最基本的处理方法，可清除积聚的气体及液体，降低胃肠腔内压力，改善胃肠壁血液循环，减少细菌繁殖与毒素吸收。

（2）Backer管小肠排列术患者，仍需留置另外一条鼻胃管减压3~5 d。Backer管行持续低压吸引。术后第2天，剪断Backer管充气通道，以防气囊导致肠梗阻。留置Backer管2~3周可达到肠管因粘连而重新排列固定的效果。开始进食时，停止负压吸引，夹闭Backer管，作为小肠支架再留置3~5 d，采用分次逐段退管的办法，以防逆行性肠套叠。

（3）纠正水、电解质及酸碱平衡紊乱。

应用抗生素，目前第三代头孢菌素类应用效果较好。

（4）患者多有剧烈阵发性腹痛，可给予解痉剂如诺仕帕。

（5）抑制胃肠道液体分泌，生长抑素（如施他宁）效果较好。

（6）禁食期间，应给予25~30 kcal/kg体重非蛋白热量的营养支持，改善患者身体状况。

（7）在病情允许的情况下，患者应坚持下床活动。

八、术后并发症的防治

（一）肠漏（瘘）

1. 定义　由于手术等各种原因导致肠管与体表、肠管与肠管、肠管与空腔脏器之间出现异常管道，称为肠瘘。肠管损伤或穿孔，首先导致肠漏，后者局限于腹腔之内，可通过手术切口溢出体外或与腹腔内其他空腔脏器相通，久之则形成肠瘘。常见原因为肠粘连等腹部手术、克罗恩病、肠结核、肿瘤、腹部外伤及放射损伤等。

2. 分类

（1）内、外瘘：根据体表有无外瘘口，分为外瘘和内瘘；若两者同时存在，则为混合瘘。

（2）高、低流量肠瘘：流量不足500 mL/d者为低流量肠漏，大于此数值者为高流量肠漏。

（3）高、低位肠瘘：内口位于距Treitz韧带100 cm范围内肠壁者为高位肠漏，其余者为低位肠瘘。

（4）管状、唇状瘘：肠外瘘与腹壁之间有完整的管道者为管状瘘；如内漏口直接与腹壁相连，肠黏膜如唇状外翻，则为唇状瘘。前者有可能经非手术治疗痊愈，后者多需手术治疗。

（5）端瘘、侧瘘：如瘘管内口由肠横形断端构成，肠内容物完全经瘘管流出体外，则为端瘘；如内口位于肠管侧壁，尚有部分肠内容物流向远侧肠管，则为侧瘘，临床多见此种类型；有时虽为侧瘘，但远侧肠管因粘连等原因而完全梗阻，则为功能性端瘘。

3.肠瘘分期

（1）腹膜炎期：吻合口漏或肠破裂时，胃肠道内消化液和食糜进入腹腔，导致局部或弥漫性腹膜炎，此时应称之为肠漏。多见于术后5~7 d，患者出现局部或全腹剧痛、腹胀、体温升高、腹肌紧张、压痛及反跳痛。如引流管尚未拔除，则可见肠内容物自引流管引出。

（2）腹腔脓肿期：如患者身体抵抗力较强，有效抗生素防治感染，足量肠外营养支持，患者腹腔积液为周围纤维组织包裹，可形成局部脓肿。在术后1~2周，患者腹膜炎逐渐控制，腹痛及压痛缓解，但可触及包块。

（3）瘘管形成期：脓肿多经切口向体表破溃，可见脓液自切口溢出，久之形成肠瘘。患者腹膜炎进一步缓解，感染得以控制，但肠液大量外溢导致水、电解质、酸碱平衡紊乱及营养不良。

（4）瘘管闭合期：肠外瘘流量逐渐减少，瘘管闭合，肠瘘痊愈。

4.临床表现　依据流量、位置高低及漏口大小，可产生不同临床表现，概括为以下几个方面：

（1）水、电解质、酸碱平衡紊乱：大量肠液外瘘，最高可达5 000 mL/d，导致电解质大量丢失，出现低钾、低钠血症，并可出现不同类型酸碱失衡，同时血容量减少，肾脏灌流障碍，尿量减少甚至肾功能不全。

（2）营养不良：大量消化液丢失，导致消化功能下降，肠瘘早期患者多需禁食，患者逐渐消瘦，维生素及矿物质不足，必将导致蛋白质能量营养不良。

（3）感染：肠瘘患者往往出现腹腔感染，表现为腹腔脓肿、败血症等，病原菌以大肠杆菌多见，而肠瘘患者长期应用抗生素，可导致肠道菌群失调，细菌抗药性增加，使得感染控制较为困难。

（4）外瘘口皮肤损害：肠外瘘液体中含有大量消化酶，对外瘘口周围皮肤具有腐蚀作用，表现为皮肤糜烂、破溃和疼痛。

5.肠瘘诊断　肠瘘诊断多无困难，判断肠瘘内口位置可行以下检查方法：口服亚甲蓝溶液可诊断有无肠瘘，借助排出时间可大致推测内口位置；瘘管泛影葡胺造影，可显示瘘管走行、内口大小以及有无脓腔等；钡餐透视及钡灌肠检查可发现肠腔有无梗阻及内口的位置；瘘管组织活检确定有无结核及肿瘤等；CT及B超检查可判断有无腹腔脓肿、积液，必要时可行B超引导下置管引流术。

6.治疗方法　总结32字方针：通畅引流、补充容量、纠正紊乱（电解质及酸碱平衡紊乱）、控制感染、营养支持、辅助治疗、保护漏口、适时手术。可分为非手术治疗和手术治疗。

（1）非手术治疗

1）及早通畅引流：肠漏诊断一经确定，即应采取措施建立通畅的外引流，将漏出的肠内容物尽量及时引流清除，以减轻腹腔内炎症。我们的经验表明，采用双腔引流管或同时放置两条橡胶引流管，一条用于生理盐水持续腹腔冲洗，另一条用于持续负压吸引以顺利清除积液，对减轻局部炎症的效果更为确切。

2）纠正低血容量、水、电解质及酸碱平衡紊乱：肠漏患者多存在血管内和组织间液的大量丢失，因此，患者往往存在血容量不足及难以纠正的水、电解质及酸碱平衡紊乱，尤其在建立通畅引流后，更要注意此类问题的发生。引流术后的补液量和组成需要参考肠漏及胃肠减压管引流液的量与性状进行计算，并需要根据生化及血气分析等结果进行及时调整。此外，适当应用抑制消化液分泌的药物（制酸药如奥美拉唑及生长抑素），对减轻体液丢失、维持体液代谢平衡及促进漏口愈合具有一定的作用。

3）合理选用抗生素，加强抗感染治疗：严重的腹腔感染是导致肠漏患者死亡的主要原因之一。肠漏诊断明确后即应选用强有力的广谱抗生素进行抗感染治疗，如怀疑有厌氧菌感染可加用甲硝唑或替硝唑。必须注意的是，再强的抗生素也不能替代有效的外引流，抗生素只能作为辅助治疗。此外，长期大量应用抗生素也可导致二重感染，在手术引流充分、全身性感染症状控制后，可考虑停用或者调整抗生素的应用。在强效、广谱抗生素应用较长时间后再次出现高热等感染性症状，排除腹腔内其他感染性病灶后，高度怀疑真菌感染的可能，要及时调整用药。对于腹腔内残留脓肿可行B超引导下穿刺引流，必要时可行开腹置管引流术。

4）加强营养支持治疗：由于消化液丢失及不能进食，感染及应激等导致的高分解代谢状态，患者迅速出现营养不良且逐渐加重，相关统计表明，肠漏患者因为营养不良导致的死亡约占总死亡率的48%。因此，营养支持治疗对肠漏患者尤为重要。肠外瘘早期及合并严重腹腔感染时，足量肠外营养往往是唯一的营养支持手段。由于肠外瘘患者往往合并应激反应，能量消耗与生理状况下存在较大差别，配制肠外营养时要充分考虑应激的影响，注意总热量及各成分间的比率。根据25～35 kcal/（kg·d）的标准给予非蛋白热能，糖脂供能比为6:4，对高度应激和胰岛素抵抗的患者要适当提高脂肪供能的比例。蛋白质供给量可按照1.0～2.5 g/（kg·d）的标准计算。此外，对于长期禁食和危重应激患者还需提供谷氨酰胺，为小肠黏膜、骨骼肌和免疫细胞提供能量。

随着对肠瘘病理生理认识的深入及相关技术的进步，肠外营养已经不再是某些肠瘘患者唯一可选择的营养支持方法。大量的动物研究表明，进行肠内营养支持可促进肠道黏膜增殖，改善肠道免疫状态，增强肠道屏障功能，有效降低全身感染的发生率。从经济学角度来看，肠内营养制剂价格明显低于肠外营养制剂，可减轻患者经济负担。然而，肠内营养并非适用所有肠瘘患者。只有在肠瘘口和腹壁形成完整通道，即形成解剖意义上的肠瘘时，可将空肠营养管置入瘘口以远小肠30～40 cm进行肠内营养支持治疗。可先行瘘口造影和胃肠道造影检查，明确瘘口的位置及瘘口远侧肠道情况。此外，有文献报道，进行肠内营养时可通过各种方法暂时封闭瘘口，恢复肠道的连续性而进行肠内营养支持治疗。笔者认为，在外引流充分及瘘管完整的情况下，行肠内营养进行暂时封闭瘘口的方法并不值得推荐，因不管进行多么简单的封闭工作，都会加重患者应激，而对最终的治疗效果产生不利影响。对于某些肠瘘，特别是低位肠瘘，可尝试让患者口服流质或肠内营养制剂，虽有增加肠液漏出量之虞，但能改善近侧小肠黏膜屏障功能，吸收部分营养物质，对机体利大于弊。

5）辅助治疗：包括肝功能维护、消化道出血及肺部感染的防治等，鼓励患者下床活动，并进行必要的心理治疗。

6）保护漏口：为防止肠液消化酶对皮肤的消化腐蚀作用，可将复方氧化锌软膏涂在瘘口周围皮肤之上。早期肠瘘外口多处于炎症水肿时期，可在其周围放置负压双腔吸引管，将肠漏出液及时清除，收集过滤后可经置入肠瘘远侧肠管的胃管缓慢注入，可维持其消化功能。负压吸引管可置入瘘管，但不能进入肠腔；可逐渐更换更细的引流管。随着瘘管减小，外漏阻力增大，肠漏量逐渐减少，部分患者可以痊愈。

（2）手术治疗：肠瘘经过上述积极处理后多数患者可逐渐自愈，而对未愈患者进行修补、切除等手术需根据患者的具体情况决定。具体的决定因素主要有腹腔感染及患者的营养情况，只有患者腹腔感染控制及营养状况得以有效改善后，方可考虑进行此类手术。

1）手术适应证：长久不愈的唇状瘘和管状瘘、功能性端瘘、肠瘘周围脓肿或异物残留以及小肠罹患结核、肿瘤等。一般情况下，手术多在肠瘘发生后的3～6个月进行。

2）常用的手术方式：肠瘘局部肠襻切除缝合术，肠管部分切除吻合术，肠襻浆膜覆盖修补术，带蒂小肠浆肌层覆盖修补术及内口近侧肠管切断、近断端小肠与内口远侧小肠端侧吻合术。除了手术时机选择与手术方式是决定肠外瘘手术成功的主要因素外，术后预防粘连性肠梗阻、控制腹腔感染及术后营养支持也是重要的影响因素。因此，术中除小心操作减少浆膜层损伤、对肠管进行排列外，术后需要大量生理盐水冲洗腹腔，并根据腹腔污染情况放置引流管。由于肠外瘘手术范围大，术后肠功能恢复需要较长时间，因此，仍然需要给予较长时间的肠外和（或）肠内营养支持治疗，直至患者完全恢复经口进食。

（二）盲襻综合征

（1）盲襻综合征又称小肠污染综合征，是由于肠襻内容物淤滞，细菌繁殖过多而造成的吸收不良综合征。临床主要表现为腹泻、脂肪泻、营养吸收障碍、维生素B_{12}缺乏导致的巨细胞性贫血和体重下降。理论上，任何引起肠内容物长期淤滞和细菌过度繁殖的肠道病变都可引起本病的发生，但因本病常见于小肠侧侧或端侧吻合手术后盲襻或盲袋的形成，故称为盲襻综合征，这一原因导致的盲襻综合征也是狭义的盲襻综合征。

（2）盲襻综合征的临床表现差异很大：病情轻者可没有腹泻或只有轻度腹泻，伴有轻度贫血和消瘦；重者则表现为脂肪、蛋白质和碳水化合物及维生素B_{12}等严重吸收不足，以及大细胞性贫血、低蛋白血症及重度消瘦。除吸收不良的表现外，因手术后小肠狭窄或盲襻形成导致的盲襻综合征常常表现出肠梗阻的相关症状，如腹痛、腹胀、胃肠型及肠鸣音亢进等。此时，患者仍能进食，并伴有排便次数增多，且大便中常常含有未完全消化的食物。

（3）因本病缺乏特异性临床表现，进行诊断时要结合以下因素进行综合判断：①小肠手术病史。②吸收不良的实验室检查，包括粪便中脂肪含量测定发现24h大便中性脂肪的含量增高；维生素B_{12}吸收试验表现为非内因子缺乏性吸收障碍，正常人尿中放射核素标记的维生素B_{12}应超过口服总量的15%，盲襻综合征或短肠综合征等出现细菌过度生长时<5%，口服内因子后尿排泄量不增加；肠内容物检测细菌浓度>10^7/mL；^{14}C-胆酰甘氨酸呼吸试验及^{14}C木糖呼吸试验发现肠腔内游离胆酸明显增加。③影像学检查消化道造影发现吻合口附近有扩大肠襻。④在对该病做出诊断前还需要与长期大量应用广谱抗生素导致的菌群失调、短肠综合征及胃大部切除手术后并发症相鉴别。

（4）对本病的治疗分为非手术治疗及手术治疗两方面：非手术治疗主要包括纠正水、电解质及酸碱平衡失调，营养支持，给予敏感抗生素抑制肠道细菌生长，控制腹泻。手术治疗的目的主要在于切除产生症状的肠襻，确保输入肠襻的排空畅通。需要指出的是，从盲襻形成到肠管出现扩张，细菌在肠腔内大量繁殖，一般需要2~3年，此期间不需手术治疗。实验室检查证实，有细菌过度增殖并非一定要治疗。做出治疗决定前，临床医生必须把检查结果与患者的临床表现结合起来考虑，只有当细菌过度生长已经在临床造成明显的吸收不良时才考虑手术治疗。

（三）短肠综合征

1. **定义**　短肠综合征（short bowel syndrome，SBS）是指因各种原因导致小肠长度过短，肠黏膜吸收功能不能满足人体基本生理需要。如果剩余小肠长度在100 cm以上，而且回盲瓣结构完整，患者多不至于发生SBS。由于患者个体不同、吸收功能差异、残留小肠部位差异以及回盲瓣是否切除等，很难确切定义诊断SBS所需具体小肠长度。残留小肠不足30%时，则会出现严重营养障碍，也有文献提出个体的千克体重数即为发生短肠综合征的小肠长度之临界值。目前虽有较好的营养支持等治疗手段，但其死亡率依然高达40%，值得临床医生予以重视。常见导致SBS的原因包括：肠系膜血管血栓形成或栓塞导致大范围小肠坏死、肠粘连、小肠肿瘤、克罗恩病或肠瘘多次手术、胰腺或上腹部肿瘤切除导致肠系膜上血管损伤、小肠扭转、胃回肠吻合、急性出血坏死性肠炎、腹部创伤、放射性肠炎、多发性肠破裂穿孔及肠道闭锁等。

2. **SBS病理生理**　SBS导致胃肠道动力紊乱，加速胃蠕动与排空；胃酸分泌增加，易导致溃疡病。SBS肠道吸收面积不足而导致严重腹泻、吸收不良，失水、电解质及酸碱平衡紊乱、代谢障碍和进行性营养不良。回盲瓣具有防止食糜过多过快进入结肠，还有阻止结肠的细菌进入小肠的功能；切除回盲瓣者，小肠内细菌增加，加重营养吸收障碍。结肠逐渐变成了一个重要的消化器官，残留小肠黏膜亦出现代偿性增生。图21-3所示为一男性57岁患者，因胃大部切除术后肠系膜上动脉血栓形成导致小肠大部坏死，切除90%远侧小肠及回盲瓣，剩余空肠约50 cm，出现典型的短肠综合征代偿表现；2年后肠道部分代偿，输出襻空肠黏膜增生明显，肠腔明显增大；输入襻因缺少食物刺激，黏膜增生不明显，与输出襻空肠黏膜形成鲜明对比；结肠容量增加，但仍需间断予以肠外营养支持。

3. **SBS临床表现**　SBS临床表现取决于残留小肠长度与部位，回盲瓣是否保留，剩余小肠代偿能力，肝、胆、胰

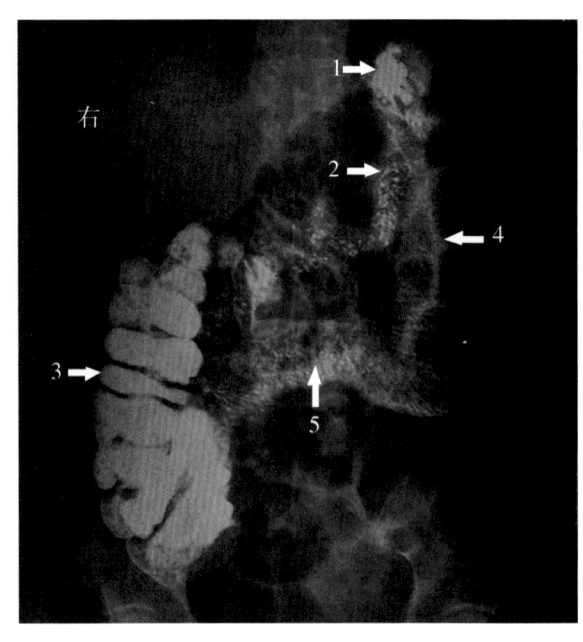

1. 残胃；2. 输入襻；3. 结肠代偿性增粗；4. 输出襻；
5. 输出襻空肠黏膜增生，肠腔增大

图21-3　短肠综合征代偿改变

腺及胃功能，结肠及残留小肠的健康状态有关。主要表现腹泻，脂肪泻，消瘦，脱水，营养不良，水、电解质及酸碱平衡紊乱，消化性溃疡，肾结石，胆汁淤积及肝功异常等。SBS症状可分为失代偿期、代偿期、代偿后期。失代偿期表现为腹泻，腹泻量最高达2 000 mL/d，大量电解质随之丢失，导致水、电解质、酸碱平衡紊乱。代偿期腹泻减少，小肠黏膜增生，吸收功能改善，此期约需时6个月，最长者达2年。代偿后期残留小肠恢复一定的消化吸收功能。

因空肠是三大营养物质和钙、镁离子吸收主要部位，切除空肠者主要表现为蛋白质、脂肪酸、糖及部分矿物质的吸收障碍；脂肪酸与钙、镁等结合诱发低镁血症和低钙血症；后者促使甲状旁腺功能亢进。回肠则以吸收维生素B_{12}和胆汁酸为主，切除回肠者主要表现为维生素B_{12}和胆汁酸吸收障碍，影响脂肪吸收，出现脂肪泻及脂溶性维生素吸收障碍；胆汁酸和脂肪酸刺激结肠分泌，加重腹泻；水、电解质、酸碱平衡紊乱及营养不良；长期SBS可导致巨幼红细胞性贫血、泌尿系及胆管结石。

4. SBS治疗　术后早期主要是肠外营养支持、液体疗法、抑制胃肠道消化液分泌、防治感染、抑制肠道蠕动。小肠适应期逐渐恢复肠内营养，给予必要微量元素和维生素，防治PN并发症。长期治疗期以肠内营养为主，必要时辅以PN，超过2年之后肠功能仍未能恢复者，需终生辅以PN治疗。

经非手术治疗SBS难以纠正者，结合具体情况考虑外科治疗。包括非移植手术和移植手术两类，前者包括倒置肠道手术、小肠瓣或括约肌再造术及小肠缩窄延长术；后者为小肠移植手术，但小肠移植排斥反应重，易于感染，肠功能恢复缓慢，临床应用受限。

（四）术后早期炎性肠梗阻

1. 定义　胃肠道术后早期发生的肠梗阻，除外肠麻痹、内疝、肠扭转及吻合口狭窄等器质性因素，绝大多数原因是手术操作范围广、损伤重或术前已有炎症，特别是曾经有过腹部手术史，腹腔内有广泛粘连，剥离后肠浆膜层有炎性渗出，肠襻相互黏着，这类肠梗阻称为腹部手术后早期炎性肠梗阻（inflammatory intestinal obstruction），其特点是既有机械因素，又有肠动力障碍因素，但无器质性狭窄，主要原因是粘连和炎症，此外，精神过分紧张，水、电解质及酸碱平衡失调，饮食改变及全身变态反应等也可能是本病的诱发因素。

2. 诊断　术后早期炎性肠梗阻的诊断，主要依靠病史、临床表现等。一般有多次手术史、病程长、反复发作、体质较差、精神紧张或术中污染严重及术前腹部放疗史。本病常发生在手术后2周左右，腹胀、停止排气排便是主要症状，其次是呕吐。多数患者腹部有固定压痛的炎性包块，但无腹肌紧张、反跳痛。部分患者有低热，绝大多数患者白细胞计数均有增高。X线检查对术后早期炎性肠梗阻的诊断具有决定性意义。腹部可见多个气液平面，肠腔扩张积液。口服或经胃管注入30%泛影葡胺显示肠蠕动减弱或消失，肠腔扭曲狭窄，造影剂呈线状缓慢通过，有明显不全梗阻征象。纤维胃镜检查可见胃蠕动减弱，胃肠吻合口通畅，但有炎性水肿。腹部CT可见大网膜及肠管增厚，肠襻扭曲成团。

3. 治疗　治疗炎性肠梗阻主要是采取非手术措施。应密切观察，耐心等待。只要无绞窄性肠梗阻或腹膜炎症状，一般不考虑手术治疗。

（1）非手术治疗：①禁食，胃肠减压。②肠外营养支持，维持水、电解质及酸碱平衡。③应用生长抑素，可减少消化液的分泌，减少梗阻肠腔积液，减轻肠腔扩张，有利于肠道水肿尽早消退。④应用肾上腺皮质激素，小剂量肾上腺皮质激素能有效地减轻腹腔和肠管非细菌性炎症，消除肠壁水肿，是炎性肠梗阻的有效治疗措施，但同时应根据病情适可而止，防止发生并发症。⑤静脉应用抗生素。⑥促进胃肠蠕动治疗，给予药物如红霉素、莫沙必利等；中医针刺足三里；鼓励患者下床活动。

（2）手术治疗：炎性肠梗阻经2~4周非手术治疗，多能治愈。只有出现肠绞窄或腹膜炎症状时，才考虑手术治疗，否则应坚持非手术治疗。手术方式视肠梗阻病因而定，一般做肠粘连松解或肠侧侧吻合短路手术，若有肠绞窄应行肠切除术。

4. 预防　术中操作注意减少不必要的损伤，注意保护肠浆膜层，避免干纱布擦拭肠壁，手套上的滑石粉应清洗干净，尽量减少腹腔污染，腹腔内渗液应清除干净等。术者在手术操作中尽量细心、仔细。术后应鼓励患者早期下床活动，消除紧张情绪，维持水、电解质及酸碱平衡，适当营养支持。

（王天宝）

第二十二章 阑尾切除术

一、适应证

1. 急性阑尾炎

(1) 急性单纯性阑尾炎、急性化脓性阑尾炎与急性坏疽及穿孔性阑尾炎一旦确诊,应急症手术。

(2) 阑尾周围脓肿可先试行强有力的抗生素(如舒普深)治疗,如24 h内疼痛加重、B超证实脓肿增大、体温升高及白细胞上升,包块触诊出现波动感,则有自发破裂的风险,应急症剖腹探查,行脓肿引流术,坏死脱落的阑尾予以取出,一般不行阑尾切除术。

(3) 10岁以下和60岁以上阑尾炎患者易于穿孔,应尽早手术。

(4) 妊娠期阑尾炎,病变难以局限,感染易于扩散,必须早期手术切除阑尾。手术操作应轻柔,一般不用引流管,围手术期应用黄体酮和抗生素,临产期穿孔性阑尾炎或严重感染者,可考虑剖宫产联合阑尾切除术。

(5) 合并HIV阳性的阑尾炎患者,症状不典型,白细胞计数不高,但穿孔率高达40%,更应急症手术。

2. 慢性阑尾炎 阑尾造影可见阑尾腔充盈缺损或不显影、阑尾腔不规则及72 h后阑尾腔残存钡剂者,即可确诊,应尽早手术。

3. 阑尾黏液囊肿 阑尾呈囊状结构,或含有黏液的阑尾呈囊状扩张即为阑尾黏液囊肿,其中75%~85%为良性囊腺瘤(图22-1),行阑尾切除术即可;其余为囊性腺癌,应行右半结肠切除术;对于黏液累及阑尾外部,形成阑尾假性黏液瘤者,应行右半结肠切除术。

4. 阑尾类癌 直径<2 cm者,可行阑尾切除术;≥2 cm者往往伴有肿瘤浸润或淋巴结转移,应行右半结肠切除术。

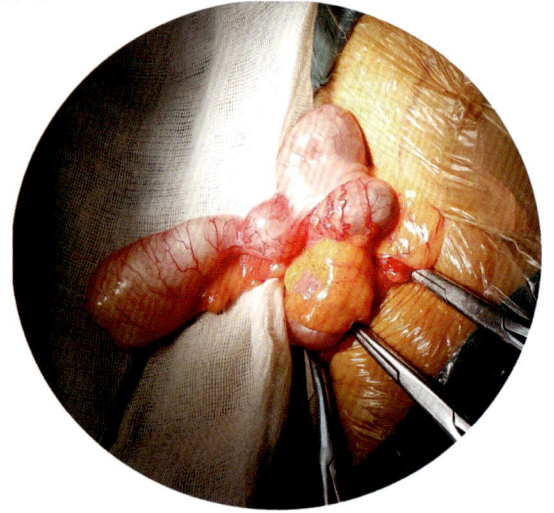
a. 术中所见,大小约7 cm×3 cm×2 cm,囊性病变

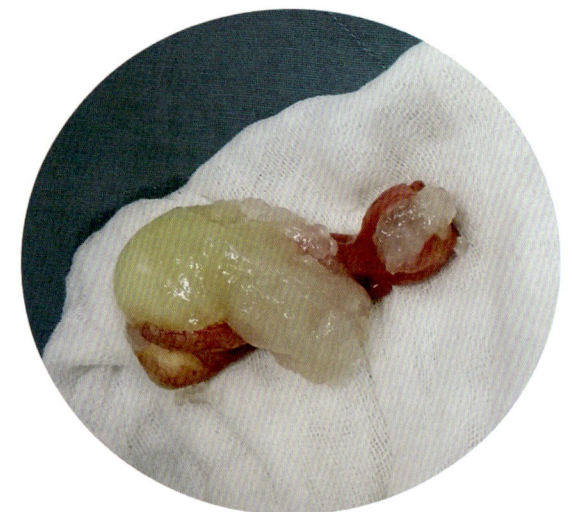
b. 切开阑尾见胶冻样物

图22-1 阑尾黏液囊肿

二、手术策略

(1) 阑尾与盲肠的相对位置多变,但有两点恒定的解剖关系:一为阑尾总是位于3条结肠带汇合处;二为阑尾根部总是位于回盲瓣同侧下方,距离回盲瓣2~2.5 cm,肠镜下可见阑尾开口位于回盲瓣同侧下方即为佐证。这两点是寻找阑尾重要的解剖学依据。

（2）手术切口。①最常用的麦氏切口（McBurney切口），此切口位于脐与髂前上棘连线中、外1/3交界处，与此连线垂直，长约6 cm，1/3位于连线上方。McBurney切口的优点是不离断任何肌肉，从而切口可自发闭合，缝合简单；不损伤重要神经和血管；切口下方多为阑尾所在，寻找及切除阑尾方便。不足之处为切口较小，难以探查复杂病例全部腹腔；难以充分延长切口；如有上腹部病变等情况，需改行其他切口。因此，对于诊断不明确的急腹症患者，采用McBurney切口是不明智的。②Murphy切口是以脐与右侧髂前上棘连线和距离右侧腹直肌外缘内侧2 cm处的垂直线交界点为中心的纵切口，切开腹直肌鞘前层后，将腹直肌拉向内侧，再切开腹直肌鞘后层进腹。Murphy切口优点为简单易行，向上、下方延伸极为方便，不离断任何神经或肌肉，切口关闭简单，易于放置引流管。

（3）避免切口过小。阑尾切除术在肥胖或阑尾异位情况下有时比较困难，过小的切口不利于显露，手术副损伤增加，特别是由低年资医生主刀操作时更易发生，现实情况是低年资医生更喜欢追求小切口，此种错误观点必须纠正，小切口并不代表手术高超，患者顺利康复应为第一紧要之事，因此，适当延长切口是明智之举。

（4）避免损伤肠管。发生肠管损伤的原因可归结为以下情况：切开腹膜时止血钳误将肠管一并提起；在阑尾周围脓肿等情况下，盲肠壁水肿质脆，分离或牵拉时易破裂；切口过小，操作困难，将肠管误缝在腹壁切口之上等。再次强调切口足够大至关重要，切开腹膜前，反复提起几次，确保肠管未被误夹，术中操作切忌暴力，另外心浮气躁是术中失误的罪魁祸首，特别是初学者更应注意。仅为浆肌层损伤者，间断浆肌层缝合即可；全层破裂者应予以修补，外加浆肌层包埋，必要时放置双腔引流管。

（5）阑尾周围组织粘连为一体。阑尾炎发作时间较长者，阑尾与周围组织粘连为一团，肠壁高度水肿，强行分离易于造成肠管破裂；切除阑尾有导致肠漏的危险，此时可放置双腔引流管，充分引流，术后保持引流管通畅，联合应用第三代头孢菌素与抗厌氧菌药物。术后3～6个月，如有症状者则行阑尾造影术，证实存在阑尾腔堵塞等慢性阑尾炎证据时，应行阑尾切除术。

（6）处理阑尾动脉。阑尾动脉多起自回结肠动脉的回肠支，于回肠末端后方经阑尾系膜游离缘，发出3～5条分支至阑尾，与其他动脉无吻合，是一终动脉（图22-2）。阑尾系膜在阑尾炎时往往增厚、质脆，分离时易于出血，而且一旦阑尾动脉回缩将导致系膜内血肿。术时应将阑尾提起，于阑尾根部系膜无血管区用弯止血钳戳一小孔，用两把血管钳通过小孔夹持系膜及阑尾动脉，切断后保留端结扎及缝扎各一道。若阑尾系膜

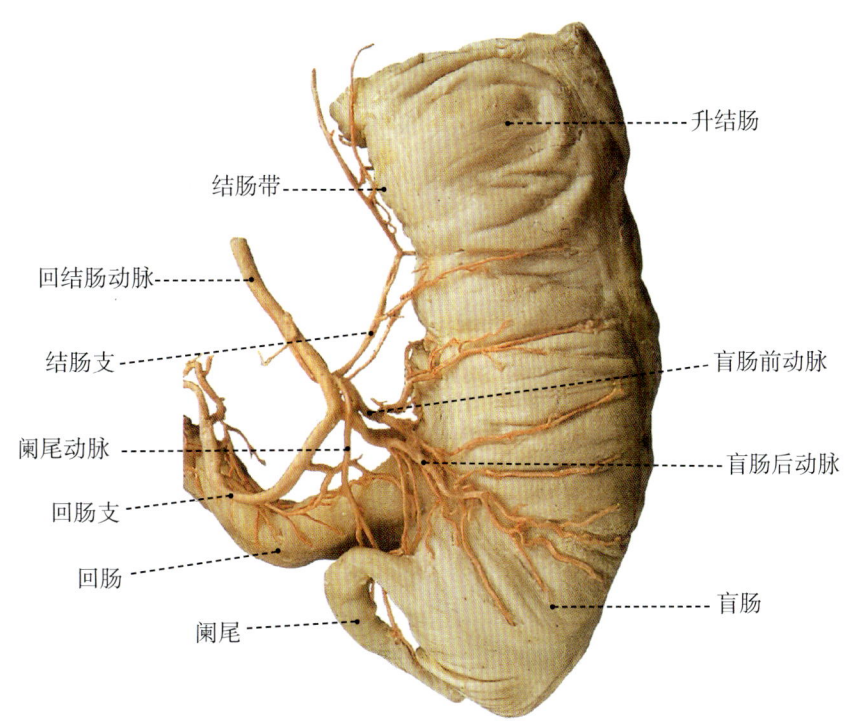

图22-2　阑尾动脉（后面观）

（经授权引自：欧阳钧，温广明. 人体解剖学标本彩色图谱［M］. 2版. 广州：广东科技出版社，2010：215.）

水肿肥厚，脂肪组织较多，可从阑尾末端系膜开始分段结扎切断，保留端双重结扎。切口较小而阑尾位置深在者，应毫不犹豫扩大切口。发生系膜血肿者，应仔细解剖出阑尾动脉，妥善结扎，不可心存侥幸。

（7）阑尾根部结扎及残端包埋。坏疽性阑尾炎时阑尾根部可坏死，无法予以钳夹后结扎，此时可直接结扎后切断阑尾，再行盲肠浆肌层荷包缝合，予以包埋；或者环绕阑尾根部切除盲肠壁，然后全层间断缝合并外加浆肌层缝合。残端包埋困难时可采用以下方法：①用盲肠浆肌层8字形缝合，将残端妥善包埋；②阑尾系膜残端或剪裁一片带蒂的大网膜均可作为覆盖阑尾残端之物。此时放置双腔引流管是明智的，具有诊断和治疗肠漏的作用。阑尾穿孔者应寻找有无粪石，以免遗漏而导致腹腔感染等并发症。

（8）术中寻找阑尾。在阑尾切除时，时常发生寻找阑尾困难，遇到此种情况，切忌急躁，应考虑以下情况：①阑尾根部的位置位于3条结肠带汇集之处，多位于盲肠的后内侧壁，因此，定位盲肠与结肠带是寻找阑尾的先决条件。②术野暴露欠佳。患者过度肥胖、切口过小及大量小肠堆积于术野，均可造成术野显露困难。③阑尾周围组织粘连成团。病史较久或发展迅速者，发炎之阑尾与周围的小肠、盲肠及大网膜粘连为一体，阑尾被包埋在其中，造成寻找困难。④阑尾萎缩变小。长期的慢性炎症，可造成阑尾质地变硬，体积变小，甚至紧贴在盲肠壁上，难以辨别。⑤盲肠后位阑尾。阑尾位于盲肠后，故而腹腔内无法发现阑尾，此类患者术前可有腰痛，因此，详细询问病史至关重要。⑥盲肠壁内阑尾。有时阑尾位于盲肠壁内，给寻找阑尾造成麻烦。⑦盲肠过度游离或位置异常。有时盲肠不在右下腹，可游离至腹腔任何位置，如盲肠可上升至肝下，右髂窝为小肠；盲肠进入盆腔，右髂窝则为升结肠；当发生全脏器转位时，盲肠与阑尾位于左下腹，右下腹则为降结肠与乙状结肠。⑧横结肠或乙状结肠过长，两者均可移位至右下腹，造成判断盲肠失误。⑨罕见的阑尾畸形，如马蹄形阑尾及阑尾缺如等。

在阑尾切除术中，找不到阑尾的情况时常发生，此时应仔细、耐心，切忌盲目关腹。处理措施：

1）将手术床向左侧倾斜15°~20°，用纱布垫将小肠包起，拉钩拉向左上腹，显露盲肠，依据3条结肠带走行方向，于其汇合处即可发现阑尾。

2）如患者肥胖，切口较小，影响显露时，应果断延长切口。再次强调切口大小与手术水平无关，特别是初学者对此应有正确认识。

3）如肌松欠佳，麻醉不理想，应由麻醉师调节麻醉药的剂量，必要时可加用局部麻醉药物（利多卡因+布比卡因），良好的肌松有利于寻找阑尾。

4）当阑尾被周围组织炎性包裹时，可小心分离粘连，显露盲肠，定位阑尾。粘连固定的大网膜可予以切除。值得注意的是，如果周围肠管水肿明显，强行分离易于引起肠破裂时，切忌分离粘连，此时处理原则为放置双腔引流管，联合应用三代头孢菌素及抗厌氧菌药物。待3~6个月后，如果依然具有右下腹痛，可行口服法阑尾造影术，明确诊断慢性阑尾炎后再行阑尾切除术。

5）反复发作的阑尾炎，阑尾周围多有粘连，予以小心分离。当阑尾萎缩变小，其肌性管壁及管腔依然存在，术者应亲自于手术台上解剖所切除组织，检查有无管腔，避免将水肿质硬的脂肪垂误认为阑尾。

6）位于盲肠壁内或盲肠后位阑尾，可打开盲肠外侧之腹膜，即可发现阑尾。如果发现顺行切除困难，可选择逆行切除法，副损伤的可能性更小。

7）盲肠游离时，可沿升结肠逆方向寻找盲肠，阑尾切除后可将盲肠缝合固定在右下腹。位于肝下者，需延长切口。全脏器转位时，不会出现右下腹压痛及反跳痛。如果以常规阑尾切除术切口开腹，术中证实阑尾位于左下腹，此时必须彻底检查右下腹各器官，明确右下腹痛的原因，做出相应处理；发炎之阑尾应予以切除，切口可向内侧适当延长，一般不需另行左下腹切口；对不典型的阑尾炎，应采用右下腹经腹直肌切口或Murphy切口，可方便处理各种意外情况。

8）冗长的横结肠及乙状结肠可移位至右下腹，它们均不具有回肠末端汇入盲肠的特点，且横结肠附有大网膜，易于鉴别，将其回纳腹腔，显露右髂窝，再寻找盲肠与阑尾。

9）罕见的阑尾畸形情况下，应请上级医生台上会诊，避免反复翻动肠管，损伤肠管浆膜层，引起粘连性肠梗阻的发生。

（9）如果阑尾没有明显病变，应检查约100 cm末段回肠，以明确有无梅克尔憩室炎或穿孔；女性患者还应探查右侧输卵管和卵巢，以排除附件炎或卵巢黄体破裂等疾病。

三、术前处理

（1）向患者及家属讲解病情，签署手术同意书。
（2）纠正脱水、电解质及酸碱平衡紊乱。
（3）禁食、备皮。
（4）行血常规、凝血功能等必要检查。
（5）慢性阑尾炎需行肠镜和口服法阑尾造影检查。
（6）围手术期应用广谱抗生素。

四、麻醉与体位

连续硬膜外麻醉、局部麻醉、小儿用全身麻醉，平卧位。

五、手术步骤

（1）切口：取右下腹McBurney切口，术前诊断不明确或有弥漫性腹膜炎时，可取右下腹探查切口或Murphy切口。

（2）依次切开皮肤、皮下组织，顺肌纤维方向剪开腹外斜肌腱膜，用中弯钳交替分开腹内斜肌及腹横肌直达腹膜，反复提起腹膜，先切一小口，将脓液吸净，进而切开全部腹膜并将其外翻保护切口。展开湿纱布，置于回肠外下方，腹壁拉钩将回肠向左上方拉开，充分显露盲肠。

（3）盲肠位于右髂窝处，用湿纱布将其提出腹腔，在3条结肠带的汇合处寻找阑尾（图22-3），不能用血管钳钳夹阑尾，以免断裂，可用阑尾钳将阑尾提起。

（4）将盲肠放回腹腔，用弯血管钳分离阑尾系膜根部，带线结扎，然后上置两把血管钳，切断阑尾系膜及阑尾动脉，保留侧再予以缝扎（图22-4至图22-6）。

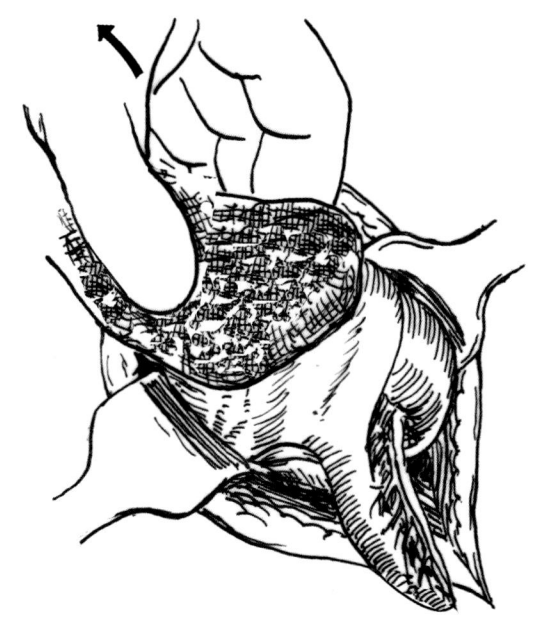

图22-3　寻找阑尾

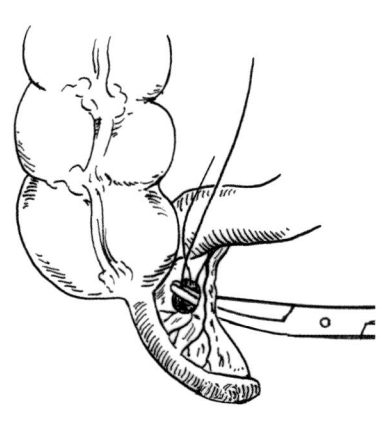

图22-4　结扎阑尾系膜

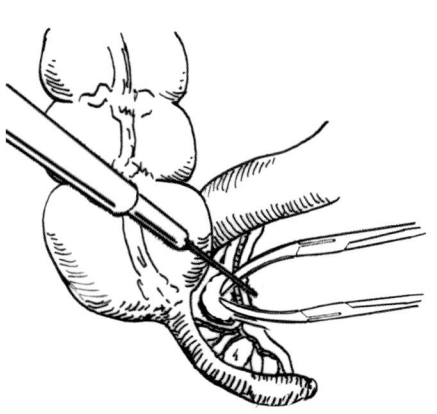

图22-5　切断阑尾系膜

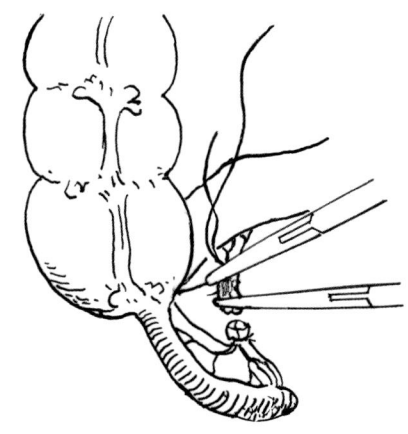

图22-6　阑尾动脉缝扎

(5）距离阑尾根部1 cm处盲肠壁行1号丝线浆肌层荷包缝合，再距盲肠壁0.5 cm处钳夹阑尾2次，4号丝线结扎阑尾根部（图22-7、图22-8）。

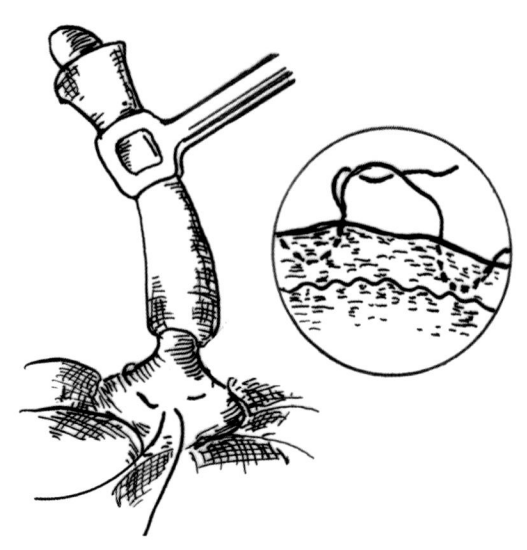

图22-7　荷包缝合

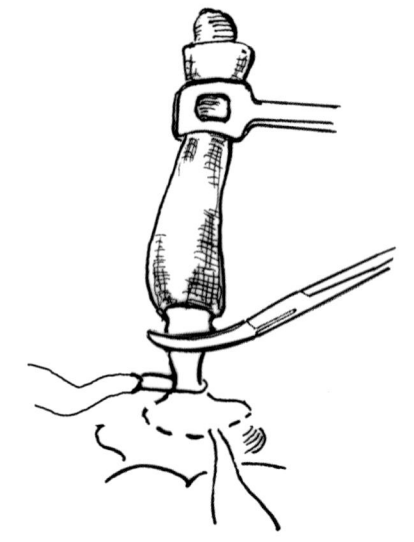

图22-8　结扎阑尾根部

(6）距阑尾根部结扎线约1 cm处，血管钳钳夹阑尾，距结扎线约0.5 cm处切断阑尾，经典的残端消毒措施为依次用苯酚、酒精及生理盐水棉棒擦洗。笔者则用电刀切断阑尾，残端予以电凝处理，方便实用（图22-9、图22-10）。

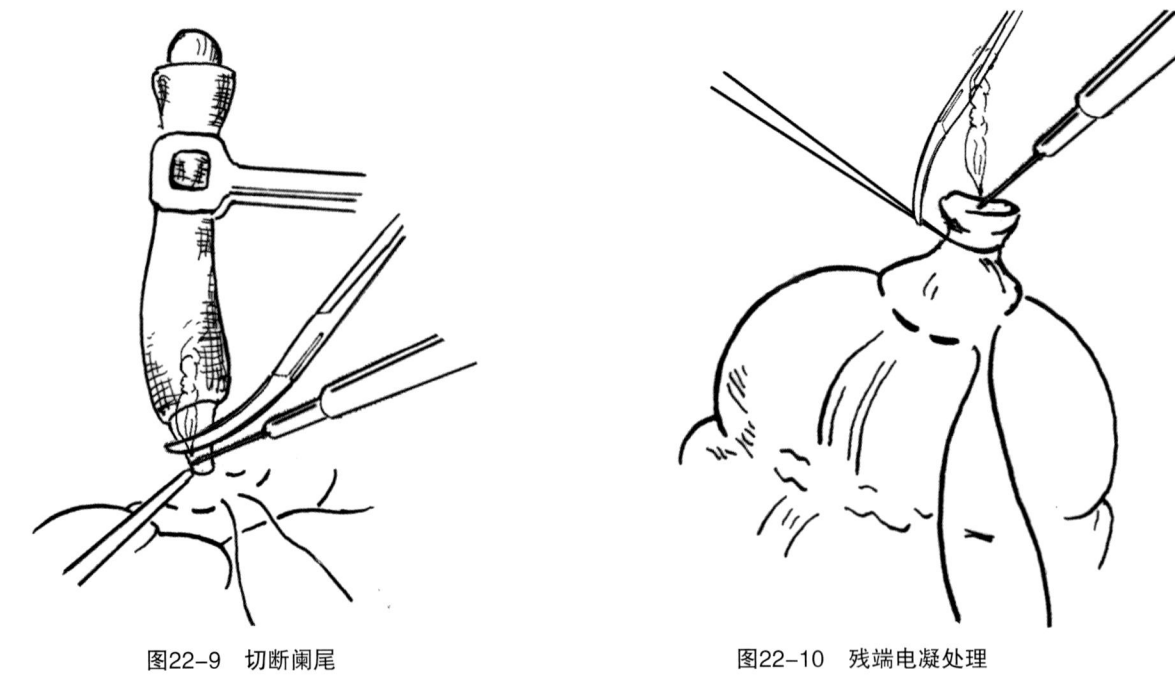

图22-9　切断阑尾　　　　　　　　　　　　　图22-10　残端电凝处理

(7）收紧荷包，将阑尾残端包埋，可用周围系膜覆盖（图22-11、图22-12）。阑尾残端亦可单独结扎，但术后残端可能与周围肠管粘连，大网膜将其覆盖可减少粘连的发生。还有术者将未结扎的阑尾残端直接内翻后予以浆肌层包埋，同样取得理想的效果。

(8）用湿纱布将盲肠周围的积血及脓液清除，一般不主张冲洗腹腔，以免感染扩散，但伴有弥漫性腹膜炎者，则应用温生理盐水冲洗全部腹腔，并放置引流管。清点器械纱布无误后用可吸收线逐层关腹（图22-13）。

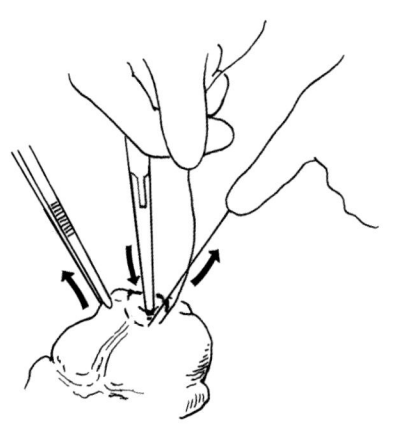
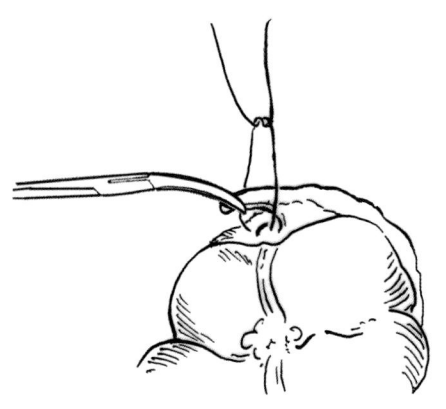
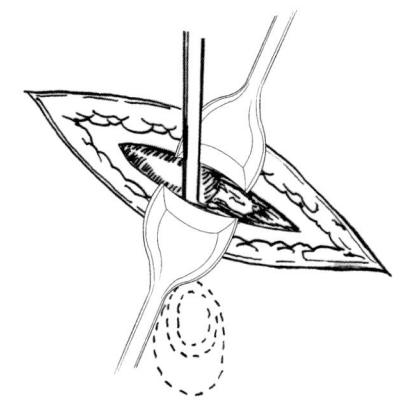

图22-11 残端包埋　　　　　图22-12 阑尾系膜覆盖　　　　　图22-13 清除右下腹脓液

六、术中应急处理

如果盲肠及阑尾位于盆位，手术切口位置往往过低，就可能会伤及位于腹膜和腹横筋膜之间的腹壁下动脉，出血较多。此时应迅速用纱布压迫止血，吸引器清除残留积血，快速移除纱布，止血钳钳夹出血血管，予以缝扎处理。如果已经开腹，术者左手示指与中指自腹膜面压迫腹壁下动脉，然后行缝扎止血。

七、术后处理

（1）禁食6～12 h。
（2）早期下床活动。
（3）应用抗生素。

八、术后并发症的防治

1. 切口感染　阑尾炎术后最常见的并发症即为切口感染，发生率与阑尾炎的病理类型密切相关，单纯性阑尾炎切口感染率不超过5%，而化脓性或坏疽性阑尾炎术后切口感染率高达30%。切口感染多发生在皮下或腹壁肌肉层下腹膜外脂肪组织所在部位。感染病原菌多为厌氧菌与需氧菌混合感染，前者以拟杆菌属为主，需氧菌多见克雷白杆菌属、肠杆菌属及大肠杆菌属等。因此，阑尾炎围手术期选择抗生素应针对厌氧菌及需氧菌。

（1）原因

1）阑尾炎病程与病理类型：单纯性阑尾炎很少切口感染，发病时间≥72 h者、穿孔性阑尾炎并发局限性或弥漫性腹膜炎者，切口感染率可达30%或更高。

2）切口选择：一般阑尾切除术均采用右下腹McBurney切口，可根据压痛点为中心作相应调整。一般5～6 cm的切口可较容易地显露阑尾，但在患者肥胖等情况下，显露困难，反复牵拉切口，增加组织创伤，切口感染概率增大。因此，切口不宜过小，合适的切口既利于显露阑尾，又利于减少切口感染的发生。扩大切口时可向内侧延长，切断部分腹直肌鞘有利于显露盆位阑尾；向外上方向延伸切口，易于显露盲肠后位阑尾；如外侧切口向头侧延长，则会切断2根或更多肋神经，导致下腹部肌肉强度下降，日后易于出现切口疝。采用与皮纹方向一致的横切口，对肥胖患者及盲肠后位阑尾炎的暴露有利。适当地扩大切口并不增加切口感染的机会。如发生切口感染，易于引起切口裂开，日后可形成切口疝。

3）手术操作：阑尾切除时将盲肠、阑尾提至切口处即可顺利操作，在肥胖、粘连、后位阑尾及肌松不理想时，许多术者，特别是初学者，易于用手指去分离或将阑尾抠出，此等操作粗糙，致使阑尾横断，污染切口，术后腹腔脓肿、粪漏及切口感染增加。阑尾切除困难的术中处理策略见前述。手术时，将腹膜提出保护切口，可有效降低切口感染；不能提出时，应用纱布妥善保护切口。切断阑尾前，用纱布保护周围组织，以免阑尾内容物污染切口。做荷包缝合时，切忌穿透盲肠壁，尽量减少术中污染。

4）切口的处理与引流：切除阑尾，缝合腹膜后，大量生理盐水冲洗切口，可有效减少切口内细菌数量、血液及坏死组织，从而降低切口感染率。化脓性阑尾切除后是否用抗生素冲洗切口，观点不一。我们认为，大量生理盐水足以达到抗生素冲洗之目的。如果腹腔大量脓液，切口污染严重，则不宜一期缝合，可将皮下部分敞开不缝，或留置缝线，几天后切口肉芽组织新鲜，即可缝合切口。切口内出血往往与切口感染相伴随，因此，应彻底止血，严密缝合，不留死腔，以减少切口感染的可能。如需放置引流管，切忌经原切口引出，否则很有可能引起切口感染，这是因为腹腔引流物污染切口各层组织，引流物作为异物也易于引起感染，因此，引流管应另戳孔引出腹外。

5）手术者的经验：初学者因为易于急躁，特别是操作困难时，切口保护欠周全，喜欢用手分离阑尾，动作粗重，副损伤较多，追求小切口等均易于引起切口感染。

6）患者体质因素：当患者患有恶性肿瘤，放疗、化疗期间或长期应用激素等造成切口愈合及抗感染能力低下，易于发生切口感染。婴幼儿及老年人切口感染率高于中青年患者。

（2）临床表现

1）术后数日体温依然较高或逐日升高，切口胀痛或搏动性疼痛。亦有患者无明显表现，拆线后切口裂开，脓液或脓性血水溢出。

2）切口红肿、热及压痛等炎症表现明显，部分患者仅有切口压痛而无红肿表现。可有脓液自切口渗出，脓肿形成时可有波动感。深部感染时，有时仅有局部僵硬感，皮肤凹陷性水肿，可伴有深压痛。

3）粗针穿刺可见脓液，恶臭味提示合并厌氧菌感染。

4）B超检查可见腹壁内液性暗区，血常规检查可有白细胞计数升高，中性粒细胞比例增加。

（3）治疗

1）当穿刺见脓液或切口渗液时，应及时拆除几针缝线，引流务必通畅。

2）患者体温依然较高或有增高趋势，应联合应用抗生素。当创面新鲜、引流通畅时，即可停用。

3）切口每天更换敷料，务必清除异物包括丝线及坏死组织；局部生理盐水冲洗即可获得与抗生素冲洗一样的效果；冲洗几日后，创面新鲜即可将创面用胶布拉拢，以利愈合；亦可以采用二期缝合，术后换药并应用抗生素；切口有粪样物，即为粪漏，处理参见后述；腹壁窦道处理见后述。

（4）预防

1）术者必须对阑尾切除术予以充分重视，切忌粗心大意。

2）早期诊断、早期手术切除阑尾是预防切口感染的重要措施。

3）单纯性阑尾炎抗生素可选用先锋霉素及抗厌氧菌药物；其他类型阑尾炎建议联合应用三代头孢菌素及抗厌氧菌药物，可有效降低切口感染率。

4）切口大小适当，先将腹膜切开一小口，吸引器尽量吸尽脓液，腹膜或纱布保护切口，避免用手指分离阑尾，术野脓液彻底清除，缝合腹膜后，大量生理盐水冲洗切口，肌层及皮下层彻底止血。切口感染可能性大时，切口可置引流条，或皮下层不予以缝合。腹腔内置引流管时，切忌经切口引出。

5）缝合切口时彻底止血，严密缝合切口各层，消灭死腔，减少异物残留。

2. 术后出血

（1）腹壁切口出血

1）原因：急于开腹切除阑尾，切口皮下脂肪层未能很好地止血；钝性分离腹壁肌层时过于粗暴，毛细血管损伤出血未加妥善止血；腹膜外脂肪层血管切断后易于回缩；在延长切口时损伤腹壁下血管，两断端未予以妥善结扎；最常见的是，虽然开腹时每层均妥善止血，但在手术过程中因切口过小等原因暴力牵拉切口，造成新的毛细血管损伤出血，术毕又未能仔细检查，仓促关闭切口。

2）临床表现：一般腹壁血管较细，大多数出血可以自行停止，腹壁大出血实为罕见。一般表现为切口疼痛、红肿或者呈青紫色，患者体温可升高，少数患者切口可有血性渗液。

3）治疗：每天更换敷料、酒精湿敷、微波或红外线照射切口理疗等，一般多能逐渐好转。如果切口渗血，应毫不犹豫地拆除几针缝线，放置引流条，引流残存积血，一般不需二次止血。罕见切口血肿不断增大，此时应打开切口，寻找出血点，妥善缝扎止血，关闭腹膜，切口留置腹膜外全层缝合线，暂不打结，每天换药，待创面新鲜、无脓液及坏死组织时，留置缝线打结对合切口。

4）预防：因为切口出血往往导致切口感染，切开腹壁各层时务必妥善止血；皮下脂肪层切勿过度游离；分离肌肉时应持续用力拉开，避免暴力；损伤腹壁下血管应妥善缝扎；关闭腹膜后，生理盐水冲洗切口，仔细检查有无出血，特别是肌肉层，肌层间断缝合几针有利于止血，并可减少切口疝的发生。

（2）腹腔内出血

1）原因：腹腔内出血最常见的原因为阑尾动脉结扎线脱落，因引流管压迫或炎症腐蚀周围血管而导致的出血较少见。

2）临床表现：阑尾动脉出血较迅猛，患者术后24 h内出现腹痛、头晕、恶心、呕吐、心慌、口渴、出冷汗等低血容量表现。出血量大时，可出现脉搏加快，血压下降等休克表现。查体可见腹胀、压痛、反跳痛。腹腔穿刺可见不凝血。引流管压迫或炎症腐蚀所致的出血，一般量较少，仅表现为引流液呈血性，而生命体征平稳。

3）治疗：可先行非手术治疗，如输血、药物止血、监测生命体征；血压难以维持，应毫不犹豫地再次开腹止血，寻找阑尾动脉残端，妥善缝扎止血，清除腹腔内积血，放置双腔引流管；应用抗生素，预防腹腔与切口感染。

4）预防：阑尾动脉残端应予以结扎并缝扎各一道，结扎线松紧适度，避免松脱，线头长2~3 mm较为稳妥。对于阑尾系膜肥厚或严重水肿者可分段结扎系膜，保留侧双重结扎。关闭腹膜前，再次仔细检查术野有无出血，结扎线有无松脱。清除腹腔内脓液，减少腹腔感染的可能性。腹腔引流管质地切勿太硬，尽早拔除，以降低压迫所致出血的风险。

3. 粪瘘 一般而言，粪瘘多发生在感染已经局限的情况下，不会形成弥漫性腹膜炎，又为低位肠漏，不引起营养障碍，所以粪瘘一般不是严重并发症。多为外瘘，内瘘罕见。

（1）原因

1）阑尾切除后残端处理困难，残端结扎线不牢固，残端太短，荷包包埋不满意。阑尾根部坏死，无法包埋，仅行内翻缝合等。

2）切口过小，暴露困难，术中损伤肠壁，术者未能觉察或妥善处理。

3）回盲部本身有病变，如结肠癌、结核病、克罗恩病、伤寒、放线菌病或阑尾肉芽肿等，如果仅行阑尾切除，极易发生粪瘘。

4）术后回盲部脓肿可导致粪瘘形成。

5）阑尾周围脓肿手术时放置引流管太硬，留置时间太长。

6）罕见原因为纱布等遗留于腹腔内，引发脓肿形成，进而导致粪瘘。

（2）临床表现

1）多发生在坏疽穿孔性阑尾炎术后1周左右，亦可发生在术后1~2个月，腹腔脓肿引流时，发现粪样物而诊为粪瘘。

2）大多数表现为切口红、肿、热、痛，敞开切口引流后，出现粪样物或有气体不断溢出，即可诊为粪瘘。

3）如为回肠末端瘘，瘘口周围皮肤因受消化液腐蚀而糜烂、红肿、疼痛。

4）一般不伴有营养不良的表现。

5）瘘道造影可显示瘘道与结肠或小肠相通，作为手术治疗的依据。

（3）治疗

1）充分引流，保护瘘口皮肤，及时更换敷料，大部分粪瘘可在2~3周愈合。

2）2~3个月后，粪瘘长期不愈，应考虑手术切除。充分研究术前瘘道造影；术时用油纱填塞瘘口，并行荷包缝合，以防粪液溢出；围绕瘘道切除直至腹膜层，并向上、下方向延长切口；保护肠管，打开腹膜；切除包括内口在内的部分肠壁；依情况行修补术或部分肠切除术；术毕彻底冲洗手术野，放置双腔引流管。

3）由结肠癌等其他疾病引起粪瘘者，2~3周后行右半结肠切除术。

4）术后应用抗生素及营养支持。

5）高流量肠瘘应按肠瘘处理，参见本书第二十一章"粘连性肠梗阻手术"有关内容。

（4）预防

1）阑尾根部已经坏死者，可切除部分盲肠壁，然后全层缝合加浆肌层包埋。

2）阑尾残端结扎后，因盲肠壁水肿无法包埋时，可剪裁一片带蒂大网膜或阑尾系膜覆盖之，并放置双腔引流管。

3）术中发现已形成阑尾周围脓肿，此时仅能行引流术，不必强行切除阑尾。

4）术中操作务必精细，切忌粗暴，切口大小适当，充分暴露，肠壁损伤时及时妥善修补，可放置双腔引流管。

5）当发现阑尾病变与临床症状不符时，应探查结肠与小肠，如有病变做相应处理。

4.腹腔脓肿形成　坏疽穿孔性阑尾炎术后腹腔残余脓肿并不少见，以盆腔脓肿多见，发生率可达20%。

（1）原因

1）阑尾周围脓肿或坏疽穿孔性阑尾炎术中及术后未能将残余脓液及时引流至体外或粪石残留。

2）术中冲洗方法不当。局限性腹膜炎大量生理盐水冲洗以及弥漫性腹膜炎冲洗范围不够，均可引起腹腔脓肿。

3）未选用双腔引流管。单腔引流管的引流效果极差，最好不要选用，而且引流管质地不能太硬。

4）术后阑尾残端结扎线脱落，阑尾根部坏死或盲肠壁水肿，荷包内阑尾残端脓肿破裂等导致腹腔脓肿形成。

5）术中肠壁损伤后导致肠漏，局限于腹腔内，早期即为脓肿表现。

6）回盲部肿瘤等未及时处理，术后亦可能形成脓肿。

（2）临床表现

1）术后1周左右，体温再次升高、厌食、乏力、腹痛及腹泻。

2）盆腔脓肿：伴有明显的直肠刺激症状，大便次数增多，黏液便，里急后重；部分患者出现膀胱刺激症状，尿频、尿急、尿痛。下腹部压痛，直肠指诊可触及具有波动感的压痛肿块。B超或CT检查可明确脓肿诊断。

3）膈下脓肿：寒战高热，肋间隙饱满，右上腹压痛，局部水肿。X线平片可见膈肌升高、胸腔积液。B超或CT可确定脓肿部位及大小。

4）肠间脓肿：位于肠襻、肠系膜、腹壁及网膜间，位置不易固定。脓肿可破入肠腔形成内瘘，以后多有粘连性肠梗阻。B超或CT可确定脓肿部位及大小，并可指导经皮穿刺或手术引流。

（3）治疗

1）B超或CT引导下经腹脓肿穿刺置管引流术是目前治疗腹腔脓肿的理想方法。

2）多发脓肿或置管引流术失败者，应行剖腹探查及引流术，放置双腔引流管，保持引流通畅。

3）盆腔脓肿可经直肠或阴道引流术（已婚妇女），如果无法经直肠引流或有其他需探查情况，可行剖腹探查术。

4）联合应用三代头孢菌素与抗厌氧菌抗生素。

（4）预防

1）术中清洁腹腔，清除脓液，弥漫性腹膜炎患者应用大量生理盐水冲洗腹腔。

2）采用双腔引流管，保持引流管通畅，重点引流盆腔，必要时可予以冲洗。

3）阑尾穿孔较大时应检查有无粪石残留于腹腔内，后者可作为腹腔脓肿的诱因。

4）肠壁损伤及时妥善修补，以防肠漏发生。

5）再次强调早期诊断及切除阑尾是避免腹腔脓肿的关键。

5. 腹壁窦道

（1）原因

1）腹壁切口感染引流不畅，特别是引流口过小，皮下各层留有死腔。

2）更换敷料有误，未能及时清除感染切口内的坏死组织或线头等异物。

3）引流管经切口引出，可经久不愈，最终形成腹壁窦道。

4）腹腔内遗留粪石、纱布等异物。

5）腹腔脓肿或粪瘘形成。

（2）临床表现

1）皮肤窦口长期不愈，不断溢出脓性分泌物，大肠杆菌感染者，可有少许气泡溢出，与粪瘘不同。

2）探针可了解窦道的深度及走向。

3）窦道造影可资鉴别诊断粪瘘及腹壁窦道。

（3）治疗

1）扩大窦道外口，清除坏死组织，去除线头等异物，充分引流，消灭死腔。

2）长期不愈，可切除窦道，二期缝合。

（4）预防

1）避免切口感染，若发生感染，则应拆除缝线，充分引流，彻底清除坏死组织及各种异物，及时更换敷料。

2）腹腔引流管不允许经手术切口引出。

6. 大网膜粘连综合征 由于大网膜与回盲部或切口粘连而引起的一系列综合征。

（1）原因：阑尾炎术后，局部依然存在炎症反应，大网膜会移至右下腹，与回盲部或切口粘连后，发生大网膜纤维化而挛缩，牵拉腹膜、胃及横结肠等，从而产生相应症状。

（2）临床表现

1）恶心、呕吐、腹胀、餐后不适等。

2）腹内牵拉感，躯干过伸或直立时症状更为明显。

3）查体时向下牵拉切口瘢痕可以诱发疼痛或不适感。

4）钡餐检查显示右半结肠扩张，蠕动功能紊乱。

（3）治疗：先予以理疗，无效者可行手术探查，切除粘连之大网膜，症状多可缓解。

（4）预防：早期手术局部炎症反应轻，大网膜粘连很少发生。一般情况下无需将大网膜固定于阑尾残端。当阑尾残端包埋困难有肠漏的可能性、确实需要大网膜覆盖时，可以剪裁一片带蒂大网膜将其覆盖，即可避免大网膜挛缩所致的腹部不适症状。

7. 门静脉炎、肝脓肿与脓毒症

（1）原因

由于阑尾炎致病菌毒力强，阑尾静脉中的感染血栓，沿肠系膜上静脉至门静脉，导致门静脉炎。阑尾切除术中挤压阑尾也是原因之一。虽属少见，但病情加重会导致感染性休克和脓毒症，延误治疗可发展为细菌性肝脓肿。

（2）临床表现

1）门静脉炎：寒战、高热、肝大、剑突下压痛及黄疸。

2）肝脓肿：右季肋区疼痛，寒战、高热、乏力、厌食，肝区叩痛。大部分患者出现黄疸、白细胞升高。B超及CT检查可明确脓肿的部位与大小。

3）脓毒症：发生在门静脉炎基础之上，表现为体温居高不降、寒战、烦躁、嗜睡及谵妄等。

（3）治疗

1）应用三代头孢菌素（如舒普深）及抗厌氧菌药物（如替硝唑），积极控制门静脉炎。

2）静脉给予地塞米松等类固醇激素对门静脉炎有效。

3）肝脓肿可行B超引导下穿刺置管引流术或切开引流术。

（4）预防

1）早期手术切除阑尾，手术操作轻柔，避免挤压阑尾。

2）一旦诊断阑尾炎，即应给予广谱抗生素，及时切除阑尾。

8. 切口疝

（1）原因

1）切口感染：由于切口渗血、异物残留、暴力挤压、留有死腔或缝合技术欠佳等导致切口感染而不能一期愈合，造成局部区域腹壁软化。

2）过度肥胖及年老体弱的患者，如果再有促使腹内压升高的因素，如排尿困难、便秘或慢性咳嗽等情况，更易于引起切口疝。

（2）临床表现

1）术后数月内，于切口瘢痕下方出现肿物，逐渐增大，平卧时消失，站立或咳嗽时增大，可伴有坠胀感、恶心及腹部隐痛等不完全肠梗阻表现。

2）体检触及疝环，可为难复性疝，但嵌顿疝少见。

（3）治疗

1）非手术治疗：治疗前列腺增生、便秘以及慢性咳嗽等增加腹压的疾病；早期可使用腹带加压包扎，控制切口疝进一步增大。

2）手术治疗：切口疝大多需手术才能治愈，其原则为良好麻醉，无张力下修补，缺损较大时可选用人工补片或自体筋膜组织，术后积极治疗增加腹压的各种疾病。

（4）预防

1）避免切口感染，腹壁各层严密缝合，争取一期愈合。

2）术后积极治疗引起腹压增高的疾病，避免过度负重。

9. 右侧腹股沟疝　资料显示，曾行阑尾切除术的人群发生右侧腹股沟疝的概率是正常人的3倍。大多数发生在阑尾切除术后3~17年。

（1）原因：腹横肌与腹横筋膜损伤，使内环和Hesselbach三角的强度下降，易于发生腹股沟疝；髂腹下神经损伤，该神经支配腹股沟区各肌层，损伤后导致该组肌肉麻痹，从而诱发腹股沟疝的发生；切口的二期缝合等操作不但降低腹壁的强度，亦有可能损伤髂腹下神经。

（2）预防

1）切口切勿太低或太靠近外侧，髂前上棘水平线以上切口即能避免损伤髂腹下神经。

2）分开腹壁肌层时应采用钝性分离的方法，切勿切开，后者有切断髂腹下神经的可能。

3）腹膜层应妥善缝合关闭，腹横肌连同其他各层肌肉一起严密缝合，对维持内环和Hesselbach三角的强度有益。

4）避免切口感染，减少腹壁及神经损伤。

10. 阑尾切除术后腹痛　阑尾炎术后右下腹痛复发多由于局部不完全性肠梗阻所致，少数为右侧输尿管结石等误诊阑尾炎所致。另外，值得注意的是术后亦可并发右侧输尿管结石。在没有急性阑尾炎发作病史的慢性阑尾炎行阑尾切除术后，腹痛存在甚至反而加重者不乏其人；而有典型急性阑尾炎病史的慢性阑尾炎者，术后极少有右下腹痛的情况。因此，慢性阑尾炎术前应详细询问病史、仔细查体、结肠镜检查、阑尾造影及B超检查回盲部、输尿管以及子宫附件等，排除胃肠道其他病变、输尿管结石及妇科疾病后，才能施行阑尾切除术，如此才能减少术后腹痛的发生。

（王天宝　康亮　欧阳钧）

第二十三章 结肠手术

第一节 结肠手术策略

1. 结肠血管 右半结肠由肠系膜上动脉供血，而左半结肠血供来源于肠系膜下动脉，有5%~22%的患者中结肠动脉缺失。中结肠动脉左侧分支和左结肠动脉的上行边缘动脉相连接，供应横结肠左半、脾曲和降结肠近侧半，两者之间吻合不良者占1/3，无吻合者占7%，可导致扩大的右半结肠切除术后或左半结肠切除术后结肠缺血坏死，致使吻合口漏。因此，术中需确保吻合肠襻的血供良好。另外，肠系膜下静脉与肠系膜下动脉并不伴行，该静脉向上方经空肠起始部外侧，注入脾静脉，行左半结肠切除术时可于肠系膜下静脉根部予以结扎切断（图10-25、图10-270、图23-1、图23-2）。

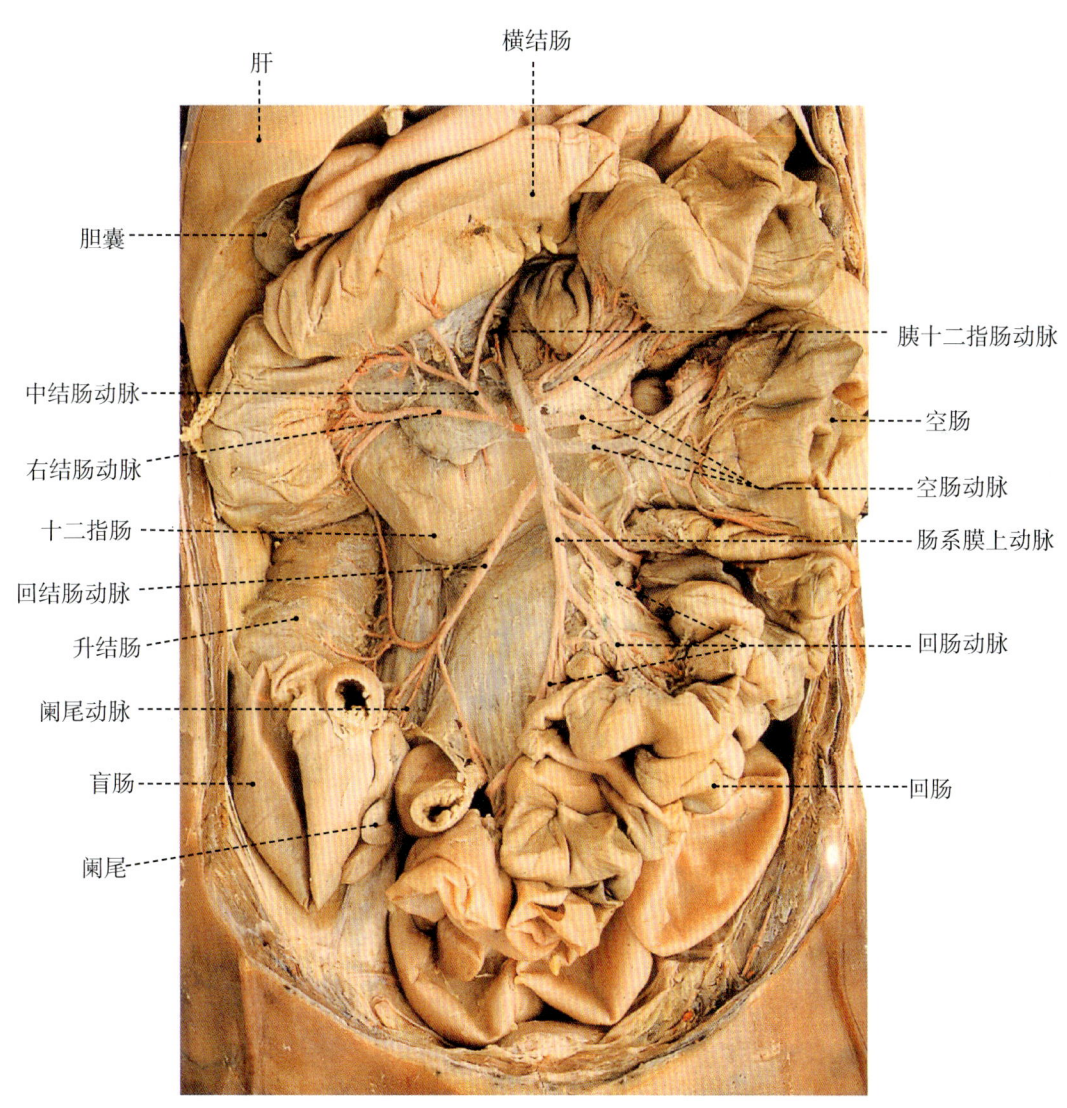

图23-1 肠系膜上动脉

（经授权引自：欧阳钧，温广明. 人体解剖学标本彩色图谱［M］. 2版. 广州：广东科技出版社，2010：212.）

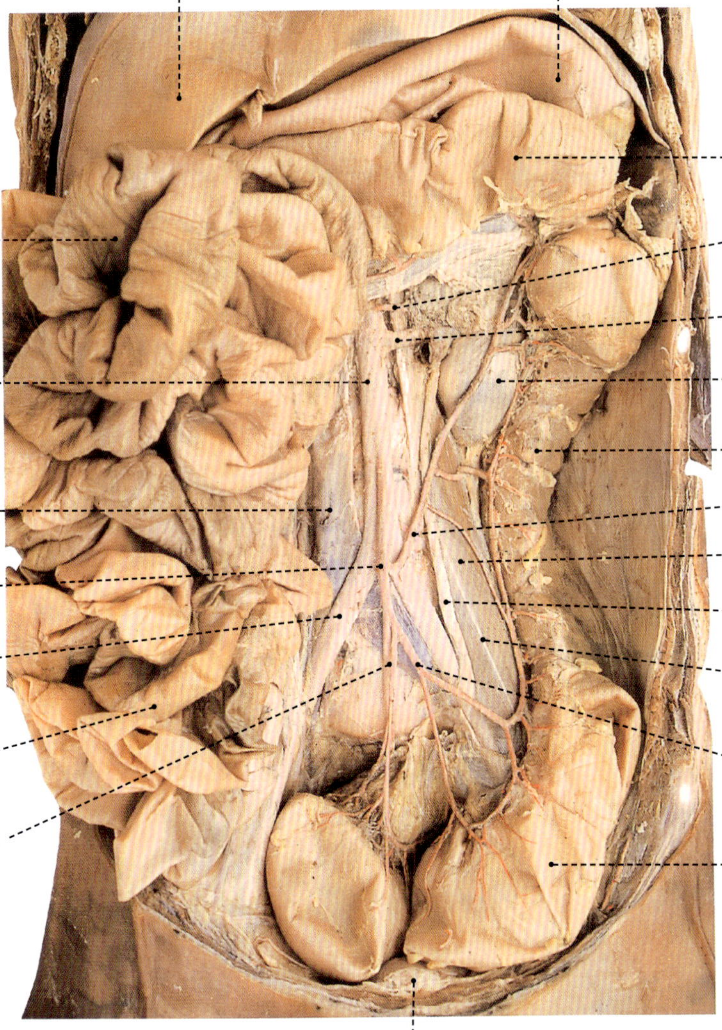

图23-2 肠系膜下动脉

(经授权引自：欧阳钧，温广明. 人体解剖学标本彩色图谱[M]. 2版. 广州：广东科技出版社，2010：213.)

2. 结直肠癌的分布　结直肠癌发生部位有向近段肠管逐渐增加的趋势，可能与全结肠镜检查的逐渐普及和诊断准确性提高有关。自1972—1989年，上海市结肠癌发病率增加为11.2/10万，年平均上升4.2%；而直肠癌发病率为9.4/10万，年增长率仅为0.6%，提示结肠癌数量已经超过直肠癌。中山大学附属第一医院结肠癌占54.5%，直肠癌占45.5%，两者比例为1.2∶1，*Colon and Rectal Surgery*报道的结直肠癌分布如图23-3所示。

3. 结肠癌浸润　结肠癌沿纵轴浸润的长度绝大部分限于距肿瘤边缘1 cm范围之内，因此，一般而言，切除肿瘤远、近侧肠管5～6 cm即可足以保证切缘阴性，但弥漫浸润型结肠癌可沿黏膜及黏膜下层浸润至10 cm甚至更远的肠壁，需切除10～15 cm远、近侧肠管方可保证切缘阴性，应行术中快速冰冻病理检查。结直肠癌横向浸润1/4肠周约6个月，因此，全周侵犯的结直肠癌发病时间为1.5～2年（图23-4）。

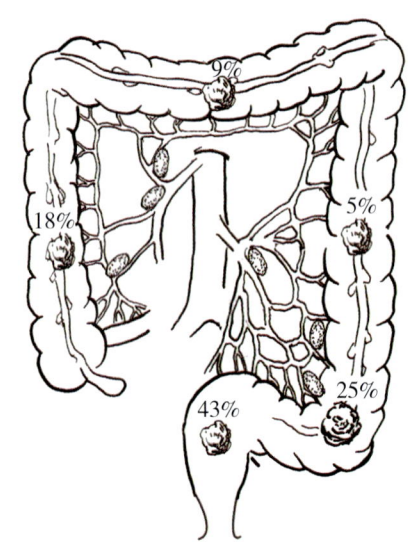

图23-3 结直肠癌分布

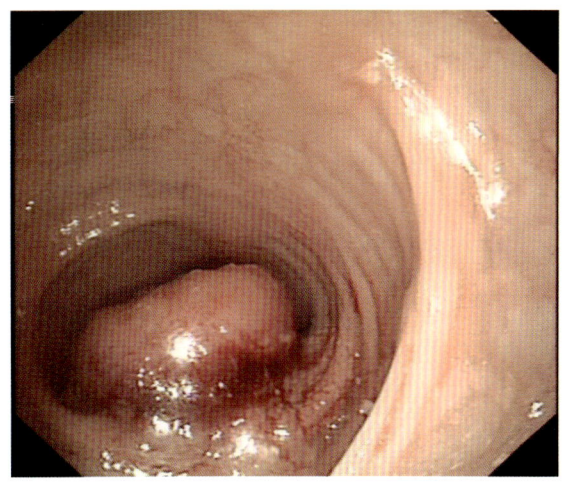
a. 第一次肠镜检查示肿瘤占据1/4肠周

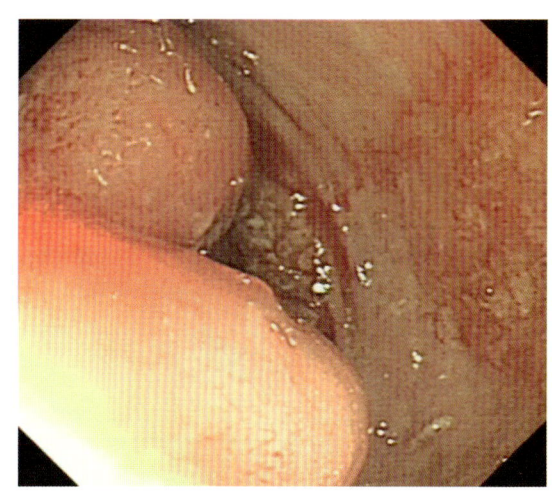
b. 4个月后肿瘤累及1/2肠周

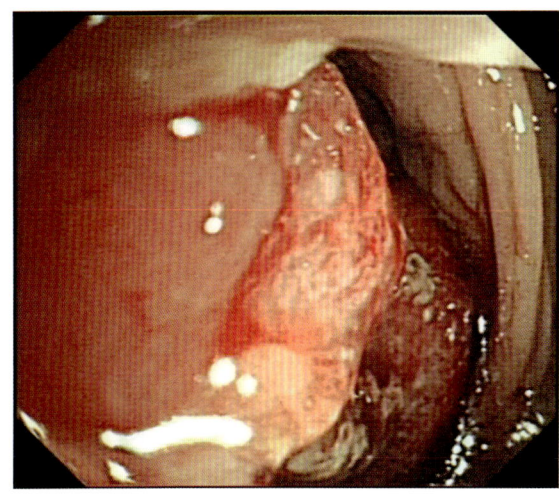
c. 8个月后肿瘤侵犯3/4肠周

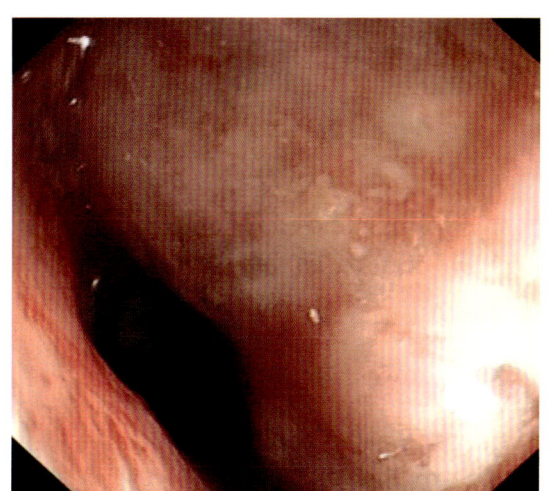
d. 24个月后侵犯肠腔全周伴肠腔狭窄

图23-4　1例拒绝手术的女性结肠癌患者肿瘤生长过程

4. 结直肠癌淋巴结转移　结直肠癌淋巴结转移率为40%～50%。结直肠壁淋巴结（epicolic nodes）和肠旁淋巴结（paracolic nodes）为第一站淋巴结；沿各分支动脉分布的中间淋巴结（intermediate nodes）为第二站淋巴结；各动脉根部主/中央淋巴结（principal/central nodes）为第三站淋巴结。D1淋巴结清扫术需切除第一站淋巴结，D2还需包括第二站淋巴结，D3则将包括第三站淋巴结一并清扫切除。大多数结直肠癌淋巴结转移遵循由肠壁淋巴结逐步至中央淋巴结的途径，但亦发生跳跃性转移的情况。AJCC建议结直肠癌标本至少需检出12枚淋巴结才能准确分期，笔者解剖105例经Carnoy液（纯酒精6份，冰醋酸1份，氯仿3份）固定的结直肠癌标本，所得总淋巴结数为1 944枚，范围3～78枚，平均为（18.5±10.4）枚，其中不足12枚者18例（17.1%）；病理证实淋巴结转移45例，占42.9%，转移淋巴结数目范围1～20枚，总数187枚，平均（4.2±4.7）枚；系膜内癌转移灶13例（12.4%）；远处转移11例（10.5%）；Dukes分期：A期13例（12.4%），B期42例（40.0%），C期39例（37.1%），D期11例（10.5%）。

5. 远处转移　结直肠癌患者就诊时血行转移率高达20%～30%，主要为肝脏、肺或卵巢等，单发或聚集于一叶的肝转移灶或肺转移灶在原发灶可根治性切除的情况下，可同时或二期予以切除。1896年，德国妇科医生、病理学家Friedrich Krukenberg描述了1例特殊的胃肠道腺癌卵巢转移瘤，命名为库肯勃瘤（Krukenberg瘤）。胃癌是其常见的原发部位，胃肠道肿瘤转移至卵巢的途径可为淋巴道转移、血行转移、腹腔种植性转移、经腹水转移或输卵管转移；其中逆行淋巴道转移被认为是最有可能的转移途径。Krukenberg瘤的诊断标准：①肿瘤生长在卵巢内；②镜下可见印戒状黏液细胞及黏液湖；③间质内见肉瘤样浸润，该标准已被WHO

认可（图23-5）。原发灶在胃或结肠等器官，常存在卵巢转移瘤，对于原发灶能切除者应连同卵巢转移灶一并切除。鉴于原发灶尽管根治性切除，肿瘤仍可转移至卵巢，不少学者主张行胃肠癌根治术时，如有转移应同时行全子宫加双附件及大网膜切除；即使没有转移，对超过40岁的妇女可预防性地切除双侧卵巢。但 *Complexities in Colorectal Surgery* 指出，仅有病理证实的卵巢转移者，才行卵巢切除术。Krukenberg 瘤预后较差，平均生存时间为20.3个月。

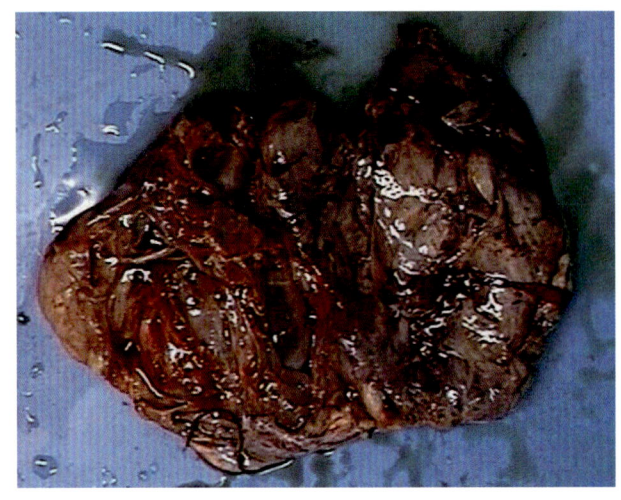
a. Krukenberg 瘤大体标本

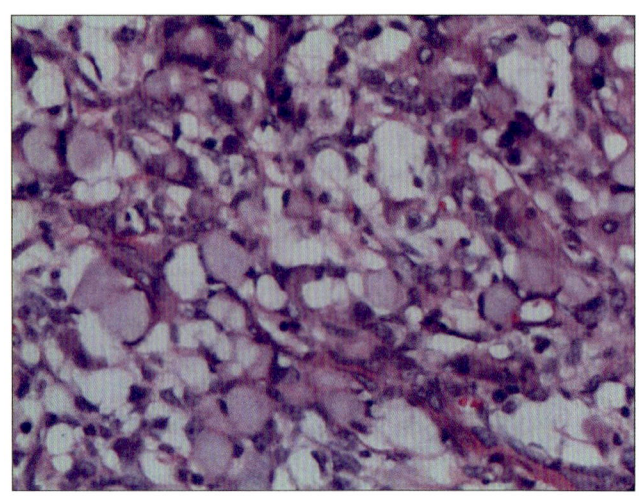
b. HE染色示大量黏液和印戒细胞

图23-5　Krukenberg 瘤

6. 结肠癌全系膜切除术（complete mesocolic excision，CME）　升、降结肠外侧与壁腹膜交界处称为Toldt或Monks白线。Toldt间隙位于结肠固有筋膜和肾前筋膜（Gerota筋膜前叶）之间，无血管结构，易于锐性分离。乙状结肠固有筋膜后方的Toldt间隙向盆腔延续为直肠固有筋膜和骶前筋膜之间的直肠后间隙。2009年，德国外科医生Hohenberger提出CME，该术式依据解剖学和胚胎学平面，在直视下于Toldt间隙连续锐性分离，切除被脏层筋膜层包裹的全部结肠系膜，并于结肠供血动脉起始部予以结扎切断，进而移除肿瘤、完整系膜及其血管根部淋巴结，减少因结肠系膜破裂而导致肿瘤播散。CME与标准的结肠癌根治术相比具有较长的肿瘤与结扎血管距离（中位数，131 mm vs. 90 mm；$P<0.0001$），切除更多的结肠（中位数，314 mm vs. 206 mm；$P<0.0001$）、回肠（中位数，83 mm vs. 63 mm；$P=0.003$）、系膜面积（19 657 mm^2 vs. 11 829 mm^2；$P<0.0001$）和淋巴结（中位数，30枚 vs. 18枚；$P<0.0001$）。Hohenberger等对1 329例R0切除的结肠癌患者研究发现，CME可以使5年复发率下降2.9%，而5年生存率则提高7%。

7. 结肠癌根治性手术方式　包括右半结肠切除术、扩大的右半结肠切除术、横结肠切除术、左半结肠切除术及乙状结肠切除术。手术切除范围包括病变远、近侧10~15 cm肠管；相应系膜和供血血管根部；系膜内和血管根部淋巴结。由于个体差异，具体切除范围尚需要根据术中具体情况、患者年龄、身体状况及对手术耐受程度等方面进行适当调整。一般情况下，不同部位肿瘤的切除范围可参考图23-6至图23-10所示。对于肝曲和横结肠右侧半肿瘤可行扩大右半结肠切除术，包括幽门下淋巴结和整个横结肠切除；对于横结肠切除术后，升结肠和降结肠吻合困难或存在张力的情况下，也可行扩大右半结肠切除术。脾曲结肠癌可转移至胃大弯、脾门或胰腺后方的淋巴结，如有转移证据，可行左半结肠联合胰体尾脾脏切除术。降结肠肿瘤多可行左半结肠切除术。乙状结肠癌如果为进展晚期，可转移至降结肠所属淋巴结，应行左半结肠切除术；早期乙状结肠癌淋巴结转移仅

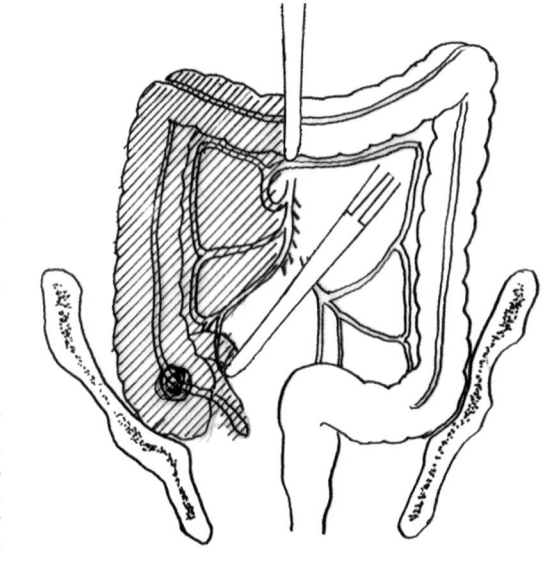

图23-6　回盲部肿瘤右半结肠切除术

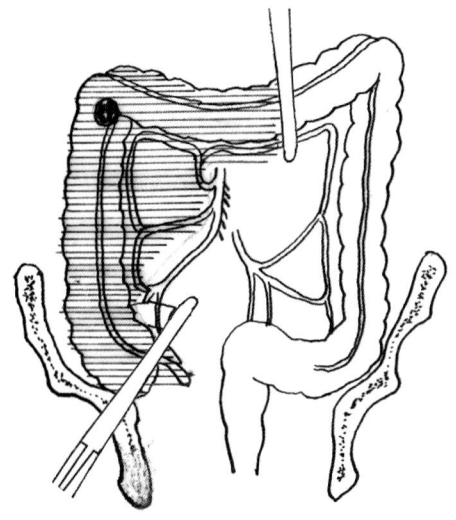

图23-7 结肠肝曲肿瘤右半结肠切除术

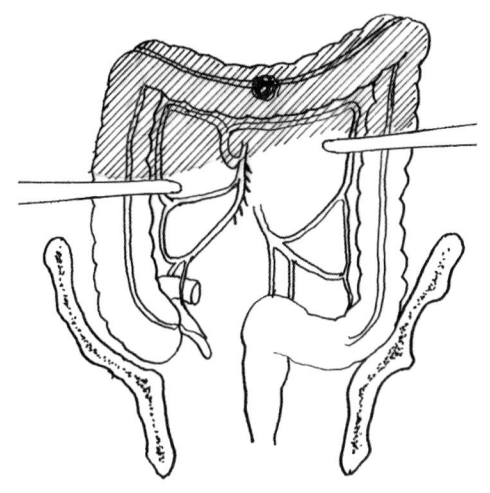

图23-8 横结肠肿瘤横结肠切除术

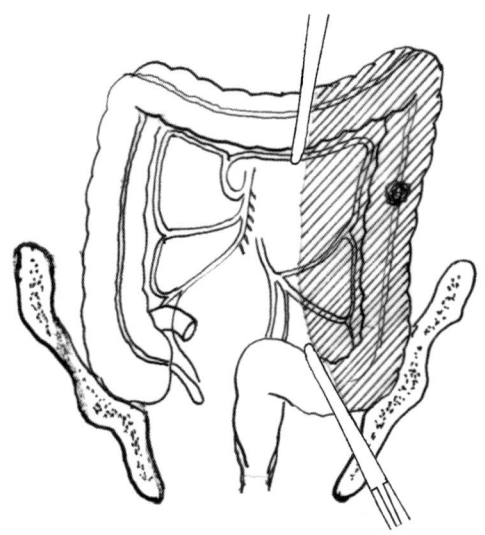

图23-9 降结肠肿瘤左半结肠切除术

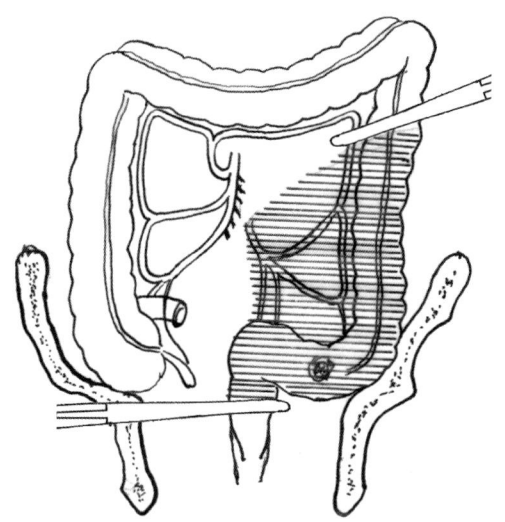

图23-10 乙状结肠肿瘤手术切除范围

限于乙状结肠所属区域，特别是乙状结肠冗长的患者，可行乙状结肠切除术，效果等同于左半结肠切除术。

8. 结肠癌探查 开腹后，应首先确定大网膜和脾脏有无粘连，存在粘连者应予以切断结扎，预防牵拉撕裂脾脏导致出血。注意腹腔内有无腹水，有无大网膜、肝脏、腹膜、内脏表面、卵巢和Douglas窝转移。确定有无同时性多原发性结直肠癌（4.9%）。明确肿瘤部位、大小，浆膜有无侵犯，活动度，与周围脏器有无粘连或浸润及有无淋巴结转移。探查务必轻柔，避免挤压肿瘤。明确可以切除后，纱布带结扎肿瘤远、近侧肠管，防止脱落肿瘤细胞（可存活20 min）种植于吻合口；于肿瘤近侧肠管内，经结肠带穿刺注入1.0 g 5-Fu，以杀灭肠腔内脱落的肿瘤细胞。

9. 结肠癌切除"无触摸分离技术" 此方法由美国外科医生Turnball于1967年推广应用，该技术要求首先结扎切断供血血管根部，然后再游离结肠，切除肿瘤，目的在于减少由于触动肿瘤导致的血管转移。文献报道664例Dukes C期结肠癌患者5年生存率采用"无触摸分离技术"组为58%，而采用传统手术组仅为28%。此技术符合解剖，操作简洁，是结肠癌手术应遵循的基本原则。

10. 游离结肠肝曲 结扎切断结肠供血血管根部后，电刀切断升结肠外侧Toldt白线，示指进入Toldt间隙，向上方延续，进而切断肝结肠韧带；将肝曲结肠拉向下方，用电刀切断其与十二指肠间的结缔组织；沿Toldt间隙，于结肠系膜固有筋膜和肾脏的Gerota筋膜之间锐性分离，进而向下方将升结肠系膜完整切除。

11. 游离结肠脾曲　电刀切开降结肠外侧Toldt白线；术者站于患者右侧，右手示指进入Toldt间隙，电刀切断降结肠和肾脏Gerota筋膜间结缔组织（肾结肠韧带）；示指继续上移，靠近脾脏，切断脾结肠韧带；进而转向内侧，于胰腺下缘切断胰结肠韧带（横结肠系膜的延续部分），至此将脾曲结肠完全游离。可将肾结肠韧带、脾结肠韧带和胰结肠韧带看作一个连续无血管区，电刀切断多无出血，至此横结肠左侧半、脾曲和降结肠近侧半即完全得以游离。

12. 避免撕裂肠系膜上静脉属支　最易损伤的是副右结肠静脉和胃网膜右静脉汇合而成的胃结肠静脉干（Henle干）和胰十二指肠下前静脉（图10-25）。静脉壁薄弱，牵拉结肠时可导致撕裂，出血迅猛，止血困难。予以压迫止血，然后用5-0 Prolene线缝扎，反复用血管钳钳夹止血可导致更为严重的损伤。预防的方法是先解剖胰头部，显露Henle干，予以结扎切断副右结肠静脉，如此即使损伤，也易于处理。

13. 保护输尿管　右半结肠切除术或左半结肠切除术可能损伤输尿管，因此，术中应显露输尿管，确保未将其结扎或切断。输尿管总是行经髂总动脉分为髂内动脉和髂外动脉的分叉部位。采用"无触摸分离技术"，应检查结肠系膜切口外侧叶以及内侧叶后面，有时输尿管粘连于此处，血管镊轻夹输尿管，可见其特征性的蠕动，可资鉴别。

14. 二期吻合　对存在以下情况者，应行结肠造口术，二期造口关闭以恢复胃肠道连续性：结肠完全性梗阻，难以行术中结肠灌洗者（方法见后述）；中毒性巨结肠；肠破裂等腹腔污染，一期吻合术后吻合口漏的风险极高者；严重营养不良者；生命体征不稳定者；未能明确诊断的炎症性肠病患者，应行全结肠切除、直肠残端闭合及回肠造口术。

15. 吻合方式选择　以端端吻合为首选，回肠直径较小，可采用Cheatle技术切开对系膜缘1~2 cm，修剪切口的侧角，使之圆滑。端侧吻合时，盲端长度以2 cm为宜，过长易于出现盲襻综合征，过短有可能导致吻合口外侧盲端肠壁缺血坏死和吻合口漏。侧侧吻合应用较少。一般采用两层吻合，将大网膜围绕在吻合口周围，可减少吻合口漏的发生。

16. 预防吻合口漏　结肠术后吻合口漏的发生率<2%，必须采取各种预防措施，以减少此并发症的发生。

（1）结肠血供不及小肠和胃壁丰富，需确保吻合口良好血运。将结肠末端1 cm的肠壁脂肪、系膜和肠脂垂完全清除，过长将影响吻合口血供。吻合肠管肠系膜动脉搏动良好，肠管呈粉红色，质地柔软。肠管切缘少许渗血，证明吻合肠壁血供良好。吻合肠管之间无积血或脂肪。吻合肠壁和肠系膜内无血肿，后者可能影响吻合口血供。手工缝合可采用双层内翻缝合法，缝线打结力度使肠管对合即可，过紧打结可导致肠壁缺血及绞窄坏死。回肠或结肠直肠侧端吻合，直肠残端可被套入回肠或结肠壁内，可减少吻合口漏和狭窄的发生率。

（2）良好吻合技术：缝合针距和边距约3 mm，必须包括黏膜下层，后者是吻合口牢固愈合的主要保障。吻合口存在张力是吻合口漏的主要原因之一，必须保证吻合后肠管呈松弛状态。游离脾曲的方法见前述。横结肠切除后吻合如有张力可行扩大右半结肠切除术。

（3）避免污染：完善的术前肠道准备是防止术中污染的重要方法。吻合肠管用肠钳夹闭，阻止肠内容物污染术野。切开肠管前纱布垫保护周围肠管，切开肠管后清除肠内容物并用安尔碘消毒。术野创面彻底止血，必要时放置引流管，吻合口周围积血可继发感染，形成脓肿，腐蚀吻合口，导致吻合口漏。

（4）盆腔腹膜关闭与否：如将盆底腹膜完全关闭，势必于吻合口周围形成空腔，创面渗液或出血必将积聚于盆腔，易于导致感染、吻合口漏。因此，可关闭一侧盆底腹膜，允许小肠下降入盆腔；或将大网膜游离后置于盆腔内，也是很好的处理方法，即填塞盆腔，又可利用大网膜包绕吻合口，减少吻合口漏的发生；另外大网膜可将小肠挡在盆腔之外，利于直肠癌术后放疗。

（5）其他：吻合口远侧肠管梗阻可导致吻合口漏，因此，应确保远侧肠管通畅。引流管应远离吻合口，避免引流管将吻合口抵穿。对于未行回肠造口的回肠肛管吻合者，可用一肛管置于吻合口上方，引流5~7 d，将肠内容物及时引出体外，降低吻合口压力，避免吻合口裂开。对于肠道准备欠佳或吻合不满意者，放置肛管同样颇有裨益。

17. 炎症性肠病的术式选择

（1）克罗恩病：当克罗恩病并发狭窄、出血、癌变、感染或中毒性巨结肠时，需手术治疗（图23-11）。

当结肠炎未侵及直肠时,依受累结肠部位不同,可采用右半结肠切除术、扩大右半结肠切除术或全结肠切除回肠直肠吻合术。单独的直肠病变,可行直肠切除结肠造口术。爆发性结肠炎患者,病情笃重,肠壁极易破裂,宜采用全结肠切除回肠造口术;待1～3个月后,依据直肠有无病变,行直肠切除术或回肠直肠吻合术。由于克罗恩病行回肠肛管吻合术具有很高的肛周与盆腔的感染率和复发率,故一般不主张施行此手术。克罗恩病并发会阴部或肛周广泛病变时,行全结肠切除、回肠造口、切开肛瘘瘘管及会阴部脓肿;待会阴部病变缓解后,再行直肠切除术,如此可减少会阴部并发症。对于直肠无病变的克罗恩病并发肛周疾病,可行脓肿切开或肛瘘挂线术等相应手术。

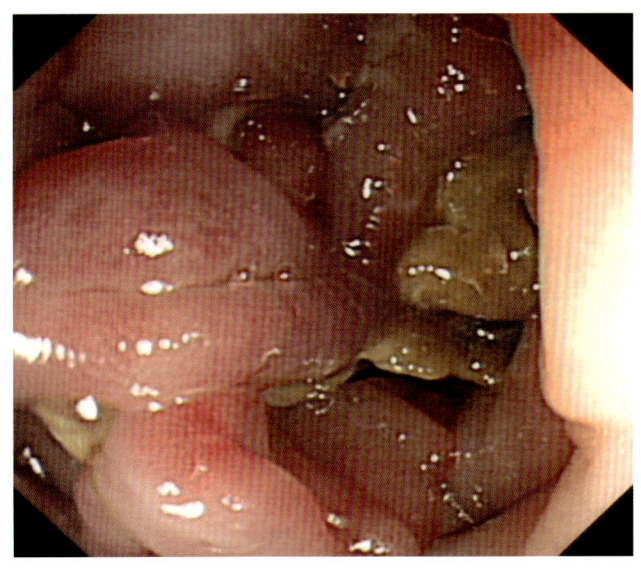

图23-11 克罗恩病并发横结肠狭窄

(2)溃疡性结肠炎:其手术适应证同克罗恩病(图23-12、图23-13),结直肠切除回肠造口术适用于合并直肠癌或肛门括约肌功能低下的患者。当直肠无恶变时,切除肛门可经括约肌间途径,较经典Miles手术肛门切除范围小。回肠肛管吻合术易于为患者接受,应用吻合器行超低位吻合可降低手术难度。为保护上腹下神经丛和下腹下神经丛免受损伤,保留良好的排尿功能和性功能,游离直肠后壁和切断直肠侧韧带时应紧靠直肠壁,对年轻的男性患者至关重要。全结肠切除回肠直肠吻合术适用于直肠内无病变患者;伴有远处转移的结肠癌的患者生存期有限,亦可采用此术式。全结肠切除回肠造口术适用于中毒性巨结肠或难以控制的肠道出血患者,经一段时间肠道休息和治疗,盆腔炎症消退,可再行回肠肛管吻合术等确定性手术。

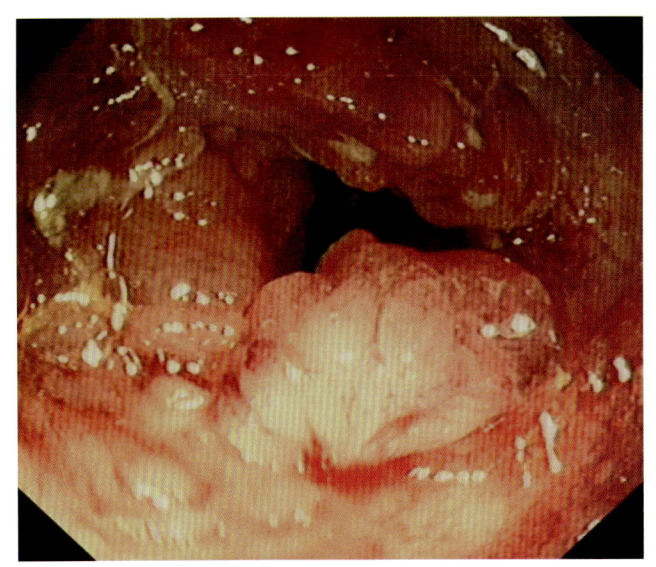

图23-12 溃疡性结肠炎并发癌变(印戒细胞癌)

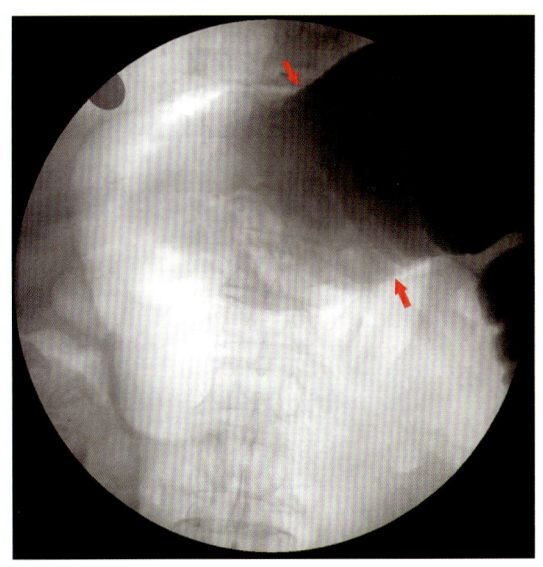

图23-13 溃疡性结肠炎并发中毒性巨结肠

(3)未明确诊断的结肠炎:5%～10%的结肠炎患者术前难以明确诊断,应采用全结肠切除回肠造口术,待结肠标本病理检查明确诊断后,再行上述的确定性手术。

18. 家族性腺瘤性息肉病 家族性腺瘤性息肉病(familial adenomatous polyposis, FAP),亦称家族性息肉病,是一种常染色体显性遗传性病,由5号染色体长臂上(5q21)的结肠腺瘤性息肉病基因(adenomatous polyposis coli, APC)突变引起。大部分病例有家族史,外显率高达95%,患者后代发病率约为50%,未发病的子女的后代发生FAP的可能性极小。另外,尚有20%患者无家族史,提示基因突变所致。发生腺瘤的平均年龄为25岁，即使患者胃肠道几百枚息肉亦可无任何症状。症状发作年龄约为33岁，主要症状为腹痛、腹泻、便血和缺铁性贫血。具有下列条件之一即可诊断家族性息肉病：①腺瘤性息肉超过100枚；②腺瘤数目多于20枚并且有家族史或遗传倾向。发生结直肠癌的平均年龄为42岁，30岁时大约50%的患者出现恶变，60岁时恶变率几乎为100%。FAP最佳治疗方案为结直肠切除、回肠造口术，特别是并发直肠癌者，但患者多难以接受。全结肠切除回肠直肠吻合术，需术后将直肠内息肉全部切除，密切监测。值得注意的是，术后直肠癌发病率高达30%，因此，应用此术式需谨慎。结直肠切除、回肠贮袋肛管吻合术可完全去除发生结直肠癌的风险，而且保留肛门排便功能，易为患者接受。

19. **遗传性非息肉病性结直肠癌（HNPCC，Lynch综合征）** 亦是一种呈常染色体显性遗传性家族性肿瘤综合征，外显率高达80%。美国HNPCC的发生率占结直肠癌的4%～13%。值得注意的是，Lynch综合征患者亦可见单发肠道息肉。Lynch综合征临床病理特点：①患者Ⅰ级亲属中有结直肠癌患者；②结肠癌多见于右半结肠；③同时性或异时性结直肠癌发生率高达40%；④多为黏液癌、低分化腺癌或印戒细胞癌；⑤肠外恶性肿瘤多见，如子宫内膜癌、胃癌、卵巢癌、胰腺癌、输尿管癌、肾盂癌、皮肤癌、淋巴和血液系统恶性肿瘤及各种肉瘤；⑥平均发病年龄约为45岁，而且逐代提前。错配修复基因（MMR）突变可预测Lynch综合征患者癌变风险，MMR突变者应行全结肠切除术，绝经后患者应预防性切除子宫、双侧输卵管和卵巢。

20. **全结直肠切除术回肠贮袋的构建** 回肠贮袋的类型包括：J形袋、三襻S形袋、H形袋及四襻W形袋（图23-14）。J形袋简便实用，手术操作简单，大便易于排空，但是其排便次数较三襻S形袋及四襻W形袋多2～3次/d，个别患者需游离肠系膜方可达到无张力吻合。三襻S形袋容量多于J形袋，易于送入盆腔吻合，但在输出襻较长时易导致排空困难，一般取输出襻长度以2 cm为宜。H形袋排空困难少见，也易于构建，此术式按同向蠕动方法侧侧吻合两个长约12 cm空肠襻，与肛管吻合的输出襻长约2 cm。四襻W形袋容积最大，排便次数少，但操作复杂。本文仅介绍临床应用较多的J形袋和三襻S形袋的构建方法。术前应告知患者回肠贮袋肛管吻合术（ileal pouch-anal anastomosis，IPAA）后适应期长达6～12个月或更久，适应期后大便4～8次/d，时常腹泻，任何时间均可出现排便或黏液，个别患者出现大便失禁。另外，高达51%患者术后并发贮袋炎，表现为大便次数增加、里急后重、烂便、腹部绞痛、便血或发热等，需用抗生素治疗；长期非手术治疗无效者，需再次手术切除贮袋，行回肠造口术。

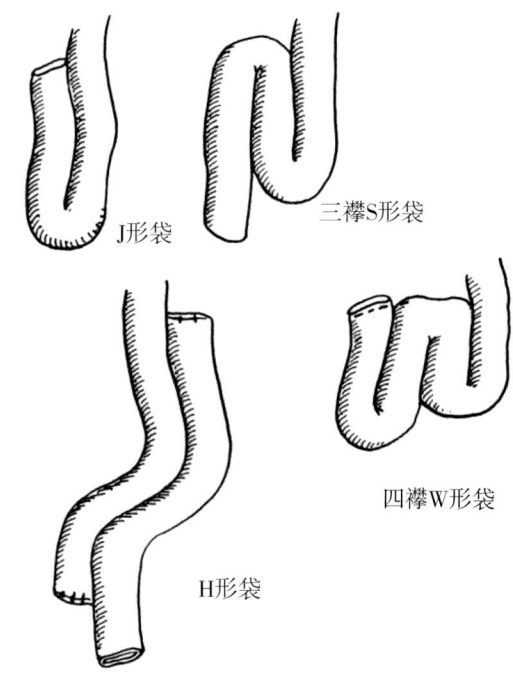

图23-14 回肠贮袋类型

21. **同时性多原发性结直肠癌** 约4.9%的结直肠癌患者同时存在多发性癌灶，应行扩大的结肠癌手术，避免2个吻合口，必要时行全结肠切除术。如行升结肠和直肠吻合，应将升结肠完全游离后逆时针旋转180°，再与直肠吻合，以免顺时针转动导致回盲部受压梗阻。

22. **肿瘤转移的处理** 如原发癌肿尚可切除，而已有远处转移的病例，应尽量争取切除原发灶；如转移灶为单发或者虽为多发而病变较为集中，则视患者情况进行一期或分期切除；如转移灶多发，则应该在切除原发肿瘤后进行综合治疗，并争取再次手术切除。对局部病灶无法切除的病例，为解除或防止即将发生的梗阻，首选内转流手术；无法行内转流者，可选用近端造口减压术。手术切除后可于腹膜腔内放置化疗药物或留置化疗泵以供术后腹腔化疗使用。

23. **围手术期给予抗生素** 结肠内较多细菌，伴发肠梗阻者更为严重，因此，开腹前30 min给予第二代头孢菌素，手术超过3h或出血>1 500 mL，再追加一次抗生素，术后应用抗生素1～3 d。

24. **结肠梗阻的术中全结肠灌洗** 对于结肠癌并发不完全性或完全性肠梗阻，术前无法口服泻药，肠道准备不佳或无法准备，需要术中全结肠灌洗，清除近端结肠内容物，方可施行一期吻合。具体方法为：肿瘤、预切除结肠及其系膜游离完毕,于肿瘤远侧切断结肠;将近端结肠拉出切口外,周围放置大纱布垫,减少术中污染;距离肿瘤上缘8~10 cm横断结肠,移除标本;将口径适宜的无菌螺纹管置入结肠近断端,双7号丝线距离结肠断端1 cm处绑扎,以防粪便溢出;再用大纱布垫包绕结肠断端和螺纹管;螺纹管另一端伸出至手术台旁套叠三层的污物袋中(容积>10 L),结扎污物袋口;围绕阑尾根部缝置2圈荷包缝线,切除阑尾,将20F Foley导尿管经阑尾断端置入升结肠,双荷包线收紧打结,充气囊注水10 mL;将小肠内容物排入结肠内,肠钳夹持末端回肠;将装有温生理盐水的3 L袋高挂于手术台旁;1.2 mm穿刺针穿刺3L袋并用无菌输血用管道连接至Foley导尿管;以最大速度滴注生理盐水,冲洗结肠,术者向肛侧逐段适度加压,协助将其内容物排除,直至流出液无粪渣为止,一般需要生理盐水5~10 L;拔除Foley导尿管,结扎阑尾残端,妥善包埋;剪除结肠末端结扎线,移除螺纹管,修剪结肠,备吻合之用(图23-15)。

25. 结肠癌大体、组织病理及TNM分期参见本书第二十五章第二节"直肠癌大体类型、组织病理及TNM分期"有关内容。

26. 右半结肠和乙状结肠切除手术时间标准均为2 h。

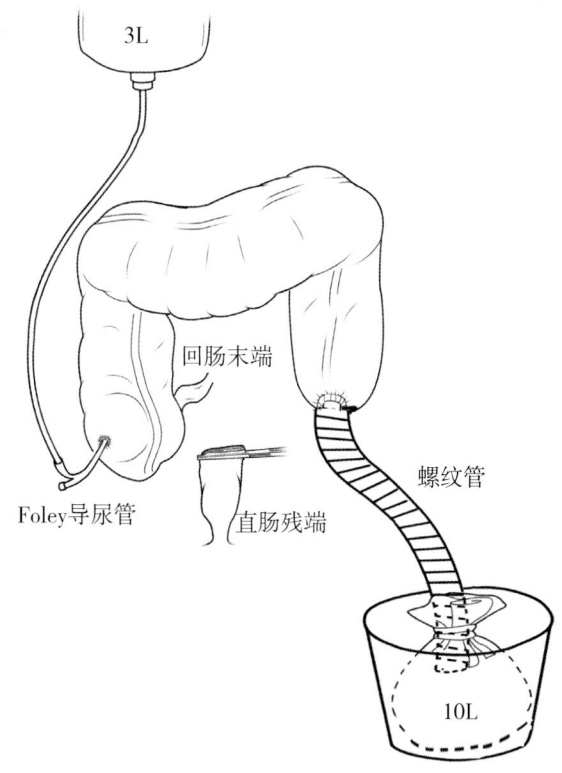

图23-15 术中全结肠灌洗

第二节 结肠手术前处理

(1)对患者进行详细全面的检查,了解肿瘤的部位、大小及其与周围脏器的关系,判断有无远处转移,明确手术方式。针对术中、术后可能出现的问题,制订详细、周密的处理措施。如术前检查怀疑肿瘤侵犯输尿管,可行泌尿系造影或输尿管镜检查,必要时放置输尿管支架。

(2)全面了解重要脏器功能,包括心、肺、肝、肾功能和凝血功能,有无合并糖尿病、贫血、营养不良等问题,判断有无手术禁忌证,并进行风险评估。

(3)纠正低蛋白血症、贫血、酸碱平衡紊乱等,如合并其他疾病,及时请相关科室会诊处理。

(4)术前向患者或家属讲明病情、手术风险、术后可能出现的不适及并发症,鼓励患者树立信心,增进医患互信,使之更好地配合治疗,以获得较好的疗效。

(5)肠道准备是结直肠手术极其重要的部分,无梗阻者,术前3 d进食半流质,术前1 d进食流质。术前1 d开始,庆大霉素8万U,口服,3次;甲硝唑 0.4 g,口服,3次。另一种口服抗生素的方法为术前1 d,下午1点,下午2点及晚上11点分别口服红霉素1 g和新霉素1 g,文献报道联合使用红霉素和新霉素切口感染率最低。术前1 d下午复方聚乙二醇电解质散137.15 g溶于2 000 mL温水,口服,并静脉输注5%GNS 2 000 mL,10%KCl 30 mL,术前晚清洁灌肠。伴有不完全性肠梗阻者可口服液状石蜡,并行温盐水灌肠;而完全梗阻者仅可灌肠处理,术中可行全结肠灌洗。

(6)剪除手术区域毛发,麻醉后留置胃管、尿管,建立深静脉补液通道。

(7)一般情况下可备同型浓缩红细胞2~3 U。

(8)围手术期使用抗生素。切开皮肤前30 min,静脉给予第二代头孢菌素;如手术超过3 h或出血量>1 500 mL,需追加1次抗生素用量,术后应用抗生素1~3 d。

第三节 右半结肠切除术

一、适应证

（1）盲肠、升结肠癌。
（2）肝曲或右侧半横结肠癌应行扩大右半结肠切除术。
（3）阑尾腺癌或假性黏液瘤。
（4）直径≥2 cm的阑尾类癌。
（5）回肠末端腺癌。
（6）右侧巨大腹膜后肿瘤切除后，右半结肠血供障碍者。

二、麻醉与体位

采用气管内插管全身麻醉，平卧位。

三、手术步骤

（1）切口：取上腹正中切口或右侧经腹直肌切口，注意切口要足够大，且要加以保护，以防止种植性转移（图23-16、图23-17）。

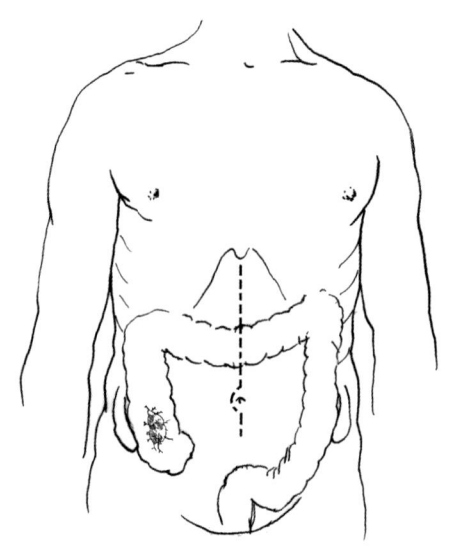

图23-16 手术切口

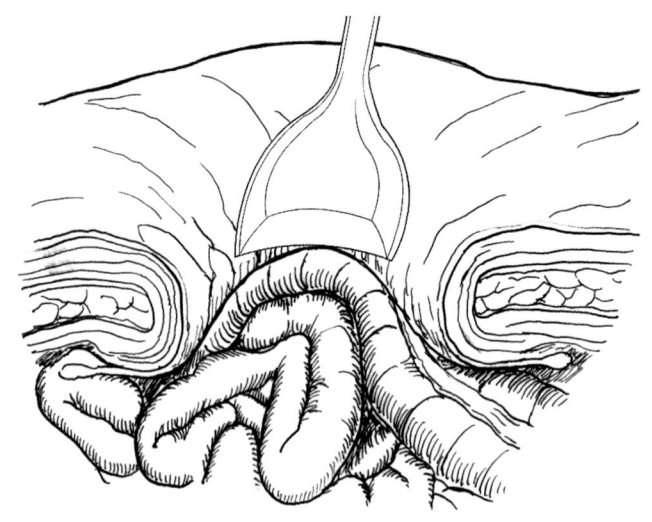

图23-17 保护切口

（2）探查：先探查有无肝脏、盆腔及淋巴结转移，再探查原发病灶位置、大小、活动度及其与周围脏器的关系，如术前留置输尿管支架，先探明其与肿瘤关系，同时注意是否存在多发病灶，判断切除的可行性。

（3）提起大网膜，于横结肠拟切断处纵行切断结扎大网膜，直至胃大弯（图23-18）。将小肠和大网膜推向左侧，用温盐水纱布包好。借助拉钩，暴露右半结肠及横结肠右侧半，在横结肠右侧半和距离回盲部约10 cm回肠末段用纱布条结扎后闭合病灶所在肠段远、近端。肠腔内注入抗肿瘤药物（5-Fu，30 mg/kg）以杀灭肠腔内脱落的肿瘤细胞，沿切开线切开横结肠系膜下叶和升结肠系膜（图23-19）。

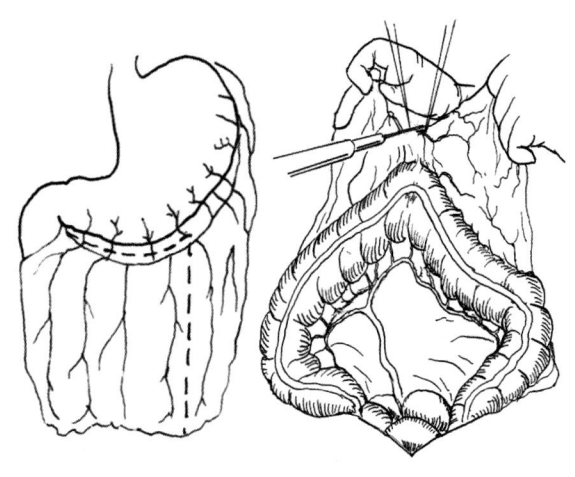

图23-18 切断大网膜

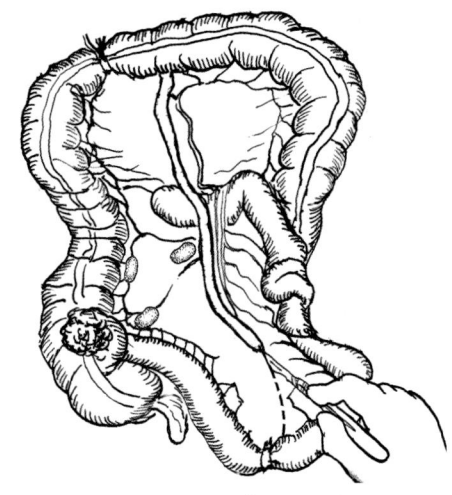

图23-19 结肠系膜切开标志线

（4）沿胃大弯于胃网膜血管弓内切断结扎大网膜，直至十二指肠，分离结扎胃网膜右动脉、静脉，清除幽门下No.6组淋巴结。解剖胰头部，显露胃结肠静脉干（Henle干），于副右结肠静脉根部结扎切断，以防后续操作将其撕裂（图23-20、图23-21）。

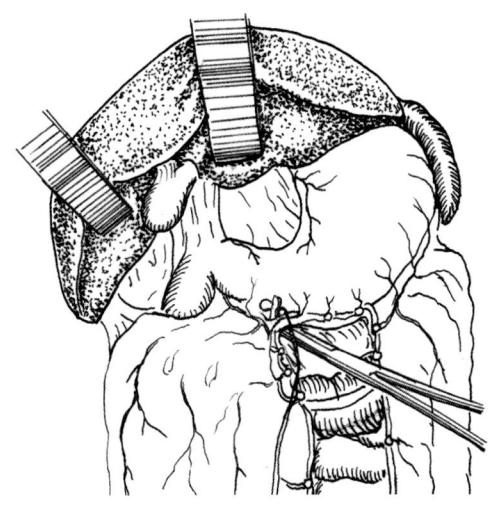

图23-20 清扫No.6组淋巴结

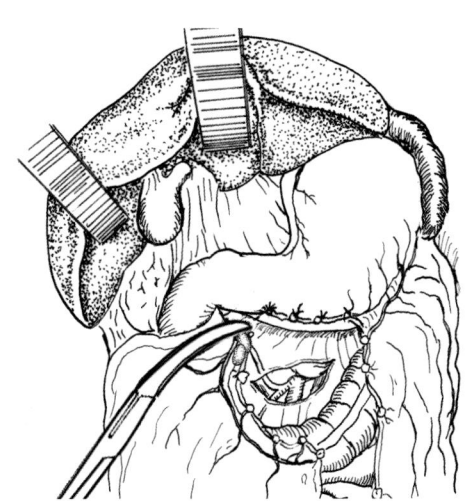

图23-21 显露Henle干

（5）显露横结肠和升结肠系膜，切开横结肠系膜下叶和升结肠系膜，结扎切断中结肠动脉右侧分支；如行扩大右半结肠切除术，则应从中结肠动脉根部将其结扎切断。切断横结肠系膜，走向回结肠血管根部，解剖右结肠及回结肠动、静脉，于其根部结扎切断，保留侧双重结扎。分段切断结扎小肠系膜至距回盲瓣10～15 cm的回肠处（图23-22）。

（6）游离右半结肠：沿升结肠外侧Toldt白线自髂窝至肝曲切开外侧腹膜，向内下牵拉结肠肝曲，显露并切断肝结肠韧带。打开侧腹膜后将升结肠向内侧推开，进入Toldt间隙，自上而下锐性分离右半结肠与腹膜后脂肪、淋巴组织。注意保护十二指肠第二段及第三段、右肾、右侧

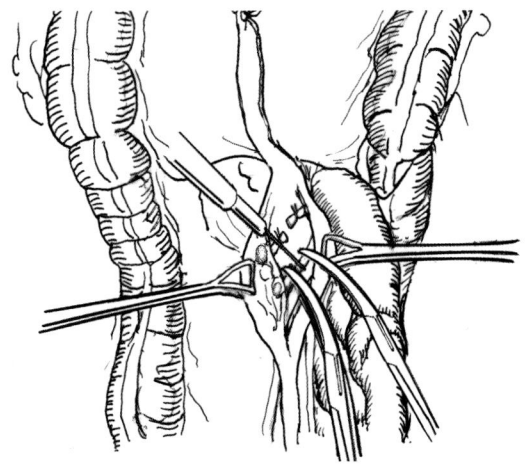

图23-22 切断回结肠血管

输尿管及生殖血管（图23-23、图23-24）。

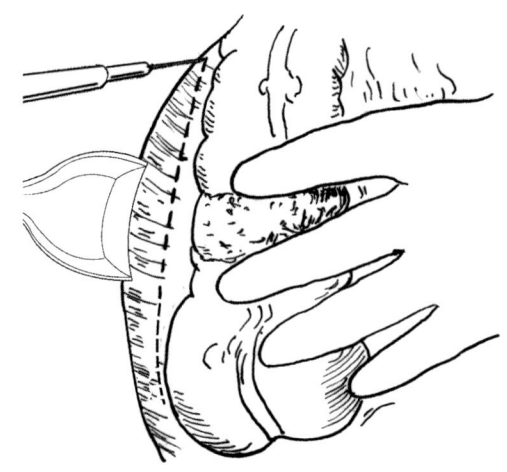

图23-23　切开升结肠外侧Toldt白线

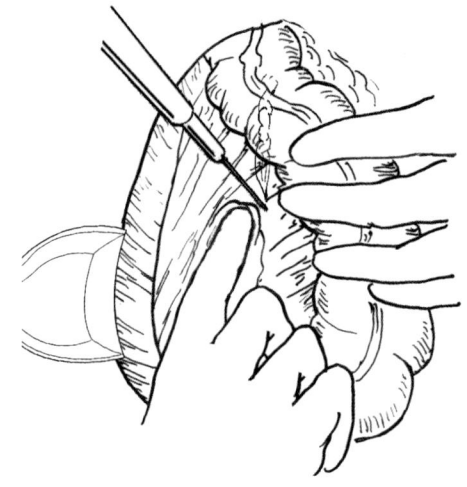

图23-24　锐性分离Toldt间隙

（7）在横结肠距离肿瘤10 cm处和回肠末段距离回盲瓣15 cm处各上持两把Kocher钳，距离Kocher钳5 cm处保留肠管施以肠钳钳夹，肠管下方置纱布保护，防止肠内容物溢出而污染腹腔，自两把Kocher钳之间切断肠管，肠管残端予以消毒。将末段回肠、阑尾、盲肠、升结肠、右侧半横结肠连同其系膜及右侧半大网膜一并切除（图23-25）。

（8）回肠与横结肠可行端端、端侧或侧侧吻合，吻合前要仔细检查肠管切缘血运，防止系膜扭曲（图23-26）。肠管吻合后间断缝合回肠与横结肠系膜裂隙，以免发生内疝。因回肠直径小于结肠，进行端端吻合时可在回肠对系膜侧纵行剪开1～2 cm，修剪转角处，使其与横结肠内径相适宜。右半结肠切除术后创面务必彻底止血，尽量将后腹膜裂隙予以缝合，关闭此粗糙面，减少因肠管粘连于此处而导致不完全性肠梗阻的发生。

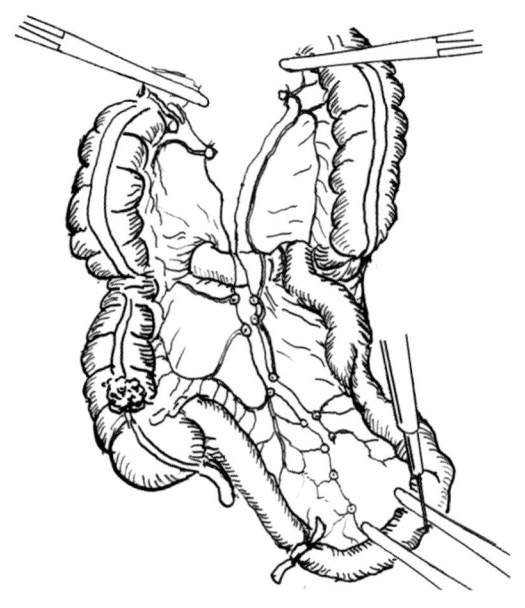

图23-25　切断肠管

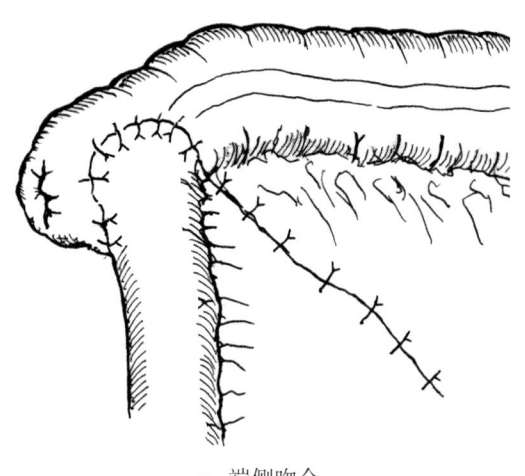

a. 端侧吻合

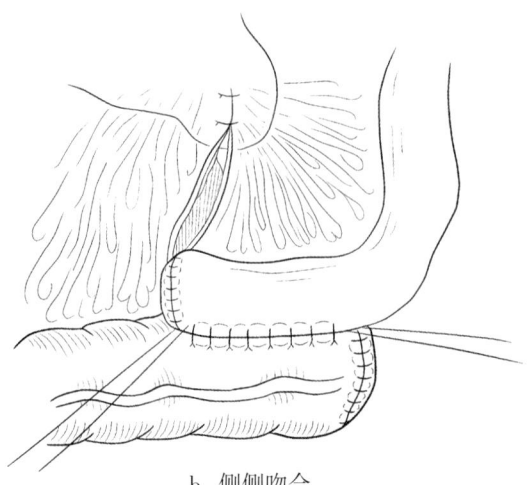

b. 侧侧吻合

图23-26　回肠与横结肠吻合

（9）温蒸馏水反复冲洗腹腔，仔细检查创面并彻底止血后，清除腹腔积液，放置缓释化疗药物或5-Fu溶液冲洗腹腔后，留置腹腔引流管，分层缝合关闭腹壁切口。

第四节　横结肠切除术

一、适应证

（1）横结肠癌。
（2）胃癌侵犯横结肠。

二、麻醉与体位

气管内插管全身麻醉，平卧位。

三、手术步骤

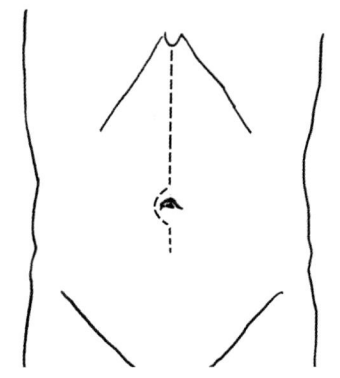

图23-27　手术切口

（1）上腹部正中切口或右侧经腹直肌切口（图23-27）。
（2）结扎肿瘤远、近侧肠管。分别在结肠肝曲、脾曲（距离肿瘤10～15 cm）用纱布带结扎肿瘤所在肠腔。经结肠带向肿瘤近侧肠腔内注入抗肿瘤药物（5-Fu，30 mg/kg）（图23-28）。
（3）结扎血管：提起胃体，沿胃大弯结扎切断胃结肠韧带，并分别向两侧游离，切断脾结肠韧带、肝结肠韧带，剪开升、降结肠外侧腹膜。将横结肠向上牵拉，显露中结肠动、静脉，剪开横结肠系膜后叶，于中结肠动、静脉根部予以结扎切断，保留侧双重结扎（图23-29、图23-30）。

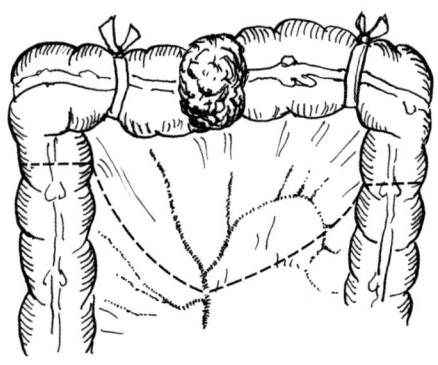

图23-28　结扎闭合肿瘤远、近侧肠管

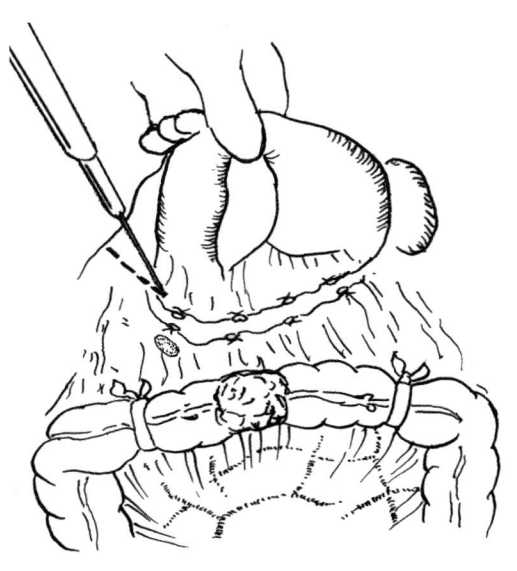

图23-29　结扎切断胃结肠韧带

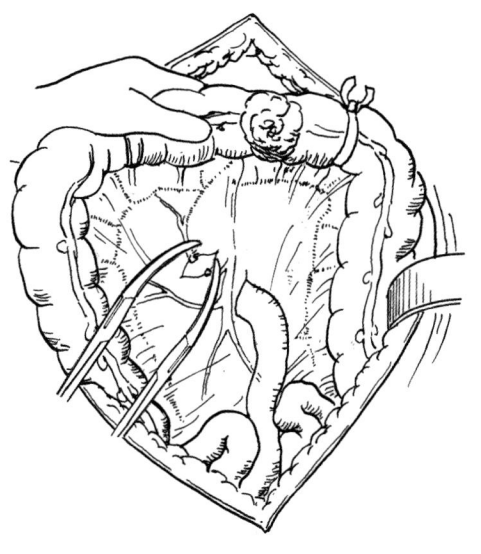

图23-30　结扎切断中结肠动脉

（4）V形切开横结肠系膜：自肠系膜根部向两侧V形切开横结肠系膜后叶，逐段结扎切断系膜内血管和脂肪组织。分别于结肠肝曲近侧和结肠脾曲的远侧切断结肠，将大网膜、横结肠及其系膜等整体移除（图23-31）。

（5）结肠远、近两断端行端端吻合，缝合关闭系膜裂隙。吻合前、后注意吻合口有无张力，如张力太大，则要适当游离近、远端肠管或改行扩大的右半结肠切除术（图23-32）。

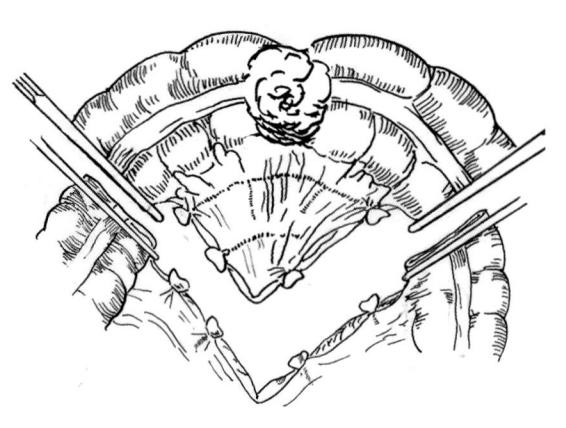

图23-31　切除标本

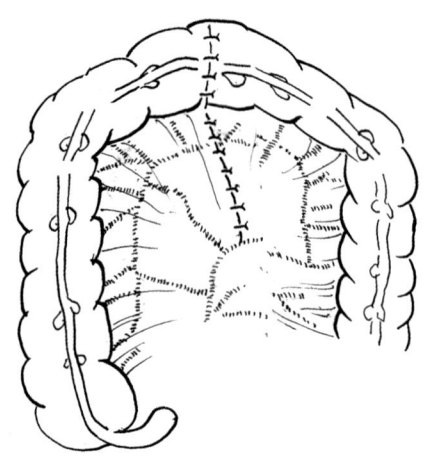

图23-32　端端吻合

第五节　左半结肠切除术

一、适应证

（1）结肠脾曲肿瘤。

（2）降结肠肿瘤。

（3）乙状结肠近端肿瘤。

二、麻醉与体位

气管内插管全身麻醉，平卧位。

三、手术步骤

（1）取上腹正中切口或左侧经腹直肌切口，本术式需充分显露结肠脾曲，以免脾脏撕裂，而且脾曲肿瘤可能需行胰体尾切除术，因此，切口上方应达剑突，下方至脐下5~8 cm，必要时延长至耻骨上缘。

（2）进入腹腔后依次探查肝、盆腔、腹主动脉旁和结肠系膜有无转移、种植病灶及肿大淋巴结，同时注意检查有无多发病灶，探查过程应遵循肿瘤不接触原则（图23-33）。

（3）显露左半结肠，距离肿瘤10~15 cm处，远、近侧肠管

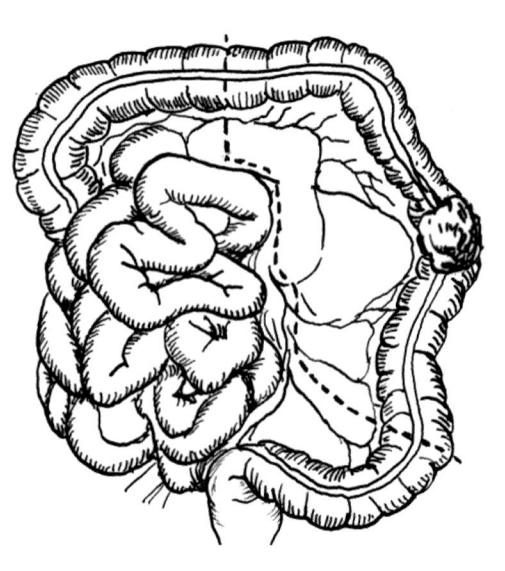

图23-33　确定切除范围

用纱带结扎，经结肠带注入抗肿瘤药物（5-Fu，30 mg/kg）。提起胃和横结肠，在胃网膜左血管弓内沿着胃大弯侧切断左侧1/3～1/2的胃结肠韧带至结肠脾曲。向右下方拉开结肠，显露、结扎并切断脾结肠韧带。将小肠及大网膜推向右上方，分离结扎中结肠动、静脉左支（图23-34、图23-35）。

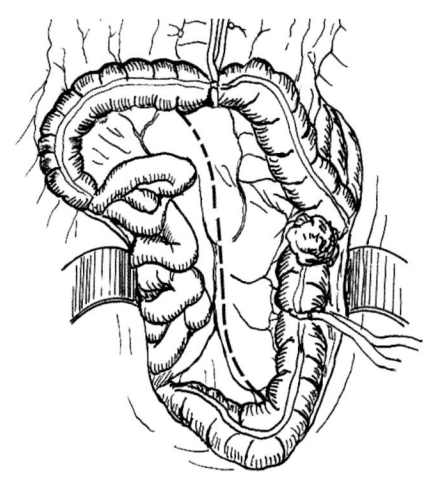

图23-34　结扎肠管

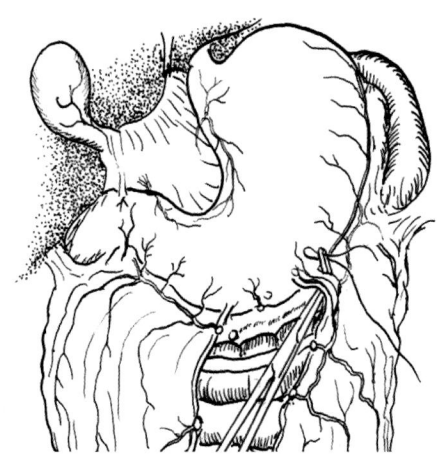

图23-35　血管弓内切断大网膜

（4）自Treitz韧带外侧剪开后腹膜，进入腹膜后Toldt间隙，在胰体尾交界处下缘显露肠系膜下静脉，予以结扎切断。沿腹主动脉左侧向下延长后腹膜切口直至骶岬水平。沿腹主动脉解剖，显露肠系膜下动脉，清除其根部周围的脂肪和淋巴组织。距离其根部约1 cm处将其结扎、切断，保留侧再予以缝扎一道。在清除腹主动脉周围淋巴脂肪组织时不要剥光其前壁，结扎肠系膜下动脉时也不要紧靠其根部，否则可损伤腹主动脉周围神经丛，导致排尿功能或性功能障碍（图23-36）。

（5）沿左侧结肠旁沟，电刀切开降结肠及乙状结肠外侧Toldt白线。提起降结肠及乙状结肠，进入Toldt间隙，用电刀依次切断肾结肠韧带、脾结肠韧带和胰结肠韧带；进而将腹膜后淋巴、脂肪组织及左半结肠一直游离至腹主动脉左侧后腹膜切开处；再向横结肠

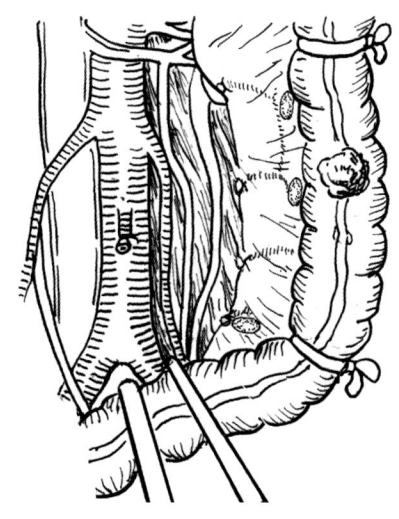

图23-36　切断肠系膜下血管

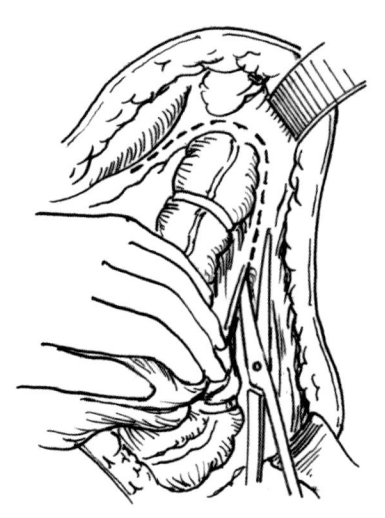

图23-37　沿降结肠旁沟剪开Toldt白线

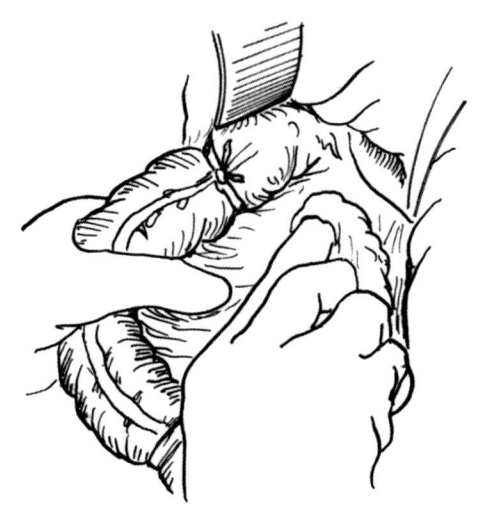

图23-38　游离降结肠后方

中部逐段结扎、切断横结肠系膜，同法处理乙状结肠系膜。分离时注意保护左肾、输尿管及生殖血管（图23-37、图23-38）。

（6）左半结肠完全游离后，在横结肠拟切断处，近侧置肠钳，远侧3~5cm处置库克钳，周围用纱布垫保护，紧靠库克钳近侧切断横结肠，同法离断乙状结肠，移除左半结肠及病灶。将两断端靠拢，行端端或端侧吻合，间断缝合横结肠系膜和乙状结肠系膜裂隙。吻合完毕，检查吻合口大小及通畅情况，必要时放置橡胶引流管（图23-39）。

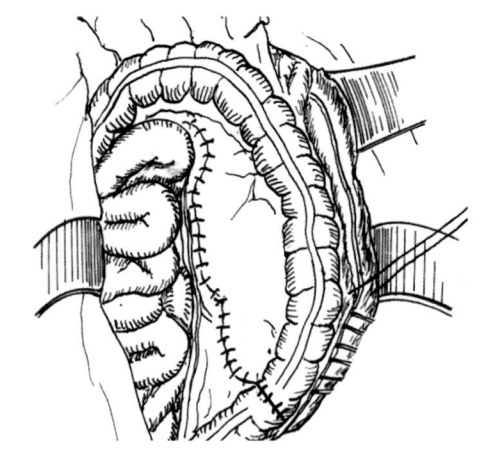

图23-39 结肠吻合

第六节 乙状结肠癌根治切除术

一、适应证

适用于早期乙状结肠癌，降结肠周围淋巴结无转移，尤适用于乙状结肠冗长的患者。

二、麻醉与体位

气管内插管全身麻醉，平卧位，如术中使用端端吻合器，可采用低的截石位。

三、手术步骤

（1）取下腹正中切口，如需游离脾曲，则将切口向上方适当延长。探查腹腔遵循肿瘤不接触原则，先探查肝脏及腹腔其余部分，最后探查肿瘤大小及浸润情况，确定切除范围（图23-40）。

（2）距离肿瘤上、下方约10cm处结扎肠管，经结肠带穿刺注入抗肿瘤药物（5-Fu，30 mg/kg），以杀灭脱落的肿瘤细胞（图23-41）。

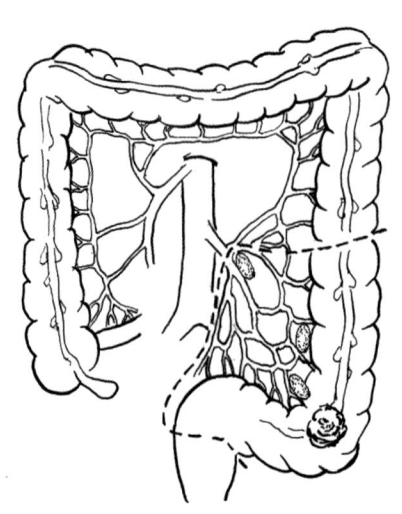

图23-40 切除范围

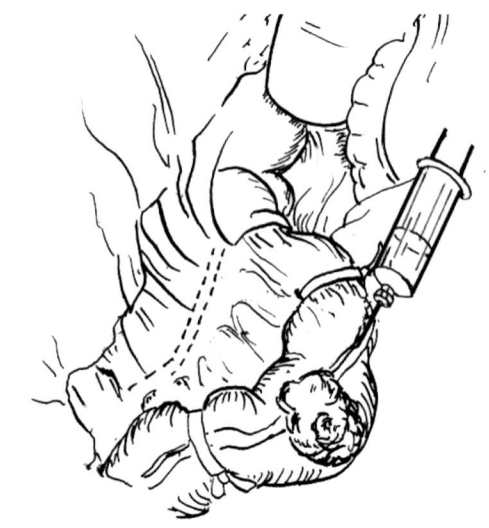

图23-41 肠管内注入5-Fu

(3)自腹主动脉前方切开后腹膜,显露肠系膜下动脉,向远侧解剖出乙状结肠动脉,于其根部予以结扎切断。乙状结肠往往与侧腹膜粘连,将其用电刀游离。提起乙状结肠,于其系膜和后腹膜交界处,切开后腹膜,进入Toldt间隙,向中线方向游离乙状结肠系膜,此处操作容易损伤左侧输尿管,为避免损伤,也可事先将输尿管分离,并用血管吊带悬吊保护(图23-42)。

(4)沿V形切除线,逐段结扎切断乙状结肠系膜,在拟切除部位切断直肠、降结肠,移除标本(图23-43)。

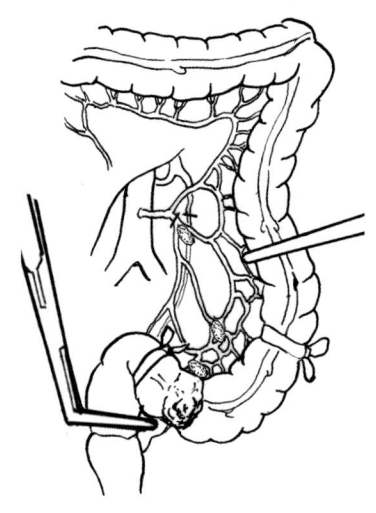

图23-42 切断乙状结肠血管

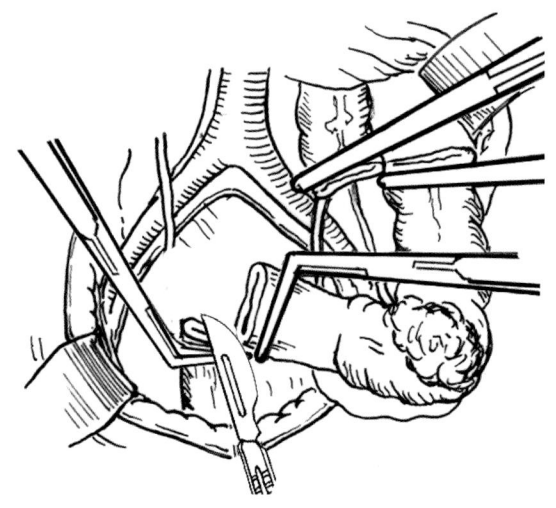

图23-43 切除病灶

(5)行降结肠直肠吻合器端端吻合,吻合口切勿存在张力,以防止出现吻合口漏。术中如发现肠管张力较大,可游离松解降结肠外侧腹膜,必要时游离脾曲。吻合后注意仔细检查手术创面,妥善止血,关闭系膜裂隙,一般不需引流管,逐层关腹(图23-44至图23-46)。

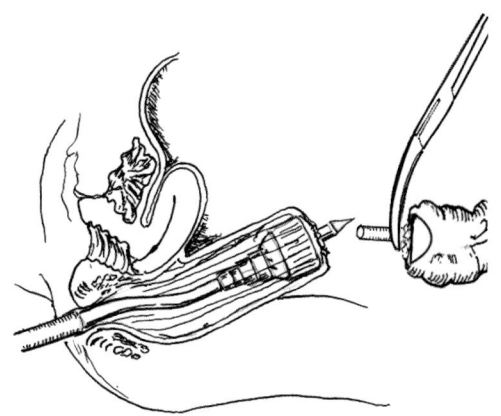

图23-44 置入吻合器

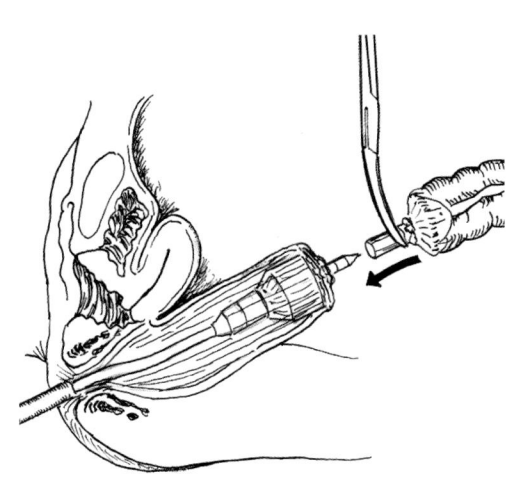

图23-45 对合中心杆

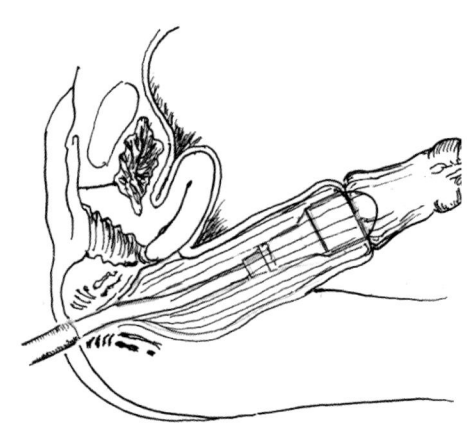

图23-46 击发吻合

第七节　结直肠切除回肠贮袋肛管吻合术

一、适应证

（1）家族性腺瘤性息肉病。

（2）克罗恩病并发爆发性结肠炎患者，行结直肠切除术。

（3）溃疡性结肠炎合并直肠癌或肛门括约肌功能差的患者，行结直肠切除回肠造口术。回肠贮袋肛管吻合术易于为患者接受。全结肠切除回肠直肠吻合术适用于直肠内无病变患者。全结肠切除回肠造口术适用于中毒性巨结肠或难以控制的肠道出血患者，经一段时间肠道休息和治疗，盆腔炎症消退，可再行回肠贮袋肛管吻合术等确定手术。

（4）未明确诊断的结肠炎患者，应采用全结肠切除回肠造口术，待术后病理明确诊断后，再行确定性手术。

（5）遗传性非息肉性结直肠癌（HNPCC，Lynch综合征）和同时性多原发性结直肠癌患者如罹患低位直肠癌，可行此术式。

二、麻醉与体位

采用气管内插管全身麻醉，骶部垫薄垫的臀高头低之截石位，利于将小肠移向上腹部和显露盆腔器官。

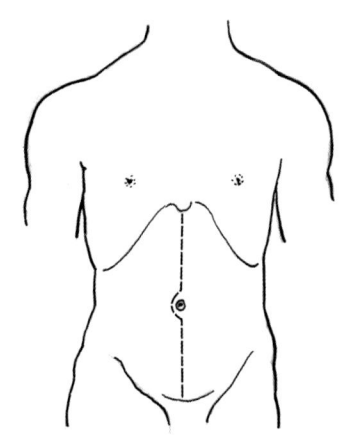

图23-47　正中切口

三、手术步骤

（1）因需显露脾曲结肠，取腹部正中切口，上至剑突，下达耻骨联合（图23-47）。

（2）探查肝、胆、胰、脾、小肠、结肠，排除小肠克罗恩病，因为此病禁行回肠贮袋肛管吻合术。

（3）因恶性肿瘤而行全结直肠切除术的手术步骤为右半结肠切除术、横结肠切除术、左半结肠切除术、乙状结肠切除术和直肠低位前切除术的有机组合，详见有关章节。本节仅叙述良性疾病的全结直肠切除术的手术步骤。

（4）沿右侧结肠旁沟，用电刀切开Toldt白线，进入Toldt间隙，向肝曲结肠延伸（图23-48）。切开回盲部后方的后腹膜，游离回盲部，保护右侧输尿管（图23-49）。

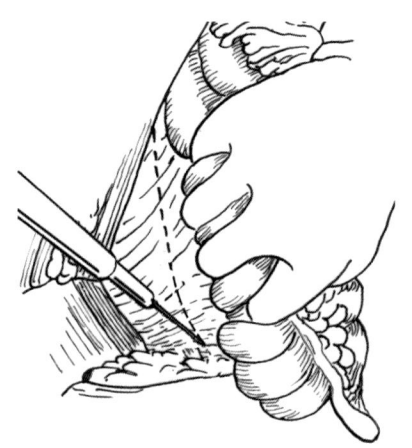

图23-48　切开升结肠右侧Toldt白线

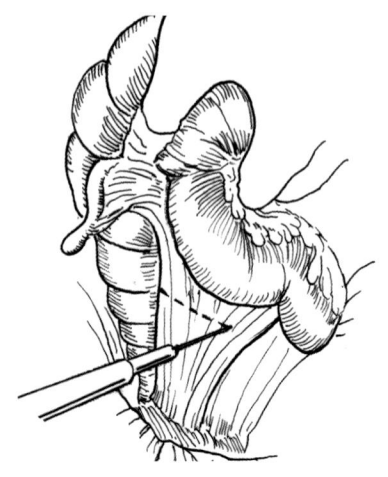

图23-49　游离回盲部

（5）切断肝结肠韧带，游离结肠肝曲，注意勿损伤十二指肠第二、第三段（图23-50）。

（6）将大网膜翻向头侧，于大网膜附着在横结肠处将其切断（图23-51）。

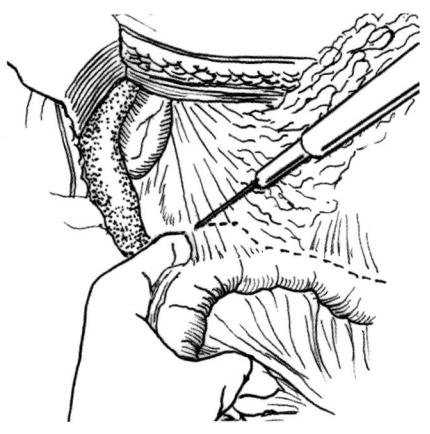

图23-50　切断肝结肠韧带

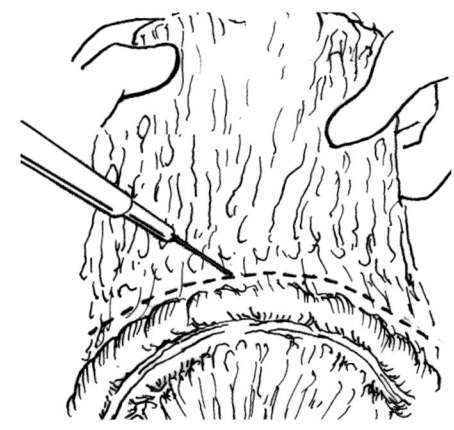

图23-51　切断胃结肠韧带

（7）向左继续游离至脾曲，此时切勿过度用力牵引脾曲结肠，以免撕裂脾脏下极，靠近结肠侧用电刀切断脾结肠韧带（图23-52、图23-53）。

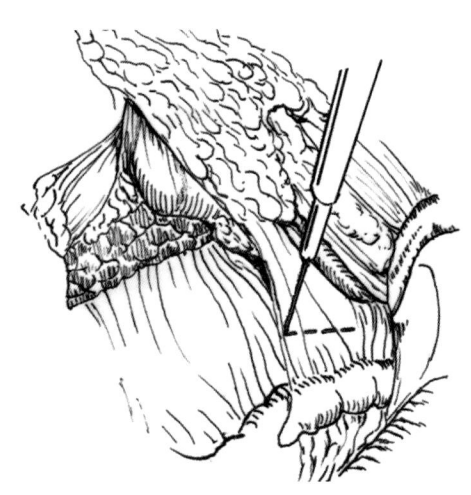

图23-52　显露脾结肠韧带

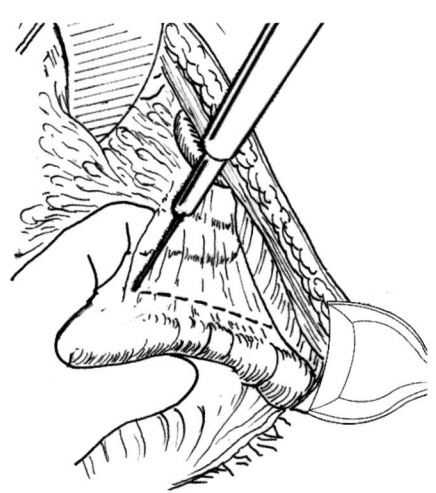

图23-53　切断脾结肠韧带

（8）沿左结肠旁沟自乙状结肠向脾曲方向电刀切开Toldt白线，进入Toldt间隙，切断肾结肠韧带，并将降结肠于腹后壁锐性分离，同时注意保护左侧输尿管。

（9）靠近结肠壁，分段结扎切断结肠系膜，保留侧可予以双重结扎。于回结肠血管根部将其切断结扎，4号丝线再缝扎一道，如此可游离延伸回肠末端，避免吻合口张力。靠近回盲瓣用GIA切断回肠，乙状结肠中部GIA离断，移除全部结肠标本。游离末端回肠约50 cm，如此易于将回肠与肛管无张力吻合（图23-54至图23-56）。

（10）游离乙状结肠和直肠，为避免上、下腹下神经丛损伤导致排尿功能和性功能障碍，可靠近直肠后壁游离直肠，切开Waldeyer筋膜，直达尾骨尖平面，显露肛提肌。

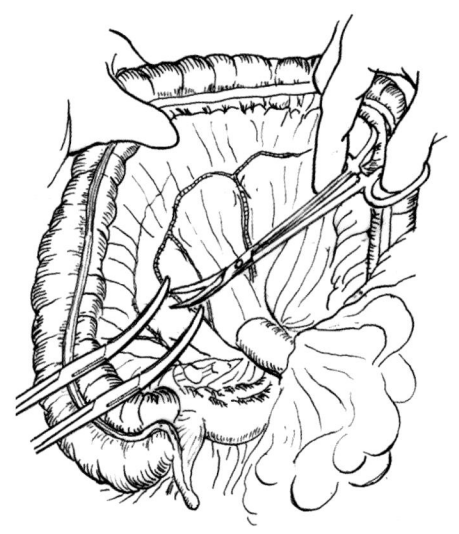

图23-54　切断结肠系膜血管

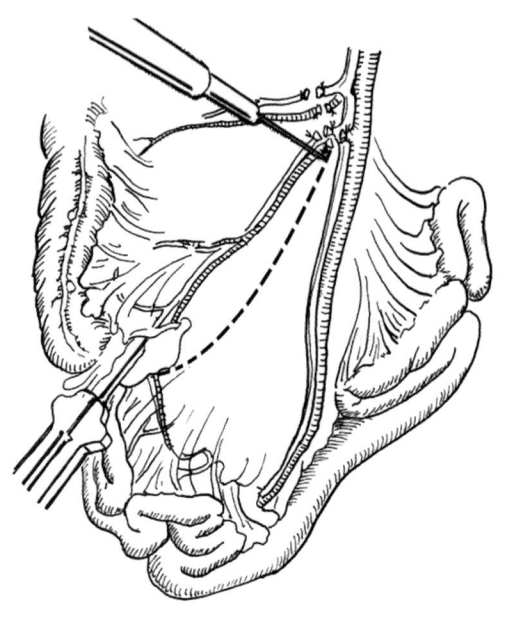

图23-55 切断回结肠血管

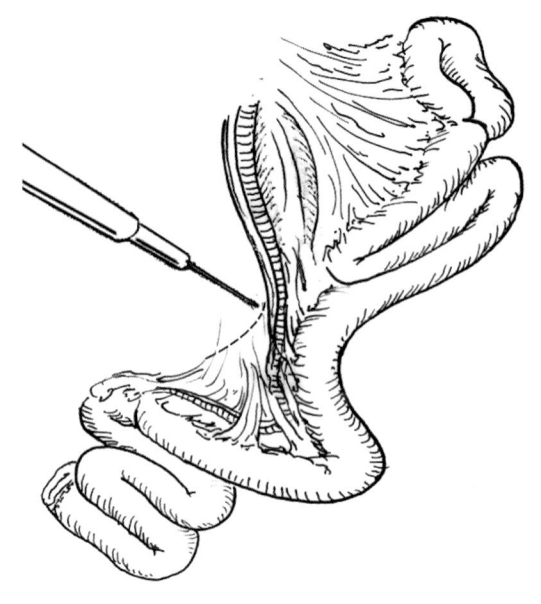

图23-56 游离小肠

紧贴直肠壁切断直肠侧韧带,避免副交感神经损伤导致的性功能障碍(阳痿)。于Denonvilliers筋膜前、后叶之间锐性游离直肠前壁,男性达前列腺,女性达阴道。于肛提肌上方4～6 cm处环行切开直肠肌层,于黏膜下层电刀游离直肠黏膜鞘,直达齿状线附近,直肠肌鞘妥善止血,切断黏膜鞘,移除乙状结肠和直肠标本。剩余齿状线上方黏膜可经肛门予以切除。

(11)直肠黏膜切除亦可经肛门进行:充分扩张肛管,于齿状线上方的黏膜下层注射1 : 200 000的肾上腺素盐水,电刀于黏膜下层游离直肠黏膜,达距齿状线4～6 cm处,于顶端将其结扎切断,直肠黏膜切除务必完全,否则易于导致术后癌变。直肠肌鞘妥善止血后,会阴手术组协助腹部手术组于结扎黏膜的远侧横断直肠(图23-57至图23-59)。

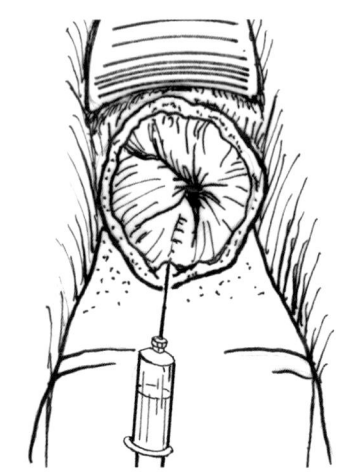

图23-57 直肠黏膜下注射肾上腺素盐水

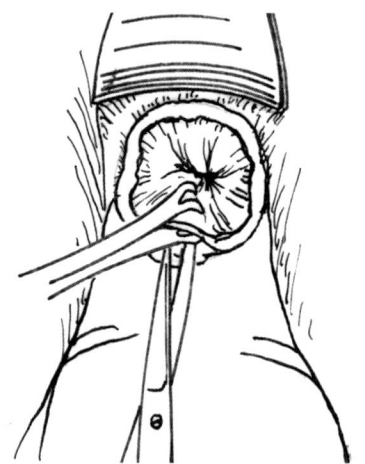

图23-58 游离直肠黏膜

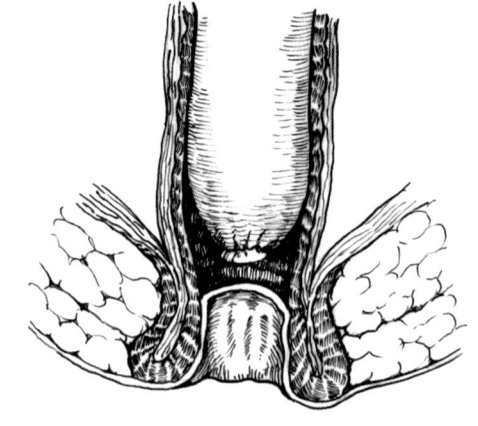

图23-59 结扎切断直肠黏膜鞘

(12)J形贮袋肛管吻合术

1)将回肠末段30 cm折叠为J形,每一臂长约15 cm,系膜缘位于同侧(图23-60)。贮袋如能达耻骨联合下方6 cm,即可保证与肛管吻合无张力,否则应切开肠系膜前、后叶,以有效延长肠系膜(图23-61)。

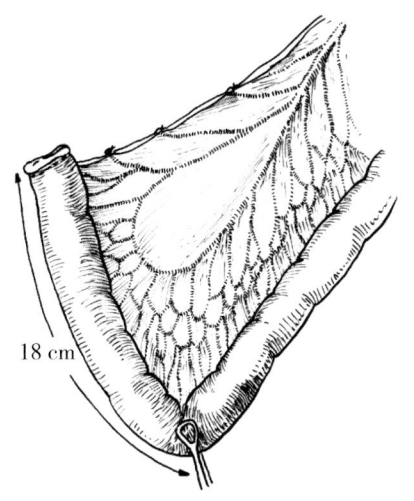

图23-60 回肠末端折叠

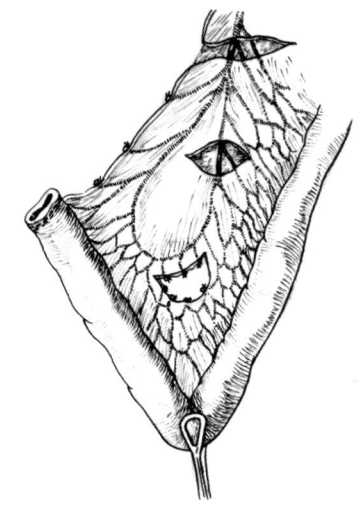

图23-61 松解肠系膜

2）手工缝合法完成双层侧侧吻合，为了保证折叠肠管最低点的良好血供，折叠处肠管口侧壁保留1~2 cm不予以切开。侧侧吻合亦可使用GIA完成，可加速手术进程，于并列肠管对系膜缘切开少许，置入GIA两臂，先行头侧侧侧吻合，再向尾侧完成侧侧吻合，最后用GIA横行缝合关闭两肠管切口（图23-62、图23-63）。

3）经肛门伸入阑尾钳，夹持J形贮袋顶端，经直肠肌鞘牵引至齿状线附近，确保贮袋无扭转。沿空肠纵轴切开空肠壁，于12点、3点、6点及9点处行回肠全层和肛管3-0 Dexon线一层间断吻合，肛管侧需缝入4 mm的肛管上皮及其下方的括约肌；剩余部分采用对等分法予以吻合，确保吻合口通畅（图23-64至图23-66）。

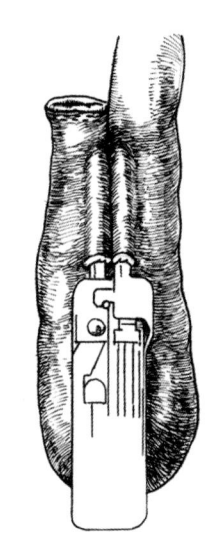

图23-62 GIA头侧吻合

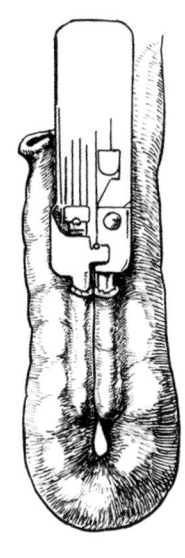

图23-63 GIA尾侧吻合

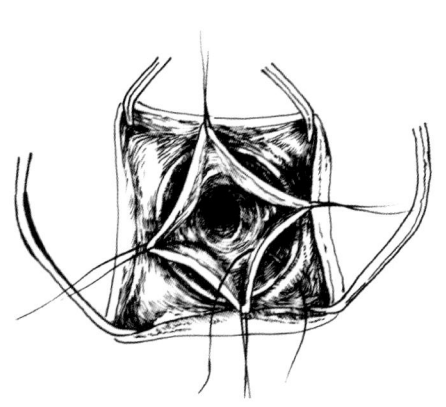

图23-64 贮袋与肛管间断吻合

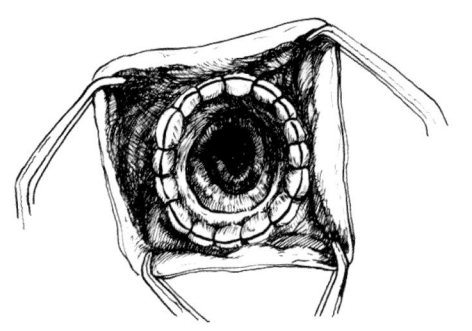

图23-65 贮袋与肛管吻合完毕

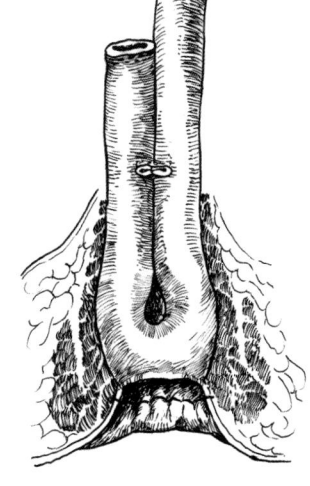

图23-66 J形贮袋肛管吻合术

（13）S形贮袋肛管吻合术：末段回肠约40 cm，折叠成S形，每一折叠肠管长约12 cm，输出襻长约3 cm，1号丝线浆肌层间断缝合（图23-67）。沿虚线所示切开肠壁，中间肠管切缘分别与两侧肠管内切缘间断缝合（图23-68至图23-71）；再将两侧肠管外切缘间断内翻缝合，外加浆肌层包埋，完成S形贮袋成形术（图23-72）。修剪输出襻，使其长度约2 cm，进而如图23-66所示完成空肠肛管吻合术。

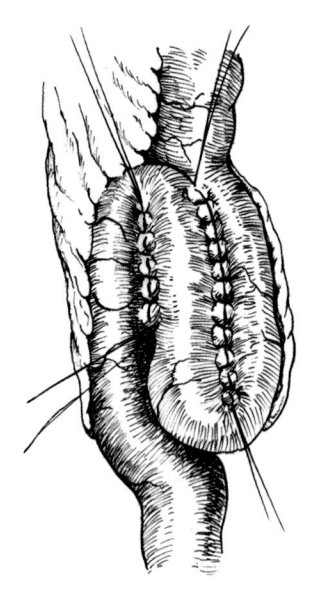

图23-67　S形折叠

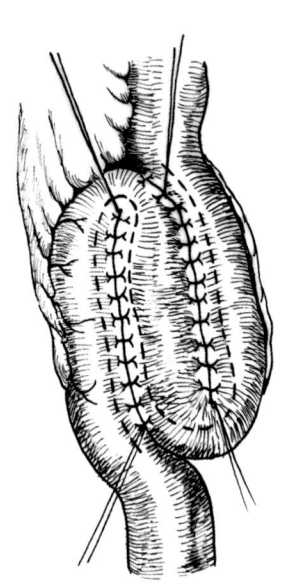

图23-68　对系膜缘切开线

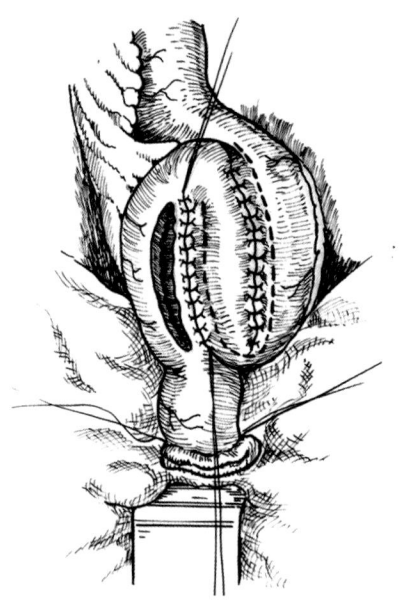

图23-69　对系膜缘切开

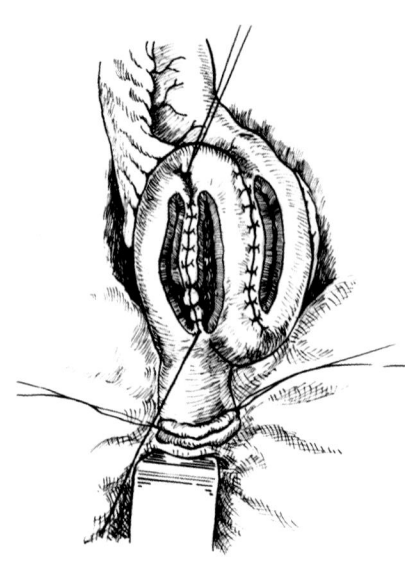

图23-70　吻合右侧肠管内切缘和中间肠管右切缘

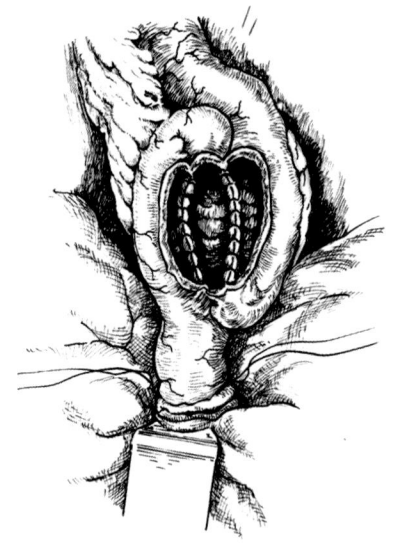

图23-71　吻合左侧肠管内切缘和中间肠管左切缘

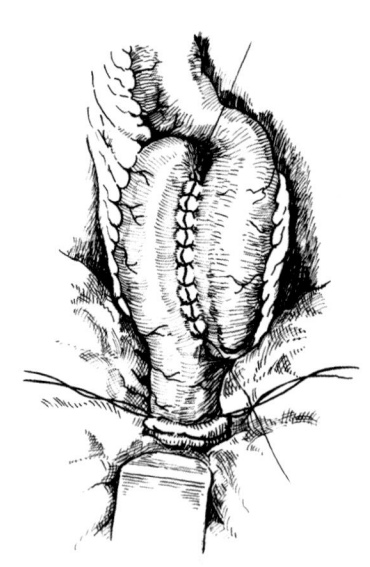

图23-72　吻合左、右侧肠管外切缘并浆肌层包埋

（14）空肠造口术：距回肠贮袋肛管吻合口30~40 cm，经右侧腹直肌行保护性空肠造口术，输入端（功能端）位于上侧，一期开放，戴透明肛袋以利于观察造口血供（图23-73、图23-74）。

（15）手术完毕示意图如图23-75所示。温盐水冲洗腹腔，必要时盆腔放置引流管，逐层关腹。

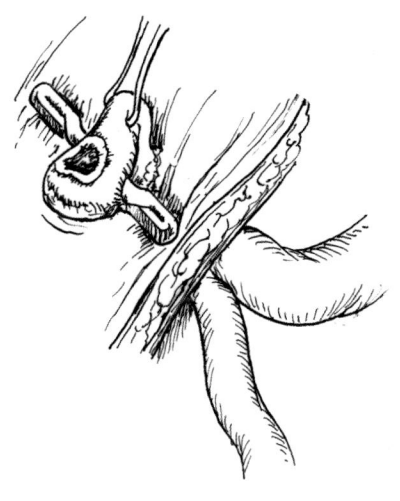

图23-73 经右下腹回肠造口

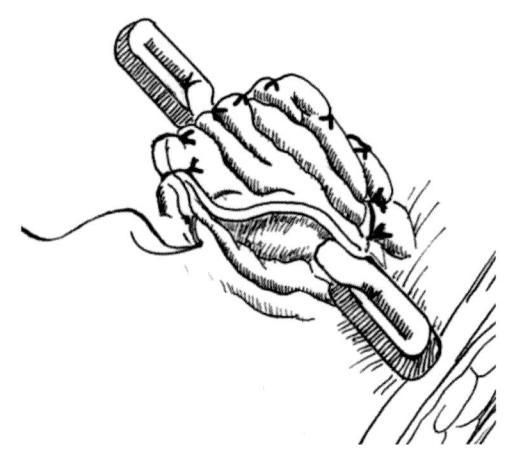

图23-74 造口一期开放

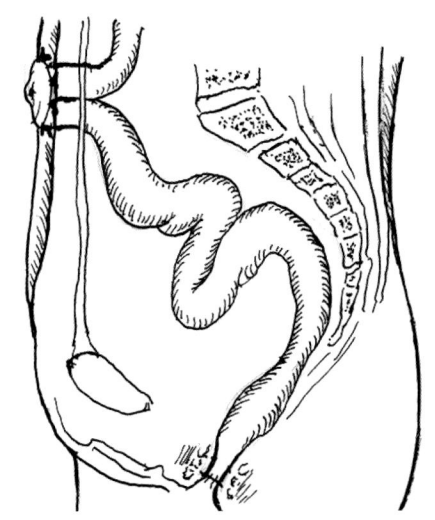

图23-75 结直肠切除、回肠贮袋肛管吻合术

第八节 结肠术中应急处理

一、输尿管损伤

1. 原因　输尿管损伤多由于术者缺乏经验，对输尿管走行及局部解剖不熟悉而造成的误伤，发生率2%~3%。损伤类型为部分或全部结扎、部分或全部切断、钳夹伤等。

2. 处理　如果术中发现输尿管损伤，一般后果不甚严重，根据不同损伤类型给予相应处理。

（1）输尿管挫伤：多为钳夹伤，一般大段输尿管挫伤少见。如果输尿管血运、蠕动功能良好，则放置输尿管旁引流管；如果出现血运障碍、丧失蠕动功能，则应切除部分输尿管后，行端端吻合、内支架引流术，同时放置输尿管旁引流管。

（2）输尿管结扎：此种情况术中如能及时发现，则立即松开结扎线，检查输尿管损伤程度，血运、蠕动良好者可不予以处理，但关腹前应再次予以检查，确保输尿管无坏死。如高度怀疑输尿管已坏死，则行输尿管部分切除吻合加内支架引流术最为安全。

（3）输尿管横断性损伤：术野有尿外渗情况，应高度怀疑输尿管损伤。此时应即刻行输尿管端端吻合术，将两端剪成斜面，5-0 Vicryl线黏膜外翻间断缝合，内支架引流，输尿管旁放置引流管。

（4）输尿管远端损伤：可行内支架引流加端端吻合术或损伤输尿管与对侧输尿管吻合术。距离膀胱<3 cm者，可行输尿管膀胱吻合术。

（5）双侧输尿管损伤：此种情况实属罕见，应绝对杜绝发生。术中发现可采用上述方法处理。术后立刻发现者，应再次开腹处理损伤之输尿管；如未能及时发现，出现尿毒症等情况，应在B超引导下行双侧肾盂置管引流术，待日后患者情况好转后，行二期手术。

二、十二指肠损伤

1. 原因　游离结肠肝曲时，对十二指肠解剖不熟悉或者局部有粘连，分离过程中不经意的误伤；最常见的损伤部位是十二指肠第二、第三段。

2. 处理　对于医源性十二指肠损伤，早期发现和及时处理是降低十二指肠手术死亡率的关键所在。医源性十二指肠损伤有别于外伤性十二指肠损伤，其损伤破口一般不大且比较规则，可采用单纯缝合修补术。缝合时必须细密，缝合后利用周围的网膜、腹膜再做一层加强缝合，并于破口附近放置引流管；胃肠减压管置入十二指肠，持续减压7~10 d。必要时可做空肠造口，以备术后肠漏时给予肠内营养支持。

三、脾脏损伤

1. 原因　主要原因是对结肠和脾脏的毗邻关系及脾门解剖不熟悉而盲目操作所致，游离脾曲时过度牵拉而引起撕裂出血。此外，探查时动作过于粗暴，不恰当使用深部拉钩，盲目钳夹或大块结扎脾周围组织，导致脾损伤。另外，术中麻醉效果欠佳，或过于肥胖，手术视野难于显露充分，均易引起脾损伤。

2. 处理　临床上结肠手术损伤脾脏，保脾或切脾需酌情而定，原则是抢救生命第一、保脾第二。

（1）脾修补术：适用脾被膜撕裂伤、浅表性脾实质破裂及脾下极边缘型破裂。对于脾包膜撕裂伤或<0.5 cm的脾实质裂口，可采用电凝、大网膜覆盖或表面涂以凝血酶等处理，多可止血。对以上方法难以奏效者，充分游离脾脏，捏住脾蒂，控制出血，用1-0 Dexon线贯穿缝合；如切口较深，脾脏质地较脆，打结时可用大网膜或吸收性明胶海绵作为衬垫。

（2）脾切除：如术中遇到损伤较严重，面积较广，或脾蒂撕裂，出血量较多，合并生命体征不稳定者，则以抢救生命为主，行脾切除术。

第九节　结肠术后处理

（1）密切监测生命征：结肠癌手术范围较大，对身体各系统功能影响明显，对于年老体弱、合并心肺功能不全者尤其如此。因此，结肠癌术后应将患者送外科重症监护室，24 h监护心率、血压、血氧饱和度、呼吸、体温及尿量。在患者清醒后，改为低的半卧位，以利于维持呼吸循环功能，腹腔及盆腔渗液亦可及时流到盆腔或直肠后间隙而经引流管排出体外。

（2）准确记录各引流物的量及性状，记录胃肠减压管、盆腔引流管、腹腔引流管引流液的颜色和量，判断有无胃出血、盆腔出血、腹腔出血或尿外渗。

（3）适当补液，及时纠正患者体液及电解质平衡紊乱，根据患者体重、心肺功能情况、循环动力学指标、尿量及引流液的情况，调整补液量和速度，切勿超负荷补液，造成心肺功能受损，诱发肺水肿，反而不利于患者康复。

（4）预防性应用抗生素：术后1~3 d内，给予针对革兰阴性杆菌及厌氧菌的抗生素。

（5）积极处理基础病变，维护心、肺、肝、肾等重要脏器功能。手术创伤引发的应激反应往往会导致患者原有基础疾病加重，针对患者的基础疾病予以积极处理，有助于患者平稳度过应激期。根据监测血压、血糖结果调整血压、血糖在理想水平，给予心肌营养药物，如二磷酸果糖、极化液等；对术前合并肺部感染或者老年患者，加强呼吸功能维护，协助患者翻身拍背，鼓励患者咳嗽排痰，必要时支气管镜冲洗吸痰；限制补液量；雾化吸入（NS10 mL加地塞米松5 mg加α-糜蛋白酶4 000 U加庆大霉素8万U加盐酸氨溴索30 mg），每天2次；静脉给予稀释痰液的药物如盐酸氨溴索等；术后补充胶体如羟乙基淀粉130/0.4氯化钠、新鲜血浆；白蛋白<25 g/L时，应予以补充；血红蛋白<90 g/L时应补充浓缩红细胞，避免缺氧对呼吸功能的不良影响。

（6）预防应激性溃疡：已有研究证明，手术应激可引起应激性溃疡，并引发或加重感染。对应激性溃疡的预防同样值得注意，一般可在术后3 d内给予奥美拉唑40 mg，每天1次，必要时可给予每天2次。

（7）加强营养及支持治疗：术后早期患者胃肠功能尚未恢复，可予以肠外营养（PN）支持治疗。如条件允许，早期给予肠内营养制剂，能够促进胃肠功能恢复，缩短禁食时间。

（8）早日拔除各引流管：一般情况下，术后1~3 d拔除胃管，腹腔引流管及盆腔引流管在明确无尿外渗和无出血的情况下也应尽早去除，一般2~3 d为宜。在无尿道损伤及膀胱损伤等情况下，尿管也宜早期拔除。

（9）切口处理：术后3 d应每天检查切口，及时更换敷料，有血肿或脂肪液化者应彻底排出。

（10）预防下肢静脉血栓形成：这是经常发生但临床医生易于忽视的问题，结肠癌手术范围大，可反复刺激动静脉，术后患者卧床，下肢活动较少，所以极易诱发下肢静脉血栓形成。患者清醒后即进行双下肢的主动活动或被动活动；在保证安全的前提下，术后1 d即可下床活动。

（11）行回肠造口术者，如回肠肛管吻合口愈合良好，术后4~6个月行回肠造口关闭术，具体见本书第二十四章"肠造口及关闭术"有关内容。

第十节　结肠术后并发症的防治

1. 吻合口漏　发生率为1%~2%，结肠癌术后吻合口漏常见原因包括：全身情况差，存在低蛋白血症、糖尿病等因素影响组织愈合；术前肠梗阻，未能行术中全结肠灌洗；吻合肠管血管受损或缝合过于紧密，吻合口缺血坏死；吻合口存在张力；肛侧肠管梗阻等。术后3~7 d患者明显腹痛、腹胀、引流管内流出粪液，可有局限性或弥漫性腹膜炎症状。

吻合口漏一旦确诊，在无弥漫性腹膜炎而且引流十分通畅的前提下，可暂予以非手术治疗。多数情况下应予以剖腹探查，清除腹腔积存粪液，修补或切除吻合口再次吻合，近侧回肠襻式造口，造口远侧肠襻浆肌层缝合1周并适度结扎，以防止粪便继续进入造口远侧肠管；大量温生理盐水冲洗腹腔，于吻合口旁、肝下、膈下及盆腔放置多功能引流管，确保术后引流通畅；术后予以肠外营养支持、应用头孢哌酮/舒巴坦等抗生素、维护心肺功能、控制血糖。一般于吻合口漏愈合后4~6个月，再关闭回肠造口。

2. 吻合口狭窄　可见于回结肠吻合或结肠端端吻合，多与内翻过多有关。也与患者自身体质有关，吻合钉导致吻合口慢性炎症，瘢痕形成，易于形成吻合口狭窄（图23-76）。一般无须处理，重度狭窄导致肠梗阻者，应再次手术，切除吻合口，游离肠管，再次吻合；笔者建议采用功能性端端吻合（图2-90至图2-94），吻

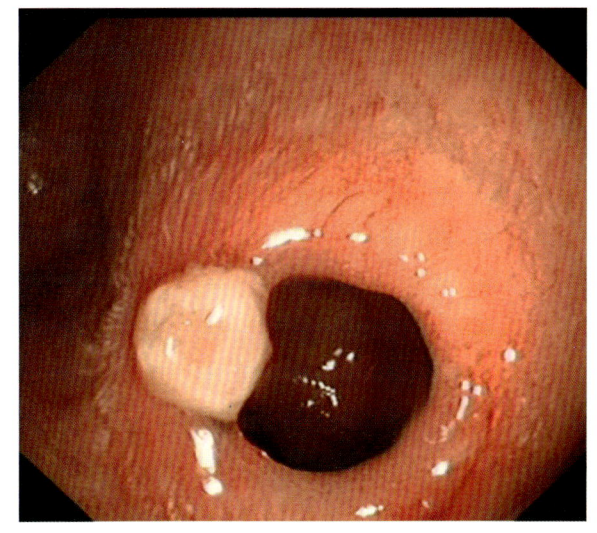

图23-76　结直肠吻合口狭窄，肠镜不能通过

合口直径可达5~8 cm，即可有效防止吻合口狭窄。

3. **不完全性粘连性肠梗阻** 右半结肠切除术后近期患者往往出现腹胀、腹痛等不完全性肠梗阻表现，可能为肠管粘连于手术创面所致。可给予胃肠减压、解痉、补液、抗生素及肠外营养支持，一般3~5 d即可缓解。

4. **术后贮袋炎** 全结直肠切除、回肠贮袋肛管吻合术（IPAA）后，有20%~51%的患者出现反复发作的贮袋炎。大便次数、有无便意急促和控便困难常用来评价贮袋功能。IPAA后平均大便次数为6次/d（1~20次/d）。贮袋炎病因未明，发作时贮袋内厌氧菌及溶血性大肠埃希菌增多，需氧菌减少，因此，肠道菌群变化可能是贮袋炎病因。贮袋炎典型的临床表现为大便次数增多、稀烂便、里急后重和腹部绞痛，也可有发热、直肠出血或关节痛等肠外表现。怀疑贮袋炎时，应行大便检查以排除难辨梭状芽孢杆菌和巨细胞病毒感染。结肠镜检查肛管残端、贮袋及贮袋近端回肠，贮袋炎表现为黏膜水肿、呈颗粒状、质脆、血管像消失、黏液渗出或溃疡形成（图23-77）。

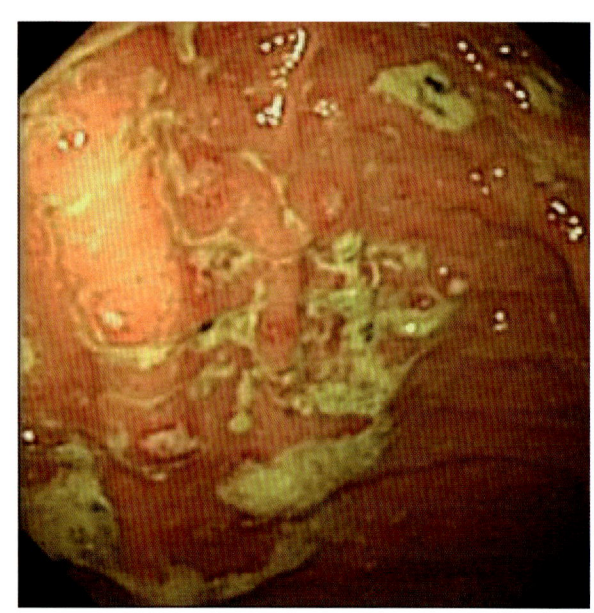

图23-77 贮袋炎，贮袋黏膜充血、水肿、血管像消失、质脆、可见多个小溃疡

难以行结肠镜检查者，可先行抗生素治疗，大多数贮袋炎迅速好转，具有诊断和治疗双重目的，但却失去了内镜和组织学检查以获得最佳诊断证据时机。

贮袋炎疾病活动指数（pouchitis disease activity index，PDAI）常用来评价贮袋炎的严重程度。PDAI基于临床症状、内镜表现及病理检查结果，强调急性炎症的内镜和组织学改变，每个指标评分为0~6分，共18分（表23-1）。如果PDAI总分≥7分，可以诊断贮袋炎，<7分则不能诊断。活动性、难治性或复发性贮袋炎定义为

表23-1 贮袋炎疾病活动指数（pouchitis disease activity index，PDAI）

标准	内容	指标	计分
临床表现	大便次数	正常术后大便次数*	0
		较正常术后大便次数增加1~2次/d	1
		较正常术后大便次数增加≥3次/d	2
	直肠出血	无或罕见	0
		每天均有	1
	排便急迫或腹部绞痛	无	0
		偶尔	1
		常见	2
	发热（T>37.8℃）	无	0
		有	1
内镜炎症表现	黏膜水肿		1
	黏膜颗粒状		1
	黏膜质脆		1
	血管像消失		1
	黏液渗出		1
	溃疡形成		1
急性组织学感染表现	多形核白细胞浸润	轻度	1
		中度+隐窝脓肿	2
		重度+隐窝脓肿	3
	平均每低倍镜下溃疡面积	25%	1
		25%~50%	2
		>50%	3

* Usual postoperative stool frequency.

PDAL总分≥7分的复发或持久存在的贮袋炎。贮袋炎缓解则必须满足临床PDAI评分≤2分和内镜PDAI评分≤1分。

贮袋炎抗生素治疗效果显著，症状迅速改善，根据对抗生素治疗的反应性，将贮袋炎分为3种类型：①抗生素有效型（抗生素治疗2周即缓解）；②抗生素依赖型（需要长期抗生素维持治疗方可缓解）；③抗生素无效型。环丙沙星为治疗贮袋炎的首选药物，利福昔明用于诱导活动期贮袋炎缓解及其维持，甲硝唑对73%的患者有效。抗生素抵抗的贮袋炎可行环丙沙星（1 g/d）与利福昔明（2 g/d）、甲硝唑（1 g/d）或替硝唑[15 mg/（kg·d）]三者之一联合应药，约80%的患者症状缓解。抗生素依赖患者可给予口服美沙拉秦缓释剂、美沙拉秦或布地奈德灌肠、硫唑嘌呤、6-巯基嘌呤或英夫利昔单抗治疗。抗生素治疗病情缓解的贮袋炎患者口服大剂量益生菌，85%的实验者维持1年的缓解期，而对照组仅为6%。另外，5%~15%患者发展为慢性贮袋炎，上述各种治疗无效，应考虑手术切除贮袋，改行永久性回肠造口。

5. 胆汁性腹泻　右半结肠切除术后，患者往往出现腹泻、腹胀和痉挛性腹痛，除粘连性肠梗阻因素外，可能与未吸收的胆盐进入结肠后，结肠细菌对其予以分解，解离的胆盐对肠黏膜具有毒副作用，刺激电解质和液体分泌，导致痉挛性腹痛和腹泻，称为胆汁性腹泻。考来烯胺可结合胆盐，有效缓解腹痛和腹泻症状，必要时增加剂量；依然难以有效控制者，可给予洛哌丁胺口服。

（王天宝　胡宝光　王磊）

第二十四章 肠造口及关闭术

造口治疗之父美国外科医生Rupert Beach Turnbull于1954年为一位溃疡性结肠炎患者Norma Gill施行永久性回肠造口术。Norma Gill在造口护理治疗方面做了很多工作,成为世界第一位造口治疗师。世界卫生组织将1993年10月2日定为第一个"世界造口日",每3年举行1次,日期为10月份第1个星期六,以期为造口患者营造良好的社会环境,改善其生活质量。

第一节 术前处理

1. 留置胃肠减压管。
2. 围手术期应用抗生素。
3. 尽量纠正水、电解质及酸碱平衡紊乱。
4. 肠道准备 参见本书第二十三章"结肠手术"有关内容。
5. 肠造口术前定位 造口位置适当、构建完美、粘贴牢固及周围皮肤健康有利于加速患者术后康复。

(1)定位时间:手术前24~48 h,不超过72 h。若过早定位,穿衣、沐浴等会影响标志的清晰度;若术前定位时间匆忙,也不便于对患者进行评估和辅导。

(2)位置选择:理想造口位置位于脐部下方脂肪最高处的腹直肌内,患者自己能看见并且能触及,患者坐、立、躺、弯腰、左倾斜、右倾斜均感舒适、无压褶感。应避开瘢痕、皮肤皱褶、脐部、腰部、髂骨、耻骨、手术切口、肋骨、腹直肌外、腹外疝、慢性皮肤病等部位,因这些部位粘贴造口用品困难,容易导致造口周围皮肤并发症的发生。

(3)定位操作步骤:定位前清楚造口定位之目的和配合事项,首先洗澡,排空膀胱;然后选择能保护患者隐私及光线充足的地方,注意保暖。75%酒精、3%碘酒和龙胆紫各1瓶,透明薄膜1块或薄膜喷剂1支,油性笔1支和棉签1扎。根据手术类型进行造口定位,通常乙状结肠造口、降结肠造口位于左下腹部;回肠造口或回肠代膀胱术位于右下腹部;横结肠造口位于左上腹部或右上腹部(图24-1)。向患者讲解造口定位的目的和重要性,嘱患者平卧,解除腰带,身体放松,观察腹部轮廓和皮肤情况。乙状结肠造口定位时,操作者站在患者的左侧,回肠造口则站在患者的右侧。定位腹直肌,患者去枕平卧,嘱患者抬头眼看足尖,收缩腹直肌,触摸收缩的腹直肌边缘,油性笔虚线标记。

(4)初步标出恰当造口位置:初步选择好位置后用油性笔作"X"或"O"标记。乙状结肠造口:脐部向左作一长5cm水平线,于脐部向下作一长5 cm垂直线,形成包围腹直肌的正方形区域,取平坦位置造口。回肠造口和回肠代膀胱术:与上述乙状结肠造口定位相对应的右侧腹直肌区域。横结肠造口:脐部和肋缘分别作一水平线,两线之间的腹直肌区即为合适的横结肠造口位置。若同时做两个永久性肠造口,如泌尿造口和结肠造口时,所选位置最好在左、右两侧,两个造口不在同一水平线上,泌尿造口位于上方,结肠造口位于下方。乳房下垂的妇女造口位置应略向下移,以免下垂乳房遮住视线,影响日后自我护理。

(5)标出最佳的造口位置:首先嘱患者坐起检查能否看清楚腹部标记,注意标志位置是否在皮肤皱褶的部位,予以适当调

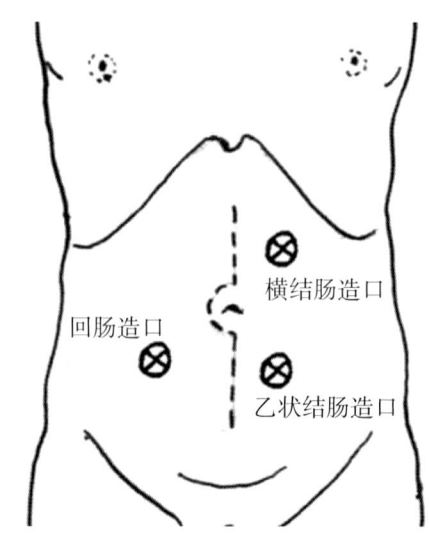

图24-1 肠造口位置

整。然后嘱患者站起后能否看清楚标记，直至满意为止，最后画上标志。用龙胆紫做一个直径约2 cm的实心圆，再用3%碘酒固定，嘱患者沐浴时切勿用力擦洗，以免使标记褪色或消失。

第二节　回肠造口术

一、适应证

（1）末端回肠造口多为全结直肠切除术的组成部分。
（2）回肠襻式造口则多为粪便临时转流，用于保护远侧吻合口。

二、手术策略

（1）构建造口五要求：肠管无张力、造口肠管血供良好、经腹直肌、肠管与皮肤切口间断缝合、造口一期开放。
（2）回肠末端造口时，皮肤切口由外向内倾斜，利于造口肠管和皮肤真皮层缝合。裸化末端1～2 cm肠管当无缺血的风险；造口肠管应高于皮肤平面至少4 cm，以形成似子宫颈样造口，利于肠液排出，穿过回肠壁的缝针深度仅为浅浆肌层，全层缝合可使结扎线压榨切割肠壁，导致腹膜炎或造口旁脓肿；回肠和侧腹壁之间的裂隙应关闭，以防内疝形成；过度肥胖的患者可将皮下脂肪予以柱状切除。
（3）回肠襻式造口血供良好，关闭较结肠造口术容易，临床应用日益增加。将近侧肠管置于头侧，远侧回肠管置于尾侧，使造口通道大部分为近端造口占据，可获得完全性转流效果。

三、麻醉与体位

气管内插管全身麻醉，平卧位。

四、手术步骤

（一）回肠末端造口术
（1）根据术前定位选择造口，急症手术时选在距脐右侧5 cm纵行线和脐下4 cm水平线交界点处。圆形切除直径约2 cm皮肤，纵行切开皮下脂肪及腹直肌鞘前层，钝性纵行分离腹直肌，进而切开腹直肌鞘后层和腹膜，使腹壁造口通道可容两指（图24-2至图24-5）。

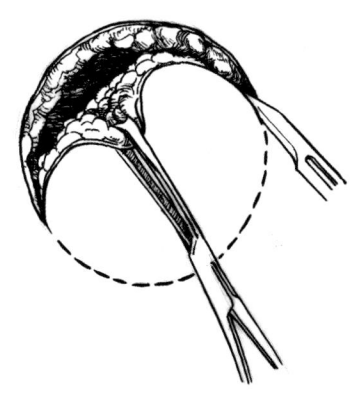

图24-2　圆形切除皮肤

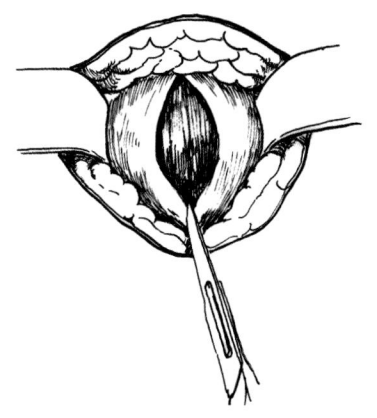

图24-3　纵行切开腹直肌鞘前层

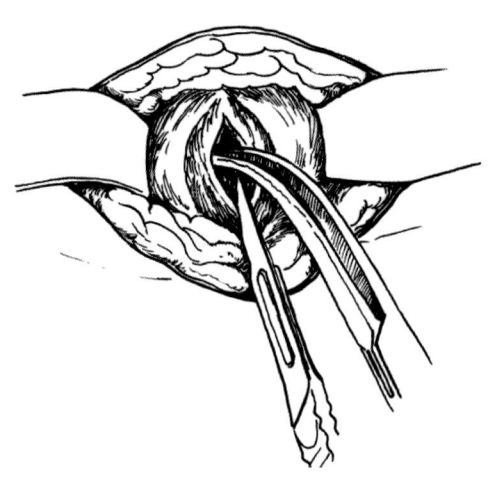

图24-4　钝性分离腹直肌

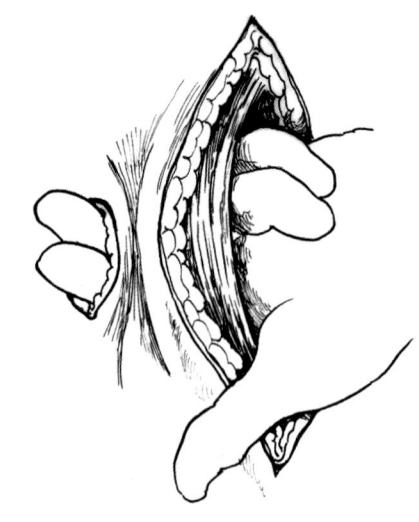

图24-5　腹壁造口通道可容两指

（2）阑尾钳将夹持回肠末端拉出体外至少4 cm，间断缝合回肠系膜缘和侧腹壁之间的裂隙。回肠可与腹膜和腹直肌鞘前层用3-0 Dexon线间断固定，进针深度为浅浆肌层（图24-6至图24-8）。

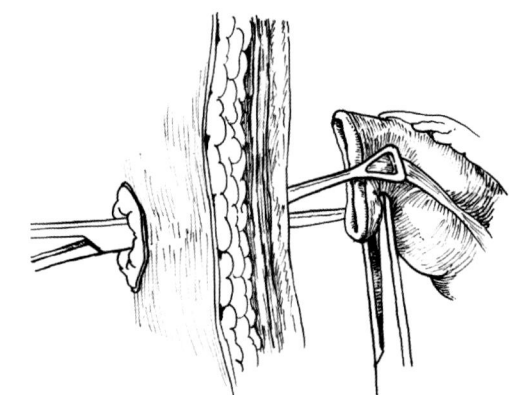

图24-6　将造口回肠拉出体外

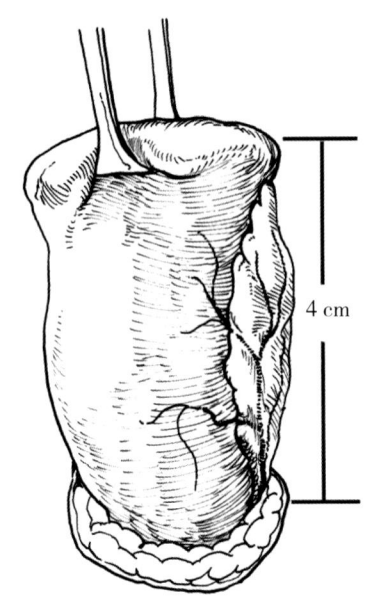

图24-7　造口回肠高出皮肤至少4 cm

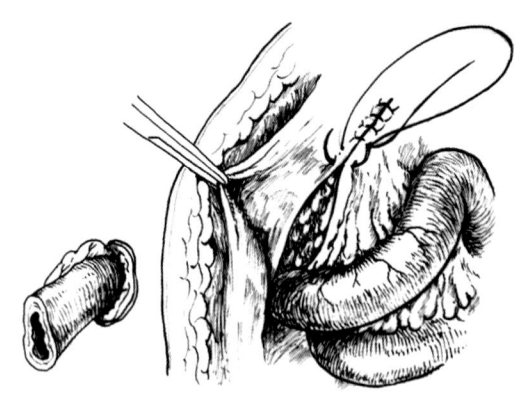

图24-8　缝合关闭回肠系膜缘和侧腹壁之间的裂隙

（3）3-0 Dexon线于4个象限间断缝合4针，缝针依次穿过回肠断端全层以及与皮肤同一平面的肠管浅浆肌层和皮肤真皮层，一起打结，造口回肠似子宫颈样外翻，再于两针缝线之间缝合回肠切缘全层和真皮层（图24-9、图24-10）。

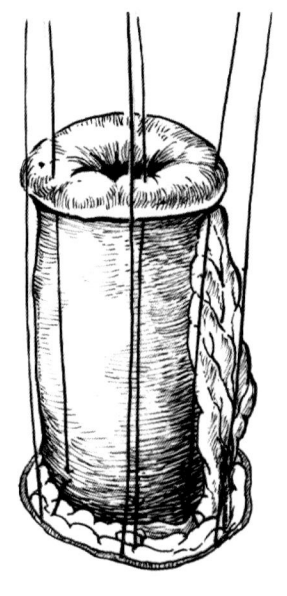

图24-9 造口四点缝合

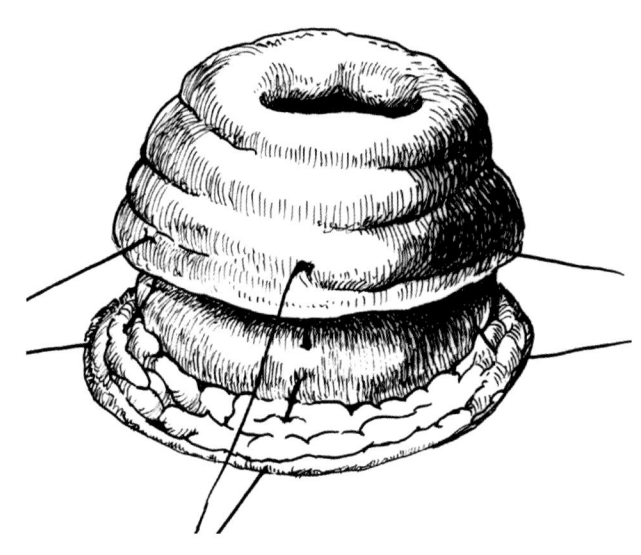

图24-10 外翻后一并打结

（二）回肠襻式造口术

用阑尾钳将造口回肠襻拉出腹壁外，近端肠管位于头侧，远侧肠管位于尾侧（图24-11）。可用3-0 Dexon线将肠壁或系膜与腹膜和腹直肌鞘前层间断固定几针。距腹壁约0.5 cm处横行切开远侧回肠壁，近切缘向头侧翻转后与造口皮肤真皮层用3-0 Dexon线间断缝合，远切缘予以同样处理（图24-12至图24-14）。

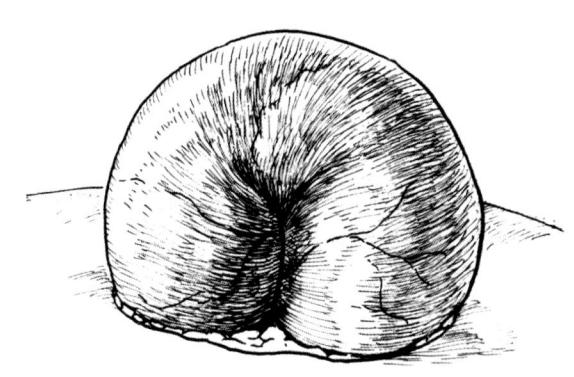

图24-11 拉出回肠襻

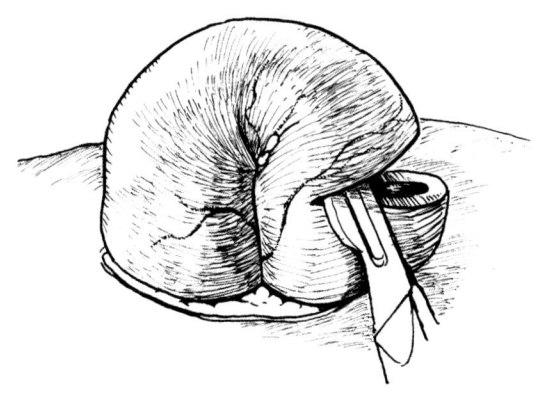

图24-12 近腹壁横行切开远侧回肠壁

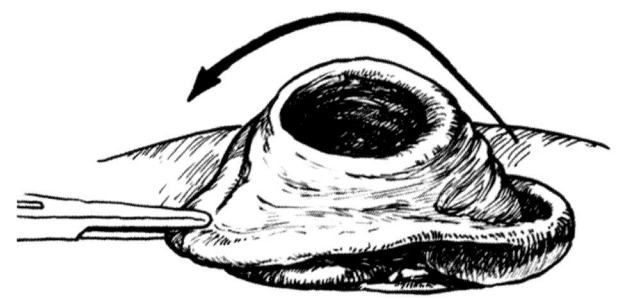

图24-13 近切缘向头侧翻转

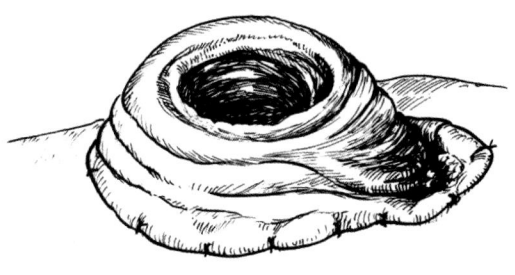

图24-14 回肠襻式造口

第三节　盲肠造口术

一、适应证

盲肠造口术很少使用，一般用于结肠梗阻导致盲肠即将穿孔或内镜减压无效的急性结肠假性梗阻（Ogilvie综合征）的患者。

二、手术策略

盲肠置管造口术减压效果不佳，即使应用36F橡胶管，粪便也易于将其堵塞，优点是拔管后瘘管可自行闭合。为了达到理想的减压效果，应将盲肠壁切开与皮肤吻合。打开腹腔时先行盲肠减压，利于后续操作。为避免粪便污染腹腔，可先将盲肠壁与腹外斜肌腱膜缝合，然后再横行切开盲肠壁，与皮肤真皮层间断缝合。已经坏死的盲肠壁应予以切除。

三、麻醉与体位

气管内插管全身麻醉，平卧位。

四、手术步骤

取右下腹麦氏点横切口，长5～6 cm，切开皮下脂肪、腹外斜肌腱膜、腹内斜肌、腹横肌、腹横筋膜及腹膜。16号针头穿刺盲肠，排除其内的气体，1号丝线"8"字缝合穿刺孔。将盲肠提至切口外，先行浆肌层与腹外斜肌腱膜3-0 Dexon线连续缝合（图24-15）。横行切除盲肠壁坏死灶，吸引器清除盲肠内容物，适当扩大盲肠切口（图24-16）。如皮肤切口较大，可适当于切口两角间断缝合几针。将盲肠上、下切缘与皮肤切口用3-0 Dexon线间断缝合（图24-17）。

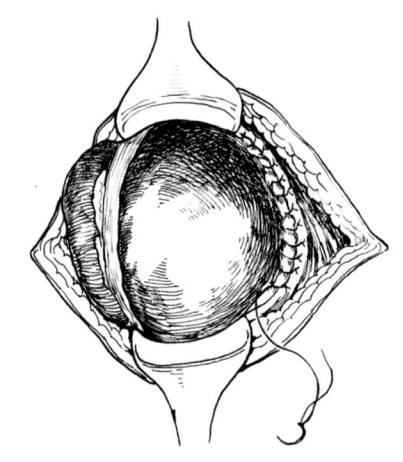

图24-15　盲肠浆肌层与腹外斜肌腱膜缝合

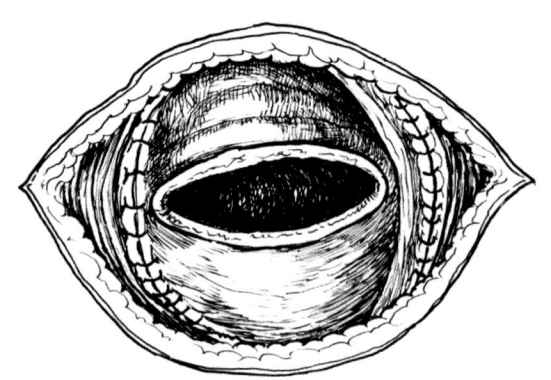

图24-16　横行切开盲肠壁

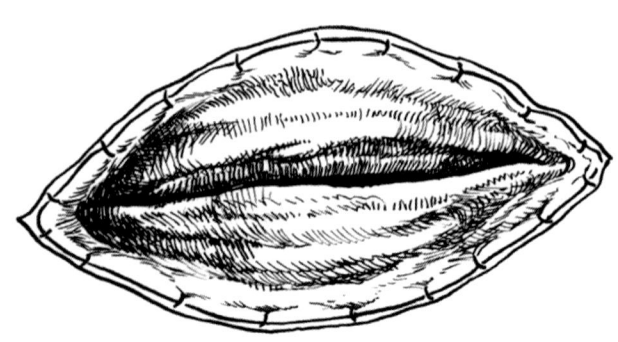

图24-17　盲肠上、下切缘与皮肤真皮层缝合

第四节 横结肠造口术

一、适应证

横结肠造口术多作为远侧吻合口的保护性粪便转流措施,但现多倾向于回肠襻式造口术,因后者易于回纳。横结肠以远结直肠癌并发完全性梗阻及远处转移等原发灶难以切除者,也可行此姑息性手术。

二、手术策略

横结肠造口时应检查盲肠,高度扩张的盲肠行横结肠造口减压效果不佳,另外需排除乙状结肠扭转。扩张明显的结肠应先行减压处理。横结肠浆膜层及其系膜与腹膜间断固定几针,可减少造口脱垂。于结肠带切开造口效果更好。横结肠系膜短者,提出后往往存在张力,此时可将一硅胶管穿过横结肠系膜无血管区作为支撑,避免横结肠造口回缩。为更好粘贴肛袋及促进结肠切缘和皮肤愈合,可用一硅胶管于距切口中点下方4 cm处穿入皮下,穿过横结肠系膜后,自切口中点上方4 cm处穿出皮肤,此即为置入皮下改良式桥样装置造口术,如此既不妨碍结肠切缘和皮肤真皮层缝合,也不影响肛袋粘贴。横结肠造口脱垂的发生率为7.4%,多见于输出襻,于横结肠左侧半造口可因脾结肠韧带牵拉作用而降低输出襻脱垂的发生率,而且粪便形成也好于右半横结肠造口。

三、麻醉与体位

气管内插管全身麻醉,平卧位。

四、手术步骤

取左上腹或右上腹经腹直肌横切口,长5~6 cm,切开皮肤、皮下脂肪、腹直肌鞘前层、腹直肌、腹直肌鞘后层和腹膜。寻找大网膜与横结肠,高度膨胀的结肠可用16号针头穿刺减压。提出横结肠,切勿扭转,浆膜层和系膜分别与腹膜和腹直肌鞘前层3-0 Dexon线间断固定几针,切勿缝穿肠壁全层。沿结肠带纵行切开肠壁5~6 cm,将肠管上、下切缘与皮肤切口上、下缘真皮层3-0 Dexon线间断缝合。如皮肤切口过长,于切口两侧角间断缝合1~2针即可。如系膜较短,为避免造口塌陷,可用硅胶管经皮下脂肪层支撑,行置入皮下改良式桥样装置造口术,用7号丝线将硅胶管两端与皮肤固定,戴透明人工肛袋(图24-18至图24-22)。

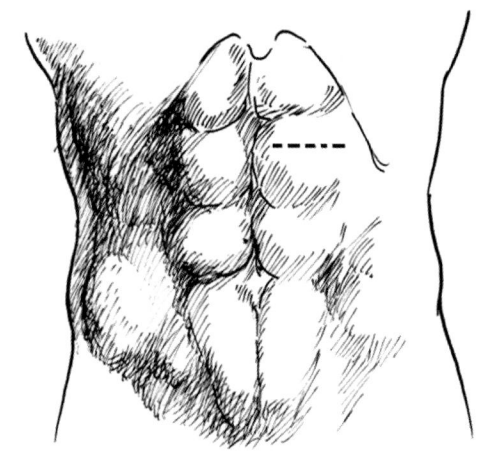

图24-18 横结肠造口切口

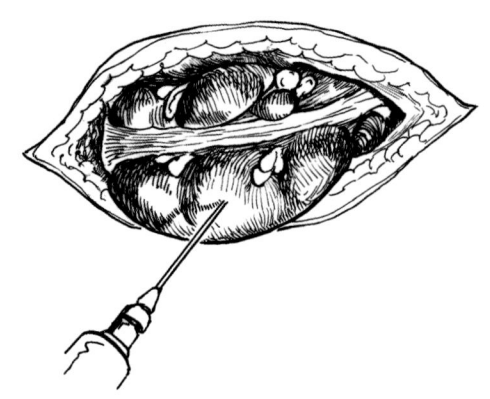

图24-19 横结肠减压

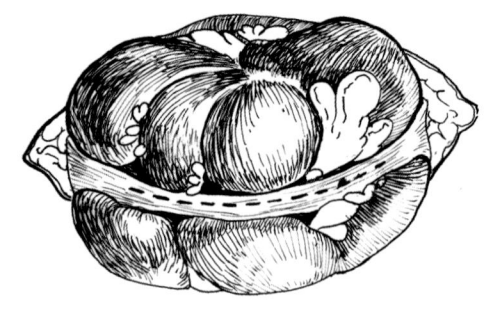

图24-20 沿结肠带切开

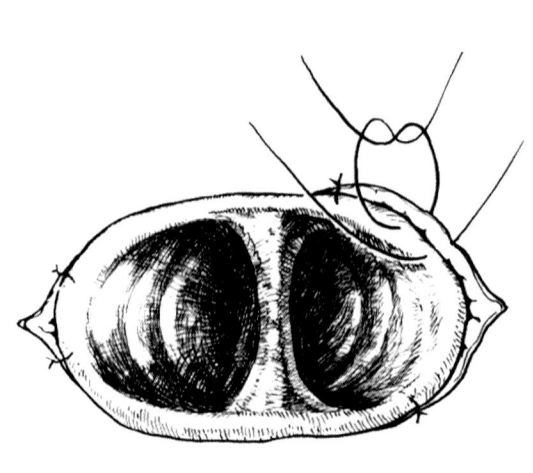

图24-21 结肠切缘与皮肤真皮层缝合

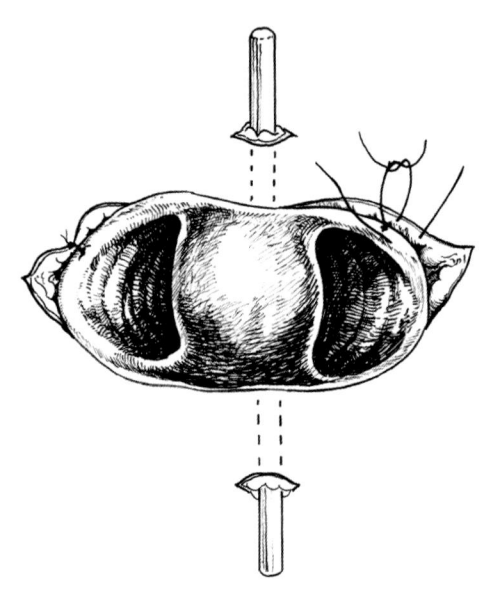

图24-22 置入皮下改良式桥样装置造口术

第五节 乙状结肠造口术

一、适应证

乙状结肠造口术多为直肠癌Miles手术或Hartmann手术的组成部分，此术式也用于乙状结肠憩室炎穿孔、先天性肛门闭锁、肛门失禁或直肠损伤的患者。

二、手术策略

参见回肠末端造口术，注意乙状结肠系膜应朝向盆腔，缝合关闭乙状结肠系膜和侧腹壁之间的空隙，防止内疝的发生。注意造口结肠血供，必要时游离结肠脾曲。

三、麻醉与体位

气管内插管全身麻醉，平卧位。

四、手术步骤

于肚脐左下方，经腹直肌做造口，切除直径2 cm皮肤，纵行切开皮下脂肪，过度肥胖者可将皮下脂肪柱状切除（图24-23），十字切开前鞘，切除四角（图24-24），纵行钝性分开腹直肌，切开腹膜，造口通道可容纳两指（图24-25）。将乙状结肠拉出体外距皮肤约3 cm，腹膜与结肠浆肌层间断固定几针（图24-26、图24-27）。缝合关闭乙状结肠与侧腹壁间隙，清点纱布器械无误后，逐层关腹，可放置盆腔双腔引流管。腹直肌鞘前层与结肠浆肌层3-0 Dexon线间断固定，最后保持皮肤之上结肠残端约3 cm，外翻后3-0 Dexon线间断缝合结肠断端全层以及与皮肤同一平面的结肠浅浆肌层和皮肤真皮层，造口高出皮肤平面约1.5 cm，完成结肠外翻造口（图24-28）。

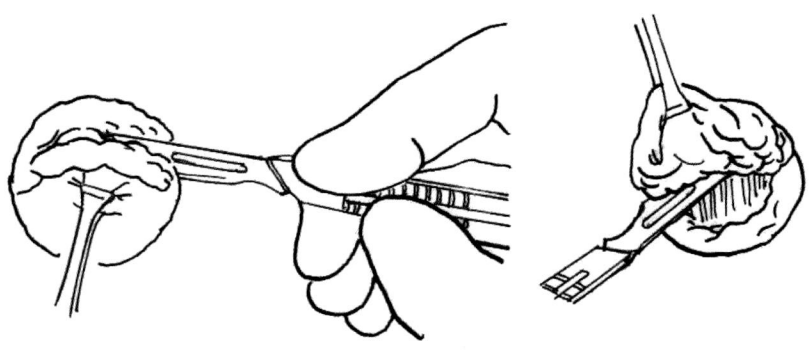

图24-23　切除皮下脂肪

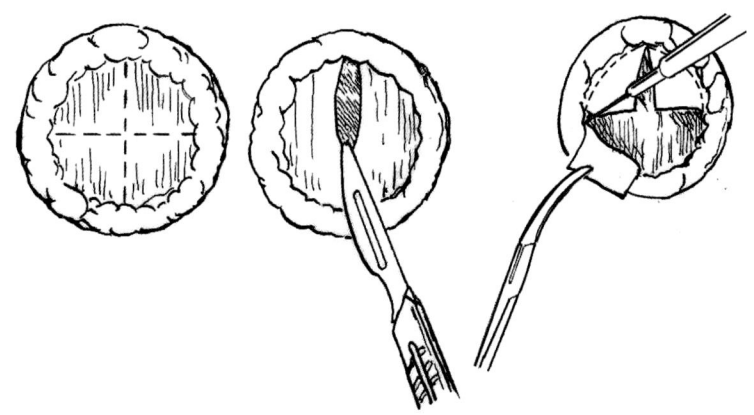

图24-24　切开前鞘

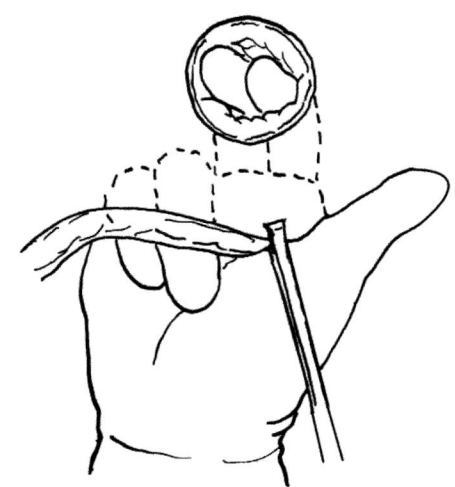

图24-25　造口通道可容纳两指

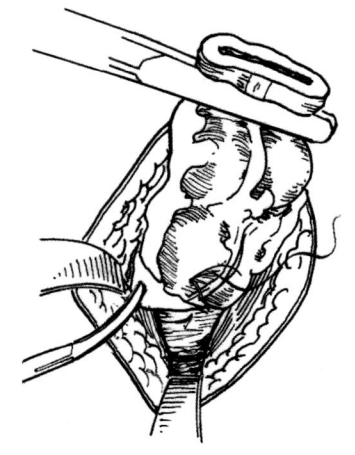

图24-26　拉出结肠

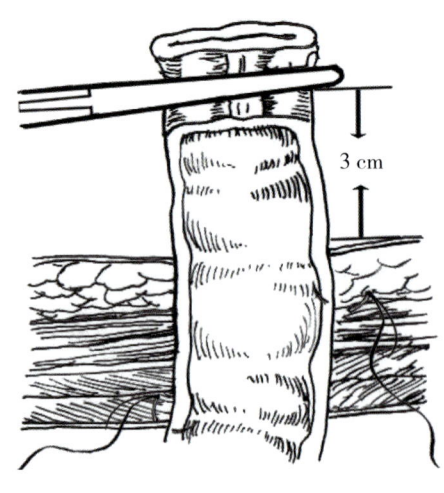

图24-27 肠管高出皮肤约3 cm

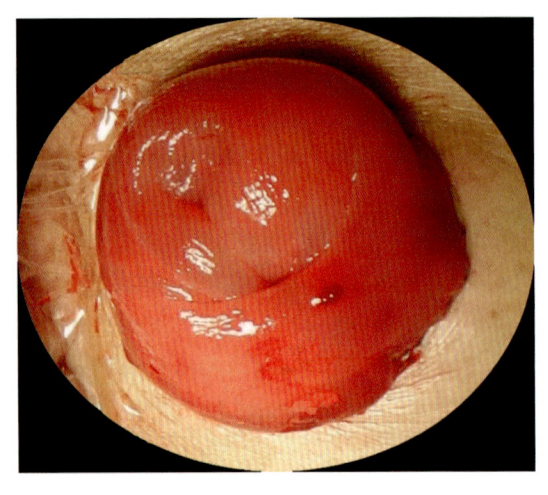

图24-28 造口高出皮肤平面约1.5 cm

腹膜后隧道式结肠造口术可减少造口旁疝的发生率，操作方法：当盆底腹膜可缝合关闭时，提起先前切开结肠旁沟腹膜外侧叶，用手指从侧腹壁钝性分离，直达腹直肌拟造口处（图24-29、图24-30）。建立造口通道，将造口结肠自腹膜后隧道拉出至腹壁外4～5 cm（图24-31）。用2-0无创伤PG线关闭盆底腹膜，将腹膜游离缘与附近造口结肠浆肌层缝合（图24-32）。关腹后，完成造口。

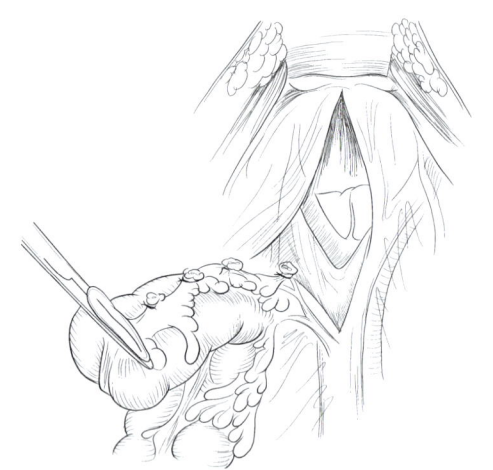

图24-29 切除直肠标本

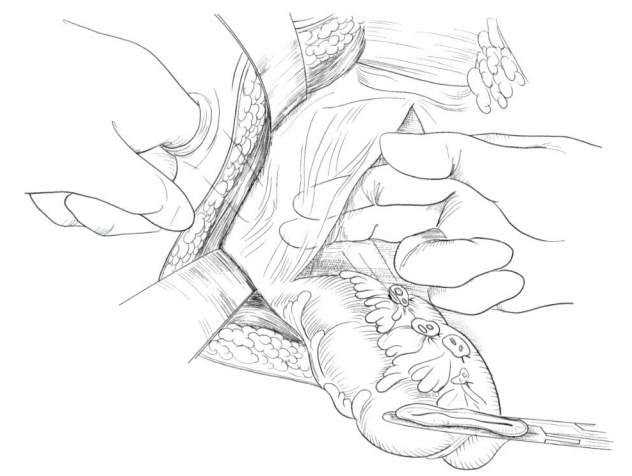

图24-30 创建腹膜后隧道

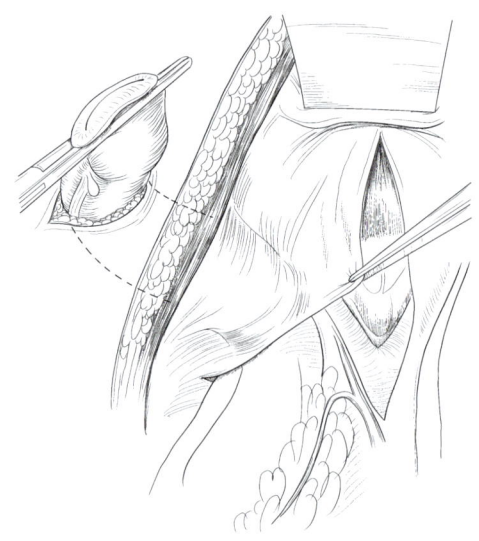

图24-31 经腹膜后隧道拉出乙状结肠

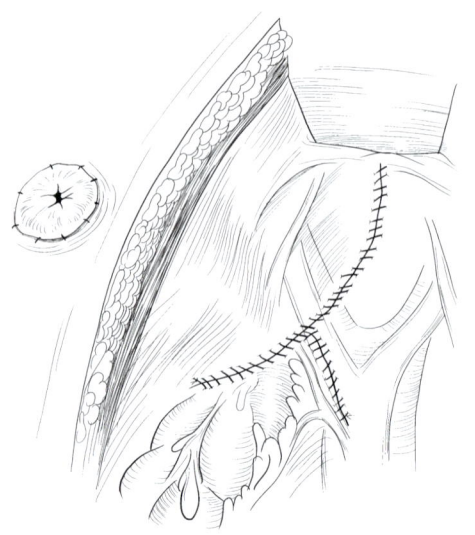

图24-32 关闭盆底腹膜

常规Hartmann切除术后造口关闭需行二次开腹手术，末端-襻式造口术（End-loop stomas）不需开腹即可完成造口关闭术。手术方法：近侧结肠断端常规造口，切割闭合器闭合远断端，经同一造口通道的肛侧，将远断端对系膜缘侧角拉至腹壁外，侧角剪除少许，并与近侧造口肠管和切口皮肤缝合固定（图24-33）。

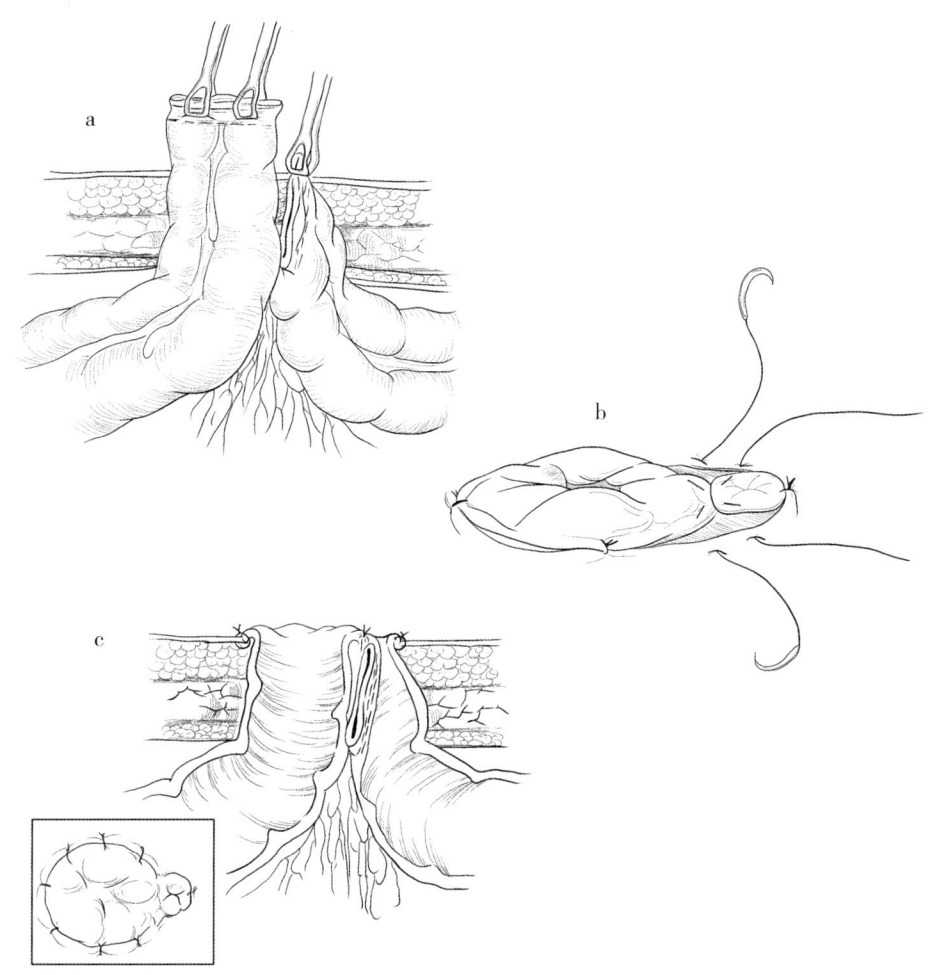

图24-33　结肠末端-襻式造口术

第六节　临时造口关闭术

一、适应证

保护性造口在吻合口愈合良好、造口远侧肠管通畅的情况下，即可行造口关闭术。文献报道，在首次造口术后4～6个月施行关闭术并发症发生率为34.3%，而3个月内关闭者高达51.3%，因此，手术时机应在4～6个月之后。

二、手术策略

（1）术前应行肠镜检查及钡灌肠，明确吻合口愈合良好，造口以远肠管通畅。造口以远肠道还应予以低压灌肠以清除其内的残留物。

（2）切除造口肠管时，应避免损伤肠壁。切除皮肤瘢痕后，切缘血运必须良好。采用横行缝合关闭，手工或闭合器均可。如果首次手术时将腹膜和腹直肌鞘前层和肠壁固定，将肠管游离则较为困难，难免损伤肠管，最好扩大切口，游离结肠，行结肠部分切除，端端吻合术，但术后并发症增加。切勿将可能缺血的肠管放回腹腔，以免发生术后肠漏。用附近大网膜围绕吻合口，可减少吻合口漏的发生。另外，造口肠管回纳后，切口脂肪已经回缩，形成一个空腔，强行缝合易于导致切口感染，处理办法为缝合关闭肌层后，皮肤及皮下脂肪层予以敞开，填塞生理盐水纱布，每天更换敷料，待日后肉芽组织新鲜后可行二期缝合术；也可预先留置皮肤和皮下脂肪层缝线，暂不打结，待创面新鲜时，再松松打结对合创面。

三、麻醉与体位

气管内插管全身麻醉，平卧位。

四、手术步骤

安尔碘纱球填塞造口肠腔，减少肠内容物污染术野。距离肠黏膜3~4 mm，梭形切开皮肤（图24-34）。组织钳将两切缘一并提起，利于下一步操作，薄组织剪解剖皮下脂肪和造口肠管，达腱膜处，靠近外侧分离肠管与腱膜和肌肉间的粘连，进而切开腹膜，进入腹腔（图24-35、图24-36）。沿造口黏膜缘切除皮肤瘢痕，然后3-0 Dexon线连续横行缝合关闭造口，外加1号丝线浆肌层包埋，检查吻合口是否通畅（图24-37、图24-38）。也可用吻合器完成漏口封闭：将漏口横行拉开，中间缝一悬吊线，50 mm闭合器先闭合一侧，然后闭合另一侧，而且两闭合线应重叠少许（图24-39、图24-40）。造口肠管较小的浆肌层损伤应予以修补，较大的损伤可导致肠漏，必要时切除造口肠管，行端端吻合术。用附近大网膜围绕包裹吻合口可减少吻合口漏的发生率。一层缝合关闭肌层和腹膜层，甲硝唑冲洗切口，皮肤及皮下脂肪层置生理盐水纱布填塞，或留置皮肤及皮下层缝线，暂不打结，外加纱布垫包扎。

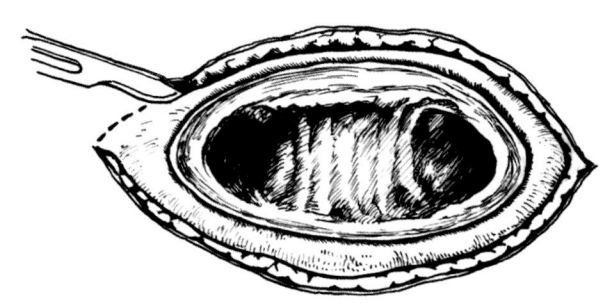

图24-34　梭形切开皮肤

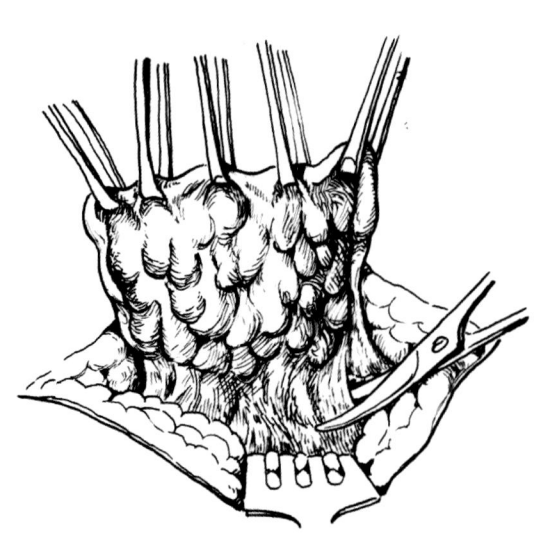

图24-35　锐性解剖肠管与周围组织粘连

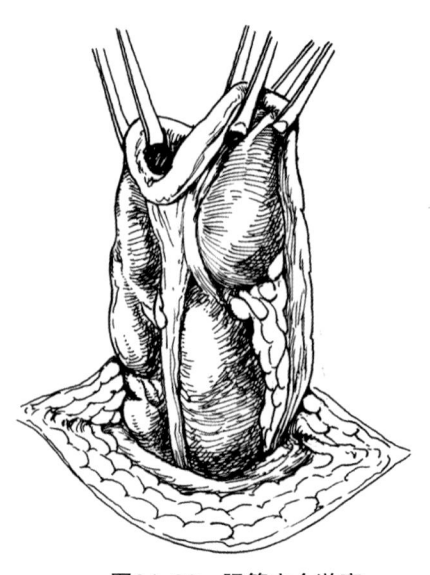

图24-36　肠管完全游离

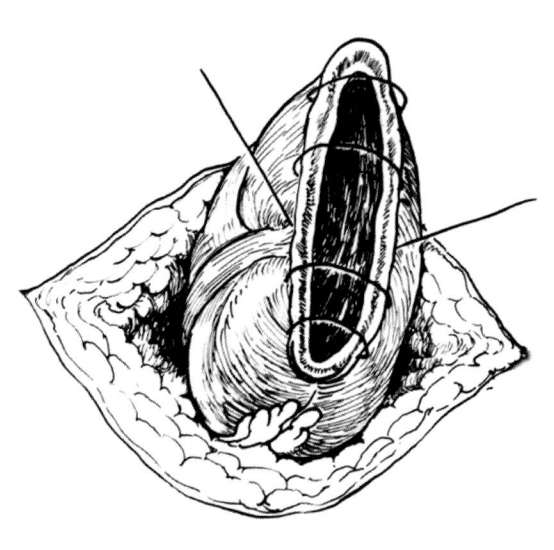

图24-37 横行关闭结肠切口

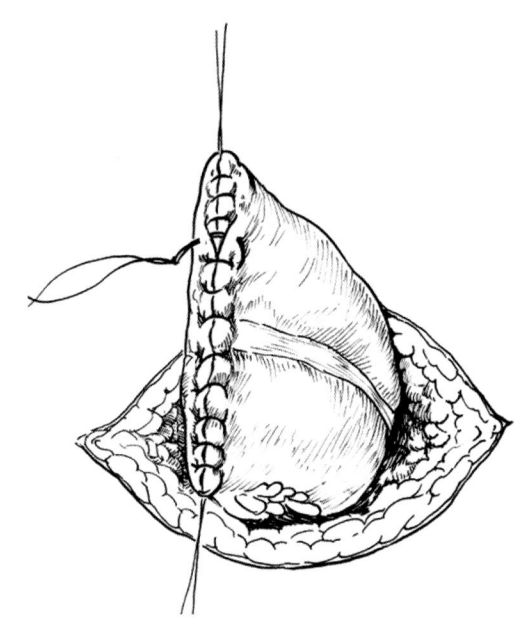

图24-38 浆肌层包埋吻合口

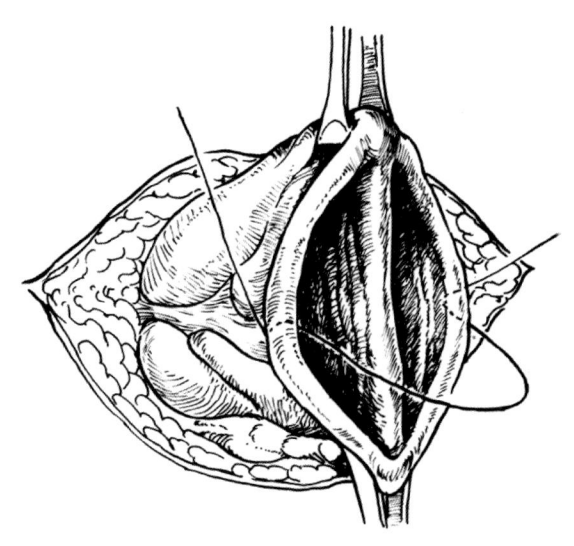

图24-39 缝置悬吊线

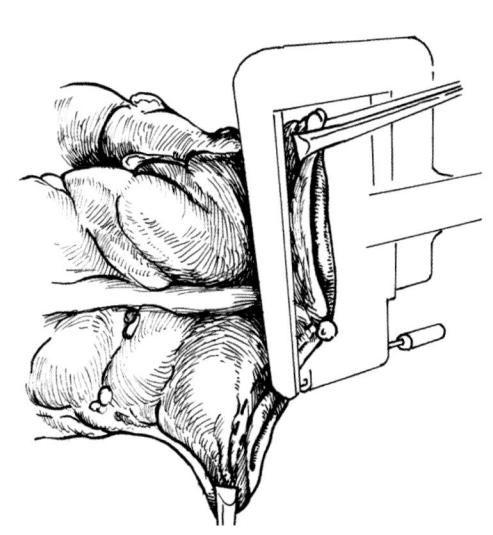

图24-40 闭合器闭合

第七节 术中应急处理

肠造口术关闭腹部切口后，应再次检查造口血运，肠黏膜应为粉红色。如果出现瘀血青紫色，务必立即开腹，重新游离肠管，再次造口，避免肠管存在张力，造口血供务必良好，肠黏膜为粉红色。如此处理虽然增加几十分钟手术时间，但如果术后出现造口坏死、狭窄等，需再次手术，对患者的打击更大。

第八节 术 后 处 理

（1）肠造口的观察和评估：血供良好的造口呈粉红色，光滑湿润。如颜色苍白，可能存在贫血；暗红色则是缺血的表现；肠管发生缺血坏死时，外观呈局部或完全变黑。检查时从造口插入润滑的玻璃试管，从玻璃试管外用手电筒照射，通过试管内光线检查肠管是否有坏死。造口黏膜水肿常见，多在术后1~2周好转。

（2）观察造口与皮肤黏膜缝合处的缝线是否松脱而导致出血或分离，是否有感染或皮肤对缝线材料过敏，造口周围皮肤是否有红斑、损伤、皮疹或水疱。正常的造口，周围皮肤是健康和完整的，与相邻的皮肤表面没有区别。

（3）医护人员应鼓励患者及其家属掌握造口的护理方法：术后第1~2天，由护士观察和评估造口及造口周围皮肤情况，为患者清洗造口及粘贴造口袋；术后第3~4天，指导患者和家属观看换袋过程，鼓励患者触摸自己的造口；术后第5~8天，指导患者参与换袋过程，清洗和测量造口大小，裁剪和粘贴造口袋，向患者介绍造口袋的种类及特性，指导患者选择合适的造口袋；1周后拆除造口缝线和襻式造口支撑管；术后第9~10天，评估患者的换袋技能，并纠正其不当之处。

（4）保留胃肠减压管1~3 d。

（5）补液、肠外营养支持。

（6）给予抗生素1~3 d。

第九节 术后并发症的防治

Park JJ报道1 616例造口患者553例（34%）出现并发症，448例（28%）发生于术后1个月内，105例（6%）发生于1个月之后。常见早期并发症为皮肤刺激（12%）、造口位置不当导致疼痛（7%）及造口部分坏死（5%）；常见晚期并发症为皮肤刺激（6%）、造口脱垂（2%）和狭窄（2%）。人工肛门操作相对简单，但并发症并不少见，某些甚至需再次手术才可治愈，应予以充分重视。

1. 造口位置不当　术前未能准确定位，极少数由于腹部大面积烧伤等造成广泛腹壁瘢痕而致无理想腹壁皮肤可用。术后根本无法校正，除非严重影响患者生活质量而需二次手术。强调术前定位五项原则：①患者易于观察和护理；②采取站、卧、坐位标记，选择最佳位置；③经腹直肌优于腹直肌旁；④避开具有皮肤病、高低不平、瘢痕及骨骼突出部位；⑤位于脐水平以下脂肪最厚处，便于患者自己护理。

2. 造口水肿　发生率为7.9%，为造口最常见并发症，一般无严重后果。多由于手术创伤、刺激所致；也可由于造口皮肤切口过小、造口肠管外翻嵌顿或静脉损伤等导致静脉回流障碍引起。一般无须特殊处理，可用25%硫酸镁或3%氯化钠湿敷肠造口黏膜。关键在于预防：①皮肤切口直径应＞2 cm；②通道不宜过小，否则易于引起结肠外翻嵌顿；③珍惜保护系膜缘血管。

3. 造口坏死　发生率为2.4%~5%，肠造口坏死的原因主要为血供不足，与高位结扎肠系膜下动脉、手术中损伤肠管边缘动脉、肠造口腹壁开口太小或缝合过紧、严重的动脉硬化、肠梗阻过久引起肠壁长期缺氧、造口处肠系膜过紧等因素有关。当肠造口部分或完全变紫色时，及时处理后变紫色的肠造口黏膜可能会恢复正常；若无改善则会进一步变黑，最后导致造口坏死。造口术中拖出肠管时要注意肠黏膜的血运，必须为粉红色、光滑、有活力；手术时分离肠管要充分、无张力。当肠造口外观变紫色时，应密切观察肠造口黏膜变化；检查时以小手电筒斜照肠造口黏膜，观察黏膜有无坏死、有无透光。用手指按压肠造口黏膜，放开时观察有无回复红色现象，必要时可取一小透明试管润滑后插进造口，侧方光照以观察腔内黏膜颜色。如在短时间变为黑色时，则需及时施行剖腹探查，切除坏死肠管，重新造口；若只是部分肠黏膜变紫色时，有可能是肠造口边缘缝线绑扎太紧，将变紫色区域缝线拆1~2针后，用生理盐水清洗干净、擦干，拆线裂开处撒少许水胶体粉剂，再用防漏膏均匀涂抹，最后粘贴透明造口袋，选用一件式造口袋，以造口量具测量肠造口的口径，底板口径应大于肠造口内径2 mm，将防漏膏涂在造口黏胶洞口最内环处一圈，1 min后，待防漏膏酒精挥发后再予以粘贴。患者平躺10 min后下床，增加造口袋底盘的黏性，继续密切观察肠造口黏膜的变化（图24-41）。

4. 造口与皮肤黏膜分离　发生率约为10%，皮肤与肠造口黏膜分离见于缝线张力过大、肠造口黏膜部分坏死、肠造口黏膜缝线脱落、腹压过高、切口感染、营养不良、长期使用类固醇药物或糖尿病患者，造成肠造口黏膜缝线处的组织愈合不良，使皮肤与肠造口黏膜分离，形成一个开放性的切口。一些看似小的分离部位，

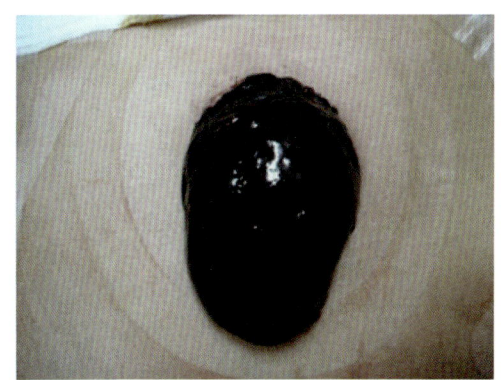
a. 造口黏膜呈紫黑色

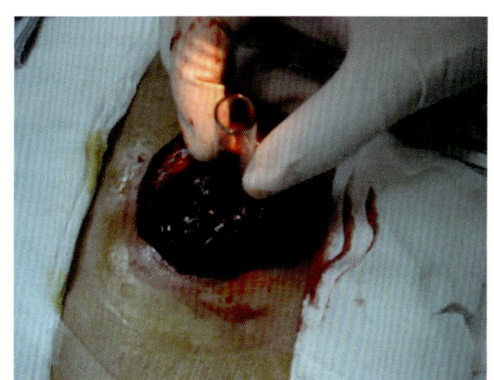
b. 小手电筒斜照，观察坏死深度

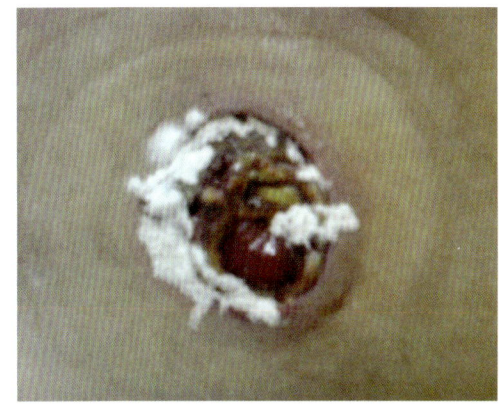
c. 坏死黏膜脱落后导致黏膜皮肤分离

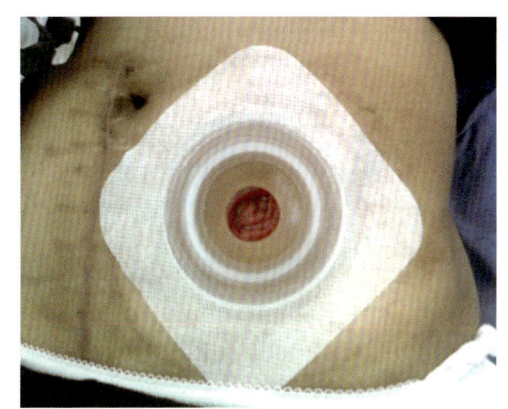
d. 黏膜与皮肤愈合

图24-41　造口坏死的处理过程

其下可能存在较大的脓腔，此时可予以NS冲洗引流。先用NS将肠造口黏膜缝合分离处彻底冲洗干净、用纱布擦干。再采用银离子敷料、镁盐或亲水性纤维敷料填塞，用油纱覆盖，以减少粪液渗入切口。粘贴两件式造口袋或切口引流袋，造口分离处每天换药1~2次。若分离面较大，可能会发生浆膜炎或愈合后出现造口狭窄（图24-42、图24-43）。

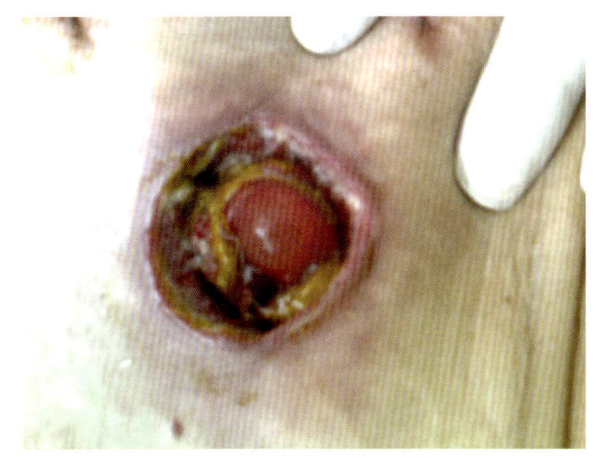
图24-42　彻底清洗

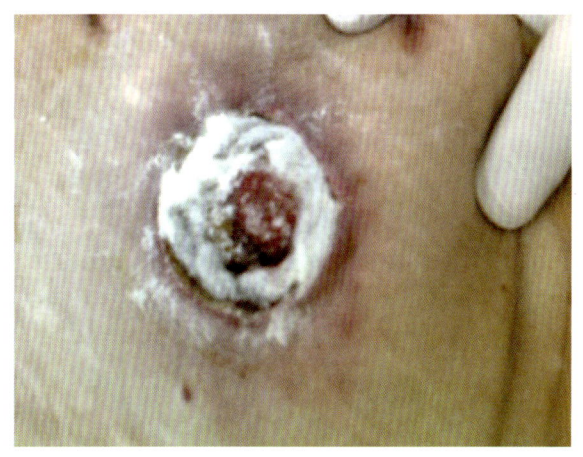
图24-43　纤维敷料填塞

5. 造口回缩　发生率为0.4%~5.6%，常见原因是造口肠管系膜过短而不是肠管长度不够；造口坏死；术者对肠管腹壁外长度估计不足；腹直肌鞘前层与造口肠管缝合处太靠近肠管末端，特别是在肥胖时更易发生（图

24-44）。处理措施根据回缩程度而定，未回缩至腹腔内者，暂不手术，观察排便情况，依照有无梗阻或狭窄而决定是否手术；已经回缩至腹腔内者，应急症剖腹探查，进一步游离结肠脾曲，无张力下可原位拉出造口，否则应另选造口。

6. 造口出血　发生率为1.3%。造口黏膜下血管因压迫、摩擦等而破裂出血，也可因系膜缘血管结扎线脱落而引起；门静脉高压患者易于出现造口出血。一般给予局部安尔碘清洗，去甲肾上腺素湿敷，压迫止血，必要时拆除几针造口缝针，分离至腱膜处，将曲张静脉缝扎止血。

7. 造口狭窄　发生率为4%，主要由于皮肤切除过少；未行一期开放造口；造口坏死、回缩后二期愈合；二次手术修复造口；造口肠管与皮肤缝合处浆膜炎而导致瘢痕挛缩（图24-45）。造口如能通过示指，则排便不会受阻，一般无须处理；严重狭窄，不能排便者应再次手术。手术方式包括：①切除造口，游离造口结肠后重新造口；②环形切除瘢痕，皮肤切缘与结肠再次吻合。不推荐仅将瘢痕放射状切开的处理方法，因其可能导致更多瘢痕，易于再次狭窄。

8. 造口脱垂　发生率为5%~10.5%，造口结肠自造口套叠脱出原因有三：①造口结肠腹腔内游离部分过长，术中未能妥善固定；②腹壁开口较小，结肠蠕动可将结肠壁推向腹壁外，但因壁层腹膜切口小，反而使脱出结肠不能回缩至腹腔，结肠逐渐呈套叠状脱垂至腹腔外，而且套叠两层浆膜间可因炎性渗出而粘连，更不易回纳，形成恶性循环；③腹壁开口过大（图24-46）。早期可予以回纳，适当加压。长期脱出，多需手术治疗，未合并疝的脱垂多不需要开腹手术。早期发生的脱垂，先切开黏膜和皮肤交界处，显露切除多余的肠管，然后将肠管断端和皮肤予以3-0 Dexon线间断缝合。术后数月发生的脱垂，则于皮肤上方约1 cm处切开肠管，将多余肠管切除，行肠管断端的间断缝合即可；如果切除皮肤瘢痕将导致造口过大，术后戴肛袋困难，应当避免此种不当的手术方式。

9. 造口旁疝　发生率为9.3%。小肠自造口结肠旁疝出的原因包括：①患者营养不良、糖尿病及长期应用激素等导致组织愈合能力低下；②造口处腹壁开口过大，特别是存在咳嗽等腹压升高的不利情况；③造口结肠与壁层腹膜、腹直肌鞘缝合处撕裂；腹膜外造口者如果腹膜外组织切除过多，亦可

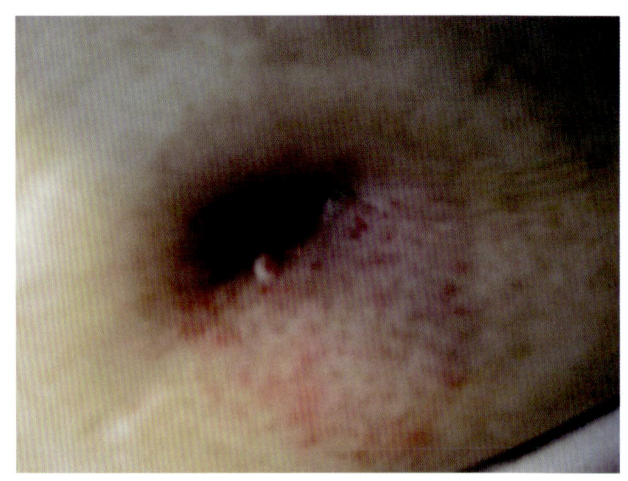

图24-44　急性（早期）肠造口回缩

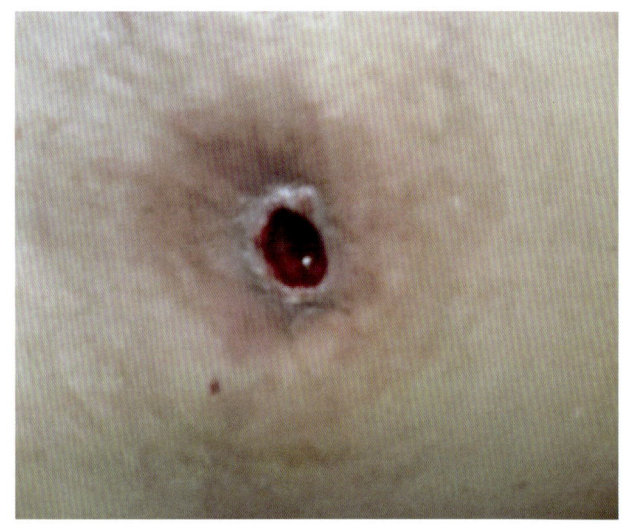

图24-45　造口狭窄

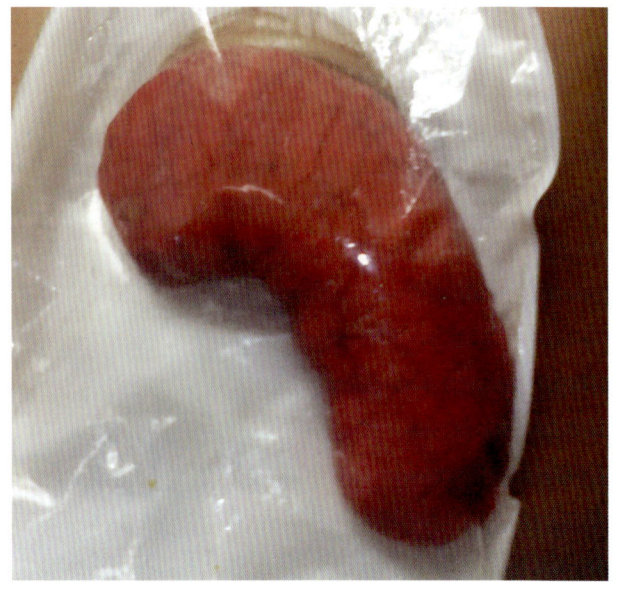

图24-46　造口脱垂

诱发造口旁疝（图24-47）。此种小肠疝很少嵌顿，轻度疝出，可予以腹带加压包扎；重度疝出或嵌顿者，开腹手术修补缺损，于对侧腹壁重新造口，详见本书第三章第十一节"造口旁疝修补术"有关内容。

10. 肠造口黏膜移位　肠黏膜移位至造口周围皮肤生长（图24-48）。由于黏膜有黏液分泌，使造口周围皮肤潮湿，造口底板易脱落。可能原因为手术时将造口缝于表皮，而没有缝于真皮层；使用较坚硬、开口过小的底盘，造成造口边缘经常受压，黏膜随损伤部位向外扩展生长所致。更换造口袋及清洁造口时动作要轻，避免再次损伤造口；重新测量造口尺寸；损伤处使用皮肤保护粉，促进愈合；必要时用硝酸银点烧（图24-49）。

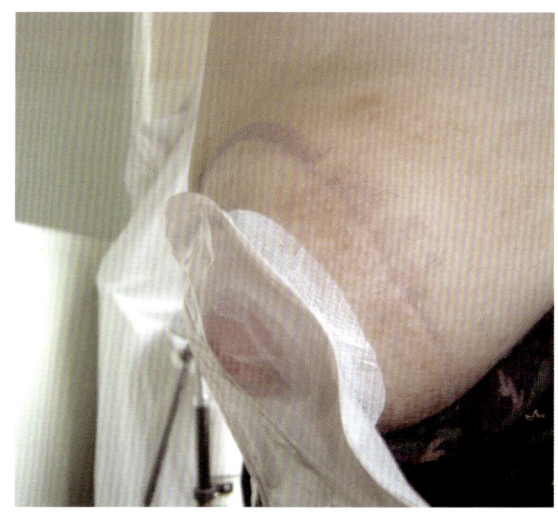

图24-47　造口旁疝

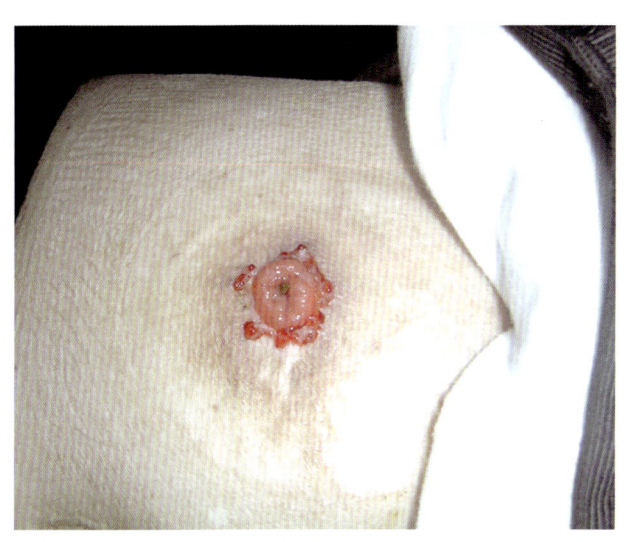

图24-48　肠造口黏膜移位

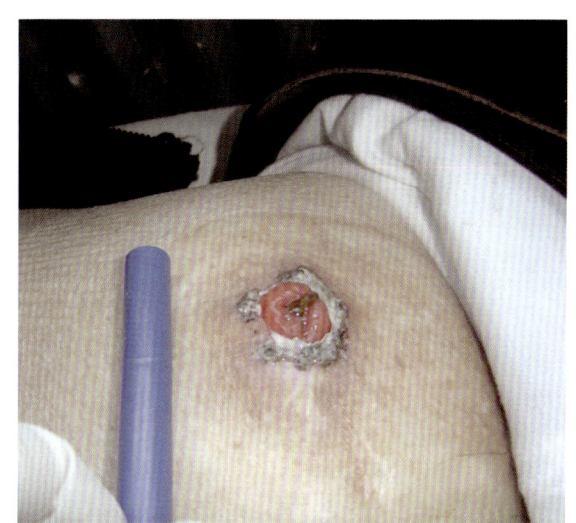

图24-49　硝酸银点烧

11. 造口穿孔　将造口肠管与腹壁固定时，缝针穿透结肠壁；肠壁本身存在炎症性肠病等病变；由于肠壁部分缺血坏死或术中损伤而未注意；术后结肠灌洗，暴力置管亦可导致结肠穿孔。位于腹腔内者，应立即剖腹探查，清除粪便，缝合裂孔，近侧肠管造口，腹腔内置双腔引流管。位于腹壁内者，可打开造口结肠与皮肤缝线，充分引流，给予抗生素及肠外营养支持，2~3周后多能治愈；长久不愈者，应重新造口。

12. 造口周围感染　发生率约为14%，多为术前肠道准备不佳，粪便污染造口，造口坏死、回缩、穿孔等原因所致（图24-50）。处理措施包括局部换药、脓肿切开、充分引流、抗生素控制感染。

13. 造口周围皮炎　发生率可高达21.9%。原因多为造口位置选择不当或回缩等导致肠液外渗，刺激皮肤；对肛袋底板粘贴面过敏；患者对造口护理知识缺乏而不能准确粘贴造口袋，如底板剪裁过大等（图24-51、图24-52）。造口师对患者指导至关重要，定期为患者提供造口康复基本知识可以很大程度解决皮炎问题。氧化锌软

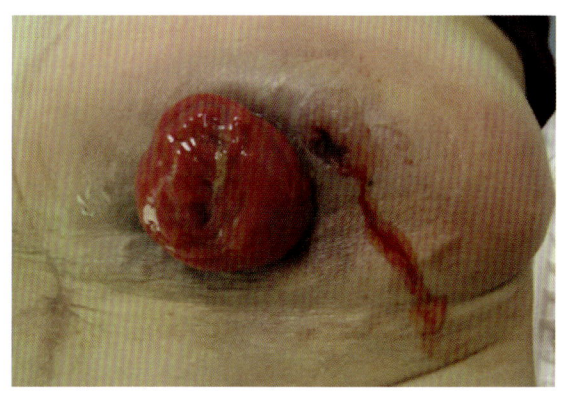

图24-50　造口周围脓肿

膏具有一定的预防皮炎作用。造口周围皮肤高低不平者可用猪油膏保护片填补后再粘贴底板。确实为底板过敏引起者，可更换其他造口用品。

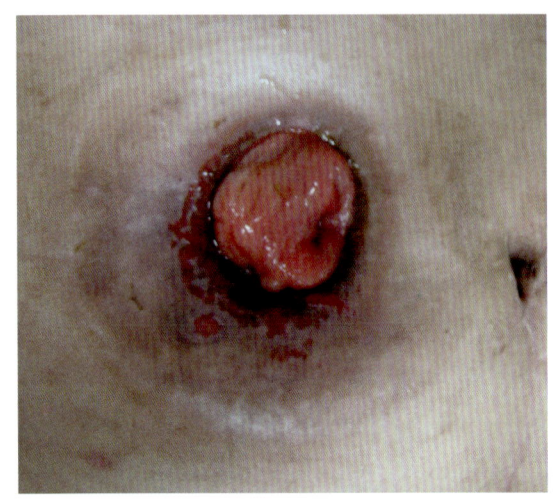

图24-51　近端开口低于皮肤

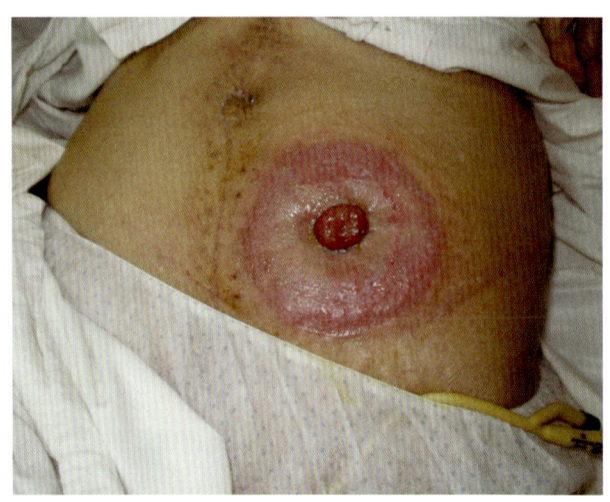

图24-52　接触性皮肤炎

14．造口肿瘤复发　造口肿瘤复发是一种罕见并发症（图24-53），可能为恶性肿瘤细胞种植、造口肠管切缘肿瘤残留、第二原发癌或造口周围皮肤癌变。多见菜花样肿物，伴有恶臭或出血。如无远处转移，可行根治性切除术，包括部分腹壁，另行其他位置造口。

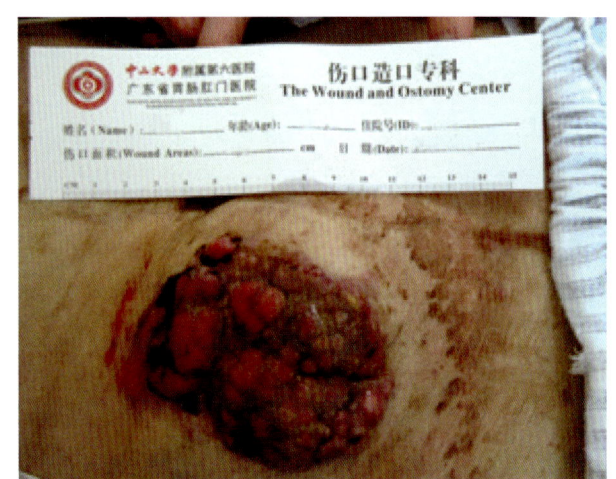

图24-53　造口肿瘤复发

（叶新梅　兰平　王天宝）

第二十五章　直肠癌手术相关问题概述

第一节　直肠周围的间隙、筋膜与韧带

1. 直肠后方筋膜与间隙　直肠系膜为直肠固有筋膜所包裹，后方为自肾前筋膜（Gerota筋膜前层）延续而来的骶前筋膜，直肠固有筋膜和骶前筋膜之间即为直肠后间隙，和乙状结肠系膜后方的Toldt间隙相交通。直肠后间隙无血管结构，是全直肠系膜切除术（total mesorectal excision，TME）的手术平面。骶前筋膜和骶骨骨膜及梨状肌筋膜之间为骶前间隙，内有上腹下神经丛及其分支、髂总动脉、髂总静脉及其分支、骶正中动脉、骶正中静脉、骶前静脉丛、盆内脏神经及下腹下神经丛。在骨盆矢状面，直肠后面自前向后可见3层筋膜：包绕直肠系膜的直肠固有筋膜、骶前筋膜及与骶骨骨膜相融合的梨状肌筋膜。骶前筋膜和梨状肌筋膜之间为骶前间隙。骶前筋膜在S_4骶椎水平走向前下方，止于直肠肛管连接部的后面，这部分筋膜称为直肠骶骨筋膜（即Waldeyer筋膜），并标志着直肠后间隙向下的终止。由于Waldeyer筋膜封闭了直肠后间隙的下部，直肠后的分离平面也由直肠后间隙转向骶前间隙。因此，以Waldeyer筋膜为标志，TME的直肠后分离平面可分为两部分，即上部的直肠后间隙和下部的骶前间隙。Waldeyer筋膜可保护其深部的骶前静脉、骶椎体静脉和骶神经前根等（图25-1）。

2. 直肠前方筋膜与间隙　Denonvilliers筋膜是Denonvilliers于1936年提出而得名，分为前、后两叶，后叶和直肠固有筋膜相连续，两者包裹直肠的血管、脂肪等；前叶和骶前筋膜相延续。Denonvilliers筋膜前叶、后叶之间为直肠前间隙，在两侧和直肠后间隙相交通（图25-1）。

3. 直肠侧韧带　由下腹下神经丛的直肠支在走向直肠侧面的过程中被神经筋膜层包绕形成，位于直肠固有筋膜和骶前筋膜之间。直肠中动脉（也即通常所说的直肠下动脉）可见于

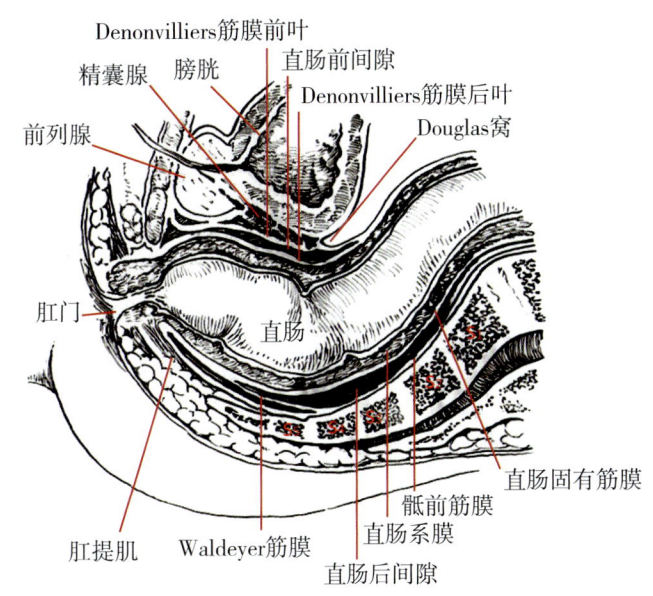

图25-1　直肠周围解剖（矢状面）

30.6%~90%的个体，单侧或双侧存在，起始直径为（1.72±0.81）mm，末端直径（1.63±0.78）mm，只有约33.3%的直肠中动脉进入直肠系膜，其余直接在肛提肌平面以上进入直肠，这是侧韧带切开时无须结扎的解剖学基础。

4. 下腹下神经丛　下腹下神经丛位于S_{3-5}骶椎水平的正中旁矢状平面内，其内侧是骶前筋膜，外侧是由髂内血管及其分支所组成的盆侧血管壁。上腹下神经丛的分支与下腹下神经丛的后上角相连，3支盆内脏神经起自下腹下神经丛的后面，向下行走。膀胱神经支由下腹下神经丛发出并向前方行走。从髂内动脉末梢分出的直肠中动脉、膀胱下动脉分支，分别穿过下腹下丛的中央、前方，走向直肠壁和前列腺及阴茎等部位。下腹下神经丛将直肠系膜和盆侧壁之间的间隙分为两个潜在的间隙，形成两个重要的外科平面：①直肠系膜与下腹下神经丛之间的间隙处于内侧，是直肠后间隙在直肠侧面的延续，也是进行直肠侧面分离和切断直肠侧韧带的外科平面；②下腹下神经丛与盆侧壁之间的间隙处于外侧，是骶前间隙在盆腔侧面的延续，也是盆侧壁淋巴清扫的外科平面。

5. 骶前静脉丛（venous plexus of presacral region，VPPSR）　位于骶前筋膜后方的骶前间隙内，由骶前静脉横干、骶中静脉、骶外侧静脉、骶椎旁静脉、骶椎前穿通静脉及其属支共同组成。骶前静脉丛紧贴骨面、血管壁薄、缺少静脉瓣。横干静脉平均长度S_1为3.2 cm，S_2为4.4 cm，S_3为3.5 cm，S_4为2.3 cm，S_5为1 cm；横干静脉

平均直径S_1为0.2 cm，S_2为0.25 cm，S_3为0.25 cm，S_4为0.17 cm，S_5为0.09 cm。骶前静脉丛与直肠静脉丛、骶管椎内静脉丛有直接吻合。$S_{2\sim4}$有2～4支静脉穿骶孔和骶管椎内静脉丛相交通，穿S_2骶孔静脉较细（1～1.9 mm）；穿$S_{3\sim4}$骶孔静脉较粗（3～4 mm）；该静脉入孔处有筋膜固定。骶管内网状静脉丛明显，愈近骶管上端静脉丛愈粗大密集，硬膜外腔前方静脉丛密集，吻合丰富，后方略稀疏。骶前静脉丛与腰升静脉、直肠静脉丛及椎内静脉丛相互联系，是骶部血液储存场所，而且解剖变异多、血管壁薄及缺少静脉瓣，此为VPPSR损伤大出血甚至死亡的解剖学基础（图25-2、图25-3）。

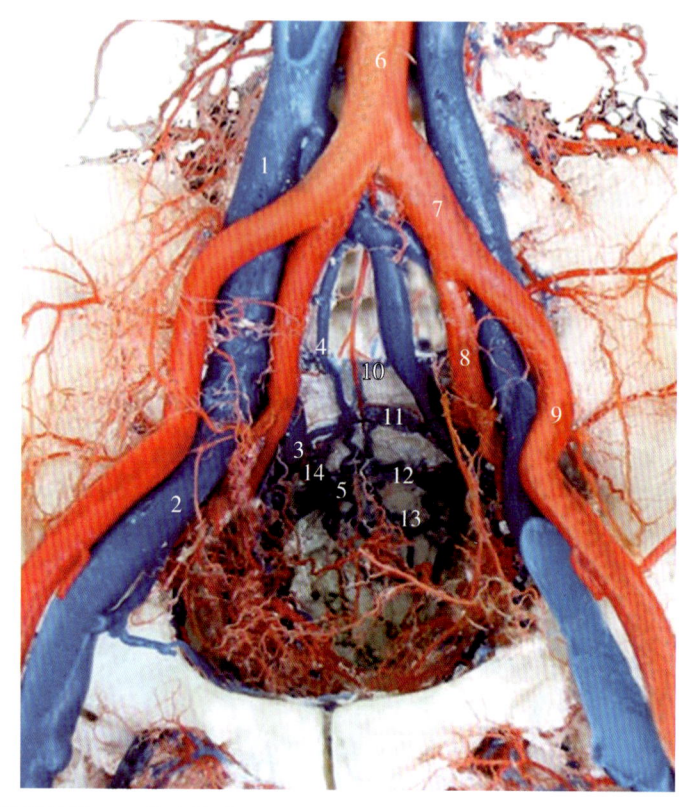

1. 髂总静脉　2. 髂外静脉　3. 髂内静脉　4. 骶中静脉　5. 骶前静脉丛　6. 腹主动脉　7. 髂总动脉　8. 髂内动脉　9. 髂外动脉　10. S_1横干静脉　11. S_2横干静脉　12. S_3横干静脉　13. S_4横干静脉　14. 骶椎旁静脉

图25-2　骶前静脉丛血管铸型

6. 直肠癌切除手术平面　在将下部直肠从周围组织中进行分离时，首先从Douglas窝最低处的稍上方（前面）切开腹膜，而后进入Denonvilliers筋膜前叶、后叶之间的直肠前间隙。否则，不能完全切除Denonvilliers筋膜后叶，可能残留其中的淋巴管，不符合肿瘤切除的原则。若进入Denonvilliers筋膜前叶前方，容易损伤到前列腺及精囊周边的静脉丛而出血，并且还可能损伤盆内神经的前列腺支及神经血管束，导致勃起功能的障碍等。后面应经乙状结肠系膜后方的Toldt间隙进入直肠后间隙，以免损伤骶前静脉丛和下腹下神经丛的分支。侧韧带的切断点距离直肠1～1.5 cm，避免损伤下腹下神经丛。会阴部的手术操作时，在直肠后方应采用横行切开或剪开Waldeyer筋膜；若钝性分离，可把Waldeyer筋膜向前上掀起，不仅会发生骶前静脉丛的大出血，而且还可能损伤骶前副交感神经等，造成患者术后排尿或性功能障碍。

7. 盆腔正中矢状面断层解剖见图25-4、图25-5。

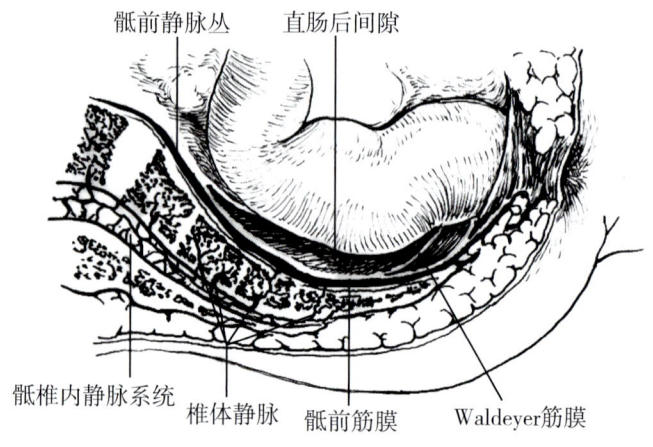

图25-3　骶前静脉丛和椎体静脉系统的关系

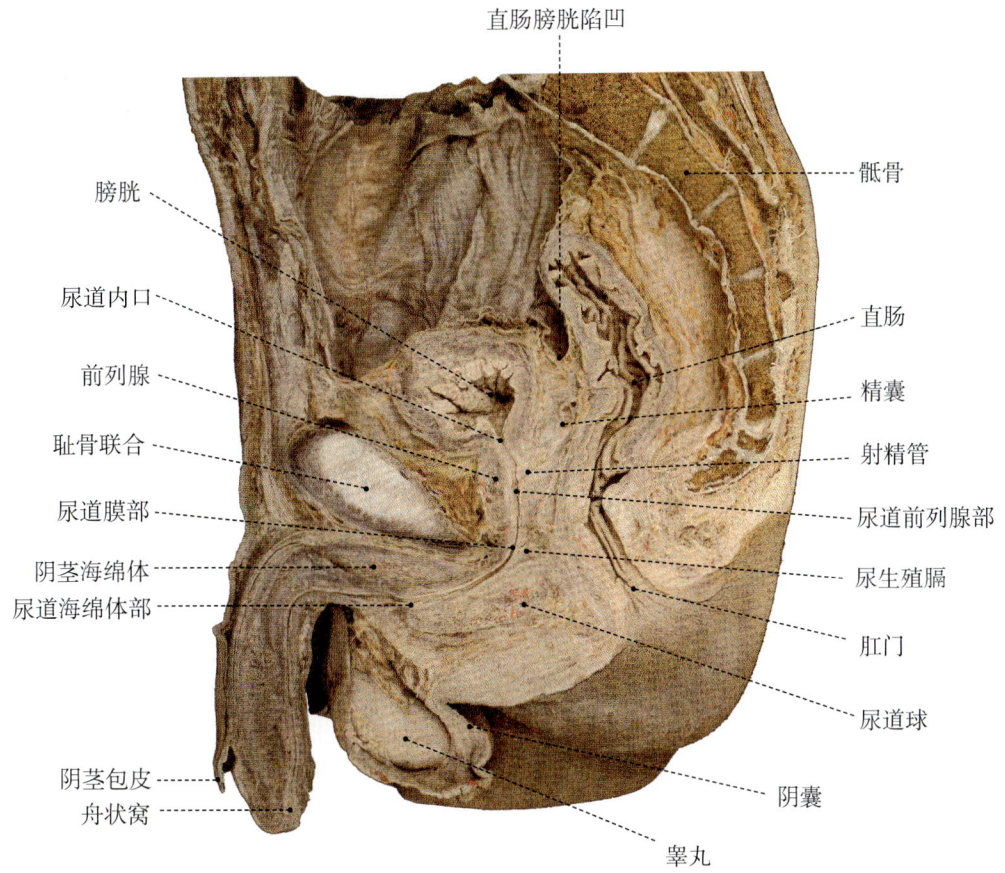

图25-4 男性盆腔正中矢状面断层解剖

（经授权引自：欧阳钧，温广明. 人体解剖学标本彩色图谱［M］. 2版. 广州：广东科技出版社，2010：166.）

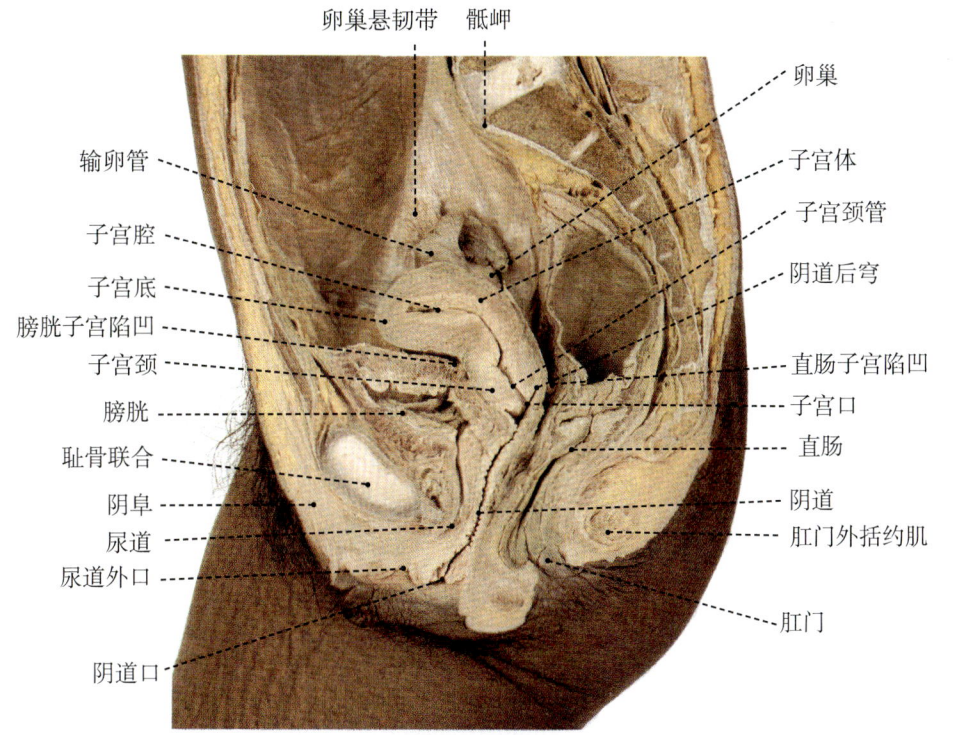

图25-5 女性盆腔正中矢状面断层解剖

（经授权引自：欧阳钧，温广明. 人体解剖学标本彩色图谱［M］. 2版. 广州：广东科技出版社，2010：171.）

第二节 直肠癌大体类型、组织病理及TNM分期

1. 大体类型

（1）Borrmann Ⅰ型（polypoid，息肉样癌）。肿瘤主体向肠腔内突出，呈结节状、息肉状或菜花样隆起，境界清楚，有蒂或广基（图25-6）。

（2）Borrmann Ⅱ型（ulcerative circumscribed，溃疡局限型）。瘤体一般较大，底覆污秽苔，边缘环堤样隆起（图25-7）。

（3）Borrmann Ⅲ型（ulcerating infiltrative，溃疡浸润型）。肿瘤向肠壁周围及深部浸润生长，表现为较大溃疡、界限不清、表面糜烂、边缘脆、易出血。病变环周浸润时导致肠腔狭窄（图25-8）。

（4）Borrmann Ⅳ型（diffusely infiltrative，弥漫浸润型）。肿瘤向肠壁各层弥漫浸润，肠壁增厚变僵硬，管腔狭窄，易引起肠梗阻，好发于直肠、乙状结肠和降结肠（图25-9）。肿瘤切面灰白或有灶性出血、坏死，质硬、脆，有黏液，部分有黏液湖形成。

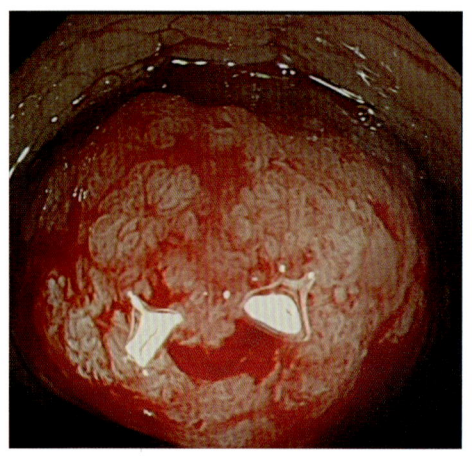

图25-6 息肉样癌，Borrmann Ⅰ型

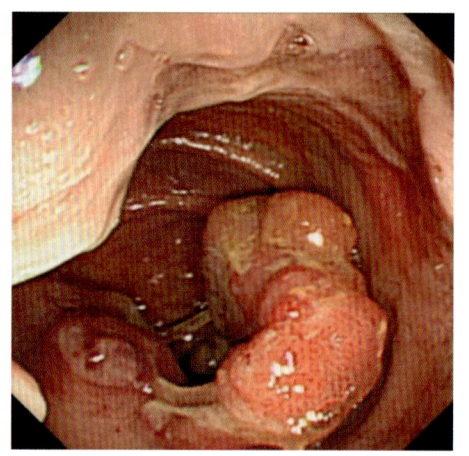

图25-7 溃疡局限型，Borrmann Ⅱ型

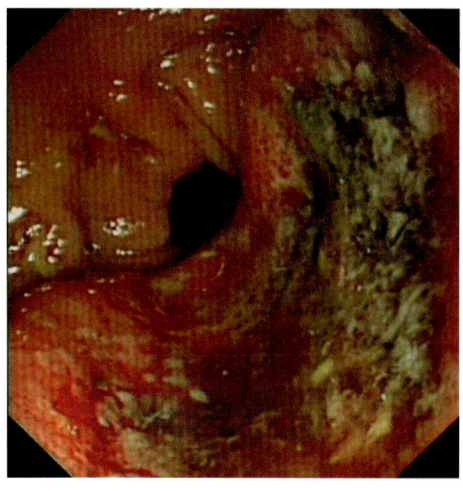

图25-8 溃疡浸润型，Borrmann Ⅲ型

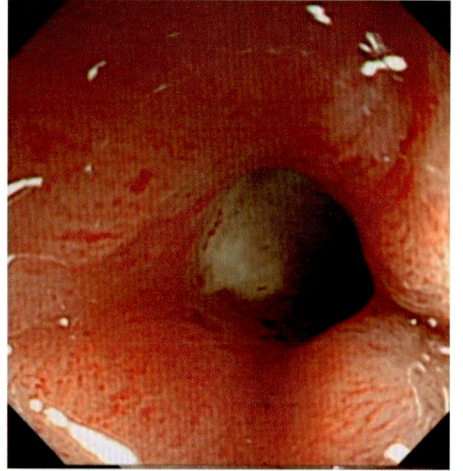

图25-9 弥漫浸润型，Borrmann Ⅳ型

2. 组织病理 90%～95%的直肠癌为腺癌，25%为高分化，60%为中分化，15%为低分化，其他组织类型包括：黏液癌、含鳞状细胞的癌（鳞癌/腺鳞癌/腺棘皮癌）、基底细胞样癌、髓样癌、未分化癌及癌肉瘤等（图25-10至图25-14）。

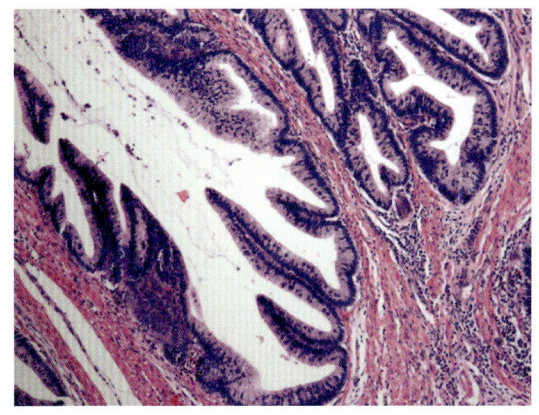

高分化的肿瘤腺体形成指状乳头或具有明显血管轴心的大乳头结构，并浸润直肠平滑肌层，肿瘤腺体的癌细胞尚存在不同程度的极向

图25-10　高分化腺癌

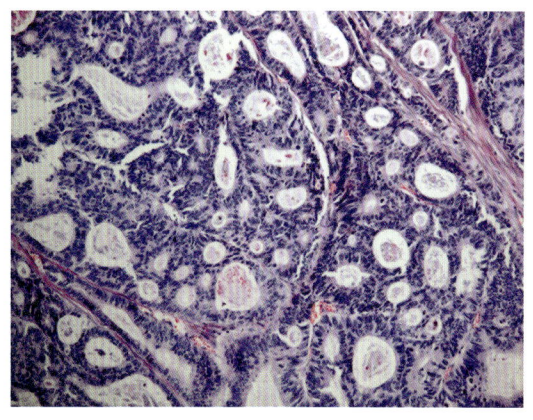

异形腺体不同程度的融合形成典型的筛状结构，腺体内瘤细胞极向消失

图25-11　中分化腺癌

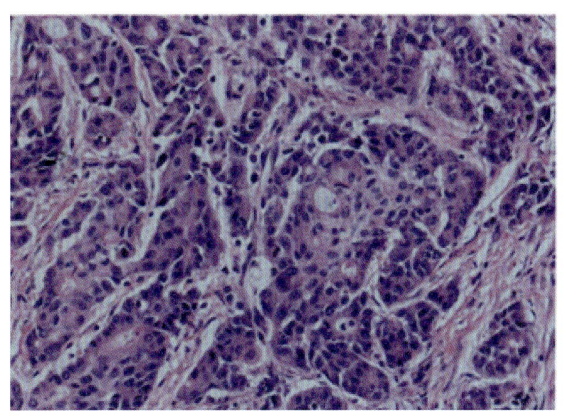

癌细胞排列成条索状或巢状结构，偶见模糊的腺体样分化

图25-12　低分化腺癌

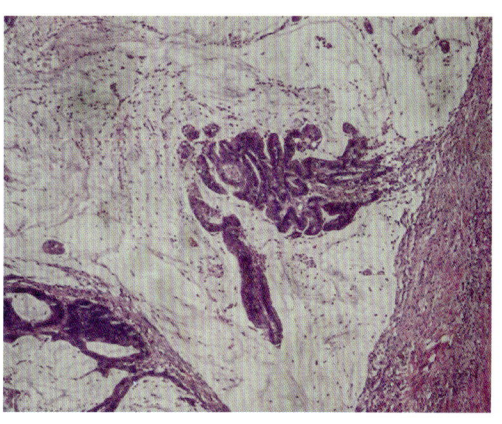

大黏液池内可见漂浮的异形腺体和小乳头结构，左下方可见癌细胞的腺样分化

图25-13　黏液腺癌

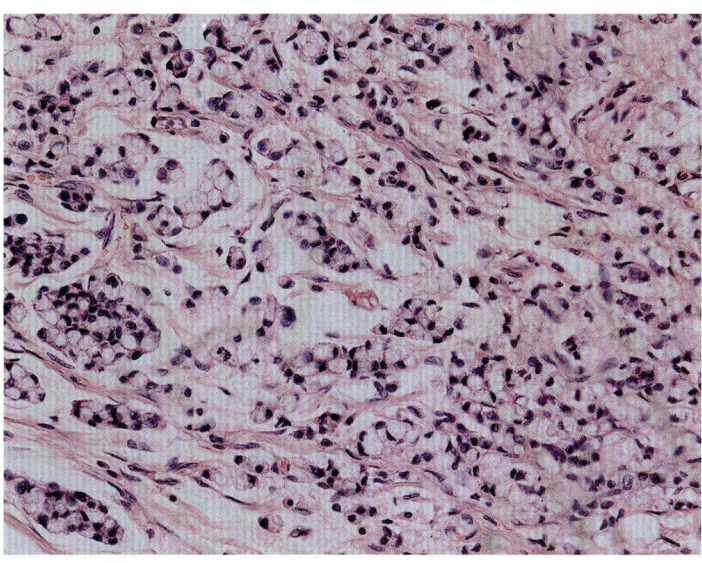

巢状分布的癌细胞胞浆内见明显的黏液成分，以至于细胞核被挤压至一旁，形似印戒样

图25-14　印戒细胞癌

3. pTNM分期

（1）原发肿瘤（T）

TX：原发肿瘤无法评价；

T0：无原发肿瘤证据；

Tis：原位癌：局限于上皮内或侵犯黏膜固有层；

T1：肿瘤侵犯黏膜下层；

T2：肿瘤侵犯固有肌层；

T3：肿瘤穿透固有肌层到达浆膜下层，或侵犯无腹膜覆盖的结直肠旁组织；

T4a：肿瘤穿透腹膜脏层；

T4b：肿瘤直接侵犯或粘连于其他器官或结构。

（2）区域淋巴结（N）

NX：区域淋巴结无法评价；

N0：无区域淋巴结转移；

N1：有1~3枚区域淋巴结转移；

N1a：有1枚区域淋巴结转移；

N1b：有2~3枚区域淋巴结转移；

N1c：浆膜下、肠系膜、无腹膜覆盖结肠/直肠周围组织内有肿瘤种植（tumor deposit，TD），无区域淋巴结转移；

N2：有4枚以上区域淋巴结转移；

N2a：有4~6枚区域淋巴结转移；

N2b：有7枚及更多区域淋巴结转移。

（3）远处转移（M）

M0：无远处转移；

M1：有远处转移；

M1a：远处转移局限于单个器官或部位（如肝、肺、卵巢、非区域淋巴结）；

M1b：远处转移分布于一个以上的器官/部位或腹膜转移。

表25-1　结直肠癌TNM及Dukes分期

期别	T	N	M	Dukes
0	Tis	N0	M0	—
Ⅰ	T1	N0	M0	A
	T2	N0	M0	A
ⅡA	T3	N0	M0	B
ⅡB	T4a	N0	M0	B
ⅡC	T4b	N0	M0	B
ⅢA	T1~2	N1/N1c	M0	C
	T1	N2a	M0	C
ⅢB	T3~4a	N1/N1c	M0	C
	T2~3	N2a	M0	C
	T1~2	N2b	M0	C
ⅢC	T4a	N2a	M0	C
	T3~4a	N2b	M0	C
	T4b	N1~2	M0	C
ⅣA	任何T	任何N	M1a	D
ⅣB	任何T	任何N	M1b	D

第三节　直肠癌淋巴引流及侧方淋巴结清扫

淋巴结转移是直肠癌主要的转移方式，就淋巴结清扫范围而言，国内外学者一直争论不休，重点是扩大淋巴结清扫，或说侧方淋巴结清扫临床意义何在。日本学者首先提出直肠癌具有上方、侧方及下方淋巴转移途径并应用于临床实践。与直肠肛管有关的淋巴引流解剖见图10-264、图25-15至图25-17所示。直肠癌具体转移途径上方为A：肠旁淋巴结→直肠上动脉周围淋巴结→肠系膜下动脉周围及根部淋巴结；侧方为B：肠旁淋巴结→直肠中动脉周围淋巴结→闭孔动脉周围淋巴结→髂内动脉周围淋巴结→髂总动脉周围淋巴结；下方为C：肠旁淋巴结→腹股沟浅淋巴结→髂外动脉周围淋巴结→髂总动脉周围淋巴结。以上3条途径共同汇入腹主动脉淋巴结。上段直肠癌引流途径为A；下段直肠癌引流途径为A+B；齿状线附近直肠和肛管癌的引流途径为A+B+C（图25-17）。

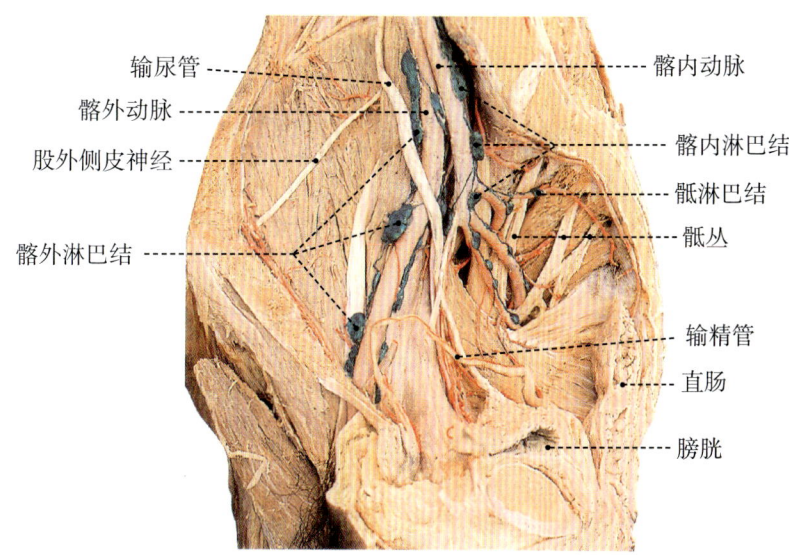

图25-15　盆腔血管周围淋巴结

（经授权引自：欧阳钧，温广明. 人体解剖学标本彩色图谱［M］. 2版. 广州：广东科技出版社，2010：247.）

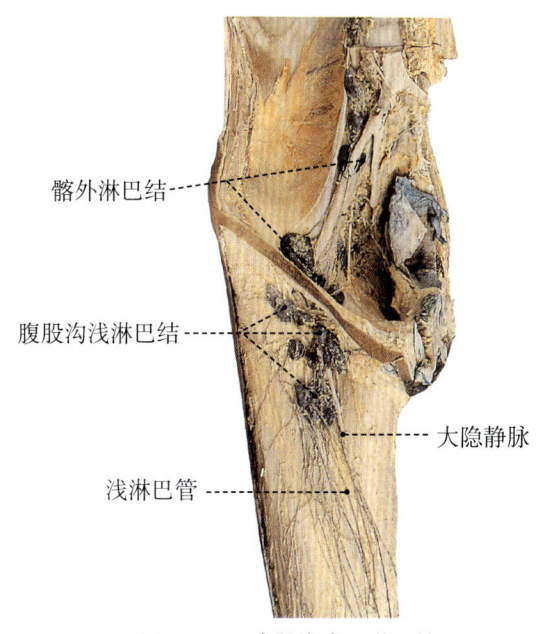

图25-16　腹股沟浅组淋巴结

（经授权引自：欧阳钧，温广明. 人体解剖学标本彩色图谱［M］. 2版. 广州：广东科技出版社，2010：248.）

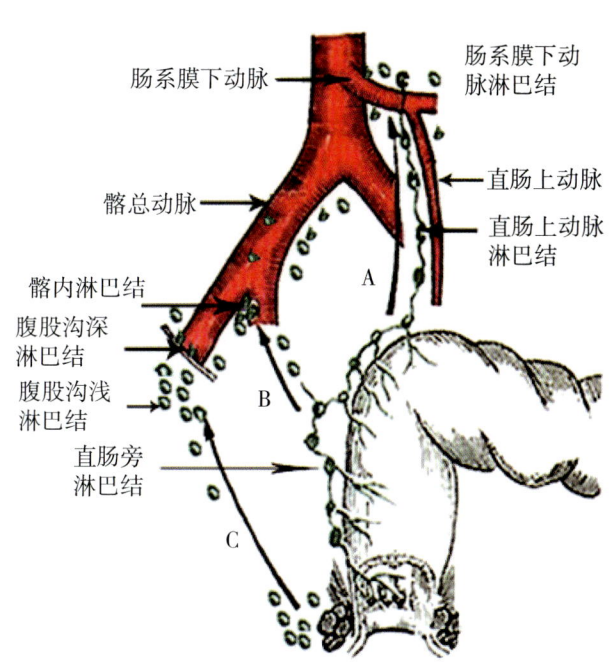

图25-17　直肠肛管的淋巴引流途径

关于直肠癌侧方淋巴结转移率，日本和欧洲文献资料大相径庭。日本文献报道腹膜返折以下直肠癌上方转移率：肠系膜下动脉根部、直肠上动脉根部、直肠旁淋巴结分别为4.8%、17.9%及48.5%；侧方转移率：直肠中动脉根部、髂内淋巴结及闭孔淋巴结分别为7.1%、6.0%及3.0%，合计为16.1%，而直肠肛管癌直肠中动脉根部、髂内淋巴结及闭孔淋巴结转移率分别为11.2%、12.4%及16.7%。综合文献报道侧方淋巴结转移率为12%~24%，不做侧方淋巴结清扫大约会导致15%患者术后残留淋巴结转移灶。与之不同的是欧美资料仅有1.9%侧方淋巴结转移率，并且认为侧方淋巴结转移的患者多已有远处转移，即使清扫侧方淋巴结也无益于提高患者5年生存率，反而因扩大清扫导致性功能及排尿功能障碍，因此，不主张侧方淋巴结清扫术。董新舒教授报道实施直肠癌扩大根治术543例，52例发生了侧方转移，转移率为9.6%；49例发生在闭孔淋巴结及髂内淋巴结，占全部病例的9.0%，其中腹膜返折以下359例中有50例（13.9%）发生侧方转移，而腹膜返折以上直肠癌仅为1.1%；低分化腺癌及黏液腺侧方淋巴结转移率21.6%，明显高于高分化腺癌、中分化腺癌；侧方淋巴结清扫总的5年、10年生存率为68.0%、47.0%，而一般根治术的5年、10年生存率为54.1%、46.4%。基于以上资料，董新舒教授总结国人直肠癌淋巴转移规律：直肠癌存在上方、侧方及下方转移途径；侧方淋巴转移的特点是侧方淋巴转移与上方转移分属不同的途径，侧方转移并非沿上方途径进行，也绝非只在上方淋巴引流途径受阻时才会发生侧方转移，因此，主张需行彻底的侧方淋巴结清扫，否则，将影响约10%患者的生存率。

常规的侧方淋巴结清扫易于导致下腹下神经丛损伤，从而导致性功能和排尿功能障碍。下腹下神经丛发出的支配各个器官非常纤细的神经纤维，无法解剖显露并保护之，极易损伤。术中神经的过度牵拉及高频电刀热损伤等，可能是部分患者虽然保留了神经但术后功能差强人意的原因。文献报道男性患者直肠癌扩大根治术后仅有8%可正常射精，导致患者生活质量明显下降，而对提高5年生存率效果不确定的前提下，对侧方淋巴结清扫的临床价值提出质疑。为解决上述问题，国内、外学者相继开展保功能的扩大直肠癌根治术，意即术中保护上腹下神经丛及下腹下神经丛，清除闭孔淋巴结。汪建平教授报道直肠癌扩大根治术后63.5%男性患者可正常勃起，董新舒教授报道79.5%可勃起，74.5%获得满意射精快感。因此，保留盆腔自主神经功能的侧方淋巴结清扫术是无远处转移的低位进展期直肠癌的理想术式。

扩大直肠癌根治术与全直肠系膜切除术（total mesorectal excision，TME）是两个不同概念，前者侧重侧方淋巴结清扫，其手术步骤包含TME；后者是指完整切除直肠系膜，减少残留系膜内肿瘤灶导致的局部复发。将TME、盆腔自主神经保护以及侧方淋巴结清扫三者有机结合为一体，将对无远处转移的中低位直肠癌患者改善预后带来福音，也是胃肠肿瘤外科医生必须面对的临床课题。

第四节　全直肠系膜切除术

直肠不像结肠一样，具有明显的系膜结构，直肠系膜概念完全是手术医生在临床实践中为避免术后局部复发、减少出血、降低神经损伤而提出的包含直肠周围血管、淋巴管、淋巴结、脂肪及筋膜的组织结构。1982年，英国学者Heald等提出全直肠系膜切除术（TME），近30年的实践证实，TME在降低局部复发率方面功不可没，从而成为中、低位直肠癌根治术的"金标准"。TME减低术后局部复发的原因在于清除了系膜内的转移淋巴结及肿瘤结节。Dorothy等发现14.8%的结直肠癌患者伴发系膜肿瘤结节，与Dukes C期预后类似。Tateishi等报道结直肠癌伴有系膜肿瘤结节的概率为17%，其预后意义等同于淋巴结转移。另一项研究显示，约30%的直肠癌患者出现系膜肿瘤结节；在无肿瘤远处转移的患者中，亦有22.7%标本存在系膜肿瘤结节。笔者解剖105例结直肠癌标本，共计13例（12.4%）患者出现系膜内转移结节，结直肠癌伴有系膜肿瘤结节患者预后不良，其临床意义更类似与淋巴结转移。

直肠系膜后方为直肠后间隙，此间隙前方为直肠固有筋膜，后方为骶前筋膜，后者一直向下，在S_4水平，延续为直肠骶骨韧带（Waldeyer筋膜）。Heald医生将直肠后间隙命名为"Holy plane"，是一个无血管的疏松组织间隙，是TME手术进入盆腔的第一步。Denonvilliers筋膜上起自Douglas窝处腹膜，下达会阴体，富含纤维，在女性前方为阴道后壁，男性有精囊腺、前列腺被膜。Denonvilliers筋膜分为前叶、后叶，中间为直肠前间隙。手术时自直肠前间隙锐性分离，将Denonvilliers筋膜后叶一并切除。直肠系膜的两侧界往往被称为直肠侧韧带，然而与其他韧带不同，侧韧带实质上是将直肠固定于盆壁的致密结缔组织，内可含直肠中动脉、淋巴管和自主神经。临床意义在于该韧带是进展期中低位直肠癌根治性手术淋巴结清扫的范围之一，也是直肠癌手术保护阴茎勃起和排尿功能的重点区域。直肠癌肛侧系膜内转移灶和肿瘤下缘距离可长达4 cm，包括肿瘤结节、淋巴管侵犯、淋巴结转移、血管侵犯以及孤立肿瘤细胞等，残留转移灶是术后局部复发的罪魁祸首。因此，为防止直肠癌术后局部复发，单独强调最少切除肿瘤肛侧2 cm肠管是远远不够的，TME还要求保证直肠周围及远端至少5 cm系膜的完整切除，如此则可最大限度减少术后局部复发率（图25-18）。

中、下段直肠癌是TME主要适用适应证；上段直肠癌要求切除肿瘤远侧5 cm直肠系膜，即行宽直肠系膜切除术（wide mesorectal excision，WME）。对肿瘤侵及盆壁壁层筋膜和周围脏器等局部进展期直肠癌，已超出TME手术设计理念，即使行TME手术，也不会降低术后复发风险。手术要点：后方分离，直视下电刀沿直肠固有筋膜和骶前筋膜（下方为Waldeyer筋膜）之间的直肠后间隙锐性分离，保护直肠固有筋膜完好无损；前方分离，直视下沿直肠前间隙锐性分离，一并切除Denonvilliers后叶；侧方切除，处理直肠侧韧带时可用电凝切开止血，为保护自主神经（autonomic nerve preservation，ANP）功能，避免损伤下腹下神经丛，笔者于距离直肠壁1～1.5 cm处切断侧韧带，*Mastery of surgery*指出，自直肠侧韧带中间切断可减少下腹下神经丛损伤，而且电刀切断安全可靠，结扎反而易于损伤此神经丛（图25-19至图25-21）；肿瘤远侧肠管切除，松弛状态下切除至少2 cm直肠，病灶肛侧直肠系膜切除至少5 cm，或沿肛提肌表面将所有直肠后方系膜一并切除。

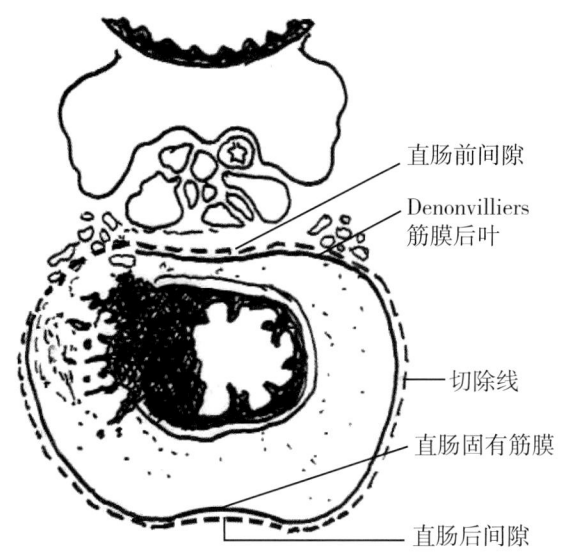

图25-18 TME直肠周围切除线

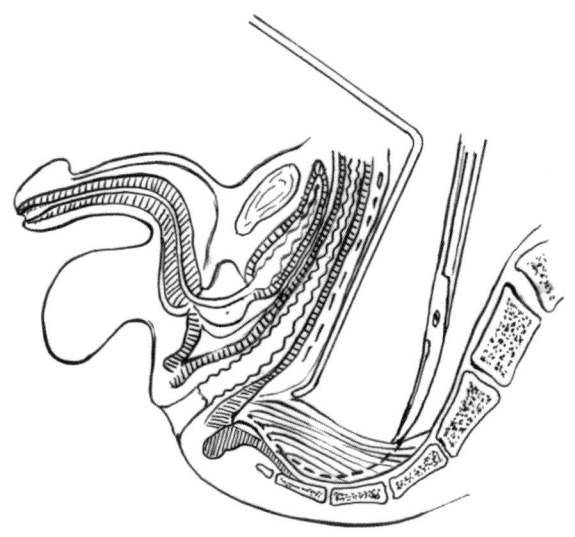

图25-19 锐性切开Waldeyer筋膜

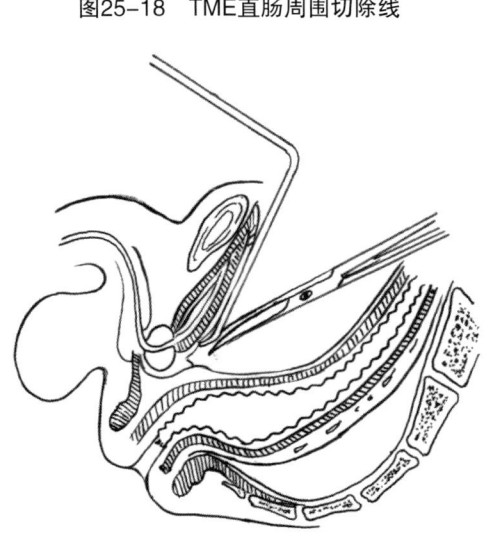

图25-20 锐性分离直肠前间隙

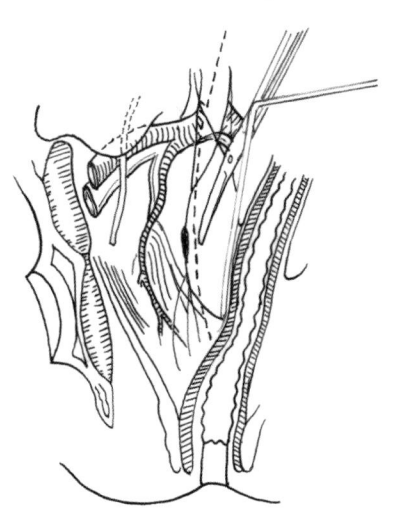

图25-21 锐性切开直肠侧韧带

1993年，Heald报道行TME治疗135例Dukes C期的直肠癌患者，在术后未行其他任何辅助治疗的情况下，局部复发率仅5%。1998年，他又报道行TME的407例直肠癌患者随访资料，5年、10年存活率分别为68%和66%，5年、10年的局部复发率仅为6%和8%，显示TME在中低位直肠癌外科治疗领域不可撼动的地位。文献总结报道1 033例直肠癌TME术后局部复发率平均为7.1%。近30年临床实践，证实TME术后局部复发率为3%~12%，远低于非TME术后13.5%~47%的局部复发率，因此，TME已成为中、低位直肠癌手术操作的标准之一。值得注意的是，TME只是保肛手术必须遵守的原则之一，TME减少因局部复发而行二次手术切除肛门的概率，但与首次手术保肛与否无关，后者主要依靠标本移除后，残留直肠在肛提肌平面以上的长度，因此，两者概念不同，不可混淆。另外，TME能否提高5年生存率，换句话讲，TME降低局部复发率能否改善直肠癌患者的5年生存率，目前资料尚不能回答，前瞻性随机对照研究对解答此问题有所帮助，问题是对照组的生命安全可能受到威胁，临床可操作性不高。

第五节　低位保肛手术的依据、选择及其方法

一、低位保肛手术的临床与理论依据

1. 直肠癌的大体分型与超声内镜检查　Borrmann Ⅰ型肿瘤切除远侧1 cm，绝大多数可获得切缘阴性，而Borrmann Ⅳ型应切除远侧直肠3~5 cm。超声内镜检查对直肠癌术前分期及手术设计具有重要意义。正常直肠壁超声图像呈五层结构，三层高回声中夹杂两层弱回声，从内至外分别为：①黏膜层，呈高回声层；②黏膜肌层，呈弱回声层；③黏膜下层，呈高回声层；④固有肌层，呈弱回声层；⑤直肠外膜层，呈高回声层。超声内镜下肿瘤呈低回声，可累及一层或多层，层次紊乱、结构不清；可发现局部转移的淋巴结；周围脏器组织是否受累。超声内镜直肠癌浸润深度分期：uT_1：肿瘤侵犯不超过黏膜下层；uT_2：固有肌层受累；uT_3：直肠周围脂肪组织受累；uT_4：直肠周围脏器侵犯。一般而言，正常淋巴结难以为超声发现，直肠周围出现任何低回声结构均可认为是转移淋巴结。文献报道超声内镜对浸润深度判断准确率高达95%，转移淋巴结识别率为80%，对肿瘤的分期准确率为68%~78%，已成为直肠癌术前重要的检查方法之一（图25-22至图25-24）。

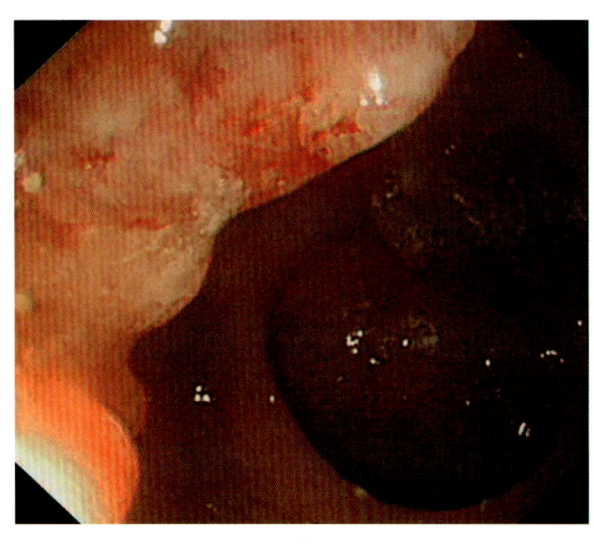
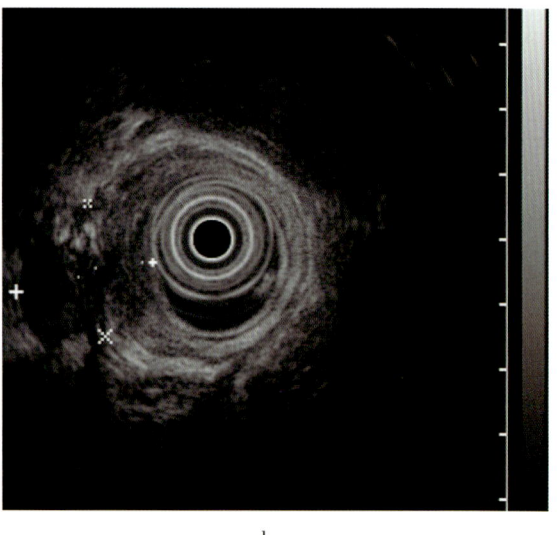

　　a　　　　　　　　　　　　　　　　b

图25-22　直肠见一肿物隆起，表面形成溃疡（Borrmann Ⅱ型，a）；超声扫描示（b）直肠肿物低回声，约2.2 cm×2.0 cm大小，累及管壁全层，部分累及直肠外组织，直肠周围未见淋巴结影

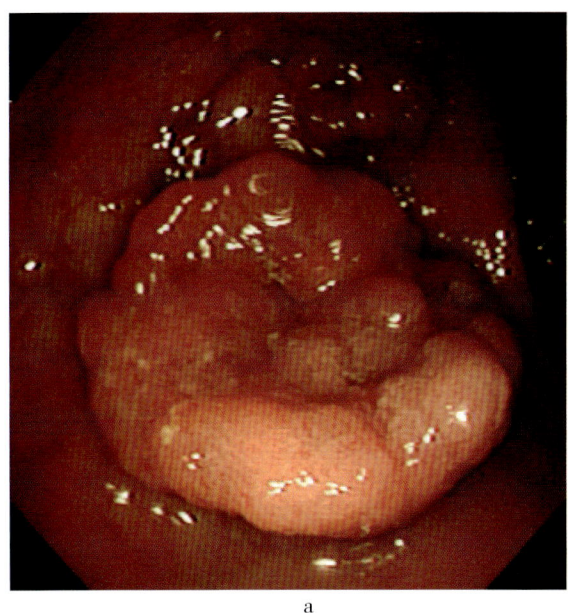
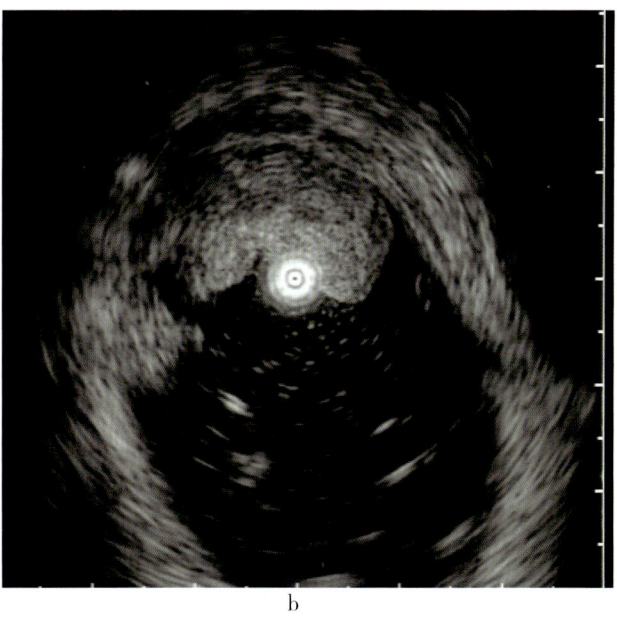

图25-23 直肠后壁距肛门6 cm处见一溃疡型肿物,约4 cm×4 cm大小,表面质硬(Borrmann Ⅱ型,a)。超声扫描示病变位于肠壁黏膜层,低回声部分侵及黏膜下层,固有肌层正常,未见淋巴结转移(b)

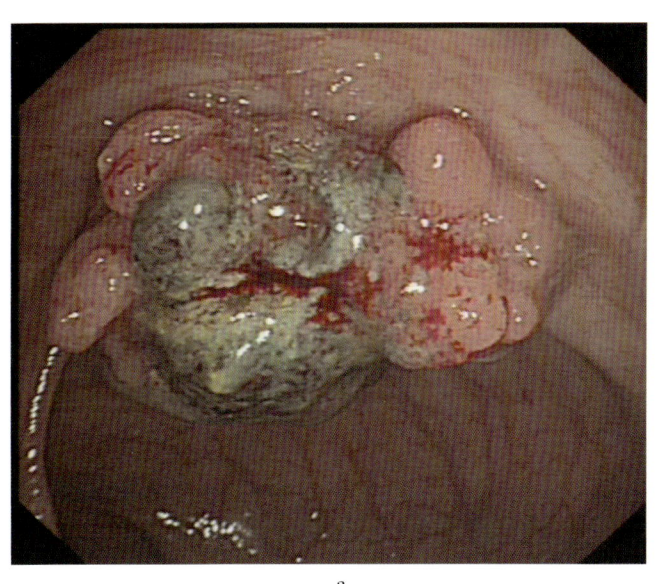
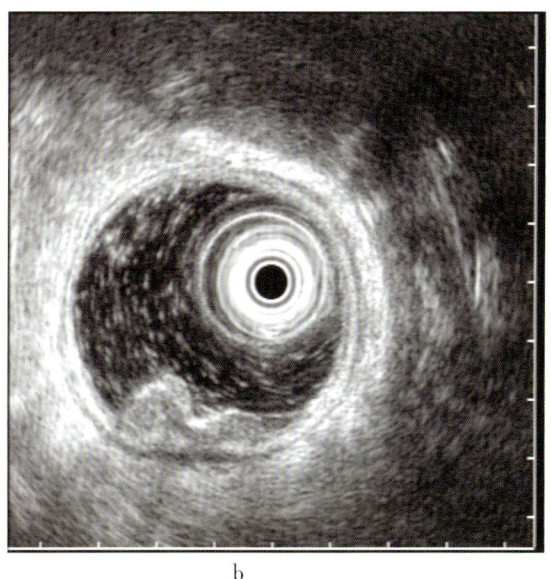

图25-24 内镜下直肠后壁距肛门5 cm处见一息肉样隆起,约2 cm×2 cm大小,表面呈菜花样,质脆易出血(Borrmann Ⅱ型,a)。超声扫描示病变起源于黏膜层,低回声,个别切面黏膜下层不完整,固有肌层正常,周围未见淋巴结影(b)

2. 肿瘤下缘距离齿状线的距离　目前病理研究证实直肠癌向远端肠壁内的扩散超过2 cm者不足3%,在欧美及日本等国家已将直肠癌远端肠管切除的安全长度定为无牵拉张力状态下切除2 cm已经足够。低分化黏液腺癌、印戒细胞癌及弥漫浸润型直肠癌应切除肿瘤以远3～5 cm肠管,并行术中快速冰冻病理检查。在根治性切除术后,肛管直肠环保留完好者,均有机会保留肛门功能。既往总是讲肿瘤下缘与肛门缘的距离,由于个体肛管长度差异很大,缺乏科学的指导意义。目前,均采用与齿状线的距离作为术前评估能否保肛的指标。术前术者亲自肛门指诊,了解肿瘤部位、大小、活动度、表面形态,然后用带有刻度的硬质肛窥镜测量肿瘤下缘和齿状线具体距离。美国强生公司弧形切割闭合器凯图(CONTOUR™ Curved Cutter Stapler)的应用,使超低位双吻合技术更加普及。另外,改良Bacon、Parks及经括约肌切除手术(intersphincteric resection,ISR)等术式极大拓展保肛手术适应证。邱辉忠教授认为根据患者性别和肿瘤部位,下述情况可考虑行保肛手术:男性直肠癌位于后壁时,肿瘤下缘距离齿状线长度应>3 cm，而侧壁癌和前壁癌则需4~5 cm；女性患者后壁直肠癌与齿状线的距离需2~3 cm，前壁癌和侧壁癌则需3~4 cm；这些术前的初步估计仅供参考，均应以术中将直肠完全游离至盆底后，最终探明肿瘤下缘距盆底的长度作为能否保肛的最后标准。若残端长度>2 cm，则可采用双吻合技术行保肛手术；如<2 cm，则可采用一些特殊的保肛手术，如Parks手术或ISR。

3. 全直肠系膜切除术（TME） TME技术问世，将低位直肠癌术后局部复发率自13.5%~47%降低至10%以内，从而减少因局部复发而导致保肛手术失败的可能性。目前，TME作为直肠癌根治术金标准的地位已经确立，将直肠系膜内的转移结节一并切除，必将减少局部复发的可能性，笔者资料证实结直肠癌大约有13.5%标本系膜内存在肿瘤结节，其临床意义大致等同于淋巴结转移。参照TME手术要求，必须保证直肠固有筋膜完整，并在直视下锐性切开Waldeyer筋膜，将直肠后壁完全游离，然后判断肿瘤下缘与肛提肌平面的距离。直肠固有筋膜破损或高度怀疑环周切缘肿瘤阳性的患者不宜行保肛手术。TME与保肛手术是两个不同的概念，前者为后者的实施提供技术保障，只有行TME之后，才能保证保肛手术不因日后局部复发而行二次手术切除肛门，换言之，TME提升的是远期保肛手术的成功率，对首次能否行保肛手术无决定性影响。

4. 侧方淋巴结清扫术及保留自主神经功能手术 正如前述，低位直肠癌侧方淋巴结转移率为9.6%~24%，是术后局部复发的原因之一，同时也是导致保肛手术失败的重要因素。上腹下神经丛经盆腔侧壁下行，于骶前间隙内与骶副交感神经汇合为下腹下神经丛，后者再发出分支配邻近器官（图25-25、图25-26）。扩大的淋巴结清扫术易于损伤下腹下神经丛及其分支，特别是男性患者，骨盆狭小，操作困难，易于导致排尿功能和性功能障碍，严重影响患者术后生活质量。国内外学者开展保留盆腔自主神经的扩大直肠癌根治术，使63.5%~74.5%的患者性功能得以保护，因此，保功能的低位直肠癌扩大根治术也为保肛手术提供保障，唯其手术难度较大，目前开展此手术的胃肠肿瘤外科医生数量有待提高。

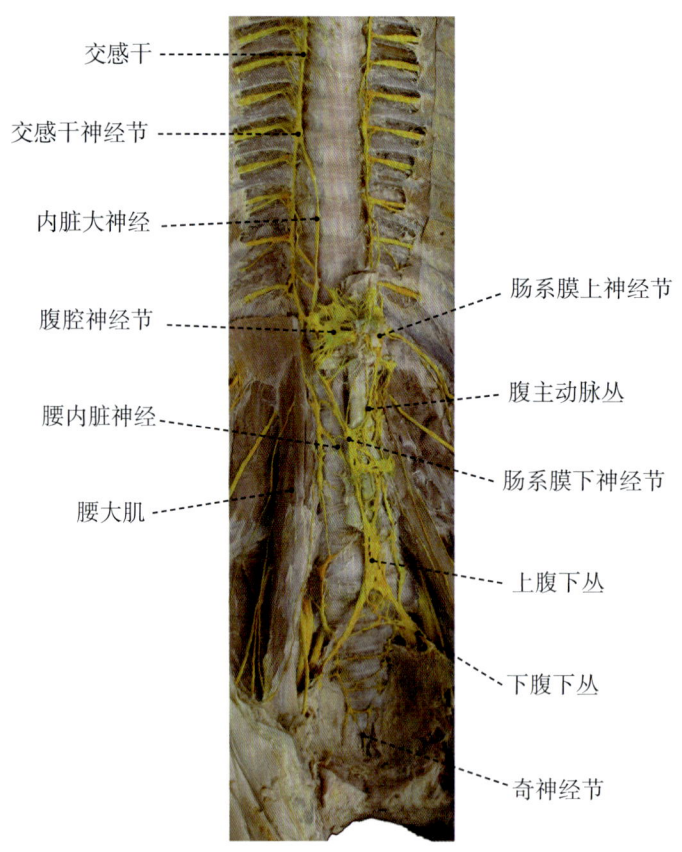

图25-25 交感干

（经授权引自：欧阳钧，温广明. 人体解剖学标本彩色图谱［M］. 2版. 广州：广东科技出版社，2010：317.）

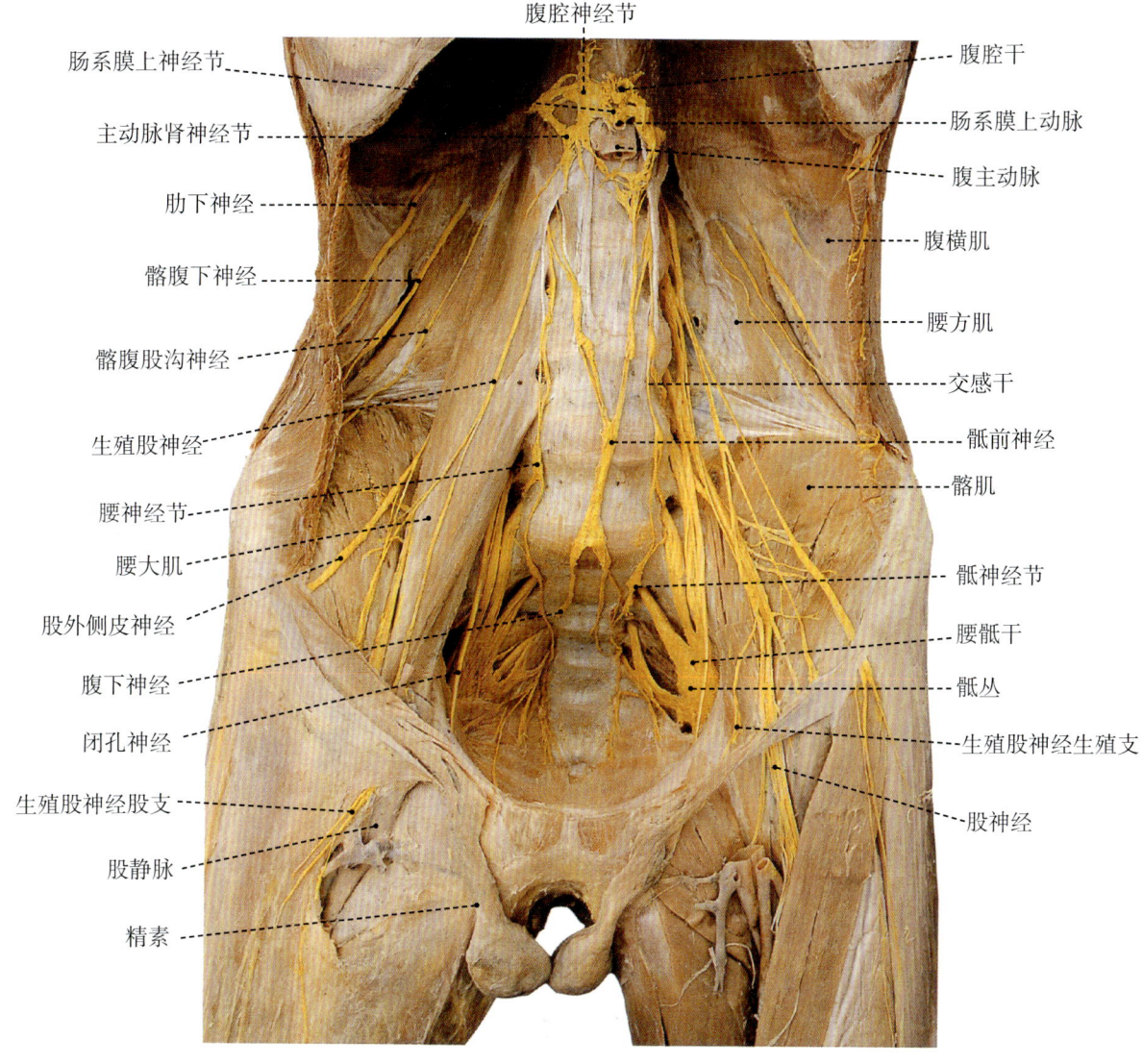

图25-26 腰骶丛

(经授权引自：欧阳钧，温广明. 人体解剖学标本彩色图谱[M]. 2版. 广州：广东科技出版社，2010：303.)

5. 直肠癌辅助术前放疗、化疗　术前辅助放疗、化疗主要适用于中低位直肠癌，MRI证实肿瘤前缘和直肠固有筋膜间距小于1 mm的患者，其疗效包括：肿瘤缩小、分期下降、分级降低、根治性切除率增加、保肛率上升、长期生存率增加、术前放疗较术后更为有效且毒副作用降低。

6. 术前与术中综合评价保肛手术的可行性　术前肛门指诊发现肿瘤已固定者，说明已侵犯周围组织器官，保肛手术需谨慎；距离齿状线<2 cm或已侵犯齿状线者亦不能实施保肛手术；占据>1/2肠腔者，特别是前壁肿瘤，侧方淋巴结转移率增加，需行扩大直肠癌根治术；隆起型病变易于保肛，而浸润型要求切除较长的肿瘤以远肠管。术前病理检查为高、中分化腺癌者，向四周及远侧肠壁浸润程度较轻，利于保肛；低分化腺癌、黏液腺癌、印戒细胞癌等恶性程度高，沿肠壁和向周围组织浸润较广，是保肛手术的不利因素。术前CT、直肠腔内BUS、MRI等，可大致确定肿瘤浸润深度、系膜淋巴结以及侧方淋巴结有无转移，但仅供术者参考。最后的判定是在肿瘤切除后检查：直肠系膜完整性；术中快速病理证实直肠残端有无残留癌细胞；对大体观察怀疑有环周切缘阳性之处，应行术中快速病理检查以排除之；术中还应行侧方淋巴结清扫，减少术后局部复发，避免保肛手术失败。

二、低位保肛手术的适应证

早期直肠癌局部切除术保肛指征：参照2014年NCCN指南，局部切除适应证包括：肿瘤占据肠腔＜30%；直径＜3 cm，切缘阴性（边距＞3 mm），活动，不固定；距离肛门缘在8 cm以内；T1期肿瘤。如果手术后标本进行病理检查发现存在以下情况：切缘阳性、有脉管浸润、分化不良、肿瘤浸润深度超过T2，则需追加根治性手术。进展期直肠癌的保肛适应证：在保肛术式日益丰富的今天，直肠残端长度不再是限制保肛手术的桎梏，汪建平教授报道保肛手术的适应证原则上为肿瘤下缘距齿状线2 cm以上，病理为高、中分化，未浸及肛门括约肌及肛提肌的低位直肠癌；对于高度恶性的低分化直肠癌建议远端肠管需切除5 cm，如能满足该要求，可行保肛手术，术后注意密切随访；对于经术前放疗、化疗后，达到上述标准者也可实施保肛手术。郁宝铭教授报道对具有下列情况者依然是腹会阴联合切除术的绝对指征：肿瘤与括约肌之间无间隙，肿瘤已侵及括约肌，肿瘤与盆底固定，患者原有排便控制功能不全。

三、低位保肛手术中质量控制

真正意义上的保肛手术要求肛门有完好的感觉及控便功能，不增加局部复发率，不降低5年生存率。为达到上述目的，术中应严控以下几个指标：①术中无瘤技术；②环周切缘阴性，如怀疑阳性者，必须行术中快速病理检查排除之；③环周切缘完整；④快速冰冻病理检查远切端阴性；⑤括约肌功能未受损；⑥排便控制功能正常；⑦侧方淋巴结清扫；⑧为改善患者术后性功能及排尿功能，还应保护盆腔自主神经。符合上述8项标准者，才是令患者和术者均满意的具有真正临床意义的保肛手术。

四、低位保肛手术的基本术式

大体分为两类：局部切除和根治性切除。前者包括经肛门局部切除、经骶入路局部切除、经内镜切除术及经肛门内镜微手术（transanal endoscopic microsurgery，TEM）。根治性切除包括低位及超低位前切除术、改良Bacon手术、Parks手术及经括约肌切除术，对部分女性患者行后盆腔切除术后，参照上述术中质量控制标准决定能否行保肛手术。

五、低位保肛手术后肛门功能的评价及改善方法

直肠癌保肛手术后，患者常常出现大便次数增多、大便急迫、气液失禁等症状。Ortiz称之为前切除综合征，可能机制包括括约肌损伤、自主神经损伤、术前放疗、"新直肠"功能性容量降低和对充盈协调性功能不全。德国Matzel等按低位直肠癌术后的"新直肠"吻合口离肛缘距离将患者分为4组：＜3 cm、3～6 cm、7～10 cm及＞10 cm组，发现吻合口越低，便次越多，对控制排便和排空功能损害越明显，静息压与收缩压无明显改变，60%患者直肠肛门反射消失；新直肠容量越低，便急感和最大耐受功能越差。通过采用结肠贮袋成形术能够增加重建直肠的容量，明显改善早期肛门直肠排便功能，但汪建平教授对67例低位前切除的中、下段直肠癌患者的排便功能进行评估，发现行结肠J形贮袋吻合者的排便控制能力和"新直肠"测压指标在术后第1年内均优于直接吻合者，且不增加手术并发症；但在术后1.5年，两组排便功能已无差别，认为结肠J形贮袋在短期内作用具有优势，长期效果不明显。

（王天宝　刘大伟　王连唐　吴涛　欧阳钧）

第二十六章　早期直肠癌切除术

第一节　息肉样癌内镜切除术

内镜下微创手术具有损伤小、安全、可靠和简便的优点。研究证实，对局限于黏膜层的息肉样直肠癌行内镜下切除完全可以达到根治性目的，但对浸润至黏膜下层的广基底直肠癌的行内镜治疗应严格掌握手术适应证。

一、适应证

2014年直肠癌NCCN指南指出：有蒂息肉型、癌浸润局限于黏膜层、1级或2级分化、无血管淋巴管浸润、切缘和基底部阴性，可不追加外科手术；对广基地息肉样癌，即使具备上述预后良好的组织学特征，其术后复发、血源性播散及死亡的概率显著增加，虽可以密切观察随访，但予以直肠手术也是一种选择；若癌组织浸润黏膜下层、3级或4级分化、淋巴管或静脉内有癌栓、切缘阳性者必须追加根治性切除术。对内镜切除标本破碎或切缘不能评估者，应追加经肛门局部切除或经腹切除术。切缘阳性定义为距切缘1~2 mm范围内或电刀切缘存在肿瘤细胞。

二、手术策略

（1）早期直肠癌内镜治疗要求正规肠道准备，一旦穿孔，利于手术处理。
（2）其他参见本书第十章"胃癌根治术"第三节"早期胃癌内镜切除"有关内容。

三、术前处理

术前晚将复方聚乙二醇电解质散137.15 g溶于2 000 mL温水口服，并静脉输注5%GNS 2 000 mL，10%KCl 30 mL，术前可清洁灌肠。

四、麻醉与体位

无须麻醉，取左侧屈膝卧位。

五、手术步骤

1. 内镜下黏膜切除术（EMR）　于病灶周围采用黏膜下层一点或多点注射1∶200 000的肾上腺素盐水2~6 mL，使病变组织连同周围黏膜隆起。再将圈套器置于隆起边缘，将病变及少许周围正常黏膜套入，行高频电切除。

2. 内镜黏膜下剥离术（ESD）手术　步骤同本书第十章"胃癌根治术"第三节"早期胃癌内镜切除"（图26-1至图26-5）。

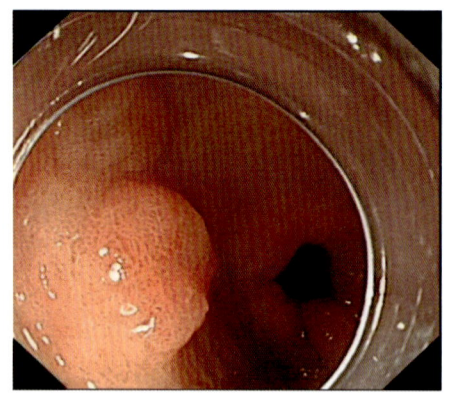
图26-1　直肠重度不典型增生

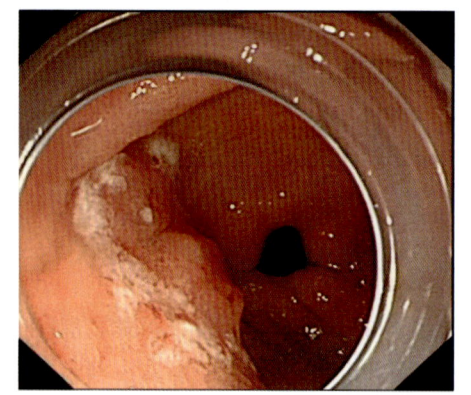
图26-2　周围标记

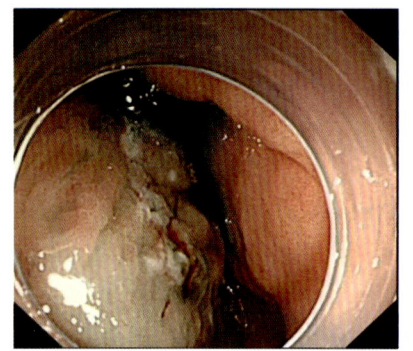
图26-3　黏膜下注射

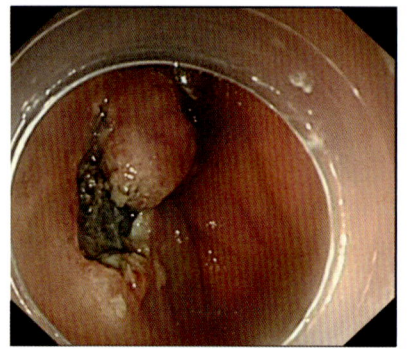
图26-4　黏膜下层剥离

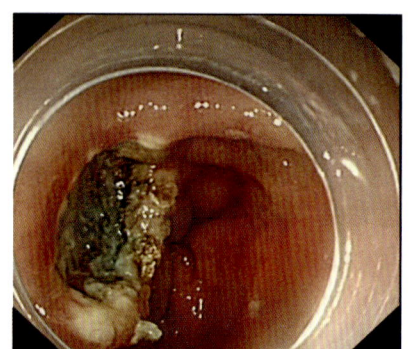
图26-5　创面彻底止血

六、术中应急处理

术中出血可予以电凝或止血夹钳夹止血。穿孔者，可予以止血夹关闭破裂处，难以关闭者予以经肛式开腹修补术。

七、术后处理

进食流质1~2d。开腹修补穿孔者术后处理参见本书第二十七章"直肠癌低位前切除术"有关内容。

八、术后并发症的防治

术后出血和直肠周围感染参见本章第二节"早期直肠癌经肛门局部切除术"。术后复发者应行标准的直肠癌外科手术治疗。

第二节　早期直肠癌经肛门局部切除术

对于直径小于3cm、外生型、可移动、高分化的直肠恶性肿瘤可行经肛门局部切除术，其依据为当肿瘤局限在直肠壁以内时淋巴结转移的概率约为10%，本术式可以完整切除标本供病理学评价。如果病理证实标本切缘及深部无癌细胞、肠壁肌层未受浸润、癌组织为高或中等分化，则不需追加根治性切除术。对于由于高龄等原因而施行本术式者，术后放疗、化疗可增加局部切除的疗效。文献报道，局部切除者76.9%无局部复发，局部复发率为20.9%，转移率2.1%，5年生存率为90%，因此，在严格掌握手术适应证的前提下，亦可取得根治性切除效果。

一、适应证

（1）手术适应证：肿瘤必须同时满足以下8个条件方可施行局部切除：直径<3 cm、隆起性病变、局限于1/4象限、距离肛缘<9 cm（最好<6 cm）、可移动、高分化、直肠腔内B超显示T1N0M0以及CT未见肌层浸润和淋巴结或远处转移。对于年老体弱等不能耐受根治性切除者，本术式可作为姑息性手术，以改善局部症状，提高患者生存质量，延长生命。

（2）手术禁忌证：肿瘤直径>3 cm、溃疡型、低分化、已固定、超过1/4象限、腔内B超或CT提示肌层浸润或淋巴结、远处转移等均不适宜采用本术式。

二、手术策略

肛门务必充分扩张，切除线距离肿瘤边缘最好达1cm，切除直肠壁全层，术中快速冰冻病理检查肌层侵犯或切缘阳性者，应改行直肠癌根治性切除术。切除肿瘤后创面较大，难以满意缝合者，可行回肠襻式造口术。

三、术前处理

（1）向患者解释手术必要性，取得患者同意，患者对术者的信任和配合对手术的成功至关重要。
（2）术前纠正水、电解质、酸碱平衡紊乱及营养不良状况。
（3）白蛋白<20 g/L应输注白蛋白制品，最好达30 g/L以上。血红蛋白<70 g/L，应补充浓缩红细胞，达100 g/L以上较为安全。
（4）肠道准备参见本书第二十三章"结肠手术"有关内容。
（5）术前手术区域剪除毛发，麻醉后留置胃管及导尿管，建立上腔静脉补液通路。
（6）备同型浓缩红细胞1~2 U。
（7）麻醉后即给予第二代头孢菌素类抗生素静脉滴注。

四、麻醉与体位

全身麻醉以备术中追加根治性切除术，后壁、侧壁肿瘤取膀胱截石位，前壁肿瘤取折刀俯卧位。

五、手术步骤

（1）扩肛四指，以利于手术操作（图26-6）。
（2）肛门拉钩拉开肛门，显露肿瘤，于其四周及基底部注射1∶200 000的肾上腺素生理盐水溶液，可减少术中出血（图26-7）。
（3）首先在距离肿瘤边缘1 cm处，用电刀勾画出切除范围后，电刀切除整个肿瘤，包括全层直肠壁（图26-8）。
（4）冲洗创面，彻底止血，3-0 Dexon线连续横行缝合肿瘤切缘（图26-9）。

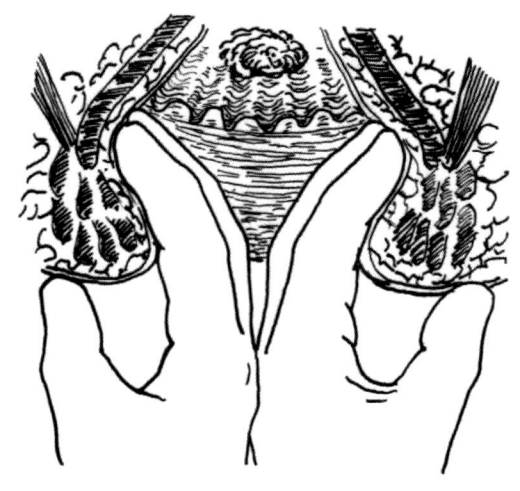

图26-6 扩肛四指

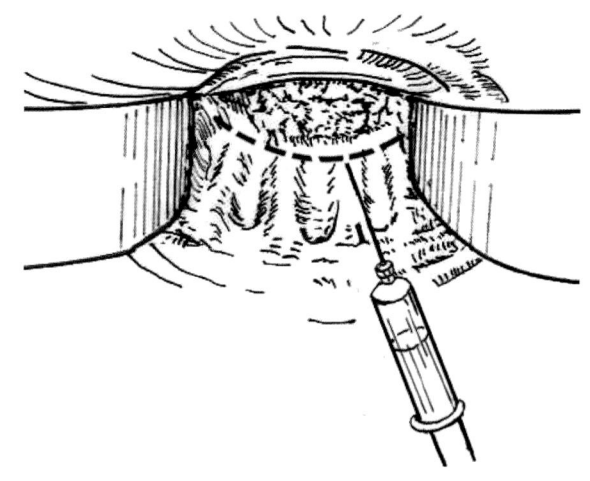

图26-7 注射肾上腺素生理盐水

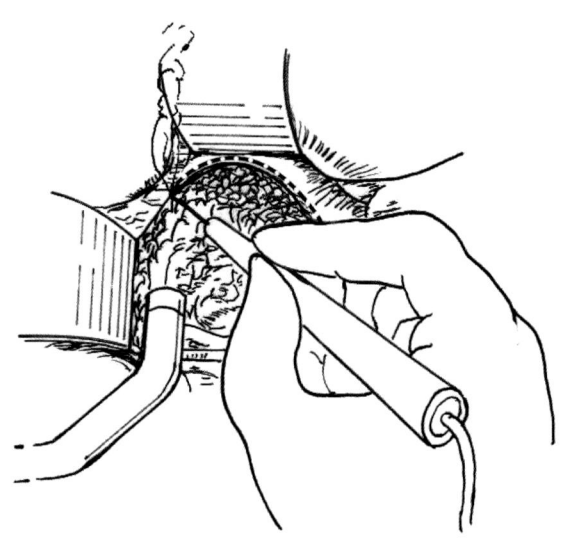

图26-8 切除肿瘤

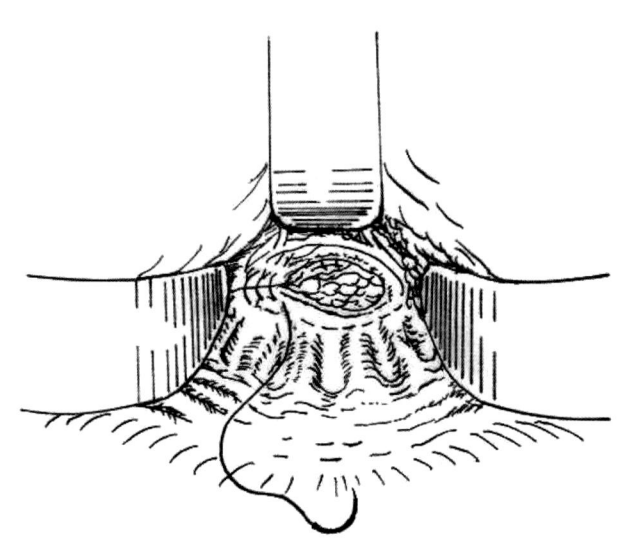

图26-9 缝合切口

六、术中应急处理

（1）有时直接用电刀切除困难，可采用边切边缝的方法，这也利于获得足够安全的手术切缘，同时减少术中出血。于肿瘤远侧0.5 cm缝置牵引线，在此线远侧0.5 cm电刀切开直肠壁全层，随即用3-0 Dexon线全层缝合，逐步向上切除肿瘤并妥善缝合切口。此法最后为纵行缝合，但一般不至于造成直肠狭窄。

（2）如果术中肠道准备欠佳，切除肿瘤后可放置骶前引流管及肛管，一般不需结肠造口术。

七、术后处理

（1）术后给予抗生素，禁饮食3～4d，肛门排气后可给予流质饮食。

（2）重点为术后随访，术前即应对患者讲明术后随访的重要性。术后复查，3年内每3个月1次；3～5年内每半年1次；5年以后每年1次。每次复查必须行肛门镜检查，如能及时发现局部复发，尚可行根治性切除术。

八、术后并发症的防治

1.术后出血

（1）原因：大多由于术中止血不彻底，术后过早肛门内用药如开塞露，也可能损伤吻合口黏膜而导致继发性出血。

（2）处理：少量出血可行压迫止血，局部给予肾上腺素稀释液浸湿的纱布卷压迫止血，必要时予以手术止血。

2. 肛周感染

（1）原因：术前肠道准备欠佳，全层切除直肠壁后，直肠周围脂肪组织感染，在年老体弱、糖尿病患者更易发生。

（2）处理：强调术前肠道准备应充分。粪便污染术野者可经肛旁放置骶前引流管；留置肛管可降低直肠内压力、减少粪便污染周围脂肪组织的可能性；推迟进食时间，予以肠外营养支持等处理。

第三节　早期直肠癌经骶骨后路局部切除术

一、适应证

符合经肛门直肠癌局部切除术适应证，但位置较高，经肛门操作困难者。

二、手术策略

（1）由于经肛门局部切除术在特制的直肠镜辅助下可切除距离肛缘9cm的肿瘤。腹腔镜直肠癌切除术对于腹膜返折以上肿瘤切除并发症少，恢复迅速。经骶骨后路直肠癌局部切除术后吻合口漏、切口感染及肿瘤复发均多见，因此，最好不采用此术式。

（2）骶骨解剖见图26-10。

三、术前处理

（1）向患者解释手术必要性，取得患者同意，解除其对可能行人工肛门的种种顾虑。

（2）术前定位造口位置的方法参见本书第二十四章"肠造口及关闭术"有关内容。

（3）其他参见本章第二节"早

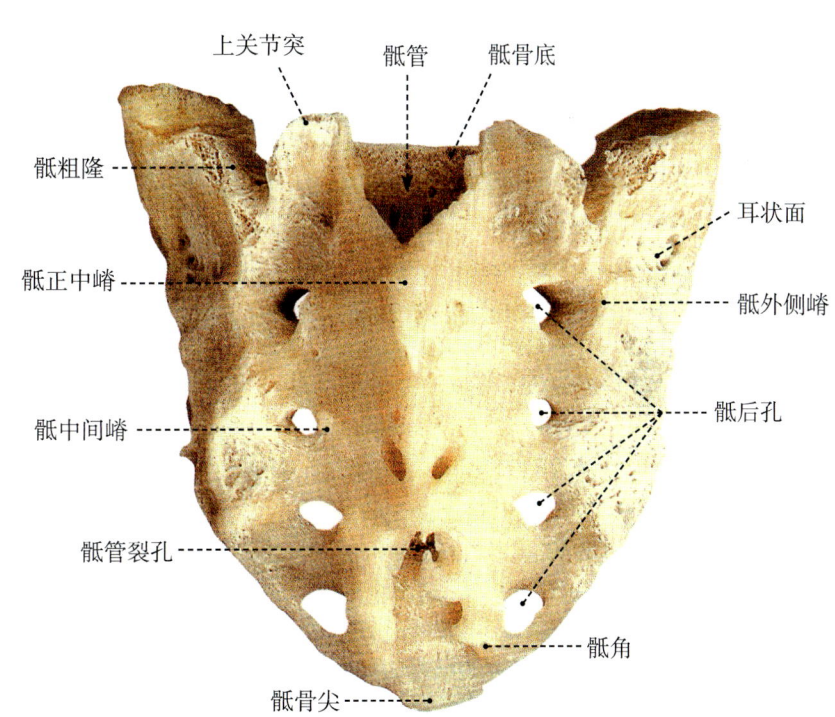

图26-10　骶骨（后面观）

（经授权引自：欧阳钧，温广明. 人体解剖学标本彩色图谱[M]. 2版. 广州：广东科技出版社，2010：9. ）

期直肠癌经肛门局部切除术"。

四、麻醉与体位

全身麻醉,取折刀俯卧位或侧卧位。

五、手术步骤

(1)骶尾部纵向切口,距离肛门2 cm,长为8~10 cm。
(2)逐层切开皮肤、皮下脂肪组织达骶尾骨(图26-11)。
(3)切开骶尾骨两侧缘腱膜,用咬骨钳去除尾骨及S_4~S_5,如咬除S_3,至少需保护一侧骶$_3$神经完好无损,切开肛提肌及Waldeyer筋膜(图26-12)。

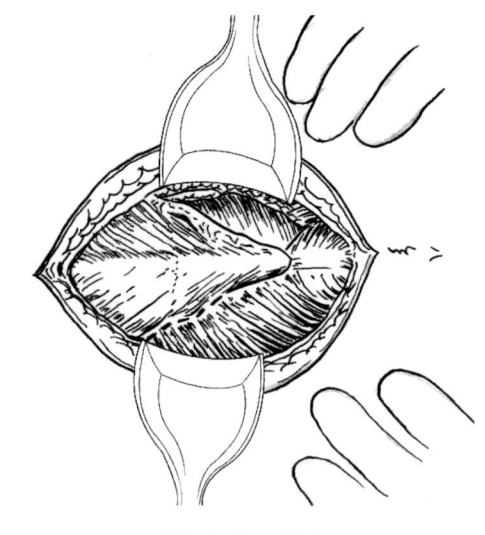

图26-11 切开

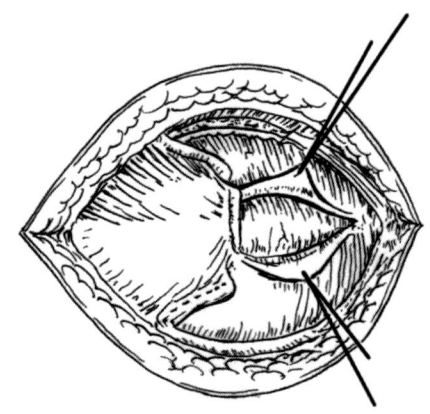

图26-12 切开Waldeyer筋膜

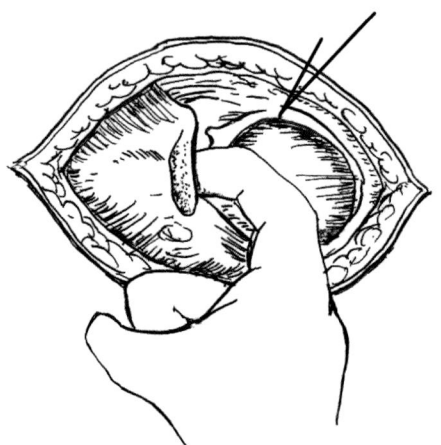

图26-13 骶骨断面骨蜡止血

(4)结扎、切断骶正中血管,骶骨断面骨蜡止血(图26-13)。
(5)清除直肠周围脂肪组织,充分显露直肠(图26-14)。

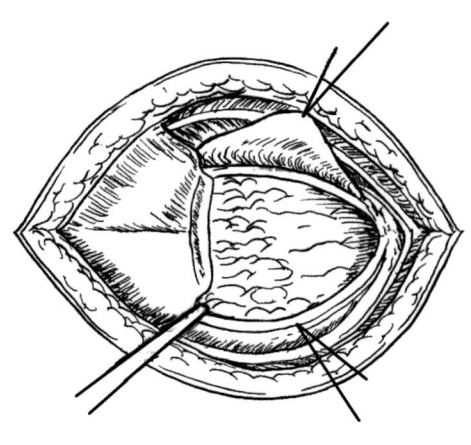

图26-14 显露直肠

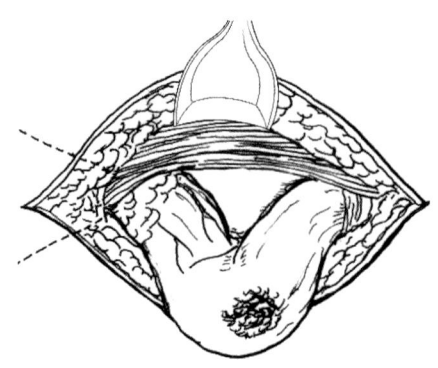

图26-15 游离直肠

(6)切除肿瘤所在部分直肠,缝合修补。也可行包括肿瘤在内的直肠部分切除后端端吻合(图26-15至图26-17)。

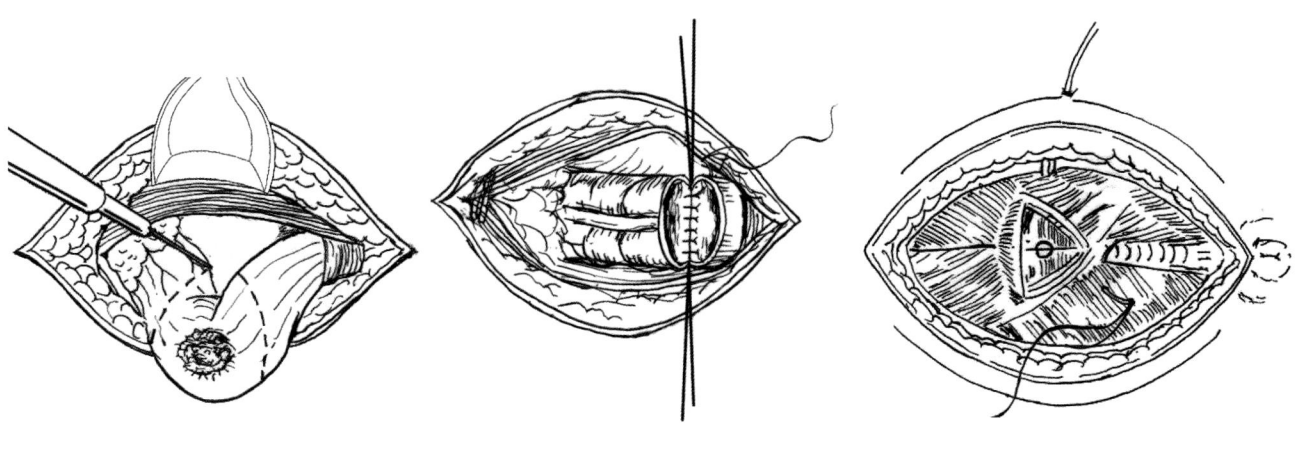

图26-16 切断线　　图26-17 端端吻合　　图26-18 缝合Waldeyer筋膜

（7）骶前置引流管，缝合Waldeyer筋膜及肛提肌，肛管直肠环损伤者应予以修补（图26-18）。

（8）皮肤、皮下脂肪及骶骨膜一层缝合（图26-19）。

六、术中应急处理

如术中快速病理发现需要追加根治性手术，可改行直肠癌Dixon手术。至于术中大出血等的处理参见本书第二十九章"保留自主神经的直肠癌经腹会阴切除术加双侧闭孔淋巴结清扫术"有关内容。

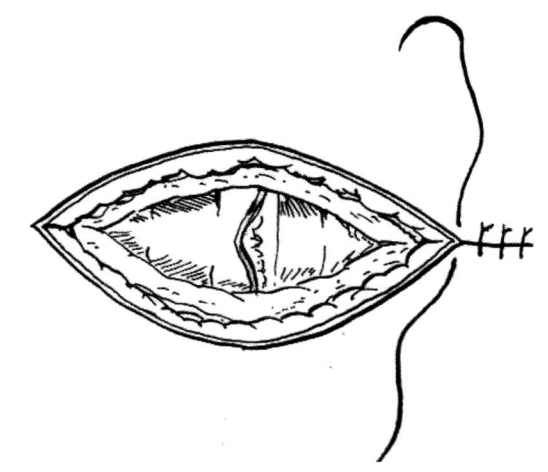

图26-19 关闭切口

七、术后处理

（1）平卧位6 h，以利于切口压迫止血，此后每3～4 h变换侧卧位。
（2）保持骶前引流管引流通畅，直至5～6 d后无引流液、无直肠周围感染表现时方可拔出。
（3）禁饮食5～6 d，肠外营养支持，肛门排气后可给予肠内营养以减少粪便形成。
（4）持续导尿5～6 d。
（5）14 d后切口拆线。

八、术后并发症的防治

（1）大便失禁原因包括切除直肠过多，结肠与肛管直肠环吻合；术中不慎切断肛管直肠环亦可导致本并发症，因此，术中如发现肛管直肠环损伤应立即缝合修补。处理：局部理疗；温水坐浴；每天行提肛训练2～3次；口服减缓结肠蠕动、减少大便水分药物如洛哌丁胺等均可获得较为满意的肛门控便效果。必要时行肛门后盆底修补术（本书第四十六章"经肛门后盆底修补术"）或肛提肌成形术（本书第四十七章"肛提肌成形术"）。

（2）局部皮肤麻木、坐位不适、局部隆起等无须处理。

（王天宝　崔毅　蓝文通　欧阳钧）

第二十七章　直肠癌低位前切除术

1948年，Dixon详细描述用于下段乙状结肠癌和上段直肠癌的直肠低位前切除术，现称为Dixon术。Dixon术是目前外科治疗直肠癌的主要术式，占全部直肠癌手术的70%～80%。目前，直肠分段标准不一，主要有以下几个标准：①直肠上段（肿瘤下缘距肛门10～15 cm）、中段（肿瘤下缘距肛门5～10 cm）、下段（肿瘤下缘距肛门不足5 cm）；②腹膜返折以上及以下直肠癌；③高位直肠癌（肿瘤下缘距齿状线5 cm以上）及低位直肠癌（肿瘤下缘距齿状线不足5 cm）。随着手术器械如美国强生公司弧形切割闭合器凯图（CONTOUR™ Curved Cutter Stapler）的应用，使超低位双吻合技术更加普及，另外改良Bacon、Parks及经括约肌切除手术（intersphincteric resection，ISR）等极大拓展保肛手术适应证。1982年英国学者Heald等提出全直肠系膜切除术（total mesorectal excision，TME），因其可将术后局部复发率降至10%以下，现已成为直肠癌手术必须遵守的原则之一。因低位直肠癌存在侧方淋巴结转移，需行扩大的直肠癌根治术，可减少9.6%～24%的术后局部复发率。侧方淋巴结清扫易导致盆腔自主神经功能受损，患者出现性功能障碍以及排尿困难，促使国内外学者开展了保留自主神经的扩大直肠癌根治术，可使60%以上的男性患者保持较满意的性功能。至此，在直肠癌外科治疗领域的技术进步，使得以前的低位直肠癌外科治疗金标准经腹会阴直肠癌切除术（Miles术）应用日益减少。胃肠肿瘤外科医生必须将TME、保留盆腔自主神经功能、侧方淋巴结清扫以及各种保留肛门功能手术有机结合为一体，方能为患者提供最大限度的保留肛门功能、复发率极低而生存期较长的理想手术方式。

一、适应证

保肛手术的适应证原则上为肿瘤下缘距齿状线2 cm以上，病理分化为高、中分化，未侵及肛门括约肌及肛提肌的低位直肠癌；对于高度恶性的低分化直肠癌建议远端肠管需切除5 cm，如能满足该要求，可行保肛手术，术后注意密切随访。具有下列情况者依然是保肛手术禁忌证：肿瘤与括约肌之间无间隙；肿瘤已侵及括约肌；肿瘤与盆底固定；患者原有排便控制功能不全。

二、手术策略

（1）以下腹部正中切口并左侧或右侧绕脐为首选，部分术者习惯下腹壁横切口，行左侧经腹直肌切口可能是错误的，因有结肠造口的可能性，影响造口的选择。建议所有患者术前均应请造口治疗师行术前造口定位，因所有患者均可能出现难以切除或肿瘤残留而需行乙状结肠造口术，术中仓促造口定位往往不甚理想。

（2）开腹探查完毕后，应将手术床置于头低脚高略倾斜位，利于小肠移向上腹部。将全部小肠置于塑料袋后搬至切口外的做法现已少用，将小肠置于腹腔内并保持湿润，可减少粘连性肠梗阻的发生，胃管停留时间亦较短。有时回盲部牵拉影响将小肠移至上腹部，可将回盲部后方系膜游离少许，术毕可将此处系膜外侧切缘与盲肠壁间断固定几针，以防盲肠过度游离。大网膜拉下包裹小肠，将湿的大纱布垫拧干后包裹大网膜和小肠，然后适当弯曲压肠板，将其弧度凸向头侧，置于大纱布垫下方，即可很好将全部小肠移向上腹部，用大S拉钩将压肠板拉向头侧，即可清楚显露十二指肠水平部和肠系膜下动脉。

（3）先结扎肿瘤远、近侧肠管，肠腔内注入5-Fu 1.0 g，距离肠系膜下动脉约5 cm处，缝扎乙状结肠血管，以减少肿瘤细胞播散的可能性。

（4）保护输尿管。术者务必熟悉输尿管走行（图10-264、图27-1），直肠癌切除术中有4个易于损伤输尿管的部位：①结扎肠系膜下血管有时误扎或切断输尿管；②输尿管跨过髂血管处易于和生殖血管混淆；③游离切断直肠侧韧带和子宫颈附近组织；④关闭后腹膜和盆腔筋膜时，将右侧或左侧输尿管一并结扎。相应的预防措施包括：切开乙状结肠与侧腹膜粘连后，打开乙状结肠系膜外侧叶根部少许，直角钳挑起腹膜层向上、下两侧扩大腹膜切口，寻找输尿管，正常输尿管跨过髂总动脉，于此处髂总动脉分为髂内动脉、髂外动脉。需注意的是，此处生殖血管往往和输尿管混淆，但以血管镊轻轻钳夹输尿管可诱发其特征性的蠕动，以资鉴别；难以分辨时，静脉注射靛胭脂，输尿管会呈蓝色。可用血管吊带悬吊输尿管，避免损伤。生殖血管不能轻易结扎，否则可能影响患者的生育功能。可将输尿管全程游离，但应注意不能过度裸化，以免影响输尿管血运，如此在切断侧韧带和游离子宫颈周围组织时损伤输尿管的可能性很小。但大部分术者不习惯全程显露输尿管，切断侧韧带时，应距离直肠约1.5 cm，切勿过度靠近侧盆壁。如需切断子宫主韧带和子宫动脉时，应靠近宫颈侧，因输尿管位于子宫动脉下方。游离壁层腹膜和缝合盆腔腹膜时，应清楚显露输尿管，然后再缝合关闭壁层腹膜和盆腔腹膜。对于较大的乙状结肠癌或直肠癌、二次直肠手术、输尿管扩张或曾行盆腔放疗的患者，麻醉后应经膀胱镜放置双侧输尿管支架，利于术中保护输尿管。值得注意的是即使放置输尿管支架，术中对于管道样结构亦不可轻易结扎切断，笔者曾遇到一位直肠癌患者术前放置输尿管支架，但在随后的操作过程中，左侧输尿管支架脱

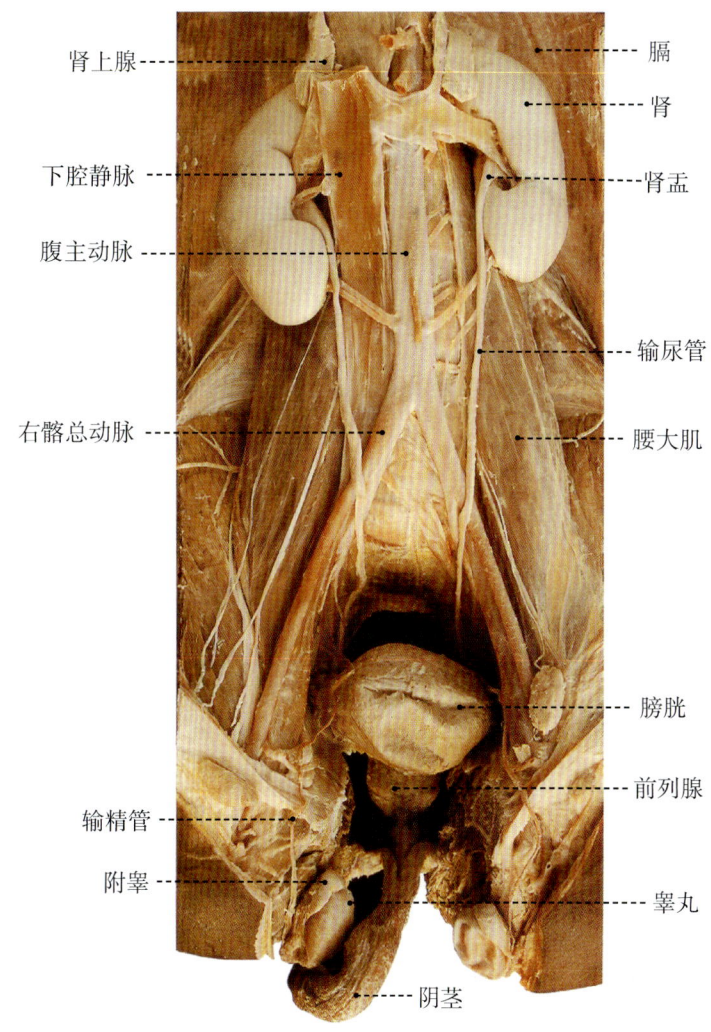

图27-1 输尿管解剖
（经授权引自：欧阳钧，温广明. 人体解剖学标本彩色图谱［M］. 2版. 广州：广东科技出版社，2010：160.）

落，术中未曾发现，在分离出"生殖血管"后，欲予以结扎，但高度怀疑为输尿管，血管镊轻轻钳夹后可见特征性蠕动，证实为输尿管，值得注意。

（5）肠系膜下血管结扎高度。部分学者主张于肠系膜下动脉根部将其结扎切断，以期获得更好的根治性，但有三个问题需要考虑，一为可能损伤上腹下神经丛，影响患者的性功能；二是造口患者可能影响造口血供；三是文献报道根部结扎并未提高患者的生存率。因此，在肠系膜下动脉发出第一个分支左结肠动脉后，将其切断结扎即可获得根治性切除效果（图23-2）。如果切除乙状结肠行降结肠直肠吻合，通常需要完全游离脾曲结肠，方可达到结肠断端血运良好并无张力吻合，减少吻合口漏的发生。肠系膜下静脉切断结扎处位于胰腺下缘，在该静脉汇入脾静脉处。

（6）直肠后间隙的游离。切开乙状结肠两侧系膜根部和直肠两侧盆腔腹膜，结扎切断肠系膜下动脉后，将乙状结肠牵向肛侧，电刀锐性切开，进入直肠固有筋膜和骶前筋膜之间的直肠后间隙，此间隙为白色疏松结缔组织，正中线处组织较为致密，内有骶正中动脉的小分支，两侧则无血管结构。向肛侧继续锐性分离，于第四骶椎水平可遇Waldeyer筋膜（直肠骶骨筋膜），电刀切开后即达肛提肌平面。如用手钝性分离直肠后间隙，将撕裂骶前静脉丛或直肠，因此，强调务必行锐性分离。骶前筋膜后方即为骶前静脉丛，损伤后导致大出血，因静脉回缩至骶孔内，缝扎多数难以奏效，结扎髂内血管也无助于止血，最有效的方法为碘仿纱压迫止血。高位直肠癌游离至肿瘤下方5 cm处即可，寻找直肠肌层和系膜间隙，可用手指触摸鉴别，也可用直角钳进入此间

隙，电刀横行切断结扎直肠系膜，肿瘤下方2~5 cm横断直肠，以备吻合。中、低位直肠癌应切除全部的直肠系膜，即行TME术。直肠残端必须保持纵行肌完整，方可保证完好吻合。

（7）直肠前方的游离。直肠前方Denonvilliers筋膜分为前后两叶，二者之间为直肠前间隙，应在此间隙内予以钝性分离或用钝头剪刀锐性分离，如无肿瘤浸润，分离较为容易，电刀电凝出血点。此处游离不宜用电刀，因有灼伤膀胱下部和尿道膜部的风险。男性分离应达前列腺下方，可触及尿道内的导尿管。有时将直肠前壁肌层完全撕裂损伤，应向远侧进一步游离至合适位置以备吻合；术中未发现撕裂者，可导致吻合口漏，应予以避免。

（8）直肠侧韧带。实际上并不是真正解剖意义上的韧带组织，为直肠中血管、副交感神经和交感神经分支、脂肪和筋膜组成。外侧有下腹下神经丛，如将其损伤，将出现性功能及排尿功能障碍，但术中又不能将该神经丛解剖出来，至于在何处切断最为合适，既达到根治性切除，又不损伤下腹下神经丛，目前尚未有一个距离直肠壁的数值供参考。Mastery of surgery指出应自"直肠侧韧带"中间切断，笔者通常采用在距离直肠壁1~1.5 cm处，用电刀切断此韧带，无须结扎，未出现大出血情况，术后性功能及排尿功能尚好，如用超声刀切断，则更加安全。在切断直肠侧韧带前，应再次检查输尿管和上腹下神经丛的分支，避免损伤。此时直肠已被完全游离，拉直三个弯曲，直肠可延长4~5 cm。

（9）直肠残端行安尔碘灌洗。切断直肠前，可用500 mL安尔碘等溶液经肛门冲洗直肠残端，一方面清洁吻合口远侧直肠，另一方面可清除脱落的肿瘤细胞或破碎组织。

（10）直肠远切缘。一般要求无张力下距离肿瘤下缘2 cm，但浸润型直肠癌浸润长度可达7 cm，而息肉样癌（BorrmannⅠ型）切除1 cm即可达到安全切缘，另外未分化或低分化腺癌浸润距离较远，因此，术者应根据肿瘤的大体类型和分化程度相应调整远切缘距离，必要时行术中快速冰冻病理检查以资诊断。

（11）卵巢和双侧输卵管切除与否。已经存在卵巢转移者切除当无异议；对患Lynch综合征的绝经后妇女在取得患者同意的前提下，可予以切除，而对于绝经前妇女我们不行预防性的卵巢切除术。

（12）结直肠吻合方法。目前多采用EEA吻合器吻合，手工缝合少见。直肠残端和结肠末端清除脂肪和血管的长度约1.5 cm即可，过长将导致吻合口缺血，过短则易于将周围组织夹入其中。如果肠管末端血管未被清除而进入吻合线中，吻合器B形钉有可能不能将其完全闭合，将导致术后吻合口出血。直肠壶腹部直径较大，和结肠端端吻合困难，此时可行结肠直肠侧端吻合，即可获得较大的吻合口，而且吻合口血供良好，结肠壁将直肠残端完全包裹，减少吻合口漏的发生。结肠盲端距离吻合口的距离约2 cm为宜，过短易导致盲端血供不良，过长可导致盲襻综合征。使用吻合器的注意事项：尽量使用肠管可容纳的最大吻合器，荷包缝合时不能将脂肪等其他组织夹入其中，保证可与钉砧紧贴在一起，修补荷包缝合存在的缺陷，吻合欠满意时行回肠或横结肠襻式造口术。

（13）双重钉合技术。切除后荷包缝合困难，而且直肠壶腹部直径较大，行荷包缝合后打结于中心杆可导致部分直肠壁组织折叠或脱出吻合线之外。此时可用弧形切割闭合器一次性切割闭合远端直肠，EEA吻合器自肛门置入，穿刺锥务必自直肠残端闭合线中点穿出，否则易导致直肠闭合线和吻合口之间的条状直肠壁缺血坏死，必将产生吻合口漏。有关吻合器的使用方法参见本书第二章第四节"胃肠手术吻合器械基本操作方法"有关内容。

（14）预防吻合口漏。吻合口肠管良好血运、无张力、肠道准备良好、吻合器操作正确是保证吻合口良好愈合的重要因素。游离脾曲和预防吻合口漏的方法见本书第二十三章"结肠手术"。极少数情况下，即使游离脾曲也不能无张力吻合时，可将结肠经小肠系膜的右结肠动脉和回结肠动脉之间的无血管区穿

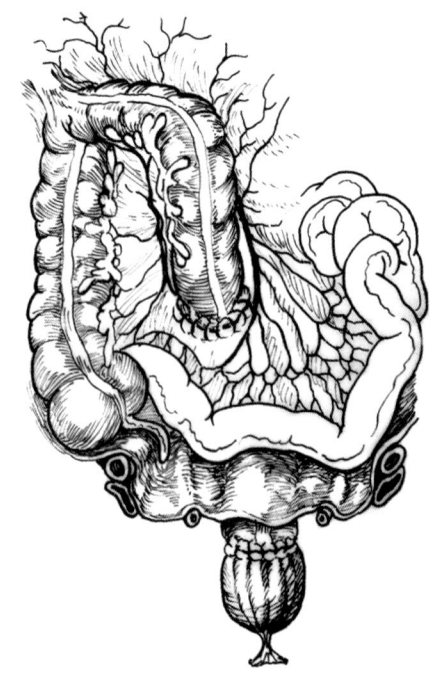

图27-2　经小肠系膜结直肠吻合术

过，通过此捷径可达到无张力吻合之目的（图27-2）。当吻合欠佳时，可行粪便转流的回肠或横结肠襻式造口术，术后4～6个月，肠镜和钡灌肠证实吻合口愈合良好，CT检查无盆腔复发证据，则可行造口关闭术。另外可游离大网膜，将其置入盆腔并包裹吻合口，既可填充盆腔，亦能防治吻合口漏（图27-3、图27-4）。

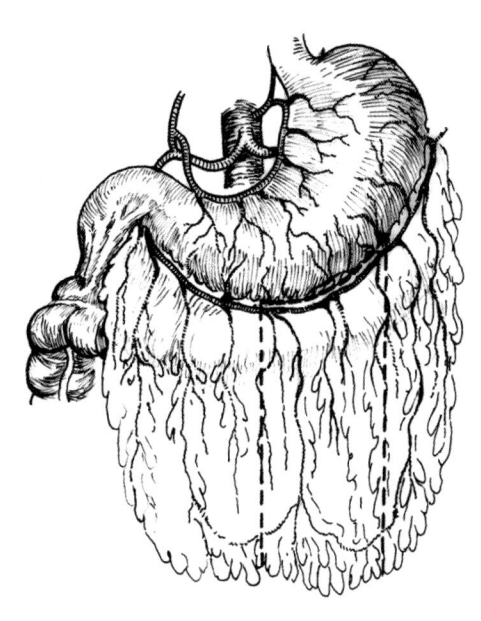 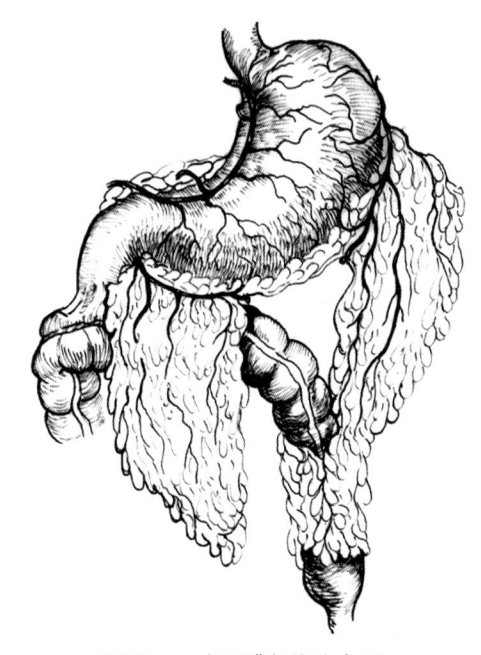

图27-3　游离大网膜　　　　　　　　图27-4　大网膜包绕吻合口

（15）吻合口测漏实验。盆腔内放置生理盐水，肠钳夹闭近侧结肠，自肛门注入空气，使肠钳远侧肠管适当膨胀，如有气泡溢出，可予以修补，如此可减少术后吻合口漏的发生。后壁观察可借助无菌的牙科镜来完成。缺损处予以修补，如果低位漏难以修补或修补不满意，可行粪便转流的回肠或横结肠襻式造口术。

（16）盆腔腹膜关闭与否。如将盆腔腹膜予以关闭，将导致吻合口周围存在较大腔隙，在有渗血等情况下，将导致渗液浸泡吻合口，易于出现吻合口漏。可将右侧盆底腹膜及后腹膜与结肠系膜缝合关闭，如此即可减少内疝的发生，也可保持盆腔呈开放状态，易于将盆腔渗液及时清除。降结肠充分游离或用大网膜填满骶部空隙，消灭骶前任何死腔，利于吻合口愈合。如将盆底腹膜化，则需放置盆腔引流管。

（17）盆腔放置引流管。一些术者不主张放置盆腔引流管，理由为引流管不能降低并发症发生率和死亡率，吻合口漏时引流不畅且不能避免造口术。但笔者认为放置橡胶引流管还是利大于弊，清除盆腔积液利于吻合口愈合，便于及时诊断吻合口漏，如经腹膜外途径放置引流管则引流管相关并发症很少发生。为避免引流管抵穿吻合口，引流管切勿太硬，末端距离吻合口2～3 cm为宜。

（18）标准手术时间为3 h。

三、术前处理

（1）术前结肠镜检查，明确肿瘤大体类型和组织分化，作为手术切除范围的参考。术前CT检查可明确有无肝及腹腔内转移，判断浸润深度。经肛门超声检查对判断肿瘤浸润深度和淋巴结转移与否具有重要参考意义。

（2）对伴有不完全性肠梗阻可用缓泻剂液状石蜡及温盐水灌肠。对完全梗阻者仅可温盐水灌肠，必要时行术中结肠灌洗，参见本书第二十三章"结肠手术"有关内容。

（3）女性患者术前2 d行0.1%新洁尔灭冲洗阴道，术前1 d下午阴道涂龙胆紫以利于术中识别。

（4）术前行泌尿系造影及膀胱镜检查，了解输尿管等有无侵犯，如肿瘤较大，可于术前放置输尿管支架，便于术中保护输尿管。

（5）术前定位造口等参见本书第二十四章"肠造口及关闭术"有关内容。

（6）其他参见本书第二十三章"结肠手术"有关内容。

四、麻醉与体位

全身麻醉，头低脚高之膀胱截石位。如仅用一套消毒用具，则先消毒腹部，再消毒会阴部，但应避免会阴部消毒时溅到腹部；如用二套消毒用具，则先消毒会阴部，再消毒腹部。留置导尿管接引流袋（图27-5、图27-6）。

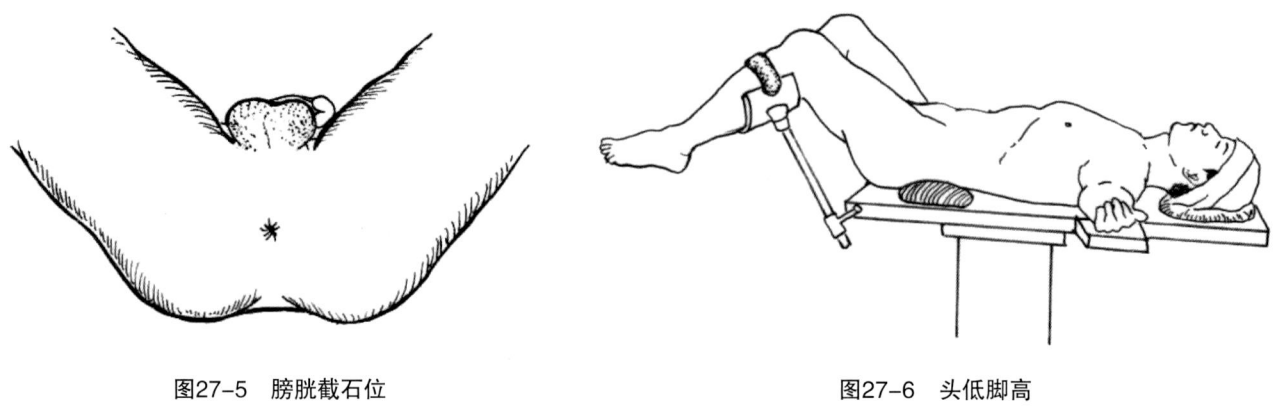

图27-5 膀胱截石位　　　　　图27-6 头低脚高

五、手术步骤

（1）取下腹正中切口，右侧或左侧绕脐（图27-7）。

（2）探查。按由远及近的原则，依次探查：有无腹水及肝转移、胆囊、胃十二指肠、脾脏、大网膜、胰腺、小肠及其系膜、腹主动脉周围、结肠及其系膜、子宫及其附件，最后探查直肠，明确肿物大小、质地、活动度、与周围脏器的关系、肠系膜下动脉根部有无肿大淋巴结。手术切除范围如图27-8所示。

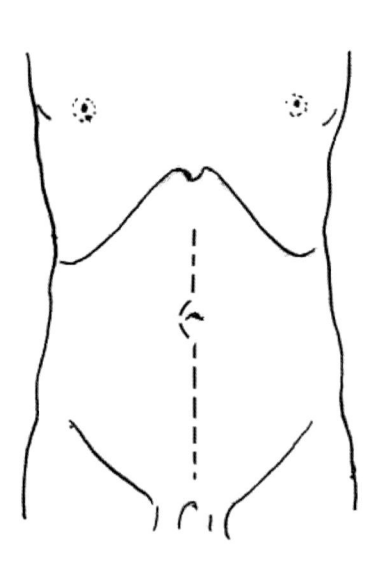
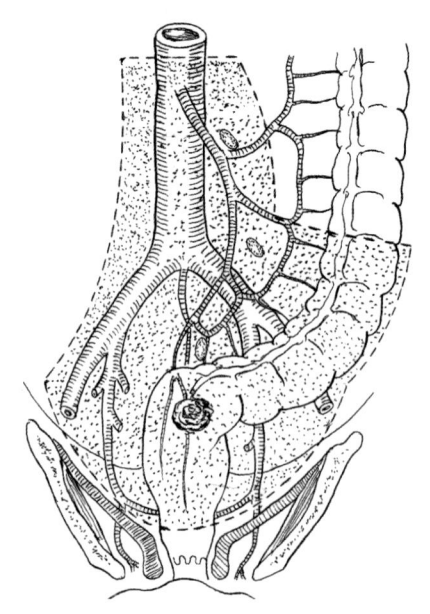

图27-7 腹部正中切口　　　　　图27-8 切除范围

（3）距肿瘤上缘5 cm处用纱布条结扎，注入5-Fu 1.0 g，行腔内化疗。然后，用大圆针7号丝线缝扎直肠上血管及乙状结肠血管，以减少术中肿瘤细胞血行播散（图27-9）。

（4）助手向右侧牵拉乙状结肠及直肠，于结肠系膜根部，锐性切开系膜左侧叶，显露左侧输尿管，可用小儿尿管将其暂时悬吊，以减少副损伤。系膜切口下方达腹膜返折处，上方延续至乙状结肠预切断处（图27-10）。

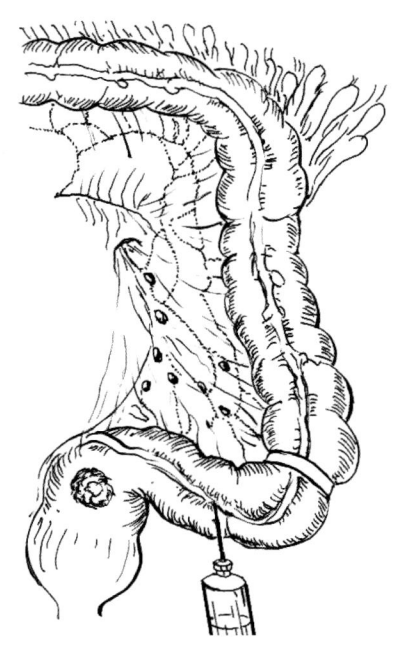

图27-9 乙状结肠腔内注射5-Fu

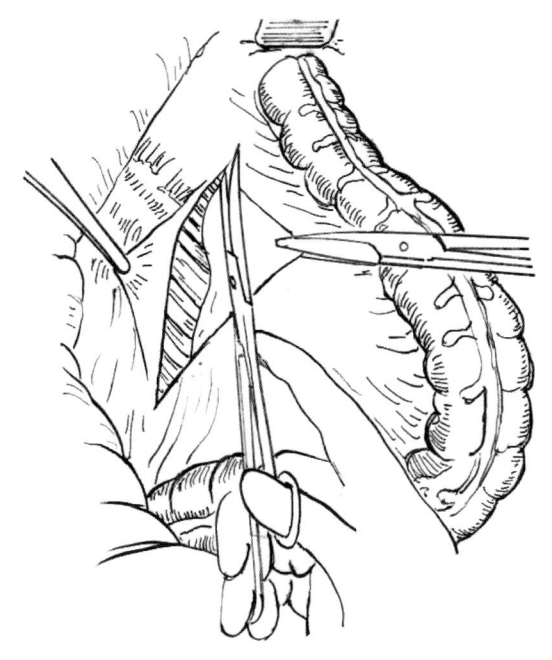

图27-10 切开乙状结肠系膜左侧叶

（5）同法锐性切开系膜右侧叶根部，下方在腹膜返折处与左侧切口汇合，上方延续至腹主动脉右侧近十二指肠处，一般而言，右侧输尿管可不予以游离悬吊（图27-11）。

（6）自十二指肠水平部下方，切开腹主动脉前方后腹膜，清除其周围淋巴及脂肪组织，游离肠系膜上动脉，清除表面的淋巴与脂肪组织，此处勿损伤上腹下神经丛。如果吻合口位置较低，可在肠系膜下动脉根部结扎切断，保留侧双重结扎或结扎并缝扎；如果吻合无困难，也可在分出乙状结肠动脉后或直肠上动脉根部结扎切断，但残留肠系膜下动脉干务必脉络化，避免肿瘤细胞残留（图27-12）。分段结扎切断乙状结肠系膜。

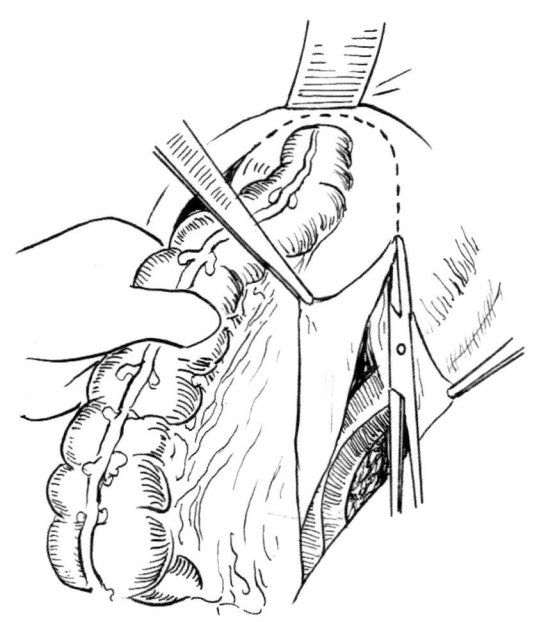

图27-11 切开乙状结肠系膜右侧叶

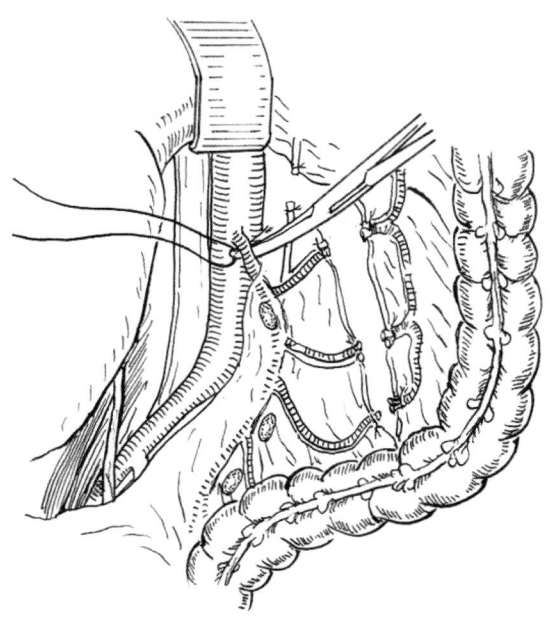

图27-12 结扎肠系膜下动脉

（7）将直肠及乙状结肠拉向前方，循乙状结肠系膜后方的Toldt间隙进入直肠后间隙，直视下锐性分离直肠系膜，笔者习惯用电刀分离，出血少，术野干净，进展迅速。向下达距离肿瘤下缘5 cm处（高位直肠癌）或直至切开直肠骶骨韧带（Waldeyer筋膜），达尾骨尖平面（低位直肠癌）。注意保证直肠固有筋膜完好无损，否则，因易于术后局部复发而不能行保肛手术（图27-13至图27-15）。

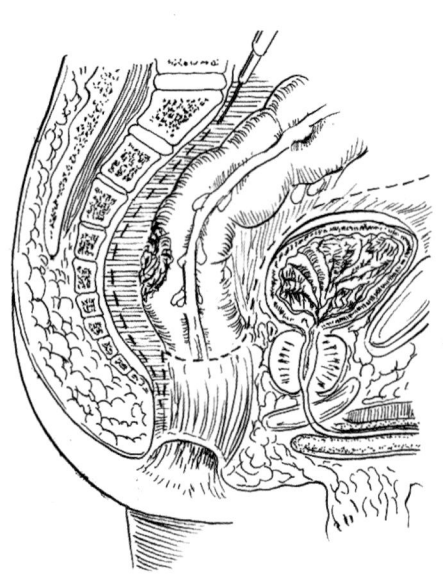

图27-13 标本切断线

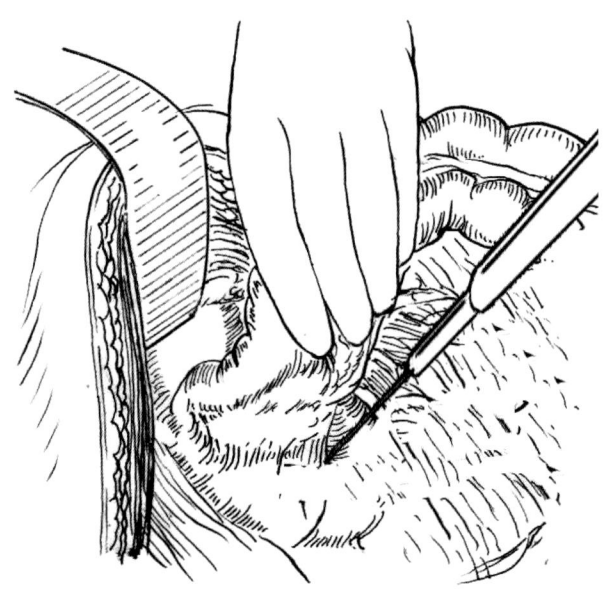

图27-14 锐性分离直肠后间隙

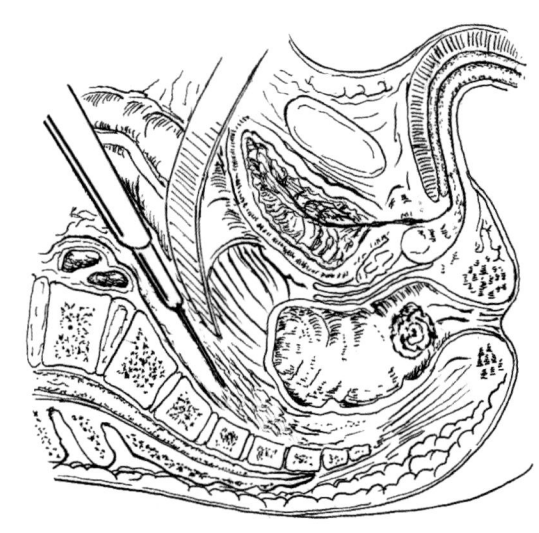

图27-15 锐性切开Waldeyer筋膜

（8）将直肠向上及骶骨方向牵引，靠近阴道或精囊、前列腺一侧，切开盆底腹膜，于Denonvillier筋膜前、后叶之间，向下锐性分离，一般不会出血，直达肛提肌平面（图27-16）。

（9）显露两侧的直肠侧韧带，其外侧有下腹下神经丛，如将其损伤，将导致性功能及排尿功能障碍，在距离直肠壁1～1.5 cm处，用电刀切断此韧带，多无须结扎（图27-17至图27-19）。

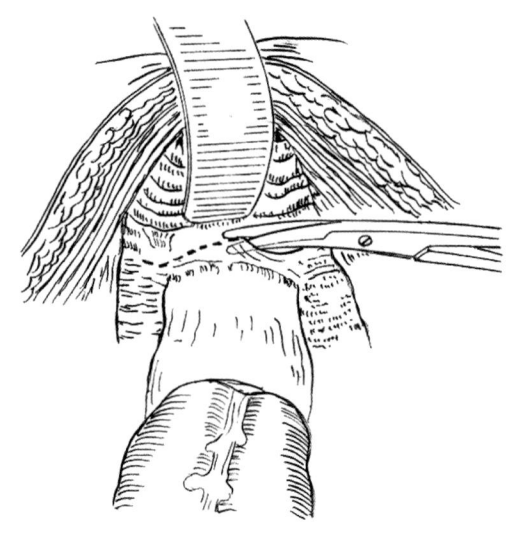

图27-16 于Denonvillier筋膜前后叶之间游离直肠

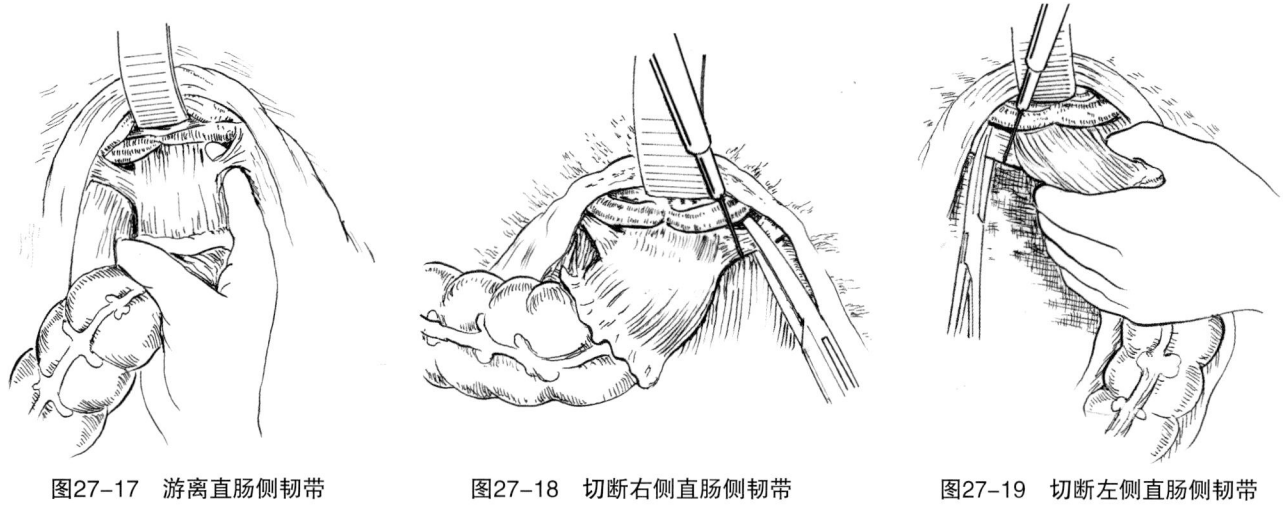

图27-17 游离直肠侧韧带　　　　图27-18 切断右侧直肠侧韧带　　　　图27-19 切断左侧直肠侧韧带

（10）紧靠肿瘤下缘上置无损伤钳，安尔碘500 mL自肛门冲洗直肠，以清除脱落的癌细胞，减少吻合口复发（图27-20）。

（11）在距离肿瘤下缘2 cm处再上置一把无损伤钳，在两钳之间，用电刀切断之，同法，在乙状结肠预切断线处切断乙状结肠（图27-21）。

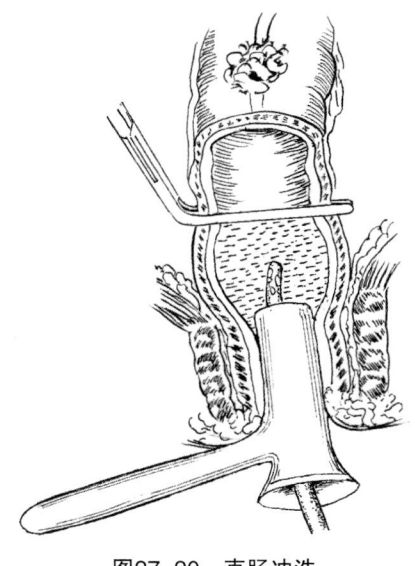

图27-20 直肠冲洗

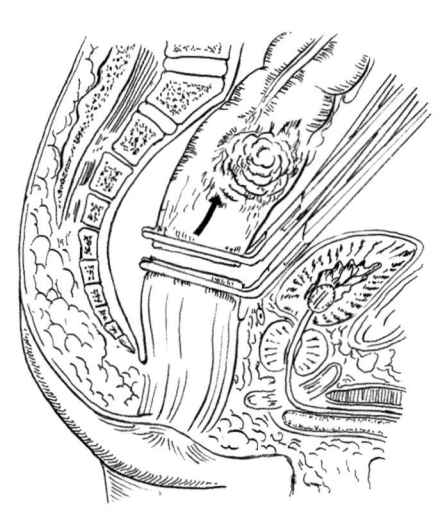

图27-21 切断直肠

（12）标本检查：标本取出后，立即检查直肠系膜是否完整；有无可疑环周切缘阳性之处，必要时送快速病理检查以明确之；远切缘行快速病理检查，以排除肿瘤残留。

（13）手工缝合法：1-0丝线间断缝合后壁浆肌层，间断缝合前后壁，针距和边距均以3 mm为宜。也可用3-0可吸收线自中间向两侧连续缝合后壁及前壁，至前壁中间打结，然后用1-0丝线间断缝合前壁浆肌层（图27-22至图27-24）。

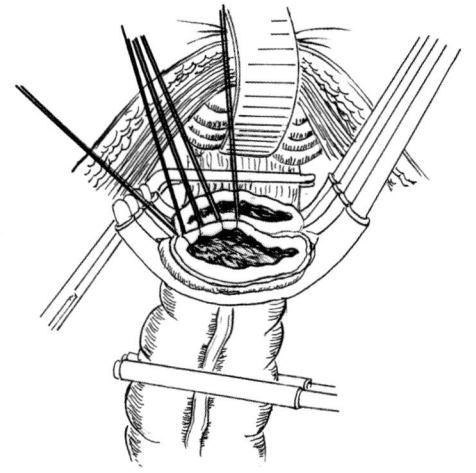

图27-22 缝合后壁

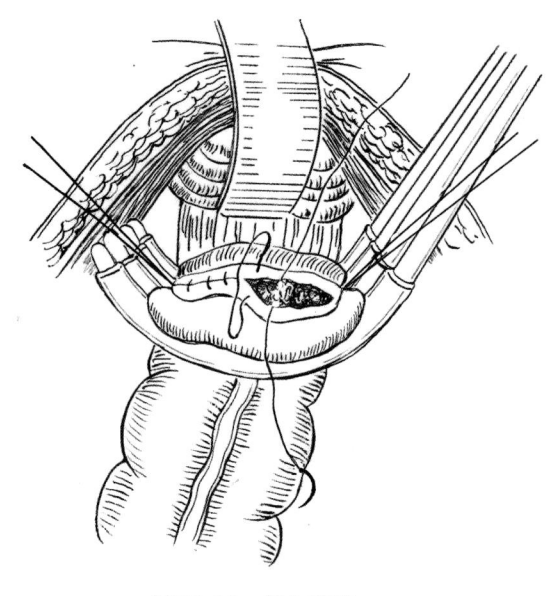

图27-23 缝合前壁

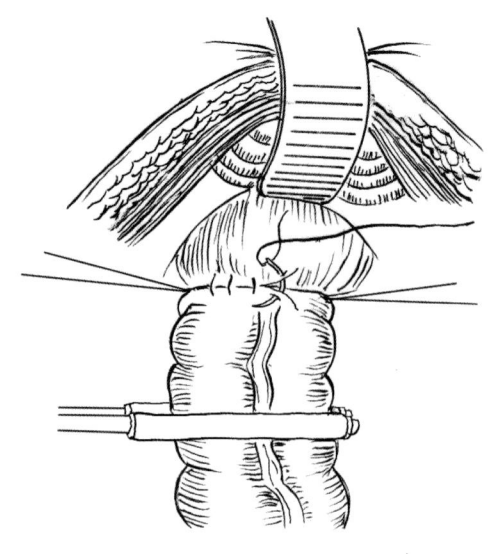

图27-24 加用浆肌层缝合包埋

（14）单吻合器法适用于位置较高的直肠癌，直肠残端及乙状结肠断端可用手工4号丝线绕边荷包缝合，亦可用荷包缝合钳行荷包缝合（图27-25、图27-26）。

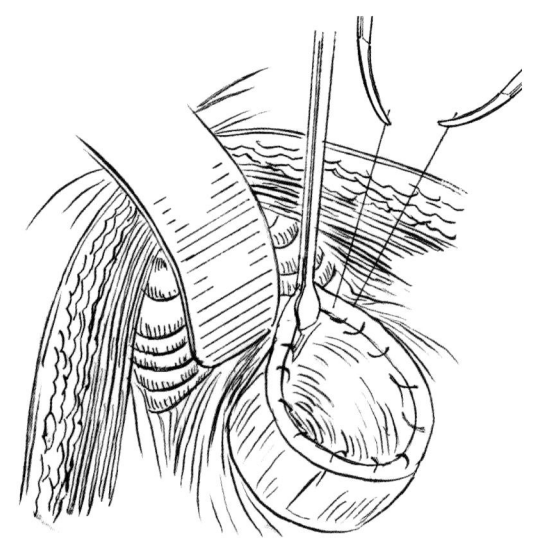

图27-25 直肠残端手工荷包缝合

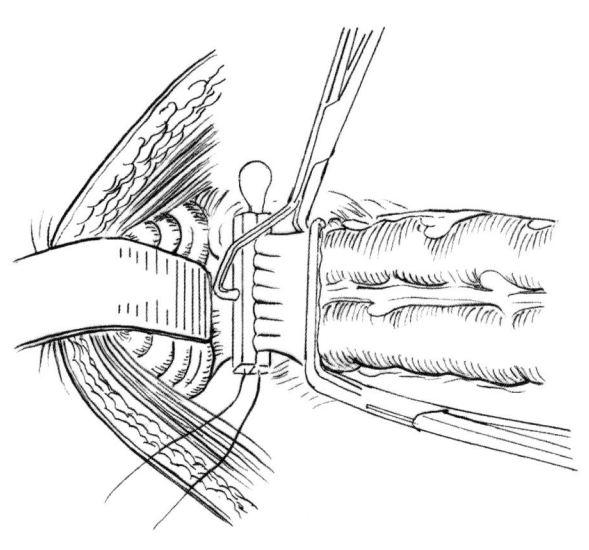

图27-26 上置荷包缝合钳

（15）将钉砧置入乙状结肠断端，收紧荷包线打结。吻合器自肛门置入，旋出中心杆，荷包线打结。将抵针座与中心杆对合，逐渐收紧，检查无周围组织嵌入，即可击发，同时完成切割与吻合。回旋调节旋钮两周，取出吻合器（图27-27至图27-31）。

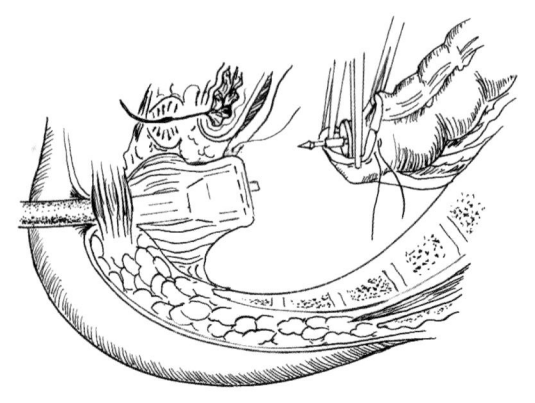

图27-27 结肠残端置入钉砧

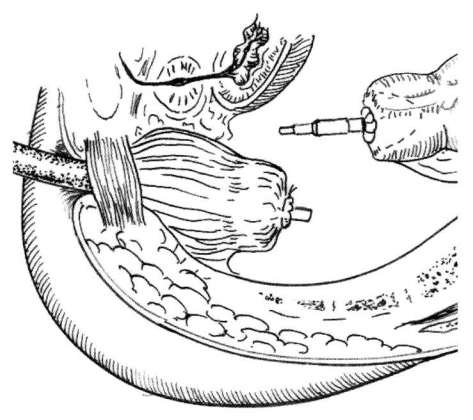
图27-28 收紧直肠残端荷包线

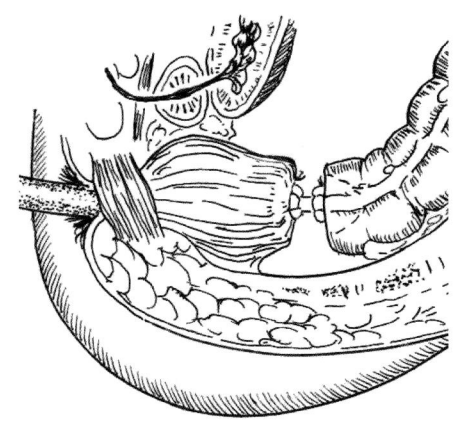
图27-29 对合吻合器

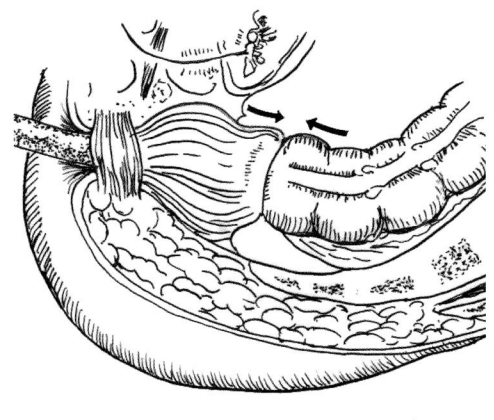
图27-30 击发

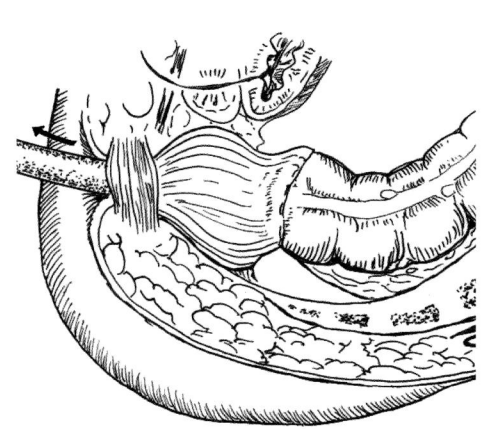
图27-31 取出吻合器

（16）原位检查远、近切缘是否完整，必要时予以缝合修补（图27-32）。

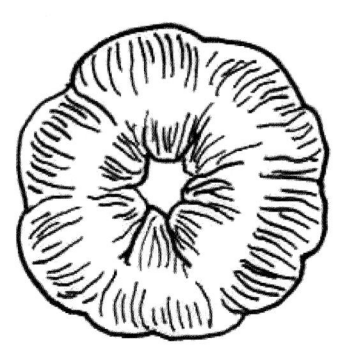
切缘完整

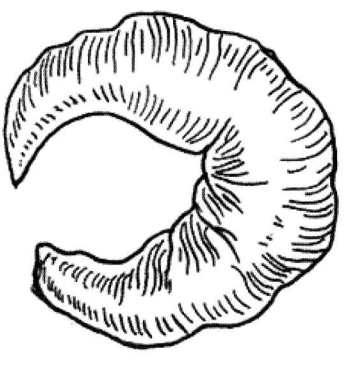
切缘不完整

图27-32 检查远、近切缘

（17）盆腔内倒入500 mL生理盐水，以肠钳夹闭降结肠下段，自肛门注入空气，直至吻合肠襻鼓起，检查有无吻合口漏，完成吻合（图27-33、图27-34）。

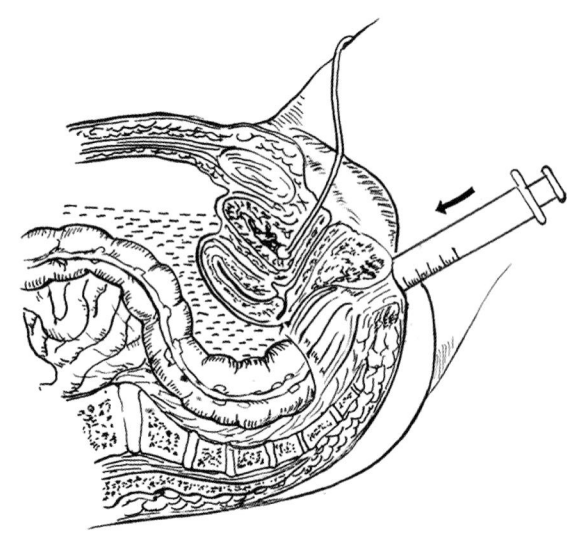

图27-33 检查有无吻合口漏

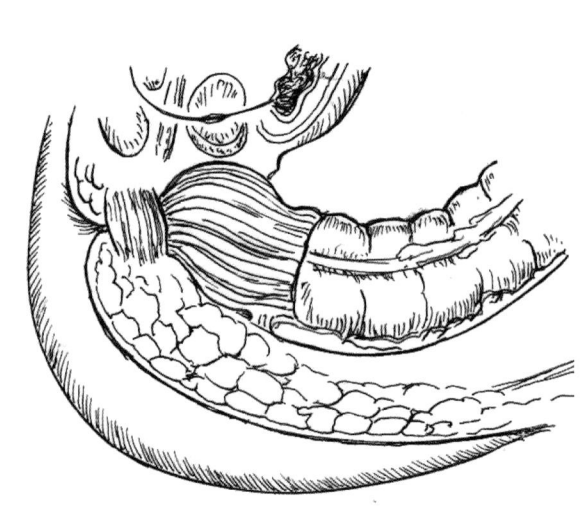

图27-34 吻合完毕

（18）双吻合器吻合法：适用于吻合口较低，荷包缝合困难的患者。用可曲式闭合器距离肿瘤下缘2 cm处夹持肠管，近侧上置直角钳，击发闭合器，在其近侧用电刀切断直肠。也可用美国强生公司弧形切割闭合器凯图（CONTOUR™ Curved Cutter Stapler）一次性完成切割闭合。乙状结肠断端处理同前述（图27-35、图27-36）。

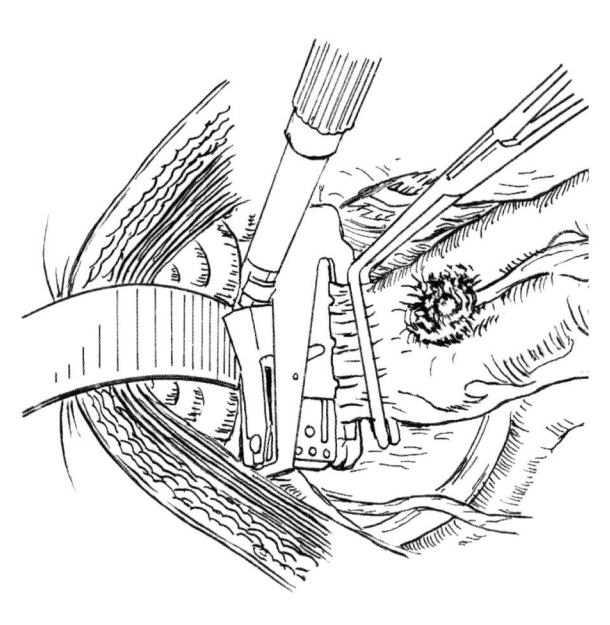

图27-35 闭合切断直肠

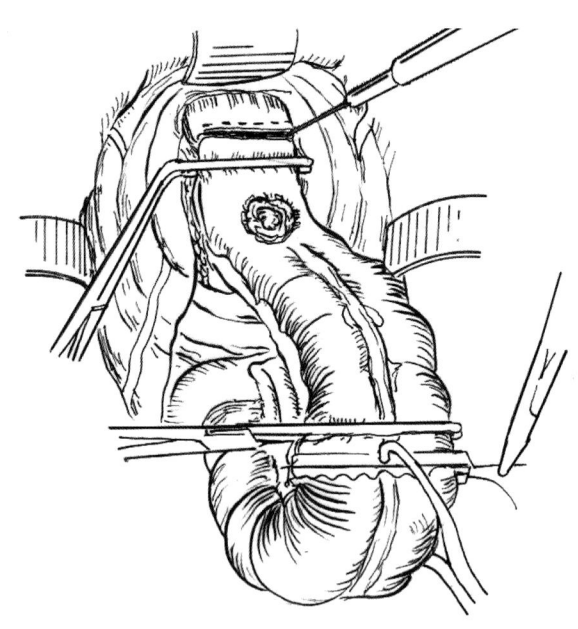

图27-36 近切缘上置荷包钳

（19）吻合器自肛门置入，其中心杆穿刺锥自闭合线中心点穿出，然后与钉砧中心杆对合，收紧后，击发吻合，检查远、近切缘是否完整，并做测漏实验，完成吻合（图27-37至图27-39）。

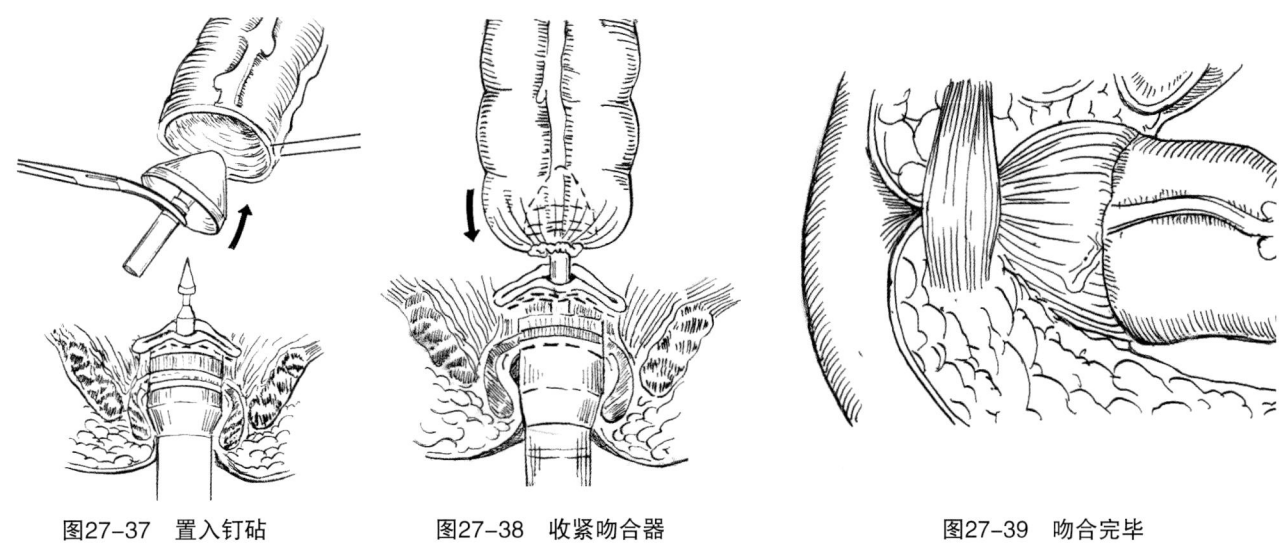

图27-37　置入钉砧　　　　　图27-38　收紧吻合器　　　　　图27-39　吻合完毕

（20）将大网膜包绕吻合口并填塞盆腔，关闭右侧盆底腹膜，放置引流管，清点纱布器械无误，逐层关腹。

六、术中应急处理

（一）输尿管损伤

1. 原因　输尿管损伤多是由于术者缺乏经验，对输尿管走行及局部解剖不熟悉而造成的误伤（图10-264、图27-1），发生率为2%～3%，其中仅有20%～30%的患者可于术中发现，怀疑损伤者可静脉注射5 mL靛胭脂，几分钟后如术野出现蓝色，则证实存在输尿管损伤。损伤类型：部分或全部结扎、部分或全部切断、钳夹伤等。游离乙状结肠左侧后腹膜，特别是肿瘤局部粘连时，易于损伤左侧输尿管；误将左侧输尿管当作肠系膜下动脉、乙状结肠动脉或生殖血管而切断结扎；分离膀胱或子宫颈时，由于较靠近输尿管而使后者损伤；在结扎子宫动脉时最易损伤输尿管；有时输尿管紧靠盆腔腹膜游离缘，在关闭盆腔腹膜时将输尿管缝扎；Miles手术时，腹腔手术组游离直肠未达肛提肌平面，会阴组在暴露欠佳情况下勉强切除标本，可损伤输尿管；盆腔多次手术，导致输尿管解剖位置变异。需指出的是，输尿管损伤多由于术者麻痹大意，而且高年资医生过于自信时更易于损伤输尿管。如果输尿管被误扎后术中未能发现，术后早期可出现腰痛、局部压痛、体温及白细胞升高等典型表现；如双侧输尿管误扎或损伤，可导致无尿，Dixon术后腹胀，盆腔引流管大量"腹水"，检测其尿素氮水平高于血清或注射靛胭脂后引流液为蓝色即可确诊；而Miles术后尿液多从会阴部切口渗出。Miles术后还可出现迟发性尿漏，原因在于用电刀过度游离，灼伤尿道膜部和膀胱底部。

2. 处理　如果术中发现输尿管损伤，一般后果不甚严重，根据不同损伤类型给予相应处理。

（1）输尿管横断性损伤：手术时术野有尿外渗情况，应高度怀疑输尿管损伤。此时应即刻行输尿管端端吻合术，将两端端剪成斜面，5-0单股薇乔可吸收线或5-0铬制羊肠线黏膜外翻间断缝合，输尿管内放置D-J内支架（双猪尾导管），大网膜覆盖输尿管吻合口处，输尿管旁放置引流管；如术后10 d静脉肾盂造影证实无尿漏，可拔除引流管（图27-40）。

（2）输尿管结扎：此种情况术中如能及时发现，需立即松开结扎线，检查输尿管损伤程度，血运、蠕动良好者，可不予以处理，但关腹前应再次

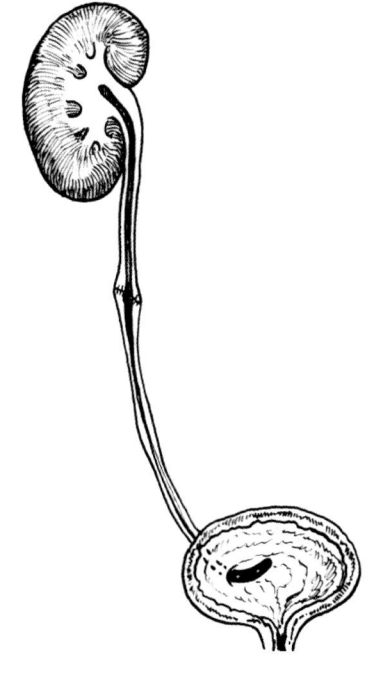

图27-40　输尿管端端吻合术

检查，确保输尿管无坏死。如高度怀疑输尿管已坏死，则行输尿管部分切除吻合加内支架引流术最为安全。

（3）输尿管挫伤：多为钳夹伤，一般大段输尿管挫伤少见。如果输尿管血运、蠕动功能良好，可放置输尿管旁引流管；如果出现血运障碍、丧失蠕动功能，则应切除后行端端吻合、内支架引流术，同时放置输尿管旁引流管。

（4）输尿管损伤性缺损：此种情况多由于输尿管本身已受侵犯，为根治性切除而不得已牺牲部分输尿管。如术前明确损伤侧肾脏已丧失功能，则可将无功能肾一并切除；如肾脏依然有功能，则将损伤侧输尿管与对侧肾盂或输尿管吻合（图27-41）。如果不能确定伤侧肾脏的功能是否良好，可行输尿管造口术，日后根据原发病及造口侧肾脏功能状况，决定是否二期手术处理。

（5）输尿管远端损伤：可行内支架引流＋端端吻合术或损伤输尿管与对侧输尿管吻合术。距离膀胱<3 cm者，可做输尿管膀胱吻合术：于膀胱正中切开，黏膜下注射生理盐水3 mL，剪除少许膀胱黏膜，用直角钳做一膀胱壁内假道，穿透膀胱壁并将输尿管牵入膀胱内，插入D-J导管以防输尿管扭转，剪除部分输尿管断端，保留约1 cm输尿管，5-0铬制羊肠线间断缝合输尿管断端和膀胱黏膜及其肌层，术后导尿管保留1～2周。2-0铬制羊肠线或3-0薇乔线两层缝合关闭膀胱切口（图27-42至图27-45）。

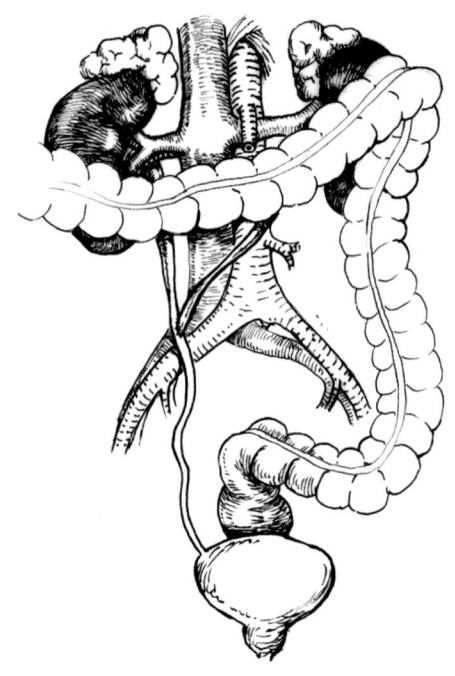

图27-41 输尿管与对侧输尿管吻合

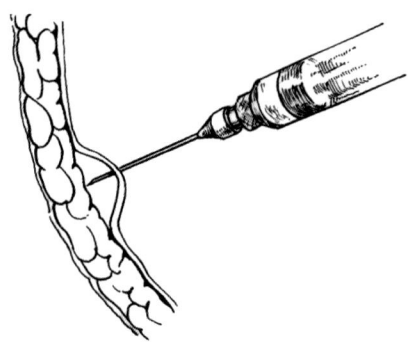

图27-42 膀胱黏膜下注射生理盐水

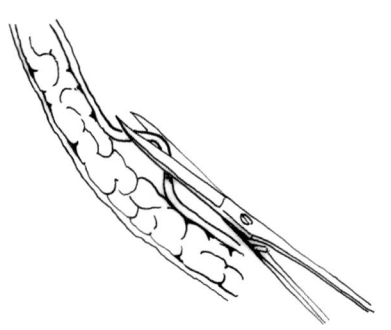

图27-43 切除少许膀胱黏膜

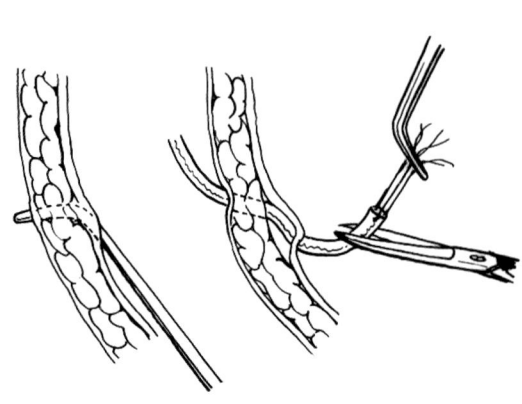

图27-44 建立黏膜下隧道并将输尿管引入膀胱内

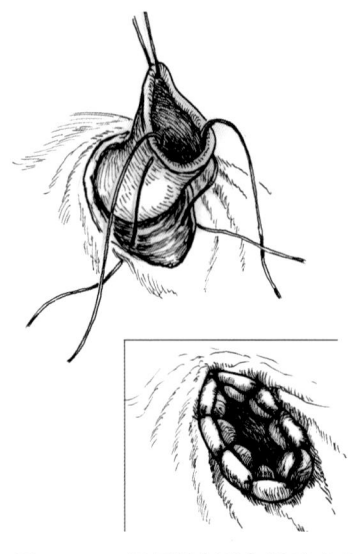

图27-45 输尿管断端与膀胱吻合

（6）双侧输尿管损伤。此种情况较为罕见，术中发现可采用上述方法处理。术后马上发现者，应再次开腹处理损伤之输尿管；如未能及时发现，出现尿毒症等情况，应在B超引导下行双侧肾盂置管引流术，待日后患者情况好转后，行二期手术。

（二）精囊腺、膀胱和尿道损伤

1. 原因　分离Denonvilliers筋膜前、后叶时，可能损伤精囊腺。在腹部手术组分离直肠前壁未达前列腺尖部平面，会阴手术组在显露欠佳的情况下，强行切断肿瘤前壁与尿道膜部组织，此时易于损伤之。

2. 处理　精囊腺予以缝扎即可，当无大碍。损伤膀胱三角时，经导尿管注入亚甲蓝稀释液，了解膀胱损伤部位及程度，可用Dexon线全层缝合。如位置深在，暴露困难，难以准确缝合者，可打开膀胱前壁，了解双侧输尿管喷尿情况。如发现输尿管进入膀胱处损伤，则应将其离断后行膀胱顶部移植术，并行输尿管支架引流及耻骨上膀胱造口术。尿道膜部损伤可用Dexon线间断缝合修补，同时行耻骨上膀胱造口引流，术后导尿管留置2周，保持术后尿液引流通畅。后期尿道狭窄者，可行尿道扩张术。

（三）骶前大出血

1. 原因　骶前静脉丛血管丰富，在骶前筋膜深面形成横行排列的静脉窦，其两端有纵行静脉连通，静脉壁与骶骨骨膜紧密相连（图25-2）。在骶前筋膜与直肠系膜间为直肠后间隙，内有疏松结缔组织，无明显的血管。在直肠后间隙采用电刀或剪刀锐性分离，出血极少。如果有肿瘤浸润，或分离平面错误，或采用暴力分离，或端式吸引器吸引力较大，都有可能造成静脉窦破裂，引起术中大出血。因静脉壁与骶骨骨膜相连，出血不会自止，因此，术者务必熟悉直肠周围筋膜与间隙解剖，直肠后间隙游离时，锐性分离可获得清洁的操作平面，并可保护下腹下神经丛及骶前静脉丛（图25-1、图25-3）。

2. 处理　低位直肠癌术中骶前大出血并不罕见，处理极为棘手，因此须反复强调预防的重要性。文献报道各种方法都不甚理想，目前尚未有一种简单实用的方法供术者参考。因骶前静脉系统与椎管静脉系统相交通，单纯结扎双侧髂内动脉对骶前大出血并无明显效果。发生出血时，切忌慌乱，盲目钳夹、缝扎止血很难奏效。应充分显露术野，选用吸收性明胶海绵、止血纱布、自身肌肉组织或无菌图钉等压迫出血部位，再用热盐水纱布加压5~10 min，一般可以止血。当出血位置较低，显露困难时，特别是多处骶前静脉破裂时，反复止血可能导致更为严重的大出血，甚至出血性休克。因静脉窦压力较低，纱布条填塞压迫止血是一简单高效的处理策略，将100~200 cm长的无菌纱布条依序填塞，观察15~20 min，沿盆腔侧壁将纱布条经切口下端引出腹外，盆腔放置双腔引流管以观察有无继续出血。如果标本已移除，纱布条亦可经会阴部切口引出，此时应缝合会阴部切口以保障足够的压力。如病灶尚未切除，伴有梗阻者应行结肠造口术；无肠梗阻情况下，可行关腹，待日后行二期手术。术后3~7 d，逐段拔出压迫纱布条。

（四）前列腺出血

1. 原因　前壁低位直肠癌可侵犯前列腺，分离时损伤前列腺造成出血。或者直肠前间隙分离进入Denonvilliers筋膜前叶前方，直接损伤膀胱前列腺静脉丛。

2. 处理　可试用电凝、缝扎以及压迫止血等方法，如因前列腺肥大，止血极为困难，可行纱布条压迫止血；万不得已行前列腺摘除术。如肿瘤已侵犯前列腺，联合脏器切除可获得根治性效果者，行联合脏器切除反而减少出血，且利于患者预后。

（五）阴道后壁出血

1. 原因　直肠前壁肿瘤侵犯阴道或者会阴手术组分离平面错误，导致阴道后壁或阴道静脉丛损伤出血。如在腹腔分离时损伤阴道壁，虽大出血少见，但因暴露不佳，需反复止血。

2. 处理　肿瘤侵犯子宫颈及阴道后壁者，可行后盆腔脏器切除术。经会阴部切口，充分暴露阴道后壁，直视下3-0 Dexon线妥善缝扎止血。

（六）髂内静脉损伤出血

1. 原因　未在直视下锐性分离闭孔及对此区解剖不熟悉，或未掌握闭孔淋巴结清扫的手术要点。

2. 处理　结扎髂内静脉对脏器影响甚少，可缝扎之。如出血凶猛，难以止血，血源匮乏，应停止分离肿瘤，行双侧髂内动脉、静脉结扎，缝扎止血或纱布条压迫止血，待二期切除直肠肿瘤。

（七）侵犯骶骨或髂内血管

当肿瘤侵犯骶骨S_2以上，手术即为姑息性切除，此时应尽量减少创伤，残留少许肿瘤于骶骨，银夹标记，待日后放、化疗处理。肿瘤侵犯S_3以下骶尾骨，依然可行连同受侵骶骨在内的根治性手术。侵犯髂内血管均可一并切除，不增加手术并发症，同样取得根治性效果。

（八）盆腔神经损伤

1. 原因　上腹下神经丛位于后腹膜和腹主动脉之间，偏向左侧，多数发出1~2支腹下神经经左髂总动脉前方进入盆腔，分为2支或原有2支沿髂血管走行汇入下腹下神经丛，与后者一起经直肠两侧及侧韧带发出分支支配直肠、子宫、前列腺、膀胱以及阴茎海绵体等，调控相应器官功能（图25-25、图25-26）。值得注意的是，在直肠癌根治性切除中如果植物神经已受侵犯，应毫不犹豫切除之，切勿因小失大，影响手术预后。

2. 处理　盆腔神经损伤即为永久性损伤，关键在于预防。在清扫腹主动脉前方淋巴结及结扎肠系膜下动脉时，保护上腹下神经丛；于直肠后间隙游离直肠，保持骶前筋膜的完整性；切断直肠侧韧带时，距离直肠壁1~1.5 cm离断较为安全，可避免损伤盆腔神经丛，如用超声刀离断侧韧带，可减少大块结扎造成的神经损伤；会阴组横行切开后方盆膈上筋膜进入盆腔时，切勿分离过高或误入Waldeyer筋膜深面，造成神经或血管损伤。一侧盆神经损伤对功能影响尚可代偿，双侧损伤多出现程度不等的性功能及排尿功能障碍。

（九）吻合口有张力

1. 原因　乙状结肠切除过多；乙状结肠系膜过短；未游离脾曲结肠。因此，术中强调距离肿瘤上缘12~15 cm切断结肠、肿瘤下缘2~3 cm切断直肠即可达到根治性效果，无须过多切除结直肠；乙状结肠系膜过短者，可采用乙状结肠直肠侧端吻合；吻合前游离脾曲结肠；自肠系膜下动脉根部切断；于肠系膜下静脉注入脾静脉处离断；必要时自中结肠动脉根部切断，但边缘血管务必完好无损。采用上述方法可有效降低吻合口张力，减少吻合口漏的发生。

2. 处理　游离松解脾曲结肠并放置肛管，使其末端10 cm在吻合口上方结肠内，多剪几个侧孔，有利于引流和直肠内减压，降低吻合口漏的发生率。

七、术后处理

（1）本手术创伤较大，对身体干扰较重，特别是对年老体弱合并心肺功能不全者而言，应送外科重症监护室，24 h监护心率、血压、血氧饱和度、呼吸、体温、尿量。全麻患者清醒或硬膜外麻醉术6 h后，最好改为低的半卧位，以利于维持呼吸循环功能，腹腔及盆腔渗液亦可及时流至盆腔或骶前间隙而经引流管排出体外。

（2）记录胃肠减压管、盆腔引流管、腹腔引流管等引流液的颜色和量，判断有无胃出血、盆腔出血、腹腔出血或尿外渗。胃管应尽早拔出而无须等待肛门排气排便，拔除前自胃管注入液状石蜡50 mL以润滑肠道，促进胃肠蠕动恢复。腹腔引流管及盆腔引流管在明确无尿外渗和出血的情况下也应尽早去除，一般留置2~3 d为宜。

（3）根据患者体重、心肺功能情况、循环动力学指标、尿量以及引流液的情况，调整补液量和速度，切勿超负荷补液，造成心、肺功能受损，组织水肿，反而不利于患者康复。

（4）术后呼吸功能维护至关重要，详见本书第一章第三节"围手术期肺部疾病的处理"有关内容。

（5）维护循环功能，给予心肌营养药物如二磷酸果糖、极化液等；参照患者平时血压水平，高血压者以硝酸甘油或亚宁定调节，低血压者在补充血容量充足的情况下，首选多巴胺，必要时加用间羟胺；心率过速者，依情况给予去乙酰毛花苷或胺碘酮等。

（6）低浓度持续吸氧对老年以及贫血患者改善心肺功能颇有裨益。

（7）术后3 d给予奥美拉唑可预防应激性溃疡。

（8）术后循环动力学稳定后，应用肠外营养，可选用卡文（1 440 mL）。

（9）术后3 d，给予针对革兰阴性杆菌及厌氧菌抗生素。

（10）该手术有可能损伤盆腔神经，术后排尿功能多有障碍，应加强术后尿管护理。每天尿道口护理，严格无菌操作，预防尿路感染。术后7 d，争取拔除导尿管。中医针灸对膀胱功能恢复有一定帮助。

（11）切口处理：术后3 d应每天检查腹部切口，及时更换敷料，有血肿或脂肪液化者应彻底排出。

（12）预防下肢静脉血栓形成。这是经常发生但临床医生易于忽视的问题，本手术由于截石位时间较长，盆腔操作范围大，会反复刺激动脉、静脉；术后患者长期卧床，下肢活动较少，所以极易诱发下肢静脉血栓形成。术后2 d，如无继发出血，给予复方丹参制剂，可减少血栓形成并改善心、肺功能。鼓励患者早期下床，帮助患者活动下肢同样具有上述作用，不可忽视。

八、术后并发症的防治

（一）吻合口漏

1. 吻合口漏的原因　吻合口漏多见于术后5~7 d，早期表现为体温、白细胞升高，腹膜炎体征，引流液突然增加、持续不减，出现脓液、肠内容物、气体，泛影葡胺造影或美蓝自肛门注入，引流管见蓝色引流液即可明确诊断。笔者统计Dixon术后吻合口漏的发病率为7.67%（464/6 049），男：女为1.6:1，71.4%发生在1周内。漏口位置：后壁（54.3%），前壁（17.1%），侧壁（29.6%），其中83.3%患者发生于非转流手术，而转流手术仅有16.7%，吻合器（4.86%）明显低于手工吻合（14.4%），88%患者经非转流术治疗3~5周痊愈。吻合口漏的发生与全身和局部因素有关，全身因素包括高龄，营养不良，长期应用激素等药物，伴随糖尿病等其他疾病。局部因素包括：

（1）吻合口位置低：低位吻合操作困难，远侧直肠断端血供不良，吻合口张力较大，如有盆腔污染等因素，漏的发生率增加。

（2）吻合口血运不良：如吻合肠管无血管区过长，吻合口止血不彻底，局部血肿，吻合器压迫吻合口时间过长，另外直肠后壁解剖上存在无血管区，均易于导致吻合口漏。

（3）吻合口张力过大。腹膜返折以下无浆膜覆盖，吻合口易于撕裂。在游离脾曲的Dixon术后吻合口漏发生率为9%，未游离脾曲者为25%。

（4）局部感染不利于吻合口愈合，其原因包括术前肠道准备欠佳，术中操作污染，引流不畅导致的盆腔积液或积血。

（5）引流管应用不当：位置过高、抵穿吻合口或负压过大。

（6）远端梗阻：肛管裂伤导致的肛管括约肌痉挛，耻骨直肠肌肥厚，直肠内大便积存致使肛管内压力增加，特别是肠蠕动恢复时，可导致直肠内压急剧上升。

（7）吻合口残留疾病，如肿瘤、溃疡或结核等。

（8）操作失误：吻合完毕后盆腔再次止血，术中分破直肠壁未能及时发现，夹入阴道壁等其他组织，吻合器故障等导致切割不全，吻合后过于自信未作注气试验，过早反复肛门指诊等。

（9）其他因素包括吻合器吻合后漏的发生率明显低于手工缝合，吻合器大小选择不当以及不同制造商的质量差异也与吻合口漏有关。

2. 吻合口漏预防　为预防吻合口漏应采取以下措施：

（1）术前尽可能纠正营养不良状态，最好停用正在服用的影响愈合的药物，肠道准备充分，有效控制糖尿病、溃疡性结肠炎、克罗恩病等疾病。

（2）术中保持吻合肠管无张力吻合，最好游离脾曲；保护结肠残端边缘血管，裸化肠管<1 cm，手工缝合针距与边距均约为3 mm，电刀断肠时功率不易太大；吻合口置于腹膜之外，夏穗生教授提出上空、口正、下通的原则；避免肠管破损引起污染；往往是系膜血管过短影响吻合口张力，此时可采用侧端吻合；合理估计需要肠管长度，需知肠管蠕动回复后，可能缩短2 cm，结肠贮袋或成型术时应估计结肠长度；直肠残端肌层完好，密闭充气试验阴性；吻合前，盆腔彻底止血；吻合器操作需培训学习，适宜口径为31~34 mm，旋紧适度、检查阴道、平稳抓持、快速击发，退出前放松尾端旋钮2周，鱼摆尾式退出，避免暴力，吻合口内勿

夹入其他组织，医生原位检查远、近切缘是否完整，最好使用一次性吻合器；直肠残端无血管区长度最好<1 cm；吻合后注气试验；肠道准备不佳者，术中行全结肠灌洗（图23-15），必要时加用横结肠造口术；吻合欠满意时，肛管减压4~5 d，管端置于吻合口以上>10 cm或结肠转流术。肛管减少吻合口漏的原因：持续降低肠腔内压力，使肠内气体或液体随时排出体外，吻合口肠壁始终保持空虚状态；在肠功能恢复初期，较强的肠蠕动波有时可致吻合口撕裂，肛管对吻合口局部还有支撑作用。预防性造口指征：术后即行局部放疗；吻合不满意，估计吻合口漏可能性大；肠道准备差，肠壁水肿；全身状况差，严重糖尿病，重度营养不良。

（3）术后保持引流管通畅，引流液为血浆样，少于50 mL，拔除引流管。发现吻合口漏时，引流骶前积液，冲洗直肠后间隙。

3. 吻合口漏处理

（1）非手术治疗适应证：引流液增加为主，炎症反应不严重者。非手术治疗方法：①保持引流管通畅，3~5周后，无发热及腹痛，无腹膜炎体征，逐步拔管，拔管前可行引流管泛影葡胺造影；②甲硝唑、含有抗生素的NS冲洗引流管；③给予TPN、白蛋白、血浆、抗生素；④直肠内肛管减压，管端在漏口以上10 cm。约90%吻合口漏经非手术治疗可痊愈。

（2）手术治疗指征：吻合口漏发生早，弥漫性腹膜炎；漏口大，难以自愈，中毒症状明显；年老体弱、严重营养不良；原置腹腔引流管不能有效引流或已经拔除；合并其他器官的复合型漏；非手术治疗无效。手术方法：回肠或横结肠襻式造口术，造口远侧结肠清洁灌洗并缝合关闭，重置盆腔双腔引流管。

（二）术后吻合口出血

1. 原因　结直肠癌术后吻合口出血的发生率为1.8%~6.4%，直肠癌吻合口大出血发生率为0.66%~0.8%。术中用吻合器吻合时，将包埋钉砧的近端肠管周围未能游离干净，肠壁上的小血管支结扎不完善。因此，术中务必较彻底整洁吻合结、直肠壁，仔细结扎小血管，吻合后应在直视下或经指诊检查有无活动性出血。

2. 处理　吻合后即发现吻合口出血者可经肛门予以缝扎止血，多能奏效。术后发生者，给予输血及止血药物、局部应用止血酶等治疗；无效者可在全麻下经肛门缝扎止血或开腹止血，此时行横结肠造口完全性粪便转流有利于患者康复。笔者曾遇到一例Dixon术后第1 d，吻合口出血近2 000 mL，不适宜地试图用肠镜止血，结果造成大范围皮下气肿，又未能有效止血，在全麻下经肛门缝扎止血+横结肠造口，逐渐康复，6个月后关闭造口。

（三）术后出血

1. 术后腹腔出血

（1）原因：多因术中止血不彻底、结扎线脱落或术后高血压等引起；另一种少见原因为结扎时过于用力，导致肠系膜下动脉切割撕裂，在老年动脉硬化患者更易发生。多表现为腹腔引流管可见鲜红色血液，大出血者血压急剧下降，加压补液亦难以纠正，腹部快速膨胀，无引流管者腹穿可见新鲜血液。笔者所在医院曾发生1例因过度用力结扎导致肠系膜下动脉破裂的教训，探查见血管末端线结完好，但近侧线结将动脉大部离断，血流如注，值得警惕。

（2）处理：监测生命体征；给予止血剂如卡巴克络、蛇毒血凝酶、维生素K_1、葡萄糖酸钙等；可经腹腔引流管注入凝血酶2万U；如每小时引流量持续>100 mL，经迅速补充新鲜同型血浆及浓缩红细胞，血压持续下降或稳定后再次下降甚至休克的患者，应毫不犹豫二次开腹止血。如出血>4 000 mL，虽经二次手术结扎出血血管，但往往继发凝血功能障碍，创面渗血不止，最终可导致DIC而死亡。因此，切忌因术者务虚名而使患者处实祸，导致灾难性结果发生。

2. 骶前静脉丛出血

（1）原因：同样是由于止血不完善引起，如果术中既已发生骶前大出血，未能很好地处理，术后骶前出血的可能性较大。

（2）处理：基本处理方法同上。对于大量出血，应在快速补充浓缩红细胞、血浆、胶体液情况下，迅速打开切口，寻找出血点，应给予长纱布条压迫止血，一般电凝、缝扎等多不能奏效。

(四)尿潴留

1. 原因　尿潴留是本手术常见的并发症,文献报道Dixon或Miles术后尿潴留发生率男性患者为41%,女性患者为35%,尿路感染发生率为25%。表现为拔除尿管后不能排尿,或每次排尿时患者必须用力屏气或用手压迫腹部,有排尿不尽感,每次尿量仅有100~200 mL,排尿次数增多,甚至出现张(压)力性尿失禁。原因包括:手术范围广,损伤支配膀胱排尿功能的交感神经、副交感神经是主要原因;切口疼痛;不习惯于床上排尿;前列腺增生;恶性肿瘤导致老年患者体质虚弱亦是原因之一。

2. 处理　留置尿管5~7 d,拔管应在清晨。如能排尿,每次>150 mL,残余尿不增加,无发热等临床表现,可不予以重插尿管,以免造成泌尿系感染,给予热淋清或尿炎清口服、下腹部理疗、中医针灸均有裨益。如不能排尿或排尿频繁,残余尿>300 mL,应重置导尿管,可给予M胆碱受体激动剂氨甲酰甲胆碱25~50 mg,4次/d,利于逼尿肌功能恢复。5~7 d后拔除导尿管后依然不能排尿者,应检测外括约肌肌电图(EMG)和前列腺超检查。如果EMG正常,则为前列腺增生导致尿潴留,可于术后6周行前列腺电切术;如EMG异常,则不应行前列腺电切等手术,否则可导致尿失禁,此时延长导尿管6~12周,期间保持膀胱持续空虚状态,无须间断夹闭尿管,后者无益于逼尿肌功能恢复,有时患者遗忘及时打开导尿管,反而导致逼尿肌功能进一步损伤。经上述处理大部分患者可逐步恢复正常排尿功能。女性患者长期排尿困难,可间断自行导尿,直至膀胱功能恢复。

(五)急性肠梗阻

1. 原因　本手术后并发的肠梗阻多为机械性,麻痹性少见,常见原因如下:

(1)肠粘连:此为最常见原因,可发生在小肠襻之间,更常见小肠粘连于腹壁切口。盆腔腹膜未缝合者,也易导致小肠与盆底腹膜外组织粘连;即使缝合后,小肠也可与重建的盆底腹膜粘连为一体。

(2)造口结肠旁疝:造口结肠与侧腹壁之间的裂隙务必缝合关闭,否则小肠襻进入其间而不能回纳,造成闭襻性肠梗阻,有绞窄坏死的可能性。

(3)盆腔腹膜裂隙小肠疝:小肠通过盆底腹膜裂开处或本来缝合针距过大而形成的间隙进入盆腔内,导致小肠嵌顿性闭襻肠梗阻。发展往往迅速而严重,亦有部分肠壁嵌顿的报道。可仅行右侧盆腔腹膜缝合关闭,至于连续缝合还是间断缝合都不重要,关键的是一定要妥善缝合,针距≤1 cm。

(4)腹壁切口愈合不良:术后因腹压增大、咳嗽等,导致切口裂开等并发症,二期愈合后极易导致小肠与腹壁各层粘连而引起肠梗阻。

(5)肿瘤复发:术后1~2年出现的慢性肠梗阻,始为不完全性,逐渐发展为完全性肠梗阻,此种情况多为恶性肿瘤复发。复查CEA、CT、肠镜及PET-CT以明确是否为癌复发。

(6)术后放疗:放疗可导致小肠浆膜炎而引起粘连性肠梗阻,在有其他引起梗阻因素时,更易导致肠梗阻。用可吸收网片将小肠移出盆腔可减少放疗引起的粘连性肠梗阻,补片与骶骨岬、结肠系膜、两侧腹膜缝合,然后向前方与前腹壁缝合(图27-46至图27-48)。

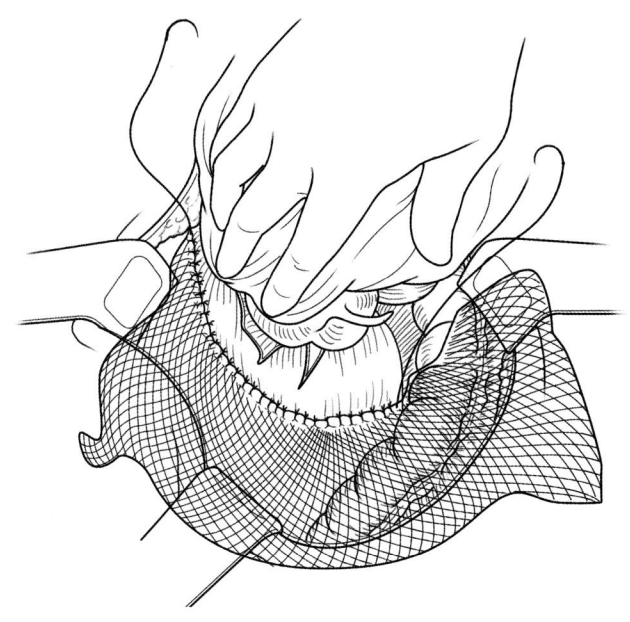

图27-46　放置补片

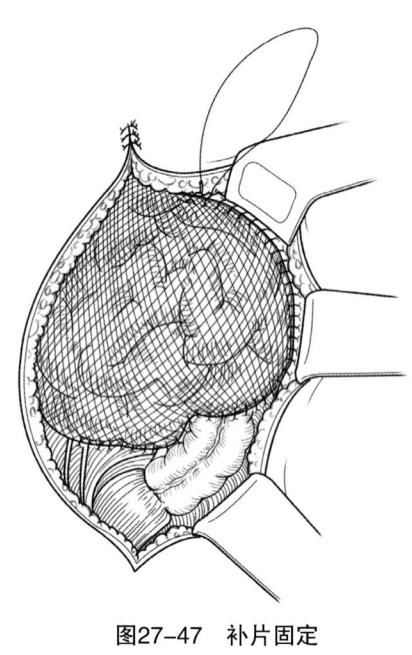 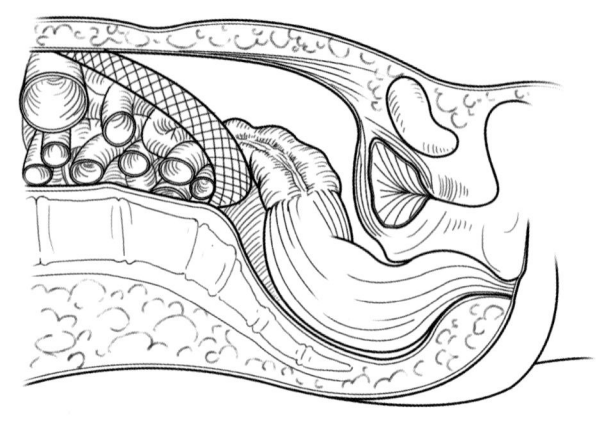

图27-47 补片固定　　　　　　　　图27-48 手术示意图

2. 处理

（1）非手术处理：禁饮食，胃肠减压，静脉给予抗生素，维持水、电解质及酸碱平衡，温盐水低压灌肠，胃肠道平滑肌解痉，抑制胃肠道分泌药物如施他宁，不完全梗阻者可于胃管内注入液状石蜡50 mL以润滑肠道。

（2）非手术处理无效或急性完全性小肠梗阻，病情危重，出现腹膜炎症状，提示肠绞窄可能，应立即剖腹探查，切勿延迟。根据术中肠梗阻的具体原因采用不同术式：粘连松解术、小肠部分切除术、小肠内疝回纳术及复发肿瘤姑息性切除术等。术中注意：避免腹腔污染，特别是肠内容物污染；探查有序，避免粗暴及反复拖出小肠；温盐水纱布保护非手术部位肠管；妥善关闭盆底腹膜以及造口结肠旁裂隙；术后将小肠按自然顺序予以排列。

（六）性功能障碍

低位直肠癌术后阳痿的发病率高达59%，因此，未育的男性患者术前应保留精液。

1. 原因　扩大的直肠癌手术，清扫腹主动脉及盆壁淋巴结，易于损伤司理射精的上腹下神经丛和调控阴茎勃起的下腹下神经丛，造成勃起与射精障碍。手术创伤、对人工肛门不适应、术后性交有损健康的误导、营养不良、夫妻关系欠佳等均为可能原因。

2. 处理　关键在于预防上、下腹下神经丛损伤。术前宣教、人工肛门良好护理、增强体质、改善夫妻关系以及男性学的科学指导有望使性功能障碍得以不同程度的改善。西地那非可使79%的患者阳痿得以改善，提示阳痿神经损伤部分影响患者性功能。阴茎假体置入术可适用于部分患者，一般在术后1年施行此手术。

（七）腹壁窦道形成

1. 原因　腹壁切口感染引流不畅，特别是引流口过小，皮下各层留有死腔。更换敷料有误，未能及时清除感染切口内的坏死组织及线头等异物。引流管经切口引出，可经久不愈，最终形成腹壁窦道。腹腔内遗留纱布、残余脓肿等。因此，手术时注意以下几点：避免切口感染，若发生感染，则应拆除缝线，充分引流，彻底清除坏死组织及各种异物，及时更换敷料；腹腔引流管不允许经手术切口引出。腹壁窦道形成的临床表现：皮肤窦口长期不愈，不断溢出脓性分泌物，大肠杆菌感染者可有少许气泡溢出。探针可了解窦道的深度及走向。窦道造影可资鉴别诊断粪瘘及腹壁窦道。

2. 处理　扩大窦道外口，清除坏死组织，去除线头等异物，充分引流，消灭死腔。长期不愈，可切除窦道，二期缝合。

(八)直肠阴道瘘

原因包括肿瘤位于直肠前壁与阴道壁浸润;阴道后壁出血时,电刀电凝止血致阴道壁热损伤等。用钝头剪刀完成自阴道后壁的剥离,可减少此并发症的发生,具体处理详见本书第三十八章"直肠阴道瘘手术"有关内容。

(九)伪膜性肠炎

常见于免疫功能极度低下,或因病情需要而接受大剂量广谱抗生素(如第三代头孢菌素类抗生素)治疗的患者,本质为医源性并发症,表现为急性结肠黏膜坏死性炎症,因肠黏膜覆有伪膜而谓之,也称为抗生素相关性肠炎。本病可累及全结肠,连续性分布,以直肠和乙状结肠为主,50~59岁多发,女性稍多于男性。大多起病急骤,轻者腹泻,重者可呈暴发型,可以致死。研究证实难辨梭状芽孢杆菌产生细胞毒作用的毒素是伪膜性肠炎的重要致病因素,导致局部肠黏膜血管壁通透性增加,组织缺血坏死,分泌黏液与炎性细胞等形成伪膜。纤维结肠镜检查,早期出现黏膜充血、水肿,血管影不清晰,散在黏膜糜烂灶;进而出现大小1~2 mm的略突起的黄白色伪膜;典型伪膜呈大小0.2~0.5 cm的斑片状假膜,稍隆起,黄白色,表面污秽,外周充血,剥除伪膜可见浅溃疡;伪膜可融合成不规则片状或覆盖整个结肠黏膜(图27-49)。

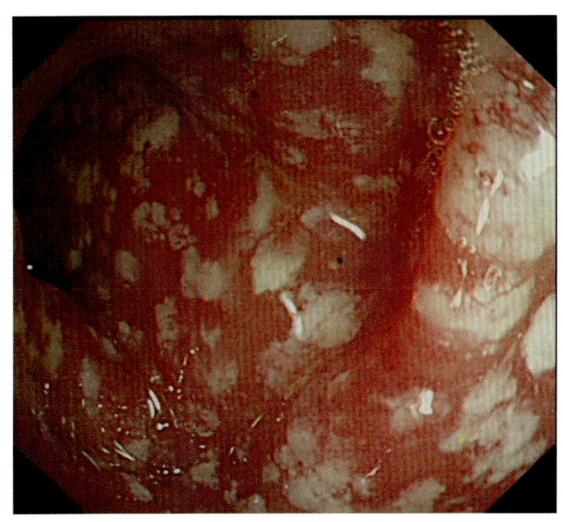
a. 乙状结肠

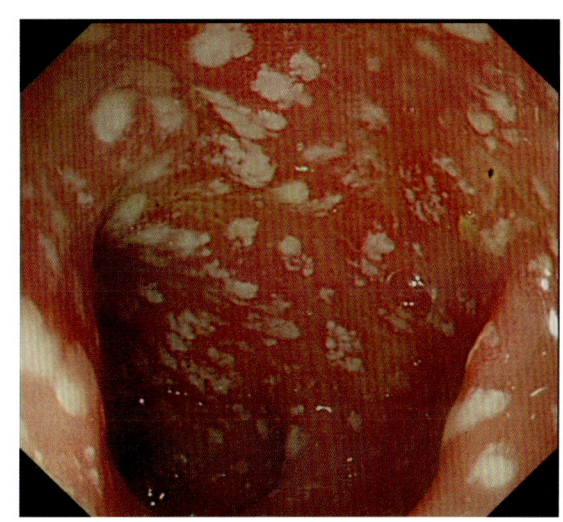
b. 直肠

图27-49 乙状结肠及直肠黏膜水肿,见散在或成片状的白色伪膜。病理检查示黏膜固有层较多淋巴细胞、浆细胞及中性粒细胞浸润,并见炎性渗出、坏死及肉芽组织,符合溃疡改变。诊断:伪膜性肠炎

一旦确诊或高度怀疑伪膜性肠炎,应及早停用抗生素、加强支持疗法、调整肠道菌群及抗难辨梭状芽孢杆菌抗生素或抗毒素治疗。纠正水、电解质及酸碱平衡紊乱,肠外营养支持。口服乳酸杆菌和双歧杆菌制剂。抗生素首选甲硝唑,0.2~0.4 g,口服,3~4次/d,7~10 d,95%患者有效。万古霉素用于甲硝唑无效者,口服在肠道内浓度较高,0.8~1.0 g,2次/d,7~10 d。考来烯胺可结合难辨梭状芽孢杆菌毒素而减轻腹泻及其他症状,2~4 g,口服,3~4次/d,7~10 d,但考来烯胺与万古霉素同时口服可降低后者疗效。伴发穿孔或中毒性巨结肠者应行全结肠切除回肠造口术,保留直肠以待日后行回肠直肠吻合术,但围手术期死亡率高达22%。

(王天宝 傅传刚 陈咸增)

第二十八章　直肠癌经腹切除结肠造口术（Hartmann手术）

1921年，法国外科医生Henri Hartmann报告一种新的直肠癌手术方式：切除结直肠癌、远端封闭、近端结肠造口，后被命名为Hartmann手术，当时尚未开展Dixon手术。

一、适应证

（1）本术式主要适用于局部进展期直肠癌，肿瘤虽可切除，但术后可能复发，不宜一期吻合者。至于直肠癌并发梗阻者，可采用术中全结肠灌洗，一般可以完成一期吻合。

（2）穿孔的乙状结肠癌或直肠癌。

（3）患者病情危重，难以耐受大手术者。

（4）肛门括约肌功能不全的乙状结肠癌或直肠癌患者。

（5）乙状结肠憩室炎穿孔者。

二、手术策略

（1）主要为保护左侧输尿管免受损伤，方法见本书第二十七章"直肠癌低位前切除术"有关内容。

（2）肿瘤远侧横断应距离肿瘤下缘2~3 cm，尽量保留残余直肠，易于日后造口关闭。

（3）直肠残端封闭后缝置2~3针2-0 Prolene线，并将此线与骶岬固定，留置2 cm长线尾，以便于重建结直肠吻合时易于寻找直肠残端。盆底腹膜予以缝合，可降低肠管与盆腔创面粘连的风险。

（4）乙状结肠造口应经左侧腹直肌，突出皮肤表面约1.5 cm，造口黏膜务必血供良好，呈粉红色，否则应重新打开腹腔再次游离降结肠，切除血供不良的结肠断端，重新造口。自肠系膜下动脉第一个分支（左结肠动脉）远侧切断该动脉可降低造口缺血的风险。造口策略参见本书第二十四章肠造口及关闭术有关内容。

三、术前处理

参见本书第二十三章"结肠手术"及第二十七章"直肠癌低位前切除术"。

四、麻醉与体位

参见本书第二十七章"直肠癌低位前切除术"。

五、手术步骤

（1）乙状结肠及直肠游离同直肠癌低位前切除术。距离肿瘤上缘10~15 cm横断乙状结肠（图28-1）。

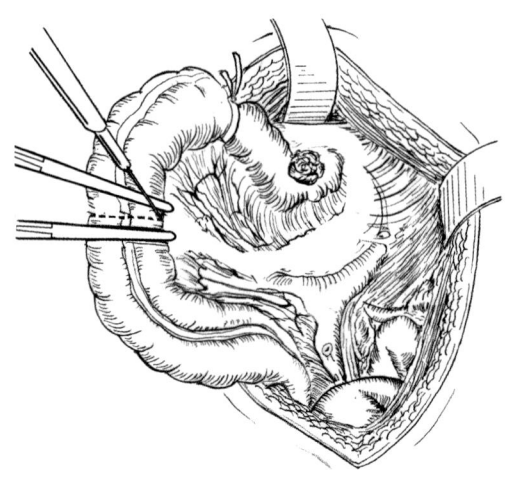

图28-1　肿瘤上缘约10 cm横断

（2）肿瘤下方2~3 cm横断直肠，远断端双层缝合关闭（图28-2至图28-4）。

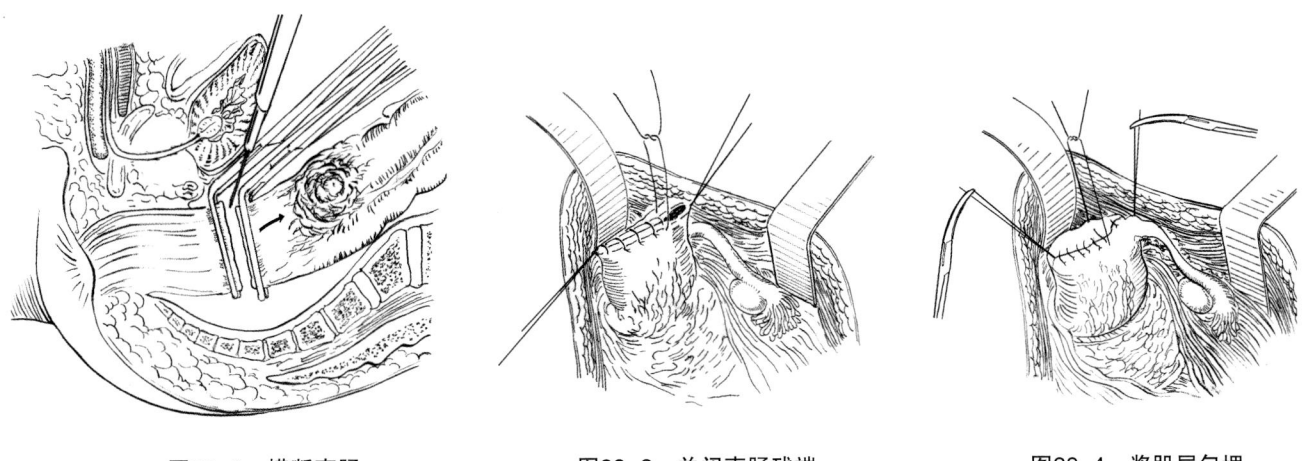

图28-2　横断直肠　　　　　图28-3　关闭直肠残端　　　　　图28-4　浆肌层包埋

（3）远断端亦可用闭合器或美国强生公司弧形切割闭合器凯图（CONTOUR™ Curved Cutter Stapler）完成（图28-5）。5-0 Prolene线标记残端，线尾固定于骶骨岬。

（4）于肚脐左下方，经腹直肌造口，详见第二十四章"肠造口及关闭术"，手术结束（图28-6）。

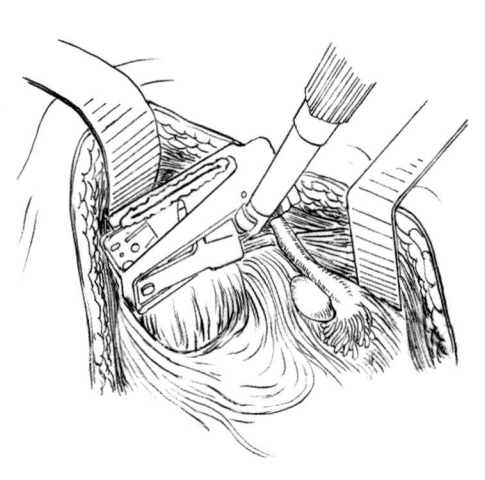

图28-5　切割闭合器关闭直肠残端

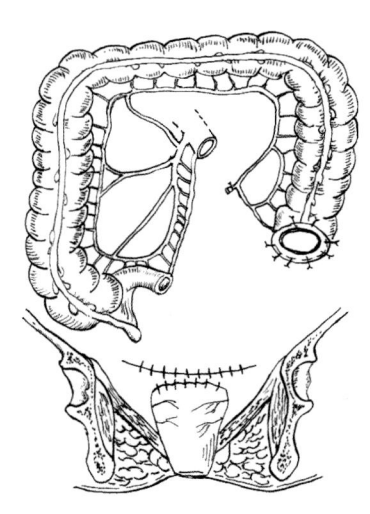

图28-6　术毕

六、术中应急处理

术中应急处理参见本书第二十七章"直肠癌低位前切除术"有关内容。

七、术后处理

术后应密切观察造口，注意有无坏死、脱出或凹陷，少许血运障碍可予以每天更换敷料，大面积坏死应及时手术，切除坏死肠壁，重新缝合，必要时重建造口。其余同本书第二十七章"直肠癌低位前切除术"。

八、术后并发症的防治

1. 术后谵妄　外科术后患者出现精神障碍的概率约为30%，其中谵妄占20%，痴呆占3%，抑郁占9%，功能性精神病占2%。临床医生往往诊断为"术后精神病"，延误患者治疗。笔者曾诊治3例术后谵妄的患者，第1例为85岁男性患者，行阑尾切除术后第2天夜间出现睡眠障碍，第3天出现幻觉，自诉有人要切除其睾丸，口服氟哌啶醇4 d后好转。第2例为一80岁男性直肠癌患者，行Hartmann术后第3天出现睡眠障碍和幻觉，持续兴奋状态，自述其女儿将其钱财盗走，口服奥氮平5 mg，1次/d，3 d缓解。第3例为一79岁男性左侧腹股沟斜疝患者，术后1 d出现认知和睡眠障碍，口服再普乐，4 d后缓解。

术后谵妄相关因素包括老年、手术恐惧、术前抑郁、大脑器质性病变、三环类抗抑郁药、苯二氮䓬类药物、全身麻醉药、低血容量、水、电解质及酸碱紊乱、手术类型（白内障手术最常见）、低氧血症、低碳酸血症及感染等。临床表现为认知能力障碍、注意力不集中和睡眠—觉醒周期紊乱。患者多表现为兴奋、白天嗜睡、晚间失眠或24 h难以入睡、语无伦次、思维混乱、视幻觉和听幻觉、被害妄想等，上述症状以夜间为重。

治疗应首先纠正低氧、水、电解质及酸碱平衡紊乱、控制感染等器质性疾病。地西泮等苯二氮䓬类药物抑制乙酰胆碱，半衰期长，易于加重谵妄状态，因此禁用。治疗首选氟哌啶醇，具有较强的中枢抑制作用，用于抗精神病和抗焦虑，2～6 mg，口服，2次/d或3次/d；症状较重者可给予肌内注射，5～10 mg，1次/d或3次/d。奥氮平（再普乐）对各种精神分裂症均有效，尚有抗焦虑的作用，5 mg，1次/d。其他治疗措施包括减少环境刺激、避免打断睡眠、使用个人物品、心理治疗、关心患者、减少药物、家人陪护、医护人员相对固定及必要的约束措施等。一般情况下，术后谵妄几天后逐渐好转，如持续存在或逐渐加重，可能存在器质性疾病，应积极寻找病因，并请神经内科或精神科医生协助诊治。

2. 术后出血等并发症　参见本书第二十七章"直肠癌低位前切除术"有关内容。

（王天宝　陈瑛罡）

第二十九章　保留自主神经的直肠癌经腹会阴切除术加双侧闭孔淋巴结清扫术

1908年，英国外科医生Ernest Miles首次报告采用经腹会阴途径切除直肠癌，经典的手术步骤包括平卧位经腹游离直肠，左侧卧位切除肛门。1939年，Lloyd Davies对经典的Miles手术予以改良，采用头低脚高的截石位（也称为Lloyd Davies体位或Trendelenburg体位），手术医生分两组同时进行，如此术中无须改变体位，显露良好，加快手术进程，盆腔内止血极为方便，神经损伤少见，因此，为广大外科医生所接受。随着各种保肛手术的开展及双钉合技术的应用，Miles手术应用日益减少，占所有直肠癌手术的比例约为15%，但该术式依然是评价各种保肛手术根治性的金标准。临床实践发现对于直肠癌及肛管癌而言，虽然实行了根治性切除并淋巴结清扫，术后依然存在会阴部复发。近20年来，直肠癌扩大根治术在减少局部复发率上明显优于常规根治性切除术。目前，直肠肛管癌扩大根治术包括以下含义：首先是彻底的病灶切除术；其次为彻底淋巴结清扫术；最后为直肠全系膜切除术。Miles手术死亡率为1%～6.5%；局部复发率为10%，切口复发率为0.6%；远处转移率为33%；5年生存率：Dukes A期为86%，Dukes B期为65%，Dukes C期为33%，Dukes D期为0，总体为44%～54%。

一、适应证

（1）Dukes C期进展期低位直肠癌。
（2）肛管癌放疗、化疗失败的患者。
（3）低位直肠癌或肛管癌原发灶和转移瘤可一并根治性切除者。

二、手术策略

（1）自主神经的保护：直肠癌扩大根治术后排尿功能及性功能障碍分别约为40%及60%，因此，保留自主神经对改善患者术后生活质量至关重要。盆腔交感神经起自T_{11}～L_2神经节，在腹主动脉末端及其分叉处形成上腹下丛，后者发出一支（有时直接形成两支）腹下神经，在骶骨岬高度分为左右两支，继续沿髂内动脉前内侧加入下腹下神经丛（骨盆神经丛，盆丛）（图25-25、图25-26）。骨盆内脏神经发自S_2～S_4，参与形成下腹下丛，后者位于直肠两侧、腹膜返折以下与肛提肌之间，界限不清，大致呈5 cm×3 cm范围的扁平四角形，发出分支支配直肠、膀胱、前列腺、精索等器官。肠系膜下动脉周围网状交感神经组织应予以保留，于直肠后间隙游离直肠，可见上腹下神经丛发出的两条分支走向两侧盆壁，向下方加入盆丛。盆丛固定于直肠侧韧带外侧，与直肠中血管相交叉，切断侧韧带时过于靠近骨盆壁有可能损伤盆丛，距离直肠壁1～1.5 cm处切断侧韧带较为安全。保留自主神经手术可使患者术后排尿及性功能得到明显改善，不增加术后复发率，对5年生存率无影响。

（2）闭孔淋巴结清扫：腹膜返折以下直肠癌及肛管癌存在上方、侧方及下方淋巴引流途径，因此，淋巴结清扫术应包括侧方闭孔淋巴结的清除，有腹股沟淋巴结肿大者应行腹股沟淋巴结清扫术。闭孔神经和动脉解剖见图29-1。沿腹主动脉清除其表面淋巴结，将右侧输尿管予以悬吊，盆腔腹膜切缘牵向外侧，继续向右侧清除髂总动、静脉周围淋巴结，直至髂外动、静脉达腹股沟韧带处，清除髂外淋巴结。清扫髂内动、静脉周围淋巴结，切断结扎直肠中动脉。用血管拉钩将髂外静脉拉向外侧，于髂内、外静脉之间，用薄剪刀清扫闭孔神经

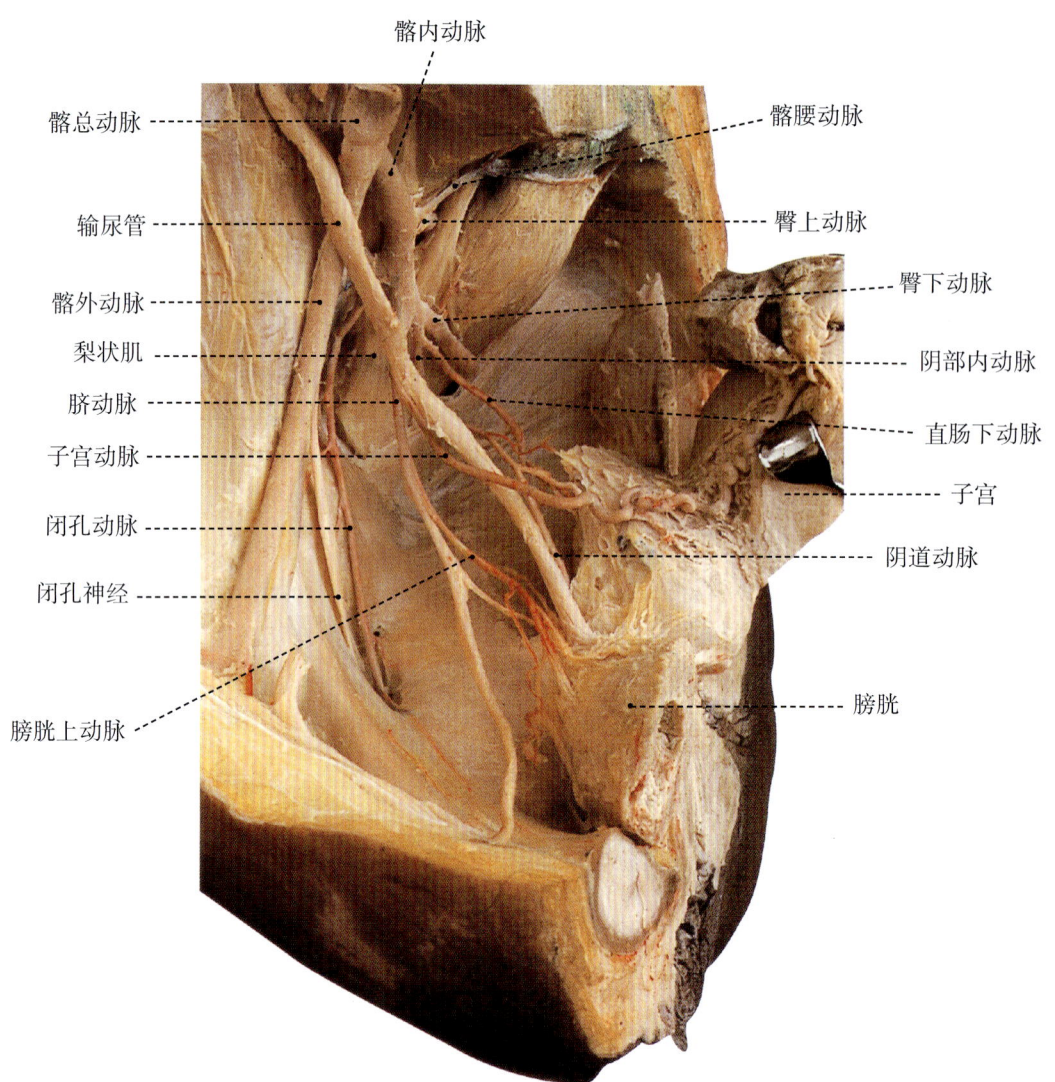

图29-1 闭孔神经和动脉解剖

(经授权引自：欧阳钧，温广明. 人体解剖学标本彩色图谱[M]. 2版. 广州：广东科技出版社，2010：217.)

周围淋巴结，直至闭孔处，闭孔神经较为粗大，易于辨认，游离长度5～8 cm。闭孔动脉可予以切断，此处清扫不能用电刀，以防刺激闭孔神经，诱发肢体突发抽动，可导致血管损伤等术中并发症。

（3）会阴部手术：任何情况下均不允许先行会阴部手术，最好待腹腔手术组完全游离直肠系膜，切开Waldeyer筋膜，分离Denonvilliers筋膜前、后叶及切断直肠侧韧带后再开始会阴部手术。如阴囊下垂，影响会阴部手术操作，可将其皮肤于上方无菌巾用7号丝线悬吊固定。荷包缝合关闭肛门，以防大便污染术野。绕肛门梭形切开肛周皮肤，前方距肛门3～4 cm，后方达尾骨。

（4）两把组织钳钳夹两侧皮肤内切缘，如此利于后续操作。电刀切开皮下脂肪，于坐骨直肠窝脂肪组织内，可见直肠下血管的前、后两束分支，予以电凝后切断，多无出血；保留侧亦可予以结扎。上置自动拉钩，便于下一步操作。切断肛尾韧带，切开肛门后方肛提肌。如腹腔组已经切开Waldeyer筋膜，此时直肠后间隙和会阴部术野相通；有时尚未切开Waldeyer筋膜，会阴组有可能沿该筋膜与骶尾骨之间向上分离，进入骶前间隙，损伤骶前静脉丛和盆腔副交感神经，导致大出血、排尿及性功能障碍。因此，腹腔手术组应指导会阴组及时向前方切开Waldeyer筋膜。术者示指伸入肛提肌上方，靠近骨盆将两侧肛提肌用电刀切断，多无出血。将标本自直肠后间隙拉出体外，此时仅有直肠前方尚未分离，术者左手抓持标本，向下方牵拉，于会阴浅横肌和深横肌下方切断直肠尿道肌，此时应触摸尿道膜部的导尿管，以防损伤。另一保护尿道的方法为沿前列腺后缘的水平线切断直肠尿道肌，此水平线可籍者的示指触摸而定。为防止迟发性尿漏，尿道膜部附近的游离最好用剪刀，因电刀可灼伤尿道膜部。标本完全移除后，冲洗盆腔，3-0 Dexon线缝扎出血点。盆腔放置引流管，经腹部或会阴切口旁引出体外。

（5）女性患者应避免阴道损伤或缺血，以防形成会阴阴道瘘。直肠前壁肿瘤可切除部分阴道壁，电刀电凝阴道切缘即可达到良好的止血效果，否则可用3-0 Dexon线缝扎止血。术毕缝合关闭剩余肛提肌、坐骨直肠窝脂肪和皮肤，阴道不予以缝合，引流管可自阴道缺损处引出体外。约几个月后，阴道黏膜可逐渐愈合。

（6）盆底腹膜如不关闭，小肠可降至会阴皮下部；如发生肠梗阻，可因粘连较多而需切除部分肠管或损伤多处肠管，因此，应关闭盆底腹膜。关闭时需游离两侧盆底腹膜，切勿存在张力，以免部分撕裂，导致内疝。如果难以关闭盆底腹膜，可游离大网膜，将其置入盆腔，阻止小肠降入盆腔之内。

（7）输尿管保护、造口构建等手术策略参见本书第二十四章"肠造口及关闭术"、第二十七章"直肠癌低位前切除术"及第二十八章"直肠癌经腹切除结肠造口术（Hartmann手术）"有关内容。

（8）有关盆底会阴部解剖参见本书第四十六章"经肛门后盆底修补术"（图46-2至图46-5）。

（9）传统Miles手术时间标准为4 h。

三、术前处理

同本书第二十三章"结肠手术"及第二十七章"直肠癌低位前切除术"。

四、麻醉与体位

采用气管内插管全身麻醉，取骶部垫薄垫的臀高头低之膀胱截石位，与水平面夹角约呈20°，从而使小肠移向上腹部，利于显露下腹部及盆腔器官。

五、手术步骤

（1）消毒：腹部消毒上至乳头、外侧达腋中线、下方达大腿上2/3；会阴部采用碘附由外向内消毒；女性患者还应消毒阴道。7号丝线荷包缝合关闭肛门。

（2）切口：取下腹正中切口，自耻骨联合向上、右侧绕脐达脐上10 cm。逐层切开皮肤、皮下脂肪、腹白线，提起腹膜外脂肪及腹膜，切开进腹，下端绕开膀胱以避免将其损伤，置切口保护圈或缝无菌巾保护切口。

（3）探查：注意有无腹水，腹膜及大网膜是否存在转移结节，探查肝脏、胆囊、胃、脾脏及胰腺有无转移，女性患者双侧卵巢亦应重点探查，进而探查腹主动脉、肠系膜下动脉、髂血管以及闭孔有无淋巴结转移。最后探查原发灶，注意位置、大小、有无周围器官浸润、活动度等，大致确定手术方式及清扫范围。

（4）无瘤技术：将小肠用纱布垫推向右上腹，于直肠上端用纱布条结扎之，向远侧直肠内注入5-Fu 1.0 g。

（5）将乙状结肠提向右侧，锐性分离其与腹壁粘连，在系膜附着处剪开，向肠系膜下动脉方向延伸，同法对称切开乙状结肠系膜右侧叶，解剖肠系膜下动脉，清除其表面的淋巴脂肪组织，于其根部或分出左结肠动脉后，将其结扎切断，保留侧双重结扎（图29-2、图29-3）。

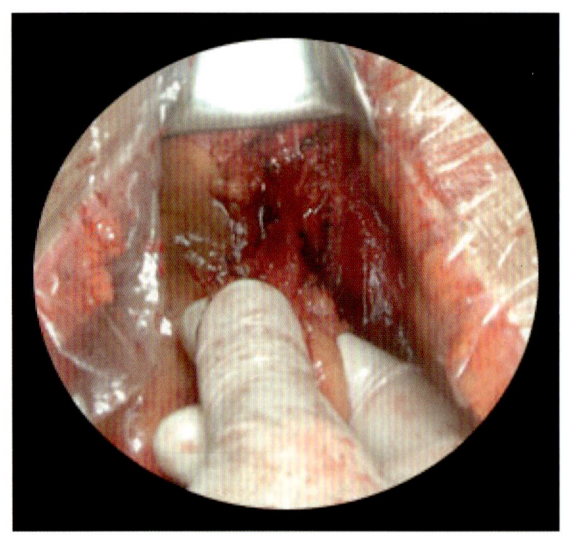

图29-2 游离肠系膜下动脉

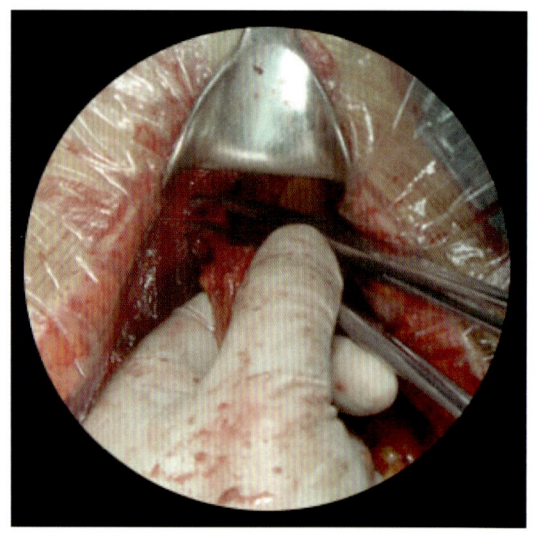

图29-3 结扎肠系膜下动脉

（6）将乙状结肠系膜切口向直肠方向延伸，并于腹膜返折处与对侧切口汇合。提起乙状结肠，显露左侧输尿管，吊带悬吊保护之；可同法处理右侧输尿管（图29-4）。输尿管亦可置于原位而不悬吊。

（7）自十二指肠水平部下缘，清除腹主动脉、下腔静脉前方、两侧以及二者之间的淋巴脂肪组织，直达分叉处。直视下采用电刀或剪刀于直肠固有筋膜和骶前筋膜之间的直肠后间隙锐性游离直肠，直达肛提肌平面（图29-5）。

（8）于腹主动脉分叉处可解剖出上腹下丛下角发出的腹下神经，向两侧方进一步游离其两分支，予以吊带保护以免损伤（图29-6）。现多不悬吊腹下神经。

（9）向外侧牵开左侧盆壁之侧腹膜切缘，清除左

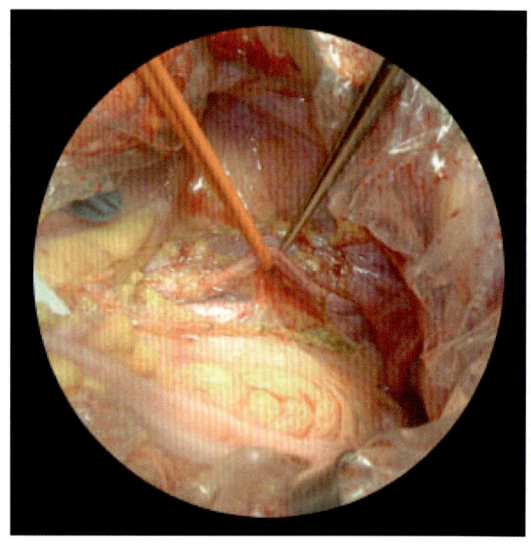

图29-4 悬吊左侧输尿管

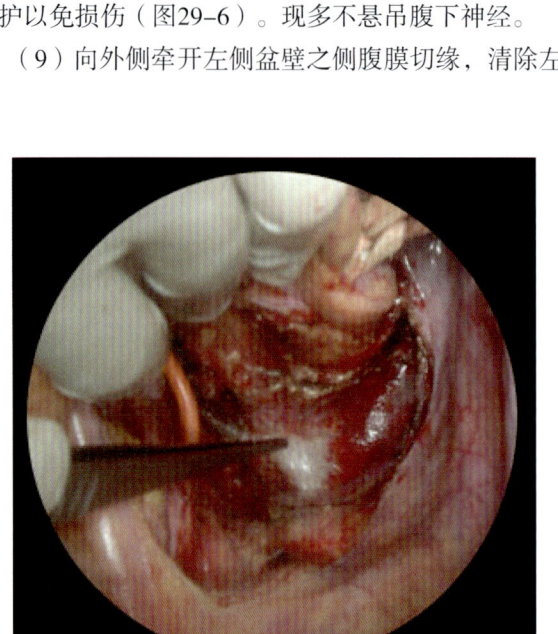

图29-5 游离直肠

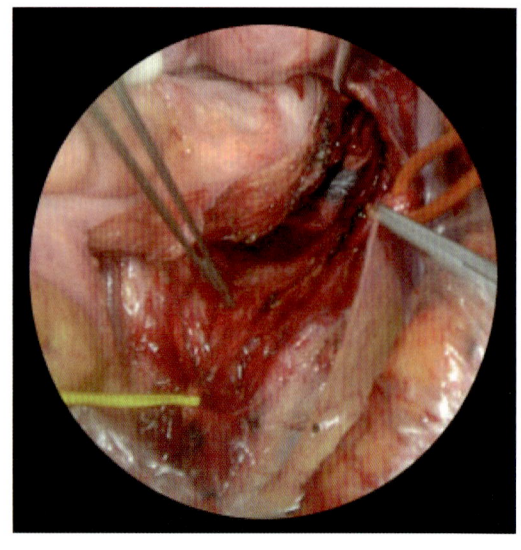

图29-6 保护腹下神经

侧髂血管表面淋巴脂肪组织。进而向远侧解剖清除髂外血管周围组织（髂外淋巴结）。同样处理髂内血管周围组织，因腹下神经位于其前内侧，应妥善保护神经以免损伤。然后用血管拉钩将髂外静脉拉开，解剖闭孔，保护闭孔神经，清除该区淋巴脂肪组织，闭孔动脉可予以结扎，解剖闭孔神经长度以5~8 cm为宜。清除闭孔淋巴结时，髂内动脉第一分支如妨碍该动脉的游离，可将其切断结扎。同法处理右侧髂外血管周围及闭孔淋巴结（图29-7、图29-8）。

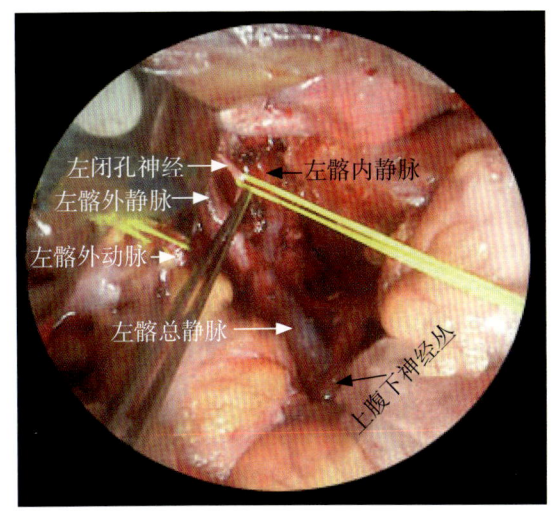

图29-7 清除左闭孔淋巴结

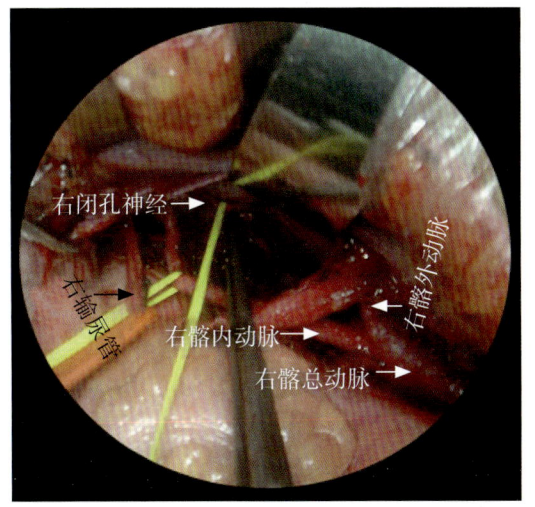

图29-8 清除右闭孔淋巴结

（10）助手将膀胱或子宫阴道拉向前方，于盆底腹膜返折处上方切开，解剖Denonvilliers筋膜前、后叶，于二者之间锐性分离，直达前列腺下极或肛提肌平面。

（11）将右侧腹下神经拉向右侧，直肠牵向左侧，距离直肠壁1.5 cm左右，电刀锐性分离直肠侧韧带，据作者经验，很少有直肠中动脉出血；如用超声刀切断侧韧带，出血可能性更小，而且保护盆腔神经丛免受损伤。同法处理左侧直肠侧韧带。整洁预造口结肠壁脂肪组织，避免损伤结肠主要血管。至此，腹腔内分离完毕（图29-9）。

（12）圆形切除造口处直径2 cm皮肤，纵行切开皮下脂肪，十字切开腹直肌鞘前层，纵行分开腹直肌，切开腹直肌鞘后层及腹膜。

（13）横断造口结肠，远端缝合关闭，由会阴手术组移除标本（图29-10）。

（14）乙状结肠近断端拉出造口处皮肤外3 cm，使结肠系膜相对耻骨联合即可防止结肠扭转。腹膜及腹直肌鞘后层、前层与结肠浆膜层可间断缝合6~8针。间断缝合造口结肠与侧腹壁之间的间隙，以免形成内疝。

（15）会阴手术组移除标本后，蒸馏水（42℃）浸泡冲洗盆腔，重建盆底腹膜，清点纱布器械无误后逐层关腹。关腹后，将结肠断端与皮肤真皮层做一周圆形、外翻间断缝合固定12~16针，佩戴人工肛袋，减少粪便污染（图29-11）。

（16）会阴部切口界限，前为会阴中点，后为尾骨尖，两侧为坐骨节结。切开皮肤，电刀切开皮下脂肪组织，显露臀大肌前缘、坐骨节结内侧面、会阴浅横肌后缘。电刀清除坐骨直肠窝内脂肪组织，达肛提肌平面，结扎切断由外向内走行的直肠下血管（图29-12、图29-13）。

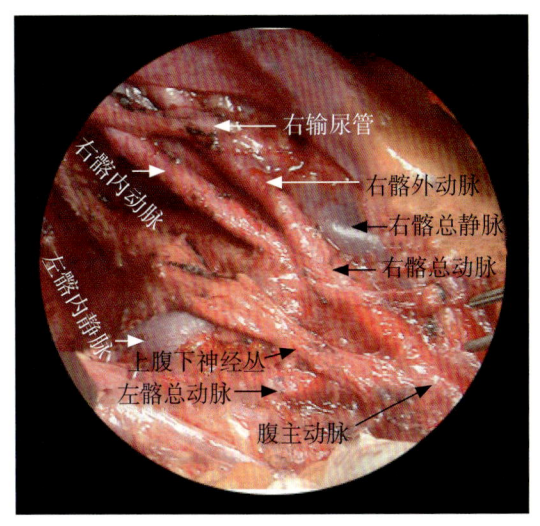

图29-9 盆腔完全分离

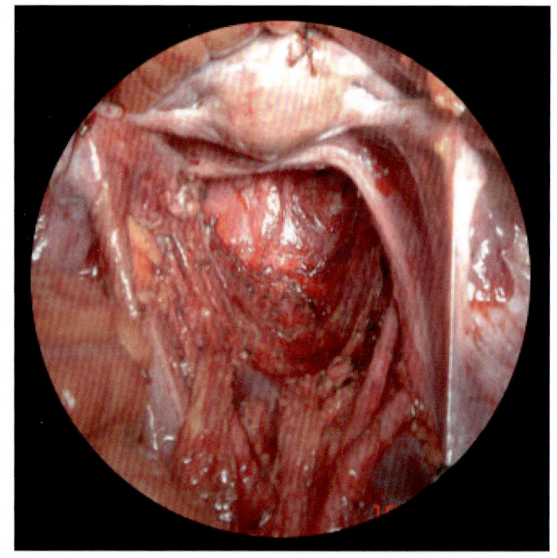

图29-10　标本移除后盆腔所见

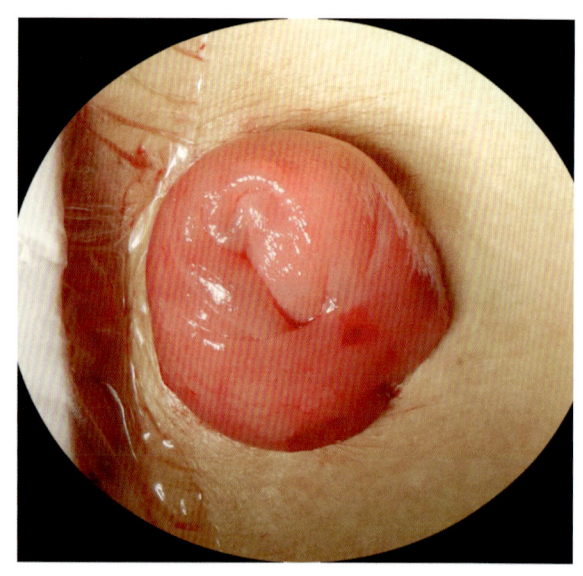

图29-11　乙状结肠造口

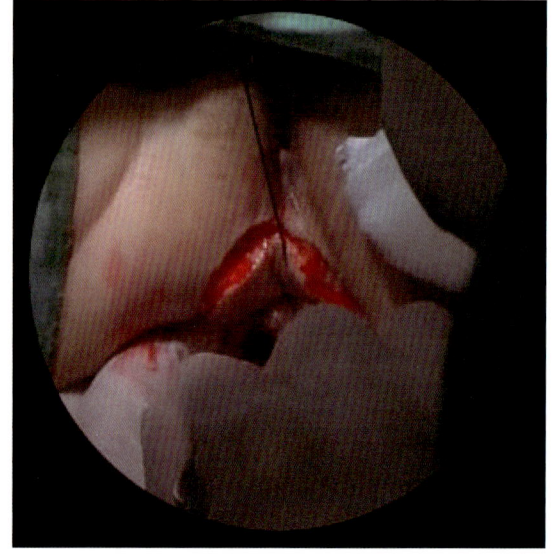

图29-12　会阴部切口

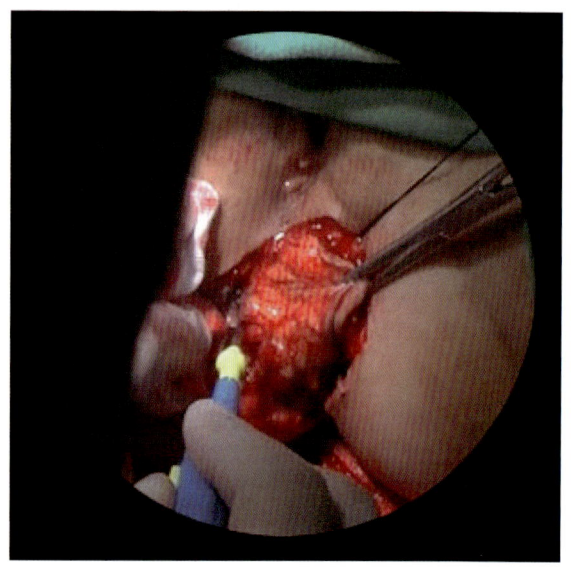

图29-13　切断直肠下动脉分支

(17) 电刀离断肛尾韧带,于肛提肌止点,切断髂骨尾骨肌及耻骨尾骨肌,至此会阴部与盆腔相通,腹部手术组协助会阴部手术组将标本由会阴部切口拖出(图29-14)。

(18) 术者左手向前下方牵拉肛管,拇指及示指将直肠前壁与阴道或前列腺残存相连组织夹住,自外向内,剪刀解离直肠,于会阴浅横肌及深横肌后缘向内进一步游离,切断耻骨直肠肌及直肠尿道肌,移除整个标本(图29-15至图29-17)。

(19) 在腹部盆腔冲洗后,盆腔放置引流管,由会阴部另戳孔引出。会阴部切口现主张一期缝合,如果确实缝合困难,亦可用碘仿纱暂时填塞处理,术后48~72 h取出碘仿纱,会阴切口愈合约需2个月(图29-18、图29-19)。

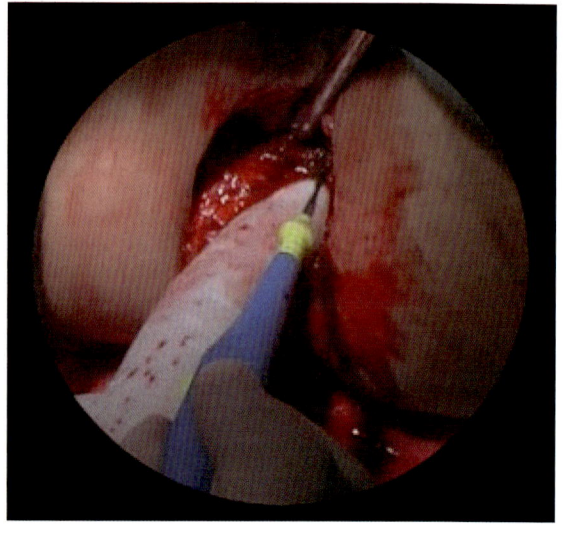

图29-14　切断肛提肌

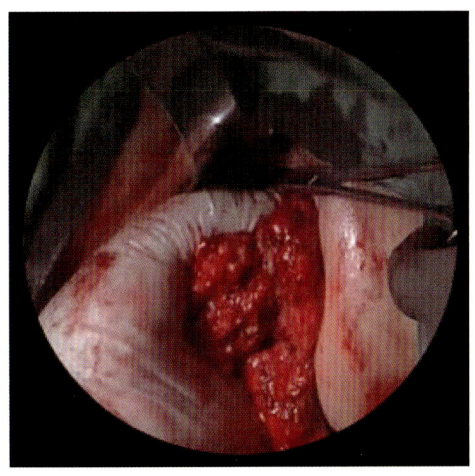

图29-15　切断直肠尿道肌

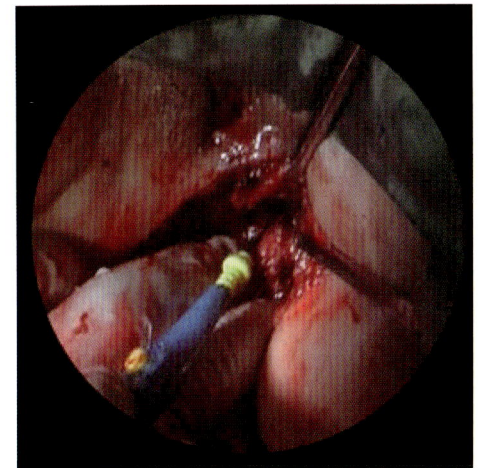

图29-16　创面止血

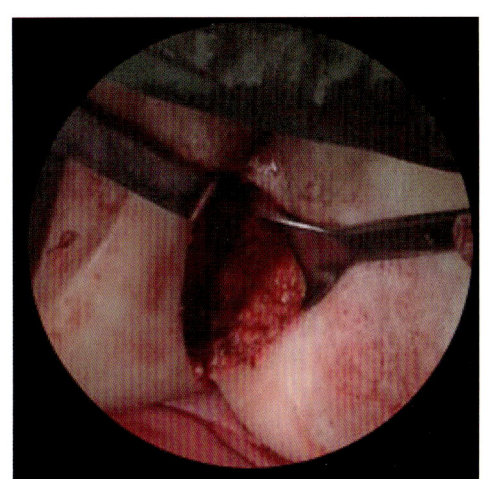

图29-17　手术创面

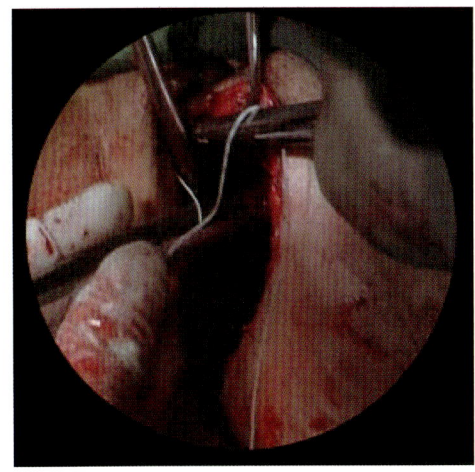

图29-18　缝合切口

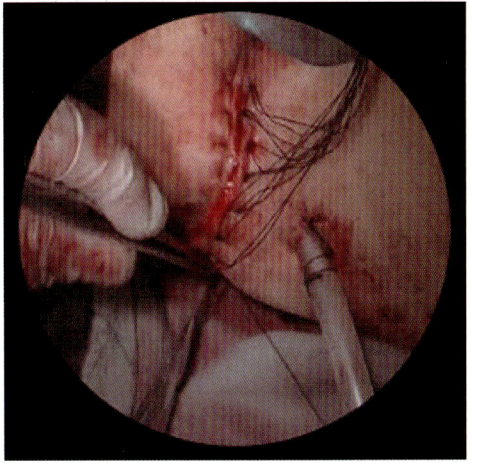

图29-19　放置引流管

六、术中应急处理

术中损伤髂内动、静脉可以5-0 Prolene线缝合修补，无效者可予以结扎处理，当无大碍。输尿管损伤及骶前大出血等处理参见本书第二十四章"肠造口及关闭术"、第二十七章"直肠癌低位前切除术"及第二十八章"直肠癌经腹切除结肠造口术（Hartmann手术）"有关内容。

七、术后处理

（1）切口处理。术后3 d应每天检查腹部及会阴部切口，及时更换敷料，有血肿或脂肪液化者应彻底排出。注意会阴部敷料及引流情况，如敷料为血液浸透，引流血性液体，血压下降，提示骶前出血，应毫不犹豫打开会阴部切口，再次止血。

（2）术后造口的观察等参见本书第二十四章"肠造口及关闭术"、第二十七章"直肠癌低位前切除术"及第二十八章"直肠癌经腹切除结肠造口术（Hartmann手术）"有关内容。

八、术后并发症的防治

1. 术后骶前（会阴切口）出血

（1）原因：多由于止血不完善、结扎线脱落等引起，如果术中既已发生骶前大出血，未能很好的处理，术后骶前出血的可能性较大。患者营养不良、罹患恶性肿瘤等原因导致凝血功能障碍也是原因之一。术后7~10 d，会阴部创面感染也可导致会阴创面出血。文献报道会阴切口出血发生率为7.9%（8/101）。

（2）处理：少量出血可予以止血药物等处理；大量出血导致血压下降等循环不稳定者，应在快速补充新鲜全血、新鲜冰冻血浆及胶体液情况下，迅速送入手术室，麻醉下打开会阴部切口，寻找出血点，清除创面内积血，过氧化氢及安尔碘溶液冲洗，仔细寻找出血点，多数情况下可见轻微渗血。如为直肠下血管出血，可予以缝扎止血。如为骶前静脉丛出血或创面渗血难以缝扎，则于骶前放置两根大号橡胶引流管，自会阴部切口下端引出，以利于及时清除渗血，然后将20~30条碘仿纱首尾用7号丝线缝合相连为一体，依次填塞于会阴部创面，再将会阴切口间断缝合几针以形成一定的压力；碘仿纱需在48~72 h内取出，每日更换敷料，完全愈合约需8周。会阴创面感染者，清除感染灶，创面止血，冲洗后放置引流管。如果打开会阴部切口，未发现出血点，暴露困难者，应打开腹部切口及盆底腹膜，充分暴露术野，检查盆腹腔，妥善止血。

2. 会阴部切口感染、愈合延迟及慢性窦道

（1）原因：会阴部切口不缝合者，术后长期换药会增加感染机会，而且腔隙较大，愈合必然迟缓，如果换药不及时或填塞物不当对切口愈合不利。目前很少采用敞开不缝的处理方法。同时合并糖尿病、动脉硬化或营养不良甚至恶病质者，本身组织愈合能力较差，术后应控制血糖，给予肠外营养以改善其营养状态。术后并发切口或骶前大出血，再次打开切口止血，一是增加组织创伤程度，二是导致患者全身抵抗力下降，易引起切口感染，均可导致切口长久不愈。术中骶前大出血，采用无菌图钉止血，或纱布条压迫止血后未能完全将其取出，造成异物残留，引起反复感染，窦道形成。在缝合关闭会阴部切口时，采用不可吸收丝线，在并发切口裂开、出血等并发症时，丝线即为异物而引起长久不愈。盆腔引流不畅，导致盆腔积液或血肿，必将影响切口愈合。将盆腔引流管经会阴部切口引出体外，有诱发切口裂开及形成慢性窦道的可能性，自切口外另戳孔引出即可避免上述不妥之处。术前或术后患者应用激素、癌组织残留或复发等亦是导致愈合延迟的原因。切口感染率为23.8%，一期愈合率为67.7%。

（2）会阴切口感染表现为局部切口不愈、脓液渗出、切口红肿、疼痛。可拆除几针缝线，清除其中的脓液，内置生理盐水或安尔碘纱布条引流，脂肪层缝线应予以剪除，每天更换敷料，2~4周后多会逐渐愈合，无须二次缝合。慢性会阴部窦道排除复发者，可切除窦道，清除缝线等异物，内置纱布条引流，每天换药，多在2~3周逐渐愈合。改善患者全身营养状况，纠正重度贫血，高营养饮食，不能进食者可给予肠外营养。控制血糖于11.1 mmol/L以下，但避免低血糖发生。

3. 急性肠梗阻　Miles术后急性小肠梗阻的发生率为3%~4.3%。如果术后6~7 d人工肛门仍无排气、排便，即应考虑肠梗阻的可能。除外粘连性肠梗阻外，Miles术后尚有两种情况可发生闭襻型肠梗阻，一为盆底腹膜缝合后局部裂开，小肠疝入盆腔，甚至达到皮下部；二为小肠进入造口结肠和侧腹壁之间的空隙。前者可导致狭窄性肠坏死，应急症手术，回纳小肠，修补缺损；难以修补者，敞开盆底腹膜，将大网膜填塞于盆腔。继发于造口肠襻和腹壁之间的疝，应回纳肠管，将此间隙妥善缝合关闭；也有学者反其道而行之，扩大此间隙，

发生肠梗阻的可能性很小。

4. 腹壁切口感染　低位直肠癌Miles术后切口感染率为5%~8.6%。

（1）原因：切口感染多发生在皮下或腹壁肌肉层下腹膜外疏松结缔脂肪组织所在部位。感染病原菌多为厌氧菌与需氧菌混合感染，前者以拟杆菌属为主，后者多见克雷伯杆菌属、肠杆菌及大肠杆菌属等，因此，直肠癌切除术围手术期选择抗生素应覆盖厌氧菌及需氧菌。手术切口应足够长，因在患者肥胖等情况下，显露困难，反复牵拉切口，增加组织创伤，切口感染可能性增大，因此，切口不宜过小，合适的切口既利于切除肿瘤，又利于减少切口感染的发生。电刀功率太大，造成皮下脂肪组织坏死液化，后者成为细菌良好的培养基，终致切口感染。手术操作不慎，大便污染切口，术后切口感染可能性增加，因此，应采用切口保护圈妥善保护切口。切断结直肠前，用纱布保护周围组织，以免粪便污染切口。缝合腹膜后，以大量生理盐水冲洗切口，可有效减少切口内细菌数量、血液及坏死组织，从而降低切口感染发生率。切口内出血往往与切口感染相伴随，因此，应彻底止血，严密缝合，不留死腔，以减少切口感染的可能。如需放置引流管，切忌经手术切口引出，否则几乎必然引起切口感染，这是因为腹腔引流物污染切口各层组织，引流物作为异物也易于引起感染，因此，引流管应另戳孔引出腹外。患者患有恶性肿瘤，放、化疗期间，长期应用激素等造成切口愈合及抗感染能力低下，易发生切口感染。因此，缝合切口时应彻底止血，严密缝合切口各层，消灭死腔，减少异物残留。

（2）临床表现：术后数日体温逐渐升高，切口胀痛或搏动性疼痛。亦有患者无明显表现，拆线后切口裂开，脓液或脓血水流出。切口红、肿、热、痛等炎症表现明显，部分患者仅有切口压痛而无红肿表现。可有脓液自切口溢出，脓肿形成时可有波动感。深部感染时，有时仅有局部僵硬感，皮肤凹陷性水肿，可伴有深压痛。粗针穿刺可见脓液，恶臭味提示合并厌氧菌感染。B超检查可见腹壁内液性暗区，血常规检查可有白细胞计数升高，中性粒细胞比例增加。

（3）处理：当穿刺见脓液或切口渗液时，应及时拆除几针缝线，引流务必通畅。患者体温有增高趋势，应联合应用抗生素，当创面新鲜，无脓液时，可停用。切口每天更换敷料；术后10 d，务必清除异物包括丝线及坏死组织；局部生理盐水冲洗即可获得与抗生素冲洗一样的效果；冲洗几日后，创面新鲜即可将创面用胶布拉拢，以利愈合；亦可采用二期缝合，术后换药并应用抗生素。

5. 会阴部疼痛　Miles术后部分患者出现会阴部逐渐加重的疼痛，常见原因为感染和复发，部分患者难以确定具体原因。坐浴和口服镇痛药物疗效甚微，会阴部肌肉紧张与放松训练对缓解疼痛有一定的作用。感染和复发者应采取相应处理。

6. 局部肿瘤复发　Miles术后局部复发率高达10%，其原因可能与肿瘤残留、术中肠壁破裂、淋巴结转移数量>3个、肿瘤为低分化或未分化、浸润型、浸润深度达T_4及DNA非整倍体有关。会阴部复发患者可以无症状，但大多数表现为会阴部难以控制的疼痛，向臀部放射，类似坐骨神经痛；肿瘤向前方侵犯前列腺、膀胱或尿道，则出现血尿、尿痛、尿急等症状，部分患者出现泌尿系梗阻。肿瘤复发患者CEA可升高，但后者对肝或其他远处转移更具有警示意义。CT或B超引导下穿刺活检是诊断复发的方法之一。PET-CT扫描可了解全身的肿瘤转移状况。

对于会阴切口复发手术切除效果较好，然而盆腔内肿瘤复发手术效果不甚理想，难以治愈，但可以缓解症状。文献报道224例直肠癌术后复发患者65例（29%）获得治愈效果，平均生存期为44.7个月，术后5年局部再次复发率为47%。如术前MRI证实存在骨盆侵犯、单侧或双侧肾积水均为手术禁忌证。放射治疗可使80%的患者疼痛缓解，局部肿瘤体积缩小，减少阴道和会阴部泌物，放射剂量以45~50Gy为宜，大剂量放疗可导致组织放射性坏死，外科处理极为困难。术中放疗也是复发肿瘤综合治疗的一部分，111例复发肿瘤行术中放疗，完全切除肿瘤者平均无疾病生存时间为31.2个月，不能完整切除者为7.9个月。射频消融和化疗也是可选择方法之一，但疗效不佳。对于顽固性疼痛患者应参照癌性疼痛的控制方法予以处理，必要时请麻醉科或疼痛科协助诊治。

7. 术后直肠幻觉　Miles术后患者往往在出现便意时，感觉会阴部"肛门"不适，类似于截肢后的肢体幻觉，发生率为50%~65%。告知患者此为直肠切除术后正常反应，随时间推移，直肠幻觉可逐渐消失。

8. 结肠造口并发症、阳痿及尿潴留等并发症的处理参见第二十四章"肠造口及关闭术"、第二十七章"直肠癌低位前切除术"及第二十八章"直肠癌经腹切除结肠造口术（Hartmann手术）"有关内容。

（王天宝　王锡山）

第三十章 超低位直肠癌Parks手术

目前对低位直肠癌行保肛手术越来越受到胃肠外科医生的普遍关注，Parks于1982年提出了经腹直肠癌切除术，经肛门结肠肛管吻合的术式，Parks术因保存了肛管直肠环，故控制排便功能得以保存，术后加强提肛运动等锻炼，患者大便失禁问题多可以解决。后经许多学者应用证实了该术式在不影响长期疗效的前提下，为更多的直肠癌患者提供了保肛机会，且弥补了双吻合器对中低位直肠癌保肛术的不足。Parks术虽是低位直肠癌行保肛手术的有效方法，但仍有争议，尚不能取代Miles术，因此，术者务必严格掌握手术适应证，将根治性切除放在第一位，以免发生术后复发等威胁患者生命安全的并发症。

一、适应证

（1）中、下段直肠癌切除后肛提肌以上残留直肠过短，特别是盆腔过度狭小，即使双吻合器也难以完成超低位吻合者。

（2）直肠内密集腺瘤，经肛门不能一期切除，近侧结肠无腺瘤者。

（3）部分肛提肌平面以上的高位直肠阴道瘘。

二、手术策略

（1）直肠游离相关的手术策略参见本书第二十七章"直肠癌低位前切除术"有关内容。腹腔组游离直肠应达肛提肌平面。

（2）肛门应暴露充分，黏膜下层注射1∶200 000的肾上腺素生理盐水可减少黏膜切除时的出血量，而且可防止剥离过深。

（3）近端结肠内螺纹管具有支撑吻合口和替代横结肠粪便转流之功效，因此，必须妥善固定于肛周皮肤，杜绝过早脱落。7号丝线在对系膜缘中点处予以标记，作为肠管经肛门拉出后是否扭转的判断标志。腹腔手术组将结肠系膜朝向右侧或后侧，送出结肠，如此标志线的位置应为截石位3点或12点，换言之，如果标志线在12～3点之间，提示肠管无明显扭转，吻合当无大碍。

（4）可用3-0 Dexon线行结肠断端和肛管吻合，结肠侧为全层，肛管侧包括4 mm的肛管上皮及其深层的括约肌，依次缝合12点、3点、9点及6点处，再于两针之间加缝1～2针。

（5）对于吻合不理想者，可行横结肠或回肠襻式造口术，以转流粪便，待术后4～6个月，吻合口愈合后，行关闭术。

三、术前处理

参见本书第二十三章"结肠手术"及第二十七章"直肠癌低位前切除术"有关内容。

四、麻醉与体位

气管内插管全身麻醉，截石位。

五、手术步骤

1. 腹腔内手术

（1）下腹正中切口，进腹探查，肿瘤近侧直肠结扎并注入5-Fu，游离乙状结肠系膜，结扎直肠上血管，保护双侧输尿管，进入直肠后间隙，锐性分离直达肛提肌平面（图30-1至图30-4）。

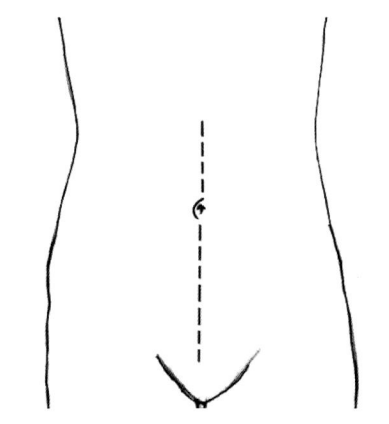

图30-1 正中切口

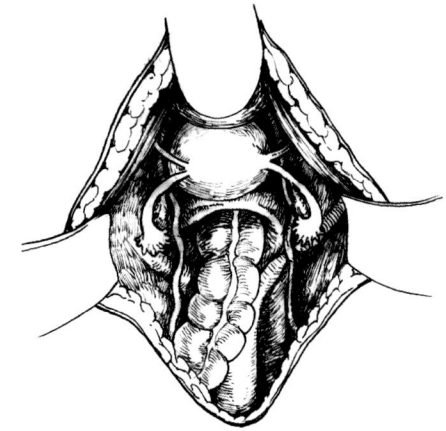

图30-2 显露

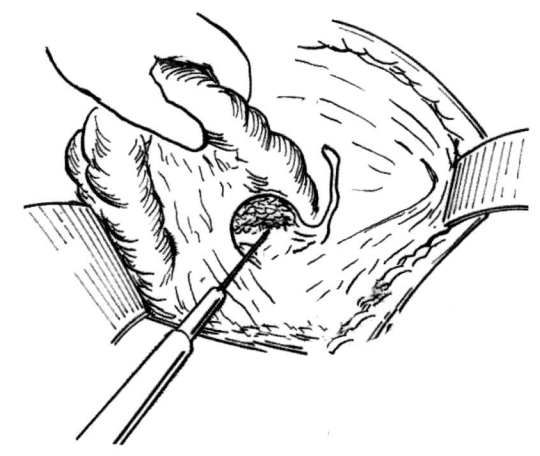

图30-3 切开乙状结肠系膜

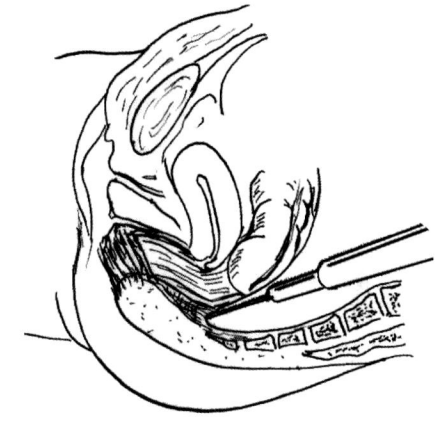

图30-4 分离直肠后间隙

（2）于直肠膀胱凹陷或直肠子宫凹陷前上方约1.0 cm处切开，沿Denonvilliers筋膜前叶、后叶之间（直肠前间隙）锐性分离直达会阴体（图30-5）。

（3）距离直肠壁1~1.5 cm，切断直肠侧韧带，一并处理直肠中动脉（图30-6）。

（4）与会阴组配合，肛提肌平面离断直肠，并于距肿瘤上缘10 cm处切断后移除标本。

（5）近端结肠内置入直径2 cm螺纹管10~12 cm，外露4~6 cm，对系膜缘结肠断端以丝线固定，作为判断肠管是否扭转的标志。蒸馏水浸泡盆腔，乙状结肠系膜对向右侧或背侧，将螺纹管和乙状结肠经肛门拉出，备会阴组行结肠肛管吻合术（图30-7）。

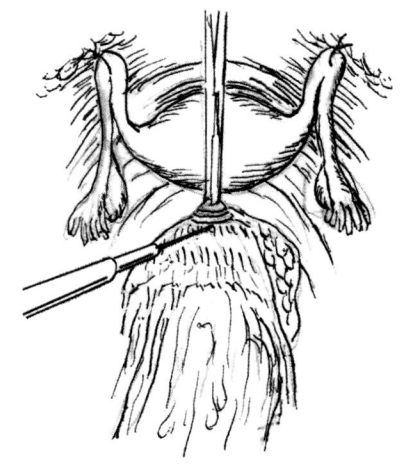

图30-5 分离直肠前间隙

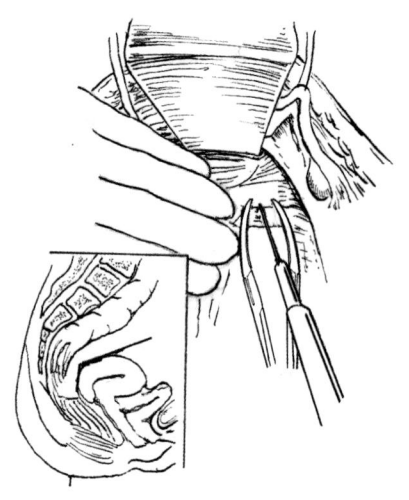

图30-6 切断直肠侧韧带

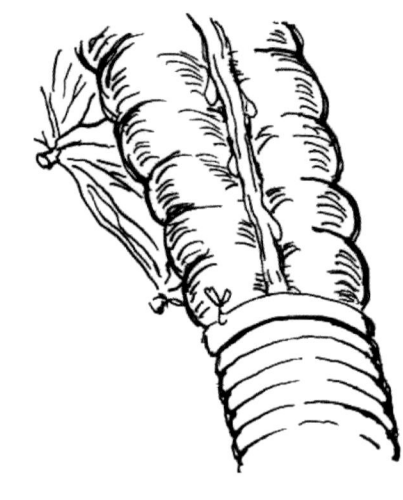

图30-7 近切端置入螺纹管

2. 会阴组手术

（1）肛管扩张4～6指，维持5 min，安尔碘冲洗直肠。肛门缝合四针固定于小儿腹部拉钩或特制肛管拉钩之上，自齿线向上黏膜下注入1∶200 000肾上腺素盐水，黏膜隆起达肛管直肠环平面（图30-8）。

（2）于齿状线上0.5 cm环形切开并剥离直肠黏膜，直达肛提肌平面以上，由腹腔手术组离断移除标本（图30-9、图30-10）。

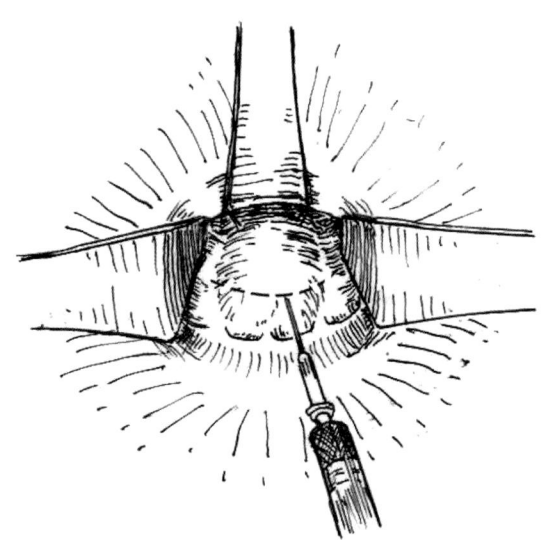

图30-8 注射肾上腺素盐水

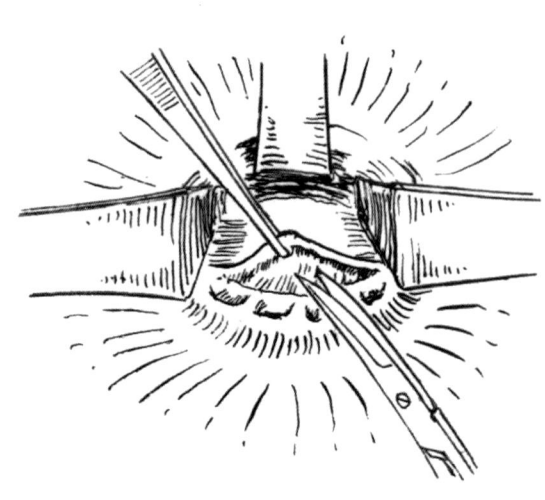

图30-9 切开直肠黏膜

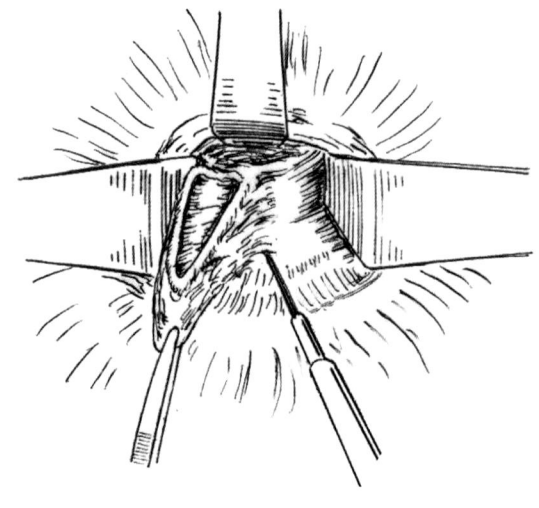

图30-10 切除直肠黏膜

（3）将结肠断端与肛管齿状线上切缘用3-0 Dexon线间断缝合固定8~12针，再将螺纹管固定于肛门两侧皮肤之上（图30-11至图30-14）。

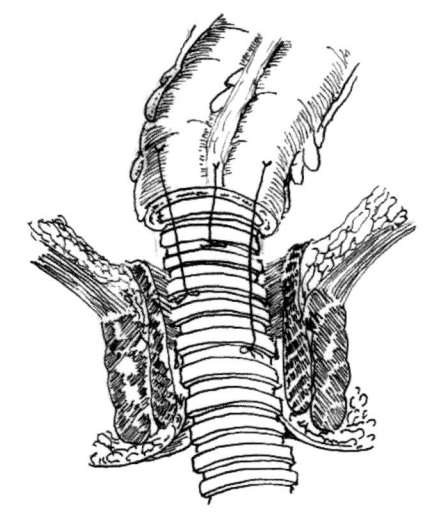

图30-11　经肛管拉出螺纹管

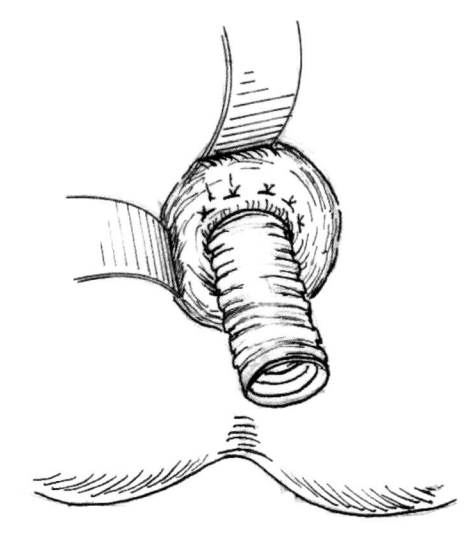

图30-12　结肠肛管吻合

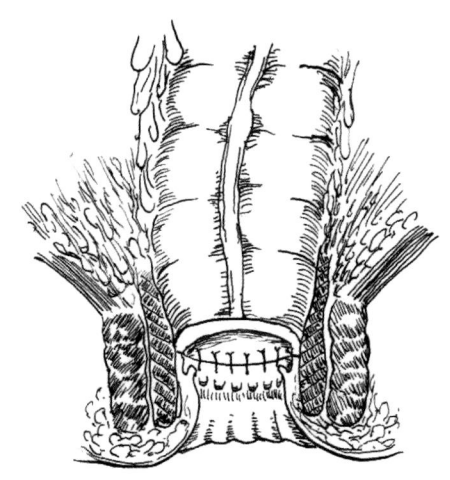

图30-13　吻合完毕

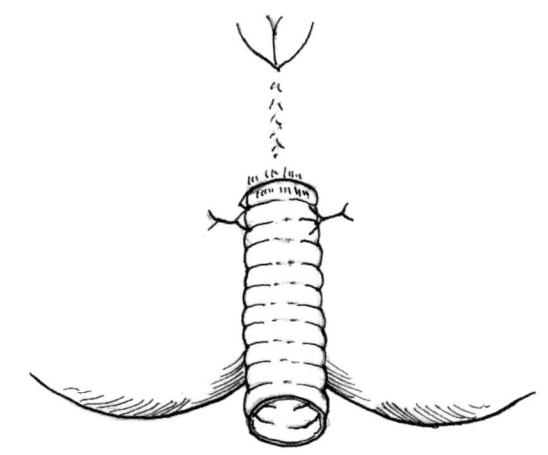

图30-14　固定螺纹管

六、术中应急处理

术中大出血及输尿管损伤等意外情况的处理参见本书第二十七章"直肠癌低位前切除术"有关内容，如果吻合后发现吻合口存在张力，应游离脾曲结肠。肿瘤侵犯或术中损伤肛管直肠环者应改行Miles手术。

七、术后处理

（1）恢复饮食过程相对较慢，肠道功能恢复后可进食流质，约术后7 d进食半流质，9~10 d过渡为普通饮食。

（2）肛管内留置的螺纹管于术后7~10 d剪断固定缝线，剪线前1 d及当天口服液状石蜡50 mL，通常几小时后会自动排除，切勿故意拔出，以免造成吻合口撕裂。

（3）术后14 d，术者行肛门指诊，了解有无狭窄。必要时予以示指扩肛，直至示指中节进入通畅为止。

八、术后并发症的防治

1. 吻合口狭窄　该并发症是影响术后排便功能的主要因素，多发生在术后 4~6 个月。吻合口狭窄与下列因素有关：未掌握好保肛术式要点、口侧结肠套叠形成假宫颈、吻合平面较宽形成面状瘢痕、口侧肠管少量坏死、吻合口显性或隐性漏后瘢痕愈合、口侧肠管有张力，影响吻合口血运等；患者营养不良、低蛋白血症、瘢痕体质等亦有一定关系。吻合口狭窄有线状、面状、膜状、半月状及内套叠型狭窄。临床表现为排便次数增加，排便不尽感，便柱变细，排便困难。吻合口狭窄影响肛管闭合，导致粪液外溢，便意迟钝，肛周湿疹疼痛。术后早期应定期扩肛，已狭窄病例，可给予扩肛、切除瘢痕、切除内套黏膜，置肛管扩张固定，10 d 后可以拔出肛管，吻合口狭窄多可解除。非手术治疗无效者，可拆除吻合口行永久性结肠造口术。

2. 吻合结肠缺血坏死回缩　主要原因包括拖出结肠血运障碍；术后由于肛裂等原因导致肛门括约肌剧烈收缩，影响结肠血供；吻合口存在较大张力。如果结肠缺血范围小、程度轻，可用血管扩张剂或骶管硬膜外注入少量利多卡因，以松弛肛管括约肌；如非手术治疗无效、结肠极度回缩导致不能排便者，应重新拖出结肠，行结肠肛管吻合术加转流粪便的回肠或横结肠襻式造口术，但大多需行吻合口切除加永久性结肠造口术。

（王天宝　董文广）

第三十一章　超低位直肠癌改良Bacon手术

20世纪40年代，由于直肠癌Dixon术后吻合口漏发病率较高，为解决此问题，Bacon于1945年采用直肠癌经腹切除＋结肠经肛门拖出延期吻合术，由于腹腔内无吻合口，可减少吻合口漏的发生。Bacon术需要2周后切除肛门外结肠，结肠黏膜外翻造成肛门周围常年潮湿，甚至湿疹形成，所以目前临床实践中很少应用原始术式，而采用改良Bacon术，减少肛门不适，局部复发率与Miles相似，排便控制功能基本达到可接受程度，对于部分患者仍不失为一种理想的手术方式。

一、适应证

参见本书第三十章"超低位直肠癌Parks手术"有关内容。

二、手术策略

参见本书第三十章"超低位直肠癌Parks手术"有关内容。

三、术前处理

参见本书第二十三章"结肠手术"及第二十七章"直肠癌低位前切除术"有关内容。

四、麻醉与体位

气管内插管全身麻醉，截石位。

五、手术步骤

（1）腹腔内直肠标本移除以及经肛管直肠黏膜剥离参见本书第二十七章"直肠癌低位前切除术"及第三十章"超低位直肠癌Parks手术"有关内容（图31-1至图31-7）。

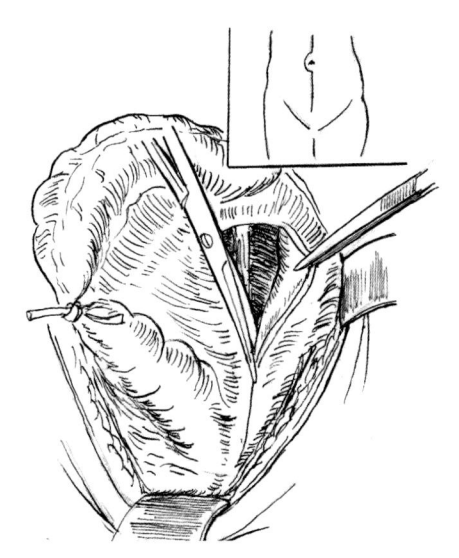

图31-1　切开乙状结肠系膜

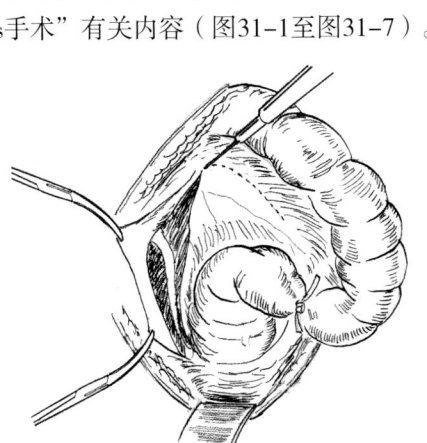

图31-2　保护输尿管

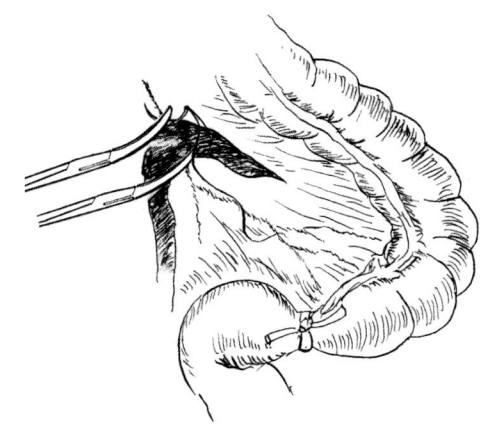

图31-3　结扎肠系膜上动脉

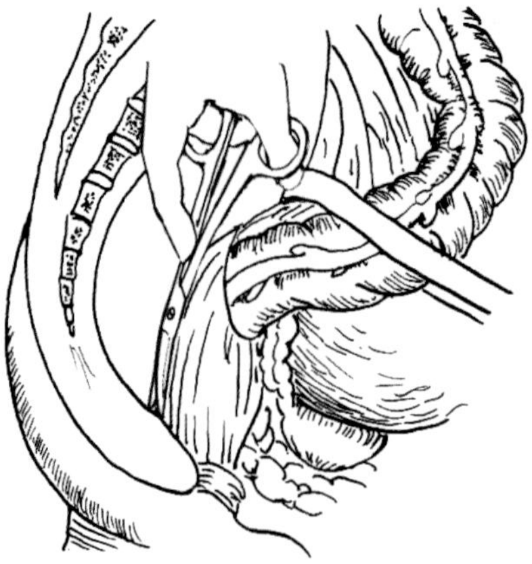

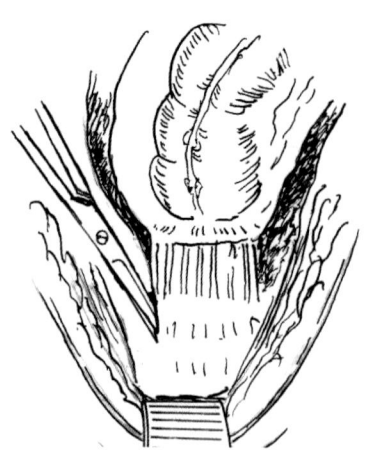

图31-4 游离直肠后间隙

图31-5 切断直肠侧韧带

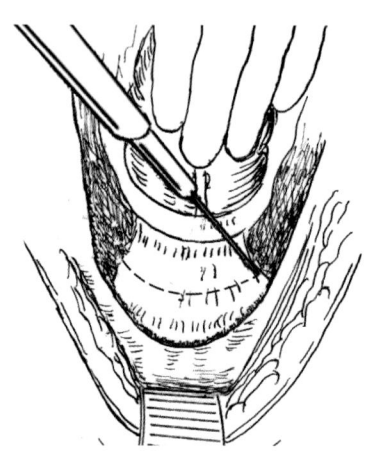

图31-6 游离直肠前间隙

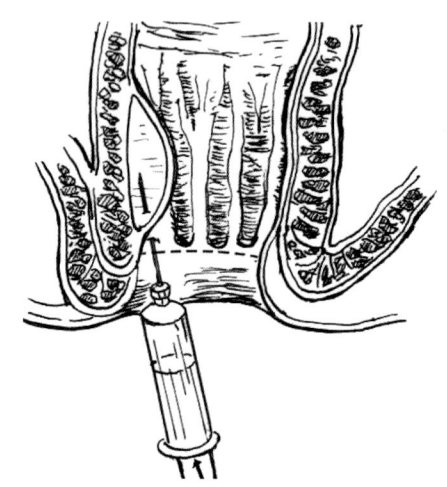

图31-7 直肠黏膜下注射肾上腺素

（2）结肠内插入直径2 cm螺纹管10～12 cm，外露4～6 cm，距结肠近切缘1～2 mm用7号丝线结扎，打结于肠管系膜缘，暂不剪除，作为牵引及标志线（图31-8）。

（3）乙状结肠系膜对向右侧或背侧，将螺纹管连同结肠经肛门拉出，于左、右、前、后四点将齿线上切缘直肠全层与荷包线近侧0.5 cm处结肠全层缝合固定，亦可在两针之间加缝一针。亦有术者将间断缝合改为直肠残端荷包缝合，操作进一步简化（图31-9）。

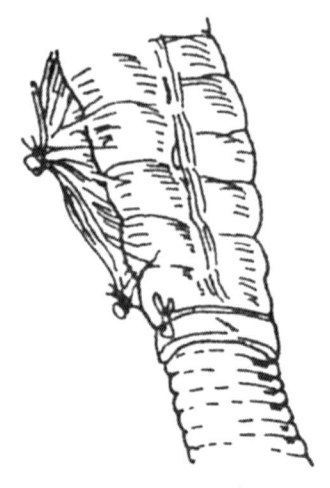

图31-8 结肠置入螺纹管

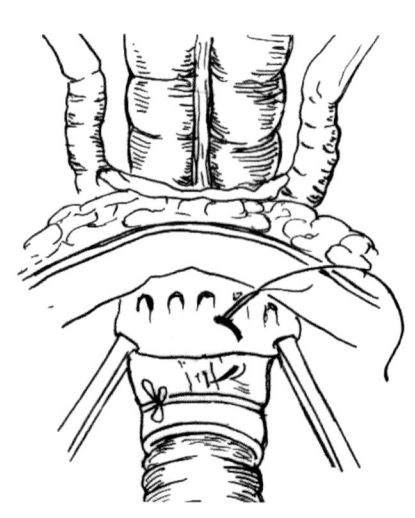

图31-9 直肠与结肠壁间断缝合固定

（4）在肛门两侧皮肤缝7号丝线，固定螺纹管，以免脱落，此管具有支撑吻合口和暂时性粪便转流之功效（图31-10）。

六、术中应急处理

参见本书第三十章"超低位直肠癌Parks手术"有关内容。

七、术后处理

参见本书第三十章"超低位直肠癌Parks手术"有关内容。

八、术后并发症的防治

参见本书第三十章"超低位直肠癌Parks手术"有关内容。

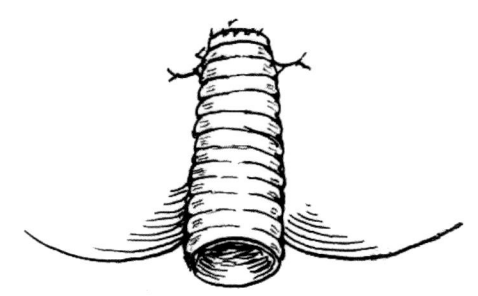

图31-10　固定螺纹管

（王天宝　董文广）

第三十二章　经肛门括约肌间径路低位直肠癌切除术

当肿瘤位置较低，为达到远离肿瘤下缘2 cm的无瘤切缘，必须将直肠下段、肛管尽量上提后夹闭切割，有可能切割部分肛门括约肌，降低其功能。经肛门括约肌间路径低位直肠切除术（intersphincteric resection, ISR）是在直视下将内括约肌、肿瘤与外括约肌环分离，避免括约肌环受损，从而成为低位直肠癌保肛手术方式之一。低位直肠癌ISR术后吻合口复发率为8.3%~13%，大多数患者能维持接近正常的排便功能。

一、适应证

TME联合ISR用于低位直肠恶性肿瘤保肛手术主要适用于MRI和直肠指诊评估肿瘤没有侵犯肛管直肠环；肿瘤下缘距肛缘距离3~5 cm；中、高分化腺癌。手术禁忌证：肛门括约肌明显松弛者或低分化和黏液腺癌患者。

二、手术策略

（1）肛门内括约肌是直肠平滑肌的延续，在直肠末端增厚为环形肌，止于齿状线下1.5 cm，位于肛管肌间沟内上侧；其外侧为外括约肌、耻骨直肠肌以及肛提肌。在两部分之间存在一解剖间隙，是为ISR低位直肠癌切除术的解剖学游离间隙（图32-1、图31-2）。以往认为肛管黏膜、内、外括约肌、肛提肌是维持正常排便功能所必需，然而，目前研究认为上述结构并非缺一不可，损伤或切除部分肛门内括约肌后，机体可代偿而恢复近似正常的排便功能。

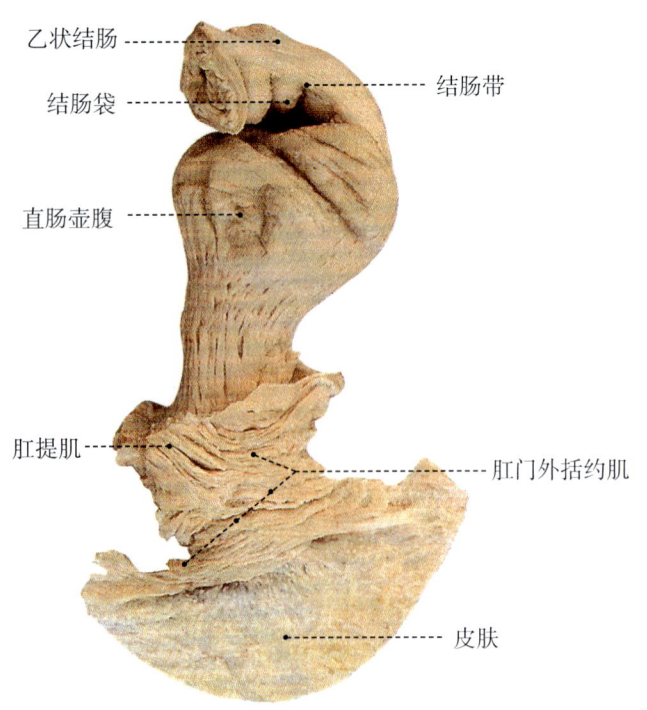

图32-1　直肠外面观

（经授权引自：欧阳钧，温广明．人体解剖学标本彩色图谱［M］．2版．广州：广东科技出版社，2010：126．）

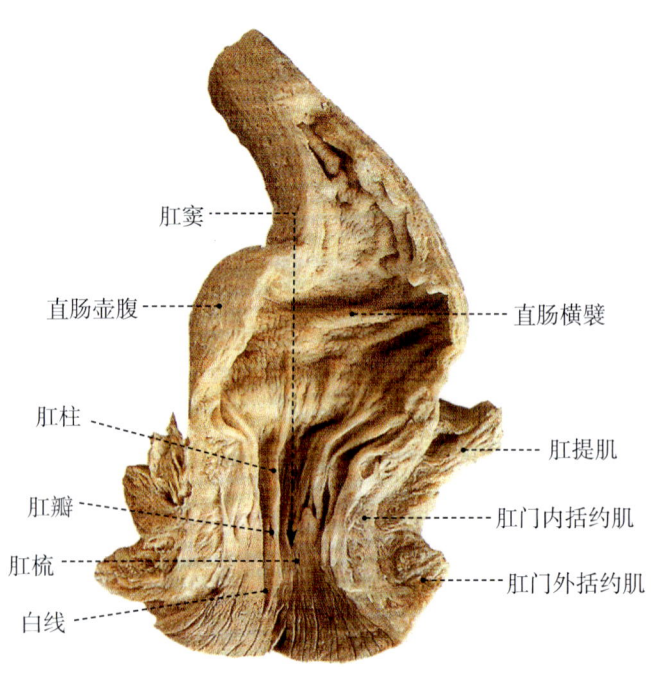

图32-2　直肠内面观

（经授权引自：欧阳钧，温广明．人体解剖学标本彩色图谱［M］．2版．广州：广东科技出版社，2010：126．）

（2）肛门内括约肌为粉白色，而外括约肌类似牛肉样，手术要求沿二者之间的间隙游离内括约肌。下缘切开线位于肛管，而非直肠下端，切勿将直肠黏膜肌层误认为内括约肌。与腹腔组配合，内括约肌游离至肛提肌平面以上即可横断直肠。

（3）直肠肛管的吻合可采用前述Parks或改良Bacon的方法，结肠内置直径适宜的螺纹管具有支撑和"结肠造口"的双重作用。对于吻合不理想者，可行横结肠或回肠襻式造口术，以转流粪便，待术后4~6个月吻合口愈合后，行关闭术。

（4）直肠游离相关的手术策略参见本书第二十七章"直肠癌低位前切除术"有关内容。

三、术前处理

参见本书第二十三章"结肠手术"及第二十七章"直肠癌低位前切除术"有关内容。

四、麻醉与体位

气管内插管全身麻醉，膀胱截石位。

五、手术步骤

（1）参照本书第二十七章"直肠癌低位前切除术"及TME标准游离直肠达肛提肌平面。

（2）扩肛四指，利用肛门拉钩，充分显露直肠肛管。

（3）距离肿瘤下缘2 cm处，横行切开肛管一周，其下方即为肛门内括约肌，该肌肉外观呈粉白色；继续向深层切开，可见纤维粗大，呈牛肉样红色的肛门外括约肌；沿内、外括约肌之间的潜在间隙向头侧用电刀分离；在肛提肌平面，与腹部手术组会师，切除标本；远切缘送快速病理检查，如为阳性，改行Miles手术；如为阴性，则行结肠肛管吻合。可行前述Parks手术或改良Bacon手术（图32-3）。

（4）如将内括约肌全部切除，术后患者肛门感觉和控便功能不佳（图32-4）。可仅在肿瘤下缘附近保持2 cm切缘，其他象限切除线可上移，从而保留较多的齿状线和肛管皮肤，进而保存较好的肛门感觉及控便功能（图32-5）。

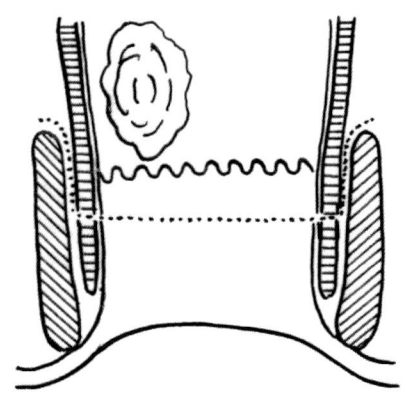

图32-3 保留部分内括约肌

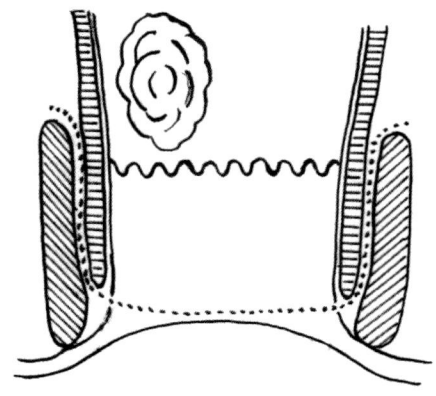

图32-4 切除全部内括约肌

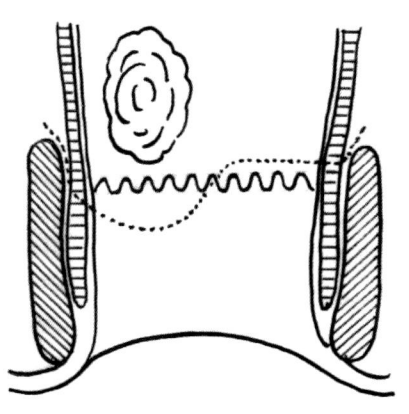

图32-5 调整肛门内括约肌切除线

六、术中应急处理

有时术中寻找确切的内括约肌较为困难，特别是刚开始行ISR手术时，易于误将直肠黏膜肌层作为肛门内括约肌。手术时肛管切除线垂直于肛管纵轴；大体所见内括约肌纤维紧密、纤细，呈粉白色，而外括约肌纤维粗大，呈红色，二者均为肌膜包裹，其间存在解剖间隙；沿此间隙向腹部游离与腹部手术汇合，即可将标本移除。

七、术后处理

参见本书第二十七章"直肠癌低位前切除术"及第三十章"超低位直肠癌Parks手术"有关内容。

八、术后并发症的防治

参见本书第二十七章"直肠癌低位前切除术"及第三十章"超低位直肠癌Parks手术"有关内容。

（王天宝　康亮）

第三十三章　后盆腔脏器切除术

后盆腔脏器切除术（posterior pelvic exenteration，PPE）是基于肛管直肠的局部淋巴引流途径提出的一种女性中、下段直肠癌的手术方式。中、下段直肠以及肛管的淋巴引流与阴道后壁、直肠阴道膈、直肠子宫陷凹、子宫阔韧带、子宫骶骨韧带相交通，因而直肠中、下段癌有向女性盆腔组织器官播散的可能性。为获得手术根治性效果，对女性低位直肠癌有必要施行包括直肠及其引流淋巴管、阴道后壁、子宫以及两侧附件在内的后盆腔脏器切除术（图33-1）。后盆腔脏器切除术对降低局部复发率有显著的疗效，可提高患者的5年生存率。

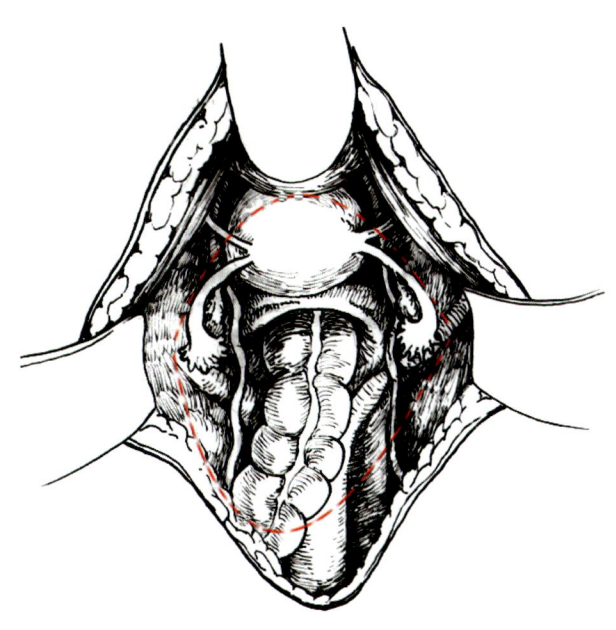

图33-1　切除范围

一、适应证

（1）女性低位直肠癌，病变位于直肠前壁，浸润全层或侵及肠周径达1/2以上；组织学显示为高度恶性病变，临床判断属Dukes B、Dukes C期病变者。

（2）术前或术中发现子宫、附件、阔韧带或阴道后壁有癌组织浸润，但可完整切除者。

（3）部分直肠癌Miles术后盆腔复发，联合脏器切除可获得理想的疗效者。

（4）局部扩散的子宫癌，可行根治性切除者。

（5）盆腔腹膜后肿瘤侵犯直肠、子宫及附件可一并切除者。

（6）手术禁忌证。直肠或子宫颈癌局部扩散导致冰冻骨盆者；已有广泛淋巴结转移、血行转移或腹膜种植者；年老体弱、重要脏器功能不全、重度营养不良或已有腹水者；并发下肢水肿或坐骨神经痛；骶骨侵犯超过S_2水平者。

二、手术策略

（1）如果直肠癌位置较高，只与部分子宫壁浸润粘连，可试行连同子宫一并切除的保肛手术。实际上即使连同子宫一并切除的患者，只要切除足够远的（>2 cm）肿瘤远侧直肠，依然可行乙状结肠直肠端端吻合术。因此，保留足够长的结肠至关重要，以备保留肛门手术，很多情况下是系膜过短限制吻合结肠下移，充分游离脾曲，亦可考虑直肠结肠端侧吻合，可缓解吻合口张力。

（2）骶前大出血等的预防参见本书第二十四章"肠造口及关闭术"、第二十七章"直肠癌低位前切除术"及第二十九章"保留自主神经的直肠癌经腹会阴切除术加双侧闭孔淋巴结清扫术"有关内容。

三、术前处理

参见本书第二十三章"结肠手术"及第二十七章"直肠癌低位前切除术"有关内容。

四、麻醉与体位

气管内插管全身麻醉，膀胱截石位。

五、手术步骤

（1）选用下腹正中切口，右侧或左侧绕脐，足够长的切口利于手术操作，减少副损伤以及肿瘤播散的可能性。

（2）开腹后，置切口保护圈，探查有无腹腔脏器转移，初步判断肿瘤可否切除，于肿瘤近侧结扎直肠，远侧肠腔内注入5-Fu 1.0 g（图33-2）。

（3）在十二指肠水平段下缘向肛侧清除腹主动脉及下腔静脉周围淋巴脂肪组织，在左结肠动脉分支以下结扎切断肠系膜下动脉（图33-3）。

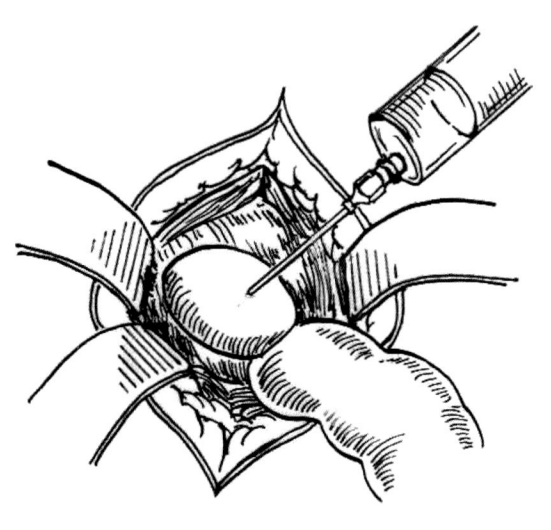

图33-2 注射5-Fu

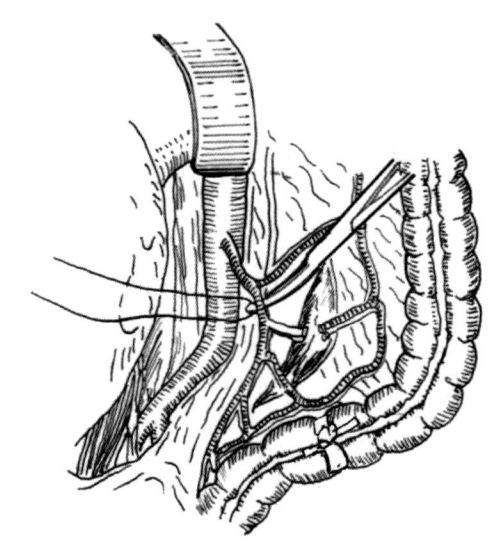

图33-3 结扎肠系膜下动脉

（4）沿两侧髂窝剪开侧腹膜，结扎切断两侧卵巢血管，保留侧双重结扎（图33-4、图33-5）。

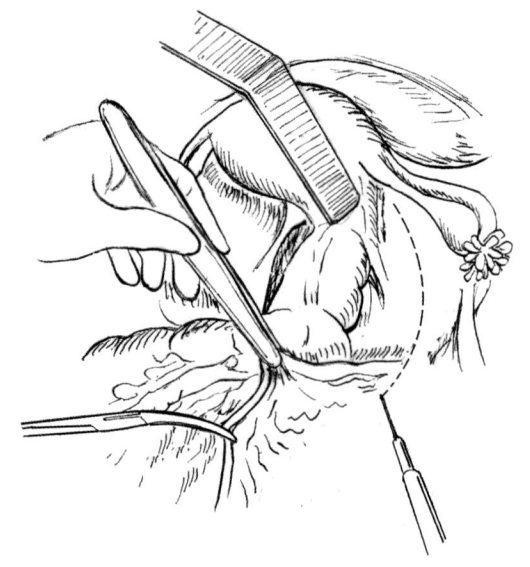

图33-4 沿髂窝剪开侧腹膜

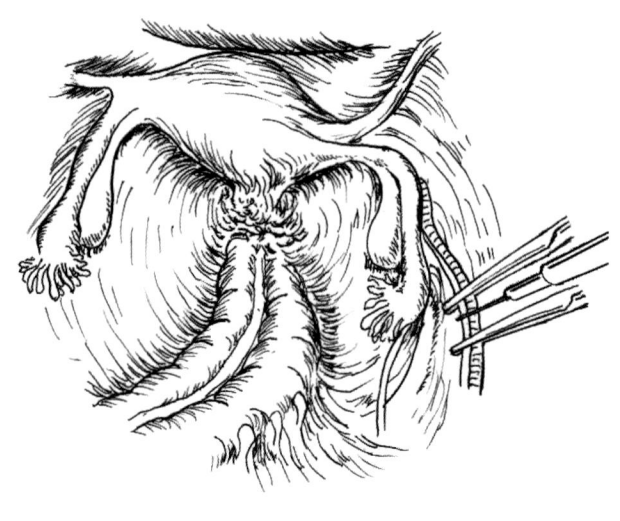

图33-5 结扎卵巢血管

（5）靠近盆壁结扎切断子宫圆韧带，继续切断阔韧带，向下方进一步锐性分离达子宫颈平面（图33-6至图33-8）。

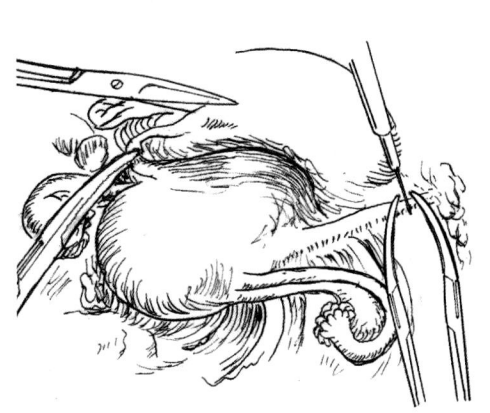 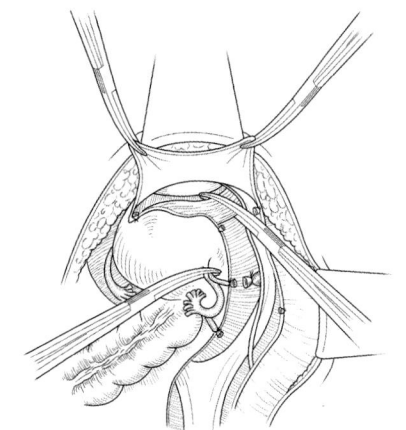 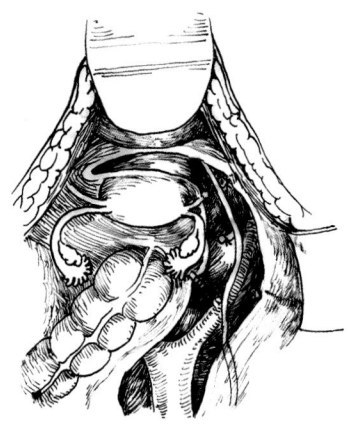

图33-6 切断子宫圆韧带　　图33-7 切断子宫阔韧带　　图33-8 分离达子宫颈平面

（6）显露输尿管，于其前上方有子宫动、静脉，靠近子宫颈结扎切断子宫血管，保留侧双重结扎（图33-9）。

（7）提起乙状结肠及直肠，沿乙状结肠系膜两侧剪开后腹膜，与髂窝腹膜切开处汇合，于直肠固有筋膜和骶前筋膜之间的直肠后间隙锐性分离直达盆底，超过尾骨尖平面（图33-10）。

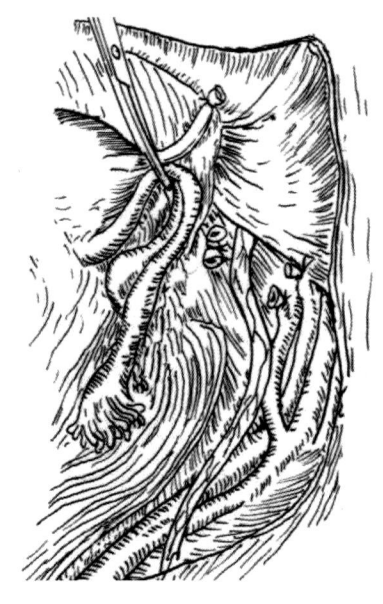 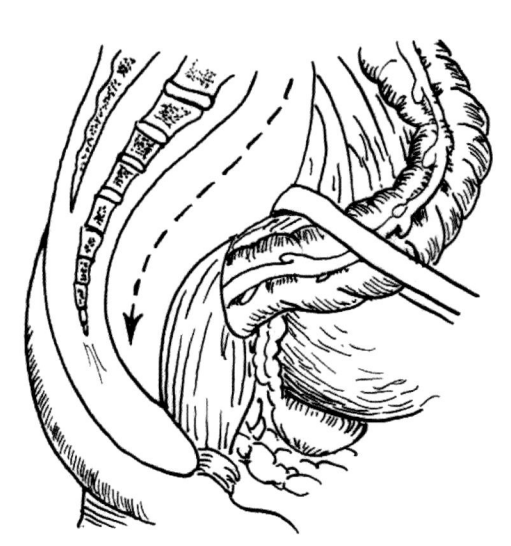

图33-9 近子宫颈切断子宫血管　　图33-10 分离直肠后间隙

（8）距离直肠1~1.5 cm处，电刀切断直肠侧韧带（图33-11）。

（9）分离、结扎、切断乙状结肠血管，于乙状结肠中部夹持两把Kocher钳，切断后，口侧结肠于左下腹经腹直肌造口（图33-12）。

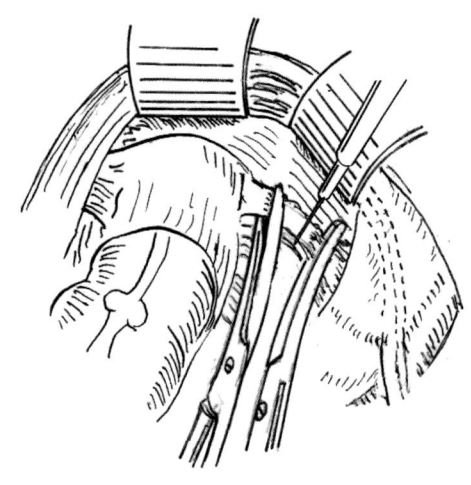

图33-11　切断直肠侧韧带

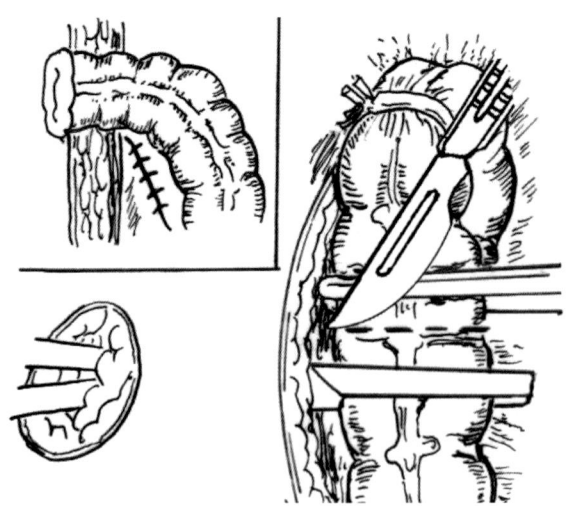

图33-12　离断乙状结肠

（10）经阴道前穹隆横行切开阴道，向两侧延伸，先钳夹止血，而后缝扎，与会阴手术组会师，自会阴切口移除标本（图33-13、图33-14）。清扫双侧闭孔淋巴结。冲洗盆腔，完善止血，缝合关闭盆底筋膜。

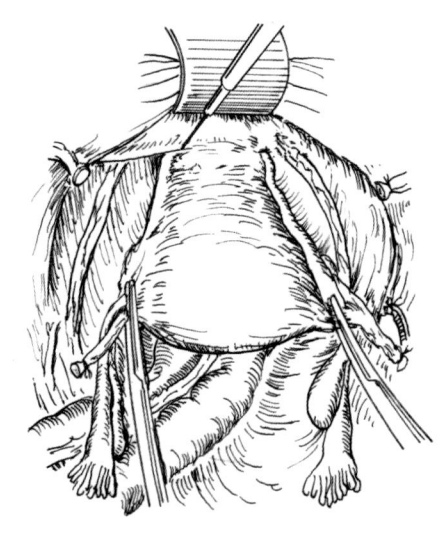

图33-13　切开阴道

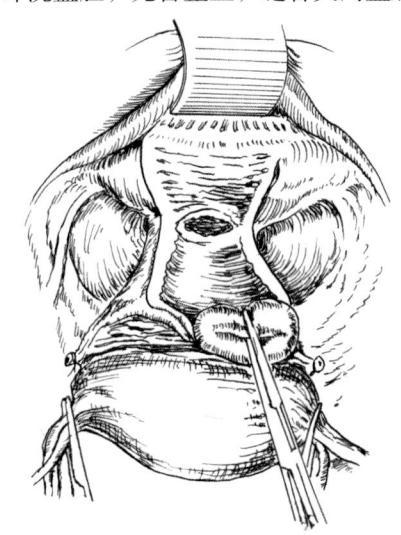

图33-14　离断子宫颈

（11）会阴部手术：缝合肛门，做会阴部椭圆形切口，前方起自阴道口两侧壁之中点，后方达尾骨尖，两侧达坐骨结节（图33-15）。

（12）切开肛旁筋膜，显露尾骨尖，切断肛尾韧带，进而切开肛提肌进入盆腔（图33-16）。

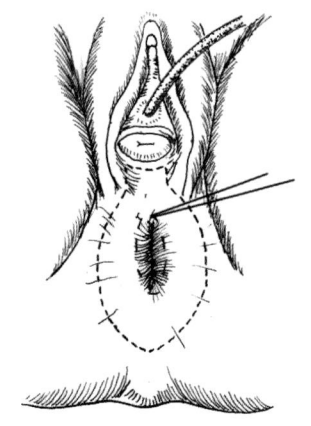

图33-15　会阴部切口

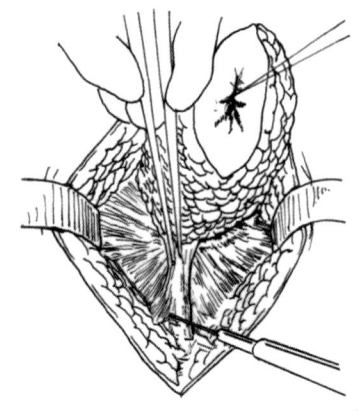

图33-16　切断肛尾韧带

(13）清除坐骨直肠（肛管）窝脂肪组织，扩大肛提肌切口，将标本自会阴切口拖出。沿切除线将阴道后壁钳夹切开直至阴道腹腔内切口处，妥善缝扎止血，移除全部标本（图33-17）。

(14）冲洗切口，盆腔留置双腔引流管，自会阴切口旁引出。缝合阴道两侧壁，重建阴道口；如阴道不能缝合，盆腔引流管亦可经缺损的阴道后壁引出。逐层关闭会阴部切口各层组织（图33-18）。

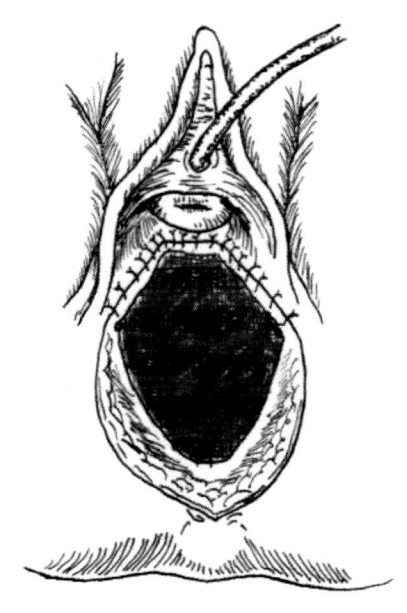

图33-17　移除标本

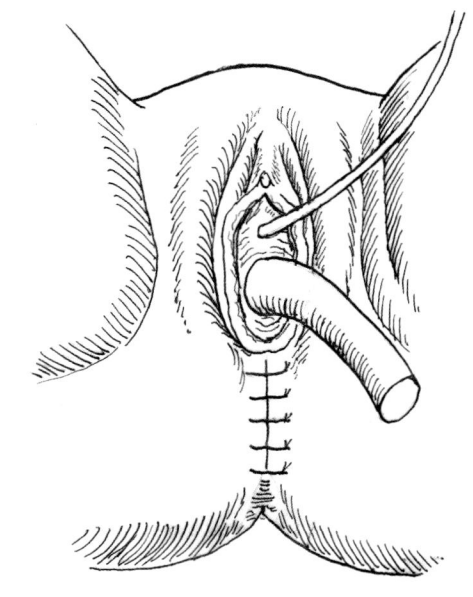

图33-18　关闭切口

六、术中应急处理

输尿管损伤、骶前大出血或髂内血管损伤等的处理参见本书第二十七章"直肠癌低位前切除术"及第二十九章"保留自主神经的直肠癌经腹会阴切除术加双侧闭孔淋巴结清扫术"有关内容。

七、术后处理

参见本书第二十七章"直肠癌低位前切除术"及第二十九章"保留自主神经的直肠癌经腹会阴切除术加双侧闭孔淋巴结清扫术"有关内容。

八、术后并发症的防治

参见本书第二十七章"直肠癌低位前切除术"及第二十九章"保留自主神经的直肠癌经腹会阴切除术加双侧闭孔淋巴结清扫术"有关内容。

（王天宝　董文广）

第三十四章　全盆腔脏器切除术

全盆腔脏器切除术（total pelvic exenteration，TPE）是基于肛管直肠的局部淋巴引流途径提出的一种中、下段直肠癌的手术方式。为获得手术根治性，TPE要求对女性低位直肠癌施行包括直肠肛管、阴道、子宫、两侧附件、膀胱在内的盆腔脏器清除；对男性患者切除范围包括直肠肛管、膀胱、前列腺及精囊腺。TPE手术创伤极大，排尿、排便均需于腹壁造口，术后丧失性功能，对患者生理及心理均造成重大创伤，因此，应严格掌握适应证。

一、适应证

（1）男性低位直肠癌，病变位于直肠前壁浸润全层或侵及肠周径达1/2以上者；组织学显示为高度恶性病变；侵犯膀胱三角、前列腺，尚能根治性切除者。
（2）膀胱癌或前列腺癌侵犯直肠。
（3）女性子宫颈癌同时侵犯直肠与膀胱，完整切除可获得根治性效果者。
（4）盆腔腹膜后肿瘤侵犯直肠、膀胱、子宫及附件需一并切除者。
（5）手术禁忌证同本书第三十三章"后盆腔脏器切除术"。

二、手术策略

骶前大出血等的预防参见本书第二十四章"肠造口及关闭术"、第二十七章"直肠癌低位前切除术"及第二十九章"保留自主神经的直肠癌经腹会阴切除术加双侧闭孔淋巴结清扫术"有关内容。

三、术前处理

（1）本手术对身体创伤极大，严重影响患者生活质量，术前务必向患者本人及其家属解释手术必要性、切除范围、预后结果以及对日常生活及性生活的影响，只有在患者和家属理解同意下，方可手术。
（2）术前准备参见本书第二十三章"结肠手术"、第二十四章"肠造口及关闭术"、第二十七章"直肠癌低位前切除术"及第二十九章"保留自主神经的直肠癌经腹会阴切除术加双侧闭孔淋巴结清扫术"有关内容。
（3）应备同型浓缩红细胞8～12 U，同型血浆800～1 200 mL。
（4）术前请造口师协助定位人工膀胱及结肠造口位置（前者高于后者）。

四、麻醉与体位

气管内插管、静脉复合麻醉，头低脚高之截石位。

五、手术步骤

（1）选用下腹正中切口，右侧绕脐，足够长的切口有利于手术操作，减少副损伤以及肿瘤播散的可能性。
（2）游离乙状结肠系膜，于肠系膜下动脉根部或分出左结肠动脉之后将其切断、结扎（图34-1）。
（3）显露双侧输尿管，向盆腔及直肠方向切开侧腹膜，暴露髂总血管，清除其表面淋巴脂肪组织，直达腹主动脉分支处（图34-2）。

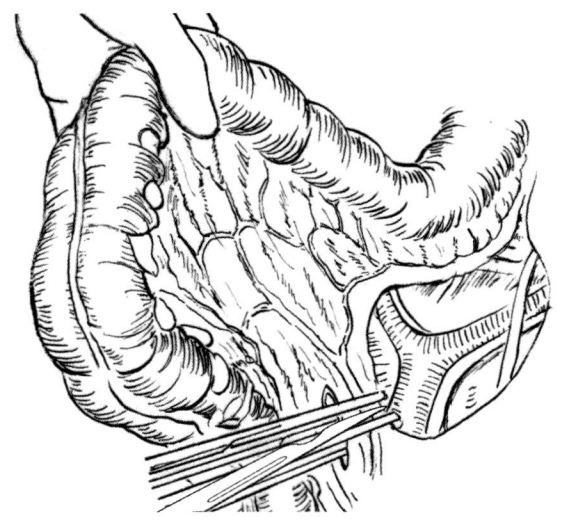

图34-1 切断肠系膜下动脉

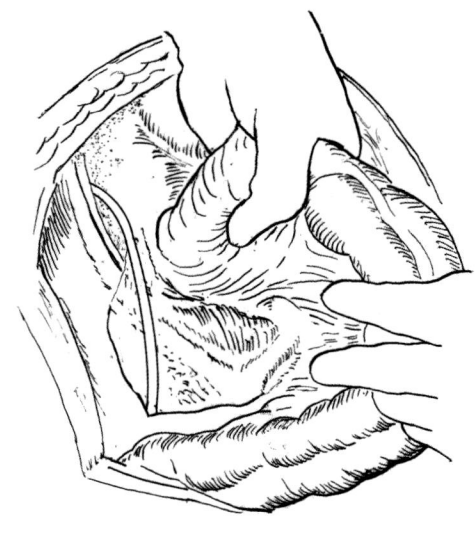

图34-2 显露输尿管

（4）离断乙状结肠系膜至预切断处，横断结肠，游离直肠后间隙（图34-3）。

（5）继续向前上方剪开盆腔腹膜，于耻骨支处切断脐尿管，钝性游离膀胱，骶骨岬平面切断输尿管，远端结扎，向远方游离膀胱直至尿道膜部，将其切断、结扎（图34-4）。

（6）完全游离直肠，侧韧带近骨盆处切断、结扎，直达肛提肌平面，清扫闭孔淋巴结（图34-5）。

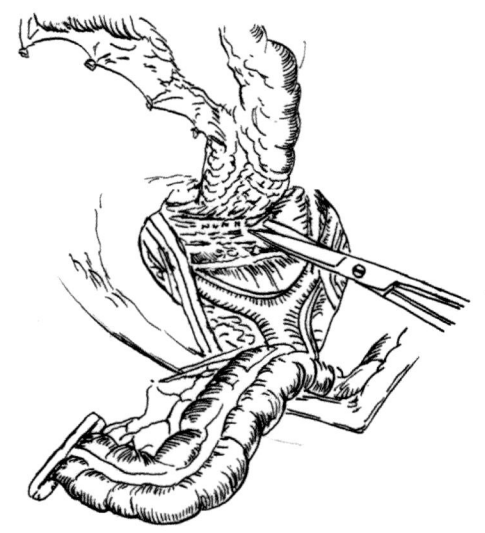

图34-3 锐性分离直肠后间隙

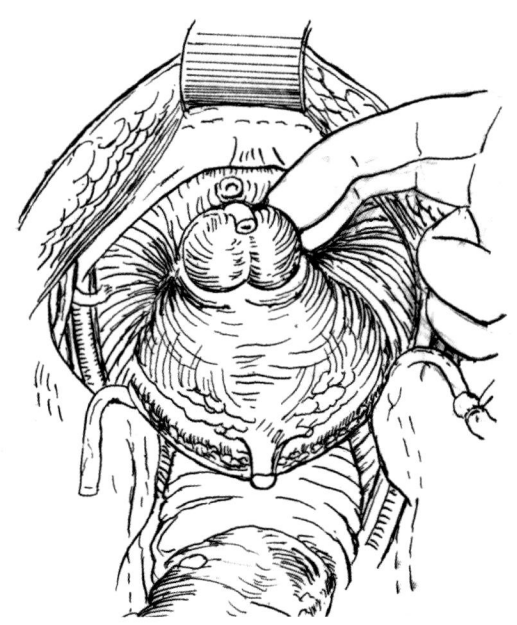

图34-4 切断尿道膜部

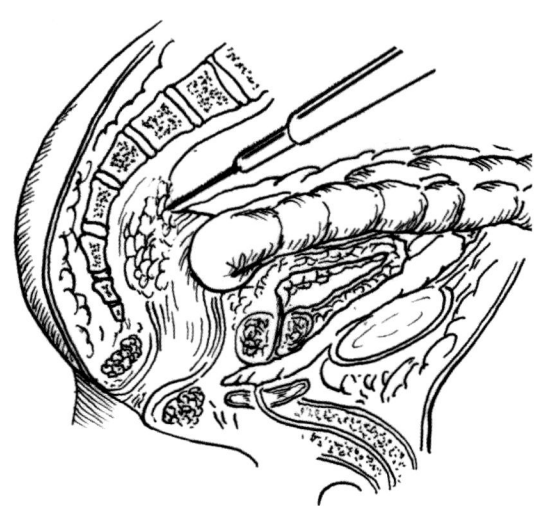

图34-5 游离直肠

（7）7号丝线围绕肛门做一荷包缝合，距肛门缘2~3 cm切开皮肤，清除坐骨直肠（肛管）窝脂肪组织，结扎直肠下动脉分支，显露并切断肛提肌，移除标本（图34-6）。

（8）距回盲瓣20 cm切取20 cm空肠，于该游离空肠的前方吻合空肠两断端。游离空肠左侧断缝合关闭（图34-7）。

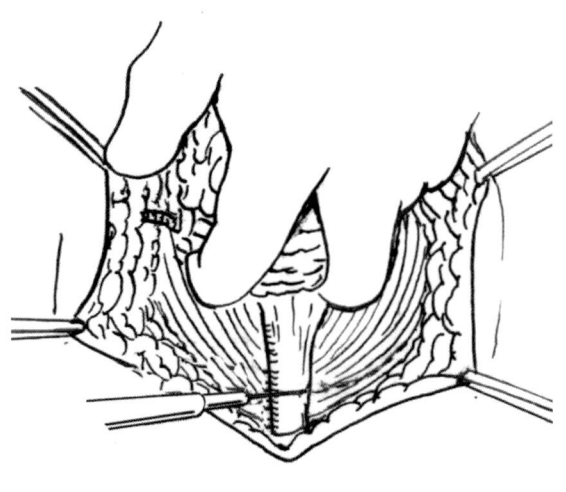

图34-6 切断肛尾韧带

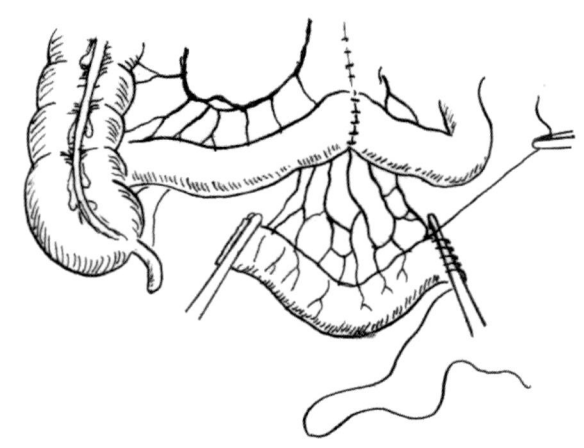

图34-7 切取小肠

（9）行输尿管空肠端侧双层吻合，内层4-0 Vicryl或铬制羊肠线，外层丝线间断缝合（图34-8至图34-11）。

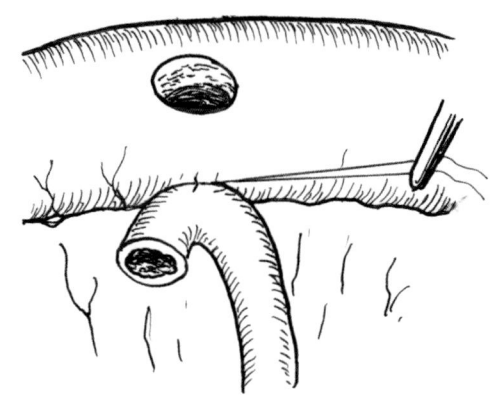

图34-8 输尿管回肠外层缝合

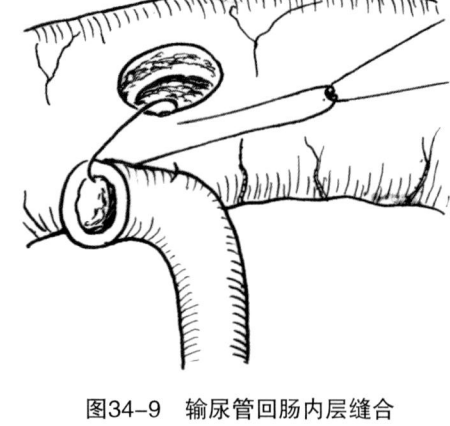

图34-9 输尿管回肠内层缝合

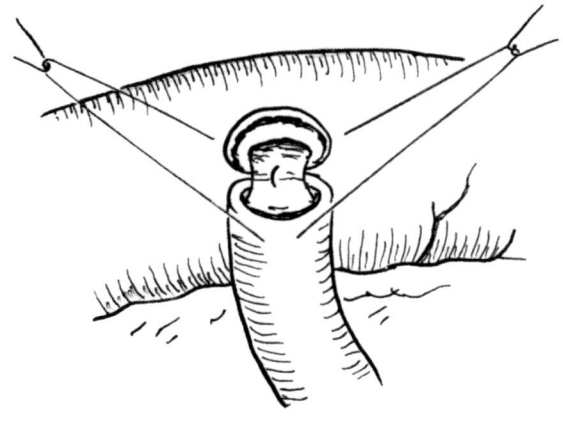

图34-10 全层间断缝合

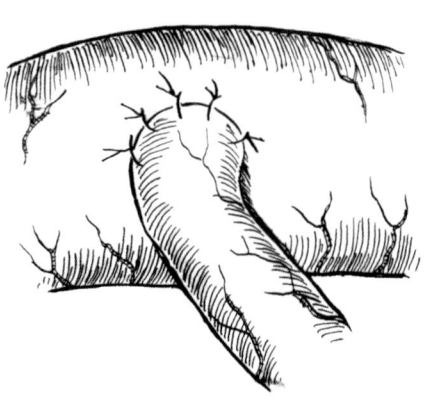

图34-11 吻合完毕

（10）空肠右侧端右下腹经腹直肌造口，乙状结肠左下腹经腹直肌造口，一期开放，缝合关闭盆底腹膜、腹部及会阴部切口（图34-12）。

六、术中应急处理

（1）如果直肠癌位置较高，仅与膀胱壁部分浸润粘连，可行膀胱壁部分切除的保肛手术。如果将膀胱与前列腺一起切除后，直肠肿瘤下缘距离齿状线尚有3~4 cm，依然可行各种保肛手术，因此，术中保护足够长的结肠至关重要，以备保留肛门手术之用。

（2）骶前大出血等参见本书第二十四章"肠造口及关闭术"、第二十七章"直肠癌低位前切除术"及第二十九章"保留自主神经的直肠癌经腹会阴切除术加双侧闭孔淋巴结清扫术"有关内容。

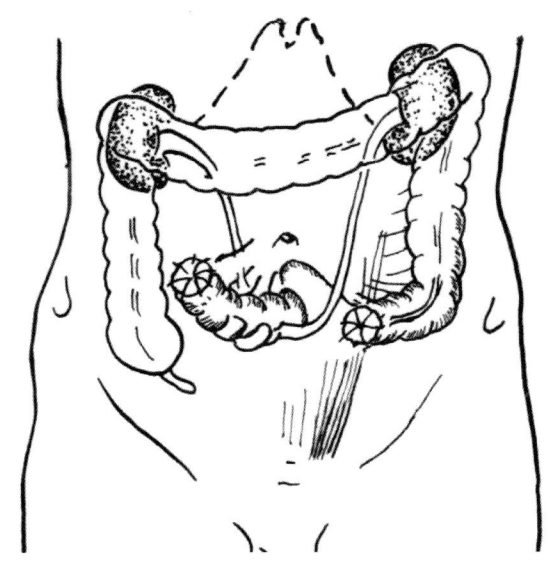

图34-12　空肠、乙状结肠造口

七、术后处理

参见本书第二十四章"肠造口及关闭术"、第二十七章"直肠癌低位前切除术"及第二十九章"保留自主神经的直肠癌经腹会阴切除术加双侧闭孔淋巴结清扫术"有关内容。

八、术后并发症的防治

参见本书第二十四章"肠造口及关闭术"、第二十七章"直肠癌低位前切除术"及第二十九章"保留自主神经的直肠癌经腹会阴切除术加双侧闭孔淋巴结清扫术"有关内容。

（王天宝　王锡山）

第三十五章　结肠贮袋成形术

低位直肠癌Dixon手术吻合口距离齿状线不足3 cm时，有时直接与肛管吻合，术后患者大便次数较多，可达20次/d，便急，排便不规律，排便困难及轻度大便失禁，Oritz称之为前切除综合征。这可能与肛门括约肌损伤、新建"直肠"顺应性下降、内括约肌反射通路神经损伤及吻合钉或缝线等异物反应有关，导致粪便贮存与控制功能下降。为改善上述症状，不少学者设计结肠成形后再与直肠残端或肛管吻合，试图缓解患者术后大便次数过多的问题。

一、适应证

本术式适用于低位直肠癌切除术后结肠与直肠残端吻合时吻合口距离齿状线<4 cm者。

二、手术策略

（1）目前有两种成形方式，结肠J形贮袋和结肠壶腹成形。前一种方式具有粪便循环、贮存过久、排便不尽感（占10%）及需要灌肠协助排便等不宜事项，要求贮袋长度不超过5 cm；后一种方式可避免上述不适，但贮便功能有所下降。至于双壶腹成形术，因为该术式无疑增加围手术期并发症，更何况采用此术式有效期限仅为1年，权衡利弊，不推荐行双壶腹成形术。

（2）文献报道，结肠成形术后1～4个月，患者大便次数为2.6～4.6次/d，6～12个月后为2.0～3.4次/d。因此，两种成形吻合术改善控便能力的维持时间约为1年左右，此后和常规吻合术无差别。至于是否采用此术式，依术者习惯而定。

（3）骶前大出血的预防及输尿管的保护等参见本书第二十七章"直肠癌低位前切除术"及第二十九章"保留自主神经的直肠癌经腹会阴切除术加双侧闭孔淋巴结清扫术"有关内容。

三、术前处理

参见本书第二十三章"结肠手术"及第二十七章"直肠癌低位前切除术"有关内容。

四、麻醉与体位

参见本书第二十七章"直肠癌低位前切除术"有关内容。

五、手术步骤

（一）结肠J形贮袋成形术

（1）乙状结肠与直肠肿瘤游离参见本书第二十七章"直肠癌低位前切除术"及第二十九章"保留自主神经的直肠癌经腹会阴切除术加双侧闭孔淋巴结清扫术"有关内容。

（2）于肿瘤下缘远侧3 cm直肠处以荷包钳钳夹，离断直肠，移除标本。建议游离脾曲，虽增加手术时间约30 min，但可保证吻合口无张力，从而利于吻合口愈合，降低发生吻合口漏的风险。

（3）将结肠对系膜缘平行靠拢5 cm，浆膜层间断缝合3针，然后自J形结肠襻顶端切开2 cm肠壁，置入直线型切割吻合器，将靠拢的结肠壁吻合并切割，从而形成一个双倍的结肠腔。进而关闭结肠断端。J形结肠襻顶端肠壁切开处做一荷包缝合，置入气囊导尿管，检查贮袋完整性，漏液处予以间断缝合加固（图35-1、图35-2）。

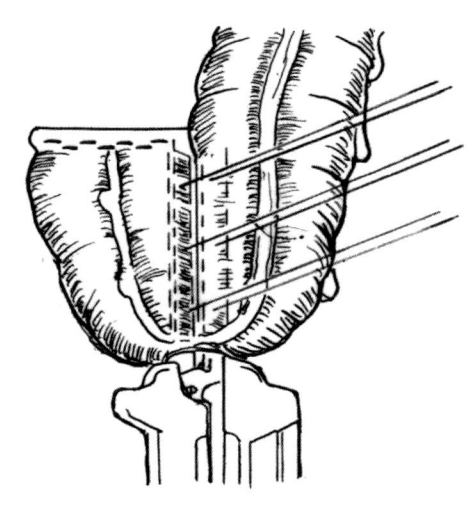

图35-1　J形贮袋

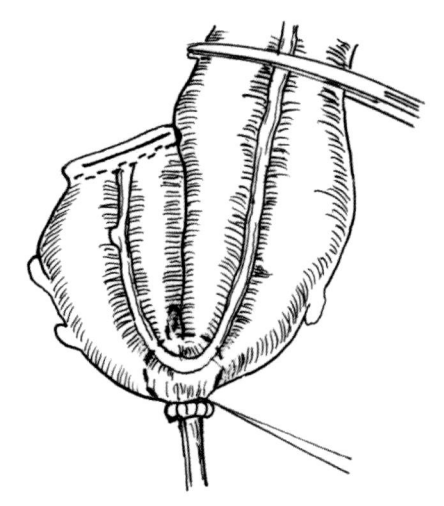

图35-2　测漏实验

（4）将钉砧置入结肠，荷包线收紧。冲洗直肠残腔，置入吻合器，旋出穿刺锥，自直肠残端闭合线中点穿出。对合吻合器，旋紧后击发。取出吻合器，检查切割环是否完整（图35-3至图35-5）。

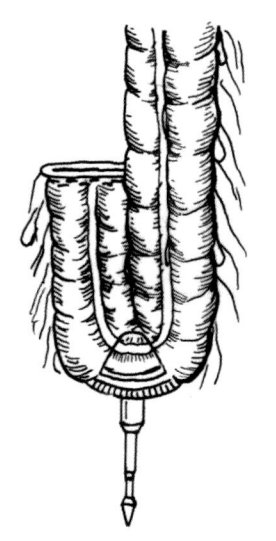

图35-3　置入钉砧

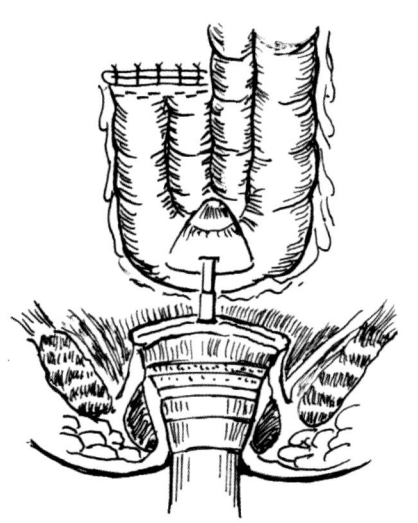

图35-4　对合吻合器

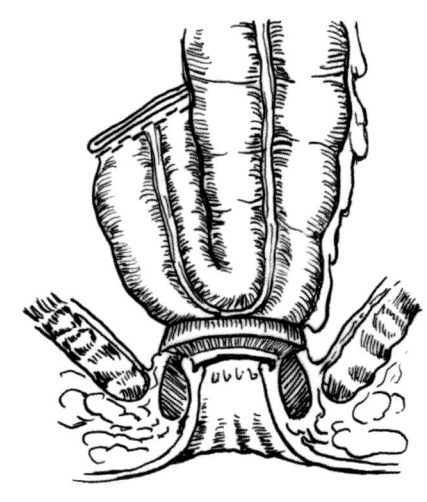

图35-5　吻合完毕

（5）骶前置引流管，关闭盆底腹膜，逐层关腹。

（二）结肠壶腹成形术

（1）乙状结肠与直肠肿瘤游离参见本书第二十七章"直肠癌低位前切除术"及第二十九章"保留自主神经的直肠癌经腹会阴切除术加双侧闭孔淋巴结清扫术"有关内容。于肿瘤下缘远侧3 cm直肠处以荷包钳钳夹，离断直肠，移除标本。游离脾曲以利于吻合口愈合。

（2）于距离结肠断端切缘5～10 cm范围内结肠带处用电刀切开，安尔碘消毒后，横行间断缝合，加用浆肌层间断缝合包埋，形成一个直肠壶腹，从而增加粪便贮存量（图35-6、图35-7）。

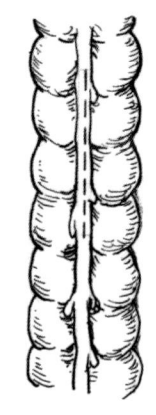
图35-6 纵行切开

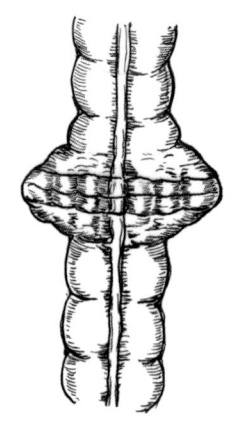
图35-7 横行缝合

（3）结肠残端荷包缝合，置入钉砧并打结。冲洗直肠残腔，置入吻合器，旋出穿刺锥，荷包线打结于中心杆。对合吻合器，旋紧后击发。取出吻合器，检查切割环是否完整（图35-8、图35-9）。

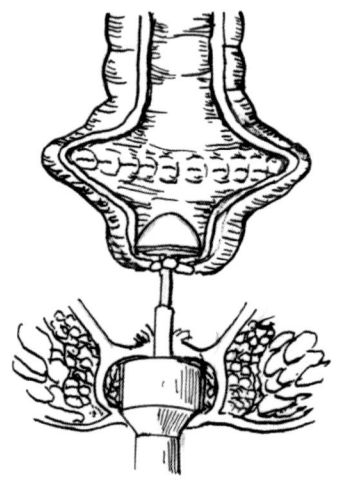
图35-8 对合吻合器

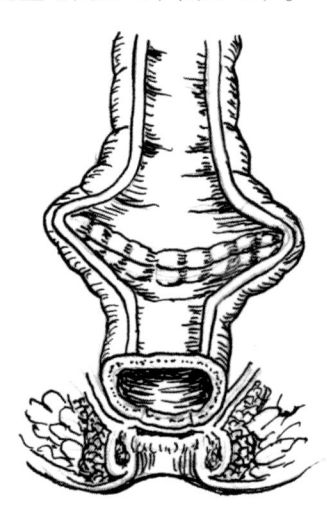
图35-9 吻合完毕

六、术中应急处理

如果术中结肠成形过程中损伤了较多的结肠壁，导致发生严重渗漏，修补又不理想的情况下，建议放弃结肠成形术，改用一般的吻合术是明智的。其余参见本书第二十七章"直肠癌低位前切除术"及第二十九章"保留自主神经的直肠癌经腹会阴切除术加双侧闭孔淋巴结清扫术"有关内容。

七、术后处理

大便次数增多可口服洛哌丁胺，排便困难者给予灌肠处理，其余参见本书第二十七章"直肠癌低位前切除术"有关内容。

八、术后并发症的防治

术后吻合口漏发生率为6%～16%，与直接吻合术后发生率大致相同，处理参见本书第二十七章"直肠癌低位前切除术"有关内容。

（王天宝　陈瑛罡）

第三十六章　腹股沟淋巴结清扫术

腹股沟淋巴结清扫术是指清除腹股沟及股三角内的淋巴脂肪组织，对下肢淋巴回流仅有较小破坏，术后下肢水肿的发生率较低。目前一般不主张预防性清扫，且对于行Miles术者，最好分期手术，以免因造口污染皮瓣而导致皮肤坏死。文献显示术后腹股沟区放疗可明显降低该区淋巴结复发率。

一、适应证

（1）外阴浸润癌或外阴恶性黑色素瘤者。

（2）低位直肠癌、肛管癌、前列腺癌或子宫颈癌伴腹股沟淋巴结转移而原发灶可以切除者，可行同期或二期手术。

二、手术策略

（1）腹股沟淋巴结清扫范围包括腹股沟区及股三角部位皮下组织、腹股沟浅组及深组淋巴结的清除。腹股沟区由两侧髂前上棘连线、腹股沟韧带及腹直肌外缘构成。股三角由腹股沟韧带、缝匠肌内侧缘及长收肌内侧缘构成，其深面由外向内依次排列股神经、股动脉和股静脉（图36-1、图36-2）。腹股沟浅组淋巴结集中在

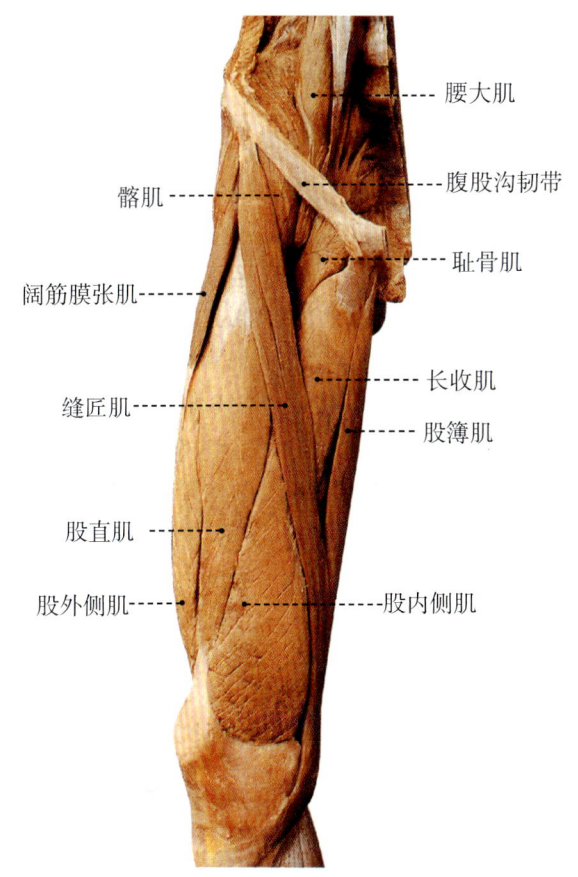

图36-1　股三角组成

（经授权引自：欧阳钧，温广明. 人体解剖学标本彩色图谱［M］. 2版. 广州：广东科技出版社，2010：95.）

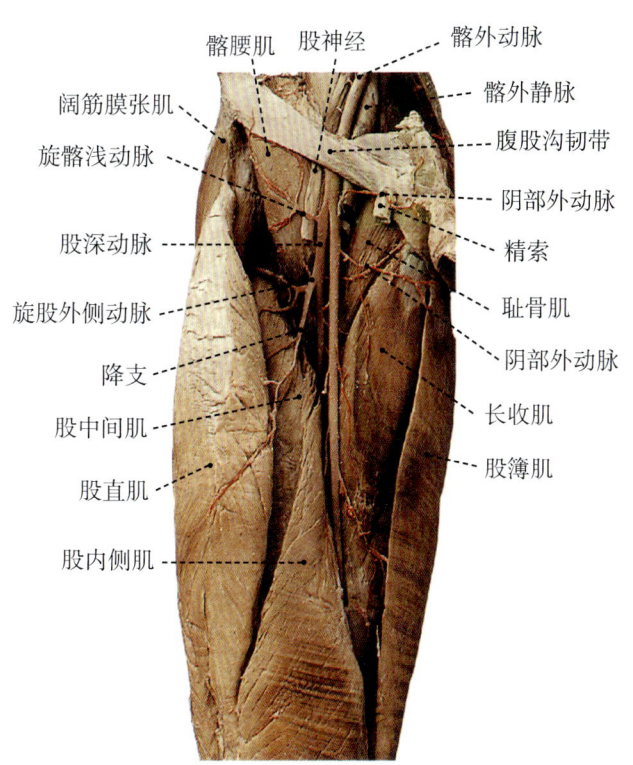

图36-2　股神经、动脉和静脉

（经授权引自：欧阳钧，温广明. 人体解剖学标本彩色图谱［M］. 2版. 广州：广东科技出版社，2010：220.）

股前内侧区上部，浅筋膜和阔筋膜之间，4~25枚，分上、下两群；上群沿腹股沟韧带下方平行排列，以大隐静脉汇入股静脉处的垂线为界分为内、外侧两群；下群以大隐静脉为界，也分为内、外侧两群；而腹股沟深组淋巴结位于卵圆窝内，股动脉内侧，股静脉周围，1~3枚（图36-3，图25-15至图25-17）。

（2）以往强调皮瓣足够薄，但往往导致皮瓣坏死，一般保留约4 mm的皮下脂肪层可确保皮瓣血供良好。

（3）腹股沟浅组淋巴结清除后，股血管紧贴皮瓣，如皮瓣坏死，将使股血管暴露于创面，可将缝匠肌自髂骨止点切下，向内侧移位，覆盖于股血管之上，如此将对股血管起到保护作用。

三、术前处理

（1）术前1 d备皮，包括脐部水平、双大腿前及内侧上1/3、肛门及其周围皮肤。

（2）其余参见本书第二十三章"结肠手术"、第二十四章"肠造口及关闭术"、第二十七章"直肠癌低位前切除术"及第二十九章"保留自主神经的直肠癌经腹会阴切除术加双侧闭孔淋巴结清扫术"有关内容。

四、麻醉与体位

全麻或硬膜外麻醉。仰卧位，双腿分开，略向外侧展开。

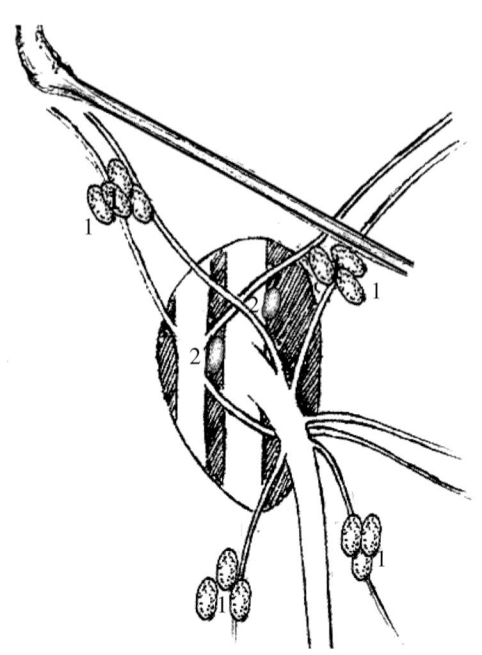

1.浅组淋巴结；2.深组淋巴结

图36-3　腹股沟淋巴结的分布

五、手术步骤

（1）切口起自髂前上棘内侧上方2 cm，向下达腹股沟皱褶下1 cm，再沿此皱褶向内侧达股静脉，继而转向下方，至于5 cm处。切开皮肤，游离皮瓣，保留脂肪厚度约4 mm，上方皮瓣游离达腹股沟韧带上方5~6 cm，下方皮瓣达缝匠肌外侧缘，如图36-4虚线所示，远离切口的皮瓣可稍厚一些。

（2）锐性切开皮下脂肪层达腹外斜肌腱膜，向下方进一步游离，显露腹股沟韧带，男性患者内侧可见精索，切勿损伤。沿长收肌内侧缘切开皮下脂肪层达其与缝匠肌交汇处，显露大隐静脉，予以结扎切断（图36-5）。

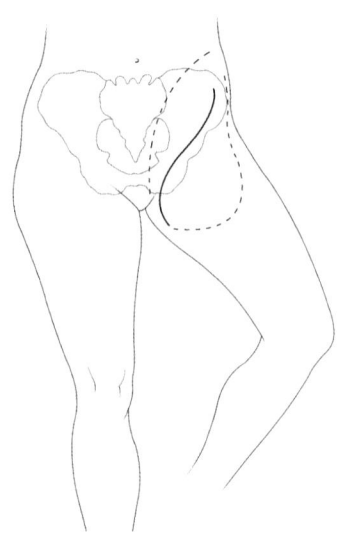

图36-4　切口及皮瓣游离范围

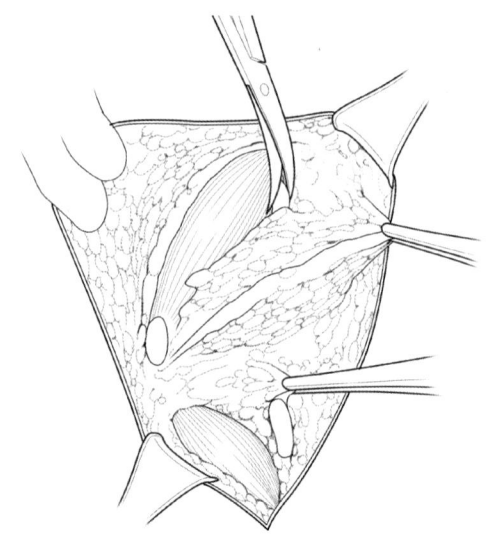

图36-5　显露大隐静脉

(3) 再沿缝匠肌外侧切开皮下脂肪层，切除位于股静脉、股动脉和股神经表面筋膜组织，向头侧用电刀游离。于大隐静脉汇入股静脉处，将其切断结扎，在游离脂肪与淋巴组织时，可遇见大隐静脉的几个属支，可予以结扎切断。进而将股三角浅面以及卵圆窝内股动、静脉周围的脂肪淋巴组织一并清除（图36-6）。

(4) 切断缝匠肌髂骨止点，向内侧移位，覆盖股、动静脉，将其断端和腹股沟韧带7号丝线间断缝合固定。冲洗术野，彻底止血，放置引流管，间断缝合皮肤切口（图36-7至图36-9）。

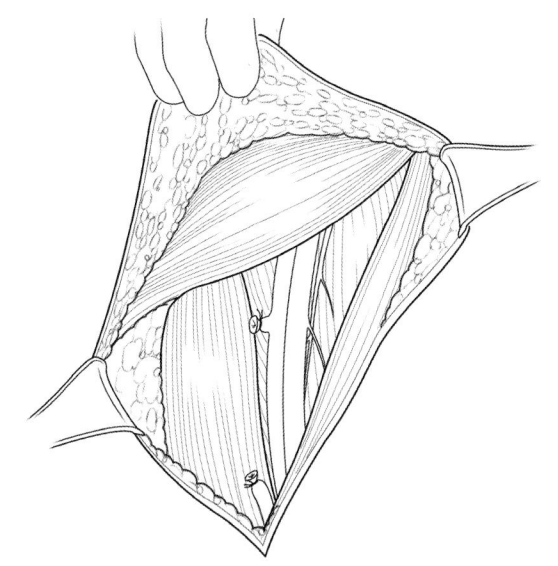

图36-6　清除腹股沟浅组及深组淋巴结

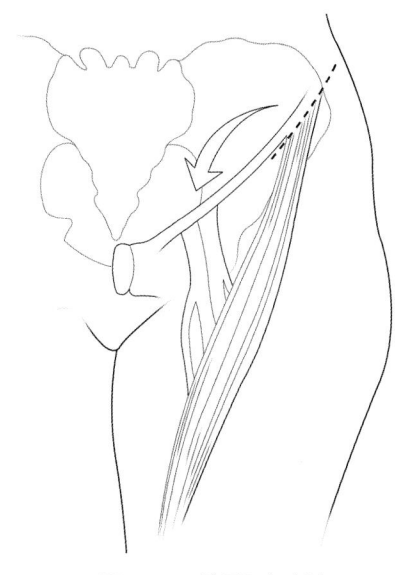

图36-7　缝匠肌切断点

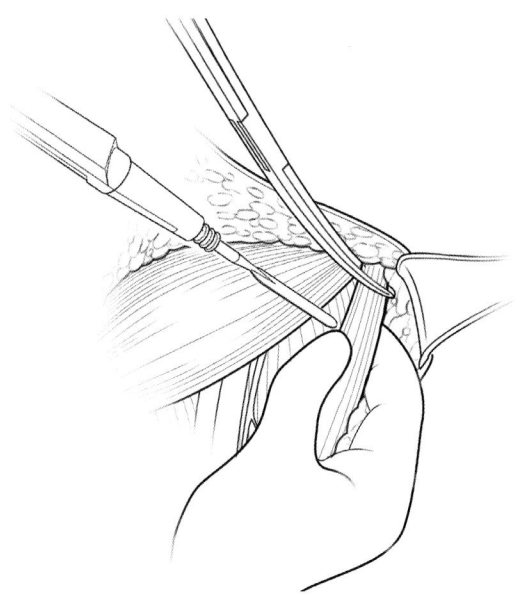

图36-8　切断缝匠肌

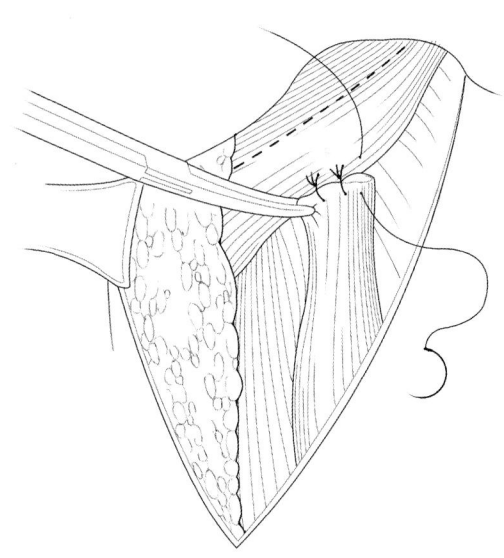

图36-9　缝匠肌覆盖股血管

六、术中应急处理

淋巴结清扫术中有可能损伤股静脉，可用5-0 Prolene无损伤线修补。另外手术区有股神经，切勿损伤；如果转移淋巴结已将其包绕，切除神经可获得根治性效果，可将一侧股神经连同淋巴结一并切除，术后可有股四头肌不能收缩，患者须扶拐行走，经1～2年后可逐步好转，否则需行手术将部分屈膝肌转移为伸肌，可纠正不能伸膝的并发症。

七、术后处理

（1）患者卧床，提高患肢，3 d后方可下床活动。在术后6~8周，每天卧床并抬高患肢3次，每次1~2 h，否则易于出现下肢淋巴水肿。患者尚需穿戴弹力袜6~8个月。

（2）术后引流管负压吸引，注意渗血情况，3~4 d后，浆液性引流液<10 mL/d时予以拔除。术后10~14 d拆线。

（3）其余参见本书第二十四章"肠造口及关闭术"、第二十七章"直肠癌低位前切除术"及第二十九章"保留自主神经的直肠癌经腹会阴切除术加双侧闭孔淋巴结清扫术"有关内容。

八、术后并发症的防治

1. 下肢深静脉血栓形成　术时损伤股静脉或盆腔手术引起髂外静脉损伤；术后长期卧床；血容量不足导致高凝状态等。术中注意保护股静脉，术后尽早下床活动，必要时可给予肝素等抗凝剂以解除高凝状态。非手术疗法包括卧床休息，抬高患肢；口服螺内酯20 mg，氢氯噻嗪25 mg，均为2次/d；病程未超过72 h者，静脉滴注尿激酶8万U，2次/d，共计7~10 d；那屈肝素钙皮下注射，维持凝血时间超过正常值2倍，5~7 d后加用华法林，首剂10~15 mg，第二天5 mg，维持剂量2.5 mg，3 d后停用那屈肝素钙，仅服用华法林，保持凝血酶原活动度在30%左右；口服阿司匹林、双嘧达莫；静脉滴注复方丹参、右旋糖酐等。手术疗法适用于下肢深静脉血栓形成，特别是髂股静脉血栓形成而病期未超过48 h者；非手术治疗无效，病情继续加重或出现股青肿者。可行Fogarty导管取栓术，术后抗凝、祛聚2个月。

2. 下肢水肿　本手术由于破坏部分下肢引流淋巴管，可导致下肢水肿，一般不会很严重，多会自愈。但如果同时行髂外淋巴结清扫术，有可能导致严重的下肢水肿。

3. 皮瓣坏死　本并发症少见，但在行Miles术时，可因切口邻近结肠造口，如再存在皮下积液情况，易于引起局部感染，导致皮瓣坏死。一般经局部换药而痊愈，无须手术植皮。

其余参见本书第二十四章"肠造口及关闭术"、第二十七章"直肠癌低位前切除术"及第二十九章"保留自主神经的直肠癌经腹会阴切除术加双侧闭孔淋巴结清扫术"有关内容。

（王天宝）

第三十七章　胃肠道肿瘤肝转移手术

　　胃肠道恶性肿瘤肝转移手术治疗中以结直肠癌肝转移疗效最为有效。文献报道，结直肠癌同时性肝转移发生率为15%～25%，自然生存期广泛转移者为72 d，局限于一叶者为93 d，孤立性肝转移为136 d。大约50%的结直肠癌患者出现异时性肝转移，自然生存期为6～12个月，3年生存率为3%～7%，5年生存率为1%～2%。文献报道，结直肠癌肝转移瘤切除率约为20%，5年生存率为25%～40%，并发症发生率为16%，死亡率为1.3%，肝切除术是结直肠癌肝转移患者获得长期生存的希望。与异时性肝转移不同，同时性肝转移可一期手术切除原发病灶及肝转移病灶，也有学者建议分期手术，但会导致部分患者丧失转移灶切除术机会。诊断方法、肝脏外科技术及围手术期处理措施的完善，使同时性结直肠癌肝转移一期手术效果明显提高。文献报道，同时性结直肠癌肝转移患者，一期手术后1、3、5年生存率分别为91%、59%和32%，分期手术为93%、57%和25%；术后肝转移癌复发率一期手术组高于分期手术组（26% vs. 9%，$P=0.03$）；术中失血量、术后并发症、手术死亡率、生存率均无明显差异；一期手术明显缩短了住院时间，节省医疗资源，避免二次手术打击。目前认为只要患者全身情况能耐受一期手术切除，无肝外转移，则可行一期手术。

　　文献报道25%～50%的结直肠患者在术后出现肝转移，术后肝转移时间多在3年内发生，原发灶为TNM Ⅲ期、肿瘤>3cm、浸润溃疡型病灶为危险因素。异时性肝转移预后好于同时性肝转移，转移前的间隔时间越长预后越好，然而，异时性肝转移时多已伴局部复发、淋巴结转移甚至肺转移，获得根治手术切除的机会较少，其外科手术原则与同时性肝转移相同。Bradley报道结直肠肝转移癌切除后复发率肝内为43%，肝外为25%，肝内外为32%。Yamamoto报告90例（次）肝转移灶切除后再次肝切除的经验，肝转移癌2次切除75例，3次切除12例，4次切除3例，手术间期平均为10.3个月，2次以上切除率为35%，术后3年、5年总生存率分别为48.3%和30.7%；存在区域淋巴结转移、4个以上的肝转移灶、肝外转移患者，再次肝切除的效果不佳。Petrowsky等报道结肠癌肝转移术后肝脏转移灶行再次切除后1年、3年、5年的生存率分别为86%、51%及34%。因肝实质粘连和解剖变化，肝转移癌再次切除时出血增多，手术与住院时间与首次肝转移癌切除术后无差别，3年、5年生存率高达62%和32%。

　　根治性肝转移灶切除术比姑息性切除预后要好，由于转移癌较少合并肝硬化，肝储备功能好，患者可以承受较大体积肝切除，所以，应行根治性手术切除，不应有肉眼癌残留，切除范围包括肿瘤外1cm的正常肝组织。至于行非解剖性切除（楔形切除、挖除等）或解剖性切除（标准肝叶、肝段切除）意见不一，但前者创伤小，并发症少。一般情况下结直肠癌肝转移在下列情况可进行手术治疗：①肝转移灶局限，或其周围有一个或数个卫星转移灶，但局限在一个肝段内或肝叶内；②无其他肝外的转移灶存在；③原发肿瘤能够行根治性切除；④转移癌切除后能维持肝功能；⑤患者状况能耐受手术。肝叶切除术的禁忌证包括原发灶未能控制、肝脏广泛转移、切除后肝功能不能维持；相对禁忌证主要为转移瘤位于肝方叶或侵及下腔静脉、第一肝门、肝静脉附近等处，难以切除者。

　　胃癌肝转移的发生率高达44.5%，与结直肠癌肝转移不同，胃癌肝转移更倾向于多发性，且确诊时常同时伴有腹膜种植、广泛淋巴结转移或其他部位的远处转移，因此，适宜手术治疗的患者相对较少，疗效较差。发生肝转移的胃癌患者的自然平均生存期为2～3个月。孙益红教授报道胃癌肝转移适宜行肝切除者仅占10%～20%，术后的中位生存期为5～21个月，1年生存率为15%～77%，5年生存率为19%～34%。同时或异时发生肝转移的胃癌患者实施肝切除的条件为：原发灶没有浆膜侵袭；原发灶周围虽存在淋巴结转移但可经D2根治术清除者；无门静脉癌栓；患者可耐受手术。对于伴有其他不能切除的远处转移、腹膜浸润、广泛淋巴结转移、癌性腹水等情况者均不适宜行肝转移灶切除术。

　　胰腺癌患者自然生存期仅为4个月，尸检发现肝转移率大约为66.7%。美国国立卫生研究院资料显示胰腺癌中位生存期仅为2～3个月，生存率1年为8%，5年为3%。Adam R报道令人振奋的研究结果，胰腺癌肝转移切除后5年生存率竟然高达25%，而我国外科统计资料显示胰腺癌整体5年生存率不足5%；另两项令人沮丧的研究结果显示胰腺癌同时性肝转移，即使行转移灶切除，平均生存期也仅为6个月，因此，胰腺癌联合肝转移灶切除难以使患者受益。

一、适应证

（1）胃癌直接浸润肝脏，可一并切除者。
（2）孤立的位于肝脏表面的转移灶。
（3）局限于肝左叶的多发转移灶，行左半肝切除。
（4）局限于肝右叶的多发转移灶，行右半肝切除。

二、手术策略

（1）肝脏的分叶与分段：肝中静脉位于自胆囊底至下腔静脉的正中裂，将肝脏分为左、右肝。左肝以肝镰状韧带为界分为左外叶和左内叶（段Ⅳ），左外叶由段间裂分为段Ⅱ和段Ⅲ。肝右静脉位于右叶间裂，此裂将右肝分为前方的右前叶和后方的右后叶，右前叶经段间裂分为段Ⅴ和段Ⅷ，右后叶经段间裂分为段Ⅵ和段Ⅶ。肝门和下腔静脉之间为尾状叶（段Ⅰ）（图37-1）。肝脏分段的CT断层解剖参见图37-2至图37-4。

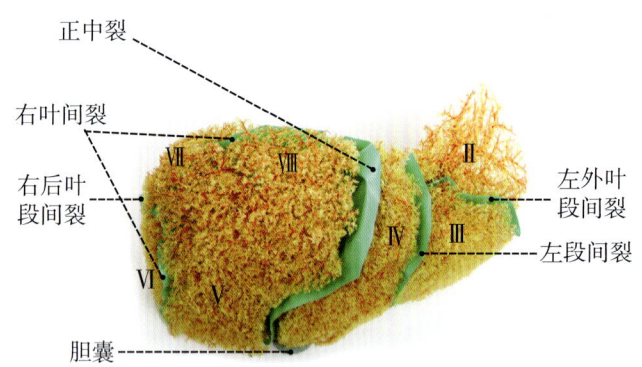

图37-1　肝脏的分叶与分段
（经授权引自：欧阳钧，温广明．人体解剖学标本彩色图谱［M］．2版．广州：广东科技出版社，2010：129．）

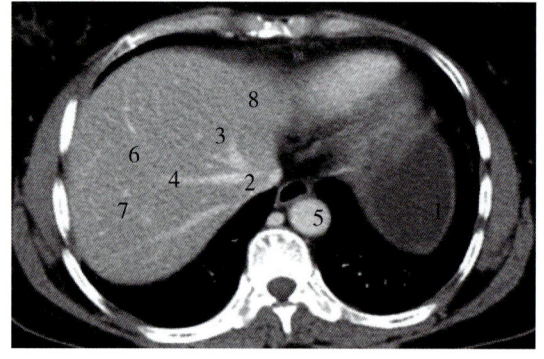

1.胃底；2.第二肝门；3.肝左静脉；4.肝右静脉；
5.腹主动脉；6.肝S_8段；7.肝S_7段；8.肝S_2段

图37-2　经第二肝门层面

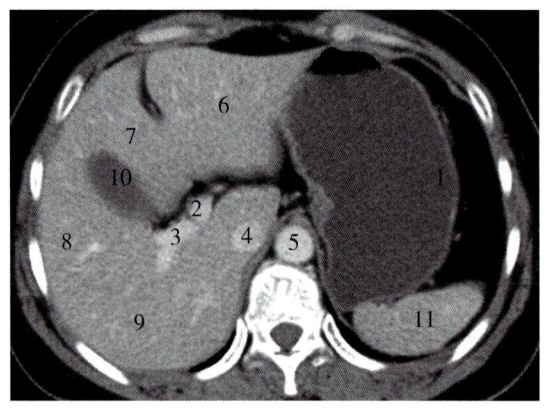

1.胃体；2.门脉左支汇入部；3.门脉右支汇入部；
4.下腔静脉；5.腹主动脉；6.肝S_3段；7.肝S_4段；
8.肝S_5段；9.肝S_6段；10.胆囊；11.脾脏

图37-3　经门脉左、右支汇入部层面

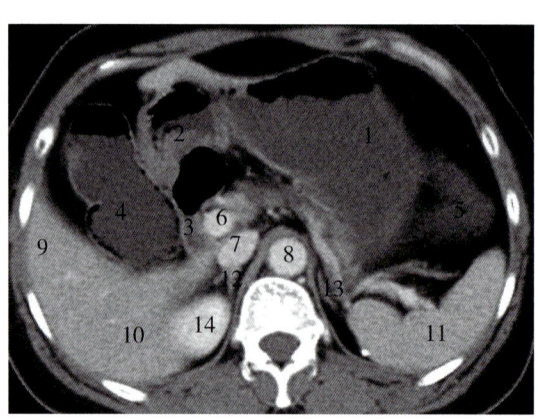

1.胃体；2.胃窦；3.十二指肠球部；4.结肠肝曲；5.结肠脾曲；6.门静脉；7.下腔静脉；8.腹主动脉；9.肝S_5段；10.肝S_6段；11.脾脏；12.右侧肾上腺；13.左侧肾上腺；14.右肾

图37-4　经胃窦层面

（2）肝脏转移瘤多行非规则性肝部分切除术，和原发性肝脏恶性肿瘤一样，需切除距离肿瘤1～2 cm正常肝组织，以获得根治性切除效果。术中如发现腹膜转移、大量淋巴结转移、门静脉或下腔静脉癌栓等情况应中止手术。

（3）为避免肝左静脉损伤，左外叶切除平面距离镰状韧带约1～2 cm较为安全。

（4）为控制术中大出血，可先游离肝十二指肠韧带，上置肝门阻断带，暂不收紧，切开肝脏时如有出血可随时将其收紧，以阻断肝动脉和门静脉血流。肝静脉系统出血可予以缝扎止血。

（5）如行规则性的左半肝或右半肝切除，可先将相应的肝动脉和门静脉分支于肝门处切断结扎，肝脏表面随即出现分界面，沿此平面切开肝实质，出血很少。游离肝脏周围韧带，以便于肝切除和术中大出血的紧急处理。

（6）用电刀在肝脏的表面做一切除线标志，切开肝实质，术者左手将切除肝组织向外侧适度牵拉，用电刀分开或用手指挤搓肝实质，其内管道样结构均予以结扎切断，保留侧予以双重结扎，较大的肝静脉属支撕裂可予以压迫后，5-0 Prolene线缝扎止血。

（7）肝脏断面的血管和胆管务必妥善结扎，断面不宜连锁缝合，需放置腹腔引流管。

三、术前处理

（1）肝功能检查：胃肠恶性肿瘤肝转移患者肝脏多无肝硬化，肝功能良好，对于伴有肝功能不全的患者，对肝功能应予以评估。Child于1964年根据腹水、神经精神症状和营养状态、血清胆红素和血清白蛋白，分层计分，最低分5分，最高分15分，根据不同计分段将肝功能损害程度分为A、B、C级，是临床上应用的经典分级法（表37-1）。由于Child分级法中的一般状况常不易计分，Pugh提出Child-Pugh改良分级法，更易于掌握，而且判定肝功能损害程度及预后更趋于准确（表1-7）。参照国际肝功能分级系统，基于我国国情，1983年，武汉全国首届门静脉高压症研讨会制定了我国的肝功能分级标准（表37-2）。上述肝功能分级标准大致反映肝细胞群减少、肝脏储备功能及肝脏病变引起的全身变化。一般而言，胃肠恶性肿瘤肝转移瘤切除，肝功能最好为Child A级、Child-Pugh改良分级 A级或武汉标准Ⅰ级；对于转移灶楔形切除，Child B级、Child-Pugh改良分级 B级或武汉标准Ⅱ级一般尚可耐受；Child C级、Child-Pugh改良分级 C级或武汉会议标准Ⅲ级患者除非并发完全性肠梗阻等情况外，手术切除对患者有害无益。

表37-1　Child肝功能分级法

指标	1分	2分	3分
腹水	无	轻、易控制	中度及以上、难控制
神经精神症状	无	轻	重度昏迷
营养状态	优	良	差
血清胆红素（mmol·L^{-1}）	<34.2	34.2～51.3	>51.3
血浆白蛋白（g/dL）	>3.5	2.6～3.4	<2.5

注：A级5～6分；B级7～9分；C级10～15分。

表37-2　武汉会议肝功能分级（1983年）

项目	Ⅰ级	Ⅱ级	Ⅲ级
血清胆红素（mmol·L^{-1}）	<34.2	34.2～51.3	>51.3
血浆白蛋白（g/L）	>35	26～34	<25
凝血酶原时间延长（s）	1～3	4～6	>6
谷丙转氨酶（金氨酸/赖氨酸）/U	<100/40	(100～200)/(40～80)	>200
腹水	无	少、易控制	多、难控制

（2）肝储备功能测定：吲哚菁绿（indi cyanine green，ICG）静脉注射后完全为肝细胞摄取，分泌入胆汁，不参与肝肠循环，无毒副作用。一般测定其15 min滞留率，正常＜10%；如＞40%则提示肝脏储备功能不足，半肝切除风险极高。

（3）术前按NRS-2002评分系统予以营养风险评估，≥3分视为具有营养不良风险，术前及术后各1周给予肠内或肠外营养支持。

（4）围手术期抗生素选择：应选择在胆管排泄为主的抗生素，如头孢哌酮钠/舒巴坦钠等，切开皮肤前30 min静脉推注3.0 g；由于头孢哌酮钠半衰期为1.7 h，舒巴坦钠半衰期为1 h，如手术超过3 h，或出血量＞1 500 mL，则加用1次；术后继续应用1～3 d。

（5）维持水、电解质酸碱平衡：由于部分患者术前进食不足或肠梗阻等原因，往往存在水、电解质及酸碱平衡紊乱，术前应行锁骨下静脉或颈内静脉穿刺置管，利于营养支持和液体输入，纠正体液失衡的状况。因术中可能需阻断下腔静脉，所以肝切除患者禁止下腔静脉置管输液。

（6）凝血功能不全患者术前给予肌内注射维生素K，以提高患者的凝血功能。

（7）术中有可能损伤大血管，需备浓缩红细胞2～6 U、新鲜血浆及血管吻合器械。

（8）肠道准备等参见本书第二十三章"结肠手术"及第二十四章"肠造口及关闭术"、第二十七章"直肠癌低位前切除术"及第二十九章"保留自主神经的直肠癌经腹会阴切除术加双侧闭孔淋巴结清扫术"有关内容。

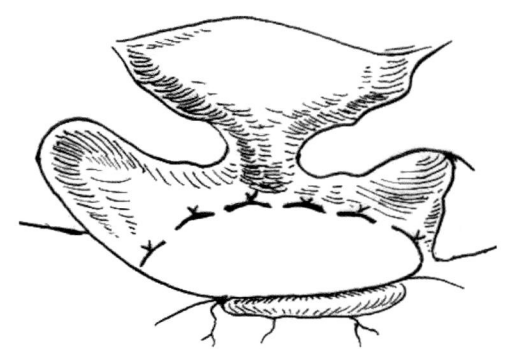

图37-5　褥式缝合

四、麻醉与体位

气管内插管全身麻醉，平卧位。

五、手术步骤

（1）孤立性的肝转移灶，可用电刀距离病灶1cm左右将其完整切除，深部难以切除者可予以注射无水酒精处理。

（2）如果肿瘤与肝左外叶少许浸润粘连，可用7号丝线距离粘连处1 cm行褥式缝合，以利于止血，电刀切开肝被膜，然后用手术刀柄钝性分离肝实质，所有管道均予以缝扎，防止术后出血或胆漏。创面可喷洒生物蛋白胶，以减少出血及胆漏（图37-5、图37-6）。

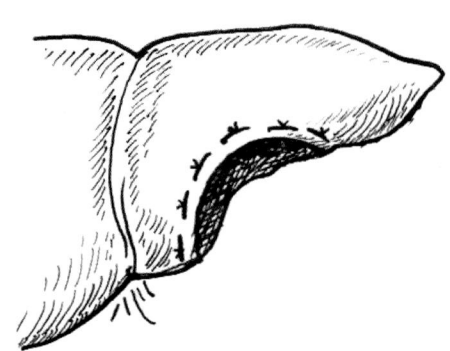

图37-6　钝性切开肝实质

（3）部分病灶需楔形钝性切除，创面管道结扎后，7号丝线对拢缝合两切面，可减少术后胆漏发生。对合困难者，可予以喷洒生物蛋白胶（图37-7）。

（4）侵犯左外叶范围较大者，可行左外叶切除术。切开肝脏左三角韧带和左侧冠状韧带，助手用手指或肠钳于肝镰状韧带左侧夹持肝脏，切开被膜，用手术刀柄钝性逐步切除左外叶，管道处予以妥善缝扎。创面用镰状韧带覆盖或喷洒蛋白胶处理（图37-8至图37-12）。

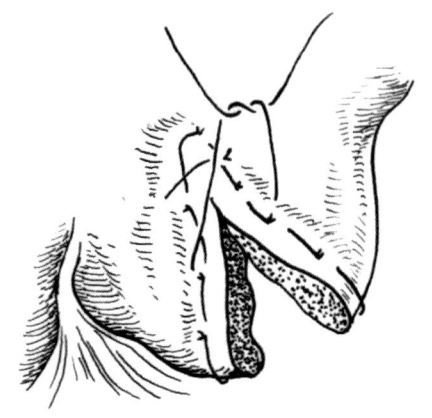

图37-7　对拢缝合

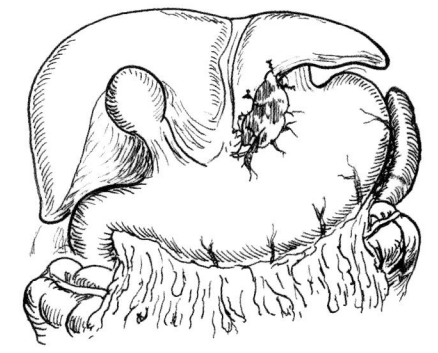
图37-8 侵犯左外叶

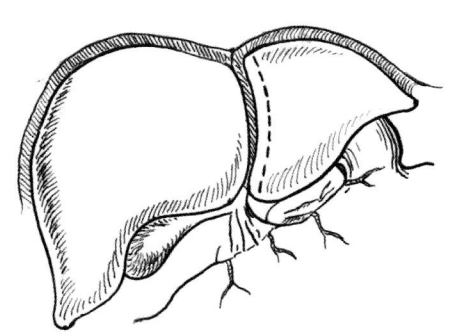
图37-9 切断线

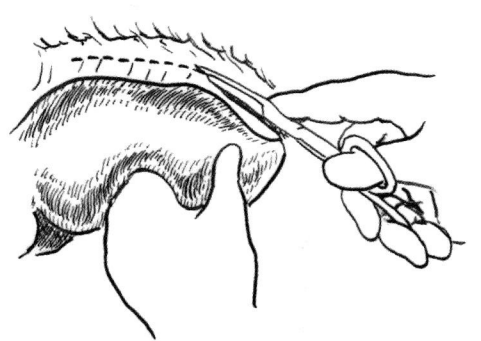
图37-10 切开肝脏左侧冠状韧带

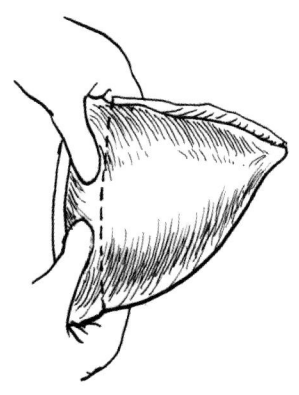
图37-11 助手夹持肝脏

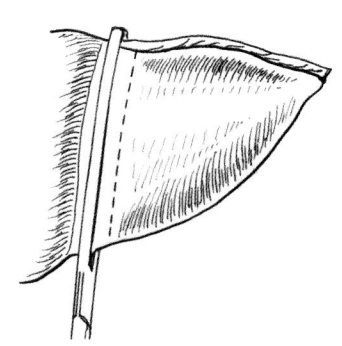
图37-12 肠钳夹持肝脏

（5）侵犯更为广泛的患者,可行左半肝切除术。上置肝门阻断带,但更多采用无血切肝技术。解剖肝门,分离出左肝管,结扎切断;游离左肝动脉,结扎切断,保留侧再缝扎一道;进而分离出门静脉左侧分支,予以切断,保留侧可用5-0血管缝线缝扎。至此左半肝失去血供,可见明显的分界线,沿胆囊床和下腔静脉左侧壁连线,电刀切开肝被膜,手术刀柄钝性分离切除左半肝,所有管道均用蚊氏钳钳夹后缝扎。需注意肝中静脉可与左肝静脉共干,切勿损伤,以免发生术中大出血。肝切面可予以喷洒生物蛋白胶处理（图37-13至图37-17）。

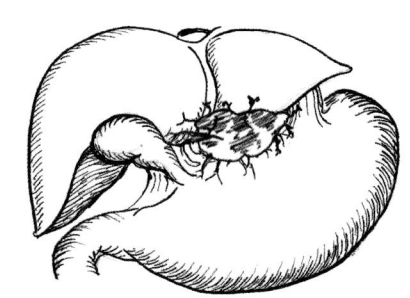
图37-13 左半肝受侵

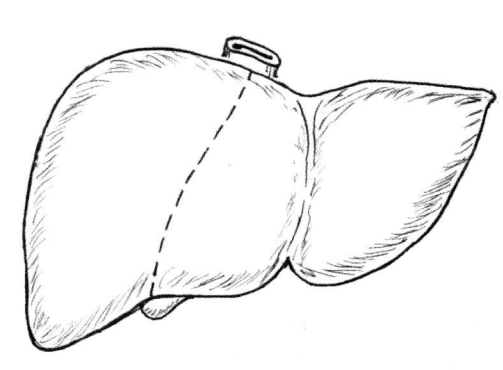
图37-14 切除线

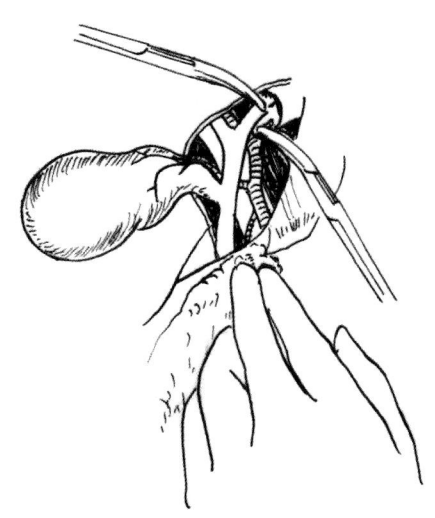
图37-15 解剖肝门

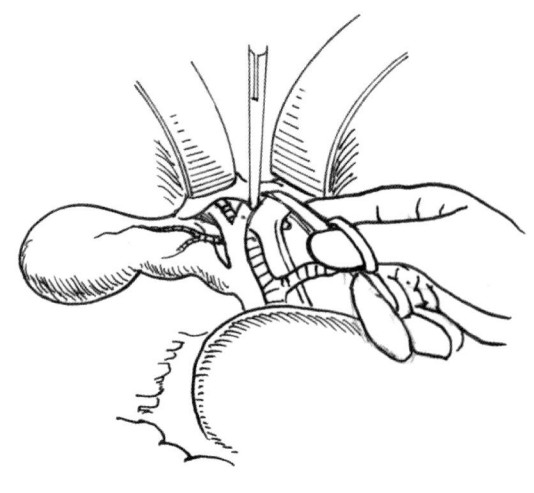

图37-16 显露左肝管

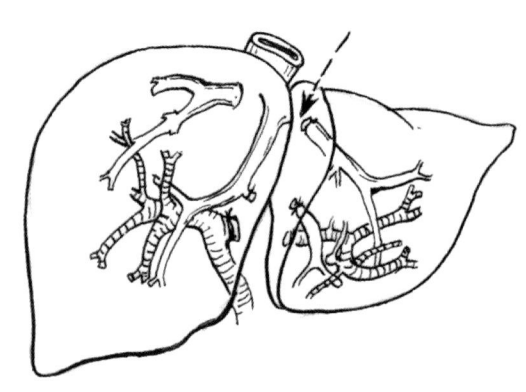

图37-17 切除左半肝

（6）右半肝切除术

1）电刀切开镰状韧带、右冠状韧带、部分左冠状韧带及右三角韧带，切开右冠状韧带时应靠近膈肌侧，以防损伤右肝静脉和右后上缘肝静脉（图37-18）。将右半肝向左上方翻起，显露肝裸区及下腔静脉，靠近肝脏表面电刀锐性分离肝肾韧带，保护下腔静脉和右肾静脉（图37-19）。

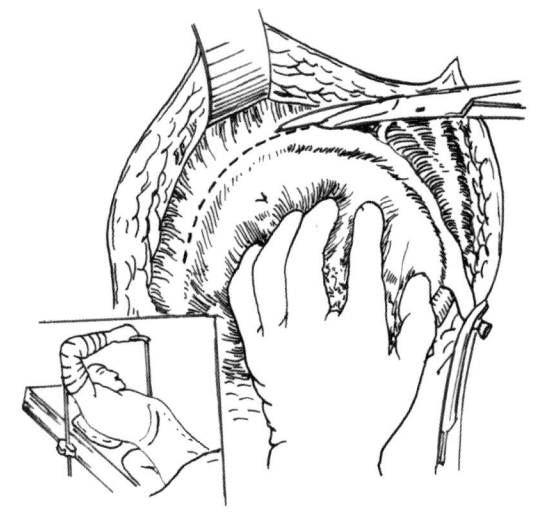

图37-18 切开右冠状韧带

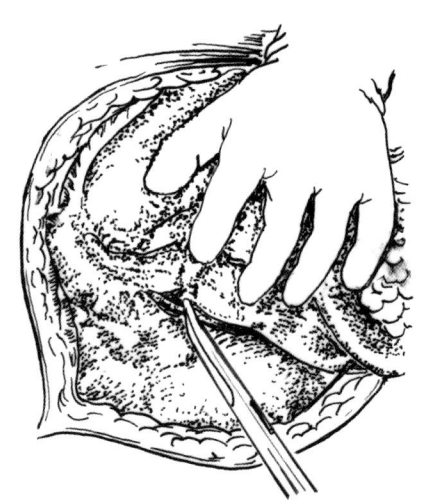

图37-19 分离肝裸区

2）分离胆囊三角，游离胆囊动脉，切断后，保留侧结扎及缝扎各1次；离肝总管0.5 cm处，切断胆囊管，保留侧结扎及缝扎各1道；距离肝脏面0.5 cm切开胆囊浆膜层，顺行切除胆囊（图37-20）。经温氏孔上置肝门阻断带，以利术中减少出血，自胆囊切迹至下腔静脉右侧缘为切开线，电刀切开肝被膜（图37-21）。用刀柄钝性分离肝实质，所遇管道均予以妥善结扎或缝扎（图37-22）。

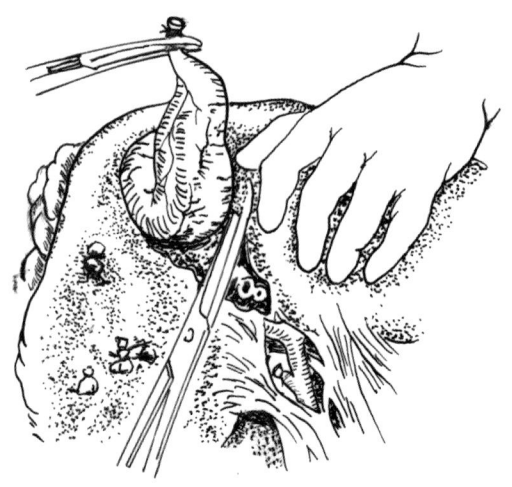

图37-20 胆囊切除

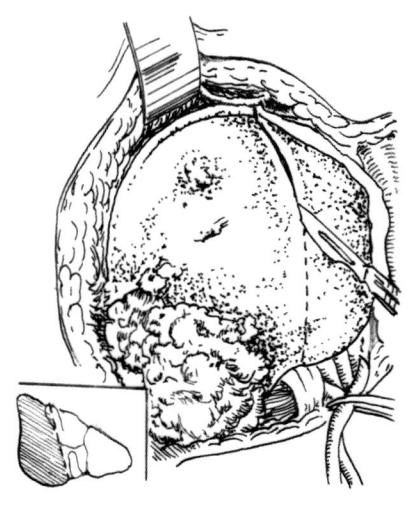

图37-21 膈面切开

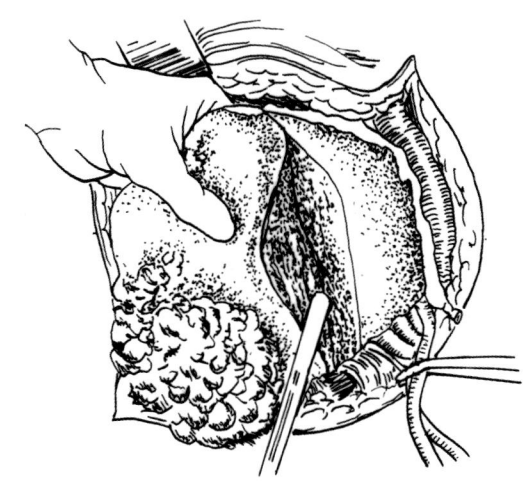

图37-22 钝性分离肝实质

3）自胆囊窝切开肝实质，钝性分离，妥善结扎所遇管道，直达肝门右切迹，分离出门静脉右支、肝动脉右支及右肝管，分别予以结扎切断，同样保留侧结扎及缝扎各1次（图37-23）。显露肝右静脉，连同少许肝组织一同结扎切断，保留侧结扎及缝扎各1次（图37-24）。

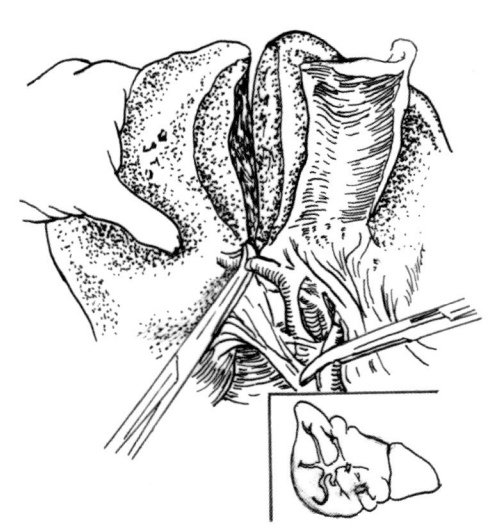

图37-23 切断肝动脉右支

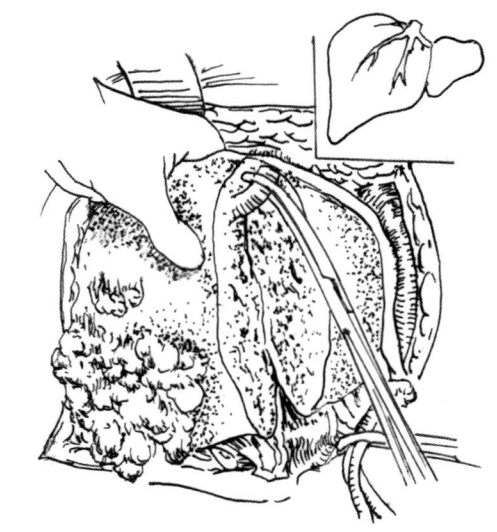

图37-24 切断结扎肝右静脉

4）结扎肝短静脉，左手示指抵住下腔静脉，沿示指右侧，逐根结扎肝短静脉，同法处理肝右后缘静脉；也可用血管钳沿下腔静脉右侧壁自下而上逐段连同肝组织一起结扎肝短静脉，如此，可避免损伤肝短静脉（图37-25）。右半肝切面应距离正中裂约1.0 cm，以免损伤肝中静脉。右半肝切除完毕后，松开肝门阻断带，检查肝脏断面，结扎出血点，冲洗创面，然后用白纱布敷在肝脏断面，漏胆汁处予以缝扎（图37-26）。

（7）冲洗腹腔，右膈下及肝切面放置引流管，清点纱布器械无误，逐层关腹（图37-27）。

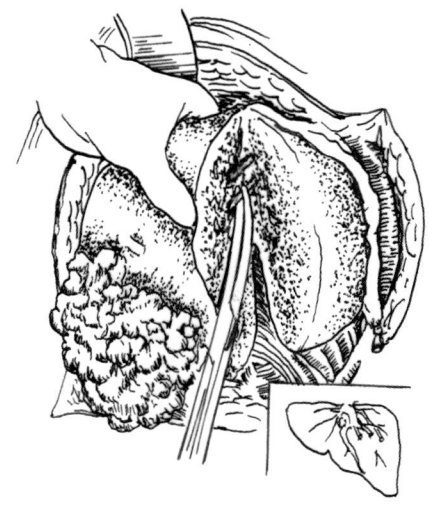

图37-25 切断肝短静脉

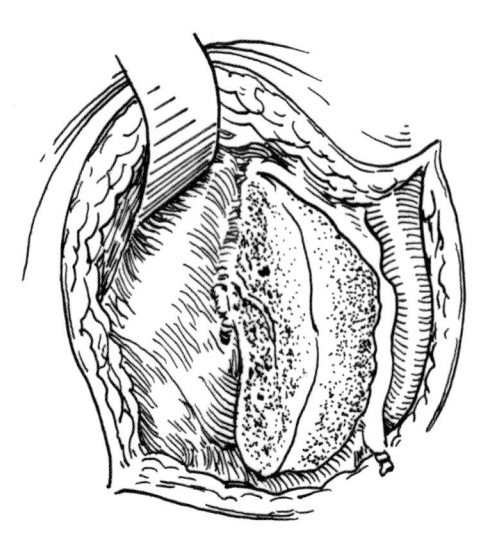

图37-26　移除右半肝

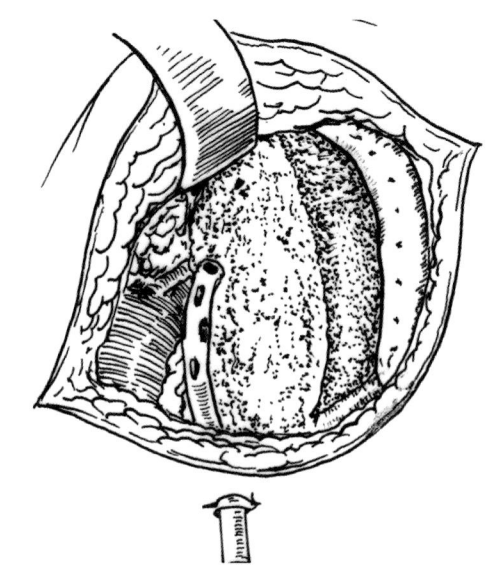

图37-27　放置引流管

六、术中应急处理

常见术中大出血部位为肝左静脉、肝短静脉、下腔静脉及门静脉右支。肝左静脉损伤时，不可用血管钳钳夹，以免导致更为严重的损伤，用手指压迫肝左静脉，大弯针在损伤处远、近侧连同肝组织一并缝扎，多可止血。肝短静脉损伤，可用无损伤血管钳，部分阻断下腔静脉，用5-0血管缝线缝扎或修补破裂口。门静脉右支损伤时，将肝十二指肠韧带阻断后，予以缝扎。较大范围的下腔静脉损伤，可完全阻断肝上、下方的下腔静脉及肝十二指肠韧带，造成暂时无血流状态，进而行5-0 Prolene线连续缝合修补。

七、术后处理

（1）保持双腔引流管通畅，记录引流液的颜色和总量，注意有无术后大出血。
（2）SICU监护24～48 h，注意神智、血压、心率、血氧、呼吸、尿量情况。
（3）检测血常规、生化、肝功能、凝血功能、血气分析。
（4）吸氧以改善肝细胞供氧，降低肝功损害程度。
（5）肠外营养支持，维持水、电解质及酸碱平衡。
（6）氢化可的松0.1 g静脉注射，3～5 d；同时予以奥美拉唑40 mg静脉推注，以防治应激性溃疡。
（7）本术式创伤大，出血多，术后可给予止血药，如葡萄糖酸钙、蛇毒血凝酶、卡巴克络、维生素K等，必要时予以输注新鲜血浆。
（8）术后继续给予抗生素1～3 d。

八、术后并发症的防治

1. 术后出血　术后出血是最危险的术后并发症，原因包括术中止血不彻底，肝断面或肝短静脉出血；血管结扎线滑脱；肝断面部分无血供的肝组织坏死或继发膈下感染而导致出血；术后凝血功能障碍。
（1）预防措施：在断肝过程中，除细致结扎每一条管道外，对肝断面还应该有较完善的处理，包括采用不同的方法封闭肝断面，如高频电刀或氩气刀的烧灼、生物蛋白胶或化学黏合剂封闭断面等；切忌交锁褥式缝合或肝大块组织一并结扎；膈下及肝切面附近放置双腔引流管并保持通畅；术前纠正凝血功能低下的情况。

（2）治疗：凝血障碍引起的创面渗血，给予新鲜血浆和止血药物；如果在术后引流管内发现有新鲜血液流出，患者循环状态不稳，考虑较大量的活动性出血，需要再次手术探查止血，盲目地观察等待会错过手术机会。

2. 肝功能不全　在大宗病例的报告中，肝切除手术死亡的病例中约有83.3%死于肝功能衰竭，多发生在手术后2周内，特别是在肝切除量超过50%的肝硬化患者。肝功能衰竭发生的主要原因有：肝硬化患者肝切除量超过50%；术中或术后大出血、低血压；手术时间长；反复肝门阻断。

（1）预防措施：术前护肝治疗；选用对肝功能影响小的麻醉剂；术中完善止血，避免术中及术后大出血；转移性肝癌距肿瘤边缘1 cm的切除已经足够；每次肝门阻断时间控制在10~15 min，可间歇5 min再阻断；术中、术后充分给氧；术后继续保肝治疗及避免使用具有肝毒性药物。

（2）治疗措施：持续吸氧（4~6 L/min）；给予GIK液及大量维生素B、维生素C、维生素K；维持水、电解质及酸碱平衡；应用广谱抗生素（如舒普深）；适当补充白蛋白及支链氨基酸；静脉给予氢化可的松。

3. 右侧胸腔积液　胸腔积液多发生在右胸，原因主要为术后右膈下积液刺激膈肌和胸膜。患者多无症状，但可有气促或低热，多在做胸部正侧位片时发现。少量积液可自行吸收，大量积液则需反复穿刺抽液；如胸腔积液反复出现，穿刺难以控制者，可行胸腔闭式引流术。

4. 胆汁漏　多由于肝断面的胆管未缝扎或肝断面局部组织感染、坏死、脱落，导致肝断面的胆管重新开放所致。

（1）预防措施：在切肝的过程中要有良好的显露，细致结扎每一条管道；肝断面防止大块的缝扎，以减少术后肝组织的坏死；切肝后检查肝断面宜用干净湿纱块压迫，然后，检查纱块有无黄染，必要时缝扎漏胆汁的胆管；大胆管损伤者，应行T管引流；确保术后引流畅通。

（2）治疗措施：胆汁及时引流至体外；保持双腔引流管通畅。一般在2~3周，最长1~2个月形成瘘管，拔除引流管而愈合。若引流不畅，形成肝下积液或脓肿，则需在超声引导下经皮置管引流；如引流依然不畅，可再次手术放置双腔引流管。

5. 腹腔感染　包括膈下脓肿及肝断面残腔感染，原因包括肝断面内留有较大的残腔；存在缺血坏死的肝组织；残腔或膈下间隙内积留血液和胆汁；恶性肿瘤、糖尿病等并发症；肝大块切除致Kupffer使细胞大量丢失；联合手术创伤大，抑制机体免疫系统功能。

（1）预防措施：尽可能多地保留正常肝组织；彻底止血；避免保留失活的肝组织；肝缝合时避免留下残腔；术后保证引流通畅；围手术期应用广谱抗生素。

（2）处理：B超和CT定位引导下穿刺抽液或置管引流；抗感染治疗；支持治疗；穿刺引流不畅者，可行开腹放置双腔引流管。

（王天宝　殷晓煜）

第三十八章　直肠阴道瘘手术

直肠阴道瘘多为会阴部Ⅲ度裂伤涉及直肠，修补术后直肠愈合不良而形成；产程过长压迫阴道直肠壁导致缺血损伤；直肠癌或子宫颈癌侵犯邻近器官，切除时损伤阴道等亦为原因之一（图38-1、图38-2）。患者主诉有气体、液体、粪便自阴道流出，部分患者出现排便排气控制困难。低位直肠阴道瘘（瘘口在齿状线附近）外科处理可将其首先变为会阴部Ⅲ度裂伤，再分层次间断缝合。高位者（瘘口在阴道后穹隆处）可行经腹瘘口切除、结肠直肠吻合、阴道瘘口缝合术，并将大网膜置于直肠和阴道之间。中位的直肠阴道瘘处理方法较多，直肠黏膜肌层瓣前移术治疗效果较理想，一期愈合率为84%，总治愈率为93%，是治疗直肠阴道瘘最常用的方法。

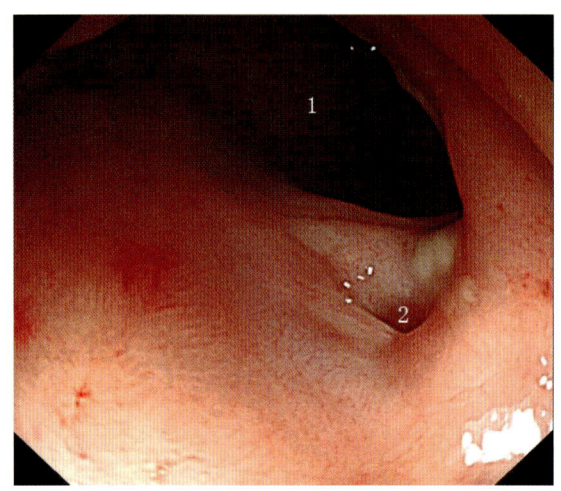

1.肠腔；2.瘘口

图38-1　直肠阴道瘘

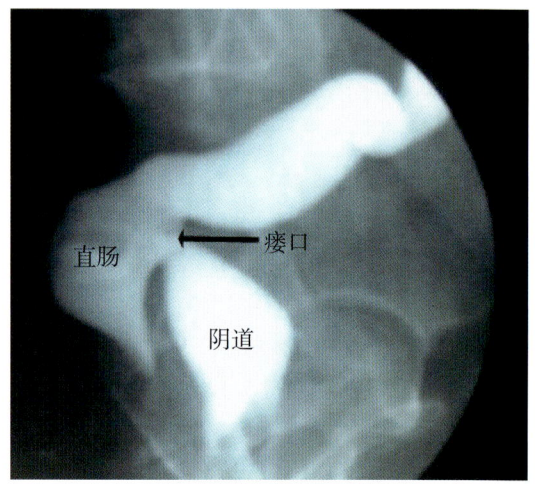

图38-2　直肠阴道瘘

一、适应证

本术式应于直肠阴道瘘诊断3~6个月后进行，此时炎症已消退，瘢痕已软化，手术成功率较高。当患者处于炎症期、局部瘢痕明显时不宜手术，切勿因患者迫切要求而匆忙实施手术。

二、手术策略

（1）因直肠内存在高压区，如经直肠修补，阴道侧的瘘口可不予以处理。
（2）游离黏膜瓣应包含内括约肌，肛侧黏膜切缘的宽度短于黏膜瓣的基底部，以保证其良好血运。
（3）两侧黏膜切缘下方游离直肠肌层或内括约肌，将其无张力间断缝合，覆盖瘘口。
（4）对于瘘口较大、修补欠佳者，可行暂时性回肠或横结肠襻式造口术，术后4~6个月，证实瘘口愈合良好，再行造口关闭术。

三、术前处理

（1）术前造影和结肠镜检了解瘘口位置、大小及近端结肠的情况。术前2 d，用0.1%新洁尔灭冲洗阴道，减少细菌污染的可能性。

（2）基于术中大便污染是导致修补失败的原因之一，所以本术式要求理想的肠道准备，术前准备参见本书第二十三章"结肠手术"有关内容。

四、麻醉与体位

全身麻醉或腰硬联合麻醉，折刀位，臀部用宽胶布拉开以利于显露。

五、手术步骤

（1）拉钩拉开肛门，无菌导尿管自阴道瘘口经直肠瘘口插入直肠（图38-3）。

（2）环绕瘘口U形切开黏膜瓣，包括黏膜、黏膜下层及内括约肌，两侧臂长约6 cm，基底部两倍于黏膜肌层瓣头部宽度，以保障黏膜肌层瓣良好血运（图38-4）。

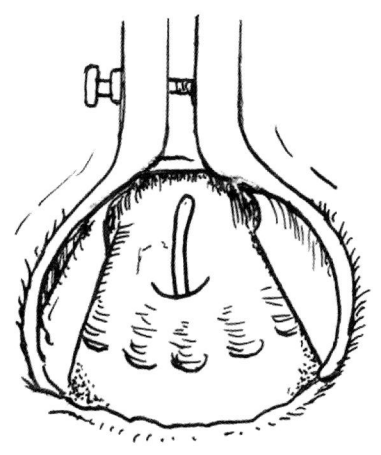

图38-3 导尿管自阴道瘘口插入

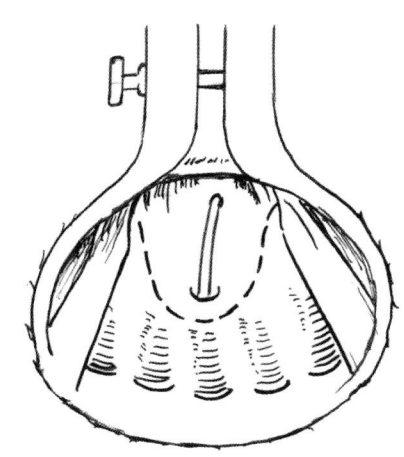

图38-4 U形切开黏膜

（3）游离黏膜肌层瓣，显露阴道直肠膈，创面电凝止血（图38-5）。

（4）游离两侧切缘的黏膜及黏膜下层以松解内括约肌，以利于后者无张力缝合（图38-6）。

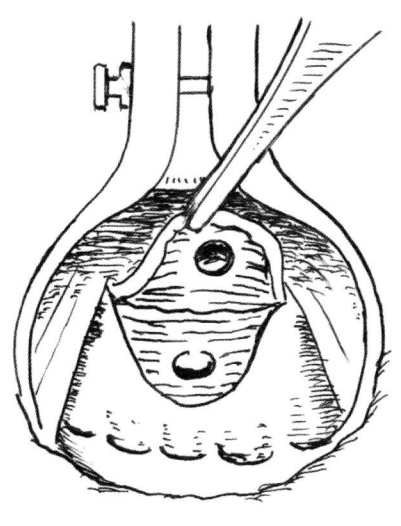

图38-5 游离黏膜肌层瓣

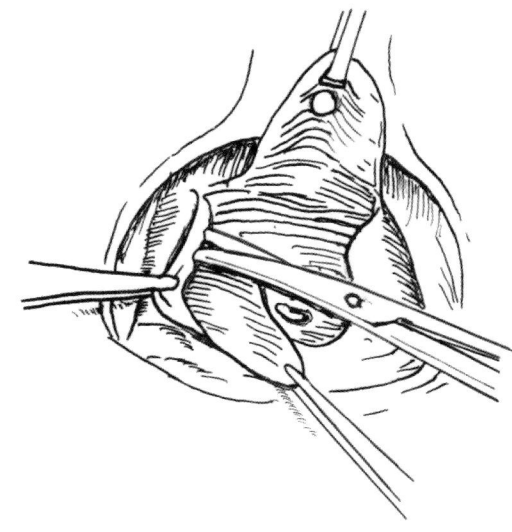

图38-6 松解内括约肌

(5) 3-0 Dexon线间断缝合内括约肌切缘（图38-7）。

(6) 黏膜肌层瓣向前方覆盖修补区域，3-0 Dexon线间断缝合两侧切缘，多余的头端黏膜肌层瓣予以切除（图38-8）。

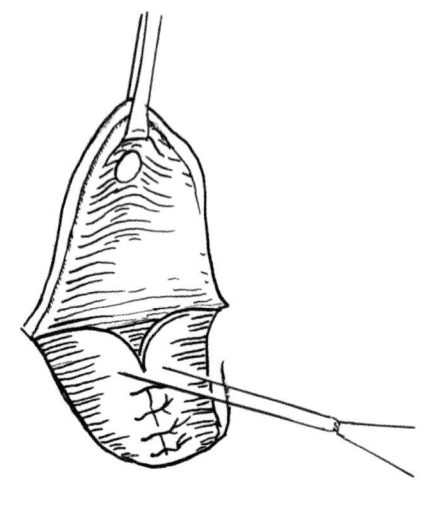

图38-7　缝合内括约肌

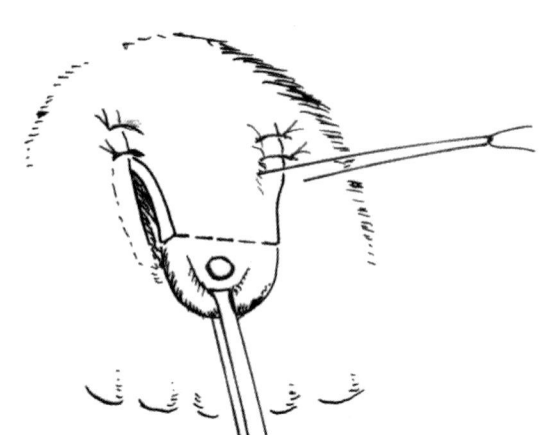

图38-8　黏膜肌层瓣覆盖修补区

(7) 3-0 Dexon线间断缝合剩余切缘（图38-9）。

(8) 阴道侧瘘口无须处理，留作引流之用，利于创面愈合（图38-10）。

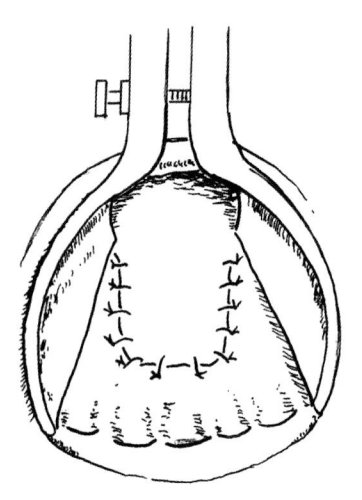

图38-9　间断缝合

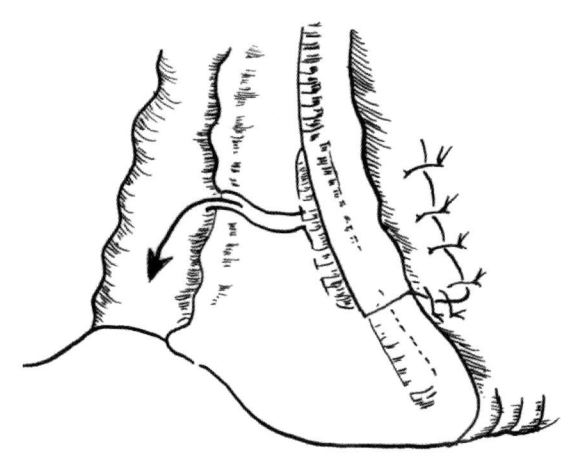

图38-10　阴道侧瘘口具有引流作用

六、术中应急处理

切口出血多见于切开黏膜或游离内括约肌时，往往出血较多。切开前黏膜下注射肾上腺素盐水可减少出血；如用电刀切开、游离，能明显减少出血。术者示指插入阴道内向上方挑起，擦净血液，出血点予以点凝或缝扎。

七、术后处理

(1) 禁食3 d后，由流质饮食逐渐过渡为普通饮食。

（2）静脉给予抗生素1~3 d。

（3）大便后温盐水坐浴理疗。

八、术后并发症的防治

1. 直肠阴道瘘复发　原因包括游离直肠黏膜过深或术中仓促止血导致术中进一步损伤阴道未及时发现；修补时将阴道壁和肌层一并缝合；局部炎症尚未消退或瘢痕较多等。复发的直肠阴道瘘手术处理困难，在修补失败后6个月炎症消退后，可行结肠直肠或肛管吻合加阴道修补或子宫切除加大网膜阴道隔离加横结肠失功能造口术。

2. 黏膜坏死　术中黏膜游离过薄或基底部过于狭小。术中黏膜瓣务必带有内括约肌层；基底部宽度超过齿状线上切口长度1~2 cm。处理措施包括禁饮食，肠外营养支持，服用缓泻剂，温水坐浴理疗，静脉给予抗生素等，一般情况下黏膜均能再生而愈合。

（王天宝　王磊）

第三十九章　直肠膀胱瘘手术

直肠膀胱瘘难以经非手术治疗痊愈，肠道、泌尿道症状明显，应尽早手术（图39-1）。直肠或膀胱恶性肿瘤导致的直肠膀胱瘘，可行Dixon或Miles联合膀胱部分或全部切除术，个别患者可行全盆腔脏器切除术。由于膀胱或直肠手术并发较大的直肠膀胱瘘，可行横结肠造口并引流直肠周围间隙，待3~6个月后再行直肠膀胱修补术，有作者提出同时关闭横结肠造口，笔者对此无经验，但认为待直肠膀胱瘘痊愈后2~3个月再关闭结肠造口较为合适，如此将提高直肠膀胱修补的成功率。对瘘口较小、局部无感染、全身情况良好的患者，可予以经腹腔一期修补或直肠肛管吻合术（参见本书Parks手术及改良Bacon手术有关内容），将大网膜置于直肠和膀胱之间；如果术前未行横结肠襻式造口术可加行此手术，将有益于瘘口修补成功。以下就经骶骨入路直肠膀胱瘘修补术作一简约介绍。

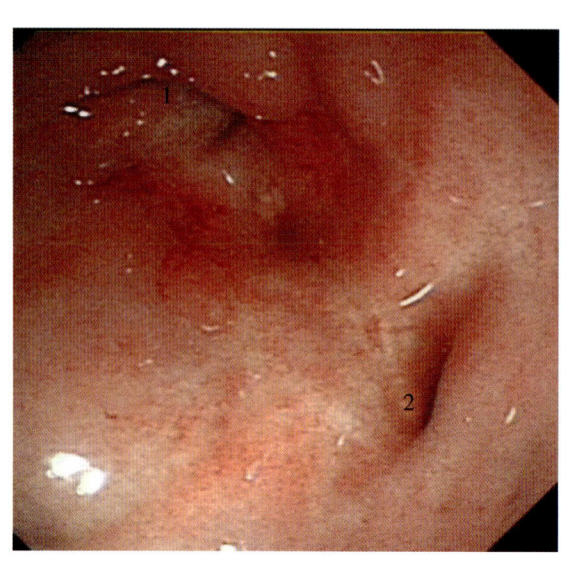

1. 结直肠吻合口；2. 直肠膀胱瘘口

图39-1　直肠膀胱瘘

一、适应证

本术式适用于盆腔感染已控制的直肠膀胱瘘，特别是已行横结肠襻式造口术后3~6个月的患者。

二、手术策略

（1）当新发的直肠膀胱瘘伴有盆腔炎症反应时不宜手术，应行转流粪便的回肠或横结肠襻式造口术，以控制盆腔污染，减少泌尿系感染，3~6个月后给予确定性手术。

（2）显露困难者可切除尾骨和S_4~S_5，一般需保留S_1~S_3神经方可保留良好的直肠肛管功能，避免大便失禁等并发症。骶骨解剖见图25-26及图26-10。

（3）纵行切开肛提肌，打开Waldeyer筋膜，切开直肠系膜，打开直肠后壁，探查瘘口，一般情况下修补无困难。如果显露困难，可向肛门侧继续切开，但肛门括约肌断端务必用不同颜色的丝线予以标记，以保证括约肌正确对端吻合，减少术后大便失禁的可能性。

（4）行转流粪便的回肠或横结肠襻式造口者，术后4~6个月，证实直肠膀胱瘘完全愈合后，方可行关闭术。

（5）骶部切口皮下应放置引流管，避免切口积液感染。

（6）围手术期使用第三代头孢菌素类抗生素。

三、术前处理

（1）结肠镜、膀胱镜及泛影葡胺膀胱造影检查，明确瘘口位置、大小及数目。

（2）盆腔CT检查排除盆腔残余脓肿。

（3）术前3 d用0.02%呋喃西林膀胱灌洗，2次/d。

（4）术前1 d口服莫西沙星0.4 g，1次，甲硝唑0.4 g，口服，3次。

（5）术前放置输尿管支架，0.02%呋喃西林冲洗膀胱及直肠，然后再消毒铺巾。

（6）肠道准备等参见本书第二十三章"结肠手术"有关内容。

（7）开腹前30 min给予抗生素，超过3 h或出血量＞1 500 mL，则追加1次抗生素。

四、麻醉与体位

气管内插管全身麻醉，采用折刀位（图39-2）。

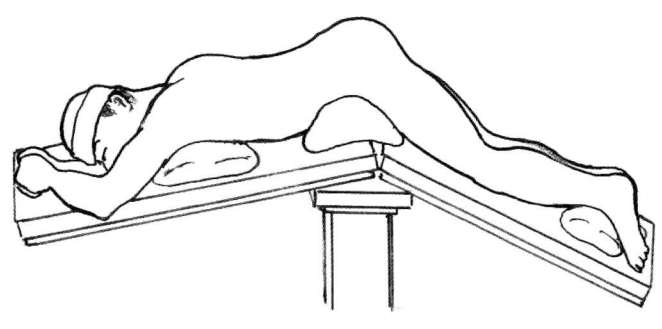

图39-2　折刀位

五、手术步骤

（1）自尾骨起至距肛缘2 cm处正中切口，必要时可切除尾骨及S_4～S_5以利于显露术野，切开皮肤、皮下组织、肛提肌，分离直肠系膜，显露直肠（图39-3，图26-10至图26-14）。

（2）纵行切开直肠壁3～6 cm，一般易于探查瘘口位置，最好不向肛侧切断耻骨直肠肌及肛门内、外括约肌，以免导致术后肛门功能障碍，但必要时亦可切断之，此时应用不同颜色的丝线妥善标记，以备肛门重建时确切的对端吻合（图39-4、图39-5）。

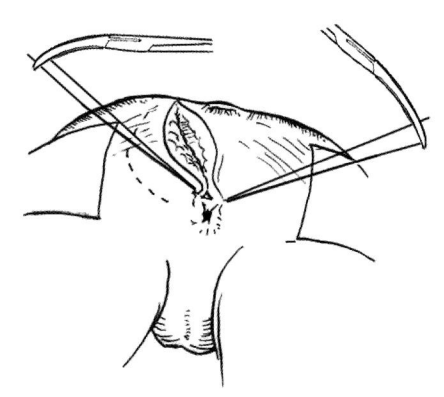

图39-3　切开皮肤

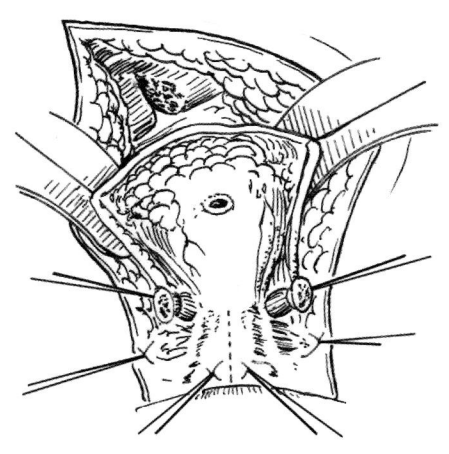

图39-4　切开肛管

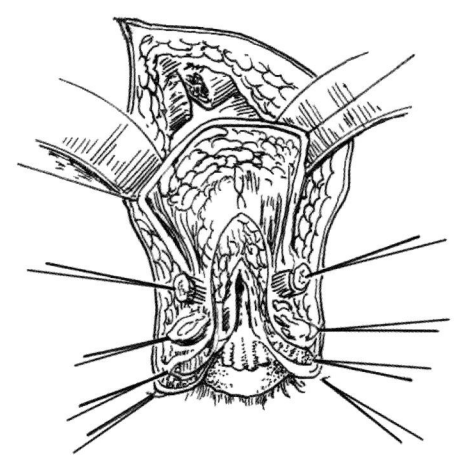

图39-5　标记肌肉

(3)距瘘口0.3~0.5 cm环形切开直肠壁,并向膀胱侧逐步电切分离,直至将膀胱侧瘘口一并切除,送冰冻快速病理检验以明确是否发生癌变;如为后者应改行恶性肿瘤根治性切除术(图39-6、图39-7)。

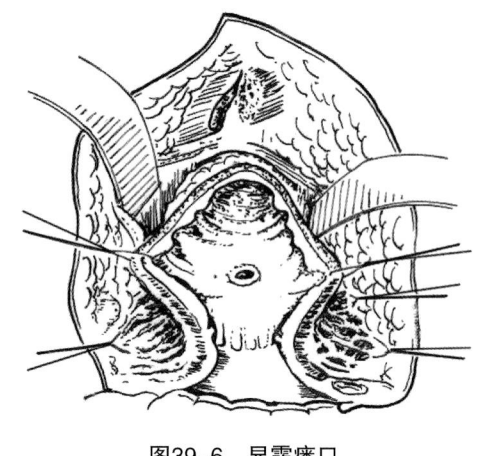

图39-6　显露瘘口

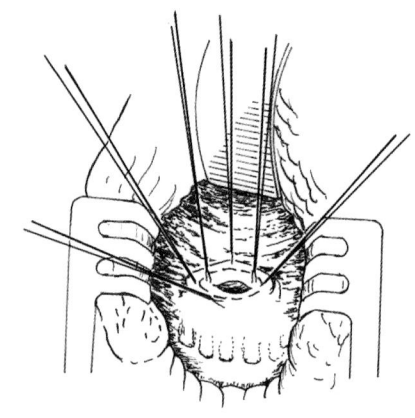

图39-7　环形切开

(4)游离直肠与膀胱间组织达距离切缘2~3 cm,以利于缝合膀胱及直肠前壁切口,减少切口张力,有益于切口愈合(图39-8)。

(5)3-0 Dexon线横行两层缝合膀胱壁及直肠前壁切口(图39-9)。

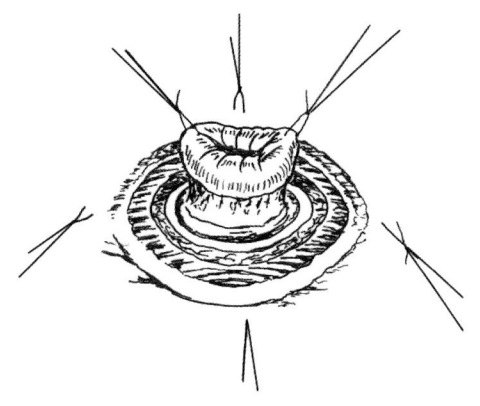

图39-8　游离直肠与膀胱

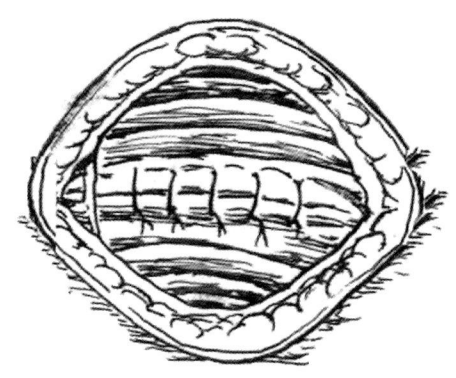

图39-9　横行缝合膀胱壁切口

(6)冲洗直肠腔,以3-0 Dexon线缝合直肠后壁切口(图39-10)。

(7)冲洗切口,精确对端褥式缝合耻骨直肠肌及肛门外括约肌。间断缝合关闭切口各层,置双腔引流管,于切口之外另戳孔引出,妥善固定,以防止局部积血积液(图39-11)。

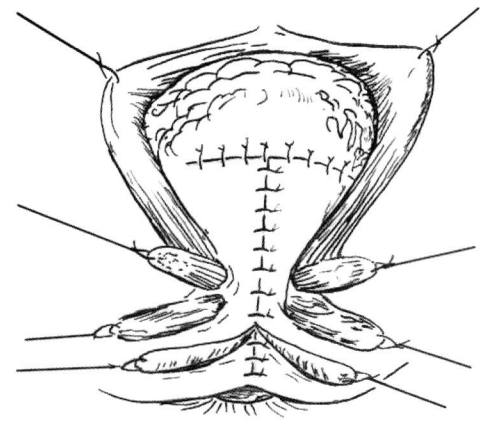

图39-10　缝合直肠

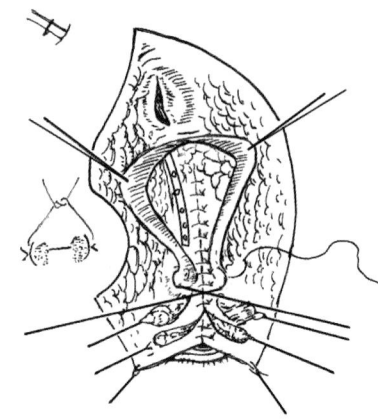

图39-11　缝合肌肉断端

（8）如果直肠局部手术损伤较重，估计愈合困难者，可加行回肠或横结肠襻式造口术。

六、术中应急处理

如术中快速病理检验证实需要追加根治性手术，可改行直肠癌Dixon术或Miles术甚至全盆腔切除术。至于术中大出血等处理方法参见本书第二十七章"直肠癌低位前切除术"及第二十九章"保留自主神经的直肠癌经腹会阴切除术加双侧闭孔淋巴结清扫术"有关内容。

七、术后处理

（1）平卧位6 h，以利于切口压迫止血，此后每3~4 h变换侧卧位。
（2）输尿管支架可于术后24 h内拔除。
（3）双腔引流管通畅引流，直至5~6 d后无引流液、未发现直肠周围感染表现时方可拔出。
（4）禁饮食5~6 d，肠外营养支持，肛门排气后可给予肠内营养以减少粪便形成。
（5）持续导尿10~14 d，保持膀胱空虚状态以利于膀胱切口愈合。
（6）大便后更换敷料，可用安尔碘消毒肛门，切口拆线时间最少14 d。
（7）术后7 d，B超检查肾脏、输尿管及膀胱，了解有无肾积水。
（8）造口等的观察参见本书第二十四章"肠造口及关闭术"有关内容。

八、术后并发症的防治

1. 大便失禁　原因为术中切断的肛管直肠环未能很好地愈合。处理措施包括局部理疗，温水坐浴，每天行提肛训练2~3次，口服减缓结肠蠕动、减少大便水分药物如洛哌丁胺等有可能获得较为满意的肛门控便效果。无效者，可再次手术修复肛管直肠环，但此时局部瘢痕等因素使得手术极为困难，成功率较低，因此，切开肛管直肠环风险较大，一般在直肠后壁纵行切开3~6 cm，足以完成瘘管切除术。本书所述的Parks手术及改良Bacon手术均可获得较为满意的肛门控便功能，值得临床使用。

2. 切口感染　原因包括手术本身即为可能污染手术，直肠后壁切口漏，创面积血等。在双腔引流管通畅引流情况下，一般经更换敷料，10~14 d后即可痊愈。当发生直肠后壁漏时，应禁饮食、应用抗生素、确保双腔引流管通畅及肠外营养支持，10 d后改为肠内营养制剂，3周时可逐步拔除双腔引流管而治愈。

3. 局部皮肤麻木、坐位不适、隆起等无须处理。

（王天宝　傅传刚）

第四十章　直肠吻合口狭窄手术

直肠吻合口狭窄多由于Dixon术后吻合口漏或吻合口肠管缺血坏死伴发纤维化所致。行粪便转流术后缺少大便扩张作用也是原因之一。术后放射治疗和盆腔感染也是吻合口狭窄的促进因素。以其形状分为：①环状狭窄，直肠腔由四周向内缩窄，狭窄长度不足2.5 cm；②管状狭窄，狭窄长度在2.5 cm之上，似管状；③线状狭窄，直肠腔部分狭窄，未涉及全周肠壁。吻合口狭窄表现为大肠梗阻的症状与体征，也可有便秘、里急后重、腹泻等症状。扩张术可使近70%的患者完全解除梗阻。腹膜返折以上的吻合口狭窄可行经腹狭窄切除术；尚可经肛门置入吻合器，中心杆穿过狭窄处，于腹腔内结肠切开少许，置入钉砧，与中心杆对合，完成吻合，切除吻合口瘢痕组织（图40-1）。腹膜返折以下的环状狭窄可先行扩张疗法，1~2次/d，逐渐加大扩张器；无效者可行直肠内狭窄后方切开术，现就后者做一简约介绍。

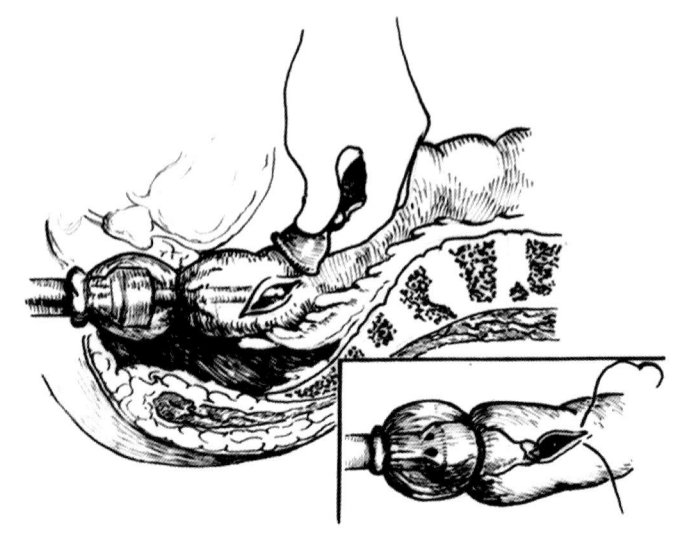

图40-1　EEA狭窄切除术

一、适应证

腹膜返折以下的直肠环状狭窄。

二、手术策略

因术中可导致肠穿孔，因此，务必行完善的肠道准备，因梗阻难以口服和爽者，术前3~5 d应口服缓泻剂以尽量清洁肠道。正中切开有时难以完全解除狭窄，可于吻合口两侧再切开，狭窄完全解除后，放置纱布卷支撑吻合口，并有压迫止血的作用。怀疑穿孔者，应行腹部X线检查，发现游离气体者，可行粪便转流术。

三、术前处理

参见本书第二十三章"结肠手术"及第二十七章"直肠癌低位前切除术"。

四、麻醉与体位

骶管麻醉，膀胱截石位。

五、手术步骤

（1）扩肛四指以利于手术操作。

（2）拉开肛门，显露直肠狭窄的下缘，在后正中线纵行切开环状狭窄处，深达肠壁肌层（图40-2）。

（3）进一步扩张狭窄处，直至完全松解为止，必要时可在狭窄的后半圈再做2个纵行切口。

（4）将凡士林纱布妥善包绕固定于肛管之上，置入直肠内，达狭窄处以上5~10 cm，一方面具有扩张吻合口的作用，另一方面可压迫止血。

六、术中应急处理

术中出血是常见的并发症，可行电凝止血，局部应用凝血酶、肾上腺素及压迫止血。

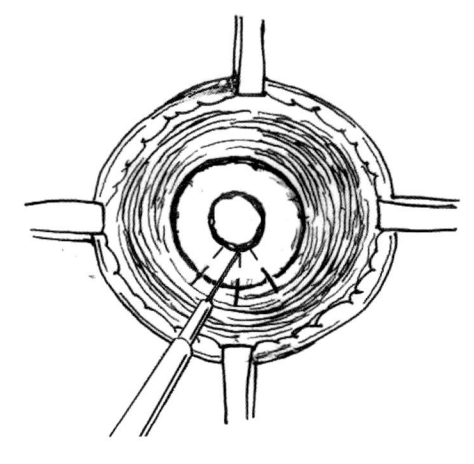

图40-2　纵向切开

七、术后处理

肛管内支撑用的肛管可放置48~72 h，拔除后每天扩肛1次，直至切开处愈合，3周后过渡为1次/周，无狭窄倾向时停止扩肛。

八、术后并发症的防治

术后出血或感染可导致再次狭窄，因此，术中一定要彻底止血，术后手指扩张吻合口1~3次/周，可有效地防治再次狭窄。

（王天宝　傅传刚）

第四十一章　肛管狭窄手术（Y-V皮瓣肛管成形术）

肛管狭窄的原因多为内痔注射疗法、痔手术切除过多肛管皮肤、肛瘘反复手术等。轻度狭窄者肛管可通过示指；中度狭窄者示指不能进入肛门；重度狭窄者小指不能进入肛门。对于轻度狭窄，一般行扩张疗法，1次/周，6~8周多可奏效。中度狭窄宜先行扩张疗法，无效者给予内括约肌切开术。重度狭窄者常需手术治疗，Y-V皮瓣肛管成形术是治疗重度肛管狭窄较好的手术方式之一。

一、适应证

本术式适用于齿状线以下肛管狭窄。

二、手术策略

（1）由炎症性肠病导致的肛管狭窄往往累及直肠黏膜、肛管皮肤和括约肌，此种情况不适宜此术式。

（2）为避免皮瓣缺血坏死，应使皮瓣保留一定的厚度，缝合后无张力。

（3）齿状线以下的肛管内括约肌切断不至于导致大便失禁，必要时可予以切断。

三、术前处理

参见本书第二十三章"结肠手术"及第二十七章"直肠癌低位前切除术"有关内容。

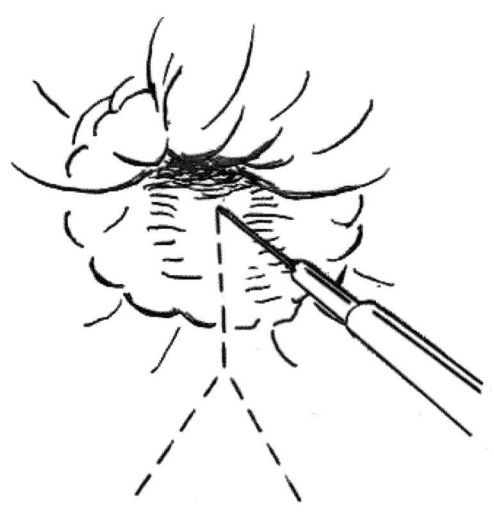

图41-1　倒Y形切口

四、麻醉与体位

骶管麻醉，膀胱截石位。

五、手术步骤

（1）于6点处纵行切开肛门狭窄瘢痕组织（图41-1）。

（2）示指伸入狭窄环上方，与拇指相对，判断肛管狭窄程度与范围，分离切口两侧瘢痕。

（3）在纵切口远端加做一∧形切口，从而使整个切口成为倒Y字形。

（4）充分游离Y字形皮瓣，应包含一薄层脂肪，以免皮瓣缺血坏死。将皮瓣尖端缝至切口顶端，进而缝合两侧皮肤切口，最终形成V字形（图41-2）。

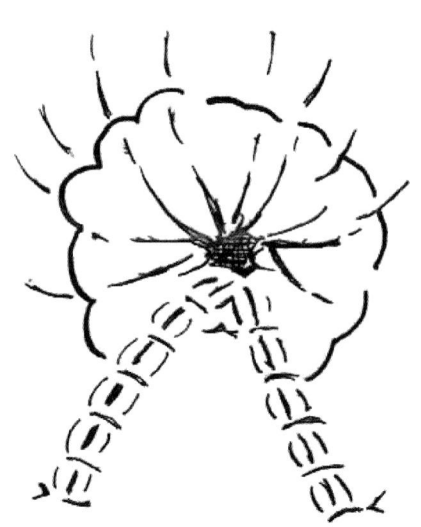

图41-2　V字成形

（5）如有必要，可在前方再做同样的Y-V皮瓣肛管成形术。

六、术中应急处理

术中外括约肌如完全损伤，应即刻行括约肌修补术。

七、术后处理

（1）禁食3 d后，流质饮食，1周后过渡为半流质饮食。
（2）静脉补液及抗生素。
（3）口服洛哌丁胺1~3 d以控制排便。
（4）术后7 d每晚开塞露40 mL肛门内注入，直至大便通畅。
（5）7 d后切口拆线。
（6）出院时行直肠指检，如有狭窄可行扩肛治疗，2次/周，直至中指可通畅进入肛门。

八、术后并发症的防治

皮瓣感染坏死是术后主要并发症，也是手术失败的重要原因。理想的术前肠道准备、术中游离皮瓣切勿过薄、术后切口及时换药是预防此并发症的关键。如果术后发生皮瓣感染坏死，可予以换药处理。

（王天宝　傅传刚）

第四十二章 直肠悬吊固定术（Ripstein术）

目前治疗直肠脱垂的术式种类繁多，其原因是对各种术式疗效不满意及对直肠脱垂机理的不同认识。总体而言，各种手术治疗原理包括切除冗长的直肠、乙状结肠；重建、修复、加强盆底；悬吊脱垂之直肠；提高、重建直肠前凹；纠正会阴部滑疝及必要的缩小肛门。1952年，Ripstein首先介绍经腹脱垂直肠悬吊固定术，其复发率约2.3%，术中骶前出血发生率约2.6%，术后粪便堵塞发生率约6.7%，狭窄发生率约1.8%，盆腔脓肿发生率约1.5%。总体而言，疗效尚满意，可作为术式选择的重点考虑之一。

一、适应证

本术式适用于成人完全型直肠脱垂。对于合并便秘的患者，可切除过长的乙状结肠，行结肠直肠吻合术，并将直肠侧韧带固定于骶前筋膜之上。

二、手术策略

（1）本术式采用聚丙烯网片将直肠固定于骶骨之上，网片大小为5 cm×10 cm，其上缘低于骶骨岬约5 cm，聚丙烯网片骶骨固定线位于距离骶骨中线约1.5 cm处，采用2-0 Prolene线缝合固定，再将补片上、下缘用4-0 Prolene线与直肠间断固定几针。为避免网片压迫直肠导致肠梗阻，网片固定后，直肠后方可容纳2个手指。

（2）直肠的游离应从直肠后间隙进入，达侧韧带上方，无须切断该韧带，以免损伤副交感神经，导致性功能障碍。前方的游离至足够空间放置网片即可，一般不需要达到前列腺或阴道。

（3）输尿管的保护和骶前大出血的预防等参见本书第二十七章"直肠癌低位前切除术"及第二十九章"保留自主神经的直肠癌经腹会阴切除术加双侧闭孔淋巴结清扫术"有关内容。

三、术前处理

参见本书第二十三章"结肠手术"及第二十七章"直肠癌低位前切除术"有关内容。

四、麻醉与体位

全身麻醉或腰硬联合麻醉，膀胱截石位。

五、手术步骤

（1）下腹正中切口，长约20 cm，进腹后，将小肠用大盐水纱布保护并推向右上腹。也可采用下腹壁横切口，沿皮肤皱褶切开，显露良好，而且具有美容效果。

（2）参照本书第二十七章"直肠癌低位前切除术"所述手术步骤游离直肠，充分提高直肠，直肠侧韧带无须切断（图42-1至图42-3）。

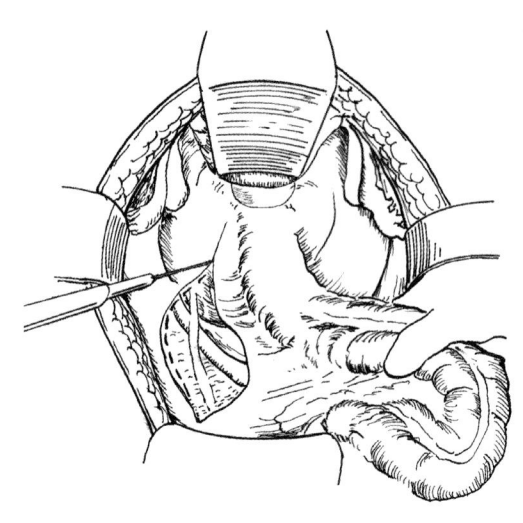

图42-1 切开直肠左侧腹膜

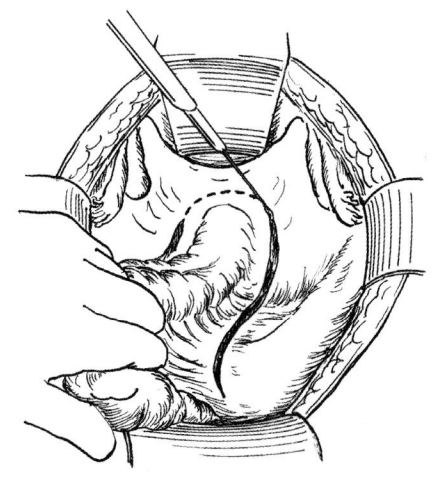

图42-2　切开直肠子宫陷凹

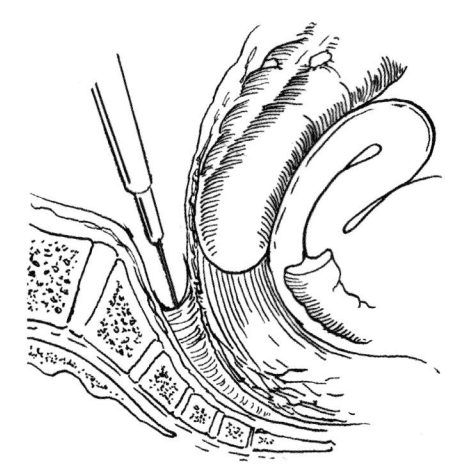

图42-3　直肠后间隙游离直肠

（3）用5 cm×10 cm的聚丙烯网片包绕直肠上部，用2-0 Prolene线将其固定于骶骨隆凸下的骶前筋膜和骨膜之上，固定线距离骶骨中线约1.5 cm处。进而再将网片边缘与直肠前壁及侧壁以4-0 Prolene线间断缝合固定，术中注意聚丙烯网片只能包绕直肠的前1/2，直肠后方可容纳2个手指，否则有导致直肠狭窄梗阻的风险（图42-4至图42-6）。

（4）骶前放置引流管，缝合直肠两侧腹膜，逐层关腹（图42-7）。

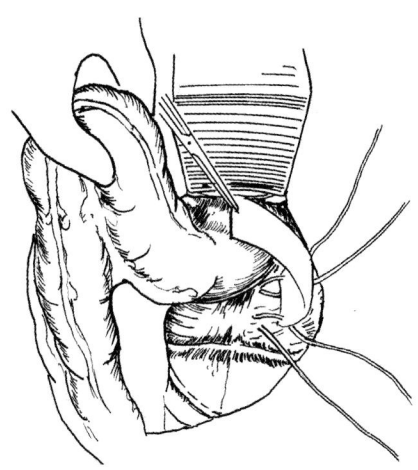

图42-4　固定网片右侧缘

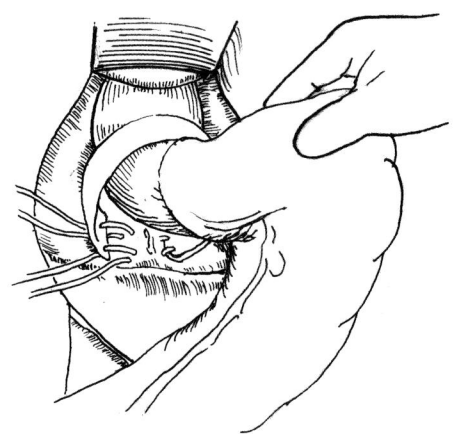

图42-5　固定网片左侧缘

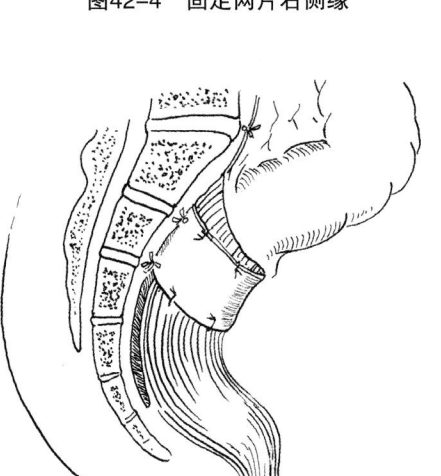

图42-6　固定网片上、下缘和直肠固定

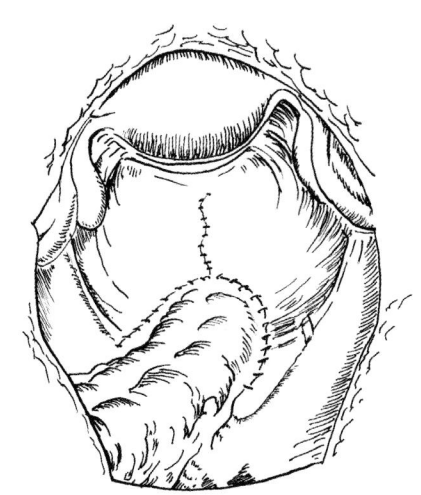

图42-7　关闭盆底腹膜

六、术中应急处理

（1）骶前出血、输尿管损伤、植物神经损伤等参见本书第二十七章"直肠癌低位前切除术"及第二十九章"保留自主神经的直肠癌经腹会阴切除术加双侧闭孔淋巴结清扫术"有关内容。

（2）术中直肠破裂情况少见，如发生，建议改行脱垂肠管切除术。

七、术后处理

（1）禁食3 d后，改流质饮食，每晚口服液状石蜡30 mL，维持大便1~2次/d。

（2）术后3 d，当引流液<50 mL、呈浆液性、肛门已排气时拔除引流管。

（3）术后卧床2周。

（4）3个月内避免负重及重体力劳动。

八、术后并发症的防治

1. 术后复发　由于直肠脱垂的原因尚未清楚，每个患者的具体发病机制不同，不同术者的认识千差万别，导致治疗效果欠佳，术后个别患者出现复发。复发性直肠脱垂，可选用经腹直肠后悬吊固定术（Wells手术）：充分游离直肠，切断侧韧带；将Ivalon海绵（聚乙烯醇）与骶骨岬缝合固定并缝在直肠背侧；将侧韧带缝合固定在两侧盆腔壁上；缝合直肠前凹陷，抬高Douglas陷凹；女性患者需将子宫底缝合固定在前腹壁（图42-8至图42-10）。

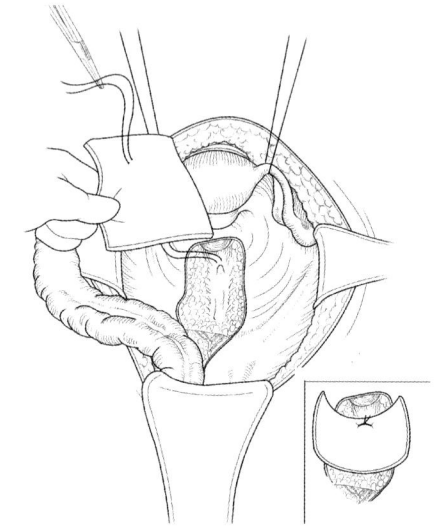

图42-8　固定Ivalon海绵

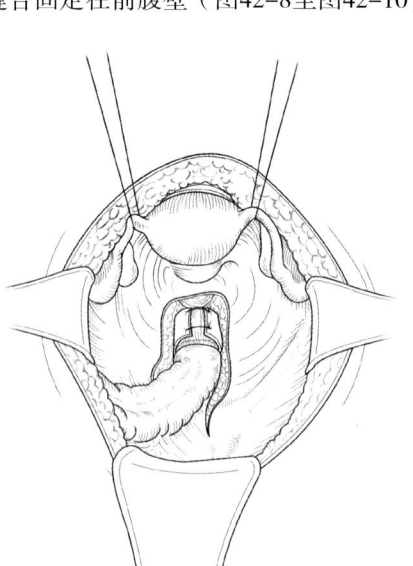

图42-9　缝合直肠前壁和Ivalon海绵

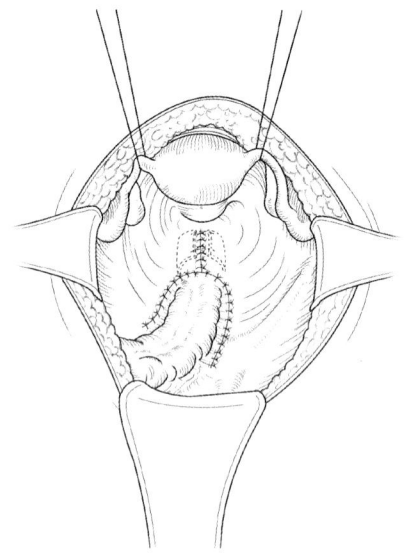

图42-10　抬高Douglas窝

2. 骶前感染　原因一为分离直肠时直肠损伤未被发现；二为术后骶前出血，积血未能及时引流。术后引流管务必通畅，拔除时间切勿太早。只要引流管通畅，即使少许直肠漏或感染，一般也无须开腹手术。只是网片作为异物可导致感染难以控制；如果非手术治疗无效，患者毒血症明显，引流管已拔除，此时应剖腹探查，拆除网片，重新放置引流管，必要时行横结肠襻式造口术。

（王天宝　傅传刚）

第四十三章　直肠前突修补术

直肠前突是出口梗阻型便秘的原因之一，可与直肠内套叠、耻骨直肠肌痉挛肥厚等并存，造成便秘，诊断治疗极为复杂。直肠前突是因排便时直肠内压力指向前方的阴道，而不是肛门，粪便进入前突的肠壁内而不能排出，反复发作，导致便秘发生，严重者需用手向后压迫阴道或会阴部。一般先行非手术治疗，如多饮水、多进食富含纤维素食物、多运动，适当给予缓泻剂。非手术治疗无效后，方可考虑手术治疗。手术原则是修补缺损、加强薄弱区及阻断恶性循环。修补术可经阴道或直肠，前者适用于直肠腔较小者，后者具有术野清楚、手术简便等优点。

一、适应证

（1）需手指压迫协助排便的直肠前突经非手术治疗无效。

（2）排除慢性传输型便秘、耻骨直肠肌痉挛肥厚及直肠脱垂。

（3）直径＞2.5 cm的巨大直肠前突（图43-1）。

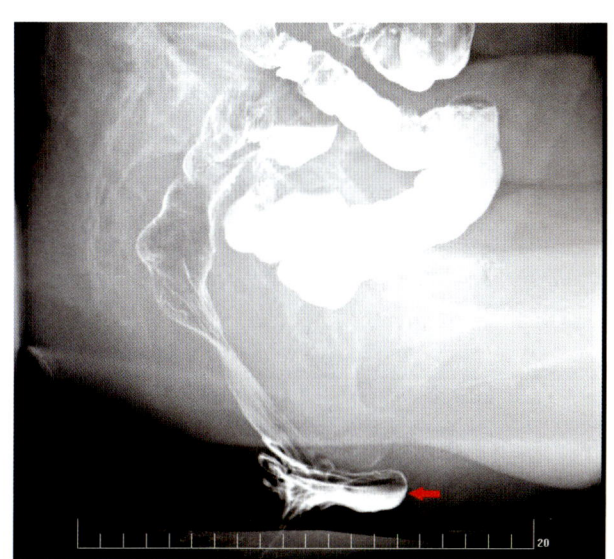

图43-1　直肠前突直径约5 cm

二、手术策略

（1）术者将示指置入阴道内，既可协助止血，又能保护阴道免受损伤。

（2）黏膜下注射1∶200 000肾上腺素盐水可利于分离黏膜和减少出血。

（3）直肠内的缝合采用3-0 Dexon线，使用丝线有可能导致慢性感染或窦道形成。

（4）U字形直肠黏膜瓣应包括黏膜肌层，远切缘宽度应短于基底部，以保证黏膜瓣的良好血供。

三、术前处理

（1）术前2 d进行阴道冲洗，术前晚以龙胆紫涂擦阴道以备术中辨认阴道。

（2）肠道准备等参见本书第二十三章"结肠手术"有关内容。

四、麻醉与体位

全身麻醉或腰硬联合麻醉，折刀位，臀部用宽胶布拉开以利于显露。

五、手术步骤

1. Sehapayak术

（1）扩肛四指，拉开直肠，齿状线上方黏膜切口下注射1∶200 000肾上腺素盐水以利于减少出血（图43-2）。

（2）纵行切开直肠黏膜6 cm，下端位于齿状线上方0.5 cm，深层达内括约肌深面（图43-3）。

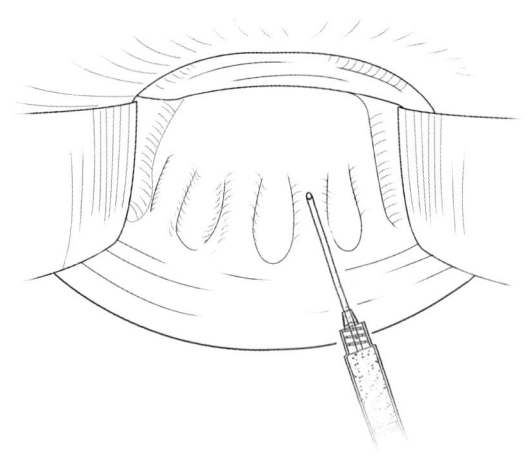

图43-2　黏膜下注射肾上腺素盐水

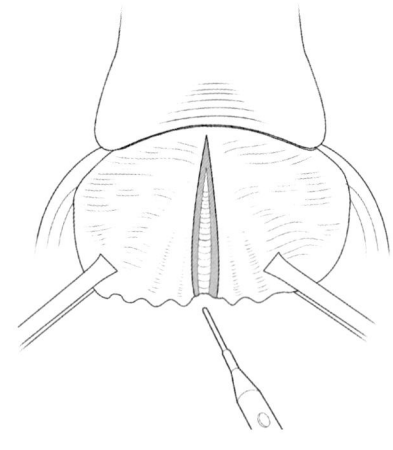

图43-3　切开内括约肌

（3）术者示指伸入阴道内，向上方顶起阴道壁，向两侧游离内括约肌瓣2 cm，深层看见灰白色组织即为阴道壁，切勿损伤（图43-4）。

（4）用3-0 Dexon线自右侧肛提肌由外向内进针，再于左侧肛提肌边缘由内向外出针，纵行间断缝合6针（图43-5）。

（5）剪除多余黏膜肌层瓣，以3-0 Dexon线间断缝合黏膜切口（图43-6）。

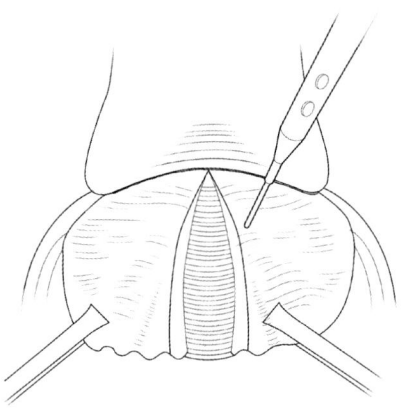

图43-4　游离内括约肌

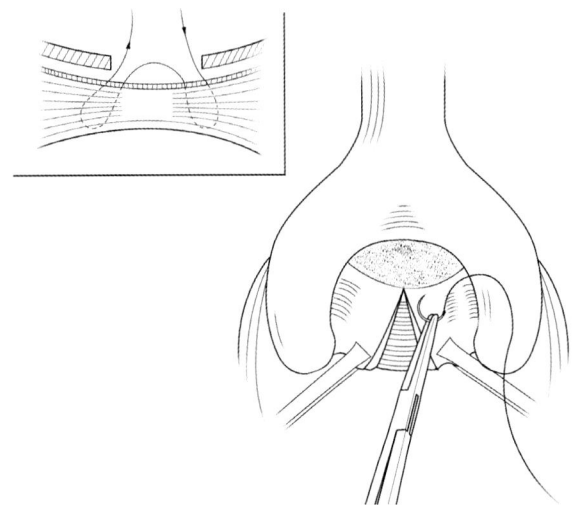

图43-5　缝合肛提肌（折刀位）

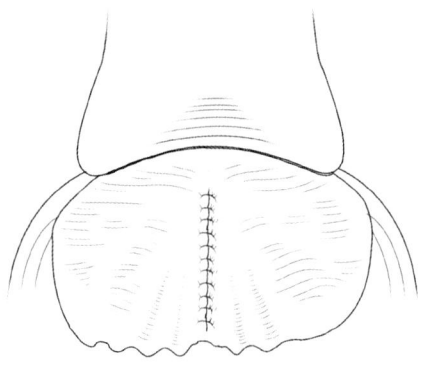

图43-6　缝合直肠黏膜切口

2. Khubchandani术

（1）扩肛四指，拉开直肠，齿状线上方黏膜切口下注射1∶200 000肾上腺素盐水以利于减少出血。

（2）用电刀做一U字形切口，底位于齿状线，长约3 cm，两侧臂长约6 cm，远切缘宽度应短于黏膜肌层瓣基底部（图43-7）。

（3）游离U字形黏膜肌层瓣，深层达内括约肌深面，如发现灰白色组织即为阴道壁，避免损伤。用3-0 Dexon线左右间断缝合3~4针，以纵行折叠加强直肠阴道隔（图43-8）。

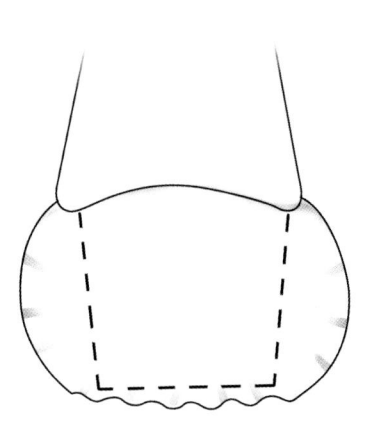

图43-7 黏膜瓣切口

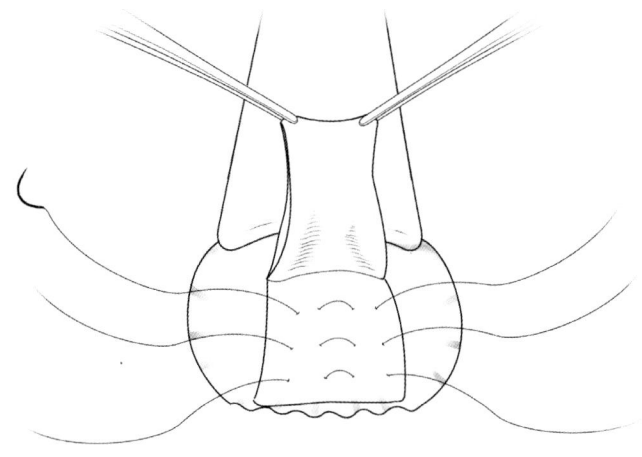

图43-8 横行缝合直肠阴道隔

（4）进而在上、下方向2-0 Dexon线间断缝合2~3针，以横行折叠加强直肠阴道隔并减少黏膜张力（图43-9）。切除多余的黏膜肌层瓣，3-0 Dexon线缝合关闭黏膜切口（图43-10）。

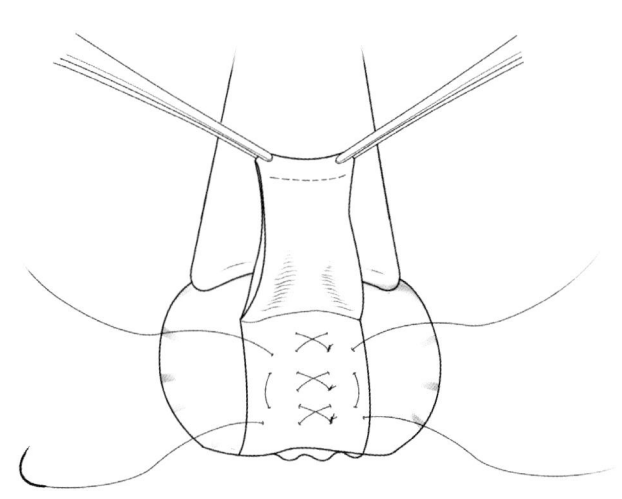

图43-9 纵行缝合直肠阴道隔

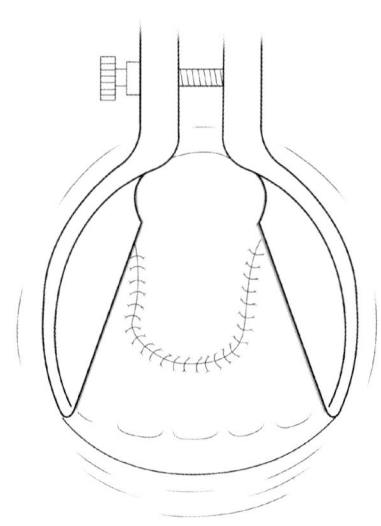

图43-10 缝合黏膜切口

六、术中应急处理

1. 切口出血　多见于切开黏膜或游离内括约肌时，往往出血较多。切开前黏膜下注射肾上腺素盐水可减少出血。如用血管钳钳夹黏膜后再用电刀切开、游离，则可明显减少出血。术者将示指插入阴道内向上方挑起，擦净血液，出血点予以点电凝或缝扎。

2. 阴道损伤　游离黏膜下层过深时可切开阴道壁，此时可见龙胆紫染色组织。当深层游离发现组织呈苍白色时，即为阴道组织。损伤后，可用3-0 Dexon线间断缝合，但切忌与直肠壁一层缝合，否则易出现直肠阴道瘘。

七、术后处理

（1）禁食3 d后，由流质饮食逐渐过渡为普通饮食。
（2）静脉注射抗生素1~3 d。
（3）大便后温水坐浴理疗。

八、术后并发症的防治

1. 直肠阴道瘘　游离直肠黏膜过深或术中仓促止血，导致术中损伤阴道未及时发现或阴道损伤修补时和直肠壁一层缝合。强调术中预防的重要性，措施包括：分离黏膜肌层时切勿过深；将示指伸入阴道内利于游离黏膜、止血及缝合黏膜肌层；术毕应检查阴道，如有损伤，立即分层缝合修补。具体的直肠阴道瘘处理参见本书第三十八章"直肠阴道瘘手术"有关内容。

2. 黏膜坏死　术中黏膜游离过薄或基底部过于狭小。术中黏膜瓣务必带有内括约肌层；基底部宽度超过齿状线上切口长度1~2 cm。处理措施包括禁饮食、肠外营养支持、服用缓泻剂、温水坐浴理疗及静脉给予抗生素等，一般情况下黏膜均能再生而愈合。

（王天宝　傅传刚）

第四十四章　耻骨直肠肌综合征手术

耻骨直肠肌痉挛性肥大，导致出口处梗阻，排便障碍（图44-1）。患者长期排便困难，反复大量局部用药，个别患者还有多次肛肠手术史，非手术治疗难以奏效。采用耻骨直肠肌部分切除可以解除肌肉痉挛导致的肛管狭窄，进而有效缓解出口梗阻导致的排便困难。但术者应知便秘的原因不一，有时多种因素同时存在，术前务必全面检查，统筹安排手术方案，术后指导患者多进食含纤维素丰富的食物、多饮水及多活动对缓解便秘具有一定意义。

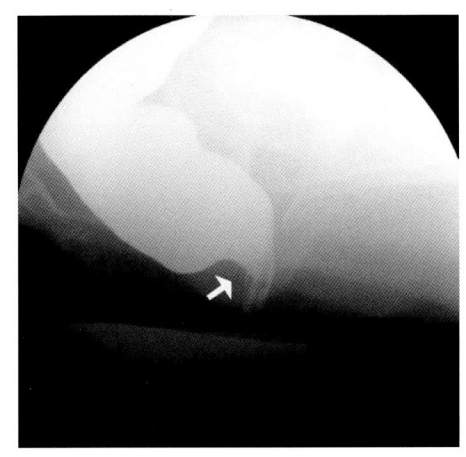
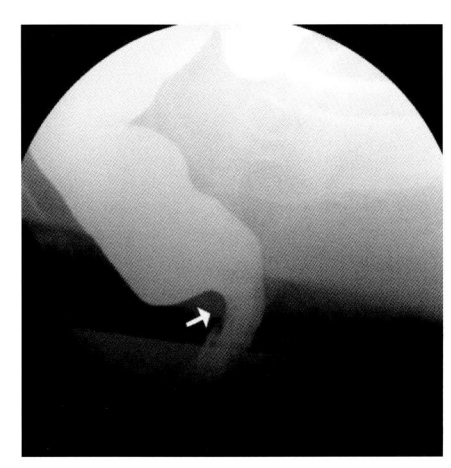

a. 排便造影静坐像　　　　　　　　　　b. 排便造影力排末期

a. 静坐时肛直角约115°，肛上距约22 mm，骶直间距未见异常；b. 嘱受检者排便，会阴下降，肛上距约18 mm，肛直角约111°，肛管开大，仅有少量对比剂排出，排便造影过程中耻骨直肠压迹处保持搁板状（箭头）

图44-1　耻骨直肠肌综合征

一、适应证

（1）直肠指诊耻骨直肠肌显著肥厚并导致肛管狭窄。
（2）肛管动力学检查示肛管功能长度 >6 cm。
（3）结肠传输实验证实标志物存留于直肠内过多。
（4）经3个月非手术治疗无效。

本术式禁忌证：未经非手术治疗的耻骨直肠肌综合征患者；耻骨直肠肌肥厚仅为便秘原因之一的患者应综合考虑手术方案。

二、手术策略

（1）肛门外括约肌三襻学说：顶襻由外括约肌深部和耻骨直肠肌组成，彼此融合在一起，其肌束呈襻状环绕在肛管上部，向前附着于耻骨联合；中襻即外括约肌浅部，围绕肛管中部的前面，向后止于尾骨尖，形成肛尾韧带的主要部分；底襻即外括约肌的皮下部，它环绕肛管的下部，向前止于近中线的肛周皮肤（图32-1、图32-2、图46-1至图46-5）。排便时由于直肠收缩引起内括约肌呈反射性松弛状态，若此时因某种原因必须立刻中止排便，则通过外括约肌随意性收缩，压迫处于松弛状态的内括约肌，后者通过逆向反射抑制直肠收缩，直肠因而扩张，粪便停滞，便意消失；同时外括约肌收缩，顶襻及底襻同时向前牵拉肛管后壁，中襻向后牵拉肛管前壁，使肛管紧闭，但外括约肌为横纹肌，不能长时间收缩，因此，机械性压迫作用是暂时的。

（2）耻骨直肠肌平均宽度为（1.27±0.43）cm，厚度为（0.42±0.16）cm；发育良好，完全独立者占72.4%，与耻骨尾骨肌愈合者占22.4%，缺如者占5.2%；内侧与耻骨尾骨肌和联合纵肌之间为耻骨直肠肌内侧间隙，该间隙为耻骨直肠肌和直肠提供活动性滑囊；下方为肛门外括约肌深部，有时二者难以区分。目前认为耻骨直肠肌属于肛提肌和肛门外括约肌两组肌群。有学者研究组织学发现耻骨直肠肌内存在牵张感受器，括约肌间发现压力感受器环层小体，因此，排便自制反应感觉中心应在耻骨直肠肌或围绕该部平面的直肠周围结缔组织之中，而非位于直肠壁内。

（3）术者将示指置入直肠内，触摸并将耻骨直肠肌抬起，便于识别和游离，此肌上缘位于尾骨尖水平。

（4）术中妥善止血，预防感染，必要时放置引流条，围手术期使用抗生素。

三、术前处理

肠道准备等参见本书第二十三章"结肠手术"有关内容。

四、麻醉与体位

腰麻或骶管麻醉，折刀位，屈髋135°。

五、手术步骤

（1）自尾骨尖上方起向下做长约5 cm正中切口，下端距肛缘约2 cm。电刀逐层切开皮下各层组织及肛尾韧带，显露外括约肌及尾骨尖，后者为耻骨直肠肌上缘标志（图44-2）。

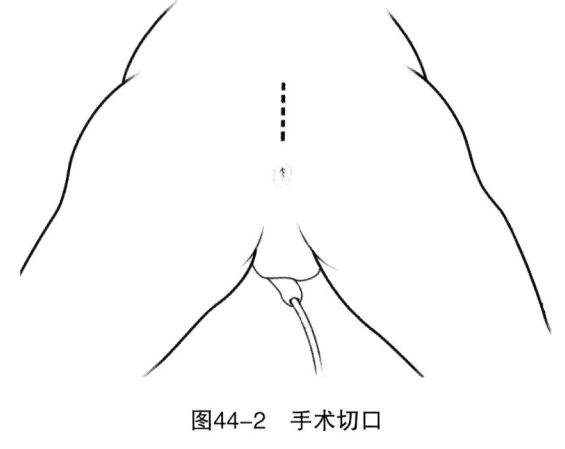

图44-2　手术切口

（2）左手示指伸入直肠，顶起耻骨直肠肌，自尾骨尖下方，用弯血管钳游离耻骨直肠肌上缘，进而分离其后侧，自耻骨直肠肌和外括约肌深部之间穿出，进而向两侧仔细分离2 cm，弯血管钳挑起（图44-3）。

（3）钳夹耻骨直肠肌，切除中间1.5 cm肌束，断端以3-0 Dexon线缝扎止血。创面彻底止血后，以3-0 Dexon线缝合皮下组织，1号丝线间断缝合皮肤切口（图44-4至图44-6）。

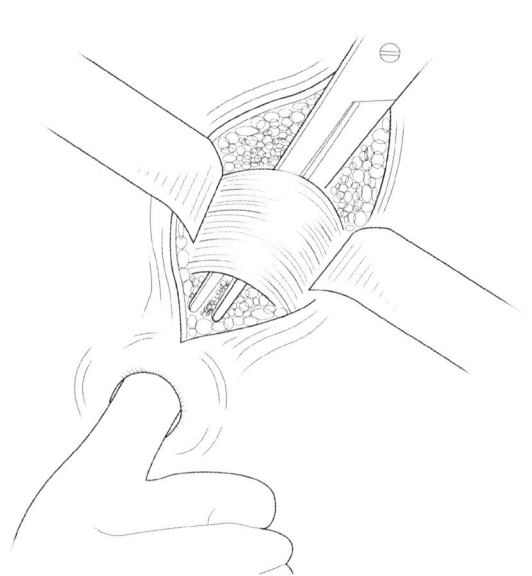

图44-3　游离耻骨直肠肌

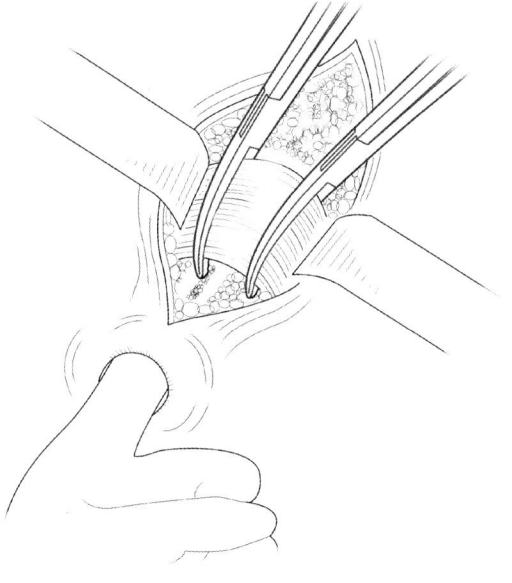

图44-4　钳夹耻骨直肠肌

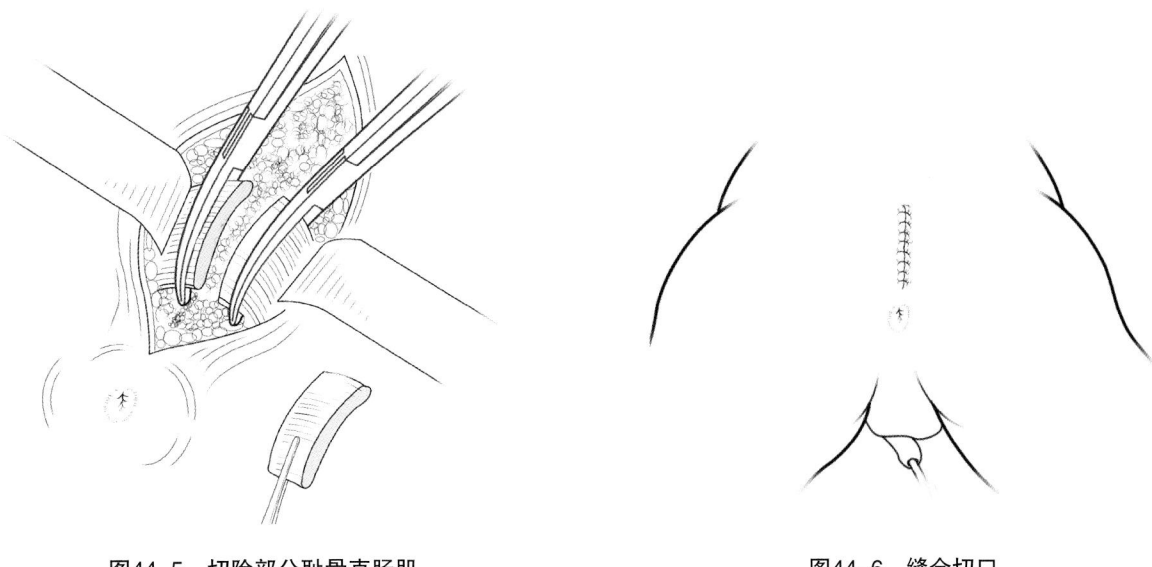

图44-5　切除部分耻骨直肠肌　　　　　　图44-6　缝合切口

六、术中应急处理

1. 直肠破裂　多为术中分离耻骨直肠肌时误伤肠壁造成。应及时修补，强调术前肠道准备充分，术后禁食3 d，而后进食肠内营养制剂，局部充分引流。

2. 肛门外括约肌损伤　术中游离耻骨直肠肌时误将外括约肌深部一并结扎切断造成。应及时对端缝合修补，由于耻骨直肠肌下缘边界不清，切断时可保留其下缘宽0.5～1 cm的耻骨直肠肌，如此即可保护外括约肌不受损伤，从而也防止了术后大便失禁。

七、术后处理

（1）术后24 h，直肠指诊未见血迹，拔除引流橡皮条。
（2）及时更换切口敷料。
（3）禁食3 d后，逐渐恢复普通饮食。

八、术后并发症的防治

切口感染或窦道形成多由于术后切口出血、感染或丝线等异物残留。应拆除切口内丝线，保持切口清洁，充分引流，一般2～3周后即可愈合。

（王天宝　任东林）

第四十五章 直肠肛管损伤手术

直肠肛管损伤占腹部损伤的0.5%~5.5%，临床医生处理该损伤的经验明显不足，漏诊、误诊及处理不当时有发生。直肠肛管具有独特的解剖及生理特点，常伴有泌尿系统、骨盆等联合损伤，肠腔内每克粪便内细菌数量可达10^9~10^{11}，肛管直肠周围间隙内大量缺乏血供的疏松脂肪组织，因此，易于引起感染扩散，死亡率达10%以上，应予以足够重视。直肠肛管损伤按解剖部位分为三类：①腹膜返折以上损伤；②腹膜返折以下，肛提肌以上损伤；③肛提肌以下肛管括约肌及周围皮肤损伤。对第②类损伤最易误诊，其临床表现主要为直肠周围炎症反应：骶尾部或肛门周围疼痛，伴有里急后重感。直肠指诊是诊断肛管直肠损伤最简便、实用的方法。另外，直肠肛管损伤合并其他脏器损伤概率高达50%，往往在处理其他脏器损伤时忽视直肠肛管损伤的诊治。处理直肠肛管损伤时应予以抗休克治疗，以维持足够的血容量及循环动力学稳定；应用舒普深及替硝唑抗感染；复合伤时务必妥善处理各损伤脏器。直肠肛管损伤处理基本原则可用"4D"概括：①清创（débridement），尽可能缝合直肠与肛门括约肌；②完全性粪便转流（diversion）；③远端结肠灌洗（distal irrigation）；④骶前置引流管，保障充分引流（drainage）（图45-1）。

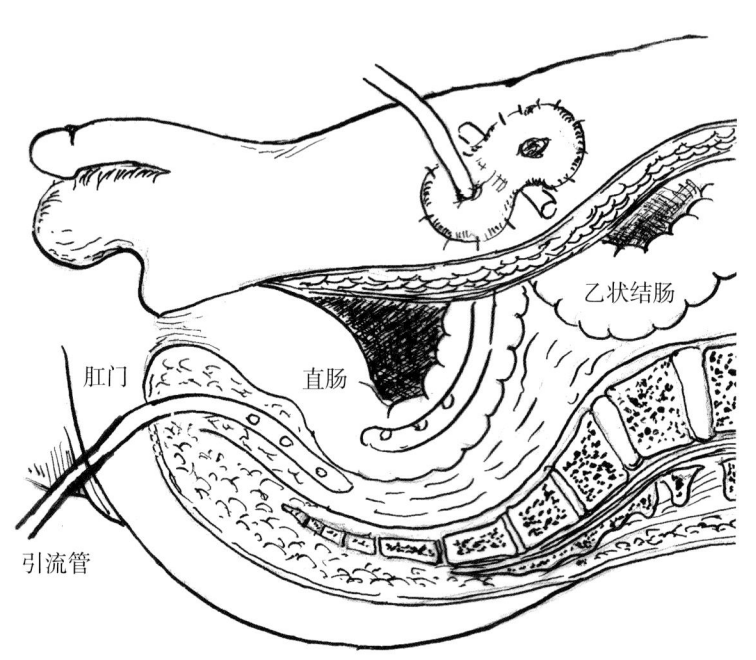

图45-1 直肠损伤处理原则

具体手术方式依损伤类别而定：

（1）腹膜返折以上损伤。修补直肠裂口、大量温生理盐水冲洗腹腔、远端肠道关闭的横结肠襻式或双腔造口、盆腔置双腔引流管。

（2）腹膜返折以下，肛提肌以上损伤。低位轻度损伤，经肛门直肠腔内修补并行直肠后间隙引流术；高位轻度损伤，不必勉强修补，但必须行直肠周围间隙引流+远端肠道关闭的横结肠襻式造口术+造口远端结直肠灌洗术；严重直肠损伤，经腹会阴联合手术，尽量清除坏死组织，缝合破损直肠，直肠周围间隙双腔引流管引流，完全性横结肠粪便转流术；破损极为严重者，完全止血后，横断乙状结肠下端，清除直肠内粪便并用大量碘伏冲洗直肠，骶前间隙置引流管，乙状结肠近断端左下腹经腹直肌造口，如有可能可行二期造口关闭术。

（3）肛提肌以下损伤。伏轻度损伤可行清创，缝合离断的肛门括约肌，损伤处肛管外放置引流管；损伤污染严重者，应清创引流+远端肠道关闭的横结肠襻式造口术+远侧结肠彻底灌洗，待二期修补术。以下就肛管括约肌修补术作简要介绍。

一、适应证

本手术适用于手术或外伤损伤导致的肛管括约肌损伤，其范围小于肛管括约肌周径的1/3，肌纤维具有收缩功能者。

二、手术策略

如就诊时，肛管括约肌已经纤维化，则失去修复机会。创面污染者，应在感染控制后4~6个月内予以修复。为避免术后感染，术中注意无菌操作，围手术期使用抗生素。保留少许瘢痕组织于括约肌断端之上有利于对端缝合。

三、术前处理

肠道准备等参见本书第二十三章"结肠手术"有关内容。

四、麻醉与体位

腰硬联合麻醉或气管插管全身麻醉，取膀胱截石位或俯卧位。

五、手术步骤

（1）为避免术后切口感染，应以括约肌附近瘢痕为中心，远离肛门，做一弧形切口（图45-2）。

（2）切开皮肤，游离皮瓣，解剖括约肌，对于内括约肌、外括约肌无需区别，切除两断端之间的瘢痕组织，但应保留断端之上少许瘢痕，以利于缝合（图45-3）。

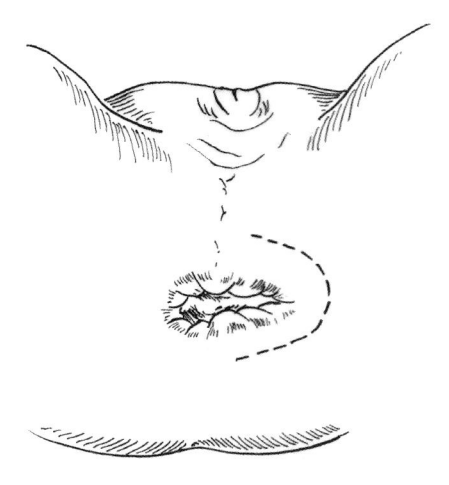

图45-2 弧形切口

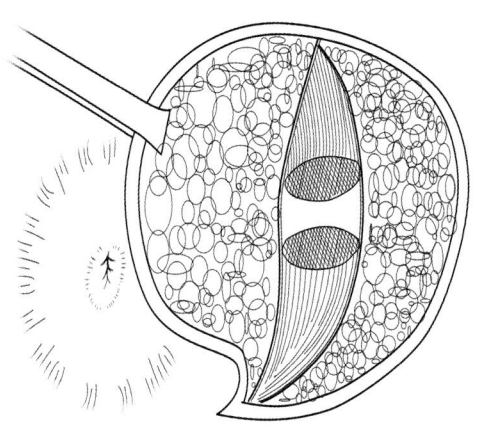

图45-3 显露括约肌

（3）用组织钳交叉牵拉括约肌，了解活动度及松紧度，避免暴力损伤直肠肛管黏膜。如适宜吻合，则将一直径约1.5 cm的肛门镜置入肛管内，以7号丝线做端端褥式缝合，再于其外层瘢痕组织处间断缝合几针。注意缝合时缝线不宜太多，结扎切勿太紧，以免造成坏死与感染。创面妥善止血，必要时可予以胶片引流，以免积血感染（图45-4至图45-6）。

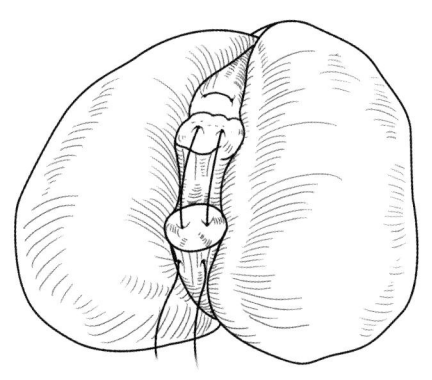

图45-4 褥式缝合

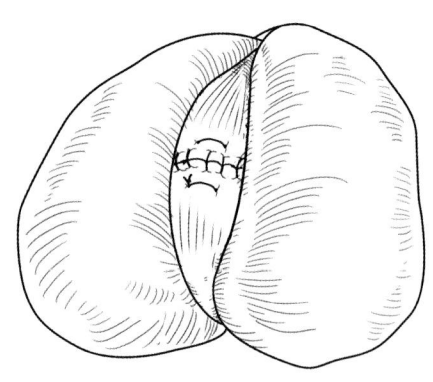

图45-5　对端缝合完毕

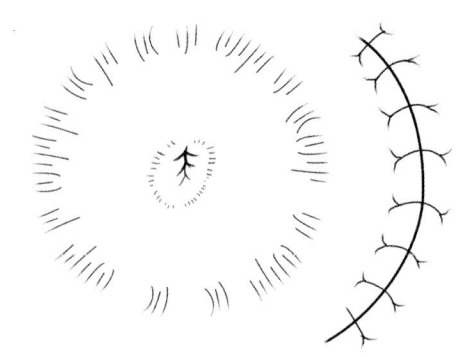

图45-6　缝合切口

（4）伴有肛门直肠环后中线断裂、肛管直肠角破坏者，应缝合耻骨直肠肌，重建肛管直肠角（图45-7）。

六、术中应急处理

有时两断端不能一次拉拢缝合，此时可采用分期手术：游离皮瓣，切除瘢痕后，尽量拉拢两断端，以32号不锈钢丝将断端分别固定在附近软组织上，3个月后，如肛门失禁仍较严重，可再次手术，缝合断端。

七、术后处理

（1）建议给予肠内营养（如安素）等饮食，减少排便。

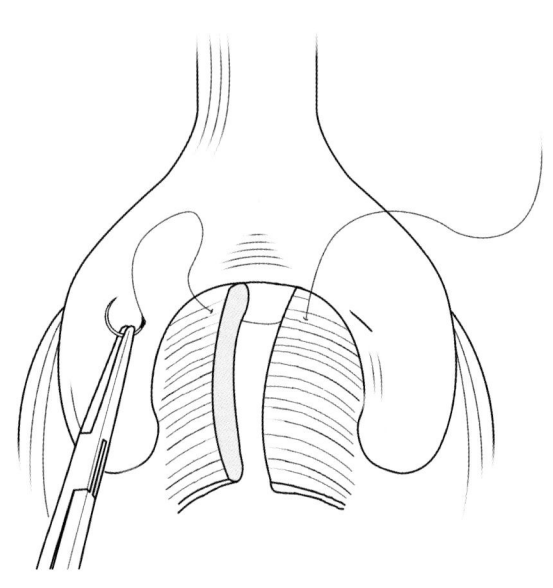

图45-7　修补耻骨直肠肌

（2）静脉补液及应用抗生素。
（3）术后7 d可给予缓泻剂，经肛管注入开塞露以利于排便。
（4）出院时应行肛门指诊，有肛门狭窄者，示指扩肛1次/d，直至示指可完全进入肛管为止。

八、术后并发症的防治

常见并发症为切口感染，此为手术失败的首要原因。因此，术后减少排便次数，便后应及时予以切口换药；如发现切口红肿、皮下积液，应立刻拆除几针皮肤缝线，排除积血或脓液，置入引流条，每天换药。

（王天宝　任东林）

第四十六章　经肛门后盆底修补术

在为治疗大便失禁而设计手术方式时，应充分认识到患者参与控制排便的肌肉存在不同程度的变性，修补术的目的在于更大地发挥肛管直肠环残余控便功能。肛管直肠环是由耻骨直肠肌、内括约肌、外括约肌的深部和浅部、直肠纵肌的一部分联合构成，其中耻骨直肠肌和外括约肌深部最为重要，二者绕过肛管和直肠分界处，宽2～3 cm，直肠指检可清楚扪到，在直肠后方及两侧比前部发达，具有括约肛门的作用，如手术时不慎完全切断，则导致大便失禁。本术式修补肌肉包括耻骨直肠肌、耻骨尾骨肌、髂骨尾骨肌、肛门外括约肌，主要目的在于重建肛管直肠角，从而重新获得有效控制排便的功能（图46-1）。

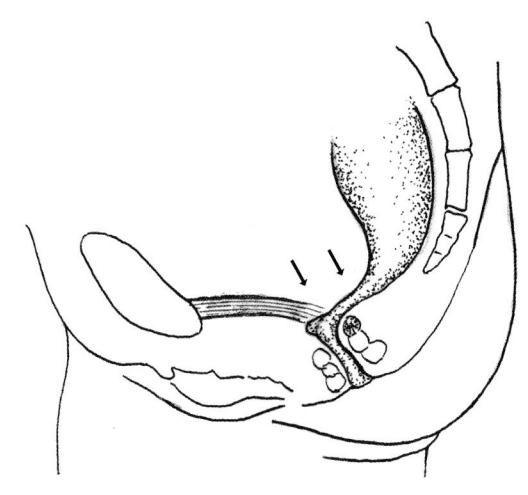

图46-1　肛管直肠角

一、适应证

本术式适应证包括直肠脱垂固定术后依然大便失禁者及自发性大便失禁患者。本术式禁忌证包括完全性直肠脱垂尚未固定者及年龄＞70岁不能配合术后治疗者。

二、手术策略

（1）熟悉肛管后方解剖层次至关重要，手术入路：经内括约肌和外括约肌深部之间→耻骨直肠肌与直肠之间→肛提肌裂孔→切开盆膈上筋膜→达肛提肌上方→游离肛提肌达其最外侧和最高侧止点。盆底肛提肌解剖见图46-2至图46-5。

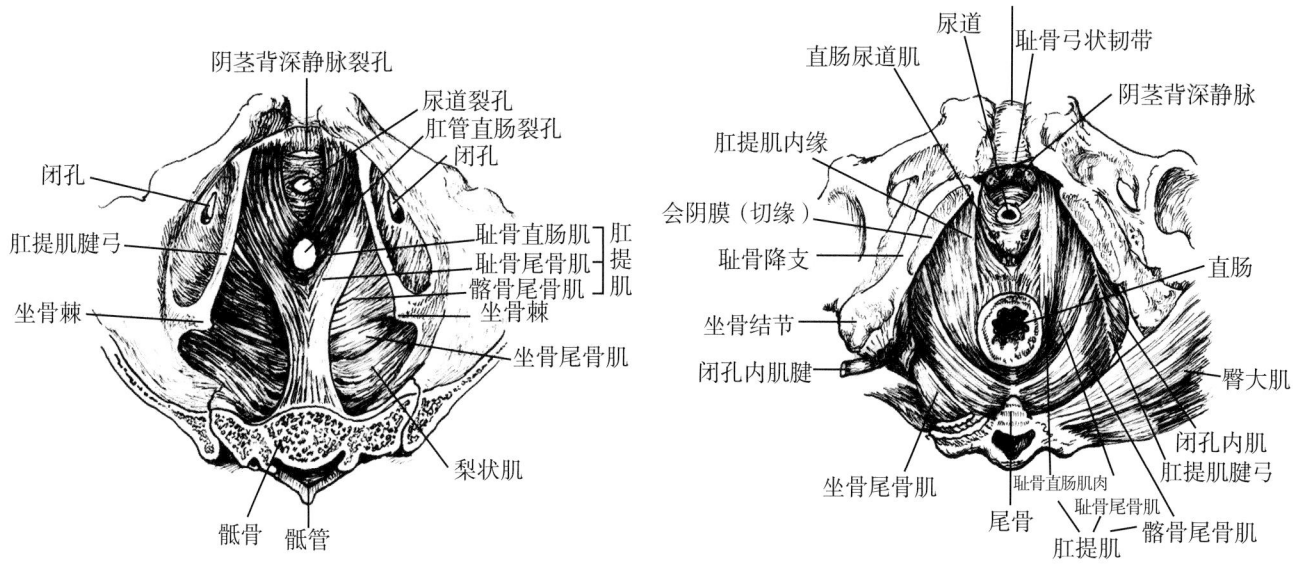

图46-2　盆底解剖（内面观）　　　　　　　　　　　　图46-3　盆底解剖（外面观）

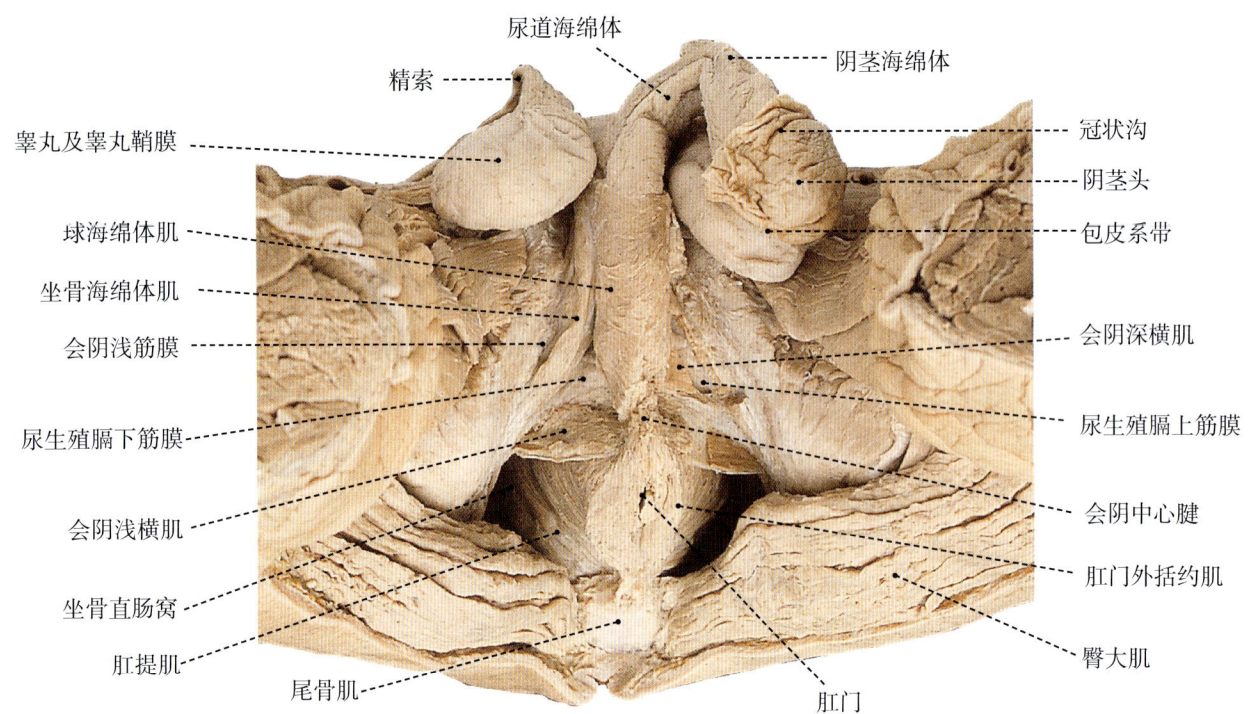

图46-4 男性会阴解剖

（经授权引自：欧阳钧，温广明. 人体解剖学标本彩色图谱［M］. 2版. 广州：广州科技出版社，2010：178.）

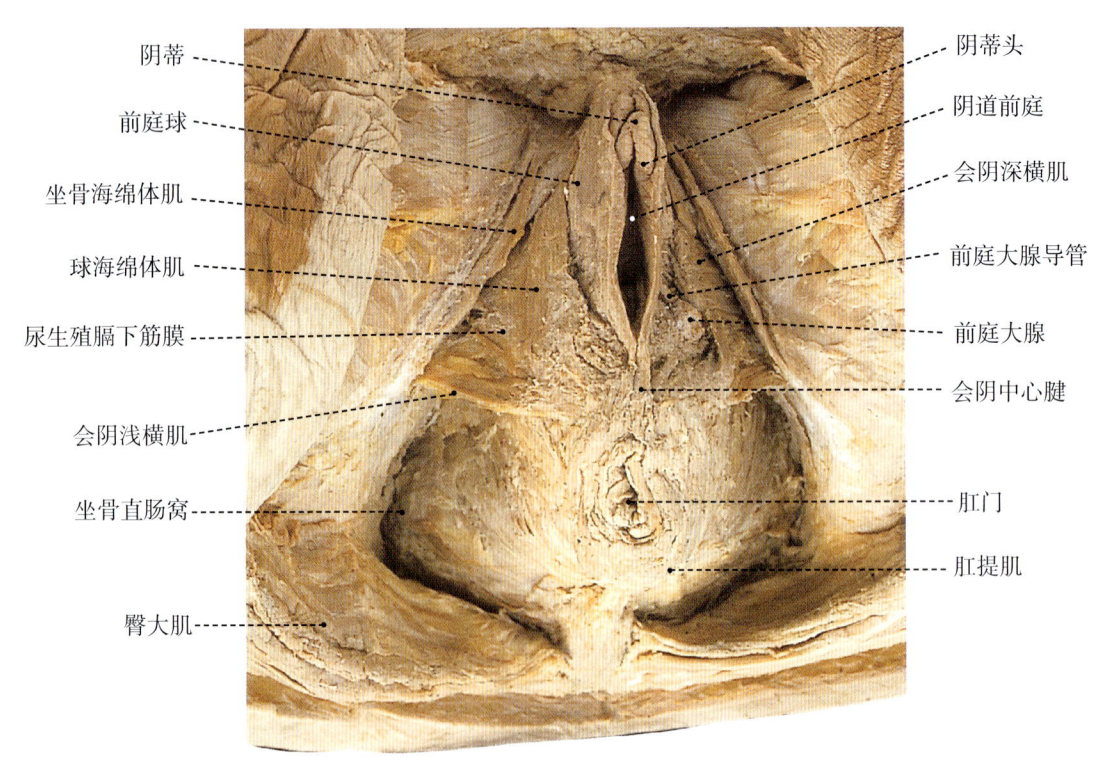

图46-5 女性会阴解剖

（经授权引自：欧阳钧，温广明. 人体解剖学标本彩色图谱［M］. 2版. 广州：广州科技出版社，2010：178.）

（2）本术式术中沿内括约肌、外括约肌之间向头侧分离至关重要，有时由于术中出血，难以分辨内括约肌和外括约肌。皮下脂肪组织内注入1:200 000的肾上腺素有利于减少术中出血。外括约肌为骨骼肌，内括约肌为平滑肌，电刀刺激前者可见收缩反应，后者则无；内括约肌、外括约肌之间的纵行肌纤维也可作为识别标志；另外外括约肌多为红色，内括约肌为粉白色，但在肌肉变性情况下肌肉颜色难以作为鉴别依据。

（3）修补缝线采用不吸收的聚丙烯缝线，打结切勿过紧，以免组织撕裂，聚丙烯缝线也利于感染的防治。

（4）创面彻底止血，放置引流管，围手术期使用抗生素。

三、术前处理

肠道准备等参见本书第二十三章"结肠手术"有关内容。

四、麻醉与体位

全身麻醉或腰硬联合麻醉，截石位或折刀位。

五、手术步骤

（1）肛管后方皮下脂肪组织内注入1:200 000肾上腺素盐水，距离肛缘6 cm做一V字形切口，切勿距肛门太近，预防术后切口污染（图46-6）。

（2）显露肛门内括约肌和外括约肌深部，于二者之间锐性分离，达肛管后1/2周（图46-7、图46-8）。

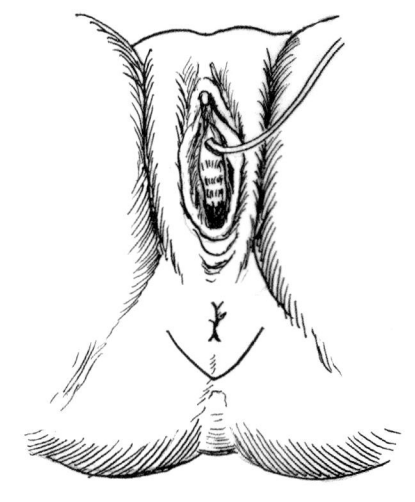

图46-6　手术切口

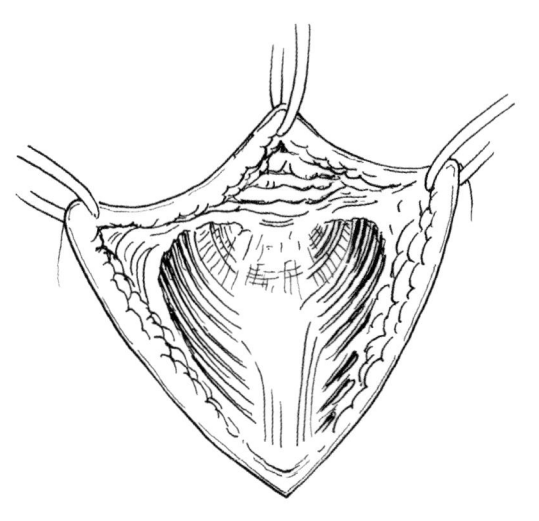

图46-7　显露肛门内括约肌和外括约肌深部

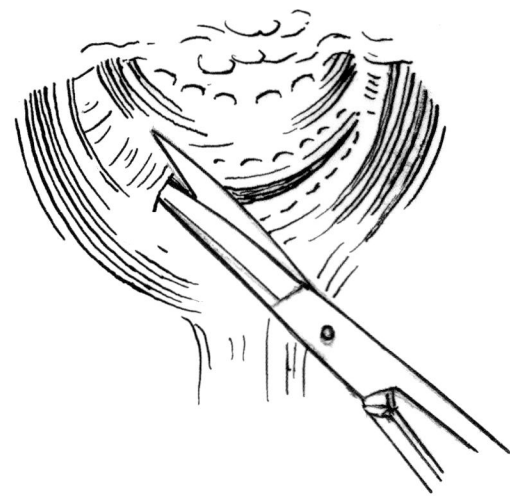

图46-8　于内括约肌、外括约肌深部之间分离

（3）继续向头侧分离，直达耻骨直肠肌，进而游离肛管后半部，此时易于损伤直肠，也易于经耻骨直肠肌进入坐骨直肠窝。进一步游离达盆膈上筋膜与直肠的结合部，近肛提肌侧切断筋膜，达盆膈上间隙，从而完全游离肛管后半部（图46-9）。

（4）将直肠肛管牵向上方，显露肛提肌两侧缘（图46-10）。

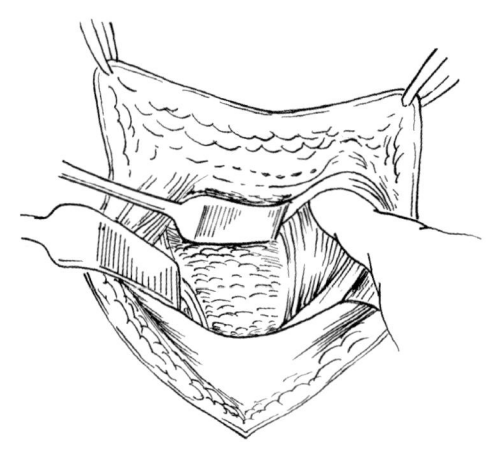

图46-9 完全游离肛管后半部

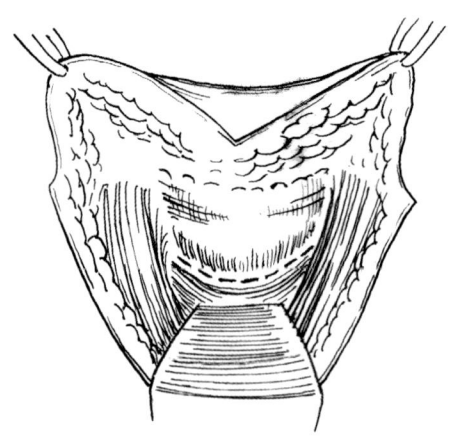

图46-10 显露肛提肌两侧缘

（5）采用钝性分离方法，达肛提肌最高、最外侧止点。将耻骨尾骨肌拉开，显露外上方的髂骨尾骨肌，触摸该肌的起点坐骨棘。用3-0 Prolene聚丙烯缝线自坐骨棘开始向前方缝合两侧髂骨尾骨肌，形成网格状，松弛打结，切勿过紧（图46-11）。

（6）同法缝合肛管后方的耻骨尾骨肌上半部（图46-12）。

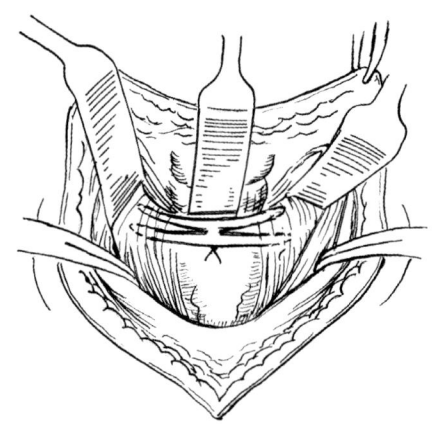

图46-11 用聚丙烯线网格状缝合

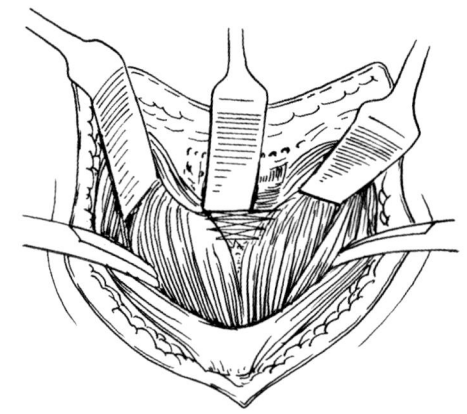

图46-12 缝合耻骨尾骨肌

（7）缝合耻骨直肠肌是本术式最重要的修补层次，切勿太紧，留一小空隙以缓解术后组织水肿（图46-13）。

（8）修补外括约肌深部，皮下组织用可吸收线缝合（图46-14）。

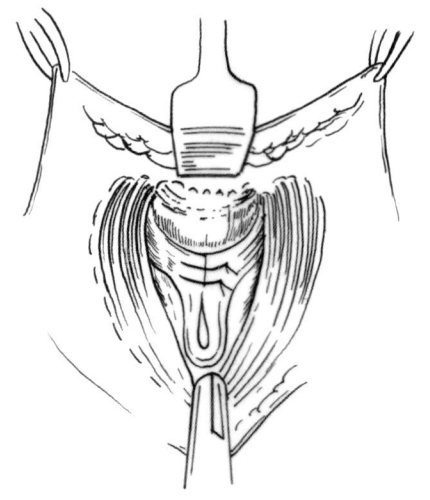

图46-13 缝合耻骨直肠肌

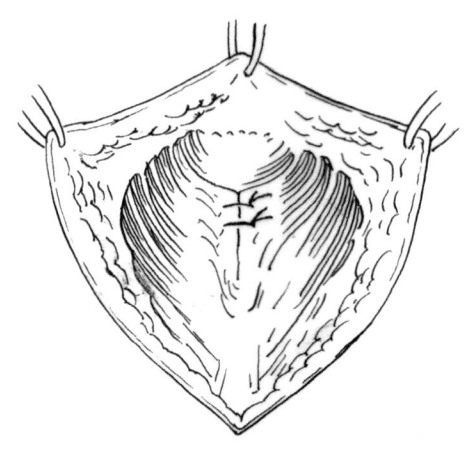

图46-14 修补肛门外括约肌深部

（9）有时修补术后，皮肤切口难以按原切口缝合，需行Y字形缝合术，以减少术后皮缘坏死和局部皮肤隆起畸形（图46-15、图46-16）。

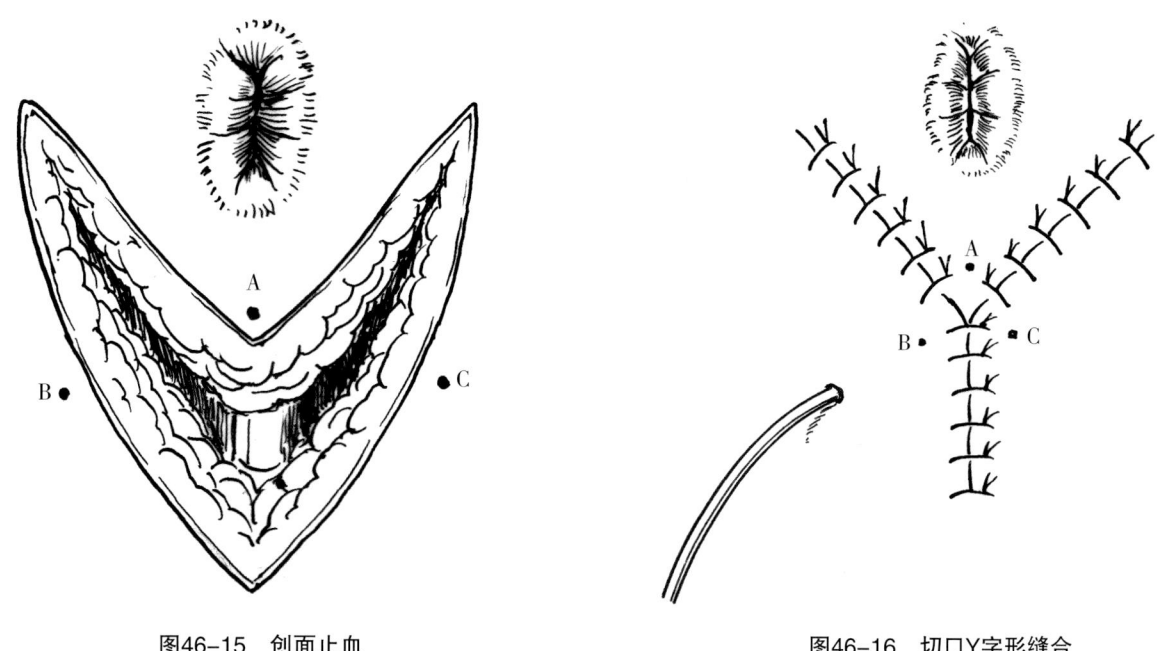

图46-15　创面止血　　　　　　　　　　图46-16　切口Y字形缝合

六、术中应急处理

在游离肛提肌与直肠结合处时易于损伤直肠壁，导致直肠破裂，可在修补直肠后，加行横结肠造口术，后者一方面减少术后术野污染，另一方面对解除排便压力造成的盆底修补失败具有一定的作用。

七、术后处理

（1）引流管放置2～3 d。
（2）如果术后患者用力排便或排泄大量粪便，将导致整个修补术完全失败。有两种方式可采用：一为术中即行横结肠造口术；二为术后给予口服硫酸镁以获得10～12 d的轻度腹泻。一旦度过此期，修补失败可能性极小。
（3）大便较干燥的患者给予开塞露有利于协助排便并训练排便反射。

八、术后并发症的防治

盆底修补失败率约为20%，因此部分患者肛门失禁未缓解或复发，主要由于患者本身严重的肛管直肠环肌肉退行性变性所致，另外如上所述术后即有腹压增高可导致修补失败。术后即口服缓泻剂如麻仁软胶囊，保持近2周的轻度腹泻，对防止修补失败具有重要作用。一旦术后大便失禁复发，可行乙状结肠造口术以转流粪便。

（王天宝　任东林　欧阳钧）

第四十七章　肛提肌成形术

本术式主要适用于因为肛提肌以上畸形矫正术后依然大便失禁患者，如果患儿能保持较为正常的学校生活，一般采取非手术治疗，尽量延迟再次手术，因为随年龄增长，控便能力有一定恢复。另外本手术也要求患儿术后良好配合才能获得理想的治疗效果。术前肛管直肠测压及钡剂排粪造影检查可评价肛提肌功能。对明显的骶骨发育不全和盆底肌肉麻痹也具有较好的治疗效果，其机理在于恢复了肛管直肠角。

一、适应证

本术式适用于由于骶骨发育不全、盆底肌肉麻痹或肛提肌以上畸形矫正术后，大便依然失禁者。

二、手术策略

（1）本术式设计原理在于将髂骨尾骨肌自两侧坐骨棘和肛提肌腱弓切断，再将肛提肌（包括耻骨直肠肌）内侧部分重叠缝合，以形成新的肛直肠角，从而达到控制排便之目的。本书第四十六章"经肛门后盆底修补术"的机制也是重建肛直肠角，相对而言肛提肌成形术较为简单易行。盆底肛提肌解剖见图46-2至图46-5。

（2）折叠缝合肛提肌时，松松打结，以防切割肌肉组织。

（3）创面止血，必要时放置引流管，围手术期给予抗生素。

三、术前处理

肠道准备等参见本书第二十三章"结肠手术"有关内容。

四、麻醉与体位

全身麻醉，折刀位。

五、手术步骤

（1）环肛门后方切口，其顶端位于骶尾骨交界处（图47-1）。

（2）向肛管侧游离并牵起皮肤及皮下脂肪组织（图47-2）。

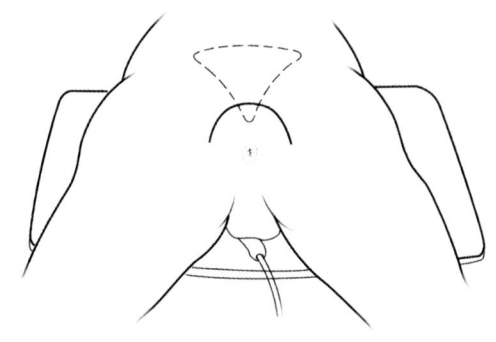

图47-1　手术切口

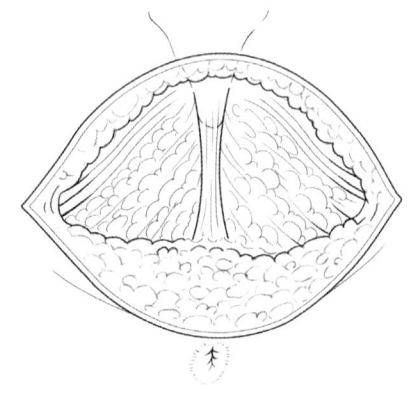

图47-2　显露肛尾韧带

（3）外括约肌止点（肛尾韧带）自尾骨分离，显露两侧臀大肌边缘（图47-3）。

（4）上置拉钩，充分显露术野（图47-4）。

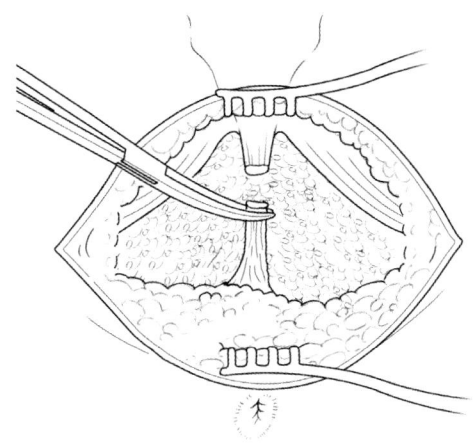

图47-3　切断肛尾韧带

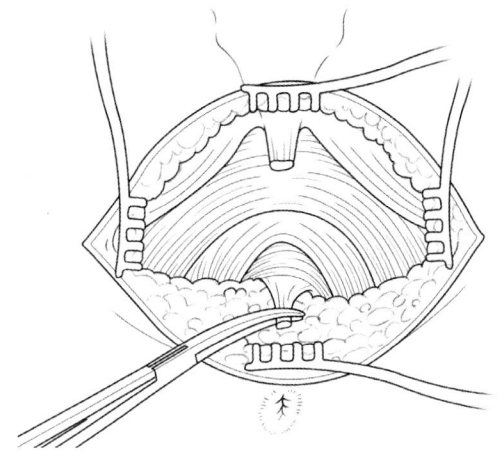

图47-4　显露肛提肌下表面

（5）将尾骨自骶骨用电刀分离，显露肛提肌下表面，清除其表面的脂肪组织，自两侧坐骨棘和肛提肌腱弓游离髂骨尾骨肌，达闭孔附近。切断尾骨可作为游离此肌肉的把柄，手术结束时可将尾骨切除。以7-0丝线缝合关闭肛提肌（包括耻骨直肠肌）内侧边缘，重叠肛提肌，重建肛管直肠角。松松打结以免丝线切割肌肉组织。术者左手再戴一只手套，左手示指伸入直肠内了解肛管直肠环及肛管直肠角的情况（图47-5）。

（6）将肛尾韧带切缘缝至骶骨切缘，逐层缝合切口各层。

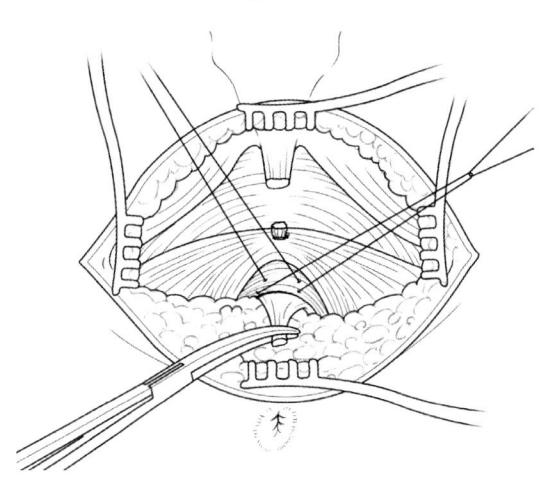

图47-5　折叠缝合肛提肌

六、术中应急处理

术中损伤肛管直肠的可能性极小，即使损伤可直接修补，无须粪便转流，但应彻底清洗创面后放置引流管，以防术后感染。

七、术后处理

（1）无渣饮食7 d。

（2）术后第1天始，口服缓泻剂，开塞露20 mL注入肛门，预防大便干结。

（3）术后第14天开始，每天排便训练2次，间隔1天温盐水灌肠1次。

八、术后并发症的防治

本术式对大便失禁的改善往往需要几周甚至几个月时间，患儿应有足够的理解力，坚持术后配合训练。对于顽固的大便失禁，乙状结肠造口术可作为最后选择。

（王天宝　任东林）

第四十八章　复杂性肛瘘切除术

复杂性肛瘘是指有多个外口和瘘管的肛瘘，临床多有反复多次手术史，更有甚者内口也不止一个，临床处理困难，此时处理多联合应用瘘管切开及挂线疗法。手术依然遵循瘘管全部敞开、清除坏死瘢痕组织、创面敞开引流的总原则。

一、适应证

本术式适用于马蹄形等复杂性肛瘘。

二、手术策略

（1）肛门内外括约肌及直肠解剖见图32-1及图32-2。
（2）熟悉瘘管与括约肌关系：①肛管括约肌间型，约占70%，瘘管位于内括约肌、外括约肌之间达外口，瘘管切开多不导致大便失禁；②经肛管括约肌型，约占25%，瘘管穿过内括约肌、外括约肌达外口；③肛管括约肌上型，约占4%，瘘管经内、外括约肌间上行，越过耻骨直肠肌，再穿过肛提肌达外口；④肛管括约肌外型，约占1%，瘘管始自盆腔直肠，穿过肛提肌达外口，瘘管与内、外括约肌无关（图48-1）。

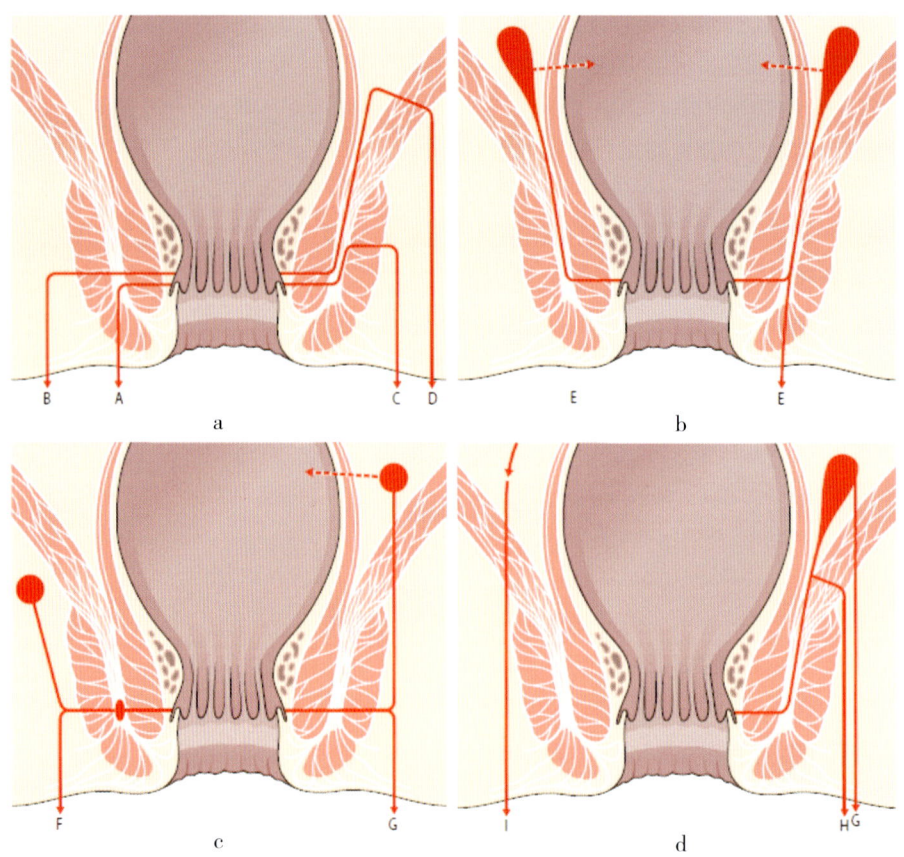

图48-1　Parks等人的肛瘘分类：A括约肌间肛瘘；B经括约肌低位肛瘘；C经括约肌高位肛瘘；D括约肌上肛瘘；E括约肌高位肛瘘及可能的直肠开口；F经括约肌肛瘘伴高位盲瘘；G继发于肛瘘的括约肌外肛瘘；H括约肌上肛瘘；I括约肌外肛瘘
（引自：Jean-Claude Givel，Neil James Mortensen，Bruno Roche. Anorectal and colonic diseases-a practice guide to their management[M]. 3rd edition. Ger：Springer Heidelberg Dordrecht London Nerw York，2010．）

（3）如果外口距离肛门＞3 cm，应排除以下少见疾病：克罗恩病、结核、毛囊炎或汗腺炎等。

（4）Goodsall规律：膀胱结石位，9点与3点连线，外口在此线上方者，多为直瘘，瘘管指向肛管中心，内口多在附近肛窦；外口在此线下方者，瘘管弯曲，内口多在6点肛窦（图48-2）。

（5）术中定位内口的方法：肛门指检有时可触及结节；肛镜下可见灰白色隆起的结节；自外口注入亚甲蓝溶液，白纱布条置入肛门定位；术中探针穿过真正内口时应无出血。

（6）马蹄形瘘多发窦道多汇集于截石位6点附近的肛窦处，有时探针难以确定窦道的全程，此时可于外口注射亚甲蓝溶液，先切开探针可明确的窦道，然后再进一步寻找内口。

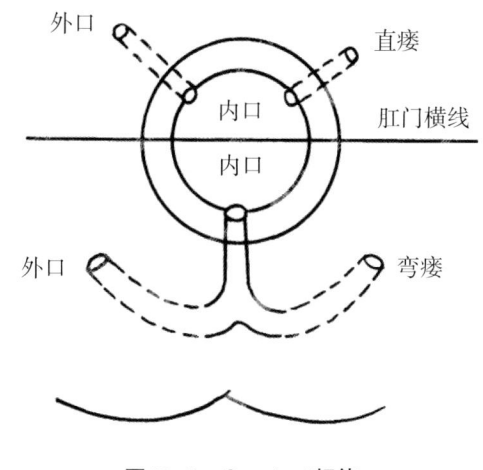

图48-2　Goodsall规律

三、术前处理

（1）行肛瘘泛影葡胺造影：温盐水灌肠，排净大便，坐浴，以过氧化氢冲洗瘘管后，于肛门口放置金属标记，从外口注入泛影葡胺，正位及侧位拍片，也可行瘘管MRI检查。

（2）因有横结肠造口术的可能性，结直肠务必清洁，肠道准备等参见本书第二十三章"结肠手术"有关内容。

四、麻醉与体位

腰硬联合麻醉或骶管麻醉，侧卧位、截石位或折刀位。

五、手术步骤

（1）肛瘘探条置入外口，探查瘘管走行，切开主瘘管（图48-3、图48-4）。

（2）以Allis钳牵开皮肤切缘，探条探查一侧瘘管，自另一外口穿出，切开探针表面组织。

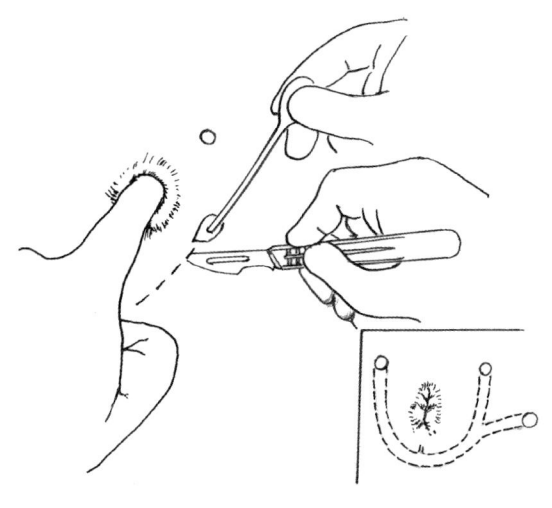

图48-3　探查瘘管

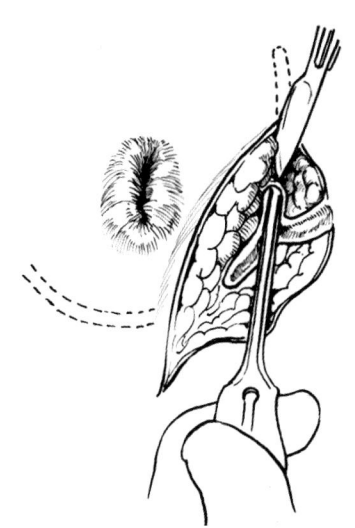

图48-4　切开主瘘管

（3）同法处理其余瘘管，将所有瘘管完全敞开（图48-5至图48-7）。

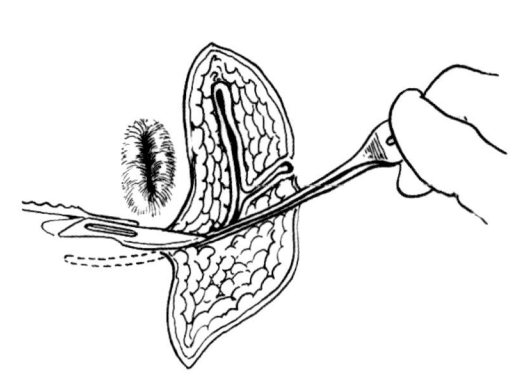
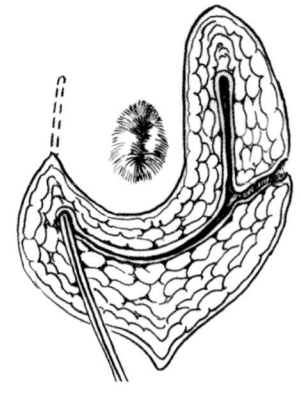
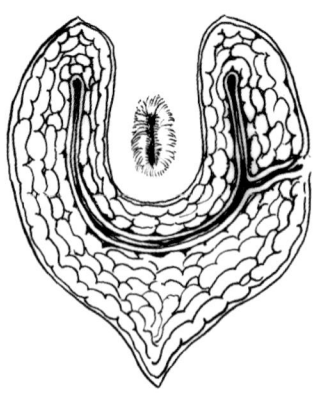

图48-5　向右侧瘘管探查　　　图48-6　切开右侧瘘管　　　图48-7　瘘管全部切开

（4）探查内口，多位于中线附近，探条穿出时应无出血，此时应凭借触摸或直肠镜观察确定瘘管与肛管直肠环的关系（图48-8）。

（5）如确定瘘管在肛管直肠环以下，可将探条浅面的肌肉切断，不至于导致大便失禁；如可疑，则行橡皮筋挂线术（图48-9）。

（6）进一步探查坐骨直肠窝，特别是肉芽组织隆起或硬结部位，探条插入时切勿粗暴，以免造成假道（图48-10）。

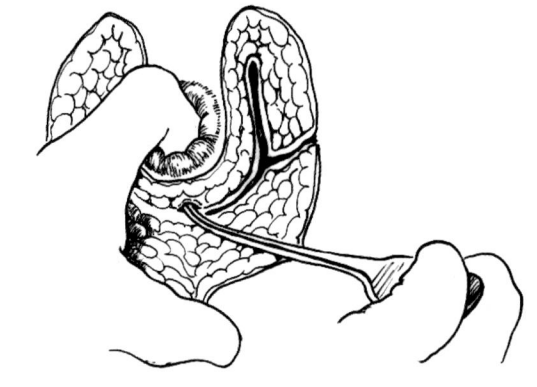

图48-8　探查内口

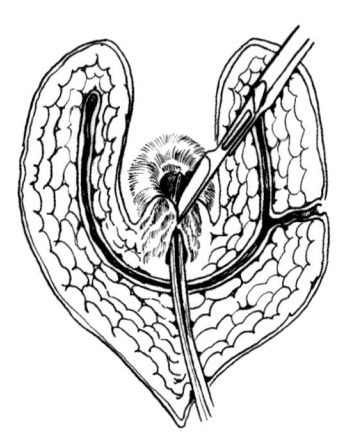
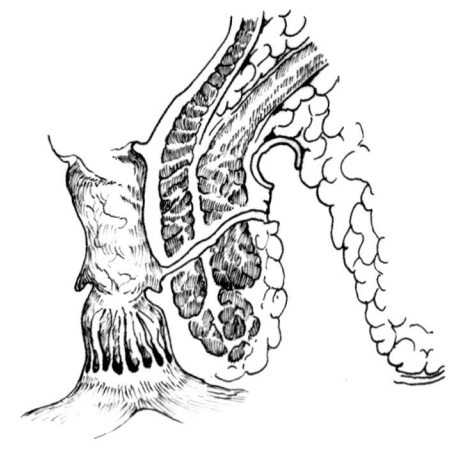

图48-9　切开内括约肌　　　　图48-10　探查坐骨直肠窝

（7）修剪切口边缘皮肤及多余脂肪组织，刮除所有肉芽组织，再次探查创面，切勿遗漏其他瘘管，置入纱布条引流创面，创面无须缝合（图48-11、图48-12）。

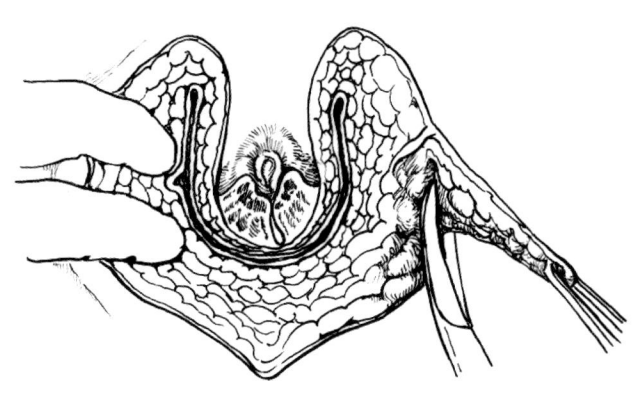
图48-11　切除多余皮肤

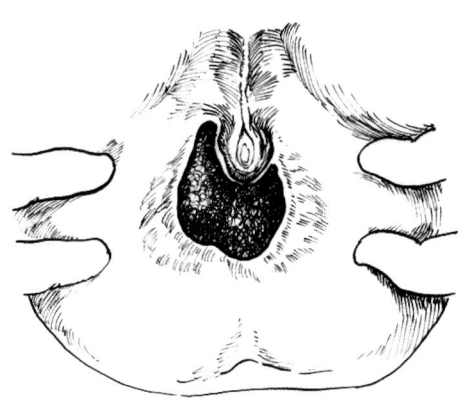
图48-12　创面敞开引流

六、术中应急处理

非常罕见的情况是具有两个内口，其中一个位于肛管直肠环以上，此时可行以下处理：游离上方瘘管直达直肠壁，将窦道完整切除，以3-0 Dexon线缝合直肠切口；其余瘘管按上述方法敞开或挂线；如行横结肠造口术则更有利于创面愈合。

七、术后处理

（1）术后几天切口更换敷料，可能需要在麻醉下进行，每次大便后患者沐浴、冲洗创面并更换敷料。较深大的切口，有形成皮肤袋状愈合的可能性，务必每周彻底检查创面，修剪皮缘，刮除坏死组织，充分引流切口，一般在6~12周愈合。

（2）对切开大部括约肌的患者，术后应每天行提肛训练1~2次，如此可提高残余括约肌的功能。

（3）切勿使用橡皮敷料，保持创面干爽，以利于愈合。

八、术后并发症的防治

1. 肛瘘复发　多由于内口定位错误所致，正确内口在探针穿出时不会出血；复发性肛瘘瘘管侧支较多，术中未能全部切除；直肠修补处未愈合，诱发形成"肛瘘"。强调按照肛瘘手术原则处理，尽量杜绝肛瘘复发，因为随手术次数增加，手术难度加大，复发率增加。

2. 肛门失禁　这是肛瘘术后最严重的并发症，主要是手术破坏了肛管直肠环，如果部分损伤外括约肌深部、耻骨直肠肌或肛提肌，则引起部分失禁；全部损伤则导致完全失禁。因此，处理肛管直肠环应按一次手术分期愈合的原则，挂线术最为可靠，在不能明确瘘管确实在肛管直肠环以下时，选择挂线术是明智的。部分失禁可每天行提肛训练，口服洛哌丁胺等促使大便成形的药物及温盐水坐浴等处理，多可不同程度地恢复。完全失禁者，可行肛管括约肌修补术、肛提肌成形术或乙状结肠造口术。

3. 肛门溢液　此为术后常见的并发症，多在术后数月或数年后出现，原因包括：瘘管从外括约肌深部以下通过，手术虽未完全损伤肛管直肠环，但已经破坏了肛管解剖学上的完整性，肛门收缩时留有空隙，肠道气体、黏液甚至大便从此间隙流出，引起肛门潮湿、瘙痒及湿疹；肛周脓肿一期切开挂线处理，因腔隙较大，愈合时间长，导致愈合时遗留一定的肛管缺损；肛管缺损处不能很好地关闭，久之该处直肠黏膜形成内痔并逐渐脱出至肛门外，导致肛门潮湿。由于肛门溢液主要原因是肛管不同程度的缺损导致的关闭不全，术中应避免损伤肛管直肠环；如有损伤，可立即修补。每天行提肛训练，口服洛哌丁胺等促使大便成形的药物，温盐水坐浴等处理，多可不同程度地缓解，一般无须手术矫正。

4. 创面愈合延迟　复杂性肛瘘手术创面本身较大，愈合相对较慢；患者同时患有糖尿病、结核病、肝硬化等消耗性疾病，本身抵抗力下降；术时遗留瘘管或内口判断错误；换药不当造成创面感染。纠正糖尿病等并发症，在创面换药时应注意以下几点：每次大便后，患者沐浴、创面清洗、更换敷料；注意肉芽组织是否健康，健康者呈粉红色，触之易于出血，高出创面的肉芽组织应及时剪除；擦拭去除表面分泌物，检查创面周围组织有无分泌物流出；过度内翻的皮肤切缘、创面粘连或假道形成时应及时解离；深大的创面每天应置入引流纱布条，促使肉芽组织自创面底部生长，防止皮肤过早愈合；发现残余瘘管应及时清除；创面粪便、分泌物可用安尔碘棉球轻拭擦除，切勿大力擦洗，后者可擦掉肉芽组织表面的纤维保护膜而导致肉芽组织出血，延迟其生长；敷料松紧适度，切勿过紧，更不应使用薄膜类敷料，以防引流不畅。

（王天宝　任东林）

第四十九章 藏毛窦切除术

藏毛窦虽然出生时即可存在，但大多数在青春期以后出现症状，需手术治疗。藏毛窦手术方式较多，其中藏毛窦切除加造袋术较为简单实用，即使轻度感染的患者亦可采用。切除后创面一期缝合适用于未感染的小窦道，但大多数藏毛窦均有不同程度的感染，因此，藏毛窦切除+造袋术为治疗藏毛窦的首选术式。

一、适应证

本术式适用于无感染或伴有轻度感染的藏毛窦。严重感染的藏毛窦先行抗生素及窦道灌洗等处理，感染控制后方可手术。

二、手术策略

（1）本术式不需要过多切除皮肤，切开宽度约1 cm即可，清除毛囊内的毛发和坏死组织，然后将毛囊壁和皮肤切缘间断缝合，此即为造袋术，如此使脂肪组织不暴露于切口，可加速愈合过程。

（2）感染已控制的不需要广泛切除的藏毛窦亦可一期切除，切除组织宽度<1 cm，深度不必达骶尾韧带，将藏毛窦和周围少许脂肪组织一并切除，保持囊壁和窦道切除完整，电刀切开利于止血。以3-0 Dexon线间断无张力缝合皮下脂肪层，1-0丝线间断缝合关闭皮肤切口，皮下切勿残留死腔。

（3）如果术中切开毛囊，可用生理盐水冲洗创面，放置引流条，关闭切口；脓液较多者，可敞开引流。

三、术前准备

（1）术前窦道泛影葡胺造影，了解窦道走行及与骶尾骨的关系。
（2）术前2 d无渣饮食。
（3）术前2 d温盐水灌肠，减少术后排便对切口愈合的不利影响。

四、麻醉与体位

腰硬联合麻醉或全身麻醉，折刀位。

五、手术步骤

1.藏毛窦切除+造袋术

（1）消毒术野后，探针探查窦道，注入亚甲蓝溶液2 mL。环绕外口0.5 cm切开皮肤及皮下组织（图49-1）。

（2）向深层切入，完全清除毛发及坏死组织（图49-2）。

（3）探查侧位外口是否与中间窦道相通（图49-3）。

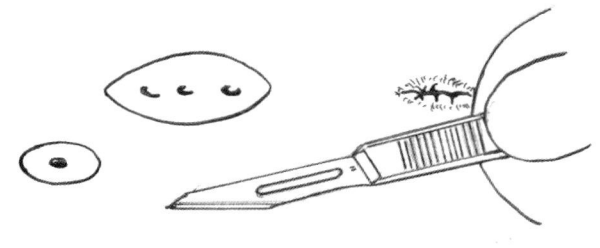

图49-1　手术切口

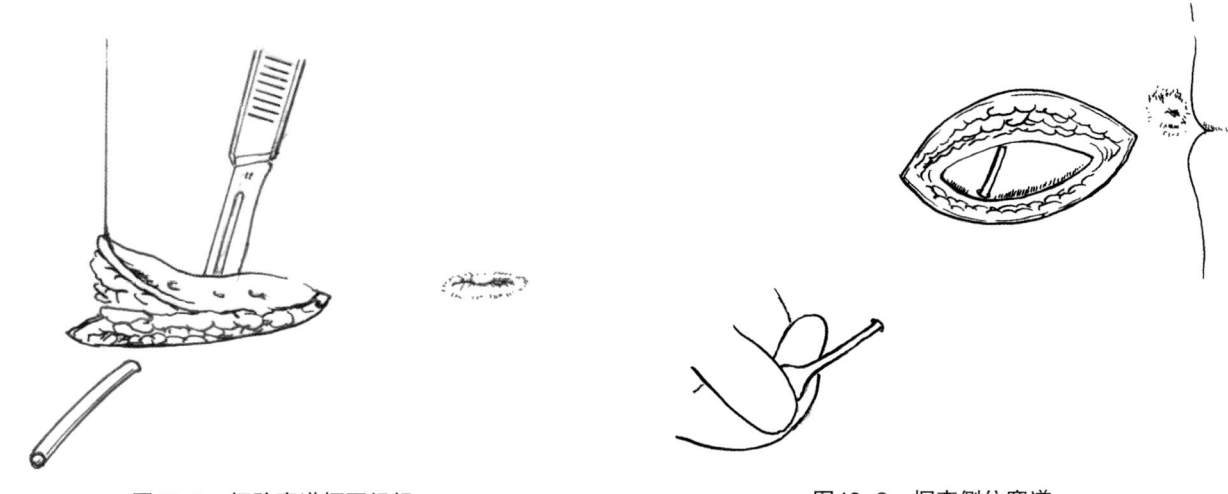

图49-2　切除窦道坏死组织　　　　　　　　图49-3　探查侧位窦道

（4）切除外侧瘘口，可用医用毛刷反复刷洗侧支窦道；另一种方法是将侧支窦道全程切开，清除毛发及坏死组织（图49-4至图49-6）。

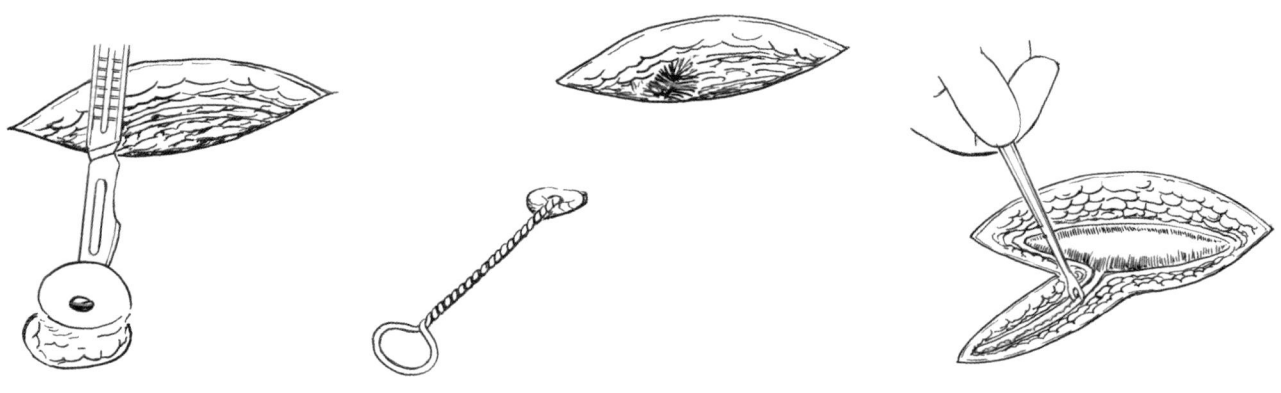

图49-4　切除侧位窦道外口　　　　　图49-5　毛刷清洁窦道组织　　　　　图49-6　侧支窦道切开

（5）造袋术：1号丝线间断缝合皮肤切缘和窦道边缘，其目的在于使皮肤切缘下移，从而避免皮桥愈合及复发感染（图49-7）。

2. 藏毛窦切除一期缝合术

（1）消毒术野后，探针探查窦道，注入亚甲蓝溶液2 mL。

（2）广泛切除窦道，切除范围两侧达健康脂肪组织，深层达骶骨筋膜。间隔2.5 cm，7号丝线全层缝合创面，包括中间底部的骶骨筋膜，暂不打结。1-0丝线间断缝合皮肤切口，置一纱布卷于切口之上，原留置的7号丝线打结，以利于压迫止血（图49-8至图49-10）。

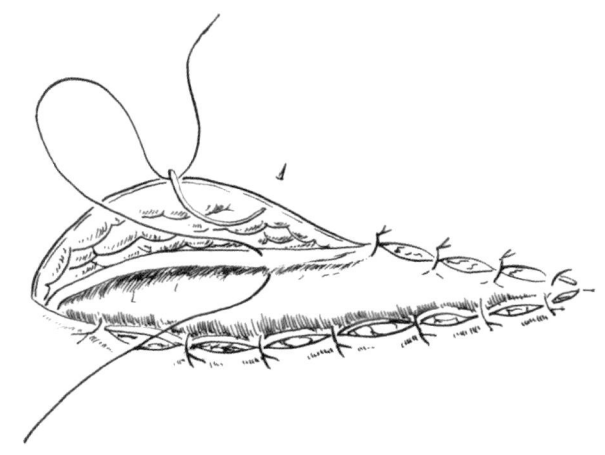

图49-7　造袋术

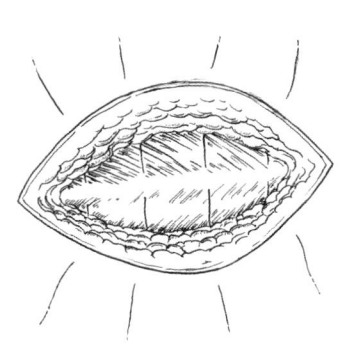 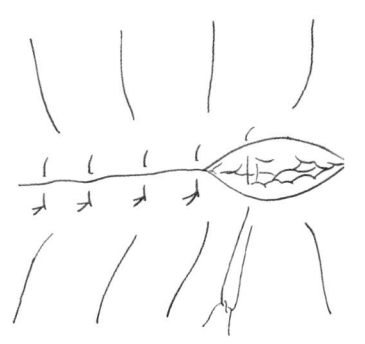 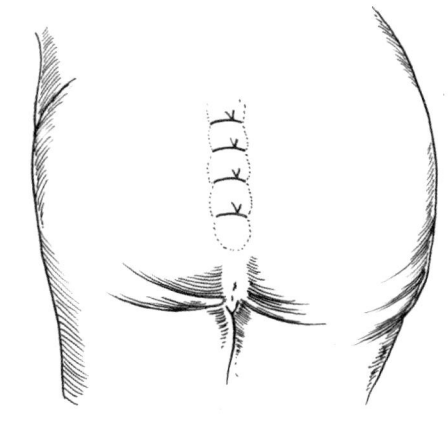

图49-8　藏毛窦全部切除　　　　　图49-9　缝合切口　　　　　图49-10　压迫止血

六、术中应急处理

有时囊肿侵犯骶骨，此时可切除骶骨筋膜，必要时可切除尾骨。有明显感染时，创面宜于敞开引流，如一期缝合则易于发生切口感染。

七、术后处理

（1）平卧位，以利于压迫止血。
（2）无渣饮食7 d，以后逐渐过渡为普通饮食。
（3）创面每天更换敷料1～2次，较小的创面可逐步愈合；创面较大不能愈合者，待肉芽组织新鲜平整后植皮。
（4）每周需刮除切口周围的毛发，以免毛发进入术野，导致感染和复发。

八、术后并发症的防治

（1）藏毛窦复发：发生率为15%，原因可能为术中残留囊壁造成，但即使广泛切除的患者亦可出现复发。应再次手术切除之，术中将亚甲蓝溶液染色的组织一并切除可避免再次复发。
（2）创面感染：原因包括：藏毛窦术前感染较重，术中无菌操作不严格；术中残留囊壁组织；一期缝合法创面出血未能及时排出。打开切口，清除坏死组织，刮匙搔刮残余囊壁，每天更换敷料，一般2～3周即可愈合，必要时予以植皮处理。
（3）切口长期不愈：此并发症虽少见，但可长达2年不愈，多发生在广泛切除的患者，缺损较大，底部为骶骨骨膜。可能与皮下死腔感染有关，造袋术可减少此并发症的发生。

（王天宝　任东林）

第五十章　吻合器痔上黏膜环切术

肛垫位于直肠肛管移行区，为一宽约1.5cm的环形海绵状组织带，富含血管、结缔组织和平滑肌纤维相混合的纤维肌性组织（Treitz肌）。目前认为肛垫对肛管直肠的感觉和控便功能具有重要作用，术时应尽可能保留。肛垫的支持结构、静脉丛及动静脉吻合支发生病理性改变或移位称之为内痔；肛管皮下静脉丛的病理性扩张或血栓形成为外痔；同一位点的内、外痔相互融合称为混合痔；环状混合痔在肛周呈梅花状脱出肛门之外时称之为环状痔；脱出痔组织不能回纳者称为嵌顿性痔，进一步发生瘀血坏死则为绞窄性痔。1998年，意大利Antonio Longo首先应用环形吻合器切除直肠下段黏膜治疗重度脱垂内痔获得成功，现多命名为吻合器痔上黏膜环切术（procedure for prolapsed and hemorrhoids，PPH）。PPH并非切除内痔，而是将内痔上提入肛管直肠内，同时部分阻断黏膜下血管，促进内痔萎缩和肛垫组织恢复。因为不在肛管区域操作，因此，疼痛少见，恢复较快，缩短住院时间，保留良好的气便分辨能力，受到术者和患者的一致认可。

一、适应证

主要用于Ⅲ度及Ⅳ度内痔、非手术治疗失败的Ⅱ度内痔及环状痔；轻度的直肠黏膜脱垂。

二、手术策略

（1）为利于手术操作，在肛门缘12、3、6、9点处缝置7号丝线，绕过肛门镜侧孔，打结固定，用组织钳上提肛门镜，手术操作极为方便。阴囊下垂影响操作者，可将其用7号丝线悬吊于上方的无菌巾之上。

（2）PPH要求切除的是直肠下段的黏膜层和黏膜下层，而非全层切断直肠，因此，荷包线缝合深度应控制在黏膜下层。

（3）荷包线距离齿状线的距离为3~4 cm，过远将不能达到上提内痔之目的。对于脱垂较重的患者，也可在距离齿状线2 cm处缝置荷包线，上提效果明显，保留部分肛垫，气便分辨和控便能力良好。

（4）PPH一般缝置一个荷包线，两线尾分别自吻合器头部侧孔引出体外，但因着力点偏移一侧，致使切除组织有时宽窄不一。为避免此现象，多采用自3点处进针缝置荷包；然后在9点处缝合一针，宽度0.5~0.8 cm，打结；置入吻合器钉砧达荷包线口侧，适当收紧荷包线并打结，切勿过紧，以免限制待切除黏膜下移入吻合器组织仓；然后用牵线器将两缝线经侧孔引出体外。

（5）荷包线可选用Prolene、Dexon或Vicryl线，缝针不宜太大，以免影响操作或导致直肠黏膜下血肿。缝合时避免形成沟状的缝合不全现象，后者将导致切割不全。

（6）收紧吻合器的同时，牵拉缝线，可感觉到直肠黏膜被拉入组织仓内，此时切除效果理想；如没有此种感觉，往往切除组织过窄或缝合过深，难以达到良好的手术效果。

（7）已婚女性患者击发前应检查阴道，以免阴道壁夹入吻合口，术后导致直肠阴道瘘。部分患者在关闭吻合器后出现腹部疼痛，为牵拉反应所致，不影响吻合操作。

（8）吻合口出血处可予以3-0 Dexon或Vicryl线缝扎止血，禁用电凝。在肛管直肠内放置肛管压迫止血的方法没有任何理论依据，徒增患者不适，笔者曾行几百例PPH均不放置肛管，无一例出现吻合口大出血，关键在于术中彻底止血。

（9）严重混合痔，可先行外剥内扎术，如有多处外痔切除，相邻部分应保留宽约1.0 cm的肛管皮肤，以防肛门狭窄。

（10）合并肛裂、肛乳头肥大者多可一并切除；单纯性低位肛瘘可同时处理，但高位复杂性肛瘘应先处理肛瘘；合并血栓性外痔者应将血栓去除。

三、术前处理

术前晚口服复方聚乙二醇电解质散溶液（和爽）2 000mL即可达到理想的肠道清洁效果。所用器械如图50-1及图50-2所示。

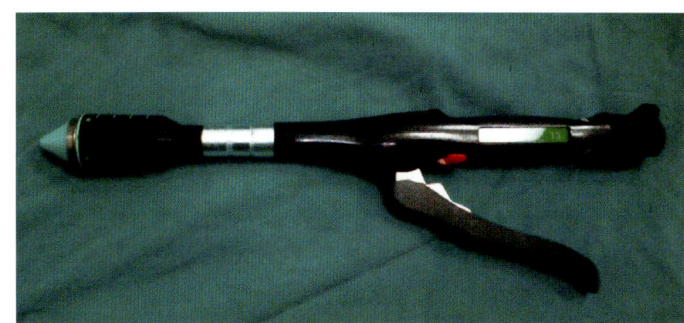

图50-1　PPH吻合器

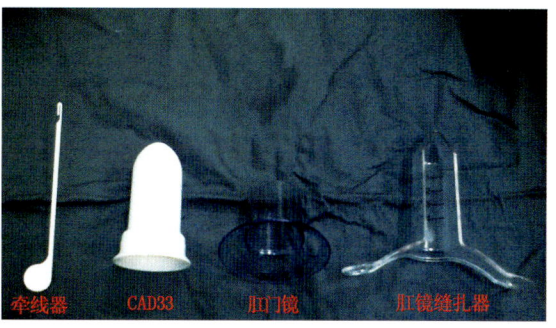

图50-2　PPH吻合器附属器械

四、麻醉与体位

腰硬麻醉，截石位或折刀位均可，后者更利于手术操作。

五、手术步骤

（1）扩肛四指，肛管扩张器CAD33可顺利置入，于12点、3点、6点及9点肛门缘缝置7号丝线，穿过肛门镜侧孔，打结固定。组织钳钳夹上提肛门镜12点处侧翼，充分显露肛管直肠，安尔碘消毒，检查内痔，通过透明肛门镜判断齿状线位置（图50-3）。

（2）置入缝扎器，距离齿状线3～4 cm，自9点（或3点）开始，用单股带针缝线，行黏膜下层荷包缝合，暂不打结（图50-4）。笔者采用于3点（或9点）处再缝一针并打结，可使牵拉对称，切除直肠黏膜较宽。

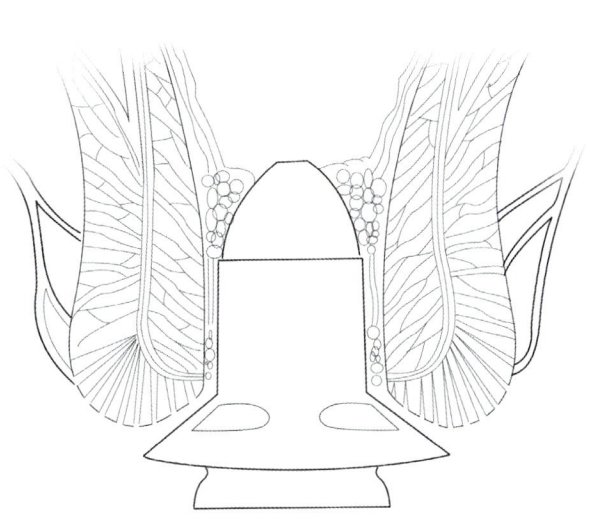

图50-3　固定肛门镜

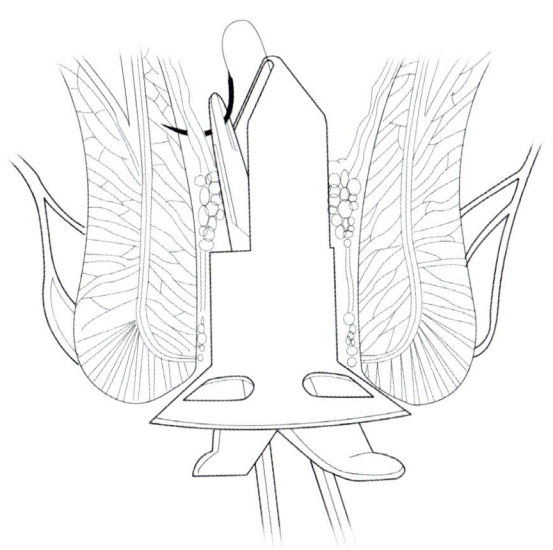

图50-4　缝置荷包缝合线

（3）退出缝扎器，吻合器钉砧中心杆完全打开，将吻合器置入肛门，钉砧位于荷包线口侧，收紧荷包线，适度打结，切勿过紧。用牵线器将荷包线和对侧缝线经吻合器侧孔拉出（图50-5）。

（4）缝合线打结或用血管钳钳夹，收紧吻合器，同时向外牵拉缝合线，直至吻合器完全闭合，打开保险，击发吻合器，完全打开吻合器，将吻合器取出，检查吻合口，出血点予以3-0 Dexon线缝扎，手术完毕（图50-6至图50-8）。

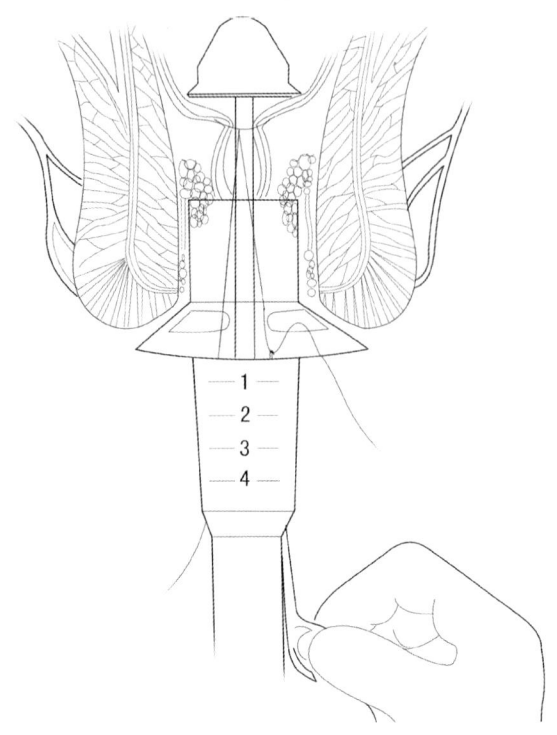

图50-5　牵出缝合线

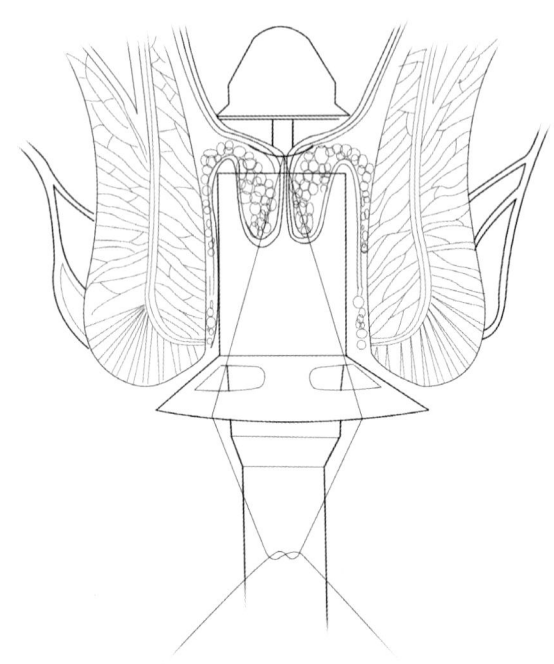

图50-6　缝合线打结

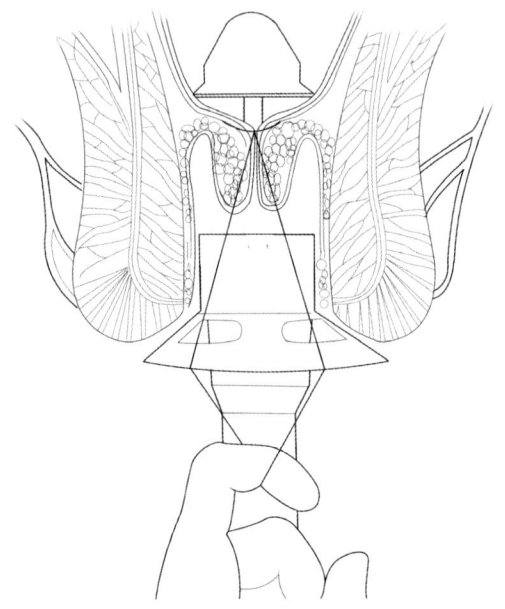

图50-7　收紧吻合器同时牵拉缝合线

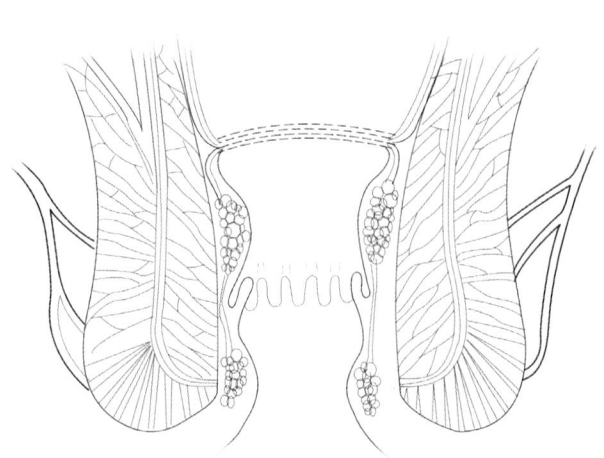

图50-8　吻合口

（5）手术前后对照参见图50-9及图50-10。

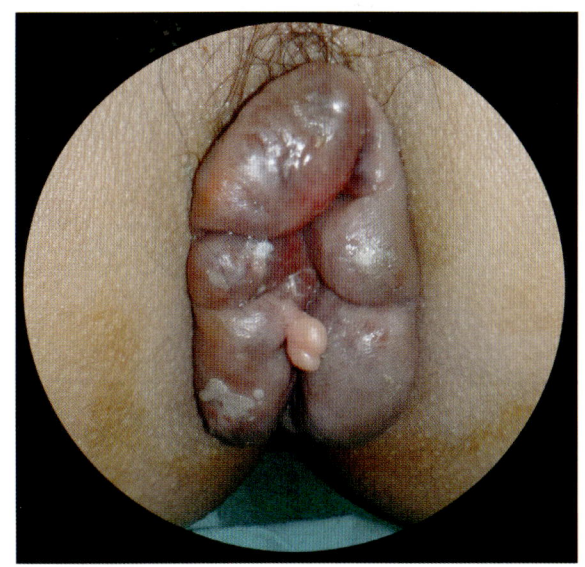

图50-9　术前所见

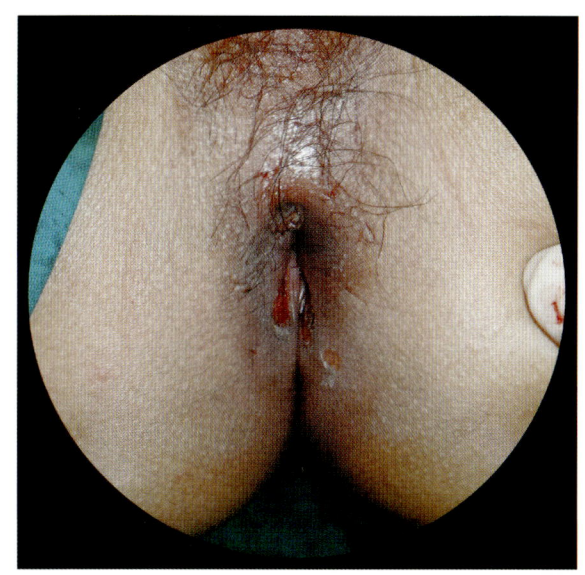

图50-10　外痔切除加PPH术后所见

六、术中应急处理

术中吻合口大出血多由于吻合器故障所致，笔者曾遇到2例吻合器击发后，直肠黏膜已经切除，但全周吻合钉均未闭合，导致吻合口出血。2007年美国FDA资料显示172例需处理的并发症中有18例属于此种情况。术中可用3-0 Dexon线间断缝合止血。再一种情况是吻合器难以取出，可用电刀切开牵连处，再用3-0 Dexon线间断缝合止血。

七、术后处理

（1）给予第三代头孢类抗生素及甲硝唑1~3d。
（2）口服缓泻剂（如麻仁软胶囊等）以通畅大便。

八、术后并发症的防治

PPH术后有20.2%~36.7%的患者会出现并发症，术后当天回家的患者约有12.7%的患者因出血、疼痛或尿潴留而再次入院。Ⅳ度内痔患者PPH术后复发率较高。常见的并发症包括吻合口出血、狭窄和撕裂，其他少见并发症包括直肠闭塞、直肠穿孔及慢性疼痛。再次手术率1个月时为6.4%，12个月时为11%。

1. 术后出血　在Ⅳ度内痔患者发生率约为11%，肛管直肠静脉曲张患者为25%，而伴有血栓的内痔患者为67%，其中仅有0.4%的患者需要麻醉手术止血，后者再次发生出血的概率为34%。随着术者经验增多，术后出血发生率自12.9%降为4.4%。多表现为术后吻合口少许渗血，个别可出现低血容量休克。可给予止血药、太宁栓及经肛门注射肾上腺素等处理，3~5 d后出血可停止。大量出血应急症缝扎止血。预防术后出血的方法包括缝扎出血点、应用PPH03吻合器（钉腿最小闭合高度为0.75 mm，增强闭合压力，减少吻合口出血量）、确实收紧吻合器、术后肛管内置纱布压迫。对于后者，因吻合口较大，压迫困难；患者感觉非常不适；将纱布卷拉出时易于导致吻合口撕裂等，因此，笔者不建议应用纱布卷压迫止血。

2. 内痔回缩不全及外痔肿胀　这是术后常见的并发症之一，原因包括荷包线距离齿状线过远（>4 cm）、切除直肠黏膜宽度过窄、吻合口远侧黏膜下血管回流阻力增大、极度脱出的混合痔及吻合口因拉出纱布卷时撕裂等。患者表现为肛门肿物、疼痛、肿胀。可给予温水坐浴、口服非甾体类消炎药、缓泻剂如麻仁软胶囊及改善痔循环药物如强力脉痔灵、局部外用太宁软膏，多可逐渐缓解。

3. 术后疼痛 急性疼痛多由于吻合口过于靠近肛管皮肤所致，大约1.6%的患者需要入院处理。严重的慢性疼痛少见，轻度的慢性疼痛发生率为1.6%~31%，术后即可出现，也可在术后5个月内出现。其发生和吻合口区域平滑肌运动不协调有关，另外原因包括括约肌痉挛、直肠痉挛、直肠内压升高、吻合口裂开、肛裂、肛管直肠脓肿和吻合钉刺激。男性患者更易出现自发性或排便时疼痛。硝苯地平有一定疗效，但慢性肛门痛处理较为困难，可给予电刺激、注射类固醇或局麻药等处理，裸露的吻合钉应予以钳除。

4. 直肠肛门狭窄 其发生率为1.6%~1.8%，多见于吻合口过低或吻合器故障行全部吻合口缝合的患者，与吻合口瘢痕形成过多有关。可行肛管直肠扩张处理，大部分有效。另一罕见并发症为直肠完全闭锁，2007年美国FDA数据显示172例需要处理的并发症中有4例发生此并发症，原因为吻合器钉砧位于荷包线肛侧而非口侧，缝线收紧后将直肠黏膜从一侧拉入吻合器组织仓，击发后导致直肠完全闭锁。因此，术毕应行肛诊检查，直肠闭锁者切除吻合线，重新吻合。上述4例患者3例行结肠造口术，1例死亡，值得警惕。

5. 直肠穿孔 PPH术后致命并发症为吻合口漏（0.08%）和盆腔感染（0.09%）。吻合口撕裂的发生率约为3.2%，在全层钉合直肠壁的患者可导致盆腔感染。文献报道7例PPH术后盆腔感染，4例与吻合口撕裂有关，4例需行暂时性粪便转流术，2例行永久性粪便转流术（其中1例死亡）。典型临床表现为排尿困难、发热、重度疼痛、感染性休克及白细胞升高，多发生于术后1周之内，最长达39 d。2007年美国FDA资料显示38例直肠穿孔及吻合口撕裂患者，50%患者接受剖腹探查，34%患者行粪便转流手术（1例行经腹会阴切除术，1例死于盆腔感染）。直肠穿孔的主要原因为荷包线缝合过深，导致直肠全层切除吻合，易于撕裂；肠道准备不佳也是原因之一。吻合完毕后，应详细检查吻合口，缺损处予以妥善缝扎，围手术期应用抗生素颇有裨益。

6. 直肠阴道瘘 其发生率为0.2%，原因为阴道壁被钉入吻合口或阴道壁部分缺血。在直肠前壁黏膜下注射生理盐水可减少此种并发症的发生，但关键在于荷包线缝合切勿太深。此并发症出现于术后几天，可行结肠造口术、二期直肠阴道瘘修补术。

7. 大便里急后重 32%~50%患者会出现大便急迫，甚至术后87个月依然有14%的患者存在此并发症。直肠顺应性下降和敏感性升高的患者易于出现此并发症。可予以电刺激或生物反馈治疗。

8. 大便失禁 PPH保留肛垫组织以利于控制大便，然而大便失禁见于3.2%的接受PPH的Ⅳ度内痔患者。粪便污染率术后1年高达10%，术后7年依然有7%。可能与吻合口过低有关，另外过度扩张肛门导致的内括约肌断裂也是重要原因，多见于多胎生育伴有括约肌损伤的女性和肛门张力极高的男性患者。超声扫描可用于PPH术后括约肌损伤诊断，术前肛管直肠测压和超声扫描发现直肠顺应性下降和括约肌受损的患者应作为PPH禁忌证，从而降低术后大便失禁的可能性。

9. 其他并发症 术后血栓形成可见于5.9%患者，便秘发生率为6.5%，6.6%的患者需要灌肠，肛周脓肿或肛瘘的发生率为0~3%，尿潴留发生率约为10%，慢性直肠炎、腹膜后感染、腹膜后及直肠血肿等并发症亦见于文献报道。

（王天宝）

第五十一章　原发性腹膜后肿瘤切除术

原发性腹膜后肿瘤（primary retroperitoneal tumors，PRT）起源于腹膜后间隙，为种类繁多的软组织肿瘤，其来源包括：①间叶组织肿瘤，占PRT的65%，其中65%为恶性肿瘤，良性者称为瘤，恶性者称为肉瘤，瘤体内存在2种以上间叶组织则命名为间叶瘤或间叶肉瘤。腹膜后间叶组织包括：脂肪、结缔组织、平滑肌、横纹肌、淋巴管和血管等组织。②神经组织，约占25%，其中50%为恶性肿瘤。③泌尿生殖源性及胚胎残余等组织，约占10%，以畸胎瘤为代表。④来源难以确定，多数为恶性肿瘤。良性肿瘤无局部侵犯倾向；肉瘤具有浸润、转移及复发特性，组织学上高分化肉瘤恶性程度较低，低分化者为高度恶性肿瘤；还有恶性程度难以确定的组织类型。术前恶性程度判断参考指标为：肿瘤直径≥5.5 cm、近期迅速出现临床症状、无钙化、边界不规则、囊性变或坏死。

根治性切除是PRT唯一有效的治疗方法，化疗无效，放疗因可导致周围脏器功能受损而限制其应用。PRT手术方式基于该肿瘤的生物学特性：膨胀性生长，极少周围浸润；多有完整包膜；远处转移少见；局部复发率为40%~80%。因此，即使较大肿瘤，包括复发者，也应持积极态度，争取手术治疗。根治性切除是指切除整个腹膜后肿瘤病灶，达到肉眼及镜下无肿瘤残留。联合脏器切除术包括一并将受累的器官部分或全部切除。姑息性切除是指部分肿瘤或包膜内肿瘤切除，其效果等同于活检或非手术治疗，效果较差。由于腹膜后肿瘤很少出现淋巴结转移，淋巴引流亦无一定规律，因此，PRT手术不强调淋巴结清扫。

PRT发病率较低，病例分散，尚不能将其全部归纳至有经验的手术组施行手术，致使切除率低，操作不规范，围手术期死亡率较高，术后复发常见。纪念斯隆凯特灵癌症中心（Memorial Sloan-Kettering Cancer Center）历经16年500例腹膜后软组织肉瘤诊治资料见表51-1；278例原发性腹膜后软组织肉瘤患者中231例（83%）行肉瘤完整切除，联合脏器切除率为77%，涉及器官包括：肾脏、肾上腺、胰腺、脾脏、结肠、输尿管、膀胱、下腔静脉及髂动、静脉等；其中80%达到肉眼完整切除，74%达到根治性切除；围手术期（手术前后共30 d）死亡率为4%，常见死因包括出血、败血症、心肌梗死和MODS；231例肉瘤完整切除患者，无局部复发5年生存率为59%，无远处转移5年生存率为79%，中位生存时间为103个月；46例不能切除患者中位生存时间仅为18个月，不能切除和不能完整切除生存率无差别；腹膜后软组织肉瘤术后主要死因为局部复发（75%），第一次局部复发切除率为57%，可获得60个月的中位生存期，而未能切除者仅有20个月；第二次局部复发切除率降为20%，第三次局部复发切除率仅为10%。综合文献报道847例腹膜后软组织肉瘤完整切除率为77.7%，术后5年生存率为66.1%，因此，PRT根治性切除是最主要的治疗方法，手术操作无统一模式，本身是一种技巧和经验高度集中的非定形手术。

表51-1　Memorial Sloan-Kettering Cancer Center 500例腹膜后软组织肉瘤临床资料一览表

临床病理资料		病例数	百分比（%）
肿瘤状态	原发性	278	56
	局部复发	119	24
	转移	103	20
性别	男性	286	57
	女性	214	43
分化	高分化	319	64
	低分化	181	36
肿瘤大小	>10 cm	301	60
	5 cm<直径<10 cm	123	25
	<5 cm	28	6
	不明	48	9

续表

临床病理资料		病例数	百分比（%）
组织类型	脂肪肉瘤	206	41
	平滑肌肉瘤	133	27
	其他肉瘤	72	14
	恶性纤维组织细胞瘤	33	7
	纤维肉瘤	30	6
	血管外皮细胞瘤	13	3
	恶性腹膜神经瘤	13	3
手术标本切缘	根治术切除	209	42
	未能切除	116	23
	肉眼残留	90	18
	显微镜下残留	17	17
局部复发	无	394	79
	有	106	21
远处转移	无	454	91
	有	46	9

一、适应证

（1）无或仅有轻度重要血管及脏器侵犯，可根治性切除者。

（2）可联合脏器切除并有望获得根治性效果者。

（3）并发出血、肠梗阻、穿孔等并发症需急症外科处理者。

（4）无全身广泛转移者。

二、术前准备

（1）心、肺、肝、肾等各器官功能务必详细评估，患者全身情况足以耐受手术风险方可进行手术，可能联合肾脏切除者，需行排泄性尿路造影以评价对侧肾脏功能。

（2）全面详细的影像学检查，术者术前应仔细阅读MRI、CT、DSA、IVP、BUS、钡灌肠及X线平片，确实掌握肿瘤大小、位置与周围脏器血管的关系以及肿瘤内有无坏死灶，制定确实可行的手术方案。

（3）由于PRT肿瘤较大，细针穿刺甚至术中活检亦不能做出可靠性诊断，因此，术前无须确诊肿瘤性质，肿瘤生长迅速及瘤体内存在坏死灶往往是恶性肿瘤表现，需做好联合脏器切除准备。

（4）手术组、护理组、手术室、麻醉科、血管外科、泌尿外科及输血科术前讨论病情，制定详细的配合措施，应急情况处理方案，确保手术室抢救呼吸、心搏骤停的设备功能完好。

（5）对巨大的、重要部位的肿瘤，应行血液系统的各项检查。文献报道PRT术中大出血发生率为14.4%，其平均出血量4 900 mL，平均输血量4 800 mL，因此，应备同型红细胞15~30 U，新鲜血浆3 000~5 000 mL，代血浆如羟乙基淀粉130/0.4氯化钠2 000~4 000 mL，各种止血药物，同时通知手术室术中备大量热盐水及碘仿纱。

（6）肿瘤如与输尿管关系密切，术前应逆行输尿管插管，必要时请泌尿外科协助行输尿管切除、吻合或肾切除术。

（7）PRT与大血管关系往往很密切，术前可行血管造影及栓塞，准备人造血管与血管吻合器械，为血管修补或吻合作准备。

（8）女性患者术前应行阴道清洁准备，术前1 d龙胆紫涂抹阴道，以利于修补阴道损伤或部分切除。

（9）常规胃肠道清洁准备，PRT术经常损伤或联合切除部分胃肠道，因此，术前务必正规清洁灌肠。由于肠道准备易于丢失大量液体，术前1 d下午输注5%GNS 2 000~3 000mL，10%KCl 40 mL。

（10）建立两条上腔静脉系统输液通道，术中可能需阻断下腔静脉，因此，不可在下肢补液。进行有创动脉测压，为术中大出血抢救做好充分准备。

（11）向患者及其家属交代手术的高危险性、高复发特性及较多的并发症，良好的医患沟通也是顺利切除肿瘤的重要保障。

三、麻醉与体位

PRT手术难度大，为减少对循环系统太大干扰，保证术中生命体征平稳，确保手术安全，应采用气管插管全身麻醉为宜，多采用平卧位。

四、手术策略

（1）术者与麻醉师协调配合：PRT往往较大，压迫大血管，影响下腔静脉及淋巴回流；搬动或移除肿瘤可导致血液循环紊乱。麻醉师应密切监测生命体征，及时提醒术者；术者在涉及大血管等关键步骤时亦应与麻醉师及时沟通。切除化学感受器肿瘤时必须密切观察患者的血压、脉搏、呼吸等，严防呼吸及心搏骤停；术者在分离肿瘤时，动作必须轻柔，不要过分将肿瘤牵拉、抬举、翻动，减少对肿瘤的刺激，并随时做好抢救准备工作。

（2）充分显露：显露困难可造成过分牵拉挤压肿瘤，增加肿瘤转移机会；强烈搬动压迫等刺激可诱发心跳、呼吸骤停。不能很好地显露主要由于切口相对较小，位置选择不当；麻醉效果不佳，肌肉未能完全松弛；巨大肿瘤本身造成不可能很好显露；手术组成员对解剖不熟悉、配合欠佳或照明不理想等。PRT手术解剖关键在于腹部正中线，因此，采用腹正中切口，可自剑突延长至耻骨联合，必要时可加做双侧横切口，基本上可以完成大部分PRT手术切除。盆腔PRT四周空间极小，操作极为困难，可切开耻骨联合，进一步松动肿瘤，利于手术操作。骶前肿瘤如畸胎瘤或神经源性肿瘤，可经骶部切口或经腹骶联合切口切除之。不建议采用肋缘下切口，因该切口暴露切除肿瘤困难。至于取位于肿瘤之上的切口并无优势可言。

（3）保持清楚的解剖层次：PRT无论是良性还是恶性，大多数是膨胀性生长，浸润生长不多，有的甚至像洋葱一样，有多层类似的包膜，要小心仔细地剥离，以面突入，不要以点突入，盲目用手指钝性分离有撕裂大血管与重要组织结构的危险。切开肿瘤附近腹膜，推开相邻的其他器官，建立PRT与主要大血管的解剖平面，进而扩大此平面，完全游离肿瘤并切除之。

（4）良性PRT：良性PRT具有完整包膜，一般无须联合脏器切除术。位于右侧腹腔者，可采用Cattell手法显露肿瘤：离断肝结肠韧带，游离肝曲结肠，切开升结肠外侧Monks白线，将盲肠、升结肠和横结肠及其系膜向左侧翻起，进而采用Kocher切口将十二指肠和胰头部翻向中线。位于左侧腹腔PRT可采用Mattox手法：切断脾结肠韧带，游离脾曲结肠，切断脾膈韧带和脾肾韧带，切开降结肠外侧Monks白线，然后将脾脏、横结肠、降结肠、乙状结肠及其系膜翻向中线。巨大良性PRT难以显露肿瘤基底部，处理血管有时困难，肿瘤多含有较多纤维结缔组织，质地较韧，此时可将肿瘤分成数块切除，切面出血多可控制，如此可避免术中血管撕裂导致大出血。

（5）腹腔恶性PRT：约80%需要联合脏器切除，无须行上述Cattell或Mattox手法。位于左侧腹腔的恶性PRT，可先打开肝胃韧带，显露结扎脾动脉，切除脾脏、胰体尾和/或左半结肠；而位于右侧腹腔者则先切断肝结肠韧带，游离肝曲结肠，结扎回结肠血管，将肿瘤和右半结肠及其系膜一并切除。需特别注意肿瘤内侧和下腔静脉之间的小静脉，应予以妥善结扎，切勿撕裂。如巨大肿瘤切除后怀疑肿瘤残留，可进一步切除，并放置银夹标记残留范围，以备术后放疗定位。

（6）盆腔PRT：关键是保护血管，可先显露髂总血管及髂外血管，并用吊带悬吊；骶中动脉和髂内血管可予以结扎；髂总动脉部分切除需用假体血管重建连续性，髂总静脉可予以修补或结扎；输尿管切除后往往难以对端吻合，可将其与对侧输尿管吻合，在健侧输尿管留置双J支架管，一端位于肾盂，另一端位于膀胱。

（7）术中组织离断：在剥离过程中肿瘤与周围组织均在二钳钳夹之间切断结扎，不要存侥幸心理：①大出血干扰手术操作与术野暴露，被迫停止手术，甚至造成死亡；②根据无瘤手术的原则，为防止肿瘤在术中的播散、种植，应由远而近切断结扎为妥；③对于来源于淋巴的肿瘤，有许多出入的淋巴管道，若未能结扎，术后淋巴液大量流出，最多可达3 000 mL/d。因此，对于明显管道结构保留侧应给予以妥善结扎，减少术中、术后出血或淋巴漏的可能性。

（8）侵犯大血管的处理：这是导致肿瘤切除困难的重要原因之一，对于包绕髂血管主干的巨大腹膜后肿瘤，如肿瘤与血管粘连紧密或已浸润血管壁，或肿瘤来源于血管壁，强行解剖分离容易损伤大血管，将导致难以控制的大出血。视野清楚及暴露良好对血管处理极为有利；如肿瘤巨大，可先姑息性切除肿瘤大部，充分显露血管。首先在血管鞘内直视下锐性解剖足够长的血管，于两端正常血管放置阻断带备用，血管损伤引起的突然出血，应立即以手指压迫暂时止血后，清除积血，控制血管两端，明确出血部位，横向缝合修补，切忌盲目钳夹。移除肿瘤后迅速重建血管通路，缩短脏器缺血时间。盆腔PRT往往压迫髂外静脉，术中损伤轻者可以修复；严重者因血管移植失败率很高，一般采用静脉结扎，待以后侧支循环建立后恢复血流。若血管吻合口和直肠损伤修补处距离很近，需用大网膜将其隔开，以免两个吻合口贯通，造成消化道大出血。如果肿瘤不能切除，可选择肿瘤活检终止手术、肿瘤部分切除或肿瘤包膜内切除，由于此三种处理措施对5年生存率无改善，所以均为不得已而为之。

（9）联合脏器切除：肿瘤无远处转移，但局部已侵犯重要的脏器或组织时，可考虑联合脏器一并切除。蒋彦永报道84例PRT手术，行联合脏器切除35例（41.7%），包括：切断或部分切除输尿管者11例；膀胱部分切除7例；切除耻骨1例；切除部分第3、4、5骶椎、尾骨1例；切除子宫附件或阴道7例；直肠14例；髂骨1例；盆壁肌肉2例；臀肌2例；坐骨神经1例；股神经1例，行全盆腔脏器切除及前盆腔脏器切除者各2例。正是基于此，术前务必了解相应器官功能，做好肠道准备等，而且需多学科协同合作方可成功完成此手术。

（10）术中大出血：唐云报道343例腹膜后肿瘤切除术中出血在3 000 mL以上的有54例（15.7%）。张雪峰等行PRT切除术中大出血（>800 mL）发生率为19.1%。术前行B超、CT或MRI检查，尽量明确肿瘤血液供应、大血管及重要脏器受累情况。血液供应丰富者，应进行DSA，即可显示腹腔大血管变异、血管管腔是否梗阻、侧支循环代偿情况及肿瘤供血血管起源和数目，又可以选择性栓塞主要供应肿瘤的血管。术中大出血的预防和处理：PRT体积常巨大，血供丰富，与大血管关系密切，但多为推挤、压迫、包绕。在避开血管丰富的部位切开侧腹膜，进入腹膜后间隙，沿肿瘤被膜分离，肿瘤血管逐一结扎切断，逐渐向基部游离。如损伤大血管，引起大出血，切忌盲目钳夹，可迅速将大部肿瘤切除，留下血管壁上少许瘤组织，在良好的显露下看清出血部位，予以相应处理。在复发肿瘤切除术中，大血管周围粘连较多，打开血管鞘，在鞘内游离以保护血管。氩气刀电凝止血对渗血有效，但侵及腰大肌、骶前静脉丛或椎外静脉时，氩气刀也难以奏效，盲目钳夹和强行缝扎会导致更为严重的出血，最好的办法是迅速切除肿瘤，用大纱垫压迫，确认非大血管出血，填塞碘仿纱压迫止血，确切记录碘仿纱数量，并将其一端置于切口外，术后3~7 d拔除。此时切勿清除残存的肿瘤组织，否则将招致凶猛的大出血。如患者身体状况尚好，可于术后3个月，再行肿瘤切除。

（11）损伤直肠：巨大PRT占据整个盆腔，直肠受压，操作空间小，如有术中出血等情况，易于导致直肠损伤。在理想的术前肠道准备前提下，可以一期修补；否则可行修补+近侧结肠（最好为回肠）造口术。可疑损伤者，术中直肠注气或亚甲蓝溶液，明确有无损伤。

（12）损伤泌尿道：输尿管被推移在PRT极为常见，多为弓状向前或外侧移位，因此，麻醉后置入输尿管支架可指导手术，注意在包膜和输尿管之间锐性解剖，保护血运，用小儿导尿管悬吊，如此可减少输尿管损伤。输尿管损伤可行对端吻合术：双J输尿管支架上端置于肾盂，下端置于膀胱，断端以5-0 Vicryl可吸收线吻合，放置输尿管旁引流管，术后3~4周膀胱镜下拔除支架导管。盆腔PRT可压迫膀胱，三角区难于充分显露，此时游离解剖双侧输尿管直达膀胱三角区对保护输尿管和膀胱三角区有一定帮助。膀胱三角区严重损伤应行双输尿管膀胱吻合术；吻合困难者行膀胱切除+双侧输尿管回肠吻合+回肠造口术。

（13）损伤神经组织：良性神经纤维瘤和神经鞘瘤切除多不困难，一般不会损伤多条脊神经；恶性者切除困难，损伤概率较大。盆腔PRT可压迫股神经或坐骨神经，股神经损伤表现为伸膝功能障碍，一般2年后可恢复不扶拐行走，否则行部分屈膝肌伸肌化；突入坐骨大孔后方的PRT切除时易损伤坐骨神经，造成足下垂，随时间推移可有部分恢复。

五、术后并发症的防治

1. 术后出血　术后出血是PRT最常见的并发症，其主要原因为恶性肿瘤或术中出血导致凝血功能障碍；瘤床巨大或肿瘤部分切除术后残留肿瘤创面渗血难以自止；术中大血管损伤修补后再次破裂；巨大PRT切除后相对术前腹腔内压力下降，负压增加；结扎线脱落等。术中大出血处理已如前述，术后给予止血药，密切注意生命体征变化，检测CVP及每小时尿量，保持腹腔引流管通畅，记录引流液性状及总量。如血性引流液>100 mL/h，血压进行性下降，经积极输注新鲜全血或CRBC、新鲜冰冻血浆、止血药、血小板、凝血因子、纤维蛋白原、垂体后叶素、补充维生素K_1及葡萄糖酸钙后，出血不止，血压依然难以维持者，应毫不犹豫再次开腹止血，方法同术中大出血处理，术毕应妥善放置引流管。

2. 血栓形成及栓塞　多见于静脉破裂修补或行血管移植术的患者，可给予低分子右旋糖酐500 mL/d，共7 d；那屈肝素钙0.4 mL/d，共5 d；华法林2.5～5 mg/d，第3～30天；尿激酶8万U，2次/d，共计10 d；需检测PT、APTT等以调整用药。

3. 肾功能不全　PRT术后并发肾功能不全的原因包括一侧肾脏术前已无功能、术中大出血造成肾缺血、术后低血容量造成肾灌流不足、肾脏本身存在疾患或误用具有肾毒性药物。避免术中、术后大出血，维持血容量平衡，禁用氨基苷类抗生素等肾毒性药物。

4. 胃肠道并发症　PRT手术时间长，对腹腔干扰大，部分患者合并脏器切除或损伤，因此，肠蠕动恢复较慢，需较长时间胃肠减压处理，此间应补充肠外营养及维持水、电解质及酸碱平衡。

5. 术后复发　即使根治性切除，术后局部复发或种植转移的概率亦可达60%，多发生于2年内。原因包括肿瘤巨大，无法达到1 cm的无瘤切缘；由于切口过小或麻醉欠佳、粗暴操作等导致肿瘤破裂；术中大出血，仓促止血，导致肿瘤残留；分叶状肿瘤向四周间隙浸润，无法根治性切除；穿刺活检导致肿瘤播散；术时已经存在腹腔游离种植灶。然而即使复发，大部分仍有包膜，手术切除依然为首选治疗策略，切除率约为60%。复发肿瘤因解剖关系欠清楚，多为恶性肿瘤，与周围器官紧密粘连，所以手术风险更高、难度更大、出血更多、创伤更大，往往需联合脏器切除，术前、术中、术后处理极为重要。文献报道，多次复发，肿瘤组织分化有进一步恶化趋势，但依然可以尝试手术切除。PRT术后仅有孤立性肺转移，在肺功能尚可耐受开胸手术的情况下，可行肺转移灶切除术。

（王天宝　石汉平）

第五十二章　经腹骶直肠后畸胎瘤切除术

直肠后肿瘤（Retrorectal tumors，RRTs），也称为骶前肿瘤，是一类结构多样又比较特殊的疾病。RRTs发病率极低，在新生儿中，骶尾部畸胎瘤是最常见的肿瘤，发病率为1：40000。表52-1列举出各种RRTs的相对发病率。RRTs手术原则是完整切除，需多学科综合外科团队参与。对于肿瘤侵袭骶骨，骶骨切除范围应该在肿瘤侵袭的上一节段。当需要进行神经切除时，硬脊膜切口应仔细缝合，以防脑脊液漏或者硬膜下间隙感染。一般规律，当行单侧S_1~S_5神经根切除时，排便和排尿控制尚可保留，但会导致单侧感觉障碍和腿无力。保留双侧的S_1和S_2神经并不能够保存正常的肛门直肠功能。至少要有一侧的S_3神经根被保留，才可以保证正常的排便和控便功能。切除双侧S_2神经根可以导致神经性膀胱功能障碍、大便失禁和男性阳痿。RRTs的三种基本手术入路选择见表52-2。

表52-1　从1971年到2005年间的6个关于RRTs的大型研究汇总

	Freier等 密歇根	Jao等梅奥 诊所	Uhlig, Johnson 波兰	Grundest-Broniatowski等 克利夫兰诊所	Glasgow等 华盛顿	Lev-Chelouche等 特拉维夫	合计*
年龄组	成人	成人+儿童	成人	成人+儿童	成人	成人	
时间跨度（年）	35	19	30	56	22	10	
RRTs例数（n）	21	120	63	50	34	42	330
先天性（%）							60.6
良性（%）	14	40	43	44	44	28	36.4
尾肠囊肿		16	16	6	2	12	52
表皮/皮样囊肿		15	1		5		21
畸胎瘤	2	15	2	13	8		40
直肠重复	1		1	1			3
骶前脊膜膨出		2		2			4
恶性（%）	47	28	11	40	12	21	24.2
脊索瘤	9	30	6	17	3	9	74
畸胎瘤	1	3		1		1	6
内胚窦瘤				2			
后天性（%）							39.4
炎症（%）	9	除外	5	0	0	除外	1.5
钡剂肉芽肿	2						2
异物性肉芽肿			1				1
会阴部脓肿			2				2
神经源性							
良性（%）	0	8	6	0	15	7	6.7
神经鞘瘤		7	3		5	3	18
神经纤维瘤		3	1				4
星形胶质瘤							

续表

	Freier等 密歇根	Jao等梅奥 诊所	Uhlig, Johnson 波兰	Grundest-Broniatowski等 克利夫兰诊所	Glasgow等 华盛顿	Lev-Chelouche等 特拉维夫	合计*
恶性（%）	5	3	3	2	3	2	2.7
神经纤维肉瘤	1	2	1				4
室管膜瘤		1	1	1			3
神经母细胞瘤					1		1
恶性神经鞘瘤						1	1
骨源性							
良性（%）	5	6	3	8	除外	0	4.2
骨瘤			1				1
动脉瘤样骨囊肿	1	1		1			3
单纯骨囊肿			1				1
骨巨细胞瘤		5		3			8
骨软骨瘤		1					1
恶性（%）	5	5	2	2	除外	7	3.0
骨髓瘤		2					2
骨肉瘤		1	1			1	3
尤文氏肉瘤		3		1			4
黏液软骨肉瘤	1					2	1
混合型							
良性（%）	9	5	2	0	20	17	5.6
血管瘤	1	1					2
淋巴管瘤			1				1
血管黏液瘤						1	1
血管内皮瘤	1						1
脂肪瘤		3			3	3	9
平滑肌瘤		1				2	3
纤维瘤		1				1	2
恶性（%）	5	7	10	2	6	19	6.1
浆细胞性骨髓瘤			1				1
纤维瘤			1			2	3
淋巴瘤		6				1	7
纤维肉瘤		1				1	2
脂肪肉瘤			2				2
血管肉瘤						2	2
血管外皮瘤	1			1			2
血管内皮肉瘤			1				1
鳞状细胞癌						1	1
转移癌（%）		除外	14		除外		2.7
合计（%）	100	100	100	100	100	100	100

* 为著者合计，其中先天性肿瘤占60.6%（200/330）、后天性肿瘤占39.4%（130/330）；恶性肿瘤（包括转移癌）占38.8%（128/330），排名前6位的依次是脊索瘤（74/330）、转移癌（9/330）、恶性淋巴瘤（7/330）、恶性畸胎瘤（6/330）、神经纤维肉瘤（4/330）及尤文氏肉瘤（4/330）；

良性肿瘤占61.2%（202/330）；排名前6位的依次是尾肠囊肿（直肠后囊性错构瘤）（52/330）、畸胎瘤（40/330）、表皮/皮样囊肿（21/330）、神经鞘瘤（18/330）、脂肪瘤（9/330）及骨巨细胞瘤（8/330）；除外：某个研究中并未纳入该类型病例（引自：Jean-Claude Givel, Neil James Mortensen, Bruno Roche. Anorectal and colonic diseases-a practice guide to their management. 3rd edition. Ger: Springer Heidelberg Dordrecht London New York, 2010. ）

表52-2　直肠后肿瘤一般的治疗策略

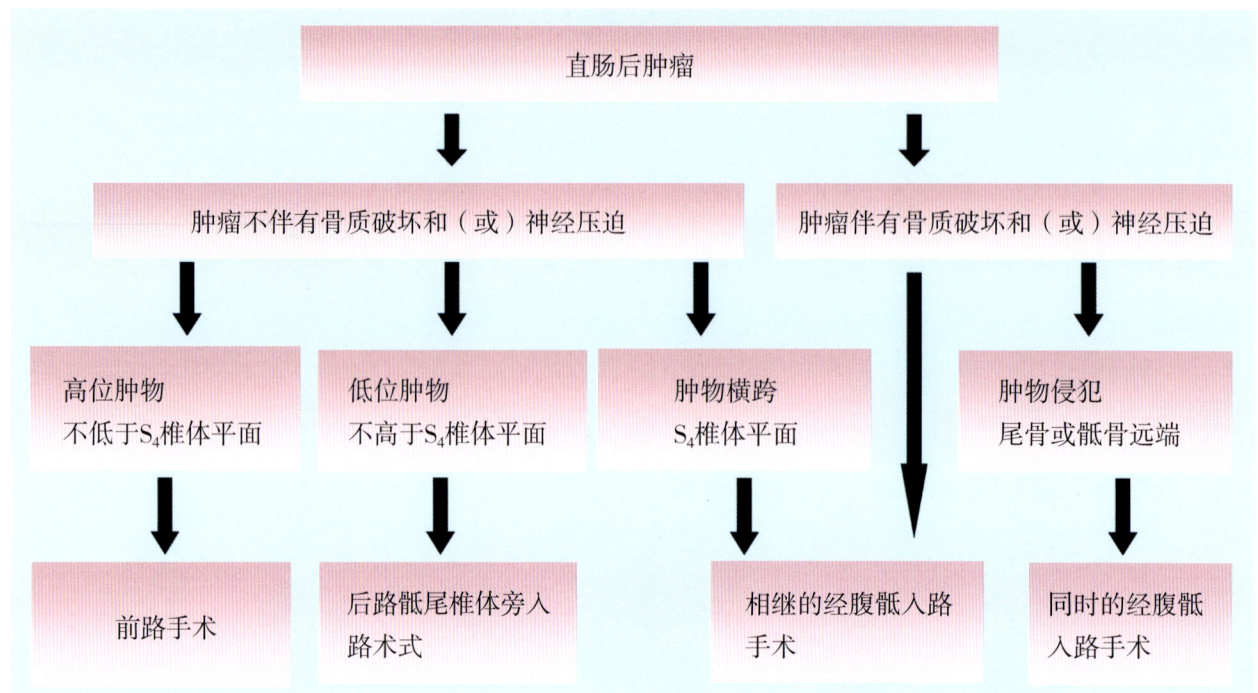

（引自：Jean-Claude Givel, Neil James Mortensen, Bruno Roche. Anorectal and colonic diseases-a practice guide to their management. 3rd edition. Ger: Springer Heidelberg Dordrecht London New York, 2010. ）

畸胎瘤常发生于骶尾部，多见于婴幼儿，男女比例为1：20。以不同位置将其分为3型：①显型：肿瘤完全位于会阴部，呈球状突出于体外；②隐型：肿瘤位于盆腔直肠与骶骨之间；③混合型：同时占据体外及直肠后间隙。隐型及混合型有恶变倾向，可发生淋巴转移或血行转移至骨或肺，甚至恶病质死亡。故而应早期行经腹骶直肠后畸胎瘤切除术，防止畸胎瘤恶化，以期获得治愈性效果。本术式优点：畸胎瘤盆腔部分显露充分，可直视下操作，副损伤少；首先结扎供瘤血管，减少出血；可同时探查有无淋巴结转移并清除之。

一、适应证

（1）位于盆腔的隐型畸胎瘤。
（2）混合型或显型畸胎瘤位置过高，单纯经骶手术困难者。
（3）畸胎瘤并发肠梗阻、尿潴留、破裂等，应急症手术，切勿反复检查，延误手术时机。
（4）伴有感染者，应于感染控制后再行手术。

二、手术策略

（1）因有结肠造口或损伤直肠的可能性，应予以标准的肠道准备，术前造口定位，参见本书第二十三章"结肠手术"和第二十四章"肠造口及关闭术"有关内容。
（2）术中大出血等的预防参见本书第二十七章"直肠癌低位前切除术"及第五十一章"原发性腹膜后肿瘤切除术"有关内容。

三、术前处理

（1）怀疑肿瘤已有感染时，围手术期应用抗生素。

（2）手术于直肠后间隙进行，有大出血可能性，术前充足备血。

（3）留置胃管及尿管。

四、麻醉与体位

全身麻醉，先平卧位，腹部手术结束后改用折刀位或侧卧位。

五、手术步骤

（1）下腹部左侧经腹直肌或耻骨上横切口，切开腹膜分离，游离乙状结肠和直肠，进入直肠后间隙，保护输尿管、髂血管及生殖腺血管（图52-1）。

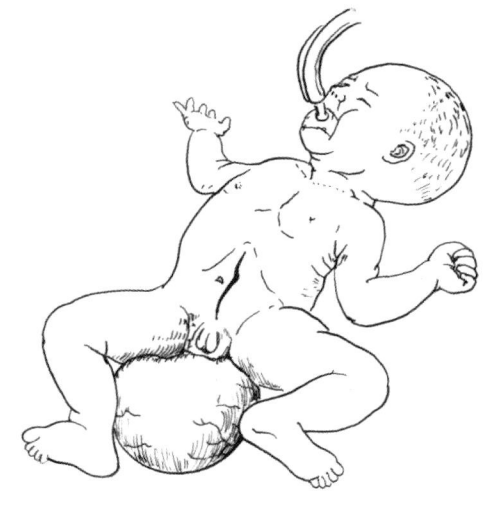

图52-1　切口

（2）解剖显露骶中动、静脉，予以结扎切断。保护植物神经丛，但无须有意解剖。

（3）于直肠后间隙游离肿瘤，紧靠肿瘤包膜分离，既减少出血，又避免损伤腹下神经丛。最大限度游离至盆腔外口尾骨尖端，转向前方将其与直肠或直肠固有筋膜分离直达肛提肌平面（图52-2）。

（4）妥善止血，缝合腹部切口（图52-3）。

（5）转为折刀位或双下肢翻上固定于双手腕，成手足式截石位，进行会阴部手术，暂时缝合肛门，以免术野污染（图52-4）。

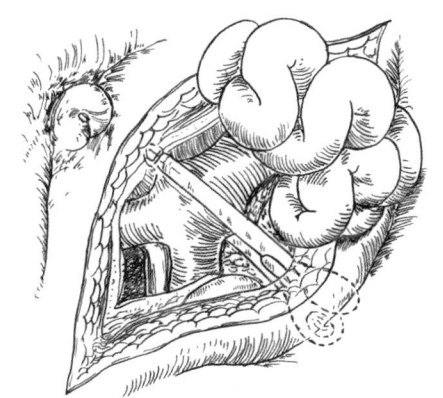

图52-2　游离肿瘤

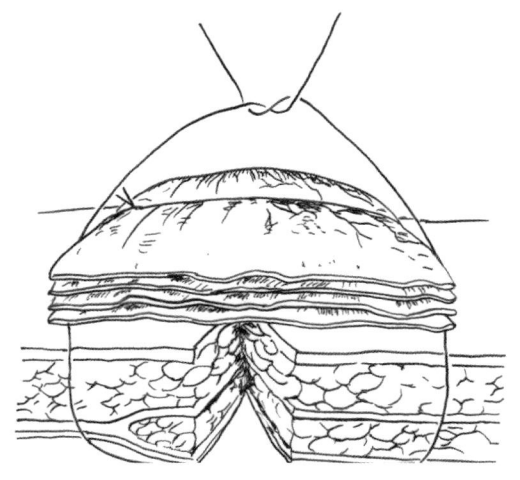

图52-3　缝合腹部切口

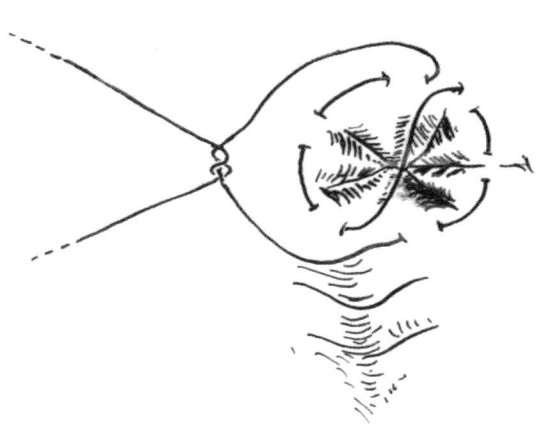

图52-4　暂时关闭肛门

（6）采用∧形（折刀位）或∨形（截石位）切口，两端超过肿瘤边缘，距离肛门尽量远，以免污染手术野（图52-5）。

（7）游离皮瓣，于肿瘤包膜外采用锐性、钝性相结合方法，逐步游离，遇血管处妥善结扎。尽可能不损伤或少损伤臀部肌肉（图52-6）。

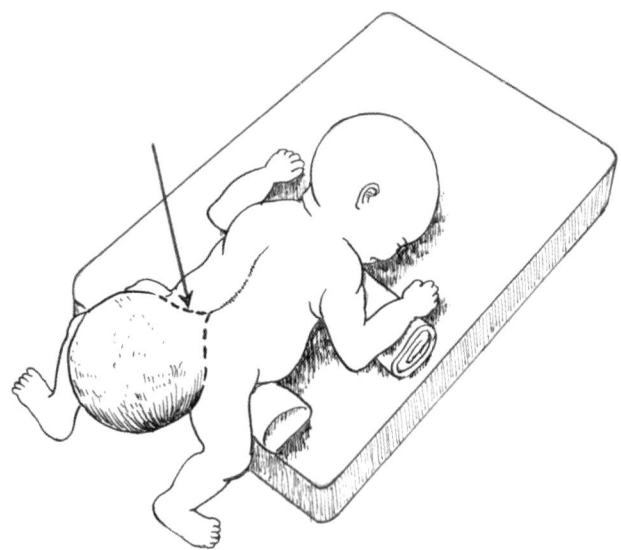

图52-5 ∧形切口

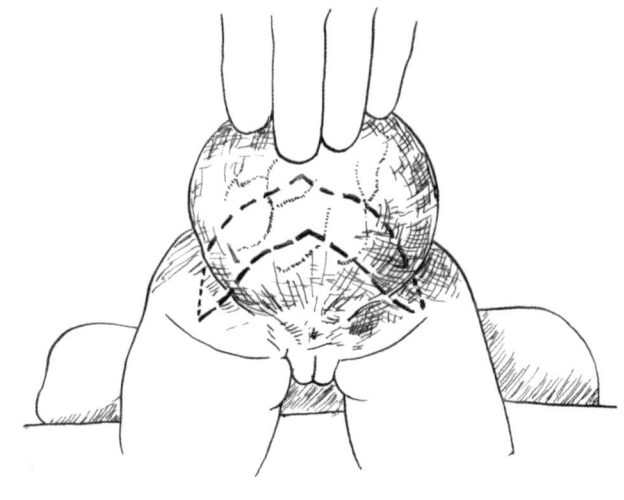

图52-6 游离皮瓣

（8）术者将示指伸入直肠内作为指引，分离肿瘤前壁，将其与直肠分开，直至摸到肿瘤上缘，于直肠后间隙，从肿瘤上缘向下分离，最后将肿瘤完全由直肠后翻出切口外。根据肿瘤大小，设计切除皮肤面积，避免切口缝合时形成狗耳状（图52-7至图52-11）。

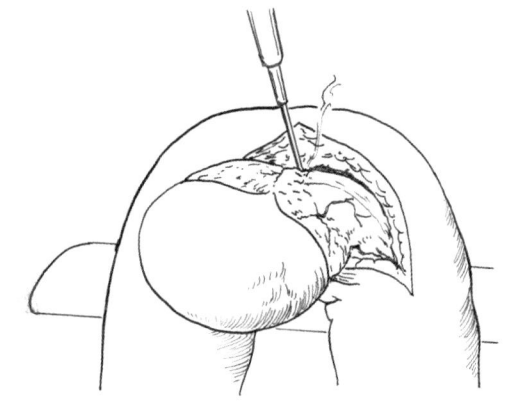

图52-7 切开

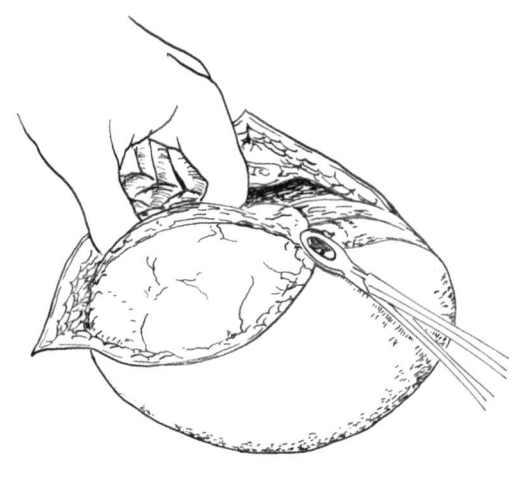

图52-8 分离肿瘤

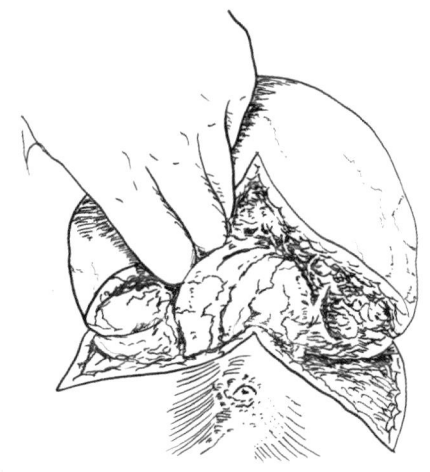

图52-9 肿瘤与直肠分离

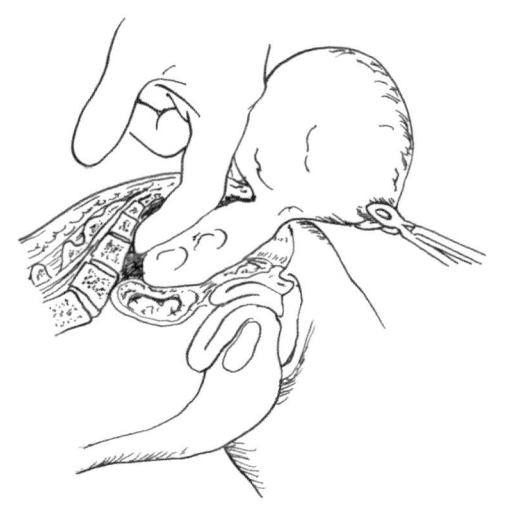

图52-10 继续分离肿瘤

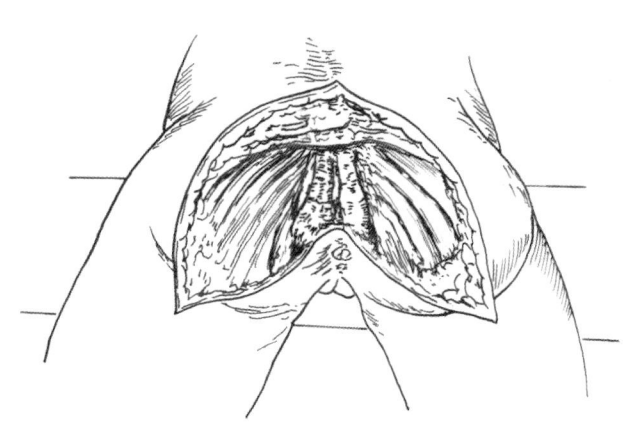

图52-11 肿瘤切除后创面

（9）摘除肿瘤后，彻底冲洗，完善止血，修补肛提肌和肛门外括约肌。创面放置引流管，缝合关闭会阴部切口，拆除肛门临时缝线（图52-12、图52-13）。

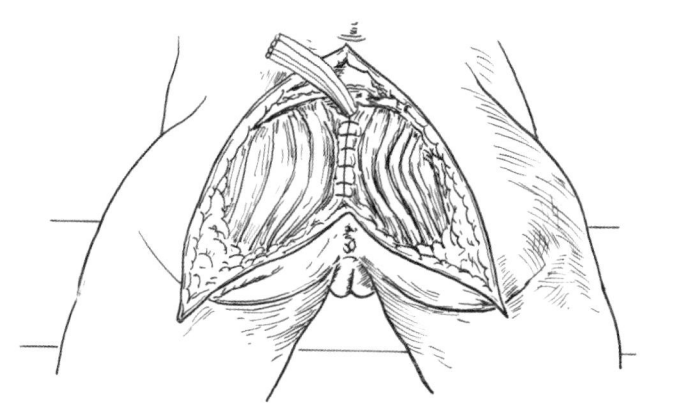

图52-12 缝合创面

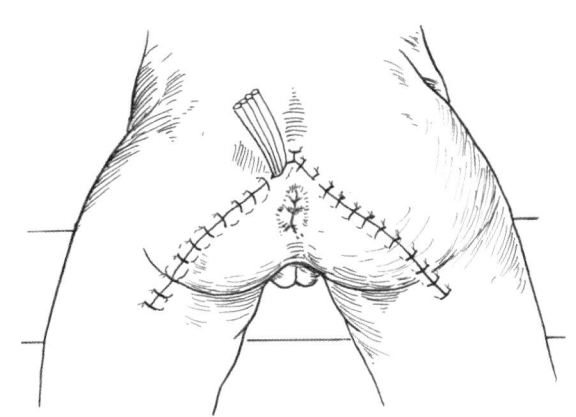

图52-13 缝合切口并置引流管

六、术中应急处理

（1）术中大出血：参见本书第二十七章"直肠癌低位前切除术"及第五十一章"原发性腹膜后肿瘤切除术"有关内容。

（2）肿瘤侵犯直肠后壁：在理想肠道清洁准备的前提下，畸胎瘤侵犯直肠后壁，只要范围不超过1/2肠壁，均可行部分直肠壁切除术，直肠缺损采用横行双层缝合，术毕直肠后放置引流管，术后予以禁饮食，肠外营养支持7~10 d。

（3）肿瘤包裹骶尾骨，为获得根治性效果，S_4、S_5及尾骨可一并切除，但切忌超过S_3，以免引起骶副交感神经不可逆损伤。

（4）术中肿瘤破裂，此时切勿慌张，如为囊性肿瘤，将内容物吸出反而利于手术操作；若有可能，将包膜予以缝合；不能缝合者，纱布压迫，迅速切除肿瘤。蒸馏水及5-Fu冲洗创面，减少肿瘤细胞残留。

(5）有时骶前肿瘤较大，从会阴部取出极为困难，此时可经腹部及会阴部同时操作，即可从腹部或会阴部将其切除。个别特殊情况，亦可经腹部分切除肿瘤后，再将残余肿瘤自会阴部切口移除。

七、术后处理

（1）采用俯卧位或侧卧位，及时更换会阴部切口敷料，防止感染。
（2）导尿管留置时间以5~7 d为宜，减少尿液对会阴部切口的污染。
（3）禁食5~7 d，减少排便，保护切口，其间可给予肠外营养支持。
（4）畸胎瘤不伴有感染者，术后24 h停用抗生素。
（5）引流管于术后3 d，血浆样引流液<10 mL，可予以拔除。
（6）恶性畸胎瘤术后需行放疗、化疗。

八、术后并发症的防治

1. 切口感染及慢性窦道　原因包括创面积液或出血，大小便污染，术中直肠破裂污染术野，肿瘤本身已有感染，恶性肿瘤残留，术后放、化疗导致局部愈合能力降低。处理措施：应用抗生素；避免大、小便污染，延长留置尿管及禁食时间；充分引流，保持引流管通畅；创面敞开换药；如考虑肿瘤残留应争取再次手术完整切除。

2. 肛门失禁或尿失禁　为损伤骶副交感神经或肛管括约肌所致。可予以理疗及生物反馈治疗。括约肌损伤可行二期肛管括约肌修补术或成形术。

（王天宝　石汉平）

参 考 文 献

［1］Carol EH Scott-Conner. Chassin普通外科手术策略［M］. 胡麦，译. 北京：中国医药科技出版社，2008.
［2］Marvin L.Corman. 结肠与直肠外科学［M］. 杜如昱，王杉，汪建平，译. 北京：人民卫生出版社，2009.
［3］笹子三津留，垣添忠生. 胃癌根治术图谱［M］. 韩方海，译. 北京：人民卫生出版社，2009.
［4］王天宝，尉秀清，崔言刚，等. 实用胃肠恶性肿瘤诊疗学［M］. 广州：广东科技出版社，2012.
［5］王天宝，王劲，周建华，等. 盆腔外科手术与图谱［M］. 广州：广东科技出版社，2011.
［6］王舒宝，夏志平. 胃癌手术与手技［M］. 沈阳：辽宁科学技术出版社，2008.
［7］万元廉，严仲瑜，刘玉村. 腹部外科手术学［M］. 北京：北京大学医学出版社，2011.
［8］王吉甫. 胃肠外科学［M］. 北京：人民卫生出版社，2000.
［9］幕内雅敏，金锋，徐惠绵. 胃外科要点与盲点［M］. 沈阳：辽宁科学技术出版社，2009.
［10］日本胃癌学会. 胃癌取扱い規約［M］. 东京：金原出版社，2010.
［11］日本胃癌学会. 胃癌治療ガイドライン［M］. 东京：金原出版社，2010.
［12］黎介寿，吴孟超，黄志强. 手术学——普通外科卷［M］. 北京：人民军医出版社，1996.
［13］黄筵庭. 腹部外科并发症学［M］. 北京：人民卫生出版社，2000.
［14］武正炎. 普通外科手术并发症预防与处理［M］. 北京：人民军医出版社，2002.
［15］汪建平，詹文华. 胃肠外科手术学［M］. 北京：人民卫生出版社，2005.
［16］陈峻青，夏志平. 胃肠癌手术学［M］. 北京：人民卫生出版社，2008.
［17］刘续宝，肖乾虎. 腹部外科手术要点及围手术期处理［M］. 北京：科学出版社，2010.
［18］夏穗生. 实用腹部外科手术技巧［M］. 天津：天津科技出版社，2006.
［19］欧阳钧，温广明. 人体解剖学标本彩色图谱［M］. 广州：广东科技出版社，2010.
［20］张文范，张荫昌. 胃癌［M］. 上海：上海科学技术出版社，1987.
［21］渡边昌彦，上西纪夫，后藤满一，等. 小肠结肠外科手术操作要领与技巧［M］. 张雪峰，金红旭，译. 北京：人民卫生出版社，2013.
［22］上西纪夫，后藤满一，杉山政则，等. 食管胃外科常规手术操作要领与技巧［M］. 刘愉，徐惠绵，译. 北京：人民卫生出版社，2013.
［23］渡边昌彦，上西纪夫，后藤满一，等. 直肠肛门外科手术操作要领与技巧［M］. 张宏，译. 北京：人民卫生出版社，2013.
［24］Carol E H Scott-Conner. Chassin Operative Strategy in Colon and Rectal Surgery［M］. Ger: Springer-Verlag Berlin and Heidelberg GmbH & Co.，2006.
［25］Robert M Zollinger. 佐林格外科手术图谱［M］. 9版. 周汉新，译. 北京：人民卫生出版社，2012.
［26］张策，丁自海，余江，等. 直肠周围筋膜和间隙的环形分布模式的解剖学观察［J］. 中华胃肠外科杂志，2011，14（11）：882-886.
［27］彭淑牖，刘颖斌，牟一平，等. 捆绑式胰肠吻合术第Ⅰ型和第Ⅱ型的对比研究［J］. 中国实用外科杂志，2002，22（5）：279-281.
［28］Zinner MJ，Ashley SW. Maingot's Abdominal Operation［M］. New York：McGraw-Hill Companies，2007.
［29］Emilio Etala. Atlas of gastrointestinal surgery［M］. USA：Williams & Wilkins，1997.
［30］Charles Granville Rob，Lord Smith of Marlow. Rob and Smith's Operative surgery［M］. Oxford：Butteworth，1983.
［31］Wood WC，Staley CA，Skandalakis JE. Anatomic basis of tumor surgery［M］. Ger: Springer-Verlag Berlin and Heidelberg GmbH & Co.，2010.
［32］National Comprehensive Cancer Network. NCCN clinical practice guidelines in oncology: Gastric Cancer［OL］. 2014. V1.

[33] National Comprehensive Cancer Network. NCCN clinical practice guidelines in oncology: Colon Cancer [OL]. 2014. V1.

[34] National Comprehensive Cancer Network. NCCN clinical practice guidelines in oncology: Rectal Cancer [OL]. 2014. V1.

[35] National Comprehensive Cancer Network. NCCN clinical practice guidelines in oncology: Anal Carcinoma. 2014, V1.

[36] National Comprehensive Cancer Network. NCCN clinical practice guidelines in oncology: Pancreatic carcinoma [OL]. 2014, V1.

[37] National Comprehensive Cancer Network. NCCN clinical practice guidelines in oncology: Neuroendocrine Tumors [OL]. 2014, V1.

[38] Dabaja BS, Suki D, Pro B, et al. Adenocarcinoma of the small bowel: presentation, prognostic factors, and outcome of 217 patients [J]. Cancer, 2004, 101(3): 518-526.

[39] Park JJ, Del Pino A, Orsay CP, et al. Stoma complications: the Cook County Hospital experience [J]. Dis Colon Rectum, 1999, 42(12): 1575-1580.

[40] August DA, Huhmann MB. American Society for Parenteral and Enteral Nutrition(A.S.P.E.N.) Board of Directors. A.S.P.E.N. Clinical guidelines: Nutrition support therapy during adult anticancer treatment and in hematopoietic cell transplantation [J]. JPEN J Parenter Enteral Nutr, 2009, 33: 472-500.

[41] Mueller C, Compher C, Ellen DM, et al. A.S.P.E.N. clinical guidelines: Nutrition screening, assessment, and intervention in adults [J]. JPEN J Parenter Enteral Nutr, 2011, 35(1): 16-24.

[42] Karcie AA, Rizvon MR. Perioperative cardio vascular evaluation [J]. Postgraduate medicine, 2000, 108(6): 127-142.

[43] Eagle KA, Berger PB, Calkins H, et al. ACC/AHA guideline update for perioperative cardiovascular evaluation for Noncardiac surgery-executive summary: a report of the American College of Cardiology/American Heart Association Task Force on Practice Guidelines (Committee to Update the 1996 Guidelines on Perioperative Cardiovascular Evaluation for Noncardiac Surgery) [J]. J Am Coll Cardiol, 2002, 39: 542-553.

[44] Kehlet H. Fast-track colorectal surgery [J]. Lancet, 2008, 371(9615): 791-793.

[45] Ichikawa D, Kurioka H, Yamaguchi T, et al. Postope rative complications following gastrectomy for gastric cancer during the last decade [J]. Hepatogastroenterology, 2004, 51: 613-617.

[46] Wu CW, Hsiung CA, Lo SS, et al. Nodal dissection for patients with gastric cancer: a randomised controlled trial [J]. Lancet Oncol, 2006, 7: 309-315.

[47] Sasako M, Sano T, Yamamoto S, et al. D2 lymphadenectomy alone or with para-aortic nodal dissection for gastric cancer [J]. N Engl J Med, 2008, 359(5): 453-462.

[48] Kaklamanos IG, Bathe OF, Franceschi D, et al. Extent of resection in the management of duodenal adenocarcinoma [J]. Am J Surg, 2000, 179(1): 37-41.

[49] Gebhardt C, Meyer W, Reichel M, et al. Prognostic factors in the operative treatment of ductal pancreatic carcinoma [J]. Langenbecks Arch Surg, 2000, 85(1): 14-20.

[50] Benassai G, Mastrorill M, Mosella F, et al. Significance of lymph node metastases in the surgical management of pancreatic head carcinoma [J]. J Exp Clin Cancer Res, 1999, 18(1): 23-28.

[51] Adams RB, Allen PJ. Surgical treatment of resectable and borderline resectable pancreatic cancer: expert consensus statement by Evans, et al [J]. Ann Surg Oncol, 2009, 16: 1745-1750.

[52] Pedrazzoli S, Di Carlo V, Dionigi R, et al. Standard versus extended lymphadenectomy associated with pancreatoduodenectomy in the surgical treatment of adenocarcinoma of the head of the pancreas: a multicenter, prospective, randomized study. Lymphadenectomy Study Group [J]. Ann Surg, 1998, 228: 508-517.

［53］Goh BK, Tan YM, Cheow PC, et al［J］. Outcome of distal pancreatectomy for pancreatic adenocarcinoma［J］. Dig Surg, 2008, 25: 32-38.

［54］Ishikawa O, Ohigashi H, Yamada T, et al. Radical resection for pancreatic cancer［J］. Acta Gastroenterol Belg, 2002, 65（3）: 166-170.

［55］Dasari BV, Gardiner KR. Management of adenocarcinoma of the small intestine［J］. Gastrointest Cancer Res. 2009, 3（3）: 121-122.

［56］Overman MJ. Recent advances in the management of adenocarcinoma of the small intestine［J］. Gastrointest Cancer Res, 2009, 3（3）: 90-96.

［57］Guraya SY, Almaramhy HH. Clinicopathological features and the outcome of surgical management for adenocarcinoma of the appendix［J］. World J Gastrointest Surg, 2011, 3（1）: 7-12.

［58］Hiranyakas A, Ho YH. Surgical treatment for colorectal cancer［J］. Int Surg, 2011, 96（2）: 120-126.

［59］Jagoditsch M, Lisborg PH, Jatzko GR, et al. Long term prognosis for colon cancer related to consistent radical surgery: multivariate analysis of clinical, surgical, and pathologic variables［J］.World J Surg, 2000, 24（10）: 1264-1270.

［60］Garrett K, Kalady MF. Anal neoplasms［J］. Surg Clin North Am, 2010, 90（1）: 147-161.

［61］Church J. Ileoanal pouch neoplasia in familial adenomatous polyposis: an underestimated threat［J］. Dis Colon Rectum, 2005, 48: 1708-1713.

［62］Olejek A. Use of prolene mesh in surgical treatment of tissue defects after radical inguinal and pelvic lymph node dissection in vulvar cancer-a brief report［J］. Int J Gynecol Cancer, 2006, 16（1）: 448-451.

［63］Shieh CJ, Gennaro AR. Rectovaginal fistula: a review of 11 years experience［J］. Int Surg, 1984, 69（1）: 69-72.

［64］Renschler TD, Middleton RG. 30 years of experience with York-Mason repair of recto-urinary fistulas［J］. J Urol, 2003, 170（4 Pt1）: 1222-1225.

［65］Pabst M, Giger U, Senn M, et al. Transanal treatment of strictured rectal anastomosis with a circular stapler device: simple and safe［J］. Dig Surg, 2007, 24（1）: 12-14.

［66］Di ZH, Shin JH, Kim JH, et al. Colorectal anastomotic strictures: treatment by fluoroscopic double balloon dilation［J］. J Vasc Interv Radiol, 2005, 16（1）: 75-80.

［67］Angelchik PD, Harms BA, Starling JR. Repair of anal stricture and mucosal ectropion with Y-V or pedicle flap anoplasty［J］. Am J Surg, 1993, 166（1）: 55-59.

［68］Meterissian SH, Skibber JM, Giacco GG, et al. Pelvic exenteration for locally advanced rectal carcinoma: factors predicting improved survival［J］. Surgery, 1997, 121（5）: 479-487.

［69］Vitelli CE, Crenca F, Fortunato L, et al. Pelvic exenterative procedures for locally advanced or recurrent colorectal carcinoma in a community hospital［J］. Tech Coloproctol, 2003, 7（3）: 159-163.

［70］Bannura GC, Barrera AE, Cumsille MA, et al. Posterior pelvic exenteration for primary rectal cancer［J］. Colorectal Dis, 2006, 8（4）: 309-313.

［71］Wydra D, Emerich J, Sawicki S, et al. Major complications following exenteration in cases of pelvic malignancy: a 10-year experience［J］. World J Gastroenterol, 2006, 12（7）: 1115-1119.

［72］Moutardier V, Houvenaeghel G, Lelong B, et al. Colorectal function preservation in posterior and total supralevator exenteration for gynecologic malignancies: an 89-patient series［J］. Gynecol Oncol, 2003, 89（1）: 155-159.

［73］Z'graggen K, Maurer CA, Birrer S, et al. A new surgical concept for rectal replacement after low anterior resection: the transverse coloplasty pouch［J］.Ann Surg, 2001, 234（6）: 780-785.

［74］Fazio VW, Zutshi M, Remzi FH, et al. A randomized multicenter trial to compare long-term functional outcome, quality of life, and complications of surgical procedures for low rectal cancers [J]. Ann Surg, 2007, 246 (3): 481-488.

[75] Pimentel JM, Duarte A, Gregório C, et al. Transverse coloplasty pouch and colonic J-pouch for rectal cancer-a comparative study [J]. Colorectal Dis, 2003, 5 (5): 465-470.

[76] Koh PK, Tang CL, Eu KW, et al. A systematic review of the function and complications of colonic pouches [J]. Int J Colorectal Dis, 2007, 22 (5): 543-548.

[77] Heriot AG, Tekkis PP, Constantinides V, et al. Meta-analysis of colonic reservoirs versus straight coloanal anastomosis after anterior resection [J]. Br J Surg, 2006, 93 (1): 19-32.

[78] Gazet JC. Parks' coloanal pull-through anastomosis for severe, complicated radiation proctitis [J]. Dis Colon Rectum, 1985, 28 (2): 110-114.

[79] Catania G, Cardì F, Puleo C, et al. Long-term results after a low anterior resection with mucosectomy and colo-anal sleeve anastomosis for a diffuse cavernous haemangioma of the rectum [J]. Chir Ital, 2001, 53 (1): 107-114.

[80] Iwai N, Hashimoto K, Kaneda H, et al. Anal sphincter function and rectal reservoir after sphincter saving operations for carcinoma of the rectum [J]. Jpn J Surg, 1983, 13 (5): 420-425.

[81] Khubchandani IT, Karamchandani MC, Sheets JA, et al. The Bacon pull-through procedure [J]. Dis Colon Rectum, 1987, 30 (7): 540-544.

[82] Rudinskaite G, Tamelis A, Saladzinskas Z, et al. Risk factors for clinical anastomotic leakage following the resection of sigmoid and rectal cancer [J]. Medicina (Kaunas), 2005, 41 (9): 741-746.

[83] Portier G, Ghouti L, Kirzin S, et al. Oncological outcome of ultralow coloanal anastomosis with and without intersphincteric resection for low rectal adenocarcinoma [J]. Br J Surg, 2007, 94 (3): 341-345.

[84] Matsumoto T, Ohue M, Sekimoto M, et al. Feasibility of autonomic nerve-preserving surgery for advanced rectal cancer based on analysis of micrometastases [J]. Br J Surg, 2005, 92 (11): 1444-1448.

[85] Dharmarajan S, Shuai D, Fajardo AD, et al. Clinically enlarged lateral pelvic lymph nodes do not influence prognosis after neoadjuvant therapy and TME in stage Ⅲ rectal cancer [J]. J Gastrointest Surg, 2011, May 2. [Epub ahead of print]

[86] Min BS, Kim JS, Kim NK, et al. Extended lymph node dissection for rectal cancer with radiologically diagnosed extramesenteric lymph node metastasis [J]. Ann Surg Oncol, 2009, 16 (12): 3271-3278.

[87] Takahashi T, Ueno M, Azekura K, et al. Lateral node dissection and total mesorectal excision for rectal cancer [J]. Dis Colon Rectum, 2000, 43 (10): 59-68.

[88] Lo DS, Pollett A, Siu LL, et al. Prognostic significance of mesenteric tumor nodules in patients with stage Ⅲ colorectal cancer [J]. Cancer, 2008, 112 (1): 50-54.

[89] Tateishi S, Arima S, Futami K, et al. A clinicopathological investigation of "tumor nodules" in colorectal cancer [J]. Surg Today, 2005, 35: 377-384.

[90] Mashimo Y, Matsuda T, Uraoka T, et al. Endoscopic submucosal resection with a ligation device is an effective and safe treatment for carcinoid tumors in the lower rectum [J]. J Gastroenterol Hepatol, 2008, 23 (2): 218-221.

[91] Melton GB, Paty PB, Boland PJ, et al. Sacral resection for recurrent rectal cancer: analysis of morbidity and treatment results [J]. Dis Colon ectum, 2006, 49 (8): 1099-1107.

[92] Rubino F, Gagner M. Potential of surgery for curing type 2 diabetes mellitus [J]. Annals of Surgery, 2002, 236 (5): 554-559.

[93] Lewis JJ, Leung D, Woodruff JM, et al. Retroperitoneal soft-tissue sarcoma: analysis of 500 patients treated and followed at a single institution [J]. Ann Surg, 1998, 228 (3): 355-365.